# HABILIDADES CLÍNICAS EM ENFERMAGEM

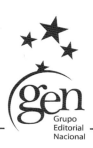

O GEN | Grupo Editorial Nacional – maior plataforma editorial brasileira no segmento científico, técnico e profissional – publica conteúdos nas áreas de ciências da saúde, exatas, humanas, jurídicas e sociais aplicadas, além de prover serviços direcionados à educação continuada e à preparação para concursos.

As editoras que integram o GEN, das mais respeitadas no mercado editorial, construíram catálogos inigualáveis, com obras decisivas para a formação acadêmica e o aperfeiçoamento de várias gerações de profissionais e estudantes, tendo se tornado sinônimo de qualidade e seriedade.

A missão do GEN e dos núcleos de conteúdo que o compõem é prover a melhor informação científica e distribuí-la de maneira flexível e conveniente, a preços justos, gerando benefícios e servindo a autores, docentes, livreiros, funcionários, colaboradores e acionistas.

Nosso comportamento ético incondicional e nossa responsabilidade social e ambiental são reforçados pela natureza educacional de nossa atividade e dão sustentabilidade ao crescimento contínuo e à rentabilidade do grupo.

# HABILIDADES CLÍNICAS EM ENFERMAGEM

Ellen Cristina Bergamasco

Beatriz Murata Murakami

Camila Takao Lopes

Eduarda Ribeiro dos Santos

*(organizadoras)*

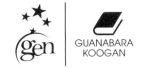

- As autoras deste livro e o GEN | Grupo Editorial Nacional Participações S/A empenharam seus melhores esforços para assegurar que as informações e os procedimentos apresentados no texto estejam em acordo com os padrões aceitos à época da publicação, e todos os dados foram atualizados pelas autoras até a data da entrega *dos originais à editora*. Entretanto, tendo em conta a evolução das ciências da saúde, as mudanças regulamentares governamentais e o constante fluxo de novas informações sobre terapêutica medicamentosa e reações adversas a fármacos, recomendamos enfaticamente que os leitores consultem sempre outras fontes fidedignas, de modo a se certificarem de que as informações contidas neste livro estão corretas e de que não houve alterações nas dosagens recomendadas ou na legislação regulamentadora.

- As autoras e a editora se empenharam para citar adequadamente e dar o devido crédito a todos os detentores de direitos autorais de qualquer material utilizado neste livro, dispondo-se a possíveis acertos posteriores caso, inadvertida e involuntariamente, a identificação de algum deles tenha sido omitida.

- Direitos exclusivos para a língua portuguesa
  Copyright © 2020 by
  **GEN | GRUPO EDITORIAL NACIONAL S.A.**
  **Publicado pelo selo Editora Guanabara Koogan**
  Travessa do Ouvidor, 11
  Rio de Janeiro – RJ – CEP 20040-040
  Tels.: (21) 3543-0770/(11) 5080-0770 | Fax: (21) 3543-0896
  www.grupogen.com.br | faleconosco@grupogen.com.br

- Reservados todos os direitos. É proibida a duplicação ou reprodução deste volume, no todo ou em parte, em quaisquer formas ou por quaisquer meios (eletrônico, mecânico, gravação, fotocópia, distribuição pela Internet ou outros), sem permissão, por escrito, do GEN | Grupo Editorial Nacional Participações S/A.

- Capa: Vinicius Dias
- Editoração eletrônica: Thomson Digital

- Ficha catalográfica

**CIP-BRASIL. CATALOGAÇÃO NA PUBLICAÇÃO**
**SINDICATO NACIONAL DOS EDITORES DE LIVROS, RJ**

H124

Habilidades clínicas em enfermagem / organizadoras Ellen Cristina Bergamasco ... [et al.]. - 1. ed. - Rio de Janeiro : Guanabara Koogan, 2020.
: il.

Inclui bibliografia e índice
ISBN 978-85-9515-012-6

1. Enfermagem. I. Bergamasco, Ellen Cristina. II. Título.

19-59839   CDD: 610.73
           CDU: 616-083

Vanessa Mafra Xavier Salgado - Bibliotecária - CRB-7/6644

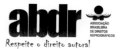

# Organizadoras

### Ellen Cristina Bergamasco

Enfermeira
Graduada pela Escola de Enfermagem de Ribeirão Preto da USP. Mestre e Doutoranda em Saúde do Adulto pela Escola de Enfermagem da USP. Docente dos Cursos de Graduação e Pós-graduação da Faculdade Israelita de Ciências da Saúde Albert Einstein (FICSAE)

### Beatriz Murata Murakami

Graduada em enfermagem pela Faculdade de Enfermagem do Hospital Israelita Albert Einstein (FEHIAE)
Especialista em Enfermagem Cardiovascular (modalidade residência) pelo Instituto Dante Pazzanese de Cardiologia (IDPC) e em Formação de docentes na Educação profissional em Enfermagem pelo Instituto Educacional São Paulo (INTESP)
Mestre em Enfermagem pela Faculdade Israelita de Ciências da Saúde (FICSAE)
Atualmente é coordenadora de pós-graduação e docente da Faculdade Israelita de Ciências da Saúde Albert Einstein (FICSAE)

### Camila Takao Lopes

Enfermeira
Graduada pela Faculdade de Medicina de São José do Rio Preto
Mestre e Doutora em Ciências pela Universidade Federal de São Paulo
Professora Adjunta da Disciplina de Enfermagem Fundamental do Departamento de Enfermagem Clínica e Cirúrgica da Escola Paulista de Enfermagem, Universidade Federal de São Paulo

### Eduarda Ribeiro dos Santos

Enfermeira
Graduada pela Faculdade Fundação Hermínio Ometto. Especialista em Enfermagem Cardiovascular pelo Instituto Dante Pazzanese de Cardiologia. Mestre e Doutora em Ciências pela Universidade Federal de São Paulo. Docente da graduação em Enfermagem, graduação em Medicina, Mestrado Profissional e Coordenadora de Pós-Graduação da Faculdade Israelita de Ciências da Saúde Albert Einstein. Advogada, formado em Direito pelas Faculdades Metropolitanas Unidas - FMU Membro da Diretoria do Conselho Regional de Enfermagem de São Paulo - COREN-SP, como Primeira Secretária, no triênio de 2018 a 2020. Professional Member of the European Society of Cardiology

# Colaboradores

### Adriana Cristina Nicolussi

Enfermeira, Mestre e Doutora
Professor Adjunto do Departamento de Enfermagem na Assistência Hospitalar do Curso de Graduação em Enfermagem da Universidade Federal do Triângulo Mineiro

### Adriana da Silva Rodrigues

Enfermeira
Doutora em Ciências
Mestre em Enfermagem pela Escola de Enfermagem da Universidade de São Paulo

### Adriana Cordeiro Leandro da Silva Grillo

Mestranda do Programa de Pós-graduação Enfermagem Fundamental – EERP – USP

### Agueda Maria Ruiz Zimmer Cavalcante

Pós-doutoranda pela Escola Paulista de Enfermagem da Universidade Federal de São Paulo (EPE-UNIFESP)
Doutora em Ciências pela EPE-UNIFESP
Mestre em Enfermagem pela Universidade Federal de Goiás (FEN/UFG)
Especialista em Unidade de Terapia Intensiva pelo Centro de Estudo de Enfermagem e Nutrição da Pontifícia Universidade Católica de Goiás (PUC/GO)
Especialista em Cardiologia pela EPE-UNIFESP
Graduada em Enfermagem pelo Centro Universitário de Anápolis (UniEVANGÉLICA/GO)

### Alice de Oliveira de Avelar Alchorne

Médica dermatologista. Livre docente. Docente do Curso de Graduação em Medicina da Universidade Nove de Julho (UNINOVE)

### Aline Helena Appoloni Eduardo

Enfermeira. Professora da Universidade Federal de São Carlos. Doutora em Ciências da Saúde pela Escola de Enfermagem de Ribeirão Preto da Universidade de São Paulo

### Amanda Gabriela Müller

Enfermeira
Mestre em Enfermagem pelo Programa de Enfermagem na Saúde do Adulto (PROESA) da Escola de Enfermagem da Universidade de São Paulo
Enfermeira do Hospital Universitário da Universidade de São Paulo

### Amanda Serio

Especialista em Fisioterapia Respiratória Adulto pelo Hospital Sírio-Libanês. Especialista em Fisioterapia Respiratória Pediátrica pelo Instituto da Criança – HCFMUSP. Fisioterapeuta na UTI do Hospital Sírio-Libanês

### Amanda Silva de Macêdo Bezerra

Doutoranda da Escola de Enfermagem da Universidade Federal de São Paulo (EPE-UNIFESP)
Mestre em Ciências pela EPE-UNIFESP
Especialista em Enfermagem Cardiovascular (modalidade Residência) pelo Instituto Dante Pazzanese de Cardiologia (IDPC)
Enfermeira Responsável pela Unidade de internação – Retaguarda do Pronto Socorro do IDPC
Docente e Preceptora da Residência de Enfermagem Cardiovascular do IDPC

### Ana Flávia dos Santos Amaral

Enfermeira Estomaterapeuta pela Escola de Enfermagem da USP
Enfermeira Estomaterapeuta na empresa Hollister do Brasil Ltda. Especialista em Estomaterapia pela Escola de Enfermagem da Universidade de São Paulo. Bacharelado e Licenciatura em Enfermagem pela EEUSP
Membro do Grupo de Pesquisa de Enfermagem em Estomaterapia da EEUSP

## Ana Maria Cavalheiro

Enfermeira graduada pela Universidade Federal de São Carlos
Mestre em Ciências da Saúde pela Universidade Federal de São Paulo e doutora em Clínica Médica pela Universidade Federal de São Paulo
Enfermeira Senior em Unidade de Terapia Intensiva Adulto do Hospital Israelita Albert Einstein

## Ana Maria Miranda Martins Wilson

Enfermeira graduada pela Unifesp. Especialista em Cardiologia pelo Instituto Dante Pazzanese de Cardiologia. Especialista em Administração Hospitalar e Sistemas de Saúde pela Fundação Getúlio Vargas. Mestre em Ciências pela Escola Paulista de Enfermagem da Unifesp. Doutoranda pela EEUSP

## Ana Paula Conceição

Enfermeira. Mestre em Ciências da Saúde – EEUSP. Chefe de Enfermagem – Unidade de Internação –
Instituto Dante Pazzanese de Cardiologia. Doutoranda do programa de pós-graduação em Enfermagem na Saúde do Adulto da Escola de Enfermagem da Universidade de São Paulo (EEUSP)

## Andrea Bezerra Rodrigues

Enfermeira
Doutora em Enfermagem pela USP
Especialista em enfermagem Oncológica pela Faculdade de Enfermagem do Hospital Israelita Albert Einstein
Professora Adjunta da Universidade Federal do Ceará

## Andréa Mathes Faustino

Enfermeira pela Escola de Enfermagem de Ribeirão Preto da Universidade de São Paulo (EERP-USP)
Doutora em Ciências da Saúde pela Universidade de Brasília (UnB)
Docente no Departamento de Enfermagem da Universidade de Brasília (UnB)

## Anna Verena de Carvalho Sousa

Docente do Instituto Israelita de Ensino e Pesquisa Albert Einstein. Enfermeira pela Faculdade de Enfermagem do Hospital Israelita Albert Einstein. Especialista em Neurologia do Adulto e em Docência no Ensino em Saúde pelo Instituto Israelita de Ensino e Pesquisa Albert Einstein

## Camila Quartim de Moraes Bruna

Doutora em Ciências pela EE-USP
Especialista em CC, RA e CME pela Unifesp

## Camilla do Rosário Nicolino Chiorino

Enfermeira especialista em Cardiologia e Gestão em Enfermagem pela Escola Paulista de Enfermagem
Supervisora de Educação Continuada – Hospital Beneficência Portuguesa de São Paulo
Mestranda pelo Programa de Pós-Graduação em Enfermagem da Escola Paulista de Enfermagem, Universidade Federal de São Paulo

## Carolina Gallo Fernandes

Enfermeira na unidade de Clínica Médica do Hospital Universitário da Universidade de São Paulo e no Serviço de Saúde da Assembleia Legislativa do Estado de São Paulo
Mestranda pela Escola de Enfermagem da USP
Especialista em enfermagem oncológica pelo A. C. Camargo Cancer Center (Fundação Antonio Prudente)
Membro do Grupo de Pesquisa CNPq Dor, Controle de Sintomas e Cuidados Paliativos e da Rede de Enfermeiros Referência e Link Nurses em Dor do HU-USP

## Carolina Vieira Cagnacci Cardili

Mestre em Ciências pela Escola Paulista de Enfermagem da Universidade Federal de São Paulo
Enfermeira Bacharel pela Escola Paulista de Enfermagem da Universidade Federal de São Paulo

## César Augusto Guimarães Marcelino

Mestre em Ciências pelo PROESA da Escola de Enfermagem da USP/SP
Especialista em Enfermagem Cardiovascular pelo Instituto Dante Pazzanese de Cardiologia

## Cintya Yukie Hayashi

Bacharelado e Licenciatura em Enfermagem pela Escola de Enfermagem da USP
Especialista em Enfermagem em Cardiologia pelo Instituto do Coração do Hospital das Clínicas da Faculdade de Medicina da USP – InCor – HCFMUSP
Mestranda em Neurociências pelo Departamento de Neurologia da Faculdade de Medicina da USP

## Cristiane Lopes Federige

Professora da disciplina de Saúde da Mulher da Universidade de São Caetano do Sul (USCS)
Enfermeira pela Universidade de Mogi das Cruzes (UMC)
Mestre em Saúde Materna e Infantil pela Universidade de Santo Amaro (UNISA)
Especialista em Administração Hospitalar e Docência do Ensino Superior pela Universidade Gama Filho (UGF) e Enfermagem Obstétrica pela Faculdades Metropolitanas Unidas (FMU)

## Cristiane Giffoni Braga

Professora Doutora na Escola de Enfermagem Wenceslau Braz. Itajubá, MG

## Daniel Malisani Martins

Enfermeiro Intensivista do Hospital Universitário da USP
Mestre em Nefrologia pela Pós-graduação em Enfermagem na Saúde do Adulto (PROESA) da Escola de Enfermagem da USP

## Daniele Alcalá Pompeo

Professor Adjunto Doutor da Faculdade de Medicina de São José do Rio Preto – FAMERP

## Daniella Cristina Chanes Moreira Porto

Graduada em Enfermagem pela Universidade Federal de São Paulo (UNIFESP)
Especialista em Enfermagem em Oncologia pediátrica e Mestrado em Ciências pela UNIFESP
Doutoranda do Programa de Pós-graduação *Strictu Sensu* do Hospital Israelita Albert Einstein e Coordenadora de ensino na mesma instituição

## Danielle Cristina Garbuio

Enfermeira. Doutoranda em Ciências da Saúde pela Escola de Enfermagem de Ribeirão Preto, Universidade de São Paulo, Brasil

## Denise Viana Rodrigues de Oliveira

Graduação em Enfermagem pela Universidade Nove de Julho
Mestre em Ciências da Saúde pelo Instituto de Assistência Médica ao Servidor Público Estadual
Enfermeira do Instituto Dante Pazzanese de Cardiologia

## Danívea Bongiovani Poltronieri Munhoz

Enfermeira sênior da área de treinamento do Hospital Israelita Albert Einstein
Estomaterapeuta pela Universidade de São Paulo (USP)
Especialização em gestão da qualidade em saúde pelo Instituto de Ensino e Pesquisa do Hospital Israelita Albert Einstein
Mestranda em Enfermagem pela Faculdade Israelita em Ciências da Saúde Albert Einstein

## Diná de Almeida Lopes Monteiro da Cruz

Enfermeira
Professora Titular do Departamento de Enfermagem Médico-Cirúrgica da Escola de Enfermagem da Universidade de São Paulo

## Edna Barbosa da Silva

Graduação em enfermagem pela Universidade de Mogi das Cruzes
Especialista em Pronto-socorro pela Universidade Metropolitanas Unidas
Mestre em Psicologia Social pela Pontifícia Universidade Católica de São Paulo (PUC-SP)
Enfermeira da Unidade de Suporte Avançado (USA) do Grupo de Resgate de Atendimento de Urgência (GRAU) e docente da Faculdade Israelita de Ciências da Saúde Albert Einstein

## Edwin Rodrigo Paiva Borges

Graduação em enfermagem pela Universidade do Vale do Sapucaí
Pós-graduação em enfermagem cardiovascular pelo Instituto Dante Pazzanese de Cardiologia
Enfermeiro sênior das unidades de terapia intensiva e adulto e pediátrica do Hospital Alvorada Moema

## Eduesley Santana-Santos

Enfermeiro. Doutor em Ciências pela Faculdade de Medicina da Universidade de São Paulo

## Elucir Gir

Enfermeira
Doutora em Enfermagem. Professor Titular da Escola de Enfermagem de Ribeirão Preto da Universidade de São Paulo

## Emilia Aparecida Cicolo

Bacharel em Enfermagem pela Escola de Enfermagem da Universidade de São Paulo (EEUSP). Licenciada em Enfermagem pela Universidade de São Paulo (USP), especialista em Doação e Transplante de Órgãos e Implante de Tecidos pela Universidade Federal de São Paulo (Unifesp). Mestre em Ciências pela EEUSP. Enfermeira do Hospital Universitário da USP (HU-USP)

## Erika Tihemi Nishi

Enfermeira Estomaterapeuta pela Escola de Enfermagem da USP
Graduada pela Escola de Enfermagem da USP e Licenciada pela Faculdade de Educação da USP
Enfermeira e tutora em UTI Pediátrica do Hospital das Clínicas da Faculdade de Medicina da USP

## Evelise Helena Fadini Reis Brunori

Enfermeira-chefe da Unidade de Terapia Intensiva I do Instituto Dante Pazzanese de Cardiologia
Mestre e Doutora em Ciências pela Universidade Federal de São Paulo
Especialista em Terapia Intensiva pela Faculdades Metropolitanas Unidas (FMU)
Especialista em Pesquisa Clínica pela Sociedade Brasileira de Profissionais em Pesquisa Clínica
Graduada em Enfermagem pela Universidade Cidade de São Paulo

## Fabiana Faleiros Santana Castro

Professora Doutora Departamento de Enfermagem Geral, Especializada – EERP – USP

## Fabiane de Amorim Almeida

Enfermeira
Doutora pelo Instituto de Psicologia da Universidade de São Paulo
Docente do Curso de Mestrado Profissional e Graduação em Enfermagem e Coordenadora dos Cursos de Pós--graduação em Enfermagem Pediátrica e Neonatal da Faculdade Israelita de Ciências da Saúde Albert Einstein
Membro do Grupo de Enfermagem e Tecnologia na Educação e no Cuidado em Saúde – GETECS, vinculado ao Conselho Nacional de Desenvolvimento Científico e Tecnológico (CNPq)

## Filipe Utuari de Andrade Coelho

Enfermeiro graduado pela Escola de Enfermagem da Universidade de São Paulo (EEUSP). Especialista em Enfermagem em Terapia Intensiva pela Faculdade Israelita de Ciências da Saúde Albert Einstein (FICSAE). Mestrando em Enfermagem em Saúde do Adulto pela Escola de Enfermagem da Universidade de São Paulo (EEUSP). Atualmente Enfermeiro da UTI Adulto do Hospital Israelita Albert Einstein

## Fernanda Aparecida Ferraro

Enfermeira Graduada pelo Centro Universitário São Camilo. Especialista em Cardiologia pelo Instituto do Coração do Hospital das Clínicas da Universidade de São Paulo. Pós-graduada em Docência no Ensino em Saúde pelo Instituto de Ensino e Pesquisa Israelita Albert Einstein. Instrutora do Curso de Suporte Básico de Vida da American Heart Association

## Fernanda Murata Murakami

Graduada em Fisioterapia pela Universidade de São Paulo
Pós-graduação em Fisioterapia em Unidades Críticas pelo Hospital Sírio Libanês

## Flávia de Oliveira Motta Maia

Enfermeira
Diretora da Divisão de Enfermagem Clínica do Hospital Universitário da Universidade de São Paulo
Pós-doutoranda do Programa de Enfermagem na Saúde do Adulto da Escola de Enfermagem da Universidade de São Paulo

## Flavia Fernanda Franco

Mestre em Ciências EE USP- SP
Especialista em Enfermagem Cardiológica pela Unifesp

## Gabriella Novelli Oliveira

Enfermeira Especialista em Urgência e Emergência pela UNIFESP
Mestre pela Escola Paulista de Enfermagem da UNIFESP
Doutoranda pela Escola de Enfermagem da USP
Instrutora do curso de trauma Advanced trauma care for nurses
Enfermeira do Pronto-socorro Adulto do Hospital Universitário da USP

## Gabrielle Karine Albuquerque Cabral

Psicóloga
Especialista na modalidade Residência em Cancerologia

## Giovana Paula Rezende Simino

Enfermeira
Especialização em Enfermagem em Oncologia pelo Instituto Nacional de Câncer (INCA), na modalidade residência. Mestre em Ciências pela Escola de Enfermagem de Ribeirão Preto da Universidade de São Paulo (EERP-USP). Doutora em Medicamentos e Assistência Farmacêutica pela Faculdade de Farmácia da Universidade Federal de Minas Gerais (UFMG). Professora da Escola de Enfermagem da UFMG

## Gisele Puerta Nogueira Gava

Professora do curso de graduação em Enfermagem da Universidade Municipal de São Caetano do Sul (USCS) e da pós-graduação em Enfermagem das Faculdades Metropolitanas Unidas (FMU)
Enfermeira pela Escola de Enfermagem da Universidade de São Paulo (EEUSP)
Mestre em Saúde do Adulto pela EEUSP. Especialista em Cuidados Intensivos pela EEUSP e Especialista em Bioética pela Faculdade de Medicina

## Gisele Saraiva Bispo Hirano

Enfermeira especialista em Cardiologia pela Escola Paulista de Enfermagem. Mestre em Ciências pela Escola Paulista de Enfermagem da Universidade Federal de São Paulo (EPE-UNIFESP). Doutoranda pelo Programa de Pós-Graduação em Enfermagem da EPE-UNIFESP. Enfermeira Assistencial na UTI Cirúrgica do Instituto do Coração do Hospital das Clínicas da FMUSP.

## Gislaine Rodrigues Nakasato

Graduada em Enfermagem pela Escola Paulista de Enfermagem da Universidade Federal de São Paulo (UNIFESP). Especialista em Cardiologia pela Universidade Federal de São Paulo. Especialista em Terapia Intensiva pelo Instituto de Ensino e Pesquisa Albert Einstein. Mestre em Ciências pela Escola Paulista de Enfermagem da Universidade Federal de São Paulo (EPE-UNIFESP). Enfermeira da Unidade de Terapia Intensiva do Hospital do Coração (HCOR)

## Graziele de Carvalho Lemos

Enfermeira
Especialista em Enfermagem em Saúde do Trabalhador
Mestranda em Enfermagem do Programa de Pós-graduação em Enfermagem da Universidade Federal de São João Del Rei

## Harriet Bárbara Maruxo

Mestre em Ciências pela Escola de Enfermagem da Universidade de São Paulo
Especialista em Enfermagem Cardiovascular pelo Instituto Dante Pazzanese de Cardiologia
Enfermeira Bacharel pela Universidade Federal do Triângulo Mineiro

## Helen Cristina Pereira de Souza

Enfermeira Graduada pela Universidade Bandeirantes. Especialista em Cardiologia e Hemodinâmica pela Faculdade Israelita de Ciências da Saúde Albert Einstein, em Pediatria/Neonatologia pelo Instituto da Criança, em Docência pela Faculdade Poli das Artes. Graduanda em Pedagogia pela Faculdade Poli das Artes

## Helena Soares de Camargo Pantaroto

Especialista em Sexualidade Humana e Estomaterapia

## Herbert Rodrigo Bergamasco

Enfermeiro
Graduado pela Universidade Paulista (UNIP)
Pós-graduado em Unidade Terapia Intensiva pela Faculdade Medicina de Jundiai e Docência pela Faculdade Aldeia de Carapicuíba

## Hieda Ludugério de Souza

Graduação em Enfermagem pela Universidade de São Paulo
Mestre em Ciências da Saúde pela Escola de Enfermagem da Universidade de São Paulo
Atualmente é enfermeira da unidade de internação oncológica do Hospital Sírio-Libanês

## Ingrid Nathalie Ribeiro dos Santos Sarmento

Graduação em Enfermagem e Especialização em Terapia Intensiva pela Universidade Potiguar
Mestre em Enfermagem pela Faculdade Israelita de Ciências da Saude (FICSAE)

## Janaina Gomes Perbone-Nunes

Enfermeira
Doutora em Ciências da Saúde pela Escola de Enfermagem de Ribeirão Preto e Escola de Enfermagem da Universidade de São Paulo

## Jaqueline Betteloni Junqueira

Enfermeira estomaterapeuta pela EEUSP. Mestre na temática de estomaterapia do Programa de Pós-graduação em Enfermagem na Saúde do Adulto pela EEUSP

## Joice Mayumi Miyazato

Graduada em enfermagem pela Faculdade de Medicina de Marília – FAMEMA (2007). Especialista em Enfermagem Cardiovascular (Modalidade Residência) pelo Instituto Dante Pazzanese de Cardiologia (2010) e Docência no Ensino em Saúde (2016). Trabalhou como Enfermeira Assistencial na UTI Adulto e Pediátrico no Instituto Dante Pazzanese de Cardiologia. Docente da Escola Técnica do Hospital Israelita Albert Einstein e ministra aulas no curso de pós-graduação em Enfermagem em Urgência e Emergência, Enfermagem em Pediatria e Neonatologia e Docência no Ensino em Saúde da Faculdade Israelita de Ciências da Saúde Albert Einstein

## José Domingos Neto

Médico
Título de Especialista em Clínica Médica pela Universidade Federal de São Paulo (UNIFESP)
Título de Especialista em Medicina do Trabalho pela Associação Nacional de Medicina do Trabalho/Associação Médica Brasileira (ANAMT/AMB)
Médico do Hospital Alemão Oswaldo Cruz
Médico da Caixa de Assistência dos Funcionários do Banco do Brasil (CASSI)

## Julia Yaeko Kawagoe

Docente do Mestrado Profissional em Enfermagem da Faculdade Israelita de Ciências da Saúde Albert Einstein
Especialista de Produtos Infection Prevention – Laboratórios B. Braun. Doutora em Enfermagem pela EEUSP

## Kalley Santos Cavalcante

Professor substituto do Departamento de Cirurgia Vascular da Faculdade de Medicina da Universidade Federal de Goiás

Pós-graduação lato sensu em Angiorradiologia e Cirurgia Endovascular pela Santa Casa de Misericórdia de São Paulo

Especialista em Cirurgia Vascular e Cirurgia Geral pelo Conjunto Hospitalar do Mandaqui (SES/SP)

Graduado em Medicina pela Universidade Federal de Goiás

## Karina Faria de Souza

Enfermeira Especialista em Urgência e Emergência pela UNIFESP

Mestranda do Programa Interdisciplinar em Ciências da Saúde da UNIFESP-BS

Instrutora dos cursos Basic Life Support, Prehospital Trauma Life Support e Advanced Trauma Care for Nurses

Enfermeira da Classificação de Risco do Hospital Universitário da USP

## Karin Emilia Rogenski

Enfermeira Chefe Técnica de Seção de Pediatria do Hospital Universitário da Universidade de São Paulo

Especialista em Estomaterapia pela Universidade de Taubaté e em Administração Hospitalar pelo Instituto de Pesquisas Hospitalares

Doutora em Ciências pela Escola de Enfermagem da Universidade de São Paulo

## Karina Sichieri

Enfermeira, Mestre, Chefe Técnico do Serviço de Ensino e Qualidade do Hospital Universitário da Universidade de São Paulo

## Keila Cristianne Trindade da Cruz

Enfermeira pela Universidade Estadual de Campinas (UNICAMP)

Doutora em Enfermagem pela Universidade Estadual de Campinas

Docente no Departamento de Enfermagem da Universidade de Brasília (UnB)

## Larissa Bertacchini de Oliveira

Enfermeira

Mestre e Doutora em Ciências pela Escola de Enfermagem da Universidade de São Paulo. Encarregada da UTI Respiratória do InCor-HCFMUSP

## Lilia de Souza Nogueira

Doutora em Ciências pela EEUSP

Professora do Departamento de Enfermagem Médico-Cirúrgica da EEUSP

## Leandro Fonseca de Azevedo

Enfermeiro

Graduado pela Universidade Bandeirante de São Paulo

Pós-graduado em Unidade de Terapia Intensiva pela Universidade Bandeirante de São Paulo

Mestrado Profissionalizante pela Sociedade Brasileira de Terapia Intensiva

## Luciana Regina Ferreira da Mata

Professor Adjunto II da Universidade Federal de São João del Rei – UFSJ

## Maiume Roana Ferreira de Carvalho

Enfermeira na Escola de Enfermagem Wenceslau Braz. Itajubá, MG. Brasil. Mestranda do Mestrado Profissional em Ciências Aplicadas à Saúde da Universidade do Vale do Sapucaí-UNIVÁS. Pouso Alegre-MG. Brasil

## Manoela Gomes Grossi Laprano

Graduada em Enfermagem pela Universidade Federal de São Carlos
Especialista em Enfermagem Cardiovascular pelo Instituto Dante Pazzanese de Cardiologia
Especialista em Gestão em Enfermagem pela Universidade Federal de São Paulo
Mestre em Ciências pela Escola de Enfermagem da USP

## Mara Nogueira de Araújo

Mestre em Enfermagem pela Escola de Enfermagem da USP/SP
Especialista em Enfermagem Cardiovascular pelo Instituto Dante Pazzanese de Cardiologia

## Márcia Wanderley de Moraes

Mestre em Enfermagem pela Universidade de São Paulo. Especialista em Saúde Pública pela Universidade de São Paulo e em Administração Hospitalar pela Universidade de Ribeirão Preto (UNAERP). Graduação em Enfermagem pela Universidade de Guarulhos. Docente das disciplinas de Enfermagem Oncológica, Saúde Coletiva da Faculdade Israelita de Ciências da Saúde Albert Einstein. Coordenadora dos livros: *Oncologia Multiprofissional - bases para a assistência* e *Oncologia Multiprofissional - patologias, assistência e gerenciamento*, da editora Manole. Autora de mais de 30 capítulos de livros sobre temas relacionados à enfermagem, principalmente oncologia (câncer de mama, ginecológico e transplante de medula óssea)

## Marcia Andreassa

Enfermeira assistencial na Unidade de Terapia Intensiva do Hospital Universitário da Universidade de São Paulo
Especialista em Gerontologia e em Gerenciamento dos Serviços de Saúde pela Universidade de São Paulo

## Marcia Carla Morete

Enfermeira, mestre e especialista em Dor e Cuidados Paliativos. Doutoranda da Faculdade de Medicina da Universidade de São Paulo. Coordenadora do Curso de Especialização do Instituto de Ensino e pesquisa do HIAE. Medical Science Liaison da Mundipharma Brasil

## Maria Alice Moreira Torres Santiago

Professora Mestra na Escola de Enfermagem Wenceslau Braz. Itajubá, MG. Brasil

## Maria Cecilia dos Santos

Bacharel em Enfermagem pela Escola de Enfermagem da Universidade de São Paulo (EEUSP)
Licenciada em Enfermagem pela Universidade de São Paulo (USP)
Especialista em Terapia Intensiva Adulto pelo Instituto de Ensino e Pesquisa do Hospital Sírio Libanês
Supervisora de Enfermagem do Grupo Fleury Medicina Diagnóstica
Especialista em Administração Hospitalar e de Serviços de Saúde (CEAHS) pela FGV

## Maria Clara Paoliello Barnack

Enfermeira graduada pelo Centro Universitário São Camilo. Especialista em Enfermagem em Terapia Intensiva e Auditoria em Serviços de Saúde pela Faculdade de Enfermagem do Hospital Israelita Albert Einstein

## Maria do Rosário Del Lama de Unamuno

Enfermeira da Seção de Enfermagem da Unidade Metabólica do Hospital das Clínicas da Faculdade de Medicina de Ribeirão Preto. Especialista em Terapia Nutricional pela Sociedade Brasileira de Nutrição Enteral e Parenteral

## Maria Laura de Oliveira de Avelar Alchorne Trivelin

Enfermeira. Advogada. Administradora de Empresas. Especialista em Enfermagem em Emergência e Urgência. Mestranda em Medicina na Universidade Nove de Julho (UNINOVE). Docente dos Cursos de Especialização em Auditoria em Serviços de Saúde e Gestão da Assistência da Enfermagem da Faculdade Israelita de Ciências da Saúde Albert Einstein (FICSAE). Docente do Curso de Graduação em Medicina e Enfermagem da Universidade Nove de Julho (UNINOVE)

## Maria Lucia Facundo de Souza Saito

Coordenadora de Enfermagem da Gastroenterologia do Hospital Israelita Albert Einstein
Estomaterapeuta pela UNICAMP
Especialista em Gerenciamento da Assistência de Enfermagem pela Faculdade Israelita em Ciências da Saúde Albert Einstein

## Maria Virginia Martins Faria Faddul Alves

Enfermeira. Doutora em Bases Gerais da Cirurgia: Gerenciamento de Risco Sanitário pela Universidade Estadual Paulista Júlio de Mesquita Filho. Professora Assistente na Faculdade de Medicina de Botucatu/Unesp, Departamento de Enfermagem

## Mariana Alvina dos Santos

Enfermeira graduada pela Faculdade de Medicina de Marília
Residência em Enfermagem Cardiovascular no Instituto Dante Pazzanese de Cardiologia em São Paulo
Mestre e Doutora em Ciências pela Escola de Enfermagem da Universidade de São Paulo
Professora Adjunta na Universidade Federal do Mato Grosso do Sul - Campus Três Lagoas

## Mariana Lucas da Rocha Cunha

Graduação em Enfermagem pela Faculdade de Enfermagem do Hospital Israelita Albert Einstein-FEHIAE
Residência em Enfermagem Pediátrica e Especialização em Enfermagem em Oncologia pela FEHIAE
Mestre e Doutora em Enfermagem Pediátrica pela Escola de Enfermagem Universidade de São Paulo
MBA em Gestão dos Serviços de Saúde pelo INSPER
Coordenadora do Curso de Graduação em Enfermagem da FICSAE

## Marina Mayumi Vendrame Takao

Médica Pediatra
Especialista em Alergia e Imunologia pediátrica pela Universidade Estadual de Campinas

## Marla Andréia Garcia de Avila

Enfermeira. Doutora em Saúde Coletiva pela Universidade Estadual Paulista Júlio de Mesquita Filho. Professora Assistente na Faculdade de Medicina de Botucatu - Departamento de Enfermagem

## Martinho Francisco Nunes do Nascimento

Advogado. Graduado em Direito pelas Faculdades Metropolitanas Unidas

## Maurício Mota de Avelar Alchorne

Médico dermatologista. Livre docente. Docente do Curso de Graduação em Medicina da Universidade Nove de Julho (UNINOVE)
Diretor Cultural da Academia Paulista de Medicina

## Maysa Mayran Chaves Moreira

Enfermeira
Especialista na modalidade Residência em Cancerologia

## Meire Cristina Novelli Castro

Enfermeira. Doutora em Enfermagem pela Universidade Estadual Paulista Júlio de Mesquita Filho - UNESP. Enfermeira em atividades de ensino e pesquisa do Departamento de Enfermagem da Faculdade de Medicina da UNESP - Campus de Botucatu

## Michelle dos Santos Lobato

Enfermeira graduada pela Universidade de Taubaté
Especialista em Enfermagem em Terapia Intensiva pela Faculdade Israelita de Ciências da Saúde Albert Einstein

## Monica Isabelle Lopes Oscalices

Bacharelado e Licenciatura em Enfermagem pela Escola de Enfermagem da USP
Especialista em Enfermagem Intensiva Cardiovascular pelo Instituto Dante Pazzanese de Cardiologia
Mestranda em Ciências da Saúde pela Escola Paulista de Enfermagem da UNIFESP

## Monica Martins Trovo

Enfermeira
Mestre em Enfermagem
Doutora em Ciências pela Escola de Enfermagem da USP
Especialista em Cuidados Paliativos pela Pallium Latinoamerica/Univerdidade de Oxford
Vice-líder do Grupo de Pesquisa em Comunicação em Saúde
Professora Assistente da Graduação em Enfermagem da Universidade São Judas e do Mestrado e Doutorado em Enfermagem da Universidade Guarulhos

## Natany da Costa Ferreira

Enfermeira. Doutoranda pelo Programa de Enfermagem na Saúde do Adulto (PROESA) da Escola de Enfermagem da Universidade de São Paulo

## Patrícia Luciana Moreira Dias

Graduação em Enfermagem e Obstetrícia pela Universidade Federal de São Carlos
Mestre em Enfermagem Pediátrica e Doutora em Ciências pela Escola de Enfermagem da Universidade de São Paulo
Docente do Curso de Graduação em Enfermagem da Universidade Paulista

## Paula Elaine Diniz dos Reis

Enfermeira. Especialização em Enfermagem em Oncologia pelo Instituto Nacional de Câncer (INCA), na modalidade residência. Doutora em Enfermagem Fundamental pela Escola de Enfermagem de Ribeirão Preto da Universidade de São Paulo (EERP-USP). Pós-doutorado pela University of Washington, Seattle, EUA. Professora da Faculdade de Ciências em Saúde da Universidade de Brasília (UnB)

## Paulo Carlos Garcia

Mestre e Doutor em Ciências pela Escola de Enfermagem da Universidade de São Paulo (EEUSP)
Enfermeiro chefe da UTI Adulto do Hospital Universitário da Universidade de São Paulo (HU USP)

## Piedade Elisabeth Rocha

Pós-graduação em Gestão de Controle de Infecção Hospitalar pelo Instituto Holley (Dr. Antonio Tadeu Fernandes); Pós-graduação em Gerenciamento de Serviço de Enfermagem pelo Instituto Israelita de Ensino e Pesquisa Albert Einstein; Pós-graduação em Docência em Ensino Superior pelo Instituto Israelita de Ensino e Pesquisa Albert Einstein. Graduação em Enfermagem pela Escola de Enfermagem Wenceslau Braz de Itajubá MG. Docente das disciplinas: Introdução em Enfermagem; Anatomia e Fisiologia; Farmacologia e Médico Cirúrgico na Escola Técnica de Enfermagem do Instituto Israelita de Ensino e Pesquisa Albert Einstein

## Priscila Gonçalves

Enfermeira Epidemiologista do Serviço de Controle de Infecção Hospitalar do Hospital Israelita Albert Einstein
Especialista em Prevenção e Controle de Infecção Relacionada à Assistência à Saúde pela Universidade Federal de São Paulo (UNIFESP)
Mestre em Enfermagem pela Faculdade Israelita de Ciências da Saúde Albert Einstein

## Priscila Regina Bianchi Pereira

Enfermeira Sênior da Unidade Coronariana do Hospital Israelita Albert Einstein. Especialização em terapia Intensiva pela Faculdade de Ciências e Saúde Albert Einstein

## Rachel de Carvalho

Enfermeira
Graduada pela Escola de Enfermagem de Ribeirão Preto da USP
Especialista em Cardiologia e Centro Cirúrgico. Mestre e Doutora em Enfermagem pela USP
Docente dos Cursos de Graduação e Pós-graduação da Faculdade Israelita de Ciências da Saúde Albert Einstein (FICSAE)
Membro da Diretoria Colegiada do Mestrado Profissional em Enfermagem da FICSAE
Editora Associada da Revista SOBECC

## Rebeca Barqueiro de Oliveira

Enfermeira do Núcleo de Navegação de Pacientes de Alta Complexidade. Mestranda do Programa de Pós-graduação Strito Sensu em Ciências da Saúde com a linha de pesquisa em Ortopedia e Análise de Custo-Efetividade em Cirurgias de Coluna no Instituto de Ensino e Pesquisa do Hospital Israelita Albert Einstein.

## Renata Eloah de Lucena Ferretti-Rebustini

Graduacao em Enfermagem e Especialização em Enfermagem Geriátrica e Gerontológica pela Universidade Federal de São Paulo
Doutora em Ciências pela Faculdade de Medicina da USP
Pós-doutoramento em Psicometria pelo Laboratório de Métodos Psicométricos e Experimentais da Universidade de Quebec em Trois-Rivières

## Rita de Cássia Gengo e Silva Butcher

Enfermeira
Pós-doutoramento em The Marjory Gordon Program for Clinical Reasoning and Knowledge Development at Boston College, William F. Connell School of Nursing (EUA)
Orientadora credenciada no Programa de Pós-Graduação em Enfermagem em Saúde do Adulto da Escola de Enfermagem da USP

## Roberta Maria Savieto

Graduação em enfermagem pela Universidade de São Paulo
Especialização em Urgência e Emergência pela UNIFESP e em Docência para Enfermagem no INTESP
Mestre em Enfermagem pela Faculdade Israelita de Ciências da Saude (FICSAE)
Enfermeira do Instituto Dante Pazzanese de Cardiologia

## Roberto Della Rosa Mendez

Enfermeiro graduado pela Escola de Enfermagem de Ribeirão Preto
Mestre e Doutor em Enfermagem pela Universidade Estadual de Campinas
Docente do curso de Enfermagem do Campus de Três Lagoas da Universidade Federal de Mato Grosso do Sul

## Rômulo Geraldo Barbosa Pires

Graduado pelo Centro Universitário São Camilo, especialista em Enfermagem em Nefrologia pela Escola Paulista de Enfermagem da Universidade Federal de São Paulo – UNIFESP
Mestre em Ciências pela EPM-UNIFESP
Enfermeiro da UTI Adulto do Hospital Universitário da USP

## Sara de Oliveira Xavier

Graduação em Enfermagem pela Universidade Estadual de Ciências da Saúde de Alagoas
Enfermeira Especialista em Cardiopneumologia de Alta Complexidade pela Escola de Enfermagem da USP

## Sáskia Sampaio Cipriano de Menezes

Mestre em Enfermagem. MBA em Gestão e Auditoria de Sistemas de Saúde
Escola de Enfermagem de Manaus/Universidade Federal do Amazonas

## Sérgio Henrique Simonetti

Graduado em Enfermagem pelo Centro Universitário de Votuporanga
Residência em Enfermagem Cardiovascular pelo Instituto Dante Pazzanese de Cardiologia
Especialista em Gestão Pública e em Informática em Saúde pela UNIFESP e em Educação e Tecnologia pela UFSCAR
Mestre e Doutor pela EEUSP

## Silmara Elaine Malaguti Toffano

Enfermeira
Doutora em Enfermagem
Professora Adjunta III da Universidade Federal do Triângulo Mineiro

## Soraia Samira Peixoto Queiros

Enfermeira Sênior da Unidade de Gastroenterologia do Hospital Israelita Albert Einstein. Especialização em Saúde da Criança e do Adolescente pela Faculdade de Medicina da USP. Mestre pela Faculdade de Ciências e Saúde Albert Einstein

## Talita Raquel dos Santos

Enfermeira Assistencial do Hospital Universitário da Universidade de São Paulo. Especialista em Terapia Intensiva pela Faculdade de Enfermagem do Instituto Israelita de Ensino Albert Einstein. MBA em Gestão e Controle de

Infecção pelo Instituto Nacional de Ensino e Pesquisa. Mestre em Ciências da Saúde pela Escola de Enfermagem da Universidade de São Paulo

Discente do curso de especialização em enfermagem em Estomaterapia do Centro universitário São Camilo

## Tance Oliveira Botelho

Graduada em Enfermagem pelo centro Universitário Jorge Amado (2013)

Pós-graduação *lato sensu* em nível Especialização em Oncologia pela Faculdade Israelita de Ciências da Saúde Albert Einstein (FICSAE) (2015)

Discente do mestrado Profissional em Enfermagem pela FICSAE

## Tatiane Martins de Matos

Mestre pela Escola de Enfermagem da USP

Graduada em Enfermagem pelo Centro Universitário São Camilo

Título de especialista em Unidade de Terapia Intensiva pela Abenti

Enfermeira da UTI Adulto do Hospital Universitário da USP

## Tatiane Souza Nascimento

Enfermeira pela Escola de Enfermagem da Universidade de São Paulo

Especialista em Enfermagem em Terapia Intensiva pelo Centro Universitário São Camilo

Mestranda pelo Programa de Pós-graduação em Enfermagem da Escola Paulista de Enfermagem, Universidade Federal de São Paulo

Enfermeira Assistencial da Unidade de Terapia Intensiva Adulto do Hospital Universitário da Universidade de São Paulo

## Tanyse Galon

Enfermeira

Professora da Universidade Federal de São Carlos

Doutora em Ciências da Saúde pela Escola de Enfermagem de Ribeirão Preto da Universidade de São Paulo

## Thais Galoppini Felix Borro

Enfermeira

Consultora de Gerenciamento e Vigilância de Risco no Hospital Israelita Albert Einstein

## Thiago Osawa Rodrigues

Graduação em Medicina pela Universidade Metropolitana de Santos

Residência em Cirurgia Geral no Complexo Hospitalar Edmundo Vasconcelos

Especialista em Cirurgia Vascular pela SBACV - AMB

## Ticiane Carolina Gonçalves Faustino Campanili

Enfermeira

Mestre em Ciências pela Escola de Enfermagem da Universidade de São Paulo

## Tiemi Arakawa

Enfermeira. Doutora em Ciências da Saúde. Pós-doutoranda pela Escola de Enfermagem de Ribeirão Preto, Universidade de São Paulo, Brasil

## Valterli Conceição Sanches Gonçalves

Graduação em Enfermagem pela Universidade de São Paulo
Especialização em Enfermagem Médico-Cirúrgica pela Universidade Federal de São Paulo
Mestre em Enfermagem pela Universidade Federal de São Paulo

## Vanessa Cordeiro Vilanova

Enfermeira da Unidade de Pronto-socorro do Instituto Dante Pazzanese de Cardiologia (IDPC)
Mestranda do programa de pós-graduação em Enfermagem na Saúde do Adulto da Escola de Enfermagem da Universidade de São Paulo (EEUSP)

## Vanessa de Brito Poveda

Mestrado e doutorado em Enfermagem Fundamental pela Escola de Enfermagem de Ribeirão Preto da Universidade de São Paulo (2004/2008). Pós-doutorado pela Universidade de São Paulo

## Vera Lúcia Conceição de Gouveia Santos

Enfermeira estomaterapeuta TiSobest
Professora Doutora Associada 3 da Escola de Enfermagem da Universidade de São Paulo, vinculada ao Departamento de Enfermagem Médico-Cirúrgica
Membro fundador e do Conselho Científico da Associação Brasileira de Estomaterapia: estomias feridas e incontinências (SOBEST)
Diretora de Relações Internacionais da SOBEST (gestão 2015 - 2017)
Membro do World Council of Enterostomal Therapists (WCET), da International Society For Quality Of Life Research (ISOQOL), da Wound Ostomy and Continence Nursing Society (WOCN) e da International Continence Society (ICS)
Compõe o Conselho Editorial do Journal of Wound Ostomy and Continence Nursing, do Chronic Wound Care Management and Research
Líder do Grupo de Pesquisa "Estomaterapia: estomas, feridas agudas e crônicas e incontinências urinária e anal", registrado no CNPq, cadastrado em 2004

## Wagner Aguiar Júnior

Graduado pela Escola Paulista de Enfermagem – Universidade Federal de São Paulo UNIFESP
Especialista em Enfermagem em Terapia Intensiva pelo Hospital das Clínicas da Faculdade de Medicina da USP
Mestre em Ciências da Saúde pela Escola de Paulista de Enfermagem da UNIFESP
Enfermeiro do Centro Cirúrgico do Hospital Universitário da USP

# Dedicatória

Ao meu filho Thomas, que me ensinou o significado de amor incondicional. Aos meus pais Rosangela e Wagner, meus grandes incentivadores, e ao meu irmão Herbert, parceiro de travessuras e profissão.

**Ellen Cristina Bergamasco**

À minha filha Melissa Murakami Osawa, o meu mais puro e verdadeiro amor. Obrigada por me fazer uma pessoa melhor a cada dia.

**Beatriz Murata Murakami**

À minha filha Alice, minha obra-prima, por compartilhar as revisões dos capítulos enquanto ainda estava no útero. Ao meu marido José Luiz, pelo apoio pessoal e profissional incondicional. Aos meus pais Helena e Antonio, que possibilitaram tudo.

**Camila Takao Lopes**

Dedico este livro àquele que me arranca sorrisos e que me deixa sempre pensativa com sua perspicácia, meu filho Heitor.

**Eduarda Ribeiro dos Santos**

# Agradecimentos

A todos os enfermeiros e profissionais da saúde que dedicaram o seu tempo para a construção dessa obra, nosso muito obrigada.

Um agradecimento especial a Camila Bertella, Tinely Bellarosa, Mariana Gago, Tatiana Sanchez, Lívia Lage, Brenda Mota, Fábio Kaique Maronesi, Larissa Barbero, Anna Verena Carvalho e Denis Mendonça Macedo, pela disposição e participação nas fotos; e à equipe do Laboratório de Procedimentos de Enfermagem da Faculdade Israelita de Ciências da Saúde Albert Einstein (Ficsae), que nos ajudou na organização e disponibilizou os materiais para a confecção das fotos.

À Sabrina Sonza, que idealizou conosco este livro, e à Gisele Múfalo, que nos apoiou no processo de finalização.

**As autoras**

# Prefácio

Nos dias atuais, as modalidades de organização do trabalho em saúde e as exigências relacionadas ao perfil profissional, o qual é voltado para a integralidade e a transdisciplinaridade, impactam efetivamente os indicadores de saúde. Consequentemente, o cuidar tem exigido do enfermeiro um preparo para lidar com os desafios do exercício profissional em um mundo em constante transformação, no qual conhecimentos, habilidades e atitudes devem proporcionar resultados favoráveis ao paciente e ao sistema de saúde.

Frente às transformações em nossa profissão, "Habilidades Clínicas em Enfermagem" é o resultado da inquietação e busca constante por práticas seguras e norteadas por evidências científicas, no qual, em 13 seções, as organizadoras e autores compilam resultados de pesquisas e conhecimentos técnicos e tecnológicos para nortearem o leitor a respeito do desenvolvimento de ações e do cuidado de enfermagem seguro.

Por isso, é com imenso orgulho e satisfação que abro uma obra que contempla a importância das ações de enfermagem em um ambiente de trabalho altamente influenciado por normas e pela cultura organizacional, com momentos de intenso estresse, longos períodos de atividade rotineira e repetitiva, e com interfaces de tecnologias sofisticadas e muitas vezes redundantes, que, nos dias atuais, demandam do enfermeiro muito mais do que o conhecimento técnico, exigindo ética, colaboração interpessoal e comunicação coordenada, os quais se encontram presentes em cada capítulo deste livro.

Parabenizo as organizadoras, Ellen Cristina Bergamasco, Beatriz Murata Murakami, Camila Takao Lopes e Eduarda Ribeiro dos Santos, pela brilhante publicação, e agradeço aos autores pela importante contribuição para o fortalecimento da enfermagem em nosso país.

Boa leitura!

**Prof. Dra. Renata Andréa Pietro Pereira Viana**
Fundadora da Associação Brasileira de Enfermagem em Terapia Intensiva (Abenti)
Presidente do COREN-SP – Gestão 2018/2020.

# Sumário

## 1. Princípios Básicos dos Cuidados de Enfermagem
EDUARDA RIBEIRO DOS SANTOS

### 1.1. Humanização no Cuidado de Enfermagem
ADRIANA DA SILVA RODRIGUES, TANCE OLIVEIRA BOTELHO

| | |
|---|---|
| 1. Introdução | 1 |
| 2. O Estabelecimento da Humanização na Área da Saúde | 2 |
| 3. Como Humanizar o Cuidado de Enfermagem | 4 |
| 4. Diagnósticos de Enfermagem | 5 |
| 5. Questões para Estudo | 6 |
| Referências | 6 |

### 1.2 Aspectos Éticos e Legais do Cuidado de Enfermagem
ADRIANA DA SILVA RODRIGUES, EDUARDA RIBEIRO DOS SANTOS, MARTINHO FRANCISCO NUNES DO NASCIMENTO

| | |
|---|---|
| 1. Introdução | 8 |
| 2. Aspectos Gerais da Responsabilidade Civil | 8 |
| 3. Responsabilidade Civil do Enfermeiro | 10 |
| 4. Responsabilidade Penal e Ética do Enfermeiro | 11 |
| 5. Considerações Especiais | 12 |
| 6. Questões para Estudo | 12 |
| Referências | 12 |

### 1.3. Comunicação com os Pacientes e Familiares
ANDREA BEZERRA RODRIGUES, MONICA MARTINS TROVO, GABRIELLE KARINE ALBUQUERQUE CABRAL, MAYSA MAYRAN CHAVES MOREIRA

| | |
|---|---|
| 1. Introdução | 13 |
| 2. Comunicação e Tipos de Comunicação | 13 |
| 3. Exemplo de Registro | 17 |
| 4. Considerações Especiais no Ciclo Vital | 17 |
| 5. Diagnósticos de Enfermagem | 18 |
| 6. Questões para Estudo | 19 |
| Referências | 19 |

### 1.4. Processo de Enfermagem
RITA DE CÁSSIA GENGO E SILVA BUTCHER, FLÁVIA DE OLIVEIRA MOTTA MAIA, DINÁ DE ALMEIDA LOPES MONTEIRO DA CRUZ

| | |
|---|---|
| 1. Introdução | 20 |
| 2. Transformações no Processo de Enfermagem | 22 |
| 3. Classificações na Enfermagem | 22 |
| 4. Documentação do Processo de Enfermagem | 24 |
| 5. Questões para Estudo | 24 |
| Referências | 24 |

### 1.5. Segurança do Paciente
DANIELLA CRISTINA CHANES MOREIRA PORTO, THAIS GALOPPINI FELIX BORRO

| | |
|---|---|
| 1. Introdução | 25 |
| 2. O Erro Humano no Contexto da Assistência de Saúde | 26 |
| 3. Aprendendo com os Erros | 26 |
| 4. Estratégias para a Segurança do Paciente | 27 |
| 5. Conclusão | 29 |
| 6. Questões para Estudo | 29 |
| Referências | 29 |

## 2. Sinais Vitais e Outras Avaliações
CAMILA TAKAO LOPES

### 2.1. Pulso
AGUEDA MARIA RUIZ ZIMMER CAVALCANTE, EVELISE HELENA FADINI REIS BRUNORI

| | |
|---|---|
| 1. Introdução | 31 |
| 2. Indicações | 31 |
| 3. Contraindicações | 33 |
| 4. Material | 34 |
| 5. Descrição da Técnica | 34 |
| 6. Exemplo de Registro | 34 |
| 7. Considerações Especiais no Ciclo Vital | 37 |
| 8. Diagnóstico de Enfermagem | 37 |
| 9. Questões para Estudo | 37 |
| Referências | 37 |

### 2.2. Respiração
EMILIA APARECIDA CICOLO

| | |
|---|---|
| 1. Introdução | 38 |
| 2. Indicações | 38 |
| 3. Contraindicações | 39 |
| 4. Material | 39 |
| 5. Descrição da Técnica | 39 |
| 6. Exemplo de Registro | 40 |
| 7. Considerações Especiais no Ciclo Vital | 40 |
| 8. Observações | 41 |
| 9. Diagnósticos de Enfermagem | 41 |
| 10. Questões para Estudo | 41 |
| Referências | 42 |

### 2.3. Temperatura
EMILIA APARECIDA CICOLO

| | |
|---|---|
| 1. Introdução | 42 |
| 2. Indicações | 43 |
| 3. Contraindicações | 43 |
| 4. Material | 43 |

**xxvi** SUMÁRIO

| | |
|---|---|
| 5. Descrição da Técnica | 44 |
| 6. Exemplo de Registro | 44 |
| 7. Considerações Especiais no Ciclo Vital | 47 |
| 8. Observações | 47 |
| 9. Diagnósticos de Enfermagem | 48 |
| 10. Questões para Estudo | 48 |
| Referências | 48 |

## 2.4. Pressão Arterial
AMANDA GABRIELA MÜLLER, CAMILA TAKAO LOPES, JOSÉ DOMINGOS NETO

| | |
|---|---|
| 1. Introdução | 49 |
| 2. Indicações | 52 |
| 3. Contraindicações | 53 |
| 4. Material | 53 |
| 5. Descrição da Técnica | 53 |
| 6. Exemplo de Registro | 55 |
| 7. Considerações Especiais no Ciclo Vital | 55 |
| 8. Observações | 55 |
| 9. Diagnósticos de Enfermagem | 57 |
| 10. Questões para Estudo | 57 |
| Referências | 57 |

## 2.5. Avaliação da Dor
TALITA RAQUEL DOS SANTOS, CAMILA TAKAO LOPES

| | |
|---|---|
| 1. Introdução | 58 |
| 2. Indicações | 59 |
| 3. Contraindicações | 59 |
| 4. Material | 59 |
| 5. Descrição da Técnica | 61 |
| 6. Exemplo de Registro | 61 |
| 7. Considerações Especiais no Ciclo Vital | 61 |
| 8. Diagnósticos de Enfermagem | 63 |
| 9. Observações | 63 |
| 10. Questões para Estudo | 64 |
| Referências | 64 |

## 2.6. Oximetria de Pulso
GRAZIELE DE CARVALHO LEMOS, ELUCIR GIR, SILMARA ELAINE MALAGUTI TOFFANO

| | |
|---|---|
| 1. Introdução | 65 |
| 2. Indicações | 65 |
| 3. Contraindicações | 66 |
| 4. Material | 66 |
| 5. Descrição da Técnica | 66 |
| 6. Exemplo de Registro | 67 |
| 7. Alterações no Ciclo Vital | 68 |
| 8. Observações | 68 |
| 9. Diagnósticos de Enfermagem | 68 |
| 10. Questões para Estudo | 68 |
| Referências | 68 |

## 2.7. Verificação de Glicemia Capilar
HARRIET BÁRBARA MARUXO, CAROLINA VIEIRA CAGNACCI CARDILI

| | |
|---|---|
| 1. Introdução | 69 |
| 2. Indicações | 70 |

| | |
|---|---|
| 3. Contraindicações | 70 |
| 4. Material | 70 |
| 5. Descrição da Técnica | 71 |
| 6. Exemplos de Registro | 71 |
| 7. Considerações Especiais no Ciclo Vital | 71 |
| 8. Observações | 71 |
| 9. Diagnósticos de Enfermagem | 74 |
| 10. Questões para Estudo | 74 |
| Referências | 74 |

## 3. Prevenção de Infecções
ELLEN CRISTINA BERGAMASCO

## 3.1. Higiene das Mãos e Escovação Cirúrgica
RACHEL DE CARVALHO

| | |
|---|---|
| Higiene das Mãos | 75 |
| Escovação Cirúrgica de Mãos e Antebraços | 80 |
| Referências | 85 |

## 3.2. Utilização de Material Estéril e Colocação de Luvas Estéreis
LEANDRO FONSECA DE AZEVEDO, HERBERT RODRIGO BERGAMASCO

| | |
|---|---|
| Utilização de Material Estéril | 85 |
| Colocação e Retirada de Luvas Estéreis | 87 |
| Referências | 91 |

## 3.3. Descarte de Material Contaminado
HERBERT RODRIGO BERGAMASCO, LEANDRO FONSECA DE AZEVEDO

| | |
|---|---|
| 1. Introdução | 92 |
| 2. Indicações | 93 |
| 3. Contraindicações | 94 |
| 4. Observações | 94 |
| 5. Questões para Estudo | 94 |
| Referências | 95 |

## 3.4. Utilização de Equipamentos de Proteção Individual
JULIA YAEKO KAWAGOE, PRISCILA GONÇALVES

| | |
|---|---|
| 1. Introdução | 95 |
| 2. Indicações | 96 |
| 3. Contraindicações | 97 |
| 4. Material | 97 |
| 5. Descrição da Técnica | 100 |
| 6. Estimativa de Tempo de Execução | 102 |
| 7. Observações | 104 |
| 8. Legislação sobre o Uso de EPI | 105 |
| 9. Questões para Estudo | 106 |
| Referências | 106 |

## 3.5. Precauções (Padrão, Gotículas, Aerossol e Contato)
FABIANE DE AMORIM ALMEIDA

| | |
|---|---|
| 1. Introdução | 107 |
| 2. Precauções-padrão | 107 |
| 3. Precauções Específicas ou Expandidas | 109 |

| | |
|---|---|
| 4. Precauções Empíricas | 111 |
| 5. Indicações | 111 |
| 6. Contraindicações | 111 |
| 7. Materiais | 111 |
| 8. Descrição da Técnica | 111 |
| 9. Estimativa de Tempo de Execução | 111 |
| 10. Observações | 112 |
| 11. Questões para Estudo | 113 |
| Referências | 113 |

## 3.6. Limpeza Concorrente da Unidade do Paciente

SÁSKIA SAMPAIO CIPRIANO DE MENEZES

| | |
|---|---|
| 1. Introdução | 113 |
| 2. Indicações | 114 |
| 3. Contraindicações | 114 |
| 4. Materiais e Equipamentos | 114 |
| 5. Descrição da Técnica | 115 |
| 6. Estimativa de Tempo de Execução | 117 |
| 7. Observações | 117 |
| 8. Questões para Estudo | 118 |
| Referências | 118 |

## 3.7. Limpeza de Utensílios do Paciente (Comadre, Papagaio, Bacia e Balde)

CAMILA QUARTIM DE MORAES BRUNA

| | |
|---|---|
| 1. Introdução | 119 |
| 2. Indicações | 121 |
| 3. Contraindicações | 121 |
| 4. Material e Técnica | 121 |
| 5. Estimativa de Tempo de Execução | 122 |
| 6. Observações | 123 |
| 7. Questões para Estudo | 123 |
| Referências | 123 |

## 4. Administração de Medicamentos

ELLEN CRISTINA BERGAMASCO

## 4.1. Conceitos Básicos na Administração de Medicamentos

JANAINA GOMES PERBONE-NUNES, TANYSE GALON

| | |
|---|---|
| 1. Introdução | 125 |
| 2. Indicações | 127 |
| 3. Contraindicações | 127 |
| 4. Material | 128 |
| 5. Descrição da Técnica | 129 |
| 6. Estimativa de Tempo de Execução | 129 |
| 7. Exemplo de Registro | 129 |
| 8. Considerações Especiais no Ciclo Vital | 130 |
| 9. Observações | 131 |
| 10. Diagnósticos de Enfermagem | 131 |
| 11. Questões para Estudo | 131 |
| Referências | 131 |

## 4.2. Cálculo de Medicação

ELLEN CRISTINA BERGAMASCO

| | |
|---|---|
| 1. Introdução | 132 |
| 2. Indicações | 133 |

| | |
|---|---|
| 3. Contraindicações | 133 |
| 4. Material | 133 |
| 5. Descrição da Técnica | 134 |
| 6. Exemplo de Registro | 139 |
| 7. Considerações Especiais no Ciclo Vital | 139 |
| 8. Observações | 139 |
| 9. Diagnósticos de Enfermagem | 140 |
| 10. Questões para Estudo | 140 |
| Referências | 140 |

## 4.3. Administração de Medicamentos Tópicos

MARIA LAURA DE OLIVEIRA DE AVELAR ALCHORNE TRIVELIN, ALICE DE OLIVEIRA DE AVELAR ALCHORNE, MAURÍCIO MOTA DE AVELAR ALCHORNE

| | |
|---|---|
| 1. Introdução | 140 |
| 2. Indicações | 142 |
| 3. Contraindicações | 142 |
| 4. Material | 143 |
| 5. Descrição da Técnica | 143 |
| 6. Estimativa de Tempo de Execução | 145 |
| 7. Exemplo de Registro | 145 |
| 8. Considerações Especiais no Ciclo Vital | 145 |
| 9. Observações | 145 |
| 10. Diagnósticos de Enfermagem | 145 |
| 11. Questões para Estudo | 145 |
| Referências | 146 |

## 4.4. Administração de Medicamentos por Vias Oral e Sublingual

JANAINA GOMES PERBONE-NUNES, TANYSE GALON, ALINE HELENA APPOLONI EDUARDO

| | |
|---|---|
| 1. Introdução | 146 |
| 2. Indicações | 147 |
| 3. Contraindicações | 147 |
| 4. Material | 148 |
| 5. Descrição da Técnica | 148 |
| 6. Estimativa de Tempo de Execução | 149 |
| 7. Exemplo de Registro | 149 |
| 8. Considerações Especiais no Ciclo Vital | 149 |
| 9. Observações | 150 |
| 10. Diagnósticos de Enfermagem | 150 |
| 11. Questões para Estudo | 150 |
| Referências | 151 |

## 4.5. Administração de Medicamentos por Via Inalatória

PIEDADE ELIZABETH ROCHA, HELEN CRISTINA PEREIRA DE SOUZA

| | |
|---|---|
| 1. Introdução | 151 |
| 2. Indicações | 152 |
| 3. Contraindicações | 152 |
| 4. Material | 153 |
| 5. Descrição da Técnica | 153 |
| 6. Estimativa de Tempo de Execução | 155 |
| 7. Exemplo de Registro | 155 |
| 8. Considerações Especiais no Ciclo Vital | 155 |
| 9. Observações | 155 |
| 10. Diagnósticos de Enfermagem | 155 |
| 11. Questões para Estudo | 156 |
| Referências | 156 |

**xxviii** SUMÁRIO

## 4.6. Administração de Medicamentos por Via Oftálmica
CRISTIANE LOPES FEDERIGE, GISELE PUERTA NOGUEIRA GAVA

| | |
|---|---|
| 1. Introdução | 156 |
| 2. Indicações | 157 |
| 3. Contraindicações | 157 |
| 4. Material | 158 |
| 5. Descrição da Técnica | 158 |
| 6. Estimativa de Tempo de Execução | 160 |
| 7. Exemplo de Registro | 160 |
| 8. Considerações Especiais no Ciclo Vital | 160 |
| 9. Observações | 161 |
| 10. Diagnósticos de Enfermagem | 161 |
| 11. Questões para Estudo | 161 |
| Referências | 161 |

## 4.7. Administração de Medicamentos por Via Otológica
CINTYA YUKIE HAYASHI, MONICA ISABELLE LOPES OSCALICES

| | |
|---|---|
| 1. Introdução | 162 |
| 2. Indicações | 162 |
| 3. Contraindicações | 162 |
| 4. Material | 162 |
| 5. Descrição da Técnica | 163 |
| 6. Estimativa de Tempo de Execução | 165 |
| 7. Exemplo de Registro | 165 |
| 8. Considerações Especiais no Ciclo Vital | 165 |
| 9. Observações | 166 |
| 10. Diagnósticos de Enfermagem | 166 |
| 11. Questões para Estudo | 166 |
| Referências | 166 |

## 4.8. Administração de Medicamentos Subcutâneos
MÁRCIA WANDERLEY DE MORAES

| | |
|---|---|
| 1. Introdução | 167 |
| 2. Indicações | 168 |
| 3. Contraindicações | 168 |
| 4. Material | 168 |
| 5. Descrição da Técnica | 168 |
| 6. Estimativa de Tempo de Execução | 171 |
| 7. Exemplo de Registro | 171 |
| 8. Considerações Especiais no Ciclo Vital | 171 |
| 9. Observações | 171 |
| 10. Diagnósticos de Enfermagem | 172 |
| 11. Questões para Estudo | 172 |
| Referências | 172 |

## 4.9. Administração de Medicamentos por Via Intramuscular
ANA MARIA MIRANDA MARTINS WILSON, FERNANDA APARECIDA FERRARO, JOICE MAYUMI MIYAZATO

| | |
|---|---|
| 1. Introdução | 173 |
| 2. Indicações | 174 |
| 3. Contraindicações | 174 |
| 4. Material | 174 |
| 5. Descrição da Técnica | 174 |
| 6. Estimativa de Tempo de Execução | 176 |
| 7. Exemplo de Registro | 176 |
| 8. Considerações Especiais no Ciclo Vital | 176 |
| 9. Observações | 177 |
| 10. Diagnósticos de Enfermagem | 179 |
| 11. Questões para Estudo | 179 |
| Referências | 179 |

## 4.10. Administração de Medicamentos por Via Endovenosa
MARIA VIRGINIA MARTINS FARIA FADDUL ALVES, MEIRE CRISTINA NOVELLI CASTRO, MARLA ANDRÉIA GARCIA DE AVILA

| | |
|---|---|
| 1. Introdução | 180 |
| 2. Indicações | 180 |
| 3. Contraindicações | 180 |
| 4. Material | 180 |
| 5. Descrição da Técnica | 181 |
| 6. Estimativa de Tempo de Execução | 182 |
| 7. Exemplo de Registro | 182 |
| 8. Considerações Especiais no Ciclo Vital | 183 |
| 9. Observações | 183 |
| 10. Diagnósticos de Enfermagem | 184 |
| 11. Questões para Estudo | 184 |
| Referências | 184 |

## 4.11. Administração de Medicamentos por Via Vaginal
CRISTIANE LOPES FEDERIGE, GISELE PUERTA NOGUEIRA GAVA

| | |
|---|---|
| 1. Introdução | 185 |
| 2. Indicações | 185 |
| 3. Contraindicações | 185 |
| 4. Material | 185 |
| 5. Descrição da Técnica | 186 |
| 6. Estimativa de Tempo de Execução | 188 |
| 7. Exemplo de Registro | 188 |
| 8. Considerações Especiais no Ciclo Vital | 189 |
| 9. Observações | 189 |
| 10. Diagnósticos de Enfermagem | 189 |
| 11. Questões para Estudo | 189 |
| Referências | 189 |

## 4.12. Administração de Medicamentos por Via Retal
DANIELE ALCALÁ POMPEO, LUCIANA REGINA FERREIRA DA MATA

| | |
|---|---|
| 1. Introdução | 190 |
| 2. Indicações | 190 |
| 3. Contraindicações | 191 |
| 4. Material | 192 |
| 5. Descrição da Técnica | 192 |
| 6. Estimativa de Tempo de Execução | 194 |
| 7. Exemplo de Registro | 195 |
| 8. Considerações Especiais no Ciclo Vital | 195 |
| 9. Observações | 196 |
| 10. Diagnósticos de Enfermagem | 196 |
| 11. Questões para Estudo | 196 |
| Referências | 196 |

## 4.13. Administração de Medicamentos Via Cateter Peridural
MARCIA CARLA MORETE

| | |
|---|---|
| 1. Introdução | 197 |
| 2. Indicações | 198 |

3. Contraindicações — 198
4. Material — 199
5. Descrição da Técnica — 199
6. Estimativa de Tempo de Execução — 200
7. Exemplo de Registro — 200
8. Considerações Especiais no Ciclo Vital — 200
9. Observações — 200
10. Diagnósticos de Enfermagem — 200
11. Questões para Estudo — 200
Referências — 200

## 5. Cuidados de Higiene e Conforto
CAMILA TAKAO LOPES

### 5.1. Higiene Ocular
CÉSAR AUGUSTO GUIMARÃES MARCELINO,
MARA NOGUEIRA DE ARAÚJO

1. Introdução — 203
2. Indicações — 204
3. Contraindicações — 204
4. Material — 204
5. Descrição da Técnica — 204
6. Exemplo de Registro — 205
7. Observações — 205
8. Diagnósticos de Enfermagem — 205
9. Questões para Estudo — 206
Referências — 206

### 5.2. Higiene Oral e de Prótese Dentária
ADRIANA CRISTINA NICOLUSSI

1. Introdução — 206
2. Indicações — 207
3. Contraindicações — 207
4. Material — 207
5. Descrição da Técnica — 208
6. Exemplo de Registro — 210
7. Considerações Especiais no Ciclo Vital — 210
8. Observações — 211
9. Diagnósticos de Enfermagem — 211
10. Questões para Estudo — 211
Referências — 211

### 5.3. Higiene do Couro Cabeludo
CÉSAR AUGUSTO GUIMARÃES MARCELINO,
MARA NOGUEIRA DE ARAÚJO

1. Introdução — 212
2. Indicações — 212
3. Contraindicações — 212
4. Material — 212
5. Descrição da Técnica — 213
6. Exemplo de Registro — 214
7. Considerações Especiais no Ciclo Vital — 215
8. Diagnósticos de Enfermagem — 215
9. Questões para Estudo — 215
Referências — 215

### 5.4. Higiene Íntima e Troca de Fralda
GISELE SARAIVA BISPO HIRANO, CAMILLA DO ROSÁRIO NICOLINO CHIORINO

1. Introdução — 215
2. Indicações — 216
3. Contraindicações — 216
4. Material (Figura 5.7) — 216
5. Descrição da Técnica — 217
6. Exemplo de Registro — 218
7. Considerações Especiais no Ciclo Vital — 220
8. Observações — 220
9. Diagnósticos de Enfermagem — 220
10. Questões para Estudo — 221
Referências — 221

### 5.5. Banho de Aspersão com Auxílio
EVELISE HELENA FADINI REIS BRUNORI,
AMANDA SILVA DE MACÊDO BEZERRA

1. Introdução — 221
2. Indicações — 222
3. Contraindicações — 222
4. Material — 222
5. Descrição da Técnica — 223
6. Exemplo de Registro — 224
7. Observações — 224
8. Questões para Estudo — 224
9. Diagnósticos de Enfermagem — 225
Referências — 225

### 5.6. Banho no Leito
AGUEDA MARIA RUIZ ZIMMER CAVALCANTE,
AMANDA SILVA DE MACÊDO BEZERRA

1. Introdução — 225
2. Indicações — 226
3. Contraindicações — 226
4. Material — 226
5. Descrição da técnica — 226
6. Exemplo de Registro — 230
7. Considerações Especiais no Ciclo Vital — 230
8. Observações — 230
9. Diagnóstico de Enfermagem — 231
10. Questões para Estudo — 231
Referências — 231

### 5.7. Tricotomia
LARISSA BERTACCHINI DE OLIVEIRA, EDUESLEY SANTANA-SANTOS

1. Introdução — 231
2. Indicações — 232
3. Contraindicações — 232
4. Material — 232
5. Descrição da Técnica — 233
6. Exemplo de Registro — 234
7. Considerações Especiais no Ciclo Vital — 234
8. Observações — 234
9. Diagnósticos de Enfermagem — 235

## 5.8. Arrumação do Leito
ANNA VERENA DE CARVALHO SOUSA

| | |
|---|---|
| 10. Questões para Estudo | 235 |
| Referências | 235 |

## 5.8. Arrumação do Leito
ANNA VERENA DE CARVALHO SOUSA

| | |
|---|---|
| 1. Introdução | 235 |
| 2. Indicações | 236 |
| 3. Contraindicações | 236 |
| 4. Material | 236 |
| 5. Descrição da Técnica | 236 |
| 6. Estimativa de Tempo de Execução | 240 |
| 7. Exemplo de Registro | 240 |
| 8. Considerações Especiais no Ciclo Vital | 241 |
| 9. Observações | 241 |
| 10. Diagnósticos de Enfermagem | 241 |
| 11. Questões para Estudo | 241 |
| Referências | 241 |

## 5.9. Preparo do Corpo Pós-morte
GISLAINE RODRIGUES NAKASATO, CAMILA TAKAO LOPES

| | |
|---|---|
| 1. Introdução | 242 |
| 2. Indicações | 242 |
| 3. Contraindicações | 242 |
| 4. Material | 242 |
| 5. Descrição da Técnica | 243 |
| 6. Exemplo de Registro | 244 |
| 7. Diagnósticos de Enfermagem | 244 |
| 8. Questões para Estudo | 244 |
| Referências | 245 |

## 6. Oxigenação
BEATRIZ MURATA MURAKAMI

## 6.1. Utilização de Suporte de Oxigênio
FERNANDA MURATA MURAKAMI, AMANDA SERIO,
BEATRIZ MURATA MURAKAMI

| | |
|---|---|
| 1. Introdução | 247 |
| 2. Indicações | 250 |
| 3. Contraindicações | 250 |
| 4. Material | 250 |
| 5. Descrição da Técnica | 251 |
| 6. Exemplo de Registro | 252 |
| 7. Considerações Especiais no Ciclo Vital | 252 |
| 8. Observações | 252 |
| 9. Diagnósticos de Enfermagem | 252 |
| 10. Questões para Estudo | 252 |
| Referências | 252 |

## 6.2. Ventilação Mecânica Não Invasiva: Cuidados com CPAP e BiPAP
EDUESLEY SANTANA SANTOS, TICIANE CAROLINA GONÇALVES FAUSTINO CAMPANILI

| | |
|---|---|
| 1. Introdução | 253 |
| 2. Indicações | 254 |
| 3. Contraindicações | 254 |
| 4. Cuidados aos Pacientes em uso de CPAP e BiPAP | 255 |
| 5. Considerações Especiais no Ciclo Vital | 255 |
| 6. Observações | 255 |
| 7. Questões para Estudo | 256 |
| Referências | 256 |

## 6.3. Ventilação Invasiva: Cuidados com o Tubo Orotraqueal e Fixação do Tubo
RENATA ELOAH DE LUCENA FERRETTI-REBUSTINI,
SARA DE OLIVEIRA XAVIER

| | |
|---|---|
| 1. Introdução | 257 |
| 2. Material | 257 |
| 3. Descrição da Técnica | 257 |
| 4. Considerações Especiais no Ciclo Vital | 258 |
| 5. Observações | 259 |
| 6. Diagnósticos de Enfermagem | 259 |
| 7. Questões para Estudo | 259 |
| Referências | 259 |

## 6.4. Cuidados com Traqueostomia
ANA MARIA CAVALHEIRO

| | |
|---|---|
| 1. Introdução | 260 |
| 2. Cuidados de Enfermagem com a Traqueostomia | 260 |
| 3. Questões para Estudo | 261 |
| Referências | 262 |

## 6.5. Aspiração de Vias Aéreas
MARIANA ALVINA DOS SANTOS,
ROBERTO DELLA ROSA MENDEZ

| | |
|---|---|
| 1. Introdução | 262 |
| 2. Indicações | 262 |
| 3. Contraindicações | 263 |
| 4. Material | 263 |
| 5. Descrição Técnica | 263 |
| 6. Exemplo de Registro | 267 |
| 7. Considerações Especiais no Ciclo Vital | 267 |
| 8. Observações | 268 |
| 9. Diagnósticos de Enfermagem | 268 |
| 10. Questões para Estudo | 268 |
| Referências | 269 |

## 6.6. Coleta de Secreção Traqueal
MICHELLE DOS SANTOS LOBATO

| | |
|---|---|
| 1. Introdução | 269 |
| 2. Indicações | 269 |
| 3. Contraindicações | 269 |
| 4. Material | 269 |
| 5. Descrição da Técnica | 269 |
| 6. Exemplo de Registro | 271 |
| 7. Considerações Especiais no Ciclo Vital | 271 |
| 8. Observações | 271 |
| 9. Diagnósticos de Enfermagem | 272 |
| 10. Questões para Estudo | 272 |
| Referências | 272 |

# SUMÁRIO

## 7. Nutrição
ELLEN CRISTINA BERGAMASCO

### 7.1. Nutrição por Via Oral (Incluindo Alimentos com Espessante)
FLAVIA FERNANDA FRANCO, MARIA CLARA PAOLIELLO BARNACK

| | |
|---|---|
| 1. Introdução | 273 |
| 2. Indicações | 274 |
| 3. Contraindicações | 275 |
| 4. Material | 275 |
| 5. Descrição da Técnica | 275 |
| 6. Estimativa de Tempo de Execução | 276 |
| 7. Exemplo de Registro | 276 |
| 8. Considerações Especiais no Ciclo Vital | 276 |
| 9. Observações | 276 |
| 10. Diagnósticos de Enfermagem | 276 |
| 11. Questões para Estudo | 277 |
| Referências | 277 |

### 7.2. Nutrição por Cateter Nasogástrico e Nasoenteral
DANÍVEA BONGIOVANI POLTRONIERI MUNHOZ, MARIA LUCIA FACUNDO DE SOUZA SAITO, SORAIA SAMIRA PEIXOTO QUEIROS

| | |
|---|---|
| 1. Introdução | 278 |
| 2. Indicações | 278 |
| 3. Contraindicações | 279 |
| 4. Material | 279 |
| 5. Descrição da Técnica | 279 |
| 6. Estimativa de Tempo de Execução | 283 |
| 7. Exemplo de Registro | 283 |
| 8. Considerações Especiais no Ciclo Vital | 284 |
| 9. Observações | 284 |
| 10. Diagnósticos de Enfermagem | 286 |
| 11. Questões para Estudo | 286 |
| Referências | 286 |

### 7.3. Nutrição por Gastrostomia
ANDRÉA MATHES FAUSTINO, KEILA CRISTIANNE TRINDADE DA CRUZ

| | |
|---|---|
| 1. Introdução | 287 |
| 2. Indicações | 287 |
| 3. Contraindicações | 288 |
| 4. Material | 288 |
| 5. Descrição da Técnica | 289 |
| 6. Estimativa de Tempo de Execução | 290 |
| 7. Exemplo de Registro | 290 |
| 8. Considerações Especiais no Ciclo Vital | 290 |
| 9. Observações | 291 |
| 10. Diagnósticos de Enfermagem | 291 |
| 11. Questões para Estudo | 291 |
| Referências | 291 |

### 7.4. Nutrição Parenteral
VANESSA DE BRITO POVEDA, MARIA DO ROSÁRIO DEL LAMA DE UNAMUNO

| | |
|---|---|
| 1. Introdução | 292 |
| 2. Indicações | 293 |
| 3. Contraindicações | 293 |
| 4. Material | 293 |
| 5. Descrição da Técnica | 293 |
| 6. Estimativa de Tempo de Execução | 294 |
| 7. Exemplo de Registro | 294 |
| 8. Considerações Especiais no Ciclo Vital | 294 |
| 9. Observações | 294 |
| 10. Diagnósticos de Enfermagem | 295 |
| 11. Questões para Estudo | 295 |
| Referências | 295 |

## 8. Posicionamento, Mobilização e Transferência do Paciente
BEATRIZ MURATA MURAKAMI

### 8.1. Mudança de Decúbito e Transferência do Paciente
FERNANDA MURATA MURAKAMI, BEATRIZ MURATA MURAKAMI

| | |
|---|---|
| 1. Introdução | 297 |
| 2. Indicações | 298 |
| 3. Contraindicações | 298 |
| 4. Material | 298 |
| 5. Descrição da Técnica | 298 |
| 6. Exemplo de Registro | 304 |
| 7. Considerações Especiais no Ciclo Vital | 304 |
| 8. Observações | 304 |
| 9. Diagnósticos de Enfermagem | 304 |
| 10. Questões para Estudo | 305 |
| Referências | 305 |

### 8.2. Tração Cutânea e Transesquelética
ADRIANA DA SILVA RODRIGUES, REBECA BARQUEIRO DE OLIVEIRA

| | |
|---|---|
| 1. Introdução | 305 |
| 2. Indicações | 306 |
| 3. Contraindicações | 306 |
| 4. Material | 307 |
| 5. Descrição da Técnica | 307 |
| 6. Exemplo de Registro | 308 |
| 7. Considerações Especiais no Ciclo Vital | 308 |
| 8. Observações | 309 |
| 9. Diagnósticos de Enfermagem | 309 |
| 10. Questões para Estudo | 309 |
| Referências | 310 |

### 8.3. Uso de Compressão Pneumática Intermitente
MANOELA GOMES GROSSI LAPRANO, HARRIET BÁRBARA MARUXO

| | |
|---|---|
| 1. Introdução | 310 |
| 2. Indicações | 311 |
| 3. Contraindicações | 311 |
| 4. Material | 311 |
| 5. Descrição da Técnica | 311 |
| 6. Exemplo de Registro | 312 |
| 7. Considerações Especiais no Ciclo Vital | 312 |
| 8. Diagnósticos de Enfermagem | 313 |
| 9. Questões para Estudo | 313 |
| Referências | 313 |

**xxxii** SUMÁRIO

## 8.4. Contenção Mecânica
BEATRIZ MURATA MURAKAMI, THIAGO OSAWA RODRIGUES

| | |
|---|---|
| 1. Introdução | 313 |
| 2. Indicações | 314 |
| 3. Contraindicações | 314 |
| 4. Material | 315 |
| 5. Descrição da Técnica | 315 |
| 6. Exemplo de Registro | 318 |
| 7. Considerações Especiais no Ciclo Vital | 318 |
| 8. Observações | 318 |
| 9. Diagnósticos de Enfermagem | 318 |
| 10. Questões para Estudo | 319 |
| Referências | 319 |

## 9. Cuidados com a Pele e Lesões
CAMILA TAKAO LOPES

### 9.1. Hidratação da Pele
ANA FLÁVIA DOS SANTOS AMARAL, CAROLINA GALLO FERNANDES

| | |
|---|---|
| 1. Introdução | 321 |
| 2. Indicações | 322 |
| 3. Contraindicações | 323 |
| 4. Material | 323 |
| 5. Descrição da Técnica | 323 |
| 6. Exemplo de Registro | 324 |
| 7. Considerações Especiais no Ciclo Vital | 324 |
| 8. Diagnósticos de Enfermagem | 326 |
| 9. Questões para Estudo | 326 |
| Referências | 326 |

### 9.2. Prevenção de Lesão por Pressão
TALITA RAQUEL DOS SANTOS, KARIN EMILIA ROGENSKI

| | |
|---|---|
| 1. Introdução | 327 |
| 2. Indicações | 327 |
| 3. Contraindicações | 327 |
| 4. Material | 328 |
| 5. Descrição da Técnica | 329 |
| 6. Exemplo de Registro | 331 |
| 7. Considerações Especiais no Ciclo Vital | 331 |
| 8. Diagnósticos de Enfermagem | 331 |
| 9. Questões para Estudo | 331 |
| Referências | 333 |

### 9.3. Técnica de Curativo

### 9.3.1. Realização de Curativo de Ferida Operatória
TATIANE MARTINS DE MATOS, ERIKA TIHEMI NISHI

| | |
|---|---|
| 1. Introdução | 333 |
| 2. Indicações | 335 |
| 3. Contraindicações | 335 |
| 4. Material | 335 |
| 5. Descrição da Técnica | 335 |
| 6. Exemplo de Registro | 338 |
| 7. Observações | 338 |
| 8. Diagnósticos de Enfermagem | 338 |

| | |
|---|---|
| 9. Questões para Estudo | 339 |
| Referências | 339 |

### 9.3.2. Realização de Curativo de Ferida Aberta
ERIKA TIHEMI NISHI, TATIANE MARTINS DE MATOS

| | |
|---|---|
| 1. Introdução | 339 |
| 2. Indicações | 341 |
| 3. Contraindicações | 341 |
| 4. Material | 341 |
| 5. Descrição da Técnica | 341 |
| 6. Exemplo de Registro | 345 |
| 7. Diagnósticos de Enfermagem | 345 |
| 8. Questões para Estudo | 345 |
| Referências | 345 |

### 9.3.3. Realização de Curativo de Inserção de Cateter Venoso Central
PAULO CARLOS GARCIA, LILIA DE SOUZA NOGUEIRA

| | |
|---|---|
| 1. Introdução | 346 |
| 2. Indicações | 346 |
| 3. Contraindicações | 346 |
| 4. Material (técnica com pinças ou luva estéril) | 346 |
| 5. Descrição da Técnica | 347 |
| 6. Exemplo de Registro | 351 |
| 7. Considerações Especiais no Ciclo Vital | 351 |
| 8. Observações | 352 |
| 9. Diagnósticos de Enfermagem | 352 |
| 10. Questões para Estudo | 352 |
| Referências | 352 |

### 9.3.4. Realização de Curativo de Estoma de Traqueostomia
LARISSA BERTACCHINI DE OLIVEIRA, TICIANE CAROLINA GONÇALVES FAUSTINO CAMPANILI

| | |
|---|---|
| 1. Introdução | 353 |
| 2. Indicações | 355 |
| 3. Contraindicações | 355 |
| 4. Material | 355 |
| 5. Descrição da Técnica | 355 |
| 6. Exemplo de Registro | 357 |
| 7. Observações | 357 |
| 8. Diagnósticos de Enfermagem | 358 |
| 9. Questões para Estudo | 358 |
| Referências | 358 |

### 9.3.5. Realização de Curativo de Inserção de Drenos
RÔMULO GERALDO BARBOSA PIRES, WAGNER AGUIAR JÚNIOR

| | |
|---|---|
| 1. Introdução | 358 |
| 2. Indicações | 361 |
| 3. Contraindicações | 361 |
| 4. Material (técnica com pinças ou luva estéril) | 361 |
| 5. Descrição da Técnica | 362 |
| 6. Exemplo de Registro | 364 |
| 7. Observações | 364 |
| 8. Diagnósticos de Enfermagem | 365 |
| 9. Questões para Estudo | 365 |
| Referências | 365 |

## 9.3.6. Realização de Curativo de Lesão por Pressão
TALITA RAQUEL DOS SANTOS, KARIN EMILIA ROGENSKI

| | |
|---|---|
| 1. Introdução | 365 |
| 2. Indicações e Contraindicações | 369 |
| 3. Material | 369 |
| 4. Descrição da Técnica | 370 |
| 5. Exemplo de Registro | 373 |
| 6. Considerações Especiais no Ciclo Vital | 373 |
| 7. Diagnósticos de Enfermagem | 373 |
| 8. Questões para Estudo | 373 |
| Referências | 373 |

## 9.4. Produtos Utilizados em Curativos
JAQUELINE BETTELONI JUNQUEIRA,
VERA LÚCIA CONCEIÇÃO DE GOUVEIA SANTOS

| | |
|---|---|
| 1. Introdução | 374 |
| 2. Produtos | 375 |
| 3. Desbridamento | 383 |
| 4. Exemplo de Registro | 384 |
| 5. Diagnósticos de Enfermagem | 384 |
| 6. Questões para Estudo | 384 |
| Referências | 385 |

## 9.5. Retirada de Fios de Sutura
AGUEDA MARIA RUIZ ZIMMER CAVALCANTE,
EVELISE HELENA REIS FADINI BRUNORI

| | |
|---|---|
| 1. Introdução | 385 |
| 2. Indicações | 386 |
| 3. Contraindicações | 386 |
| 4. Material | 386 |
| 5. Descrição da Técnica | 386 |
| 6. Exemplo de Registro | 390 |
| 7. Considerações Especiais no Ciclo Vital | 390 |
| 8. Observações | 390 |
| 9. Diagnósticos de Enfermagem | 390 |
| 10. Questões para Estudo | 391 |
| Referências | 391 |

## 10. Eliminação
ELLEN CRISTINA BERGAMASCO

## 10.1. Cateterismo Vesical de Alívio e de Demora
FABIANA FALEIROS SANTANA CASTRO,
ADRIANA CORDEIRO LEANDRO DA SILVA GRILLO

| | |
|---|---|
| 1. Introdução | 393 |
| 2. Indicações | 394 |
| 3. Contraindicações | 394 |
| 4. Material | 394 |
| 5. Descrição da Técnica | 396 |
| 6. Estimativa de Tempo de Execução | 399 |
| 7. Exemplo de Registro | 399 |
| 8. Considerações Especiais no Ciclo Vital | 399 |
| 9. Observações | 400 |
| 10. Diagnósticos de Enfermagem | 401 |
| 11. Questões para Estudo | 401 |
| Referências | 401 |

## 10.2. Dispositivo de Incontinência Urinária Masculino
PRISCILA REGINA BIANCHI PEREIRA

| | |
|---|---|
| 1. Introdução | 402 |
| 2. Indicações | 403 |
| 3. Contraindicações | 403 |
| 4. Material | 403 |
| 5. Descrição da Técnica | 403 |
| 6. Estimativa de Tempo de Execução | 405 |
| 7. Exemplo de Registro | 405 |
| 8. Considerações Especiais no Ciclo Vital | 405 |
| 9. Observações | 405 |
| 10. Diagnósticos de Enfermagem | 405 |
| 11. Questões para Estudo | 406 |
| Referências | 406 |

## 10.3. Cuidados com Irrigação Vesical
PAULA ELAINE DINIZ DOS REIS,
GIOVANA PAULA REZENDE SIMINO

| | |
|---|---|
| 1. Introdução | 406 |
| 2. Indicações | 407 |
| 3. Contraindicações | 407 |
| 4. Material | 407 |
| 5. Descrição da Técnica | 409 |
| 6. Estimativa de Tempo de Execução | 411 |
| 7. Exemplos de Registro | 412 |
| 8. Considerações Especiais no Ciclo Vital | 413 |
| 9. Observações | 413 |
| 10. Diagnósticos de Enfermagem | 413 |
| 11. Questões para Estudo | 413 |
| Referências | 414 |

## 10.4. Cuidados e Habilidades de Enfermagem ao Indivíduo com Cistostomia
CRISTIANE GIFFONI BRAGA, MARIA ALICE MOREIRA TORRES SANTIAGO,
HELENA SOARES DE CAMARGO PANTAROTO,
MAIUME ROANA FERREIRA DE CARVALHO

| | |
|---|---|
| 1. Introdução | 414 |
| 2. Indicações | 415 |
| 3. Contraindicações | 415 |
| 4. Material | 416 |
| 5. Descrição da Técnica | 416 |
| 6. Estimativa de Tempo de Execução | 419 |
| 7. Exemplo de Registro | 419 |
| 8. Considerações Especiais no Ciclo Vital | 420 |
| 9. Observações | 420 |
| 10. Diagnósticos de Enfermagem | 421 |
| 11. Questões para Estudo | 421 |
| Referências | 421 |

## 10.5. Coleta de Amostra de Urina
AMANDA GABRIELA MÜLLER, NATANY DA COSTA FERREIRA,
RITA DE CÁSSIA GENGO E SILVA BUTCHER

| | |
|---|---|
| 1. Introdução | 422 |
| 2. Indicações | 424 |
| 3. Contraindicações | 424 |

**xxxiv** SUMÁRIO

| | |
|---|---|
| 4. Material | 424 |
| 5. Descrição da Técnica | 425 |
| 6. Estimativa de Tempo de Execução | 430 |
| 7. Exemplo de Registro | 430 |
| 8. Considerações Especiais no Ciclo Vital | 430 |
| 9. Observações | 431 |
| 10. Diagnósticos de Enfermagem | 431 |
| 11. Questões para Estudo | 431 |
| Referências | 431 |

## 10.6. Cuidados na Diálise Peritoneal
FILIPE UTUARI DE ANDRADE COELHO

| | |
|---|---|
| 1. Introdução | 432 |
| 2. Indicações | 435 |
| 3. Contraindicações | 435 |
| 4. Material | 435 |
| 5. Descrição da Técnica | 436 |
| 6. Estimativa de Tempo de Execução | 437 |
| 7. Exemplo de Registro | 437 |
| 8. Considerações Especiais no Ciclo Vital | 437 |
| 9. Observações | 437 |
| 10. Diagnósticos de Enfermagem | 438 |
| 11. Questões para Estudo | 438 |
| Referências | 438 |

## 10.7. Cuidados na Hemodiálise
ELLEN CRISTINA BERGAMASCO,
FILIPE UTUARI DE ANDRADE COELHO

| | |
|---|---|
| 1. Introdução | 439 |
| 2. Indicações | 439 |
| 3. Contraindicações | 439 |
| 4. Material | 440 |
| 5. Descrição da Técnica | 440 |
| 6. Estimativa de Tempo de Execução | 441 |
| 7. Exemplo de Registro | 441 |
| 8. Considerações Especiais no Ciclo Vital | 442 |
| 9. Observações | 442 |
| 10. Diagnósticos de Enfermagem | 442 |
| 11. Questões para Estudo | 443 |
| Referências | 443 |

## 10.8. Sondagem Retal
NATANY DA COSTA FERREIRA, MONICA ISABELLE LOPES OSCALICES,
CINTYA YUKIE HAYASHI

| | |
|---|---|
| 1. Introdução | 443 |
| 2. Anatomia e Fisiologia | 444 |
| 3. Indicações e Contraindicações | 445 |
| 4. Material | 445 |
| 5. Descrição da Técnica | 446 |
| 6. Estimativa de Tempo de Execução | 449 |
| 7. Exemplos de Registro | 449 |
| 8. Considerações Especiais no Ciclo Vital | 450 |
| 9. Observações | 450 |
| 10. Diagnósticos de Enfermagem | 450 |
| 11. Questões para Estudo | 450 |
| Referências | 451 |

## 10.9. Enteroclisma e Enema
ANA PAULA CONCEIÇÃO, VANESSA CORDEIRO VILANOVA

| | |
|---|---|
| 1. Introdução | 451 |
| 2. Indicações | 452 |
| 3. Contraindicações | 452 |
| 4. Material | 453 |
| 5. Descrição da Técnica | 453 |
| 6. Estimativa de Tempo de Execução | 454 |
| 7. Exemplo de Registro | 454 |
| 8. Considerações Especiais no Ciclo Vital | 454 |
| 9. Observações | 455 |
| 10. Diagnósticos de Enfermagem | 455 |
| 11. Questões para Estudo | 455 |
| Referências | 455 |

## 10.10. Cuidados com Ostomias Intestinais
DANIELLE CRISTINA GARBUIO, TIEMI ARAKAWA

| | |
|---|---|
| 1. Introdução | 456 |
| 2. Indicações | 457 |
| 3. Contraindicações | 457 |
| 4. Material | 457 |
| 5. Descrição da Técnica | 458 |
| 6. Estimativa de Tempo de Execução | 460 |
| 7. Exemplo de Registro | 460 |
| 8. Considerações Especiais no Ciclo Vital | 460 |
| 9. Observações | 461 |
| 10. Diagnósticos de Enfermagem | 462 |
| 11. Questões para Estudo | 462 |
| Referências | 462 |

## 11. Cuidados com Punções
BEATRIZ MURATA MURAKAMI

## 11.1 Punção Venosa Periférica
INGRID NATHALIE RIBEIRO DOS SANTOS SARMENTO,
ROBERTA MARIA SAVIETO

| | |
|---|---|
| 1. Introdução | 463 |
| 2. Indicações | 464 |
| 3. Contraindicações | 464 |
| 4. Materiais | 465 |
| 5. Descrição da Técnica | 465 |
| 6. Exemplo de Registro | 467 |
| 7. Considerações Especiais no Ciclo Vital | 467 |
| 8. Observações | 468 |
| 9. Diagnósticos de Enfermagem | 469 |
| 10. Questões para Estudo | 469 |
| Referências | 469 |

## 11.2. Cuidados com Acesso Venoso Periférico e Prevenção de Flebite
INGRID NATHALIE RIBEIRO DOS SANTOS SARMENTO

| | |
|---|---|
| 1. Introdução | 469 |
| 2. Cuidados na Prevenção e Tratamento de Flebite | 470 |
| 3. Observações | 472 |

# SUMÁRIO

4. Questões para Estudo — 472
Referências — 472

## 11.3. Coleta de Amostra de Sangue Venoso Periférico
MARIANA LUCAS DA ROCHA CUNHA,
PATRÍCIA LUCIANA MOREIRA DIAS

1. Introdução — 472
2. Indicações — 473
3. Contraindicações — 473
4. Material — 473
5. Descrição da Técnica — 475
6. Exemplo de Registro — 477
7. Considerações Especiais no Ciclo Vital — 477
8. Observações — 478
9. Diagnósticos de Enfermagem — 478
10. Questões para Estudo — 478
Referências — 479

## 11.4. Coleta de Amostra de Sangue Arterial por Punção
ANA MARIA MIRANDA MARTINS WILSON,
JOICE MAYUMI MIYAZATO, FERNANDA APARECIDA FERRARO

1. Introdução — 480
2. Indicações — 480
3. Contraindicações — 480
4. Material — 481
5. Descrição da Técnica — 481
6. Exemplo de Registro — 483
7. Considerações Especiais no Ciclo Vital — 483
8. Observações — 483
9. Diagnósticos de Enfermagem — 484
10. Questões para Estudo — 484
Referências — 484

## 11.5. Coleta de Amostra de Sangue Arterial em Sistema de Pressão Arterial Invasiva
AMANDA SILVA DE MACÊDO BEZERRA, EVELISE HELENA FADINI REIS BRUNORI

1. Introdução — 485
2. Indicações — 485
3. Contraindicações — 486
4. Material — 486
5. Descrição da Técnica — 486
6. Exemplo de Registro — 488
7. Considerações Especiais no Ciclo Vital — 488
8. Observações — 488
9. Diagnósticos de Enfermagem — 488
10. Questões para Estudo — 488
Referências — 488

## 11.6. Punção de Cateter Venoso Central Totalmente Implantado
TALITA RAQUEL DOS SANTOS, HIEDA LUDUGÉRIO DE SOUZA

1. Introdução — 489
2. Indicações — 490

3. Contraindicações — 490
4. Material — 490
5. Descrição da Técnica — 490
6. Exemplo de Registro — 492
7. Considerações Especiais no Ciclo Vital — 492
8. Observações — 493
9. Diagnósticos de Enfermagem — 493
10. Questões para Estudo — 494
Referências — 494

## 11.7. Hipodermóclise
EDWIN RODRIGO PAIVA BORGES

1. Introdução — 494
2. Indicações — 495
3. Contraindicações — 495
4. Material — 495
5. Descrição da Técnica — 496
6. Exemplo de Registro — 497
7. Considerações Especiais no Ciclo Vital — 497
8. Observações — 497
9. Diagnósticos de Enfermagem — 497
10. Questões para Estudo — 498
Referências — 498

## 11.8. Punção Intraóssea
VALTERLI CONCEIÇÃO SANCHES GONÇALVES,
EDNA BARBOSA DA SILVA

1. Introdução — 498
2. Indicações — 500
3. Contraindicações — 500
4. Material — 500
5. Descrição da Técnica — 500
6. Complicações — 501
7. Exemplo de Registro — 502
8. Considerações Especiais no Ciclo Vital — 502
9. Observações — 502
10. Diagnósticos de Enfermagem — 502
11. Questões para Estudo — 502
Referências — 503

## 11.9. Punção de Veia Jugular Externa
SÉRGIO HENRIQUE SIMONETTI,
DENISE VIANA RODRIGUES DE OLIVEIRA

1. Introdução — 503
2. Indicações — 503
3. Contraindicações — 504
4. Material — 504
5. Descrição da Técnica — 504
6. Exemplo de Registro — 505
7. Considerações Especiais no Ciclo Vital — 505
8. Observações — 506
9. Diagnósticos de Enfermagem — 506
10. Questões para Estudo — 506
Referências — 506

# xxxvi

## 12. Outros Cuidados
CAMILA TAKAO LOPES

### 12.1. Cuidados com Transfusão de Hemocomponentes
CAMILA TAKAO LOPES, MARCIA ANDREASSA,
MARINA MAYUMI VENDRAME TAKAO

| | |
|---|---|
| 1. Introdução | 507 |
| 2. Indicações | 510 |
| 3. Contraindicações | 511 |
| 4. Material | 511 |
| 5. Descrição da Técnica | 512 |
| 6. Exemplo de Registro | 514 |
| 7. Considerações Especiais no Ciclo Vital | 514 |
| 8. Observações | 515 |
| 9. Diagnósticos de Enfermagem | 515 |
| 10. Questões para Estudo | 515 |
| Referências | 515 |

### 12.2. Compressas Frias e Quentes
KARINA SICHIERI

| | |
|---|---|
| 1. Introdução | 515 |
| 2. Indicações | 516 |
| 3. Contraindicações | 516 |
| 4. Material | 517 |
| 5. Descrição da Técnica | 517 |
| 6. Exemplo de Registro | 519 |
| 7. Considerações Especiais no Ciclo Vital | 519 |
| 8. Observações | 519 |
| 9. Diagnósticos de Enfermagem | 519 |
| 10. Questões para Estudo | 519 |
| Referências | 520 |

### 12.3. Procedimentos Médicos com Auxílio da Equipe de Enfermagem

### 12.3.1. Paracentese
TATIANE SOUZA NASCIMENTO

| | |
|---|---|
| 1. Introdução | 520 |
| 2. Indicações | 521 |
| 3. Contraindicações | 521 |
| 4. Material | 522 |
| 5. Descrição da Técnica | 523 |
| 6. Exemplo de Registro | 524 |
| 7. Observações | 524 |
| 8. Considerações Especiais no Ciclo Vital | 525 |
| 9. Questões para Estudo | 525 |
| Referências | 525 |

### 12.3.2. Inserção de Cateter Venoso Central
AGUEDA MARIA RUIZ ZIMMER CAVALCANTE,
KALLEY SANTOS CAVALCANTE

| | |
|---|---|
| 1. Introdução | 526 |
| 2. Indicações | 526 |
| 3. Contraindicações | 526 |
| 4. Material | 527 |
| 5. Descrição da Técnica | 529 |
| 6. Exemplo de Registro | 530 |
| 7. Observações | 530 |
| 8. Questões para Estudo | 530 |
| Referências | 531 |

### 12.3.3. Drenagem de Tórax
GABRIELLA NOVELLI OLIVEIRA, KARINA FARIA DE SOUZA

| | |
|---|---|
| 1. Introdução | 531 |
| 2. Indicações | 533 |
| 3. Contraindicações | 533 |
| 4. Material | 534 |
| 5. Descrição da Técnica | 535 |
| 6. Exemplo de Registro | 536 |
| 7. Observações | 537 |
| 8. Questões para Estudo | 537 |
| Referências | 537 |

### 12.3.4. Intubação Orotraqueal
DANIEL MALISANI MARTINS

| | |
|---|---|
| 1. Introdução | 538 |
| 2. Indicações | 538 |
| 3. Contraindicações | 538 |
| 4. Material | 539 |
| 5. Descrição da Técnica | 540 |
| 6. Exemplo de Registro | 542 |
| 7. Observações | 543 |
| 8. Questões para Estudo | 543 |
| Referências | 543 |

### 12.3.5. Inserção de Cateter Arterial
MARIA CECILIA DOS SANTOS, CAMILA TAKAO LOPES

| | |
|---|---|
| 1. Introdução | 544 |
| 2. Indicações | 544 |
| 3. Contraindicações | 545 |
| 4. Material | 545 |
| 5. Descrição da Técnica | 547 |
| 6. Exemplo de Registro | 549 |
| 7. Considerações Especiais no Ciclo Vital | 549 |
| 8. Observações | 549 |
| 9. Questões para Estudo | 549 |
| Referências | 549 |

### 12.3.6. Coleta de Liquor
MARIA CECILIA DOS SANTOS

| | |
|---|---|
| 1. Introdução | 550 |
| 2. Indicações | 550 |
| 3. Contraindicações | 551 |
| 4. Material | 552 |
| 5. Descrição da Técnica | 552 |
| 6. Exemplo de Registro | 554 |
| 7. Considerações Especiais no Ciclo Vital | 554 |
| 8. Observações | 554 |
| 9. Questões para Estudo | 555 |
| Referências | 555 |

## 13. Casos Clínicos

EDUARDA RIBEIRO DOS SANTOS, ADRIANA DA SILVA RODRIGUES

| | |
|---|---|
| Caso 1 | 557 |
| Caso 2 | 558 |
| Caso 3 | 558 |
| Caso 4 | 558 |
| Caso 5 | 559 |
| Caso 6 | 561 |
| Caso 7 | 561 |
| Caso 8 | 563 |
| Caso 9 | 563 |
| Caso 10 | 564 |
| Gabarito | 565 |
| Referências | 566 |

## Índice 567

SEÇÃO

# 1

# Princípios Básicos dos Cuidados de Enfermagem

*Eduarda Ribeiro dos Santos*

## SUMÁRIO

| | | |
|---|---|---|
| 1.1 Humanização no Cuidado de Enfermagem | 1 | 1.3 Comunicação com os Pacientes e Familiares 13 |
| 1.2 Aspectos Éticos e Legais do Cuidado de Enfermagem | 8 | 1.4 Processo de Enfermagem 20 |
| | | 1.5 Segurança do Paciente 25 |

# 1.1

## Humanização no Cuidado de Enfermagem

*Adriana da Silva Rodrigues, Tance Oliveira Botelho*

## 1. INTRODUÇÃO

Nos últimos anos, a aplicação das palavras humanizar e humanização tem sido alvo de discussões e interesse no âmbito da área da saúde. A enfermagem, especificamente, tem voltado a atenção sobre o tema cuidado humanizado, em razão da sua própria dinâmica de atuação, pois lida intimamente com o ser humano em várias dimensões, ultrapassando os limites da mera aplicação de técnicas com o objetivo de curar ou melhorar determinada condição patológica.

O significado de humanizar remete à condição de "tornar (-se) humano, dar ou adquirir condição humana; humanar (-se)". Portanto, a humanização é a "ação ou efeito de **humanizar**, de **tornar humano** ou **mais humano**, tornar **benévolo**, tornar **afável**".

Assim, é possível inferir que a humanização passa por dois polos quando estendida ao cuidado: o polo de quem é cuidado e, portanto, espera receber o resultado afável e benévolo da prática do cuidar mais humano, e o polo de quem pratica o cuidar, que precisa ser afável e benévolo para oferecer o cuidado mais humano. O resultado é que ambas as partes são foco da ação da humanização.

Então, para exercer o cuidado humanizado, o profissional da área da saúde, especificamente o enfermeiro, deverá realizar uma ampliação do entendimento da sua prática, especialmente quanto à necessidade de respeito às necessidades dos pacientes dentro de vários contextos assistenciais.

O presente capítulo tem como objetivo apresentar os aspectos que permeiam a humanização, tendo como pano de fundo o enfermeiro como agente principal desta ação e norteador, muitas vezes, do desenho assistencial a ser proposto ao paciente.

## 2. O ESTABELECIMENTO DA HUMANIZAÇÃO NA ÁREA DA SAÚDE

A humanização ganhou maior evidência e tornou-se objeto de discussão na área da saúde graças a alguns fatores que contribuem para uma visão dividida do ser humano, conduzindo o cuidado, muitas vezes, apenas para as necessidades biológicas. São fatores que contribuem para tal visão: a alta tecnologia; a visão deturpada da equipe de saúde, em achar que possui todo o conhecimento; o grande nível de especialização da área; e a não percepção de que o paciente é um ser humano e possui várias dimensões que necessitam ser abordadas em conjunto.

A ideia de enfocar a aplicação de uma assistência mais pessoal e específica recebeu influências e contribuição da Declaração Universal dos Direitos Humanos, dos movimentos feministas que pleiteavam a defesa e aplicação do parto com melhor uso da analgesia, e dos movimentos contra a institucionalização psiquiátrica.

Ao verificar-se a literatura brasileira voltada para a área da saúde, a humanização é abordada em vários aspectos, principalmente como foco de ação política e social desde meados do século XX, tornando-se mais explícita e com maiores proporções ao final deste e início do século XXI, com destaque às iniciativas isoladas ocorridas na década de 1990 e tendo como exemplos a humanização nas unidades de terapia intensiva neonatal, norma de atenção ao recém-nascido com baixo peso, mais conhecida como método canguru, e o Hospital Amigo da Criança.

Foi no ano de 2000, por meio de regulamentação realizada pelo Ministério da Saúde, que o tema humanização alçou novo *status* e ganhou maior atenção dentro do Sistema Único de Saúde (SUS), que mediante seus princípios doutrinários (Figura 1.1) já previa de forma indireta a necessidade de uma proposta ou ação para a aplicação da humanização.

No ano de 2003, surgiu então o Programa Nacional de Humanização da Assistência Hospitalar (PNHAH), que faz parte de uma política ministerial bastante específica, pois tem como base o desenvolvimento e o estabelecimento de uma nova visão e ação quanto à cultura de atendimento à saúde. Vale ressaltar que, no mesmo ano, o tema também foi pauta da 11ª Conferência Nacional de Saúde.

O objetivo principal apresentado pelo PNHAH é estreitar e apurar as relações existentes entre os profissionais, entre os usuários do SUS e os profissionais, e entre os hospitais e a comunidade. Em 2003, o PNHAH foi ampliado e ganhou uma nova perspectiva de política assistencial, agora denominada Política Nacional de Humanização (PNH), também conhecida como Humaniza SUS, que abrange não só o atendimento nos serviços hospitalares, mas em todos os serviços de saúde em seus vários níveis de atendimento, conforme visto na Figura 1.2.

A partir desta nova visão, a PNH destaca o conceito de humanização a ser seguido como sendo "... uma aposta ético-estético-política, ética porque implica a atitude de usuários, gestores e trabalhadores de saúde comprometidos e corresponsáveis; estética porque acarreta um processo criativo e sensível de produção da saúde e de subjetividades autônomas e protagonistas; política porque se refere à organização social e institucional das práticas de atenção e gestão na rede do SUS".

Embora o PNHAH e a atual PNH tenham como principal base o SUS, com seus profissionais e usuários, a questão da humanização também abrange os serviços privados, que devem ser contemplados e envolvidos pela

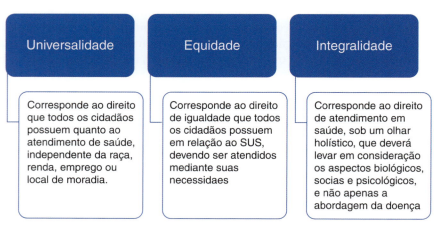

**FIGURA 1.1** Princípios doutrinários do SUS.

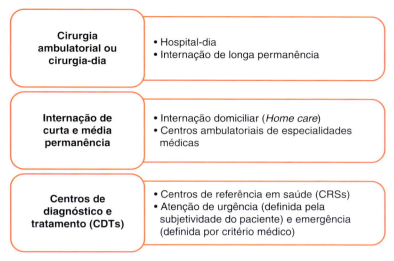

FIGURA 1.2   Níveis de atendimento do SUS.

mesma política, pois é prevista a participação da rede privada como suporte ao SUS. Portanto, ao se falar em humanização, o conceito deverá ser estendido e compreendido a todo e qualquer serviço de saúde, seja público ou privado.

O conceito de humanização da assistência ainda carece de uma melhor definição, mas pode ser compreendido como uma forma de prestar assistência com valorização da parte técnica, em conjunto com a verificação e manutenção dos direitos e aspectos culturais do paciente, mas também com a valorização do profissional e comunicação adequada entre as equipes multiprofissionais envolvidas.

Os principais pontos que caracterizam ou conceituam a humanização são mais bem compreendidos por meio da Figura 1.3.

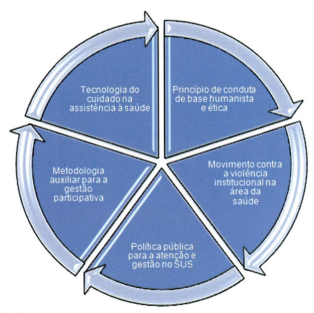

FIGURA 1.3   Pontos que caracterizam ou conceituam a humanização.

# 3. COMO HUMANIZAR O CUIDADO DE ENFERMAGEM

## Ética na humanização

A humanização, como conceito, também possui um aspecto ético importante. Para tanto, é preciso lembrar que a ética possui como principal essência o questionamento constante do comportamento do ser humano envolvido na vida social, especialmente quanto às suas ações e atitudes para com os outros e para consigo, basicamente desejando que seja feito ao outro aquilo que se deseja para si.

Sob a ótica filosófica, a humanização é oriunda do Humanismo, movimento dentro da filosofia que pregava o valor e a dignidade do ser humano, considerando sua natureza, capacidades e também seus limites. Assim, seria possível compreender o homem, estabelecendo formas e meios de também compreender o outro.

No entanto, a humanização também pode remeter a valores morais; por exemplo, quando se evoca a questão da compaixão, do respeito e da solidariedade., pois tais valores são balizadores das condutas do ser humano, direcionando para o lado bom ou ruim da ação.

Assim, o pensar na humanização como um agir de forma ética deve estar voltado para a reflexão que o enfermeiro deverá realizar quando aplicar o seu cuidado ao paciente, ressaltando seus próprios valores, modo de ser e agir, bem como os princípios institucionais que regem o seu local de trabalho.

Pode-se afirmar, ainda, que a humanização é fundamentada na valorização do ser humano e do "ser" humano, dando origem a um processo que objetiva a mudança de uma cultura institucional, que deverá ser alicerçada por meio de ações práticas de atenção à saúde, bem como de compromissos fincados na ética. Portanto, sua característica principal é a união da qualidade técnica e tecnológica com a qualidade ética das relações.

## Implementação dos parâmetros de humanização

Além de apresentar em seu escopo as diretrizes que a norteiam, a PNH também exibe, em seu documento de base para gestores e trabalhadores do SUS, os parâmetros para a implementação de ações com o objetivo de implantar o cuidado humanizado nos seguintes espaços de atendimento:

- Atenção básica;
- Serviços de urgência e emergência, pronto-socorro, pronto atendimento, assistência pré-hospitalar e outros;
- Atenção especializada;
- Atenção hospitalar.

Considerando o teor abordado na presente obra, serão apresentados a seguir os parâmetros relacionados aos serviços hospitalares, observando-se que, para que a humanização ocorra, deverá haver uma coerência entre política e economia, melhor acesso à assistência e também maior atenção a quem cuida:

### *Parâmetros para humanização do atendimento do usuário*
- Condições de acesso e presteza dos serviços
- Qualidade das instalações, equipamentos e condição ambiental do hospital
- Clareza das informações oferecidas
- Qualidade das relações entre profissionais e usuários

### *Parâmetros para humanização do trabalho dos profissionais*
- Gestão hospitalar e participação dos profissionais
- Condições de trabalho na instituição
- Condições de apoio aos profissionais
- Qualidade da comunicação entre os profissionais
- Relacionamento interpessoal no trabalho
- Valorização do trabalho e motivação profissional

## Aplicação da sistematização da assistência de enfermagem e dos instrumentos básicos do cuidado

A enfermagem pode ser definida como a arte e ciência de prestar ajuda ao ser humano mediante as suas necessidades básicas, tornando-o independente do auxílio prestado por meio do ensino do autocuidado e manutenção da saúde em colaboração com outros profissionais da saúde. Em suma, são seres humanos que precisam de cuidados de outros seres humanos nas mais variadas fases do ciclo vital.

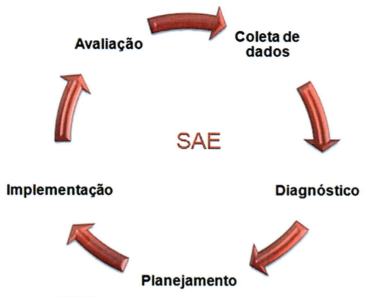

FIGURA 1.4   Etapas do processo de enfermagem.

O processo de enfermagem (PE) é a expressão teórica das ações aplicadas pelo enfermeiro dentro de um sistema lógico de raciocínio, que torna viável a organização dos cuidados de enfermagem. Representa, em sua essência, a possibilidade de uma abordagem ética e humanizada por parte da enfermagem para identificar necessidades de cuidados de saúde de pessoas.

Na prática, o PE é representado pela sistematização da assistência de enfermagem (SAE), a qual é estruturada em um método que necessita do pensamento crítico do enfermeiro, que deverá estar centrado nos objetivos a serem alcançados por meio de ações preestabelecidas e avaliadas mediante os resultados alcançados em relação ao paciente e também à sua família.

Com o objetivo de organizar a aplicação do cuidado de enfermagem de maneira segura e possibilitar a participação do próprio paciente, são estabelecidas etapas já conhecidas, mas que devem sempre ser ressaltadas, conforme mostra a Figura 1.4.

No que diz respeito à questão da humanização, a aplicação da SAE complementa outras disciplinas, dando um enfoque holístico ao cuidado. Esse enfoque permite que todas as intervenções sejam planejadas para o indivíduo, e não para a doença.

Examinando as circunstâncias em que a enfermagem executa suas atividades, para que haja uma aplicação da SAE bem-sucedida e, portanto, um cuidado humanizado, torna-se muito relevante que o enfermeiro conheça e desenvolva competências no uso dos instrumentos de cuidado. Instrumentos são todos os recursos usados para chegar a um objetivo ou resultado. Para a enfermagem, os instrumentos básicos são aqueles que expressam o conhecimento e habilidades essenciais para que haja o exercício das suas atividades profissionais.

Vários são os instrumentos disponíveis à enfermagem; os mais usuais e que devem ser aplicados para a humanização dos cuidados são apresentados no Quadro 1.1.

## 4. DIAGNÓSTICOS DE ENFERMAGEM

A PNH, ao apresentar seu documento, além de propor os parâmetros para a implementação de ações com o objetivo de implantar o cuidado humanizado, também demonstra as estratégias necessárias para a efetivação de tais parâmetros. Entre as possíveis estratégias, está o acolhimento.

Entende-se por acolhimento o processo formado pelas práticas de produção e promoção de saúde que envolve a responsabilidade do profissional pelo usuário, na medida em que ouve sua queixa, avalia e considera suas preocupações e angústias, utilizando o que se chama de "escuta qualificada". Como resultado haverá a aproximação entre o profissional e o usuário, frente a frente, ambos com intenções, necessidades, expectativas e, em especial, sentimentos.

Deve-se enfatizar que o usuário, quando procura auxílio, encontra-se em condição física e emocional fragilizada, de modo que o profissional deverá estar bem preparado para ajudá-lo no atendimento e cuidado de suas necessidades e fragilidade.

**QUADRO 1.1**  Instrumentos Básicos do Cuidar e Humanização

| Instrumentos básicos para a humanização | Justificativa do uso |
|---|---|
| **Observação:** olhar com atenção para certas coisas ou uma situação. | Ao observar, o enfermeiro propicia a possibilidade de transformação da realidade ao seu redor. Observar permite a formação de opinião para a tomada de decisões e para avaliar necessidades e sentimentos das outras pessoas. |
| **Planejamento:** organização de um plano ou roteiro; estabelecimento de prioridades; determinação de resultados. | Realizar o planejamento permite que o enfermeiro consiga identificar de forma mais adequada as necessidades mais urgentes do paciente. |
| **Método científico/princípio científico:** regras básicas e sequenciais que permitem a produção de conhecimentos ou comprovação de uma hipótese. | Usar o método científico permite o desenvolvimento de ações mais seguras e justificadas para o cuidado do paciente. |
| **Interação e comunicação:** ação proposital, seja verbal ou não, de colocar os pensamentos, necessidades, desejos e emoções de forma clara. | Muitas situações pouco agradáveis e até mesmo o sofrimento podem ser evitados por meio da boa comunicação. Durante o cuidado é imprescindível saber usar a comunicação por meio de ações positivas e uso da empatia. |
| **Trabalho em equipe:** atividade em grupo que pressupõe o compartilhamento e divisão de tarefas, bem como do planejamento dessas tarefas, com o objetivo de colaboração e interação democrática. | O trabalho em equipe ajuda no estabelecimento de objetivos e metas por meio de um plano de trabalho bem estruturado, propiciando o crescimento individual, do próprio grupo, e do usuário que será o objetivo do cuidado. |
| **Cuidado emocional:** capacidade de ser empático e perceber as necessidades, angústias, medo e expectativas do outro. | O cuidar emocional de si e do outro amplia a relação entre o profissional e o paciente. Esse cuidar pode ocorrer por meio da comunicação, do toque e da empatia. |
| **Cuidado educacional:** abrange todos os processos do ensinar e do aprender. | O uso dos processos educacionais possibilita a manutenção, transformação e melhoria da sociedade. |

A SAE vai além de uma sequência de passos que devem ser aplicados, requerendo do enfermeiro familiaridade com os diagnósticos de enfermagem e habilidade para identificar as necessidades do paciente em relação às condições de trabalho. A solidificação da SAE envolve muitos fatores além do conhecimento do profissional, entre eles os econômicos e sociais, fazendo com que o enfermeiro deva demonstrar que suas intervenções e ações no cuidado fazem diferença nos resultados alcançados, pois quem procura um serviço de saúde precisa sentir-se confiante com as condutas escolhidas para o seu cuidado.

Considerando tais aspectos, e transportando-os para a prática do enfermeiro na realização da SAE, vale resgatar o conceito apresentado pela Nanda International, Inc (NANDA i) para o diagnóstico de enfermagem (DE), o qual é visto como "um julgamento clínico das respostas do indivíduo, da família ou da comunidade aos processos vitais ou aos problemas de saúde atuais ou potenciais, os quais fornecem a base para a seleção das intervenções de enfermagem, para atingir resultados, pelos quais o enfermeiro é responsável".

Portanto, para identificar os DE pertinentes às necessidades do paciente, o enfermeiro necessitará promover o acolhimento. Esta promoção ocorrerá por meio do uso de várias habilidades, como conhecer e saber aplicar os instrumentos básicos do cuidado, em especial a observação, a interação e a comunicação.

Considerando que o acolhimento é essencial ao início da humanização e, consequentemente, a um cuidado de enfermagem humanizado, são apresentados no Quadro 1.2 os possíveis DE que devem ser investigados e que podem favorecer o acolhimento, não se considerando apenas os aspectos fisiopatológicos.

## 5.  QUESTÕES PARA ESTUDO

1. Quais parâmetros devem ser observados para a implementação da humanização nos serviços de saúde?
2. Por que a ética deve permear a humanização nos cuidados de enfermagem?
3. Quais são os instrumentos básicos do cuidado disponíveis aos enfermeiros para aplicação da humanização nos cuidados prestados?
4. Qual a definição de acolhimento e como o enfermeiro pode implementá-lo?

## 5. QUESTÕES PARA ESTUDO

**QUADRO 1.2** Diagnósticos de Enfermagem e Acolhimento

| Diagnóstico | Domínio/Classe | Definição |
|---|---|---|
| **Autocontrole** ineficaz **da saúde** | Promoção da saúde/ Controle da saúde | "Padrão de regulação e integração à vida diária de um regime terapêutico para tratamento de doenças e suas sequelas que é insatisfatório para alcançar as metas específicas de saúde" |
| Disposição para **autocontrole da saúde** melhorado | Promoção da saúde/ Controle da saúde | "Padrão de regulação e integração à vida diária de um regime terapêutico para o tratamento de doenças e suas sequelas que é suficiente para alcançar os objetivos relacionados à saúde, e que pode ser fortalecido". |
| **Conhecimento** deficiente | Percepção e cognição/ Cognição | "Ausência ou deficiência de informação cognitiva relacionada a um tópico específico". |
| Disposição para **conhecimento** melhorado | Percepção e cognição/ Cognição | "A presença ou aquisição de informações cognitivas sobre um tópico específico é suficiente para alcançar objetivos relacionados à saúde e pode ser fortalecida". |
| Disposição para **comunicação** melhorada | Percepção e cognição/ Comunicação | "Um padrão de troca de informações e ideias com terceiros que é suficiente para atender às necessidades e aos objetivos de vida e que pode ser fortalecido" |
| **Desesperança** | Autopercepção/ Autoconceito | "Estado subjetivo no qual um indivíduo não enxerga alternativas ou escolhas pessoais disponíveis ou enxerga alternativas e é incapaz de mobilizar energias a seu favor". |
| Risco de **dignidade humana** comprometida | Autopercepção/ autoconceito | "Risco de perda percebida de respeito e honra". |
| Risco de **vínculo** prejudicado | Papéis e relacionamentos | "Risco de ruptura do processo interativo entre pais/pessoa significante e a criança, que leva ao desenvolvimento de uma relação recíproca de proteção e cuidado". |
| **Ansiedade** | Enfrentamento e tolerância ao estresse / Respostas de enfrentamento | "Vago e incômodo sentimento de desconforto ou temor, acompanhado por resposta autonômica (a fonte é frequentemente não específica ou desconhecida para o indivíduo); sentimento de apreensão causado pela antecipação de perigo. É um sinal de alerta que chama a atenção para um perigo iminente e permite ao indivíduo tomar medidas para lidar com a ameaça". |
| **Medo** | Enfrentamento e tolerância ao estresse/Respostas de enfrentamento | "Resposta à ameaça percebida que é conscientemente reconhecida como um perigo". |
| **Isolamento social** | Conforto/Conforto social | "Solidão experimentada pelo indivíduo e percebida como imposta por outros e como um estado negativo ou ameaçador". |

# Referências

Arruda C, Silva DMGV. Acolhimento e vínculo na humanização do cuidado de enfermagem as pessoas com diabetes mellitus. Rev Bras Enferm [Internet] setembro/outubro 2012; 65(5): 758-766. Disponível em: http://www.scielo.br/scielo.php?script=sci_arttext&pid=S0034-71672012000500007. Acessado em 14 de janeiro de 2017.

Brasil. Ministério da Saúde: Secretaria de Atenção à Saúde – Departamento de Ações Programáticas e Estratégicas. Caderno Humaniza SUS. Disponível em: http://bibliotecadigital.puccampinas.edu.br/services/ebooks/humanizasus_documento_gestores_trabalhadores_sus.pdf. Acessado em 11 de janeiro de 2017.

ChernicharoI IM, Freitas FDS, Ferreira MA. Humanização no cuidado de enfermagem: contribuição ao debate sobre a Política Nacional de Humanização. Rev Bras Enferm [Internet] julho/agosto 2013; 66(4): 564-570. Disponível em: http://www.scielo.br/scielo.php?script=sci_arttext&pid=S0034-71672013000400015. Acessado em 14 de Janeiro de 2017.

Ferreira JA, Araújo GC. Humanização na Saúde: uma análise dos sentidos na óptica do trabalho cotidiano. Textos & Contextos [Internet] janeiro/junho 2014; 13 (1): 199. Disponível em: revistaseletronicas.pucrs.br/ojs/index.php/fass/article/download/16519/11764. Acessado em 11 de janeiro de 2017.

Herdman TH, Kamitsuru S. Diagnósticos de enfermagem da NANDA-I: definições e classificação 2018-2020. 11 ed. - Porto Alegre: Artmed, 2018.

Potti FS, Stahlhoefer T, Meier LM. Medidas de conforto e comunicação nas ações de cuidado de enfermagem ao paciente crítico. Rev Bras Enferm [Internet] março/abril 2013; 66(2):174-179. Disponível em: http://www.scielo.br/scielo.php?script=sci_arttext&pid=S0034-71672013000200004. Acessado em 14 de janeiro de 2017.

Rossi FR, Lima MADS. Acolhimento: tecnologia leve nos processos gerenciais do enfermeiro. Rev Bras Enferm [Internet] maio/junho 2005; 58(3):305-310. Disponível em: http://www.scielo.br/scielo.php?script=sci_arttext&pid=S0034-71672005000300010. Acessado em 20 de dezembro de 2016.

Sales CA, Silva VA. A atuação do enfermeiro na humanização do cuidado no contexto hospital. Cienc Cuid Saude [Internet] janeiro/março 2011; 10(1): 66-73. Disponível em: http://periodicos.uem.br/ojs/index.php/CiencCuidSaude/article/view/14912. Acessado em 20 de dezembro de 2016.

Silva FD, Chernicharo IM, Silva RF, Ferreira MA. Discursos de enfermeiros sobre humanização na unidade de terapia intensiva. Esc Anna Nery [Internet] outubro/dezembro 2012; 16 (4):719-727. Disponível em: http://www.scielo.br/scielo.php?script=sci_arttext&pid=S1414-81452012000400011. Acessado em 20 de dezembro de 2016.

Silva MBGM, Tonelli ALN, Lacerda MR. Instrumentos do cuidado humanizado de enfermagem: uma reflexão teórica. Cogitare Enfermagem [Internet] janeiro/junho 2003; 8(1): 59-64. Disponível em: http://revistas.ufpr.br/cogitare/article/view/44969. Acessado em 15 de janeiro de 2017.

# 1.2

## Aspectos Éticos e Legais do Cuidado de Enfermagem

*Adriana da Silva Rodrigues, Eduarda Ribeiro dos Santos, Martinho Francisco Nunes do Nascimento*

## 1. INTRODUÇÃO

Apesar do avanço tecnológico e das possibilidades de recursos disponíveis para um melhor preparo humano na área de cuidados à saúde, a possibilidade de ocorrerem erros durante a prática assistencial ainda é perceptível e presente no desempenho do exercício profissional do enfermeiro.

A prestação de cuidados nos ambientes dos serviços de saúde traz benefícios tão impactantes quanto os riscos envolvidos na realização destes. Os riscos de uma grande gama de tratamentos ou procedimentos já são, na maioria das vezes, apresentados ao usuário. No entanto, há de se contar também com a possibilidade da falha do próprio serviço de saúde, como ambientes específicos com potencial de risco associado às atividades neles executadas, ou até mesmo falha na coordenação destes ambientes. Dessa forma, o manejo inadequado para prevenir a ocorrência de riscos pode gerar o tão temido dano.

Considera-se dano todo e qualquer mal ou prejuízo causado à pessoa ou até mesmo às coisas. Na prestação dos cuidados à saúde, o dano frequentemente é relacionado ou decorrente das ações profissionais mal executadas ou mal planejadas, ou seja, atos inerentemente humanos e específicos dentro do ambiente do cuidado.

Sob esta ótica, a previsão e manejo do risco são de extrema importância na atuação dos profissionais e, consequentemente, na segurança do paciente atendido nos serviços de saúde.

Hoje em dia, o tema segurança do paciente já é bastante conhecido e difundido, em especial nos grandes serviços de saúde, mais especificamente na área hospitalar.

Basicamente, a segurança do paciente é tratada por meio da conscientização e aplicação de indicadores sobre a prevenção, manejo do risco e o problema do dano já instalado, tendo como alicerce as metas internacionais de segurança, que são: identificar corretamente o paciente; melhorar a segurança de medicamentos de alta vigilância; assegurar cirurgias em local de intervenção correto, procedimento correto e paciente correto; reduzir o risco de infecções associadas aos cuidados de saúde; e reduzir o risco de lesões ao paciente decorrentes de quedas.

Deve ser ressaltado que, além dos aspectos assistenciais, há também as implicações no âmbito jurídico, uma vez que os estabelecimentos de saúde, por meio de seus profissionais, são considerados prestadores de serviços, e por isso têm por obrigação, inerente à atividade, devolver ao usuário uma prestação adequada quanto à qualidade do serviço oferecido, à eficiência, à eficácia e à efetividade.

Portanto, não havendo a satisfação adequada do cuidado à saúde, e na vigência de dano, alguém deverá ser responsável pelo ressarcimento do devido prejuízo material e/ou moral ao qual o paciente for submetido.

Assim, o profissional de enfermagem possui papel importante na discussão do tema, considerando seu envolvimento com o planejamento dos cuidados prestados por meio da sistematização da assistência de enfermagem (SAE), bem como pela responsabilidade ética inerente à atividade da enfermagem, que contempla a prestação de uma assistência livre de danos, seja ao paciente, família ou comunidade.

Embasado nesta premissa, o presente capítulo tem por escopo abordar os aspectos éticos e legais envolvidos na prestação de cuidados aos pacientes, especialmente quanto aos desdobramentos da ocorrência do dano resultante de tais cuidados.

## 2. ASPECTOS GERAIS DA RESPONSABILIDADE CIVIL

Em relação à trajetória da profissão, o enfermeiro destaca-se pela atuação em meio à equipe multiprofissional nos estabelecimentos que prestam cuidados à saúde, mais especificamente na área hospitalar.

No entanto, tal atuação acarreta maior exposição do profissional nas ações do cuidado, seja por estar em maior número, quando comparado aos demais profissionais, ou, por muitas vezes, delegar ou dividir atividades do cuidado, fazendo com que seja maior a possibilidade de ser responsabilizado por seus atos face ao surgimento de algum dano.

A responsabilização pode gerar repercussões situadas na área ética, mas também na área jurídica, mais especificamente no âmbito da responsabilidade civil.

A responsabilidade civil pode ser entendida como o uso de meios ou medidas que levam alguém responsável por um dano, seja ele material e/ou moral, oriundo de um ato praticado por ele mesmo, por outra pessoa por quem responda, por algo pertencente a ela ou por simples imposição da lei, a reparar tal dano.

Resumindo, a responsabilidade civil designa o dever que alguém tem de reparar o prejuízo resultante da violação de outro dever jurídico, no caso, a prestação segura do cuidado à saúde, que leva à manutenção do bem maior, que é a vida.

A responsabilidade civil está contida no ramo do direito civil, especialmente tratando das relações entre o credor e o devedor. De forma muito simples, para melhor entendimento, o paciente, quando usa os serviços de um estabelecimento de saúde, seja ele público ou privado, torna-se credor de tal estabelecimento, ou seja, possui o direito de ter a prestação de determinadas ações ou atividades inerentes à sua necessidade de cuidados. Em contrapartida, o estabelecimento de saúde, sendo um prestador de serviços, por meio de seus profissionais deverá prestar a devida assistência, tornando-se, portanto, devedor.

Surge, então, um vínculo que liga o credor ao devedor, vínculo este chamado de **obrigação**, o qual, quando não satisfatório, pode gerar algum tipo de dano, seja material e/ou moral.

A obrigação pode ser classificada de várias formas; no entanto, para o presente contexto, compete o conhecimento da **obrigação de meio** e da **obrigação de resultado**.

Na obrigação de meio o devedor se obriga a empregar todos os recursos ou meios a seu alcance para atingir um objetivo, mas não pode garantir que ao final tal objetivo será alcançado, pois depende de outras variáveis. Os serviços de saúde, por meio de seus profissionais, praticam tal obrigação junto aos pacientes, pois dependem, na maioria do tempo, entre outras variáveis, da própria resposta fisiológica do paciente em face de um determinado cuidado.

Já a obrigação de resultado é aquela em que o devedor se obriga a alcançar um objetivo, afirmando que o mesmo será conquistado. Os serviços de saúde, por princípio geral, não praticam este tipo de obrigação.

Embora já tenham sido apresentados os tipos de obrigações, será que só pelo simples descumprimento destas, surgirá o direito de reparo preconizado pela responsabilidade civil?

Não. Obrigatoriamente, para que de fato possa ser pretendida uma responsabilização civil, alguns pressupostos obrigatórios, conjuntos e não excludentes, deverão estar presentes. São eles: a ação omissiva (deixar de fazer) ou comissiva (fazer de fato), o próprio dano caracterizado e o nexo causal. A relação desses pressupostos é demonstrada na Figura 1.5.

Deve-se ressaltar ainda, especificamente no pressuposto ação, que na prestação de cuidados inerentes à saúde existe a forte hipótese de que ninguém primariamente comete o erro por intenção predeterminada, ou seja, por dolo. Dessa forma, é predominante como causa do erro e possível geração do dano a culpa, delineada conforme mostra a Figura 1.6.

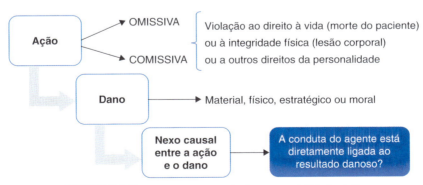

**FIGURA 1.5** Pressupostos gerais da responsabilidade civil.

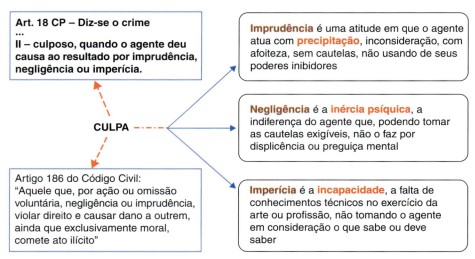

FIGURA 1.6   Elementos que caracterizam a culpa.

É de extrema importância também conhecer o que fundamenta a responsabilidade civil, pois, como regra, na maioria das situações a prova do dano será tarefa exclusiva da parte lesada, exceto se esta for determinada como hipossuficiente, ou seja, possuir limitações técnicas ou de acesso às devidas provas. São dois os fundamentos: a culpa **(responsabilidade subjetiva)** e o risco **(responsabilidade objetiva)**.

A responsabilidade subjetiva obrigatoriamente dependerá da existência de, no mínimo, culpa do agente. Assim, o reparo do dano só ocorrerá se houver a comprovação do dolo ou da culpa do agente apontado como causador do dano pela própria vítima.

Já na responsabilidade objetiva não há a preocupação quanto à vontade ou ao modo de atuação do agente, basta apenas a relação de causalidade entre a ação e o dano identificado.

Na área da responsabilidade civil será aplicada, em relação ao profissional, a responsabilidade subjetiva.

## 3. RESPONSABILIDADE CIVIL DO ENFERMEIRO

Ao enfermeiro são permitidas, como possibilidade de desenvolvimento de suas atividades profissionais, tanto a forma autônoma/liberal quanto a forma que obedece a um vínculo empregatício formal. Em ambas as formas, a responsabilidade de reparo do dano poderá ser encontrada no próprio Código Civil e também na legislação específica que rege a profissão. Os principais dispositivos legais inerentes à responsabilidade do enfermeiro em relação à provocação ou prevenção do dano são apresentados nos Quadros 1.3 e 1.4.

**QUADRO 1.3**   Caracterização da Responsabilidade na Legislação Geral

**Responsabilidade civil na legislação**

**Art. 186** do Código Civil: "Aquele que, por ação ou omissão voluntária, negligência, ou imprudência, violar direito e causar dano a outrem, ainda que exclusivamente moral, comete ato ilícito."

**Art. 927, caput** do Código Civil: "Aquele que por ato ilícito (arts. 186 e 187), causar dano a outrem, fica obrigado a repará-lo".

**Art. 37, § 6º** da Constituição Federal: "As pessoas jurídicas de direito público e as de direito privado prestadoras de serviços públicos responderão pelos danos que seus agentes, nessa qualidade, causarem a terceiros, assegurado o direito de regresso contra o responsável no caso de dolo ou culpa."

**Decreto 94.406/97** Regulamenta a Lei nº 7.498, de 25 de junho de 1986, que dispõe sobre o exercício da Enfermagem, e dá outras providências.

# 4. RESPONSABILIDADE PENAL E ÉTICA DO ENFERMEIRO

**QUADRO 1.4** Caracterização da Responsabilidade no Código de Ética Profissional

**Responsabilidade civil do enfermeiro no código de ética profissional**

**Art. 45** Prestar assistência de Enfermagem livre de danos decorrentes de imperícia, negligência ou imprudência.

**Art. 51** Responsabilizar-se por falta cometida em suas atividades profissionais, independentemente de ter sido praticada individual ou em equipe, por imperícia, imprudência ou negligência, desde que tenha participação e/ou conhecimento prévio do fato.

**Art. 59** Somente aceitar encargos ou atribuições quando se julgar técnica, científica e legalmente apto para o desempenho seguro para si e para outrem.

**Art. 62** Executar atividades que não sejam de sua competência técnica, científica, ética e legal ou que não ofereçam segurança ao profissional, à pessoa, à família e à coletividade.

**Art. 81** Prestar serviços que, por sua natureza, competem a outro profissional, exceto em caso de emergência, ou que estiverem expressamente autorizados na legislação vigente.

Por regra, pela característica da sua atividade, o enfermeiro tem uma possível responsabilidade civil, a obrigação de meio, pela qual deverá empregar todos os meios com prudência e diligência ao seu alcance para atingir um objetivo, sem se obrigar a obtê-lo. Ainda, como sua responsabilidade é subjetiva, deverá haver a análise da culpa ou demonstração da vontade de causar o dano, cabendo por parte de quem alega ter sofrido os prejuízos comprovar que a atuação do enfermeiro se deu com negligência, imprudência ou imperícia.

Quanto ao tipo de prestação de serviço profissional, se autônoma/liberal ou por vínculo formal empregatício, a responsabilidade também poderá ser subjetiva, observando-se os seguintes aspectos:

- Sendo profissional autônomo, deverá ficar caracterizada a relação de consumo entre as partes, conforme o previsto no Código de Defesa do Consumidor, e que a responsabilidade pessoal dos profissionais liberais será apurada mediante a verificação de culpa; por exemplo: enfermeiro contratado por um cliente para a prestação de serviços como estomaterapeuta. Assim, deverá responder pelos danos causados ao consumidor por defeitos relativos à prestação dos serviços, bem como por informações insuficientes ou inadequadas sobre sua fruição e riscos. O enfermeiro como fornecedor de serviços só não será responsabilizado quando provar que, tendo prestado o serviço, o defeito inexiste, ou que a culpa é exclusiva do consumidor ou de terceiro.
- Sendo empregado de uma instituição, por exemplo, um hospital, haverá a responsabilidade objetiva da instituição que assume o risco da atividade, no caso os cuidados à saúde, o que a obriga de plano a indenizar as vítimas em casos de danos provocados por seus prepostos. No entanto, a identificação da responsabilidade subjetiva do enfermeiro, seja por culpa ou dolo, poderá ser determinada, dando margem à instituição, que porventura, já tenha pagado algum valor a título de indenização, o direito de reaver do profissional a quantia paga, o que no direito é chamado de direito de regresso.

## 4. RESPONSABILIDADE PENAL E ÉTICA DO ENFERMEIRO

Tanto na atuação do enfermeiro quanto na dos demais profissionais da equipe multiprofissional, a responsabilidade quanto ao dano pode alcançar além da esfera civil, ou seja, a esfera penal e ética.

Na responsabilidade civil, a questão discutida, no caso o dano, só é de interesse do prejudicado direto, ou seja, interessa a restauração do direito ora violado pela conduta ilícita do agente. Caso o prejudicado não tome nenhuma providência em procurar o devido reparo, deverá suportar o prejuízo, e ao causador do dano nenhuma consequência será sobreposta especificamente.

No âmbito penal, o agente causador do dano terá o dever de reparar o dano de forma diversa da monetária, tendo o envolvimento da sua própria pessoa no resgate do dano, ou seja, no direito penal é visado, sobretudo, o criminoso.

É possível que o ato gerador do dano repercuta tanto na área civil quanto na área penal, mediante a gravidade do ato e as devidas consequências, pois por um lado poderá haver a infração de uma lei que atinja toda a sociedade de forma indireta, configurando um crime, como o homicídio, e por outro lado porque provocará prejuízo a terceiro.

As providências a serem tomadas tanto na área civil quanto na área penal podem ocorrer de forma independente uma da outra, ou seja, a condição de solicitação de reparo material e/ou moral não inibe a reparação penal do possível crime. Da mesma forma, a não responsabilidade penal não interferirá na possibilidade de aplicação da responsabilidade civil, ou seja, o não reconhecimento do crime não anula o dano existente, podendo haver o reparo material e/ou moral.

Na prática diária dos cuidados assistenciais, o enfermeiro está exposto a situações que podem caracterizar alguma infração contida no código penal. Por exemplo, o crime de lesão corporal tem por definição "ofender a integridade corporal ou a saúde de outrem", e o enfermeiro pode contribuir para algum tipo de lesão quando não avalia ou deixa de aplicar medidas preventivas para a meta de segurança "reduzir o risco de lesões ao paciente decorrentes de quedas", o que resultará em ferimentos e contusões por queda do leito, da maca, da cadeira etc.

Pode ainda contribuir para o surgimento de lesões como necrose e até mesmo para amputação de membros, ou parte deles, resultante de restrição mecânica malfeita ou contraindicada e não vigiada, ou por extravasamento de solução hipertônica ou tóxica durante uma aplicação intravenosa, podendo gerar ainda a disseminação de agentes infectantes, resultando em infecção relacionada à assistência à saúde.

Já do ponto de vista das repercussões éticas, estas podem ser aplicadas independentemente da provocação da esfera civil ou penal, objetivando-se a aplicação dos preceitos contidos nos devidos regulamentos que norteiam a atividade profissional. Segundo o código de ética profissional, em seu capítulo V, que trata das infrações e penalidades, a caracterização das infrações éticas e disciplinares e a aplicação das devidas penalidades devem ser regidas por normas contidas no próprio código e sem prejuízo das sanções previstas em outros dispositivos legais.

Responderá pela infração ética aquele que a cometer ou concorrer para a sua realização, ou ainda que da infração cometida obtenha benefício, quando praticada por outra pessoa. A caracterização da gravidade da infração será realizada por meio da análise dos fatos do dano e de suas consequências.

As penalidades previstas são: advertência verbal, multa, censura, suspensão do exercício profissional e cassação do direito ao exercício profissional. Vale ressaltar que as penalidades previstas poderão ser aplicadas de forma cumulativa, caso a infração ofenda a mais de um artigo do código de ética.

## 5. CONSIDERAÇÕES ESPECIAIS

- A realização da SAE é ferramenta essencial para a organização dos cuidados ao paciente, fazendo parte da documentação de saúde deste. Segundo a legislação que rege as competências profissionais do enfermeiro, a realização da SAE é privativa do profissional, devendo ser realizada com zelo e competência técnica.
- Importante salientar que a não checagem da prescrição de enfermagem pelo profissional que prestou o cuidado configura-se falta grave, uma vez que gera dúvidas a respeito da execução do cuidado prescrito, lembrando que a não realização de um procedimento, ou até mesmo a realização duplicada deste, pode gerar um dano.
- O usuário de qualquer serviço de saúde, seja ele público ou privado, tem o direito de ter em seu prontuário o registro atualizado e legível das seguintes informações: motivo do atendimento e/ou internação; dados de observação e da evolução clínica; prescrição terapêutica; avaliações dos profissionais da equipe; e procedimentos e cuidados de enfermagem;
- Na prevenção de possíveis danos materiais e/ou morais, também é essencial que o enfermeiro conheça, além das disposições legais gerais e profissionais, também as especiais conforme o ciclo vital, como o Estatuto da Criança e Adolescente, e o Estatuto do Idoso.

## 6. QUESTÕES PARA ESTUDO

1. O que é dano?
2. Como a segurança do paciente pode ser implementada?
3. O que é responsabilidade civil?
4. Qual o tipo de obrigação que o enfermeiro tem para com o paciente/cliente?

## Referências

Brasil. Decreto-lei n. 2.848, de 7 de dezembro de 1940. Institui o Código Penal. Diário Oficial da União, Brasília, 31 de dezembro de 1940.

Brasil. Lei n. 10.046, de 10 de janeiro de 2002. Institui o Código Civil. Diário Oficial da União, Brasília, 11 de janeiro de 2002.

Brasil. Ministério da Saúde: Conselho Nacional de Saúde. Cartas dos Direitos do Usuário. Brasília, 2012. Disponível em: http://conselho.saude. gov.br/biblioteca/livros/Carta5.pdf. Acessado em 19 de março de 2017.

Brasil. Resolução COFEN n. 564 de 6 de dezembro de 2017. Institui o Código de Ética dos Profissionais de Enfermagem. Acessado em 20 de janeiro de 20188. Disponível em: http://www.cofen.gov.br/resolucao-cofen-no-5642017_59145.html.

Forster JP. A atuação do profissional da saúde no SUS: a responsabilidade por erro médico no serviço público em perspectiva jurídica. Cad. IberAmer. Direito. Sanit. [Internet], julho/dezembro 2013; 2(2): 734-746. Disponível em: http://www.cadernos.prodisa.fiocruz.br/index. php/cadernos/article/download/119/161. Acessado em 10 de fevereiro de 2017.

Loureiro CAH, Silva ALB da, Barbosa SBG dos S. Responsabilidade civil do profissional da saúde nas relações de consumo. Caderno de Estudos Ciência e Empresa. 2015; 12(1): 1-11.

Renner RH. Notas sobre o conceito de dano na responsabilidade civil. Legis Augustus [Internet], julho/dezembro, 2012; 3(2): 92-150. Disponível em: http://www.apl.unisuam.edu.br/revistas/index.php/legisaugustus/article/view/284/226. Acessado em 10 de fevereiro de 2017.

Schumacher GS, Dalmolin GRS, Genro BP, et al. Erros de medicação em hospitais: uma análise bioética dos aspectos jurídicos e de saúde. Revista HCPA [Internet], 2013;33(1):88-95. Disponível em: http://seer.ufrgs.br/hcpa/article/view/39239. Acessado em 15 de março de 2017.

Silva RBT. Responsabilidade civil na área da saúde. São Paulo: Saraiva, 2009.

Sousa CMM de, Moura MEB, Santos AMR dos, et al. Responsabilidade civil dos profissionais de enfermagem nos procedimentos invasivos. Rev Bras Enferm [Internet], setembro/outubro 2009; 62(5): 717-722. Disponível em: http://www.scielo.br/scielo.php?script=sci_arttext&pid=S0034-71672009000500011. Acessado em 10 de fevereiro de 2017.

Vincent C, Amalberti R. Cuidado de saúde mais seguro: Estratégias para o cotidiano do cuidado. Rio de Janeiro: Proqualis, 2016.

# 1.3

## Comunicação com os Pacientes e Familiares

*Andrea Bezerra Rodrigues, Monica Martins Trovo, Gabrielle Karine Albuquerque Cabral, Maysa Mayran Chaves Moreira*

## 1. INTRODUÇÃO

A comunicação é um instrumento básico para o cuidar na área de saúde, porque representa o alicerce da interação e do relacionamento entre profissionais, pacientes e familiares. Especificamente na profissão de enfermagem, o cuidar deve ser a meta central, e para tal é necessário o desenvolvimento de competências comunicacionais. Uma vez que a comunicação é essencial para as atividades do enfermeiro, constitui-se ferramenta de trabalho que precisa ser constantemente aprimorada.

Etimologicamente, a palavra comunicação vem do latim *communicare*, que significa "por em comum". O conceito de comunicação expressa que ela é "um processo de compreender e compartilhar mensagens enviadas e recebidas, sendo que as próprias mensagens e o modo como se dá seu intercâmbio exercem influência no comportamento das pessoas envolvidas em curto, médio ou longo prazo".

Apesar de a importância da comunicação na enfermagem ser discutida exaustivamente, a competência interpessoal nas interações enfermeiro-paciente e enfermeiro-equipe ainda deixa a desejar e, por vezes, mostra-se pouco valorada ou superficialmente discutida no âmbito da formação profissional. Assim, é de fundamental importância discutir e rediscutir este assunto, em prol da sensibilização dos profissionais e acadêmicos, para que estejam alertas quanto à relevância do desenvolvimento desta competência, crucial nas atividades diárias do enfermeiro.

## 2. COMUNICAÇÃO E TIPOS DE COMUNICAÇÃO

Desde os mais remotos primórdios de sua existência, o homem interpreta o mundo por meio da observação de seus sinais. A síntese da experiência vivida é processada na mente humana por meio de reflexão e análise, sendo este um mecanismo próprio da espécie humana. Neste processo atuam a memória, a afetividade e o juízo de valores, este último formado a partir da referência cultural. Ao término desses processos, forma-se uma ideia.

É preciso expressar essa ideia, transformando-a em conceito, por meio de signos. Os signos constituem ferramentas para o pensamento à medida que permitem formatar, processar e expressar opiniões, manifestando-se por meio da linguagem. A comunicação, expressa pela linguagem, representa um meio de compartilhamento entre indivíduos que, embora sejam semelhantes e pertençam a grupos com interesses similares, diferenciam-se entre si por seus pensamentos. A expressão desses pensamentos ocorre por meio de signos verbais, escritos, sons, gestos, expressões, postura corporal e espaço físico, que o homem utiliza para manifestar não apenas aquilo que pensa, mas também seus sentimentos.

Uma vez que comunicar é tornar comum, é importante compreender em quais contextos a comunicação pode ocorrer. A comunicação entre os indivíduos ocorre em pequenos grupos, em grandes grupos (massa), em organizações e face a face. A interação que ocorre no contexto face a face é denominada comunicação interpessoal. O estudo da comunicação interpessoal é compreendido como a investigação de situações sociais relativamente informais, nas quais os encontros face a face sustentam uma interação baseada na troca recíproca de sinais verbais (falados) e não verbais (expressos por meio da linguagem corporal). É neste contexto face a face que ocorre a interação entre os profissionais de enfermagem, seus pacientes/familiares e equipe. O estabelecimento de relações humanas é o mais importante aspecto da comunicação interpessoal.

De acordo com o mesmo autor, há alguns critérios atrelados à comunicação interpessoal, quais sejam: pressupõem a existência de duas ou mais pessoas em proximidade física e que percebam a proximidade umas das outras; deve haver interdependência comunicativa, ou seja, o comportamento comunicativo de um indivíduo é consequência direta do comportamento de outra pessoa, implicando, portanto, atenção mútua.

Também cabe destacar que no processo comunicacional há componentes que o influenciam: o emissor ou remetente (aquele que emite a mensagem), o receptor (aquele que recebe a mensagem), a mensagem (informação ou emoção transmitida do emissor para o receptor), o canal (meio por qual a mensagem é enviada), o código (símbolos e regras utilizadas para enviar a mensagem) e o contexto (situação em que se produz a comunicação).

Na área da saúde, a comunicação interpessoal adequada é aquela que tenta diminuir conflitos e mal-entendidos e procura atingir objetivos definidos para a resolução de problemas detectados na interação com os pacientes, familiares ou com a própria equipe.

Na enfermagem, a comunicação deve ser, sobretudo, um ato claro, objetivo e de fácil compreensão ao paciente e demais pessoas envolvidas. Julgamos, portanto, necessário que os enfermeiros adquiram o conhecimento dos mecanismos de comunicação visando à facilitação do bom desempenho de suas funções e melhorando o relacionamento com o público assistido, visto que a prática da enfermagem não se restringe à execução de técnicas ou procedimentos.

É relevante considerar que todo processo de comunicação possui duas dimensões, a verbal e a não verbal. A comunicação verbal é aquela que ocorre por meio da expressão de palavras, utilizando linguagem escrita ou falada, com o objetivo de expressar um pensamento, clarificar um fato ou validar a compreensão de algo. É expressa de forma voluntária e, para tanto, requer que o sujeito tome consciência da mensagem a ser enviada antes de expor seus pensamentos.

Contudo, apenas a comunicação verbal é insuficiente para caracterizar a complexa interação que ocorre no relacionamento humano, especialmente em situações de fragilidade física e emocional frequentemente vivenciadas pelos pacientes. É necessário qualificar a relação, dar a ela emoções, sentimentos e adjetivos, um contexto que permita ao profissional perceber e compreender não só o que significam as palavras, mas também o que o emissor da mensagem sente.

Para permitir a demonstração e compreensão dos sentimentos nos relacionamentos interpessoais é primordial a dimensão não verbal do processo de comunicação. A qualificação da linguagem verbal é dada pelo jeito e tom de voz com que palavras são ditas, por gestos que acompanham o discurso, por olhares e expressões faciais, pela postura corporal, pela distância física que as pessoas mantêm umas das outras e, até mesmo, por suas roupas, acessórios e características físicas. E, além de demonstrar os sentimentos, a comunicação não verbal também tem como funções complementar, substituir ou contradizer a comunicação verbal, podendo ser expressa de modo consciente ou inconsciente, embora em sua maioria seja emitida de maneira espontânea. As formas de comunicação verbal e não verbal encontram-se apresentadas no Quadro 1.5.

## Comunicação terapêutica

A comunicação interpessoal é neutra e, por si só, não estabelece relação de ajuda, podendo objetivar meramente a transmissão de uma informação. Contudo, considerando sua intencionalidade e a utilização de estratégias adequadas ou inadequadas, a comunicação entre enfermeiro e paciente/família pode configurar-se iatrogênica (que causa prejuízo) ou terapêutica (quando tem por finalidade identificar e atender às necessidades do indivíduo).

Há situações em que a interação recai sobre palavras, atitudes e mensagens mal construídas que podem ferir ou entorpecer o paciente, resultando, portanto, em hostilidade contra o mensageiro, na exclusão do paciente de um compromisso terapêutico, e comprometendo até mesmo a formação do vínculo necessário ao processo de cuidar. Essas interações tornam-se então iatrogênicas, uma vez que causam desconforto emocional no indivíduo.

Assim, no contexto de interação com pacientes e familiares, o enfermeiro precisa dirigir esforço e atenção para que a comunicação seja terapêutica e tenha o intuito de focar a identificação e o suprimento de necessidades multidimensionais. A comunicação terapêutica contribui para a individualização do cuidado, possibilita o estabelecimento de vínculo de confiança e segurança, cria oportunidade de aprendizagem mútua e valida e aprimora a prática de enfermagem.

## 2. COMUNICAÇÃO E TIPOS DE COMUNICAÇÃO

**QUADRO 1.5** Características dos Tipos de Comunicação Verbal e Não Verbal e Exemplos

| Tipos de comunicação | Formas | Características | Exemplos e observações |
|---|---|---|---|
| Comunicação verbal | Os dois elementos característicos da comunicação verbal são a fala e a escrita. | Utiliza-se de palavras e símbolos para expressar ideias, desejos, opiniões, crenças e valores. | Na fala, o emissor combina uma seleção de palavras, formando frases e emitindo a mensagem desejada para o receptor. Para que haja uma boa compreensão da mensagem pelo receptor, é importante que o emissor utilize palavras comuns a ambos. Assim, compreende-se a importância de evitar o uso de jargões técnicos na comunicação com pacientes. Na escrita, são utilizados símbolos gráficos para formar palavras e emitir mensagens. |
| Comunicação não verbal | Proxêmica | Trata do uso do espaço físico e de sua respectiva percepção | A distância que o homem mantém de seu receptor enquanto emite sua mensagem pode ser íntima (cerca de 40 cm), pessoal (cerca de 1,25 m), social (pode ir até 3,60 m) e pública (além de 3,60 m). Observa-se que estes parâmetros sofrem influência direta das circunstâncias contextuais (espaço disponível, ruído e iluminação), aspectos da personalidade do emissor e influência cultural. |
| | Tacêsica | Refere-se ao estudo do toque e as características que o envolvem (pressão utilizada, local tocado, idade e sexo do emissor e receptor) | Trata-se da demonstração de afeto e envolvimento por meio do ato de tocar. O toque pela enfermagem é benéfico em situações nas quais as pessoas apresentam medo, ansiedade ou depressão. Também pode auxiliar pacientes que necessitam de encorajamento ou de acalento e que têm dificuldade em verbalizar necessidades. |
| | Cinésica | Descreve as posições e movimentações do corpo humano e sua significação na comunicação interpessoal. | Exemplos são as expressões faciais, que são amplamente utilizadas para demonstrar sentimentos. Assim também o olhar, os gestos e a postura corporal podem indicar abertura à relação (tronco inclinado para frente, membros descruzados) ou barreiras para o estabelecimento efetivo da interação (uso excessivo de gestos adaptadores que denotam ansiedade ou desconforto, dificuldade em manter contato visual). |
| | Paralinguagem | Refere-se aos sons produzidos pelo aparelho fonador. Trata-se do sistema sonoro da linguagem produzida e utilizada no intuito de transmitir a emoção. | A entonação da voz destaca aquilo que é mais valorizado pela pessoa em sua expressão verbal. O suspiro, o pigarrear, o riso ou o choro expressam sentimentos, uma vez que transmitem emoções que nem sempre são verbalizadas. |

Para que a relação seja terapêutica, a dimensão não verbal da comunicação é primordial, pois é sua percepção que possibilita a identificação de pensamentos e sentimentos nem sempre verbalizados. Desse modo, prestar atenção no comportamento não verbal expresso pelo paciente e nas reações deste durante a interação permite identificar aspectos sutis, que precisam ser mais claramente compreendidos e, portanto, validados. É possível identificar, por exemplo, sinais não verbais que denotam ansiedade; contudo, nem sempre sabemos o motivo da ansiedade, sendo necessário perguntar.

Durante o desenvolvimento do processo terapêutico, no âmbito da comunicação verbal, existem técnicas de comunicação que facilitam a interação enfermeiro-paciente. As técnicas precisam ser utilizadas de modo consciente e intencional pelo enfermeiro, nunca mecanicamente. Ao utilizá-las, o enfermeiro deve considerar cada uma delas particularmente para cada situação específica. As técnicas de comunicação terapêutica podem ser classificadas em três grupos: de expressão, de clarificação e de validação.

No **grupo de expressão** estão organizadas as técnicas que ajudam a descrição da experiência e a expressão de pensamentos e sentimentos. Nesse grupo encontram-se as seguintes técnicas: usar terapeuticamente o silêncio; ouvir reflexivamente; verbalizar aceitação; verbalizar interesse; usar frases incompletas; repetir as últimas palavras ditas pelo paciente; fazer pergunta; desenvolver a pergunta feita; usar frases descritivas; manter o paciente no mesmo assunto; permitir ao paciente que escolha o assunto; colocar em foco a ideia principal; verbalizar dúvidas; dizer não; estimular expressão de sentimentos subjacentes; e o uso terapêutico do humor.

No **grupo de clarificação** estão as técnicas que ajudam a esclarecer o que for expresso pelo paciente, e entre elas é possível citar: estimular comparações; solicitar que esclareça termos comuns; solicitar ao paciente que exprima com exatidão o agente de ação; e descrever os eventos em sequência lógica.

Já no **grupo de validação** encontram-se as técnicas que permitem comprovar a existência de significação comum do que é expresso, e são apresentadas como: repetir a mensagem do paciente; pedir para que este repita o que foi dito; e sumarizar o conteúdo da interação.

## Comunicação de más notícias

Má notícia pode ser definida como toda e qualquer informação que promova mudança drástica, em um sentido negativo, na perspectiva de futuro de um indivíduo, seja em curto, médio ou longo prazo. A comunicação de más notícias pode incluir, além do diagnóstico inicial de uma doença grave, informações sobre a progressão da doença, piora no estado de saúde, descoberta de recidivas, rupturas presentes ou futuras de vínculos e relacionamentos, perda de autonomia, de funcionalidade física, da capacidade de autocuidado, e comunicação de falecimento.

Comunicar más notícias é uma das mais penosas tarefas do profissional de saúde, pois eles aprendem a salvar vidas e buscar a saúde, e não a lidar com situações de perdas de saúde, vitalidade, esperança e morte. Assim, compartilhar uma informação de cunho negativo, contrária ao desejo e à esperança do paciente e sua família, e que trará implicações ao seu futuro, é uma situação de grande estresse emocional para o profissional.

Em vista desta dificuldade bilateral, de quem comunica e recebe a informação, quanto ao compartilhamento de notícias difíceis, profissionais de saúde têm buscado desenvolver diretrizes ou protocolos que possam direcionar este processo de modo efetivo, porém compassivo.

Um caminho que tem se mostrado bem-sucedido na prática assistencial é aquele que traz como fundamento a aplicação do conceito de sinceridade prudente, ou verdade progressiva e tolerável. Este direcionamento tem como princípio que uma má notícia deve ser compartilhada de modo progressivo e compassivo, de acordo com as condições e reações emocionais de quem recebe a informação. Por exemplo: ao dar o diagnóstico de uma doença incurável, comunica-se ao paciente primeiramente que ele tem uma doença grave. Em um próximo e oportuno momento, informa-se que esta doença se encontra numa fase em que não responderá mais ao tratamento curativo.

Neste contexto, são essenciais as adequadas percepção e interpretação dos sinais não verbais do paciente, pois são eles que vão permitir a identificação do seu estado emocional e possibilitar ao profissional perceber até onde ir naquele momento.

É importante também que neste momento o profissional mostre atenção, empatia e carinho com seu comportamento e sinais não verbais. A expressão facial, o contato visual, a distância adequada e o toque nas mãos, braços ou ombros ajudam a demonstrar empatia, oferecer apoio e conforto. O paciente precisa sentir que, por pior que seja sua situação, ali se encontra alguém que não irá abandoná-lo a sua própria sorte, alguém em quem ele pode confiar e que poderá cuidar dele.

Outra maneira de compartilhar más notícias é baseando-se em passos ou etapas preconizadas por protocolos internacionais. Foi proposto um protocolo de notificação de más notícias identificado pelo acrônimo *Spikes* (do inglês: *Setting up the interview; Perception; Invitation; Knowledge; Emotions; Strategy e Summary).* Neste protocolo, cada letra do acrônimo representa um passo estratégico para uma comunicação empática e eficaz. A seguir, encontram-se os passos propostos pelos autores:

1. **S** – Planejar a situação de comunicação: consiste na escolha de um lugar que ofereça privacidade. Apropriar-se e conhecer a trajetória do paciente. Envolver parentes e amigos no processo.
2. **P** – Sondar a percepção do paciente sobre a doença: identificar quais informações que o paciente ou familiar tem conhecimento, retificá-las, corrigindo ou ajustando com informações mais precisas.
3. **I** – Convidar o paciente a expor suas dúvidas: permitir que o paciente expresse o grau de informações e detalhes que deseja receber. Respeitar os limites de cada um e colocar-se à disposição para fornecer maiores esclarecimentos sempre que desejado.
4. **K** – Oferecer conhecimento e informação ao paciente: informar de maneira clara, direta e precisa, evitando detalhes desnecessários. Oferecer tempo ao paciente para elaboração na notícia, procurando não sobrecarregá-lo com excesso de informação em uma única vez.
5. **E** – Abordar as emoções dos pacientes, respondendo de forma afetiva e empática: permitir e estimular a livre expressão emocional do paciente e seus familiares, acolhendo as reações negativas esperadas.
6. **S** – Estratégia (próximos passos) e resumo: resumir pontos importantes do que foi passado, verificando a compreensão da notícia. Caso o paciente demonstre condições, discutir o que será feito a seguir, apresentando possibilidade de cuidados e tratamentos.

É importante ressaltar que em momentos de comunicação de más notícias, o paciente e a família dificilmente conseguirão absorver todas as informações compartilhadas. Por isso, o processo de comunicação deve ocorrer de forma gradual e continuada, sempre validando e/ou retificando as informações conforme a compreensão do paciente e sua família.

# 3. EXEMPLO DE REGISTRO

Os registros de enfermagem no prontuário do paciente servem como modo de comunicação entre a equipe multidisciplinar e também como forma de registro legal. Neste contexto, há dois tipos principais de registros: as anotações de enfermagem, que se referem à descrição da condição do paciente naquele momento, dos procedimentos executados ou das intercorrências acontecidas, são realizadas de modo cronológico por todos os membros da equipe de enfermagem. O outro tipo de registro é a evolução de enfermagem, privativa ao enfermeiro e que discorre sobre a avaliação clínica, comparativa e evolutiva dos problemas identificados passíveis de intervenções de enfermagem.

Ambos os registros precisam ser claros, objetivos e completos, trazendo informações relevantes para o cuidado. Nos casos em que é preciso registrar algum aspecto relacionado à comunicação com um paciente ou familiar, deve-se considerar o sigilo, atentando-se para não expor informações desnecessárias.

A seguir são mostrados dois exemplos de registro em prontuário:

- Exemplo 1: Em cuidados paliativos. Realizada reunião com esposa e filhos, comunicado sobre a condição clínica do paciente, quais medidas de conforto físico e de otimização de analgesia instituídas. *Enfa. Natália Coren 34000.*
- Exemplo 2: Informado sobre a realização da tomografia de abdome e os cuidados preparatórios: jejum, ingestão de contraste até término do líquido do frasco fornecido pela enfermeira. Relata não haver dúvidas. *Enfa. Ana Maria Coren 50000.*


# 4. CONSIDERAÇÕES ESPECIAIS NO CICLO VITAL

O ciclo vital é composto por um conjunto de etapas que o sujeito passa ao longo do seu desenvolvimento humano, desde o nascimento até a morte. É fundamental que o enfermeiro tenha conhecimento das singularidades de cada uma dessas etapas, de forma a adequar suas estratégias de comunicação para que o paciente e seus familiares alcancem uma melhor compreensão do que está sendo comunicado.

Em seguida, algumas considerações são realizadas acerca do processo de comunicação, de acordo com cada etapa do ciclo da vida humana, considerando suas potencialidades e desafios.

## Comunicação no período da infância

O período da infância é desafiador para muitos profissionais da saúde, visto que é nesta fase que as mudanças cognitivo-comportamentais irão ocorrer de forma mais intensa e acelerada.

Com crianças de até 12 meses, a comunicação verbal é bastante restrita. Assim, a linguagem não verbal facilita a interação, por meio de um olhar acolhedor, com expressões calmas e gentis, movimentos e toques delicados e contato sonoro suave.

Já crianças entre 10 meses e 2-3 anos costumam estranhar mais o ambiente clínico/hospitalar e, nesta fase, podem-se observar com maior frequência receios e crises de birra, com carga de ansiedade mais acentuada. O grande facilitador da comunicação durante este período é a presença constante da mãe ou cuidador, permitindo que a criança se sinta protegida por este responsável.

A partir dos 2-3 anos de idade espera-se que a criança já tenha iniciado o processo de aprendizagem da linguagem. Assim, é possível estabelecer um diálogo verbal, ainda que de forma reduzida. Ela já é capaz de compreender algumas palavras e o motivo de estar na clínica ou hospital. Com linguajar muito simples e utilizando-se da fantasia e brincadeiras é possível transmitir para a criança informações sobre exames e procedimentos que serão realizados.

É válido ressaltar que, no atendimento à criança, esta sempre estará acompanhada de um dos pais, geralmente a mãe, ou algum outro responsável, e apesar de ela ser o paciente em questão, a maior parte da comunicação será dirigida aos responsáveis acompanhantes. Toda informação sobre exames, diagnóstico, prognóstico e procedimentos, entre outros, deverá ser transmitida para a mãe ou responsável, porém sem desconsiderar a presença da criança, que é, de fato, o paciente, e precisa ser incluída.

## Comunicação no período da adolescência

Todo processo de comunicação com adolescente deve envolver dois momentos: o primeiro mediante a presença dos pais e/ou responsáveis para orientações gerais acerca de procedimentos e o segundo em que seja permitida a privacidade do jovem, de forma que este possa permanecer a sós com o profissional para esclarecer dúvidas e compartilhar sentimentos, assegurado pelo sigilo profissional. É importante que essa privacidade seja reassegurada com certa constância.

O enfermeiro, ao lidar com pacientes adolescentes, precisa acolhê-lo, dirigir-se sempre a ele com linguagem clara e compreensível, mantendo escuta atenta e respeitosa. Deverá estar aberto a conversar sobre assuntos embaraçosos e/ou polêmicos, como uso de drogas e sexualidade, de forma natural e livre de julgamentos.

## Comunicação na fase adulta

De modo geral, ao tratar das habilidades de comunicação e da relação paciente-equipe, a literatura se refere ao sujeito na fase adulta. Pode-se considerar que a relação construída entre paciente e profissional de saúde seja pautada na troca, visto que o adulto já traz consigo uma experiência de vivências anteriores, de forma que tem condições de participar efetivamente na tomada de decisões.

O enfermeiro, ao atender o paciente adulto, deve primeiramente acolhê-lo e escutar suas necessidades e demandas, de maneira a valorizar sua queixa e considerar sua identidade e singularidade, evitando sua identificação por números de leito, prontuário ou doença (p. ex., *"O paciente do leito 303 está com dor"*; *"Os exames do prontuário 303.000 estão prontos"*; ou *"O senhor com câncer de próstata foi para a cirurgia"*).

Na ausência do médico de referência, é comum que o paciente ou familiar busque a equipe de enfermagem para esclarecer dúvidas e fazer solicitações. Assim, sempre que possível, é indicado que o profissional estimule a participação ativa do paciente, incentivando-o a expressar seus sentimentos em relação à doença e às suas expectativas com o tratamento em curso.

## Comunicação com pacientes idosos

Quando o paciente idoso apesentar comprometimento significativo em órgãos sensoriais que dificultem a comunicação, o profissional deverá adotar um tom de voz firme e claro, em tom adequado, conforme a possível dificuldade na escuta, por exemplo. A linguagem utilizada também deverá ser adequada, sem uso de jargões técnicos, de forma a facilitar a compreensão do que está sendo dito.

Se houver conhecimento de comprometimento cognitivo, é indispensável a presença de algum familiar ou cuidador, sem desconsiderar jamais a presença e a autonomia do paciente, dentro do possível.

Podemos observar que, sob este aspecto, a comunicação com o idoso, em algumas situações, assemelha-se à comunicação com a criança e/ou adolescente, visto que a presença mediadora de terceiros (familiares ou cuidadores) costuma ser frequente e até mesmo necessária.

## Observações

Importante salientar que, com o processo de globalização, a informática tornou-se uma área de conhecimento fundamental para o enfermeiro também. Paralelamente à questão de diversas instituições de saúde utilizarem sistemas informatizados de dados (prontuário eletrônico, entre outros meios de comunicação), existe a questão da maior disponibilidade de informação à população de uma forma geral, o que resultou na modificação do perfil da clientela atendida, que busca informações sobre seu processo de saúde-doença, antes mesmo de dirigir-se a um profissional.

Nessa perspectiva, é fundamental que o enfermeiro se atualize constantemente, buscando conhecimento sobre essas novas tecnologias que envolvem a comunicação, para que esteja apto a acessar o conhecimento trazido pelas pessoas que atende.

## 5. DIAGNÓSTICOS DE ENFERMAGEM

A comunicação é oficialmente contemplada pela Nanda International Inc. (2015) com dois diagnósticos de enfermagem (DE). O primeiro traz como título "Disposição para comunicação melhorada" e é definido como "padrão de troca de informações e ideias com outros, que pode ser fortalecido". O outro diagnóstico é "Comunicação verbal prejudicada", com a definição "capacidade diminuída, retardada ou ausente para receber, processar, transmitir e/ou usar um sistema de símbolos".

As características e fatores relacionados referentes a esse DE podem ser visualizados no Quadro 1.6.

**QUADRO 1.6** Características Definidoras (CD) e Fatores Relacionados (FR) aos Diagnósticos de Enfermagem Referentes à Comunicação

| Diagnóstico de enfermagem | CD | FR |
|---|---|---|
| Disposição para comunicação melhorada | Expressa desejo de melhorar a comunicação | – |
| Comunicação verbal prejudicada | Ausência de contato visual; dificuldade de usar expressões corporais; dificuldade de usar expressões faciais; dificuldade para compreender a comunicação; dificuldade para expressar verbalmente os pensamentos (afasia, dislexia); dispneia. | Ausência de pessoas significativas; barreia física (p. ex., traqueostomia, intubação); barreiras ambientais; condição fisiológica (p. ex., tumor cerebral); estímulos insuficientes; percepção alterada; vulnerabilidade. |

Nota-se que o único diagnóstico de enfermagem que abarca problemas reais da comunicação é o diagnóstico "Comunicação verbal prejudicada", que traz como características definidoras alterações não apenas na expressão e compreensão verbal, como também não verbal. E, justamente por ser ímpar na complexa dimensão comunicativa, parece necessária a consideração da dimensão não verbal com maior propriedade, tal sua relevância.

# 6. QUESTÕES PARA ESTUDO

1. Sobre a comunicação não verbal, dê exemplos de como você (profissional de enfermagem) poderia facilitar o processo de comunicação com um paciente afásico.
2. A comunicação na área da saúde é considerada aspecto essencial para o desenvolvimento das atividades profissionais. Sobre a comunicação no trabalho do enfermeiro, assinale a assertiva correta:
   a. As anotações de enfermagem são registros que servem unicamente para comunicar alterações apresentadas pelos pacientes.
   Os registros do prontuário do paciente implicam comunicação não verbal.
   b. Repetir as últimas palavras ditas pelo paciente, desenvolver a pergunta feita, usar frases descritivas, colocar em foco a ideia principal, estimular expressão de sentimentos subjacentes são técnicas de comunicação terapêutica do grupo de expressão.
   c. Nunca utilizar o silêncio, pois desencoraja o paciente a verbalizar seus sentimentos, dificultando o processo de comunicação.
3. A comunicação é um processo que se desenvolve de maneira particular em cada fase da vida, desde o nascimento até o momento da morte. Dessa forma, exemplifique quais estratégias podem facilitar a comunicação do enfermeiro com as crianças, os adolescentes, adultos e idosos.
4. Explique como o Protocolo Spikes pode auxiliar o enfermeiro na comunicação de más notícias. Aponte vantagens e desvantagens do uso do Protocolo.

## Referências

Araújo JA, Leitão EMP. A comunicação de más notícias: mentira piedosa ou sinceridade cuidadosa. Revista Hospital Universitário Pedro Ernesto. 2012;11(2):58-62.

Araújo MMT, Silva MJP, Puggina AC. A comunicação não verbal enquanto fator iatrogênico. Rev Esc Enf USP 2007. 41(3): 419-425.

Araújo MMT. Comunicação em cuidados paliativos: proposta educacional para profissionais de saúde [tese]. São Paulo: Escola de Enfermagem, Universidade de São Paulo, 2011.

Arrais RH, Jesuino SLCS. A vivência psicológica da comunicação sobre diagnóstico e tratamento por pacientes oncológicos: uma perspectiva da Psicologia Analítica. Rev. SBPH. 2015;18(2):22-44.

Baile WF, Buckman R, Lenzi R, Glober G, Beale EA, Kudelka AP. Spikes – A six step protocol for delivering bad news: application to the patient with cancer. Oncologist. 2000; 5(4):302-311.

Bittes Júnior A, Matheus MCC. Comunicação. In: Cianciarullo TL (org.). Instrumentos básicos para o cuidar: um desafio para a qualidade da assistência. São Paulo: Atheneu, 2000.

Buckman R. How to break bad News: a guide for health care professional. Baltimore, MD: The Johns Hopkins University Press, 1992:240.

Carvalho EC. A comunicação nos diferentes contextos da enfermagem. 2. ed. Barueri, SP: Manole, 2005.

Costa KNFM. Modelo de comunicação verbal com o cego: desenvolvimento e validação em consulta de enfermagem. Tese [Doutorado em Enfermagem] – Faculdade de Farmácia, Odontologia e Enfermagem da UFC, 2009.

Eizirik CL, Bassols AM. O ciclo da vida humana: uma perspectiva psicodinâmica. Porto Alegre: Artmed, 2012:256.

Ferreira GSG, Bicudo, EJ, Carvalho, DA, Posso, MBS, Chagas LR. A importância da comunicação no processo de enfermagem: a visão do enfermeiro. XIII Encontro Latino- Americano de Iniciação Científica e IX Encontro Latino-Americano de Pós-Graduação – Universidade do Vale do Paraíba; 2009:6.

Leite AIM, Caprara A, Filho JMC. Habilidades de comunicação com pacientes e famílias. São Paulo: Sarvier, 2007.
Littlejohn SW. Fundamentos teóricos da comunicação humana. Rio de Janeiro: Guanabara, 1988.
Herdman TH, Kamitsuru S. Diagnósticos de enfermagem da NANDA-I: definições e classificação 2018-2020. 11 ed. - Porto Alegre: Artmed, 2018.
Puggina ACG, Trovo MM, Biondo CA, Almeida I, Santos M, Silva MJP. Diagnóstico de enfermagem Comunicação Verbal Prejudicada na prática clínica: uma revisão integrativa. REFACS 2016. 4(2): 135-144.
Sancho MG. Como dar las malas noticias em Medicina. Madrid: Aran, 2006.
Silva LMG, Brasil VV, Guimarães HCQCP, Savonitti BHRA, Silva MJP. Comunicação não-verbal: reflexões acerca da linguagem corporal. Rev. Latino-Am. Enfermagem 2000;8(4):52-58.
Silva MJP. Comunicação tem remédio: a comunicação nas relações interpessoais em saúde. 4. ed. São Paulo: Loyola, 2006.
Stefanelli MC. Comunicação com paciente teoria e ensino. 2. ed. São Paulo: Robe editorial, 1993.

# 1.4

## Processo de Enfermagem

*Rita de Cassia Gengo e Silva Butcher, Flávia de Oliveira Motta Maia, Diná de Almeida Lopes Monteiro da Cruz*

## 1. INTRODUÇÃO

A enfermagem é uma profissão e uma ciência, ainda jovem, cujo corpo específico de conhecimentos, instrumentos e processos de trabalho vêm sofrendo transformações ao longo do tempo. É sob essa perspectiva que o processo de enfermagem será abordado neste capítulo.

O processo de enfermagem foi introduzido no Brasil por Wanda de Aguiar Horta, na década de 1970. Segundo a autora, o processo de enfermagem é compreendido como a dinâmica de ações sistematizadas e inter-relacionadas, organizadas em seis fases ou etapas, que visam à assistência ao ser humano. Essas fases ou etapas são interdependentes e têm igual importância; além de serem mutuamente afetadas, todas são dirigidas para a assistência ao ser humano (indivíduo, família ou comunidade) e são por ele influenciadas. Horta sugere uma representação gráfica do processo de enfermagem que demonstra essas relações (Figura 1.7).

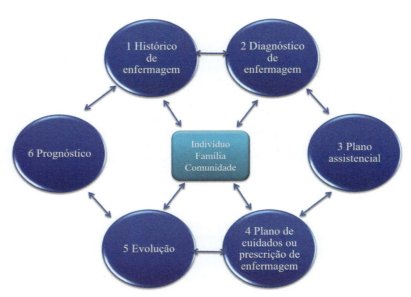

**FIGURA 1.7** Fases ou etapas do processo de enfermagem. *Fonte: Horta, 1979.*

Embora a definição proposta por Horta seja útil e ainda atual, é interessante pensar no processo de enfermagem como um instrumento para auxiliar os enfermeiros na tomada de decisão clínica. Nesse sentido, Kenney (1995) propôs que o processo de enfermagem é um guia para desenvolver um estilo de pensamento que direciona julgamentos clínicos acerca de diagnósticos, resultados e intervenções de enfermagem. Para desenvolver esse estilo de pensamento, é necessário que o enfermeiro obtenha dados do paciente (coleta de dados) e identifique quais são suas necessidades de cuidado (diagnósticos de enfermagem). Considerando tais necessidades, recursos disponíveis e as características do profissional e do paciente, o enfermeiro deverá estabelecer os resultados esperados e, então, as intervenções de enfermagem. A Figura 1.8 apresenta um esquema das perguntas-respostas-perguntas que norteiam a tomada de decisão sobre diagnósticos, resultados e intervenções, com base na proposta de Kenney.

Durante a coleta de dados, o enfermeiro obtém informações sobre o paciente (subjetivas e objetivas) de forma deliberada e sistemática. Ainda que seja a primeira etapa, a coleta de dados ocorre continuamente na relação enfermeiro-paciente e, portanto, concomitantemente às outras etapas do processo de enfermagem. É importante destacar que a validade e a confiabilidade dos dados coletados são fundamentais para as etapas seguintes, pois deles dependem a acurácia dos diagnósticos e a seleção de resultados esperados e de intervenções de enfermagem.

De posse das informações sobre o paciente, o enfermeiro identificará os diagnósticos de enfermagem, isto é, as necessidades de cuidados de enfermagem do paciente. Essas necessidades são respostas humanas reais ou potenciais, que requerem intervenções de enfermagem e, como tais, referem-se à maneira como o paciente reage às situações de saúde ou doença ou ao significado que atribui a esses eventos.

Na etapa de planejamento, o enfermeiro deverá pensar sobre quais resultados deseja obter com as intervenções que implementar; além disso, deverá pensar sobre quais são as melhores intervenções para atender às necessidades do paciente. Ao considerar os resultados que pretende alcançar, o enfermeiro precisa ter em mente que estes são afetados não apenas pelas ações de enfermagem, mas também pelas ações realizadas por todos os profissionais da equipe de saúde. Desse modo, selecionar resultados esperados sensíveis às intervenções de enfermagem é importante para demonstrar a contribuição específica da profissão no cuidado.

No que tange à seleção das intervenções, é necessário salientar que a busca pelas melhores evidências disponíveis é um requisito fundamental para a qualidade do cuidado. O enfermeiro prescreverá as ações de enfermagem correspondentes a cada intervenção. A execução das intervenções, isto é, colocar o planejamento em prática, corresponde à etapa de implementação do processo de enfermagem. Este livro abordará, essencialmente, conteúdos relacionados à etapa de implementação, para a qual o conhecimento acerca das técnicas para a execução de procedimentos é essencial.

O plano colocado em prática deve ser avaliado. A avaliação de resultados é um processo deliberado, sistemático e contínuo. Trata-se da quinta etapa do processo de enfermagem, durante a qual o enfermeiro deverá determinar se os resultados esperados foram alcançados, bem como identificar necessidades de mudanças ou adaptações.

Em síntese, o processo de enfermagem é um instrumento utilizado pelo enfermeiro com a finalidade de nortear o raciocínio clínico e identificar e satisfazer as necessidades do paciente. Destaca-se que para o processo de enfermagem atingir sua finalidade é importante que seja intencional (voltado para um resultado a ser alcançado), sistemático (utiliza abordagem organizada em fases ou etapas), dinâmico (as mudanças podem ocorrer a qualquer tempo; é um processo ininterrupto), interativo (porque é baseado nas relações entre enfermeiro, pacientes e demais profissionais da saúde), flexível (as etapas podem ser utilizadas de forma sequencial ou concomitante) e baseado em teorias (tanto teorias de enfermagem quanto aquelas emprestadas de outras profissões sustentam a operacionalização do processo de enfermagem).

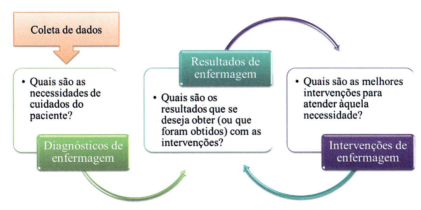

FIGURA 1.8  Processo de enfermagem como guia para nortear decisões clínicas em enfermagem.

## 2. TRANSFORMAÇÕES NO PROCESSO DE ENFERMAGEM

O processo de enfermagem surgiu nos Estados Unidos da América (EUA), na década de 1950, a princípio como um instrumento para favorecer o desenvolvimento do raciocínio crítico entre alunos de enfermagem, passando a ser reconhecido e utilizado pelas lideranças dos serviços de saúde como um instrumento que favorecia a autonomia profissional da enfermagem e a assistência integral ao indivíduo.

As transformações no processo de enfermagem foram influenciadas pelo cenário da saúde nos EUA e pelos dispositivos que regem a prática de enfermagem neste país, podendo ser divididas em três gerações: Problemas e Processo, de 1950 a 1970; Diagnóstico e Raciocínio, de 1970 a 1990; e Especificação e Teste de Resultados, de 1990 em diante.

Na primeira geração, Problemas e Processo – 1950 a 1970, o processo de enfermagem foi descrito em quatro fases distintas: avaliação inicial, planejamento, intervenção e avaliação. Esta geração foi essencial para a organização e qualificação da prática profissional de enfermagem e tem como principal característica a identificação e discussão dos problemas dos pacientes.

A ideia de diagnóstico de enfermagem surgiu na década de 1960, a partir da necessidade de classificar e padronizar problemas que requeriam cuidados de enfermagem. A ênfase no raciocínio diagnóstico e no pensamento crítico passou a ser mais frequente nos estudos da enfermagem, e o papel do diagnosticador passou a ser considerado na formação e prática do enfermeiro.

Na segunda geração, Diagnóstico e Raciocínio – 1970 a 1990, é incluída mais uma fase ao processo de enfermagem: a fase do diagnóstico. Essa geração enfatiza os processos de pensamento como forma de organizar as informações obtidas para a tomada de decisão.

Inicia-se uma discussão mais intensa sobre as vantagens e desvantagens do uso do processo de enfermagem, principalmente no que se refere ao processo de pensamento. De um lado valoriza-se o processo de enfermagem por favorecer a estruturação dos processos de pensamento, e de outro lado o processo de enfermagem é criticado por limitar o pensamento criativo concorrente ou por não refletir adequadamente os vários processos de pensamento. No setor saúde dos EUA, no final da década de 1980, os resultados dos cuidados de enfermagem passam a ser objeto especial de atenção.

Na terceira geração, Especificação e Teste de Resultados – 1990 em diante, Pesut e Herman (1999) descrevem um novo modelo de processo de enfermagem – The OPT Model (*The Outcome-Present State-Test Model*). Têm-se como foco os resultados, enfatizando a participação do cliente, os processos de pensamento e o dinamismo do processo de enfermagem. As classificações de enfermagem — diagnóstico, intervenções e resultados — são utilizadas como vocabulários para o raciocínio clínico na enfermagem.

No Brasil, o marco inicial do processo de enfermagem foi o trabalho realizado por Horta no final da década de 1960. Desde então, houve uma inserção gradativa nos currículos dos cursos de graduação, e as discussões sobre sua aplicabilidade na prática clínica têm sido enfatizadas, com avanços consistentes nos últimos anos. Observa-se, no entanto, que não há correspondência cronológica com as três gerações descritas anteriormente, sendo a segunda geração predominante no cenário atual brasileiro, com a introdução do diagnóstico entre as fases do processo de enfermagem, prevista por resolução profissional específica. A terceira geração passou a ser estudada e utilizada mais recentemente, a partir das classificações de enfermagem que serão descritas a seguir.

## 3. CLASSIFICAÇÕES NA ENFERMAGEM

As classificações na enfermagem são sistemas padronizados de linguagem que têm a finalidade de descrever o cuidado às pessoas. A criação desses sistemas requer a identificação dos elementos centrais de uma profissão. Na enfermagem, os elementos centrais são os diagnósticos, os resultados e as intervenções.

É possível que o movimento das classificações na enfermagem tenha tido início com o advento da enfermagem moderna. Porém, é a partir da década de 1950 que esforços para classificar "problemas de enfermagem" aparecem na literatura. Atualmente, no cenário brasileiro, as classificações propostas pelo Conselho Internacional de Enfermeiros (a Cipe® – Classificação Internacional da Prática de Enfermagem), pela Nanda Internacional, Inc. (Classificação de diagnósticos de enfermagem), bem como a NOC (Classificação dos resultados de enfermagem) e a NIC (Classificação das intervenções de enfermagem), são as mais conhecidas e utilizadas. Neste capítulo será apresentada uma breve descrição das classificações da Nanda International, Inc. (diagnósticos), de resultados (NOC) e de intervenções (NIC).

## Classificação de diagnósticos de enfermagem da Nanda International, Inc. (Nanda-I)

A taxonomia II da Nanda-I está estruturada em domínios, classes e diagnósticos. Os domínios são o nível mais abstrato da taxonomia, enquanto os diagnósticos, o mais concreto. A taxonomia II é multiaxial e está constituída de sete eixos, que são utilizados para compor os títulos dos diagnósticos.

Para a Nanda-I, um diagnóstico é "um julgamento clínico sobre uma resposta humana a condições de saúde/processos de vida, ou uma vulnerabilidade a tal resposta, de um indivíduo, uma família, um grupo ou uma comunidade". Cada diagnóstico é constituído de um título e uma definição. A depender da situação do diagnóstico, outros elementos compõem sua estrutura (Quadro 1.7). As características definidoras são os sinais e sintomas de um diagnóstico; os fatores relacionados são os fatores etiológicos; e os fatores de risco são influências que aumentam a vulnerabilidade a uma resposta indesejada.

A seleção de um diagnóstico de enfermagem acurado dependerá da qualidade e da pertinência das informações coletadas na primeira etapa do processo de enfermagem, das habilidades de raciocínio clínico do enfermeiro e de seus conhecimentos de enfermagem. Após coleta e agrupamento dos dados para verificação da existência de um padrão, o enfermeiro deverá buscar, na classificação da Nanda-I, o diagnóstico que melhor "traduz" a resposta que o paciente está apresentando. Estas são hipóteses diagnósticas que poderão ser confirmadas ou refutadas a depender de outros dados coletados numa avaliação mais aprofundada do paciente e da leitura e compreensão da definição do diagnóstico. A presença de características definidoras, fatores relacionados e fatores de risco, *per se*, não garante que o diagnóstico seja acurado.

## Classificação dos resultados de enfermagem (NOC)

Foi desenvolvida com o propósito de rotular, definir e classificar os resultados e seus respectivos indicadores sensíveis aos cuidados de enfermagem. Essa classificação está estruturada em domínios, classes e resultados. Segundo a NOC, um resultado é "o estado, comportamento ou percepção de um indivíduo, família ou da comunidade, mensurado ao longo de um *continuum*, em resposta a uma ou mais intervenções de enfermagem".

Os resultados podem ser utilizados para identificar o estado atual do paciente/família/comunidade, para estabelecer metas e para avaliar os resultados relativos aos cuidados de enfermagem. São úteis, portanto, para avaliar a efetividade da assistência prestada.

Cada resultado da NOC tem uma lista de indicadores que deve ser utilizada para avaliar a condição do paciente em relação ao resultado. Na prática, o enfermeiro deve selecionar os indicadores mais pertinentes para cada caso. Cada resultado e cada indicador são seguidos de uma escala tipo Likert de cinco pontos, por meio da qual se avalia estado, comportamento ou percepção do paciente, considerando a escala de mensuração proposta.

A seleção de um resultado faz parte do processo de tomada de decisão clínica. Diagnóstico de enfermagem, diagnóstico médico, características, reservas e capacidade de recuperação do paciente, bem como suas preferências, o tratamento potencial e o conhecimento, competência e habilidades do enfermeiro, devem ser levados em consideração na seleção de um resultado.

---

**QUADRO 1.7**   Tipos de Diagnósticos, Respectivas Definições e Elementos

| Tipo | Definição | Elementos |
|---|---|---|
| Com foco no problema | Julgamento clínico acerca de uma resposta humana indesejável da pessoa, família, grupo ou comunidade a uma condição de saúde ou processo de vida | Caraterísticas definidoras<br>Fatores relacionados |
| De risco | Julgamento clínico a respeito da vulnerabilidade da pessoa, família, grupo ou comunidade para o desenvolvimento de uma resposta humana indesejável a condições de saúde ou processos de vida | Fatores de risco |
| De promoção da saúde | Julgamento clínico a respeito da motivação e do desejo de aumentar o bem-estar e alcançar o potencial humano de saúde, expressos por uma disposição para melhorar comportamentos de saúde específicos | Características definidoras |
| Síndrome | Julgamento clínico acerca de um agrupamento de diagnósticos de enfermagem que ocorrem juntos, cujo tratamento é mais bem-sucedido quando tratados em conjunto | Características definidoras<br>Fatores relacionados |

## Classificação das intervenções de enfermagem (NIC)

A NIC descreve os tratamentos realizados pelos enfermeiros de forma independente ou colaborativa, direta ou indiretamente. Essa classificação está estruturada em domínios, classes e resultados. Segundo a NIC, uma intervenção é "qualquer tratamento baseado no julgamento e conhecimento clínico, que seja realizado por um enfermeiro para melhorar os resultados do paciente".

Cada intervenção é constituída de um título, uma definição e um conjunto de atividades. As atividades são o nível concreto de ação (prescrição de enfermagem). Para colocar uma intervenção em prática, não é necessário que o enfermeiro prescreva todas as atividades que a compõem; deve, sim, selecionar as atividades pertinentes para cada caso. De fato, uma série de atividades é necessária para implementar uma intervenção de enfermagem.

Assim como ocorre para diagnósticos e resultados, a seleção de uma intervenção é parte do processo de tomada de decisão clínica. Alguns fatores devem ser considerados para a seleção das intervenções: resultados que se espera alcançar; fatores relacionados/de risco e as características definidoras do diagnóstico de enfermagem; base de pesquisa para a intervenção (melhores evidências disponíveis); praticabilidade (tratamentos propostos por outros profissionais, custos, tempo requerido para a implementação e recursos disponíveis); aceitação pelo paciente; e conhecimento, competência e habilidades do enfermeiro.

## 4. DOCUMENTAÇÃO DO PROCESSO DE ENFERMAGEM

A documentação do processo de enfermagem é responsabilidade e dever dos profissionais de enfermagem, prevista na Lei do Exercício dos Profissionais de Enfermagem e no Código de Ética dos Profissionais de Enfermagem. Está pautada em legislação própria da profissão, inicialmente pela Resolução Cofen 272/2002, que determinava que a sistematização da assistência de enfermagem fosse realizada nas instituições de saúde. Esta resolução foi revogada e substituída pela Resolução Cofen 358/2009, que passou a considerar a documentação do processo de enfermagem uma exigência em todos os ambientes nos quais o cuidado é realizado pelo profissional de enfermagem.

A forma como a documentação de enfermagem deve ser realizada também está prevista em legislação e deve ser seguida para que tenha validade legal. A Resolução Cofen 191/96 dispõe sobre a forma de anotação e o uso obrigatório do número de inscrição nos documentos realizados por profissionais de enfermagem; a Resolução Cofen 429/2012 dispõe sobre o registro das ações profissionais no prontuário do paciente e em outros documentos próprios da enfermagem; e a Resolução Cofen 514/2016 trata da aprovação do guia de recomendações para os registros de enfermagem no prontuário do paciente, descrevendo as regras gerais e o conteúdo mínimo necessário para elaboração de anotações e evolução de enfermagem.

Deve-se considerar que, além da legislação própria da enfermagem, existem implicações legais sobre a necessidade e ausência de registro na prestação de assistência à saúde previstos na Constituição Federal, no Código de Processo Civil, no Código Civil Brasileiro, no Código Penal, no Código de Defesa do Consumidor e na Carta dos Direitos dos Usuários da Saúde.

## 5. QUESTÕES PARA ESTUDO

1. Quais são os atributos necessários para que o processo de enfermagem atenda às necessidades do paciente?
2. O processo de enfermagem passou por transformações ao longo do tempo que podem ser divididas em três diferentes gerações. Descreva o nome, período e as principais características que influenciaram essas gerações.
3. Conceitue classificações de enfermagem e descreva quais são as mais conhecidas e utilizadas no Brasil.
4. Qual a definição de diagnóstico, resultado e intervenção de enfermagem, segundo a Nanda-I, NOC e NIC, respectivamente?
5. A documentação do processo de enfermagem é uma exigência ético-legal? Discorra sobre sua resposta.

## Referências

Brasil. Conselho Federal de Enfermagem. Resolução 191/96. Dispõe sobre a forma de anotação e o uso do número de inscrição ou da autorização, pelo pessoal de Enfermagem. [Internet]. 1996;. Disponível em: http://www.cofen.gov.br/resoluo-cofen-1911996-revogou-resoluo-cofen-1751994_4250.html. Acessado em 1° de setembro de 2016.

Brasil. Conselho Federal de Enfermagem. Resolução 429/2012. Dispõe sobre o registro das ações profissionais no prontuário do paciente, e em outros documentos próprios da enfermagem, independente do meio de suporte – tradicional ou eletrônico. [Internet]. 2012; Disponível em: http://www.cofen.gov.br/resoluo-cofen-n-4292012_9263.html. Acessado em 1° de setembro de 2016.

Brasil. Conselho Federal de Enfermagem. Resolução 514/2016. Aprova o Guia de Recomendações para os registros de enfermagem no prontuário do paciente, com a finalidade de nortear os profissionais de Enfermagem. [Internet]. 2016; Disponível em: http://www.cofen.gov.br/resolucao-cofen-no-05142016_41295.html. Acessado em 1° de setembro de 2016.

Brasil. Conselho Federal de Enfermagem. Resolução Cofen 272/2002. Dispõe sobre a Sistematização da Assistência de Enfermagem – SAE – nas Instituições de Saúde Brasileiras. [Internet]. 2009; Disponível em: http://www.cofen.gov.br/resoluo-cofen-2722002-revogada-pela-resoluao-cofen-n-3582009_4309.html. Acessado em 1° de setembro de 2016.

Brasil. Conselho Federal de Enfermagem. Resolução Cofen 311/2007. Aprova a Reformulação do Código de Ética dos Profissionais de Enfermagem. [Internet]. 2007; Disponível em: http://se.corens.portalcofen.gov.br/codigo-de-etica-resolucao-cofen-31120079. Acessado em 1° de setembro de 2016.

Brasil. Conselho Federal de Enfermagem. Resolução Cofen 358/2009. Dispõe sobre a Sistematização da Assistência de Enfermagem e a implementação do Processo de Enfermagem em ambientes, públicos ou privados, em que ocorre o cuidado profissional de Enfermagem, e dá outras providências. [Internet]. 2009; Disponível em: http://www.cofen.gov.br/resoluocofen3582009_4384.html. Acessado em 1° de setembro de 2016.

Brasil. Presidência da República. Casa Civil – Subchefia para assuntos jurídicos. Lei 7.498/1986. Dispõe sobre a regulamentação do exercício profissional da enfermagem e dá outras providências. [Internet]. 1986; Disponível em: http://www.planalto.gov.br/ccivil_03/leis/l7498.htm. Acessado em 1° de setembro de 2016.

Bulechek GM, Butcher HK, Dochterman JM, Wagner CM. Classificação de Intervenções de Enfermagem (NIC). 6 ed. Rio de Janeiro: Elsevier, 2016.

Conselho Regional de Enfermagem de São Paulo; Barros ALBL, Sanchez CG, Lopes JL, Dell'Acqua MCQ, Lopes MHBM, Silva RCG. Processo de enfermagem: guia para a prática. São Paulo: Coren-SP, 2015.

Cruz DALM, Processo de enfermagem e classificações. In, Gaidzinski RR, Soares AVN, Lima AFC, Gutierrez BAO, Cruz DALM, et, al., (eds.). Diagnóstico de enfermagem na prática clínica. Porto Alegre: Artmed, 2008:26-37.

Garcia TR. Classificação Internacional para a Prática de Enfermagem (Cipe®) – Cipe Versão 2015. Porto Alegre: Artmed, 2016.

Gordon M. Nursing diagnosis: process and application. 3. ed. St. Louis, Missouri: Mosby, 1993.

Herdman TH, Kamitsuru S. Diagnósticos de enfermagem da NANDA-I: definições e classificação 2018-2020. 11 ed. - Porto Alegre: Artmed, 2018.

Horta WA. Processo de enfermagem. São Paulo: EPU, 1979.

Kenney JW. Relevance of theory-based nursing practice. In, Christensen PJ, Kenney JW, (eds.). Nursing process: application of conceptual models. St. Louis: Mosby, 1995.

Moorhead S, Johnson M, Maas ML, Swanson E. Classificação dos resultados de enfermagem (NOC). 5ª ed. Rio de Janeiro: Elsevier, 2016.

Pesut H, Herman J. Clinical reasoning: the art and science of critical and creative thinking. Albany, NY: Delmar, 1999.

# 1.5

## Segurança do Paciente

*Daniella Cristina Chanes Moreira Porto, Thais Galoppini Felix Borro*

## 1. INTRODUÇÃO

Há milhares de anos, a medicina tem se desenvolvido de maneira importante. Desde Hipócrates (460-377 a.C.) até os dias atuais, o vasto conhecimento adquirido na área da saúde e os avanços tecnológicos incorporados têm permitido aos seres humanos o diagnóstico e tratamento adequado para uma série de morbidades, que há poucos séculos eram consideradas intratáveis e sinônimo de sentença de morte aos indivíduos.

Porém, mesmo diante do evidente avanço na área da saúde, o paciente ainda é exposto a diferentes riscos quando sob os cuidados dos profissionais da área. Hipócrates, mais uma vez, torna-se figura indispensável nesse cenário ao declarar, no século III a.C., que entre os deveres médicos está, além de fazer o bem, não causar mal a seu paciente — *Primum non nocere*.

Séculos mais tarde, por volta do ano de 1859, outra figura ilustre na área da saúde, Florence Nightingale, fortaleceu o postulado hipocrático ao dizer que "pode parecer talvez um estranho princípio enunciar como primeiro dever de um hospital não causar mal ao paciente".

Séculos separam esses dois visionários, mas, certamente, a força de suas colocações nunca foi tão compreendida como depois do ano 2000 com a publicação do livro *To Err is Human: Building a Safer Health Care System*, nos Estados Unidos da América (EUA). Este relatório do Institute of Medicine (IOM) dos EUA trouxe força à discussão sobre os riscos e erros no sistema de saúde, assim como seu impacto na segurança do paciente, quando apontou que cerca de 44.000 a 98.000 americanos morrem todos os anos por erros no sistema de saúde.

A publicação evidenciou que erros no processo de cuidar em saúde são frequentes, sendo considerada a oitava causa de óbitos naquele país, acarretando número maior de mortes do que acidentes automobilísticos, câncer de mama e Aids. Diante desse cenário, a discussão do erro humano e da segurança do paciente torna-se premente e de impacto global.

## 2. O ERRO HUMANO NO CONTEXTO DA ASSISTÊNCIA DE SAÚDE

Errar é humano. Certamente, todos já ouviram essa frase em algum momento de suas vidas e ela apresenta um dos fatos mais importantes da natureza humana – somos todos imperfeitos. Por mais que o ser humano se esforce, estude, se dedique, inove e se supere, a falha ainda poderá existir, por fazer parte de sua natureza. Certo é que ninguém tem intenção de errar, menos ainda quando se está no contexto do cuidado ao outro, como na área da saúde, na qual os profissionais, por sua natureza, procuram fornecer a melhor assistência possível.

Entretanto, o erro humano sempre existirá. Em termos de conceito, James Reason, um dos maiores estudiosos da área, define o erro como "o fracasso das ações planejadas para alcançar o objetivo pretendido". Sua análise pode ser efetuada sob duas abordagens: individual e sistêmica.

Na abordagem individual, consideram-se atos inseguros os erros e violações de procedimentos. Nesse aspecto, os atos inseguros surgem de processos mentais inadequados, tais como deslizes, lapsos de atenção, baixa motivação, falta de cuidado, negligência e imprudência, e dessa maneira as medidas preventivas são voltadas à redução de variabilidade indesejável do comportamento humano. Os adeptos desta teoria tratam o erro como um papel moral, assumindo que coisas ruins acontecem com pessoas ruins.

Por outro lado, na abordagem sistêmica, os erros humanos são esperados, mesmo nas melhores organizações, sendo vistos como consequências e não como causas, tendo suas origens nem tanto na natureza do ser humano, mas sim em fatores sistêmicos, que se encontram acima destes. Diante disso, nesse eixo de abordagem as medidas de segurança se baseiam no fato de que não podemos mudar a natureza humana, mas sim as condições sob as quais os seres humanos trabalham. A chave dessa abordagem é compreender, todas as vezes em que um evento adverso acontece, como e por que as defesas falharam, e não quem cometeu o erro.

Para tanto, Reason propôs o modelo do "queijo suíço" no qual descreve que os sistemas têm muitas camadas de defesa, cuja função é proteger vítimas potenciais e o patrimônio dos perigos do ambiente. A maioria dessas barreiras funciona adequadamente; no entanto, ao contrário de uma barreira ideal, na qual não há falhas, elas são parecidas com as fatias de um queijo suíço, cheias de buracos. Esses buracos surgem por duas razões: falhas ativas e falhas latentes.

As falhas ativas são representadas por atos inseguros cometidos pelos indivíduos, podendo ser decorrentes de deslizes, lapsos, perdas, erros e violações de procedimentos.

As falhas latentes são representadas pelas condições intrínsecas do sistema, e surgem a partir de decisões de quem as desenhou, geralmente pertencendo ao nível gerencial mais alto. Tais decisões podem se constituir de erros ou não. Elas podem permanecer dormentes no sistema por anos antes que se combinem com as falhas ativas, provocando acidentes.

## 3. APRENDENDO COM OS ERROS

Quando os erros acontecem, a resposta humana habitual é buscar por culpados e responder à pergunta: quem errou? Tendo em vista os conceitos por trás do modelo do "queijo suíço", é possível compreender que os erros humanos podem se repetir e ser cometidos por diferentes pessoas que executam a mesma atividade, uma vez que as falhas estão nos processos e sistemas nos quais as pessoas atuam. Diante disso, buscar culpados impede a compreensão do sistema e a busca por melhorias nos processos, medidas capazes de evitar recorrência de eventos semelhantes no futuro.

Outras áreas, muito antes da área da saúde, começaram a analisar a natureza do erro humano e a investigar os acidentes, destacando-se, dentre essas, a aviação e a indústria nuclear, ambas consideradas atualmente indústrias de alta confiabilidade, com excelentes resultados e alta segurança.

No entanto, para atingir esse patamar, foram anos de dedicação ao desenvolvimento de novas tecnologias, associada à análise de seus acidentes e busca constante por melhorias em seus processos. Esse eixo de abordagem de acidentes é o principal pilar divisor entre a área da saúde e essas indústrias, assim como apontado na Figura 1.9.

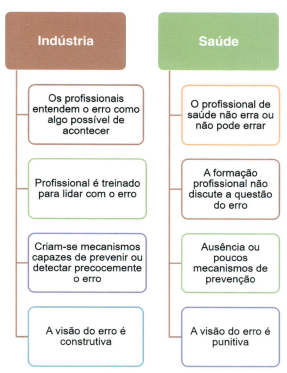

**FIGURA 1.9** Comparação entre a abordagem do erro na indústria e na área da saúde. *Fonte: Pedreira MLG. Erro humano no sistema de saúde. In: Pedreira MLG, Harada MJCS. Enfermagem dia a dia: segurança do paciente. São Caetano do Sul, SP: Yendis Editora, 2009: 3-20.*

## 4. ESTRATÉGIAS PARA A SEGURANÇA DO PACIENTE

A segurança do paciente é fundamental para o cuidado à saúde e um imperativo ético e moral no cuidado para com os outros, sendo que as ações de enfermagem que visem à segurança do paciente devem ser estimuladas e valorizadas em qualquer cenário de atuação profissional. O profissional de enfermagem tem o dever e a responsabilidade de notificar a ocorrência de erros, eventos adversos e situações que coloquem em risco a segurança do paciente, de colaboradores e do ambiente hospitalar.

Em termos de representatividade, a equipe de enfermagem corresponde à maior equipe de profissionais no atendimento de saúde em todos os locais, em especial nos hospitais. São estes os profissionais que têm maior contato com os pacientes, o que permite que a equipe de enfermagem os conheça e saiba suas condições a qualquer momento. A qualidade do cuidado, do tratamento e dos serviços que os enfermeiros proporcionam afeta consideravelmente a recuperação do paciente.

O mais recente relatório do IOM encontrou evidências incontestáveis de que à medida que aumenta o nível de profissionais da enfermagem, melhora proporcionalmente a qualidade do atendimento ao paciente. O relatório cita, por exemplo, um estudo em dois hospitais revelando que os enfermeiros interceptavam 86% dos erros de medicação antes que atingissem o paciente.

Os cuidados de enfermagem devem ser focados e centrados no paciente, conforme estabelecido no Código de Ética dos Enfermeiros, que defende o cuidado à saúde livre de riscos e de danos que possam ser prevenidos, e acessível a toda a população.

Nesse sentido, algumas estratégias podem ser definidas com o objetivo de prevenir e reduzir danos aos pacientes, as quais incluem padrões de prática, avaliações do processo assistencial, visando às melhorias e à não culpabilização, implementação de protocolos multiprofissionais com avaliações sistêmicas, implementação de metas internacionais e nacionais de segurança, conforme publicação da Organização Mundial da Saúde (OMS), educação permanente dos profissionais, inserção do paciente na tomada de decisão acerca do cuidado planejado e monitoração dos indicadores.

Na assistência de enfermagem, destacam-se entre os principais eventos adversos as falhas nos seguintes processos:

- Administração de medicamentos;
- Transferência do paciente entre unidades/áreas;
- Identificação do paciente;

- Queda do paciente do leito ou da própria altura;
- Perda de cateteres, sondas e drenos;
- Desenvolvimento de lesões por pressão, falhas na realização de mudança de decúbito e/ou posicionamento inadequado do paciente;
- Manuseio incorreto dos equipamentos;
- Avaliação do paciente.

Algumas iniciativas nacionais e internacionais foram desenvolvidas com a finalidade de implementar barreiras de segurança nos processos assistenciais. No âmbito internacional, a OMS, em resposta à resolução da Assembleia Mundial da Saúde de 2002 (*World Health Assembly 2002*), criou, em 2003, uma Aliança Internacional para a Segurança do Paciente (*International Alliance for Patient Safety*), para a promoção da segurança do paciente. Em 2004 foi estabelecida a Aliança Mundial para a Segurança do Paciente (*World Alliance for Patient Safety*), com o propósito de coordenar ações de abrangência internacional e concentrar esforços para o enfrentamento do problema de segurança do paciente.

Uma iniciativa coordenada pelo Centro Colaborador, criada em 2005, numa parceria entre OMS, *The Joint Commission e Joint Commission International* – JCI – e implantada em 2006, foi a criação do projeto denominado "High 5s Project", que envolve o desenvolvimento e a implementação de protocolos operacionais padronizados (*Standardized Operating Protocols* – SOPs) para enfrentar os cinco principais problemas de segurança do paciente que são: manejo seguro dos concentrados eletrolíticos; medicação segura nos momentos de transição de cuidado; comunicação adequada na passagem de responsabilidade dos profissionais; realização do procedimento correto no local correto; e higienização das mãos.

Ademais, outras iniciativas foram adotadas, e desde 2006 foram estabelecidas as Metas Internacionais para a Segurança do Paciente (*International Patient Safety Goals*), dispostas na Figura 1.10.

Estas metas vêm sendo implementadas em todos os hospitais em processo de acreditação nacional e internacional. No Brasil, em 2013, a Fiocruz, o Ministério da Saúde (MS) e a Agência Nacional de Vigilância Sanitária (Anvisa) publicaram os protocolos básicos de segurança do paciente. Os seis protocolos — identificação do paciente; prevenção de lesão por pressão; segurança na prescrição, uso e administração de medicamentos; cirurgia segura; prática de higiene das mãos em serviços de saúde; e prevenção de quedas – fazem parte do Programa Nacional de Segurança do Paciente, cujo objetivo é prevenir e reduzir a incidência de eventos adversos nos serviços de saúde públicos e privados.

Os protocolos desenvolvidos visam orientar profissionais para a ampliação da segurança do paciente nos serviços de saúde. Além deles, o programa criou Núcleos de Segurança do Paciente nos serviços de saúde, tanto públicos como particulares, e prevê a notificação de eventos adversos associados à assistência do paciente, bem como a chamada pública do setor produtivo da saúde para apresentação de medidas de ampliação da segurança dos pacientes em serviços de saúde.

Outro esforço no que tange à segurança do paciente, foi o lançamento, em 2009, do Programa *IHI Open School*, do Institute for Healthcare Improvement (IHI), com o objetivo de contribuir para a formação e aquisição de competências

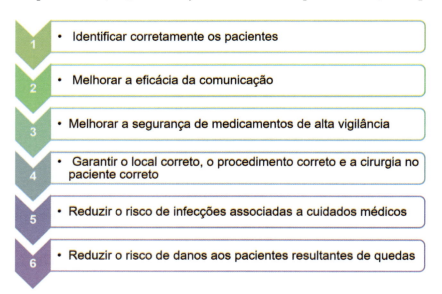

FIGURA 1.10 Metas internacionais de segurança do paciente. *Fonte: World Health Organization. Patient Safety Solutions Preamble – May 2007. Genebra; 2007. Disponível em: http://www.who.int/patientsafety/solutions/patientsafety/Preamble.pdf.*

dos profissionais de saúde, com vistas à melhoria da qualidade e da segurança do paciente. O foco desta organização independente e sem fins lucrativos é de que todos devem obter os melhores cuidados e saúde possíveis, para tornar a assistência à saúde continuamente mais segura, reduzindo o dano e a mortalidade evitável.

# 5. CONCLUSÃO

Diante do apresentado neste capítulo, pode-se compreender o impacto da segurança do paciente na qualidade da assistência. Portanto, a redução dos riscos e dos danos, assim como a incorporação de boas práticas, favorece a efetividade dos cuidados em saúde e o seu gerenciamento de modo seguro. Esta melhoria depende da necessária mudança de cultura dos profissionais para a segurança, do uso de indicadores de qualidade, da existência de um sistema de registros alinhado à política de segurança do paciente instituída nacional e internacionalmente.

Portanto, esforços contínuos devem ser priorizados na prática, desde a alta direção das instituições aos profissionais da assistência direta, com o intuito de promover estrutura física, humana e organizacional em qualidade e quantidade que garanta a promoção da segurança no hospital e a satisfação dos colaboradores, pacientes e familiares.

# 6. QUESTÕES PARA ESTUDO

1. No que consiste a segurança do paciente?
2. Como é possível aprender com os próprios erros?
3. Quais são as metas internacionais de segurança do paciente?
4. Quais os principais eventos adversos na assistência de enfermagem?

## Referências

Gomes AQF. Iniciativas para segurança do paciente difundidas pela Internet por organizações internacionais: estudo exploratório. Dissertação apresentada com vistas à obtenção do título de Mestre em Ciências na área de Saúde Pública, Rio de Janeiro, dezembro de 2008. Ministério da Saúde, Fiocruz – Fundação Oswaldo Cruz.

Joint Commission Resources: Special report. 2005 Joint Commission National Patient Safety Goals: Practical strategies and helpful solutions for meeting these goals. Joint Commission Perspectives on Patient Safety 2004; 4 (9): 1-16.

Kohn LT, Corrigan JM, Donaldson MS (Institute of Medicine). To err is human: building a safer health system. Washington, DC: National Academy Press, 2000.

Ministério da Saúde do Brasil – Fiocruz e Agência Nacional de Vigilância Sanitária. Documento de referência para o Programa Nacional de Segurança do Paciente – Brasília – DF, 2014.

Ministério da Saúde do Brasil – Fiocruz. Programa Nacional de Segurança do Paciente. Disponível em: http://portal.fiocruz.br/pt-br/content/programa-nacional-de-segurança-do-paciente-lança-normas-e-guias-para-atendimento-hospitalar.

Oliveira RM, Leitão IMTA, Silva LMS, Figueiredo SV, Sampaio RL, Gondim MM. Estratégias para promover segurança do paciente: da identificação dos riscos às práticas baseadas em evidências. Esc Anna Nery 2014;18(1):122-129.

Pedreira MLG. Enfermagem para segurança do paciente. In, Pedreira MLG, Harada, MJCS., (eds.). Enfermagem dia a dia: segurança do paciente. São Caetano do Sul, SP: Yendis Editora, 2009: 23-32.

Pedreira MLG. Errar é humano: Estratégias para a busca da segurança do paciente. In , Harada MJC.S., et, al., (eds.). O erro humano e a segurança do paciente. Editora Atheneu, 2006: 1-18.

Pedreira MLG. Erro humano no sistema de saúde. In, Pedreira MLG, Harada MJCS., (eds.). Enfermagem dia a dia: segurança do paciente. São Caetano do Sul, SP: Yendis Editora, 2009: 3-20.

Reason J. Human error: models and management. BMJ. 2000 Mar 18; 320(7.237): 768-770.

World Health Organization. Patient Safety Solutions Preamble – May 2007. Genebra; 2007. Disponível em: http://www.who.int/patientsafety/solutions/patientsafety/Preamble.pdf.

# SEÇÃO

# 2

# Sinais Vitais e Outras Avaliações

*Camila Takao Lopes*

## SUMÁRIO

| | | | | | |
|---|---|---|---|---|---|
| 2.1 | Pulso | 31 | 2.5 | Avaliação da Dor | 58 |
| 2.2 | Respiração | 38 | 2.6 | Oximetria de Pulso | 65 |
| 2.3 | Temperatura | 42 | 2.7 | Verificação de Glicemia Capilar | 69 |
| 2.4 | Pressão Arterial | 49 | | | |

# 2.1

## Pulso

*Agueda Maria Ruiz Zimmer Cavalcante, Evelise Helena Fadini Reis Brunori*

## 1. INTRODUÇÃO

O pulso, decorrente de alterações da pressão intravascular arterial, é uma medida indireta do débito cardíaco, e caracteriza-se por um fluxo periódico, reflexo da frequência dos batimentos cardíacos, mensurado em batimentos por minuto (bpm). É perceptível à palpação de artérias superficiais, sobre superfícies ósseas, como ossos ou cartilagens, e sobre o ápice cardíaco.

A cada ejeção do volume sistólico, as paredes da artéria aorta se distendem e o sangue é ejetado para o interior do sistema arterial, gerando alterações no fluxo, na pressão e na dimensão dos vasos.

A percepção da amplitude do pulso depende, além da magnitude de pressão intravascular, das dimensões da artéria sob avaliação e da pressão exercida pelos dedos do examinador. Quanto mais próxima a artéria a ser palpada estiver da bomba cardíaca, mais confiável será a característica deste pulso.

## 2. INDICAÇÕES

A avaliação dos pulsos contempla o pulso apical e os pulsos periféricos e deve ser realizada em todos os indivíduos sob cuidados de saúde.

A avaliação do pulso apical, ou *ictus cordis,* também chamado de choque de ponta, é representada pelo contato da porção anterior do ventrículo esquerdo na parede torácica durante a fase de contração do ciclo cardíaco. A palpação do pulso apical pode ser feita localizando-se o quarto ou quinto espaço intercostal, na linha hemiclavicular esquerda, a aproximadamente 6 a 8 cm da linha esternal (Figura 2.1).

Pode tornar-se não palpável ou invisível em algumas situações, como em indivíduos muito obesos ou musculosos, na presença de mamas volumosas ou, ainda, em indivíduos com enfisema pulmonar, cujo tórax tem o formato de um barril (tórax em tonel). Em situações patológicas, como na dilatação ou hipertrofia ventricular esquerda, o *ictus cordis* pode estar deslocado, localizando-se entre a linha hemiclavicular e a linha esternal média e no sexto ou sétimo espaço intercostal. Outra situação em que a localização do pulso apical varia se dá em gestantes, podendo ficar deslocado para cima e para a esquerda.

Os pulsos detectáveis para avaliação são: temporal, carotídeo, radial, braquial, femoral, poplíteo, tibial posterior e pedioso (Figuras 2.2 a 2.8).

Habitualmente, a artéria radial é a preferida nas avaliações de rotina de verificação de sinais vitais. Entretanto, avaliações criteriosas que forneçam informações mais detalhadas do sistema cardiovascular devem ser realizadas considerando os demais pulsos. A avaliação do pulso permite não somente identificar a frequência cardíaca, mas também características relevantes que poderão auxiliar o enfermeiro na tomada de decisão: ritmo, simetria, amplitude ou magnitude e contorno da onda de pulso (Quadro 2.1). Em condições de normalidade, as características do pulso serão: regular, simétrico e cheio. Além das características apresentadas, é possível utilizar uma escala de variação da amplitude do pulso, em que:

0 → ausência de pulso palpável
1+ → difícil de palpar, fraco, filiforme
2+ → normal
3+ → aumentado
4+ → muito aumentado

> A avaliação dos pulsos contempla o pulso apical e os pulsos periféricos e deve ser realizada em todos os indivíduos sob cuidados de saúde.

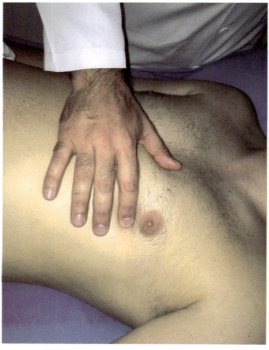

**FIGURA 2.1** Pulso apical. Localização: quarto ou quinto espaço intercostal esquerdo na linha hemiclavicular, aproximadamente 6 a 8 cm da linha médio-esternal.

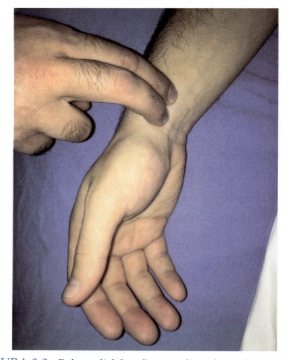

**FIGURA 2.2** Pulso radial. Localização: altura do punho ao lado do tendão flexor do punho, próximo ao primeiro quirodáctilo.

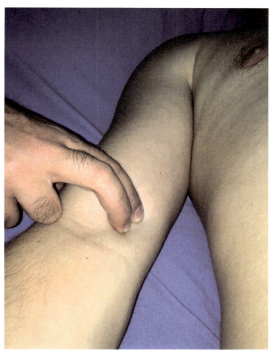

FIGURA 2.3 Pulso braquial. Localização: fossa antecubital, entre os músculos bíceps e tríceps.

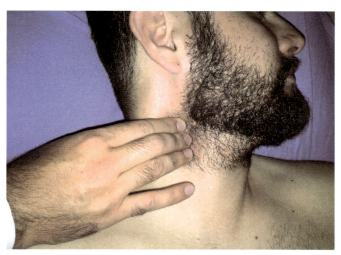

FIGURA 2.4 Pulso carotídeo. Localização: abaixo da mandíbula, entre a traqueia e o músculo esternocleidomastóideo.

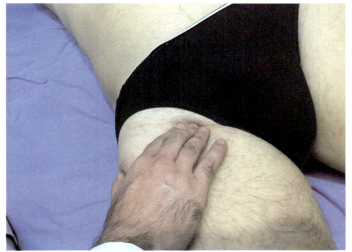

FIGURA 2.5 Pulso femoral. Localização: região inguinal, entre a sínfise púbica e a crista ilíaca anterossuperior.

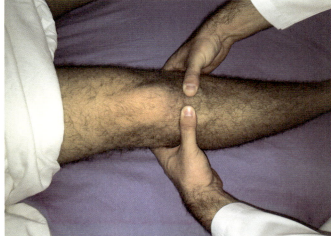

FIGURA 2.6 Pulso poplíteo. Localização: comprima profundamente a fossa poplítea com o joelho levemente flexionado.

## 3. CONTRAINDICAÇÕES

É importante, numa avaliação completa, que haja comparação entre as caraterísticas dos pulsos de ambos os lados. Entretanto, na avaliação do pulso carotídeo, a avaliação simultânea não deve ser realizada pelo risco de isquemia cerebral em indivíduos com aterosclerose. Precauções são igualmente necessárias durante a avaliação, pelo risco do estímulo do seio carotídeo, que pode induzir arritmias cardíacas.

> Na avaliação do pulso carotídeo, a avaliação simultânea não deve ser realizada pelo risco de isquemia cerebral em indivíduos com aterosclerose.

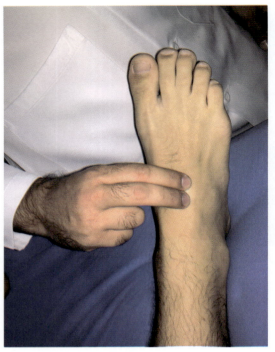

**FIGURA 2.7** Pulso pedioso. Localização: lateral ao tendão extensor do hálux, no dorso do pé.

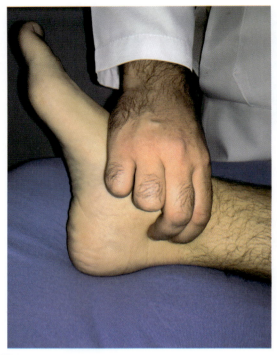

**FIGURA 2.8** Pulso tibial posterior. Localização: abaixo do maléolo medial do tornozelo.

## 4. MATERIAL

- Caneta e formulário de registro ou bloco de anotação
- Relógio de pulso ou cronômetro digital
- Estetoscópio
- Bola de algodão
- Álcool a 70%

## 5. DESCRIÇÃO DA TÉCNICA (QUADRO 2.2)

- Objetivo: Realizar avaliação de pulsos.
- Aplicação: Todos os indivíduos sob cuidados de saúde.
- Responsabilidade: Enfermeiros, técnicos de enfermagem, auxiliares de enfermagem.

## 6. EXEMPLO DE REGISTRO

1/7/2016 – 18 h. Admitido nesta unidade para tratamento de doença arterial oclusiva periférica (Daop), ansioso. Queixa-se de dor (7/10) nos membros inferiores, sem distinguir a intensidade entre eles. Refere dor também durante as caminhadas, relatando a necessidade de parar após caminhar poucos metros. Temperatura: 38,5 °C, pulso 106 bpm, regular, frequência respiratória: 24 irpm, pressão arterial: 130 × 70 mmHg. À avaliação dos pulsos: femoral direito 2 + /4+ e esquerdo 1 + /4 + , ritmo regular. Poplíteo direito 1 + /4+ e esquerdo ausente, ritmo regular. Tibial posterior e pedioso dos membros inferiores esquerdo e direito ausentes. *Nome do enfermeiro, número do Coren e assinatura.*

## 6. EXEMPLO DE REGISTRO

**QUADRO 2.1** Avaliação do Pulso e Algumas Condições Clínicas Relacionadas

| Característica | Avaliação | Condição clínica relacionada |
|---|---|---|
| **Frequência** | >100 batimentos por minuto (bpm) (taquisfigmia) | Exemplos: febre, anemia, hipertireoidismo, alimentos estimulantes (cafeína, anfetaminas), medicamentos (p. ex., beta-agonistas) |
| | <60 bpm (bradisfigmia) | Exemplos: hipotireoidismo, medicamentos (p. ex., betabloqueadores) |
| **Ritmo** | Regular | Normal |
| | Irregular | Exemplo: doença cardíaca |
| **Simetria** | Simétrico | Normal |
| | Assimétrico | Exemplos: aneurisma arterial, obstrução arterial, estenose arterial |
| **Amplitude** | Aumentado, amplo ou *magnus* | Exemplo: aneurisma arterial |
| | Cheio | Normal |
| | Diminuído, filiforme ou *parvus* | Exemplos: obstrução arterial, estenose arterial, lesões vasculares |
| | Ausente | Exemplo: obstrução total da artéria |
| **Onda** | Célere ou martelo d'água | Ascensão rápida e queda brusca. Exemplos: insuficiência aórtica, anemia, beribéri |
| | Anacrótico | Uma pequena onda observada no ramo ascendente da onda pulsátil. Exemplo: estenose aórtica |
| | Dicrótico | Duas ondas em cada pulsação, sendo a primeira mais intensa. Exemplo: cardiomiopatia dilatada |
| | *Bisferiens* | Duas ondas em cada pulsação de intensidades semelhantes. Exemplos: cardiomiopatia hipertrófica e dupla lesão aórtica |
| | Alternante | A cada pulsação uma onda ampla é seguida de uma mais fraca. Exemplo: insuficiência ventricular esquerda |
| | Pulso bigeminado | Alternância entre um batimento normal e uma extrassístole, variando a amplitude do pulso. Exemplo: extrassístoles |
| | Pulso paradoxal | Diminuição da amplitude do pulso durante a inspiração. Eexemplos: pericardite constritiva e doença pulmonar obstrutiva crônica |

**QUADRO 2.2** Verificação de Pulsos

| Ação | Justificativa |
|---|---|
| ***PASSOS COMUNS PARA VERIFICAÇÃO DOS PULSOS APICAL E PERIFÉRICOS*** | |
| 1. Higienizar as mãos com água e sabão ou álcool-gel. | Reduzir a microbiota transitória e residente (precauções-padrão). |
| 2. Realizar desinfecção da bandeja e do estetoscópio com algodão embebido em álcool a 70%. | Prevenir infecção relacionada à assistência à saúde. |
| 3. Higienizar as mãos com água e sabão ou álcool-gel. | Reduzir a microbiota transitória e residente (precauções-padrão). |
| 4. Separar todo o material necessário. | Organizar o procedimento. |
| 5. Higienizar as mãos com água e sabão ou álcool-gel. | Reduzir a microbiota transitória e residente (precauções-padrão). |
| 6. Identificar o paciente: solicitar que informe o nome completo e a data de nascimento, enquanto o profissional faz a conferência da pulseira de identificação. A identificação deve ser feita por dois indicadores. | Garantir a realização do procedimento correto, no paciente correto. |
| 7. Orientar o paciente quanto ao procedimento. | Manter ética e transparência no cuidado; contribuir para adesão do paciente ao procedimento. |

# 2. SINAIS VITAIS E OUTRAS AVALIAÇÕES

**QUADRO 2.2** Verificação de Pulsos (*Cont.*)

| Ação | Justificativa |
|---|---|
| 8. Fechar a porta, puxar as cortinas ou posicionar biombo ao redor do leito. | Manter a privacidade do paciente. |
| 9. Higienizar as mãos com água e sabão ou álcool-gel. | Reduzir a microbiota transitória e residente (precauções-padrão). |
| 10. Posicionar o paciente em decúbito dorsal. | Melhorar o retorno venoso, a pressão intravascular e facilitar a avaliação do pulso apical. |

### *DEMAIS PASSOS: VERIFICAÇÃO DE PULSO APICAL*

| Ação | Justificativa |
|---|---|
| 1. Expor apenas o local a ser examinado e posicionar-se à direita do paciente. | Facilitar a avaliação e manter a privacidade do paciente. |
| 2. Palpar o quarto ou quinto espaço intercostal esquerdo (EICE) na linha hemiclavicular, aproximadamente 6 a 8 cm da linha médio-esternal (Figura 2.1). | A utilização dos pontos anatômicos facilita a localização do pulso apical em diferentes biotipos. |
| 3. Solicitar ao paciente que fique em decúbito lateral esquerdo em caso de dificuldade de identificação do pulso. | |
| 4. Palpar suavemente o pulso apical usando as superfícies palmares do segundo e terceiro quirodáctilos direitos. | Facilitar a identificação exata da localização do pulso apical. |
| 5. Observar os movimentos atentamente, avaliando as características do pulso apical (localização, diâmetro, amplitude e duração). | |
| 6. Aquecer o diafragma do estetoscópio na palma da mão e, em seguida, colocar sobre o pulso apical, auscultando os batimentos cardíacos e contando durante um minuto. | Evitar que o paciente se assuste com o contato do estetoscópio na pele. |

### *DEMAIS PASSOS: VERIFICAÇÃO DE PULSOS PERIFÉRICOS*

| Ação | Justificativa |
|---|---|
| 1. Expor primeiramente o pulso radial (Figura 2.2) do paciente, mantendo a mão direita (D) estendida com a palma da mão em supino e apoiada sobre o leito. | Permitir a exposição total da artéria a ser palpada, facilitando a avaliação do pulso. A artéria radial D facilitará a avalição, uma vez que estará localizada mais próxima ao avaliador. |
| 2. Palpar suavemente a artéria radial D com as polpas do segundo e terceiro quirodáctilos da mão esquerda (E). | Facilitar o posicionamento durante a avaliação e permitir que as áreas mais sensíveis dos dedos avaliem a pulsação arterial. |
| 3. Palpar suavemente a artéria radial E com as polpas do segundo e terceiro quirodáctilos da mão direita. | |
| 4. Sentir o ritmo claramente e só então verificar as pulsações periféricas. Se o pulso for irregular, a contagem da frequência deve ser feita durante 1 minuto completo. Se o pulso for regular, pode ser feita durante 15 segundos e multiplicar por 4. | Verificar com exatidão a frequência do pulso periférico e a simetria entre os pulsos dos dois braços. |
| 5. Palpar o pulso das demais artérias utilizando a mesma técnica (Figuras 2.3 a 2.8), exceto pelos pulsos carotídeos, que não devem ser palpados simultaneamente. | Realizar completa avaliação dos pulsos do sistema cardiovascular. |

### *FINALIZAÇÃO DA VERIFICAÇÃO DE PULSOS*

| Ação | Justificativa |
|---|---|
| 1. Informar os resultados ao paciente, se possível. | Estimular a participação do paciente no cuidado à sua saúde. |
| 2. Posicionar o paciente confortavelmente. | Garantir conforto. |
| 3. Recolher o material e retirar biombo/abrir cortinas ou a porta do quarto. | Garantir ambiente seguro e limpo. |
| 4. Higienizar as mãos com água e sabão ou álcool-gel. | Reduzir a microbiota transitória e residente (precauções-padrão). |
| 5. Registrar o procedimento e possíveis intercorrências. | Cumprir requisitos legais e éticos, garantir a continuidade do cuidado e efetiva comunicação na equipe. |

# 7. CONSIDERAÇÕES ESPECIAIS NO CICLO VITAL

Algumas características do pulso podem variar de acordo com a idade. A frequência cardíaca de um idoso, por exemplo, é bem diferente da de um recém-nascido. Jovens atletas também podem apresentar uma variação da frequência de pulso de até 20% abaixo dos parâmetros de normalidade. Estas devem ser reconhecidas como condições normais.

- Recém-nascidos: 120 a 170 bpm
- Lactentes: 120 a 160 bpm
- Primeira infância: 100 a 120 bpm
- Segunda infância: 100 a 115 bpm
- Adolescência: 80 a 100 bpm
- Adulto: 70 a 100 bpm
- Idoso: 60 a 80 bpm

Em idosos, a avaliação dos demais pulsos, além do pulso radial, na rotina de verificação dos sinais vitais, mostra-se ainda mais importante, em virtude das doenças que acometem o sistema vascular no processo de envelhecimento. Portanto, a avaliação bilateral dos pulsos periféricos pode auxiliar na investigação da perviedade dos vasos e possíveis obstruções. Considerações especiais devem ser feitas também em pacientes submetidos a cirurgias de grande porte, cujo tempo cirúrgico seja maior do que 5 horas. Nestas situações, é importante verificar a perviedade das artérias, avaliando a perfusão do mesmo lado e contralateral, buscando variações. Em crianças e idosos, o prejuízo circulatório deve ser rigorosamente avaliado. O primeiro em razão do pequeno diâmetro da artéria, e o segundo pela presença de doenças vasculares.

# 8. DIAGNÓSTICO DE ENFERMAGEM

- Volume de líquidos deficiente
- Perfusão tissular periférica ineficaz
- Risco de perfusão tissular periférica ineficaz

# 9. QUESTÕES PARA ESTUDO

F.S.O., 64 anos, admitida na UTI após laparotomia exploradora e ressecção de parte do intestino, com tempo cirúrgico de 8 horas e grande perda sanguínea.

**1)** Quais são as características possivelmente identificadas na avaliação do pulso desta paciente? Qual o pulso que oferecerá informações mais fidedignas?

R.P.A., 75 anos chega a unidade para uma avaliação. Tem história de insuficiência cardíaca chagásica, hipertensão arterial, diabetes melito e dislipidemia.

**2)** Ao exame do pulso apical, o que você esperaria encontrar?

## Referências

Bates B. Propedêutica médica. 8a ed. Rio de Janeiro: Guanabara Koogan; 2005.
Herdman TH, Kamitsuru S. Diagnósticos de enfermagem da NANDA-I: definições e classificação 2018-2020. 11. ed. Porto Alegre: Artmed; 2018.
Herdman TH, Kamitsuru S. Nanda International Nursing Diagnoses: Definitions & Classification. Oxford: Willey: Blackwell; 2015-2017.
Pazin-Filho A, Schmidt A, Maciel BC. Semiologia cardiovascular: Inspeção, palpação e percussão. Medicina, Ribeirão Preto 2004;37:227–39.
Penagos SP, Salazar LD, Vera FE. Control de signos vitales. Guias para manejo de urgencias. Bogotá, Colombia: Fundación Cardioinfantil 2005: 1.465-1.473.
Porto CC. Semiologia médica. 7 ed. Rio de Janeiro: Guanabara Koogan; 2013.
Taylor CR, Lilli C, LeMone P, Lynn P. Fundamentos de enfermagem. A arte e a ciência do cuidado de enfermagem. 7 ed. Porto Alegre: Artmed; 2014.
Vlachopoulos C, Oirourke M. Genesis of the normal and abnormal arterial pulse. Curr Probl Cardiol 2000;25:297–368.

# 2.2

## Respiração

*Emilia Aparecida Cicolo*

## 1. INTRODUÇÃO

A respiração é um mecanismo para a troca de oxigênio e dióxido de carbono entre a atmosfera e o sangue e entre o sangue e as células. Esse processo é controlado pelo centro respiratório no tronco cerebral e divide-se em duas etapas: inspiração e expiração.

A inspiração é um processo ativo em que ocorre a entrada de ar nos pulmões a partir da expansão da cavidade torácica e contração do diafragma. A expiração é um processo passivo em que há saída de ar dos pulmões por meio do relaxamento da cavidade torácica e do diafragma.

O padrão respiratório pode ser avaliado pela observação dos movimentos respiratórios, com a avaliação da profundidade de expansão ou contração torácica e diafragmática, e ainda pela análise da frequência respiratória, ou seja, o número de respirações por minuto (rpm). Em adultos, o valor de normalidade da frequência respiratória (eupneia) é de 12 a 20 rpm.

> Em adultos, o valor de normalidade da frequência respiratória (eupneia) é de 12 a 20 rpm.

Há diferentes termos para descrever as possíveis alterações no padrão respiratório, como apresentado no Quadro 2.3.

Existem ainda outras alterações no padrão respiratório, que podem ser decorrentes de determinadas condições clínicas.

Em casos como na insuficiência cardíaca grave ou na *overdose* por uso de drogas, pode ocorrer a respiração de Cheyne-Stokes, que se caracteriza por uma alternância entre períodos de apneia e hipoventilação.

Na cetoacidose diabética, situação em que ocorrem complicações decorrentes do diabetes melito, pode-se observar a respiração de Kussmaul, na qual ocorre um aumento na frequência e na profundidade da respiração.

Em casos de trauma cranioencefálico (TCE), pode-se notar a respiração de Biot, caracterizada por uma série de respirações normais seguidas por um período de apneia.

## 2. INDICAÇÕES

A mensuração da frequência respiratória deve ser realizada como rotina nas situações em que são avaliados os demais sinais vitais, como na admissão ao serviço de saúde; antes, durante e após terapias que afetem o valor das rpm, como nos procedimentos cirúrgicos e uso de drenos torácicos.

**QUADRO 2.3** Padrões Respiratórios Alterados

| Padrão respiratório | Definição |
| --- | --- |
| Hiperventilação | Aumento na frequência e profundidade respiratórias |
| Hipoventilação | Diminuição na frequência e profundidade respiratórias |
| Taquipneia | Frequência respiratória superior a 20 rpm |
| Bradipneia | Frequência respiratória inferior a 20 rpm |
| Apneia | Interrupção da respiração por alguns segundos |
| Dispneia | Falta de ar |

Na vigência de doenças pulmonares ou traumas torácicos ou em situações em que se observem sinais e sintomas de alterações respiratórias, como cianose de extremidades, dificuldade respiratória e ruídos respiratórios, também se faz necessária a avaliação respiratória.

## 3. CONTRAINDICAÇÕES

Não há.

## 4. MATERIAL

- Dispositivo eletrônico que mostre a contagem do tempo em segundos, como relógio de pulso ou digital ou cronômetro
- Bloco de anotações e caneta

## 5. DESCRIÇÃO DA TÉCNICA

- Objetivo: Realizar avaliação respiratória.
- Aplicação: Todos os indivíduos sob cuidados de saúde.
- Responsabilidade: Enfermeiros, técnicos de enfermagem, auxiliares de enfermagem.

| Ação | Justificativa |
| --- | --- |
| 1. Higienizar as mãos com água e sabão ou álcool-gel | Reduzir a microbiota transitória e residente (precauções-padrão). |
| 2. Realizar desinfecção do balcão/bandeja. | Garantir ambiente limpo. |
| 3. Higienizar as mãos com água e sabão ou álcool-gel | Reduzir a microbiota transitória e residente (precauções-padrão). |
| 4. Ler a prescrição médica ou de enfermagem do paciente de cima para baixo e da esquerda para a direita. | Garantir a realização do procedimento correto, no paciente correto. |
| 5. Separar todo o material necessário. | Organizar o procedimento. |
| 6. Higienizar as mãos com água e sabão ou álcool-gel | Reduzir a microbiota transitória e residente (precauções-padrão). |
| 7. Identificar o paciente: solicitar que informe o nome completo e a data de nascimento, enquanto o profissional faz a conferência da pulseira de identificação. A identificação deve ser feita por dois indicadores. | Garantir a realização do procedimento correto, no paciente correto. |
| 8. Orientar o paciente quanto ao procedimento. | Manter ética e transparência no cuidado; contribuir para adesão do paciente ao procedimento. |
| 9. Fechar a porta, puxar as cortinas ou posicionar biombo ao redor do leito. | Manter a privacidade do paciente. |
| 10. Higienizar as mãos com água e sabão ou álcool-gel. | Reduzir a microbiota transitória e residente (precauções-padrão). |
| 11. Iniciar a avaliação da respiração após a mensuração do pulso, sem que o paciente perceba que sua frequência respiratória está sendo contada. | A frequência ou a profundidade respiratória podem ser alteradas consciente ou involuntariamente pela percepção de que a respiração está sendo avaliada. |
| 12. Colocar o paciente em posição confortável e que permita a visualização torácica. | Manter o conforto do paciente e facilitar a avaliação respiratória. |
| 13. Observar um ciclo respiratório (inspiração e expiração). | Maior precisão na avaliação. |
| 14. Olhar para o relógio e iniciar a contagem do número de respirações durante 60 segundos. | A frequência respiratória refere-se ao número de respirações por minuto. Esse período de tempo é necessário para que se observem alterações e desconfortos respiratórios. |
| 15. Durante a avaliação, devem ser observados a profundidade e o ritmo das respirações. | As alterações podem indicar algumas doenças ou piora do quadro clínico. |
| 16. Informar os resultados ao paciente, se possível. | Estimular a participação do paciente no cuidado à sua saúde. |
| 17. Posicionar o paciente confortavelmente. | Garantir conforto. |

| Ação | Justificativa |
|---|---|
| 18. Recolher o material e retirar biombo/abrir cortinas ou a porta do quarto. | Garantir ambiente seguro e limpo. |
| 19. Higienizar as mãos com água e sabão ou álcool-gel. | Reduzir a microbiota transitória e residente (precauções-padrão). |
| 20. Registrar o procedimento e possíveis intercorrências. | Cumprir requisitos legais e éticos, garantir a continuidade do cuidado e efetiva comunicação na equipe. |

## 6. EXEMPLO DE REGISTRO

A frequência respiratória pode ser registrada de diferentes modos, conforme a instituição ou unidade de saúde.

Podem ser utilizados gráficos, por exemplo, como mostra a Figura 2.9. Esse modelo de registro permite a visualização dos sinais vitais nas últimas 24 horas a partir das linhas construídas no gráfico.

É importante ressaltar que, no registro e na avaliação respiratória, os dados sobre as condições de oxigenação do paciente devem ser considerados, como uso de oxigenoterapia, em ar ambiente ou em ventilação mecânica.

Um exemplo de registro como anotação de enfermagem é apresentado a seguir.

> 1/7/2016 – 18 h. Paciente encontra-se no leito, em uso de cânula nasal de oxigênio a 2 L/min. Verificada frequência respiratória = 15 rpm. *Função e nome do profissional, número do Coren e assinatura.*

## 7. CONSIDERAÇÕES ESPECIAIS NO CICLO VITAL

### Crianças

O desenvolvimento do sistema respiratório do bebê tem início no útero e se prolonga por toda a infância, mas o funcionamento ocorre apenas após o nascimento.

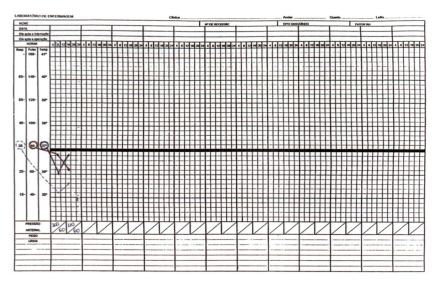

**FIGURA 2.9** Exemplo de registro dos sinais vitais.

Os valores de frequência respiratória normais das crianças sofrem alterações ao longo dos anos. Os padrões de normalidade são: recém-nascido – de 30-40 rpm; 1 ano de idade – de 20-40 rpm; 2 anos – de 25-32 rpm; 8 a 10 anos – de 20 a 26 rpm; 12 a 14 anos – de 18 a 22 rpm; e acima de 16 anos, de 12 a 20 rpm.

A imaturidade do sistema pulmonar infantil pode contribuir para um aumento na ocorrência de doenças respiratórias nas crianças.

## Gestantes

Na gestação, ocorrem mudanças na frequência respiratória, que se devem às alterações corporais, as quais aumentam o tamanho da circunferência torácica da mulher, e ao feto em crescimento, que aumenta a demanda por oxigênio.

## Idosos

Após os 50 anos de idade, há uma diminuição na força respiratória, bem como na elasticidade pulmonar, levando a um fechamento das vias aéreas e à ocorrência de dispneia aos esforços. Além disso, ocorre uma diminuição na habilidade para tossir, perda de reflexos protetores das vias aéreas e aumento das secreções, contribuindo para o desenvolvimento de infecções respiratórias. Essas alterações podem influenciar o padrão respiratório.

# 8. OBSERVAÇÕES

A resposta da enfermagem aos sinais vitais anormais é um dos mais importantes itens na segurança do paciente, favorecendo o reconhecimento precoce de pioras clínicas. A frequência respiratória é um importante sinal vital fortemente relacionado à mortalidade hospitalar, por isso nunca deve ser omitida durante a avaliação o paciente.

Como a mensuração do número de respirações por minuto é mais frequentemente manual, os resultados são propensos a erros. Contudo, diversos estudos avaliaram a mensuração da frequência respiratória por diferentes avaliadores e obtiveram como resultado uma boa concordância entre avaliadores. É importante que o paciente não perceba que sua respiração está sendo avaliada, pois ele poderá assumir um padrão respiratório alterado ao saber que está sendo observado.

> É importante que o paciente não perceba que sua respiração está sendo avaliada, pois ele poderá assumir um padrão respiratório alterado ao saber que está sendo observado.

# 9. DIAGNÓSTICOS DE ENFERMAGEM

- Desobstrução ineficaz de vias aéreas
- Padrão respiratório ineficaz

# 10. QUESTÕES PARA ESTUDO

**1)** O sr. João está internado na unidade de clínica médica com diagnóstico médico de infarto agudo do miocárdio (IAM). Durante a mensuração dos sinais vitais, um parâmetro desperta sua atenção; qual seria?
  **a)** Temperatura axilar: 36,5 °C
  **b)** Pulso radial regular: 80 bpm
  **c)** Frequência respiratória: 8 rpm
  **d)** Pressão arterial de braço esquerdo: $120 \times 80$ mmHg
**2)** Analise os itens a seguir e assinale a alternativa correta.

**I.** A taquipneia pode ser definida como um valor de frequência respiratória superior a 20 rpm.

**II.** O profissional deve informar ao paciente que está mensurando sua frequência respiratória.

**III.** O método mais recomendado para contagem da frequência respiratória consiste em observar os movimentos respiratórios por 15 segundos e multiplicar o valor por 4.

**IV.** A diminuição na frequência e na profundidade respiratória pode ser chamada de hipoventilação.

**a)** Os itens I, II, III e IV são verdadeiros

**b)** Os itens I, III e IV são verdadeiros

**c)** Os itens I, II e IV são verdadeiros

**d)** Os itens I e IV são verdadeiros

**e)** Todos os itens são falsos

**3)** Enumere as etapas de avaliação respiratória de acordo com a sequência correta de execução.

( ) Iniciar a avaliação da respiração após a ausculta torácica ou a mensuração do pulso.

( ) Manter o paciente em ambiente privativo.

( ) Higienizar as mãos.

( ) Comunicar as intercorrências.

( ) Colocar o paciente em posição confortável e que permita a visualização torácica.

( ) Observar um ciclo respiratório completo (inspiração e expiração).

( ) Higienizar as mãos e discutir os resultados com o paciente, quando possível.

( ) Iniciar a contagem do número de respirações e observar sua profundidade e ritmo durante 1 minuto.

( ) Anotar o procedimento em impresso específico.

## Referências

Barros ALBL, et al. Anamnese e exame físico: avaliação diagnóstica de enfermagem no adulto. Porto Alegre: Artmed; 2010.

Constanzo LS. Fisiologia. Rio de Janeiro: Elsevier; 2011.

Herdman TH, Kamitsuru S. Diagnósticos de enfermagem da NANDA-I: definições e classificação 2018-2020. 11. ed. Porto Alegre: Artmed, 2018.

Jarvis C. Exame físico e avaliação de saúde. Rio de Janeiro: Elsevier; 2012.

Nielsen LG, Folkestad L, Brodersen JB, Brabrand M. Inter-observer agreement in measuring respiratory rate. PLoS ONE [serial online] 2015;10(6). Disponível em: http://www.ncbi.nlm.nih.gov/pmc/articles/PMC4474608/pdf/pone.0129493.pdf. Acessado em 29 de junho de 2016.

Potter P, Perry AG. Fundamentos de enfermagem. Rio de Janeiro: Elsevier; 2013.

Watkins T, Whisman L, Booker P. Nursing assessment of continuous vital sign surveillance to improve patient safety on the medical/surgical unit. JClinNurs [serial online] 2015;25:278–81.

# 2.3

## Temperatura

*Emilia Aparecida Cicolo*

## 1. INTRODUÇÃO

A temperatura corporal pode ser definida pela diferença entre a quantidade de calor produzido pelo corpo e a quantidade perdida para o ambiente externo, podendo variar entre 36° e 38 °C, a depender do local de mensuração.

Diferentes mecanismos regulam o equilíbrio entre o calor produzido e o perdido e são denominados termorregulação. Se a temperatura corporal apresenta-se mais elevada, o hipotálamo anterior produz impulsos para estimular os mecanismos de perda de calor, como a vasodilatação. Em situações nas quais a temperatura é menor que o valor ideal, o hipotálamo posterior inicia mecanismos para conservar o calor, como a vasoconstrição.

As variações na temperatura podem ocorrer devido a diversos fatores, como a idade, o ciclo menstrual, e a prática de exercícios. Os mecanismos de regulação da temperatura são imaturos nas crianças e menos eficazes nos idosos. No período menstrual, ocorre um aumento na temperatura corporal devido à secreção de progesterona. Os exercícios físicos moderados ou intensos promovem um aumento no metabolismo, resultando na elevação da temperatura do corpo.

Um aumento na temperatura acima dos níveis normais é denominado hipertermia ou febre. O ponto de ajuste do hipotálamo é alterado devido aos pirógenos secretados por bactérias nos processos infecciosos ou de destruição tecidual. Ocorre um aumento na produção e na conservação do calor.

Na hipotermia, ocorre uma diminuição no valor de temperatura abaixo da normalidade, devido à diminuição na capacidade de produção de calor pelo organismo. Situações nas quais ocorre exposição prolongada ao frio podem acarretar redução na temperatura.

A temperatura corpórea pode ser medida em diferentes partes do corpo, como axilas, artéria temporal, membrana timpânica, cavidade oral e reto, a partir da temperatura da circulação sanguínea nesses locais, o que altera os limites de normalidade em cada um destes. Geralmente, a temperatura oral é 0,5 °C maior que a axilar e 0,5 °C menor que a retal.

> A temperatura corporal pode ser definida pela diferença entre a quantidade de calor produzido pelo corpo e a quantidade perdida para o ambiente externo, podendo variar entre 36° e 38 °C, a depender do local de mensuração.

## 2. INDICAÇÕES

A mensuração da temperatura corporal é indicada nas ocasiões de admissão no serviço de saúde, como rotina em unidades hospitalares (com finalidade de monitoramento), antes, durante e após terapias que afetem o valor da temperatura (hemotransfusão, hemodiálise, procedimentos cirúrgicos, hipotermia terapêutica) e em situações de alteração nas condições físicas do paciente (alteração no nível de consciência, tremores, sudorese).

## 3. CONTRAINDICAÇÕES

As contraindicações para mensuração da temperatura referem-se a situações que impeçam o uso do termômetro em determinado sítio ou alterem os valores de medição, como mostra o Quadro 2.4. Nesses casos, pode-se utilizar um termômetro que permita realizar a medida em outra parte do corpo.

## 4. MATERIAL

- Duas bolas de algodão
- Álcool a 70%
- Termômetro

QUADRO 2.4    Contraindicações para Aferição da Temperatura

| Locais | Contraindicação |
| --- | --- |
| Axilar | Lesões de pele ou fístulas arteriovenosas, bebês ou crianças pequenas (devido ao longo tempo necessário para aferição) |
| Artéria temporal | Umidade da pele |
| Membrana timpânica | Drenagem de exsudatos pelo pavilhão auditivo, ocorrência de otite média ou excesso de cerúmen |
| Oral | Situações que impeçam o fechamento da cavidade, como no uso de cânulas orotraqueais, indivíduos com alteração no nível de consciência; bebês ou crianças pequenas; cirurgias ou traumas orais. Ingestão prévia e imediata de alimentos e/ou líquidos quentes ou gelados |
| Retal | Presença de lesões ou inflamações no reto, na ocorrência de quadros diarreicos ou hemorrágicos |

44          2. SINAIS VITAIS E OUTRAS AVALIAÇÕES

- Para mensuração da temperatura oral: acrescentar um par de luvas de procedimento.
- Para mensuração da temperatura retal: acrescentar um par de luvas de procedimento, gel lubrificante e lenços descartáveis.

Há diversos tipos de termômetros para serem utilizados em diferentes áreas do corpo. O termômetro de vidro de mercúrio não tem seu uso recomendado, devido aos riscos de contaminação pelo mercúrio em casos de quebra do dispositivo. Por esse motivo, serão abordados apenas os termômetros eletrônicos.

Esses termômetros são mais rápidos, seguros, e permitem a aferição da temperatura oral, axilar, retal, de membrana timpânica e artéria temporal. Há diferentes modelos de termômetros eletrônicos, os quais serão apresentados ao longo da descrição da técnica de aferição da temperatura.

## 5. DESCRIÇÃO DA TÉCNICA

- Objetivo: Mensurar a temperatura corporal (Quadro 2.5).
- Aplicação: Admissão no serviço de saúde, como rotina em unidades hospitalares; antes, durante e após terapias que afetem o valor da temperatura e situações de alteração nas condições físicas do paciente.
- Responsabilidade: Enfermeiros, técnicos de enfermagem, auxiliares de enfermagem.

## 6. EXEMPLO DE REGISTRO

De acordo com a instituição ou unidade de saúde, os registros de aferição da temperatura podem ser realizados de diferentes modos. No capítulo anterior, a Figura 2.9 foi apresentada para ilustrar o registro dos sinais vitais, entre eles a temperatura.

Um outro modo de registro da temperatura, nas anotações de enfermagem, pode ser:

---

28/6/2016 – 8 h. Verificada temperatura axilar (= 38,5 °C) em membro superior esquerdo, conforme item 2 da prescrição de enfermagem. Comunicada a enfermeira Kátia sobre o valor aferido. *Função e nome do profissional, número do Coren e assinatura.*

---

QUADRO 2.5    Mensuração da Temperatura

| Ação | Justificativas |
|---|---|
| *AÇÕES COMUNS PARA MENSURAÇÃO DA TEMPERATURA AXILAR, REGIÃO FRONTAL E MEMBRANA TIMPÂNICA COM TERMÔMETRO ELETRÔNICO* | |
| 1. Higienizar as mãos com água e sabão ou álcool-gel. | Reduzir a microbiota transitória e residente (precauções-padrão). |
| 2. Realizar desinfecção do balcão/bandeja. | Garantir ambiente limpo. |
| 3. Higienizar as mãos com água e sabão ou álcool-gel. | Reduzir a microbiota transitória e residente (precauções-padrão). |
| 4. Ler a prescrição médica ou de enfermagem do paciente de cima para baixo e da esquerda para a direita. | Garantir a realização do procedimento correto, no paciente correto. |
| 5. Separar todo o material necessário e fazer a desinfecção do termômetro com álcool a 70% da haste para o bulbo ou espéculo. | Organizar o procedimento. |
| 6. Higienizar as mãos com água e sabão ou álcool-gel. | Reduzir a microbiota transitória e residente (precauções-padrão). |

## QUADRO 2.5 Mensuração da Temperatura (*Cont.*)

| Ação | Justificativas |
|---|---|
| 7. Identificar o paciente: solicitar que informe o nome completo e a data de nascimento, enquanto o profissional faz a conferência da pulseira de identificação. A identificação deve ser feita por dois indicadores. | Garantir a realização do procedimento correto, no paciente correto. |
| 8. Orientar o paciente quanto ao procedimento. | Manter ética e transparência no cuidado; contribuir para adesão do paciente ao procedimento. |
| 9. Fechar a porta, puxar as cortinas ou posicionar biombo ao redor do leito. | Manter a privacidade do paciente. |
| 10. Higienizar as mãos com água e sabão ou álcool-gel. | Reduzir a microbiota transitória e residente (precauções-padrão). |

### DEMAIS AÇÕES: TEMPERATURA AXILAR COM TERMÔMETRO ELETRÔNICO

| Ação | Justificativas |
|---|---|
| 1. Posicionar o paciente em decúbito dorsal ou sentado, expondo a região axilar. | Facilitar o acesso às axilas e o posicionamento correto do termômetro. |
| 2. Colocar o termômetro no centro da axila, abaixar o braço e deixá-lo apoiado sobre o tórax (Figura 2.10). | Permitir mensuração acurada da temperatura. |
| 3. Ligar o termômetro e aguardar leitura final no visor. | Permitir mensuração acurada da temperatura. |
| 4. Retirar o termômetro e desinfetá-lo com uma bola de algodão embebida em álcool a 70% do sentido da haste para o bulbo. | Prevenir a transmissão de microrganismos. |
| 5. Informar o resultado ao paciente. | Tornar o indivíduo participante dos cuidados à sua saúde. |
| 6. Posicionar o paciente confortavelmente. | Garantir conforto. |
| 7. Recolher o material e retirar biombo/abrir cortinas ou a porta do quarto. | Garantir ambiente seguro e limpo. |
| 8. Higienizar as mãos com água e sabão ou álcool-gel | Reduzir a microbiota transitória e residente (precauções-padrão). |
| 9. Registrar o procedimento e possíveis intercorrências. | Cumprir requisitos legais e éticos, garantir a continuidade do cuidado e efetiva comunicação na equipe. |

### DEMAIS AÇÕES: TEMPERATURA DE REGIÃO FRONTAL COM TERMÔMETRO ELETRÔNICO

| Ação | Justificativas |
|---|---|
| 1. Posicionar o paciente em decúbito dorsal ou sentado, expondo a região frontal. | Facilitar o acesso à região frontal e posicionamento correto do termômetro. |
| 2. Apontar o termômetro para a região frontal ou apoiá-lo nessa região ou, a uma distância de acordo com as instruções do fabricante, visualizar o rosto na área circular do termômetro (Figura 2.11). | Facilitar a mensuração correta da temperatura. |
| 3. Ligar o termômetro e realizar a leitura no visor. | Facilitar a mensuração correta da temperatura. |
| 4. Retirar o termômetro e desinfetá-lo com uma bola de algodão embebida em álcool a 70% do sentido da haste para o espéculo. | Prevenir a transmissão de microrganismos. |
| 5. Informar o resultado ao paciente. | Tornar o indivíduo participante dos cuidados à sua saúde. |
| 6. Posicionar o paciente confortavelmente. | Garantir conforto. |
| 7. Recolher o material e retirar biombo/abrir cortinas ou a porta do quarto. | Garantir ambiente seguro e limpo. |
| 8. Higienizar as mãos com água e sabão ou álcool-gel. | Reduzir a microbiota transitória e residente (precauções-padrão). |
| 9. Registrar o procedimento e possíveis intercorrências. | Cumprir requisitos legais e éticos, garantir a continuidade do cuidado e efetiva comunicação na equipe |

### DEMAIS AÇÕES: TEMPERATURA DE MEMBRANA TIMPÂNICA COM TERMÔMETRO ELETRÔNICO

| Ação | Justificativas |
|---|---|
| 1. Inserir o espéculo no canal auditivo e apertar o botão até ouvir um som indicativo de leitura realizada (Figura 2.11). | Facilitar a mensuração correta da temperatura. |

# 46

2. SINAIS VITAIS E OUTRAS AVALIAÇÕES

**QUADRO 2.5** Mensuração da Temperatura *(Cont.)*

| Ação | Justificativas |
|---|---|
| 2. Retirar o termômetro e desinfetá-lo com uma bola de algodão embebida em álcool a 70% do sentido da haste para o espéculo. | Prevenir a transmissão de microrganismos. |
| 3. Informar o resultado ao paciente. | Tornar o indivíduo participante dos cuidados à sua saúde. |
| 4. Posicionar o paciente confortavelmente. | Garantir conforto. |
| 5. Recolher o material e retirar biombo/abrir cortinas ou a porta do quarto. | Garantir ambiente seguro e limpo. |
| 6. Higienizar as mãos com água e sabão ou álcool-gel. | Reduzir a microbiota transitória e residente (precauções-padrão). |
| 7. Registrar o procedimento e possíveis intercorrências. | Cumprir requisitos legais e éticos, garantir a continuidade do cuidado e efetiva comunicação na equipe. |

### AÇÕES COMUNS PARA MENSURAÇÃO DA TEMPERATURA ORAL E RETAL COM TERMÔMETRO ELETRÔNICO

| Ação | Justificativas |
|---|---|
| 1. Higienizar as mãos com água e sabão ou álcool-gel. | Reduzir a microbiota transitória e residente (precauções-padrão). |
| 2. Realizar desinfecção do balcão/bandeja. | Garantir ambiente limpo. |
| 3. Higienizar as mãos com água e sabão ou álcool-gel. | Reduzir a microbiota transitória e residente (precauções-padrão). |
| 4. Ler a prescrição médica ou de enfermagem do paciente de cima para baixo e da esquerda para a direita. | Garantir a realização do procedimento correto, no paciente correto. |
| 5. Separar todo o material necessário e desinfetar o termômetro com álcool a 70% da haste para o bulbo. | Organizar o procedimento. |
| 6. Higienizar as mãos com água e sabão ou álcool-gel. | Reduzir a microbiota transitória e residente (precauções-padrão). |
| 7. Identificar o paciente: solicitar que informe o nome completo e a data de nascimento, enquanto o profissional faz a conferência da pulseira de identificação. A identificação deve ser feita por dois indicadores. | Garantir a realização do procedimento correto, no paciente correto. |
| 8. Orientar o paciente quanto ao procedimento. | Manter ética e transparência no cuidado; contribuir para adesão do paciente ao procedimento. |
| 9. Fechar a porta, puxar as cortinas ou posicionar biombo ao redor do leito. | Manter a privacidade do paciente. |
| 10. Higienizar as mãos com água e sabão ou álcool-gel | Reduzir a microbiota transitória e residente (precauções-padrão). |
| 11. Calçar luvas de procedimento. | Proteger-se de microrganismos (precauções-padrão) |

### DEMAIS AÇÕES: TEMPERATURA ORAL COM TERMÔMETRO ELETRÔNICO

| Ação | Justificativas |
|---|---|
| 1. Solicitar que o paciente abra a boca e colocar o termômetro na região sublingual posterior até o centro da mandíbula. | Essa localização permite a leitura da temperatura pelas veias superficiais da bolsa sublingual. |
| 2. Pedir ao paciente para fechar os lábios. | Manter o termômetro na posição correta. |
| 3. Ligar o termômetro e realizar a leitura no visor. | Facilitar a mensuração correta da temperatura. |
| 4. Retirar o termômetro e desinfetá-lo com algodão embebido em álcool a 70%. | Prevenir a transmissão de microrganismos. |
| 5. Informar o resultado ao paciente. | Tornar o indivíduo participante dos cuidados à sua saúde. |

**QUADRO 2.5** Mensuração da Temperatura *(Cont.)*

| Ação | Justificativas |
|------|----------------|
| 6. Posicionar o paciente confortavelmente. | Garantir conforto. |
| 7. Recolher o material e retirar biombo/abrir cortinas ou a porta do quarto. | Garantir ambiente seguro e limpo. |
| 8. Remover as luvas e desprezá-las no lixo infectante. | A remoção das luvas previne a contaminação cruzada. |
| 9. Higienizar as mãos com água e sabão ou álcool-gel | Reduzir a microbiota transitória e residente (precauções-padrão). |
| 10. Registrar o procedimento e possíveis intercorrências. | Cumprir requisitos legais e éticos, garantir a continuidade do cuidado e efetiva comunicação na equipe. |

### TEMPERATURA RETAL COM TERMÔMETRO ELETRÔNICO

| Ação | Justificativas |
|------|----------------|
| 1. Posicionar o paciente em decúbito lateral esquerdo com a perna direita flexionada e cobri-lo com lençol. | Expor a região anal para o posicionamento do termômetro e diminuir risco de lesão retal. |
| 2. Aplicar lubrificante na área terminal da sonda do termômetro (2,5 a 4 cm). | Diminuir o risco de ocorrência de traumas e desconfortos na mucosa retal. |
| 3. Afastar as nádegas para exposição do ânus e solicitar que o paciente respire lentamente. | Facilitar a visualização do ânus e a inserção do termômetro. |
| 4. Inserir a sonda no ânus por cerca de 2,5 a 3,5 cm. | Permitir a mensuração da temperatura pelas veias da parede retal. |
| 5. Ligar o termômetro e realizar a leitura no visor. | Facilitar a mensuração correta da temperatura. |
| 6. Retirar o termômetro e desinfetá-lo com algodão embebido em álcool a 70%. | Prevenir a transmissão de microrganismos. |
| 7. Informar os resultados ao paciente, se possível. | Estimular a participação do paciente no cuidado a sua saúde. |
| 8. Posicionar o paciente confortavelmente. | Garantir conforto. |
| 9. Recolher o material e retirar biombo/abrir cortinas ou a porta do quarto. | Garantir ambiente seguro e limpo. |
| 10. Remover as luvas e desprezá-las no lixo infectante. | A remoção das luvas previne a contaminação cruzada. |
| 11. Higienizar as mãos com água e sabão ou álcool-gel. | Reduzir a microbiota transitória e residente (precauções-padrão). |
| 12. Registrar o procedimento e possíveis intercorrências. | Cumprir requisitos legais e éticos, garantir a continuidade do cuidado e efetiva comunicação na equipe. |

## 7. CONSIDERAÇÕES ESPECIAIS NO CICLO VITAL

Durante o ciclo menstrual, ocorre a secreção de progesterona, o que aumenta a temperatura da mulher de 0,4 a 0,5 °C até a ocorrência da menstruação.

Devido a um menor controle dos mecanismos de calor, a temperatura corporal das crianças (até a lactância) e idosos sofrem maiores variações. E, nos últimos, a temperatura é geralmente menor.

## 8. OBSERVAÇÕES

Estudos mostram que a medida da temperatura oral pode não refletir a temperatura corporal devido à influência de alguns fatores, como a temperatura do ar e da respiração, ou a ingestão de líquidos, e pode ser imprecisa durante o descanso ou o exercício.

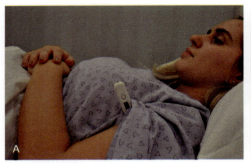 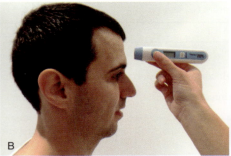 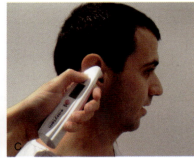

**FIGURA 2.10** **A a C,** Verificação da temperatura com termômetros eletrônicos. Da esquerda para direita, temperatura axilar, temperatura frontal e temperatura timpânica.

## 9. DIAGNÓSTICOS DE ENFERMAGEM

- Hipertermia
- Hipotermia
- Risco de hipotermia
- Risco de hipotermia perioperatória
- Termorregulação ineficaz
- Risco de termorregulação ineficaz

## 10. QUESTÕES PARA ESTUDO

1) Manuela está internada na unidade de clínica cirúrgica enquanto aguarda a realização de uma histerectomia total. O técnico de enfermagem mensura a temperatura axilar e obtém um valor de 32 °C. Qual diagnóstico de enfermagem você identifica nesta paciente?
2) A sra. Roberta está em observação no pronto-socorro do hospital em que você trabalha com a hipótese diagnóstica de dengue. Durante a avaliação de enfermagem, você analisa os sinais vitais das últimas 24 horas e um valor de temperatura se destaca em relação aos demais. Qual valor é esse?
   a) Temperatura oral: 37,4 °C
   b) Temperatura timpânica: 35,6 °C
   c) Temperatura axilar: 36,9 °C
   d) Temperatura timpânica: 38,7 °C
3) A sra. Milena está internada na unidade de terapia intensiva e irá receber hemotransfusão. Nesse setor são utilizados termômetros eletrônicos para a aferição da temperatura axilar. Descreva as etapas para a realização desse procedimento.
4. Quais as contraindicações para a mensuração da temperatura axilar, em artéria temporal, membrana timpânica, oral e retal?

## Referências

Barros ALBL, et al. Anamnese e exame físico: avaliação diagnóstica de enfermagem no adulto. Porto Alegre: Artmed; 2010.
Gonzalez MM, Timerman S, Oliveira RG, et al. I diretriz de ressuscitação cardiopulmonar e cuidados cardiovasculares de emergência da Sociedade Brasileira de Cardiologia: resumo executivo. Arq. Bras. Cardiol. [serial online]. February 2013;100(2):105–13. Disponível em: http://www.scielo.br/scielo.php?script=sci_arttext&pid=S0066-782X2013000200001&lng=en. Acessado em 11 de junho de 2016.
Herdman TH, Kamitsuru S. Diagnósticos de enfermagem da NANDA-I: definições e classificação 2018-2020. 11. ed. Porto Alegre: Artmed; 2018.
Jarvis C. Exame físico e avaliação de saúde. Rio de Janeiro: Elsevier; 2012.
Johnson M, et al. Ligações entre Nanda, NOC e NIC. Porto Alegre: Artmed; 2009.
Mazerolle SM, Ganio MS, Casa DJ, et al. Is oral temperature an accurate measurement of deep body temperature? A systematic review. Journal of Athletic Training [serial online] 2001;46(5):566–73. Disponível em: http://www.ncbi.nlm.nih.gov/pmc/articles/PMC3418963/ Acessado em 29 de junho de 2016.
Potter P, Perry AG. Fundamentos de Enfermagem. Rio de Janeiro: Elsevier; 2013.

# 2.4

## Pressão Arterial

*Amanda Gabriela Müller, Camila Takao Lopes, José Domingos Neto*

## 1. INTRODUÇÃO

Durante a sístole ventricular, a ejeção de sangue para a aorta gera um pulso de pressão que distende essa artéria. A onda da distensão é transmitida pelas demais artérias e gera uma pressão em suas paredes, a pressão arterial (PA). A PA é determinada pelo volume de sangue bombeado pelo coração por minuto (débito cardíaco) e pela resistência que as artérias oferecem quando o sangue passa por elas (resistência vascular sistêmica). É composta pela PA sistólica (PAS), exercida na parede das artérias durante a sístole ventricular, e pela PA diastólica (PAD), exercida na parede das artérias durante a diástole ventricular.

A aferição da PA tem um papel importante no diagnóstico e controle da hipertensão arterial e da hipotensão ortostática.

A hipertensão arterial pode ser diagnosticada usando uma das seguintes estratégias de medição: monitoração ambulatorial da pressão arterial (MAPA); monitoração residencial da pressão arterial (MRPA); medidas de pressão arterial baseadas em consultório.

A **MAPA** é determinada por meio de um dispositivo (usado pelo paciente) que mede a PA durante um período de 24 a 48 horas, geralmente a cada 15 a 20 minutos durante o dia e a cada 30 a 60 minutos durante o sono. Assim, as pressões sanguíneas médias diárias diurnas e noturnas são determinadas e registradas no dispositivo. Quando a MAPA é utilizada, a hipertensão é definida como uma média de 24 horas de PAS $\geq$ 130 ou PAD $\geq$ 80 mmHg.

Tendo em conta o custo e a disponibilidade limitada da MAPA, justifica-se a utilização da **MRPA** com dispositivos semiautomáticos baratos. Nesse sentido, evidências crescentes sugerem que pelo menos 12 a 14 medidas devem ser obtidas, com as medidas de manhã e de noite, durante um período de uma semana. Assim, quando a MRPA é utilizada, a hipertensão é definida como uma PAD $\geq$ 135 e/ou PAD $\geq$ 85 mmHg, idêntica à definição utilizada para MAPA.

A **aferição da pressão arterial casual**, ou em consultório, é a principal técnica para o diagnóstico e a manejo da hipertensão no mundo, principalmente devido à impossibilidade de utilização de MAPA ou/e MRPA para a maioria dos pacientes acompanhados em serviços de saúde. A classificação da PA de acordo com a aferição casual a partir de 18 anos de idade é apresentada no Quadro 2.6.

Quando a PAS e a PAD situam-se em classificações diferentes, a maior deve ser utilizada para classificação da PA. Para se obter uma adequada medida arterial casual, é importante levar em consideração os seguintes aspectos: momento e local da aferição, tipo de dispositivo de aferição, tamanho do manguito, posição do paciente, colocação do manguito, número de aferições e técnica de aferição.

A PA é variável ao longo do dia. A PA aferida no período diurno pode mudar de hora em hora e é afetada pela atividade mental e física, estresse e quando os medicamentos anti-hipertensivos foram tomados. Algumas **atividades do paciente interferem nos valores de PA** e devem ser evitadas nos 30 a 60 minutos que antecedem sua avaliação, como a ingestão de grande quantidade de alimentos, exercício físico extenuante, tabagismo e ingestão de cafeína. A plenitude vesical (estar com a bexiga cheia) também pode interferir no valor de PA.

Os **tipos de dispositivo** usados para a medição da PA são: o esfigmomanômetro de mercúrio, esfigmomanômetro aneroide (Figura 2.11A a C) ou esfignomanômetro automatizado ou semiautomatizado (Figura 2.12). Esses aparelhos precisam ser periodicamente calibrados a fim de evitar imprecisões nas aferições da PA.

**QUADRO 2.6** Classificação da Pressão Arterial de Acordo com a Aferição Casual a partir de 18 anos de Idade

| Classificação | PA sistólica (mmHg) | PA diastólica (mmHg) |
|---|---|---|
| Normal | $\leq$ 120 | $\leq$ 80 |
| Pré-hipertensão | 121-139 | 81-89 |
| Hipertensão estágio 1 | 140-159 | 90-99 |
| Hipertensão estágio 2 | 160-179 | 100-109 |
| Hipertensão estágio 3 | $\geq$ 180 | $\geq$ 110 |

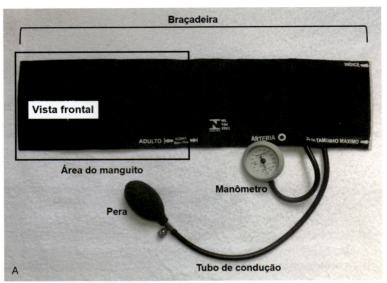
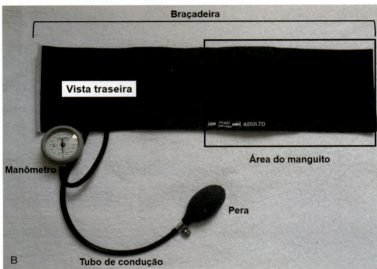
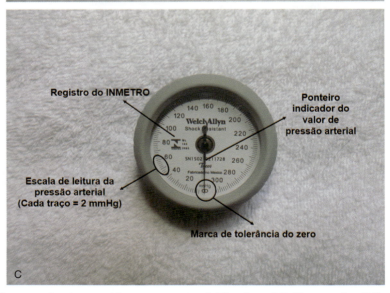

FIGURA 2.11  Esfigmomanômetro aneroide e componentes. **A**, Vista frontal. **B**, Vista traseira. **C**, Detalhes do manômetro.

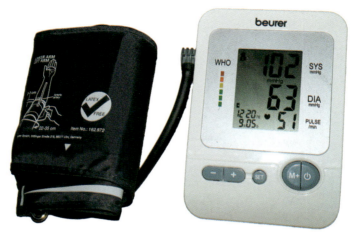

FIGURA 2.12   Da esquerda para direita: esfigmomanômetro automático e esfigmomanômetro semiautomático. (Imagens de domínio público. Disponíveis em:https://commons.wikimedia.org/wiki/File:Beurer_BM26_sphygmomanometer.jpg e https://commons.wikimedia.org/wiki/File:Nissei_DS-130.JPG. Licença Creative Commons Attribution-Share Alike 3.0 Unported, disponível em: https://creativecommons.org/licenses/by-sa/3.0/deed.en)

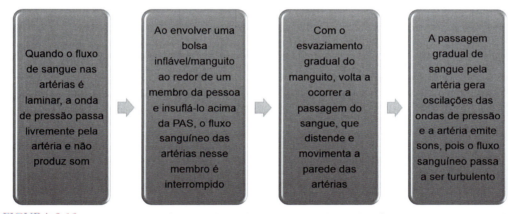

FIGURA 2.13   Princípios para aferição indireta da pressão arterial usando esfigmomanômetros aneroides.

Os princípios para aferição da PA com os esfigmomanômetros aneroides, são apresentados na Figura 2.13.

Os esfigmomanômetros automáticos insuflam e desinsuflam automaticamente e reconhecem a PAS e a PAD por meio das oscilações das ondas de pressão (Figura 2.12). Já os esfigmomanômetros aneroides são insuflados e desinsuflados pelo operador, o qual ausculta os sons produzidos pelo turbilhonamento do sangue com auxílio de um estetoscópio (Figura 2.14), denominados sons de Korotkoff (Quadro 2.7).

É importante que todos os esfigmomanômetros utilizados sejam aprovados pelo Instituto Nacional de Metrologia, Qualidade e Tecnologia (Inmetro). O **cumprimento do manguito** nos esfigmomanômetros deve corresponder a 80% da circunferência do braço e a **largura** deve corresponder a 40% da circunferência do braço (Quadro 2.8).

De acordo com a 7ª Diretriz Brasileira de Hipertensão Arterial, a PA deve ser verificada no braço. No estado de São Paulo, em 15 de janeiro de 2014, foi promulgada a Lei n° 15.313, que proibiu o uso, o armazenamento e o reparo de instrumentos contendo mercúrio, tais como esfigmomanômetros e termômetros. Os estabelecimentos hospitalares que ainda possuíam aparelhos com mercúrio em uso tiveram o prazo de 2 anos, contados da publicação da lei, para sua substituição.

Quanto à posição do paciente, colocação do manguito, número de aferições e técnica de aferição, aspectos importantes serão apresentados na seção 5 deste capítulo.

> Para se obter uma adequada medida arterial casual, é importante levar em consideração os seguintes aspectos: momento e local da aferição, tipo de dispositivo de aferição, tamanho do manguito, posição do paciente, colocação do manguito, número de aferições e técnica de aferição.

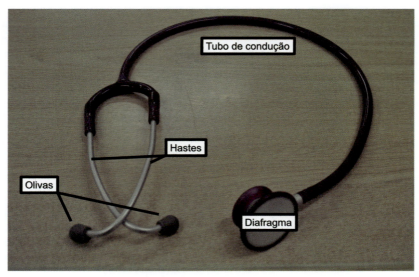

FIGURA 2.14  Estetoscópio.

QUADRO 2.7  Sons de Korotkoff e Eventos Arteriais Correspondentes

| Fase de Korotkoff | Evento arterial correspondente |
|---|---|
| A artéria não produz sons | Circulação da artéria bloqueada por um manguito insuflado. |
| **Primeira fase de Korotkoff:** corresponde à pressão arterial sistólica | Liberação lenta da artéria até a pressão do manguito igualar-se à PAS. A onda de pulso passa parcialmente sob o manguito. O fluxo de sangue turbulento produz **sons altos, firmes e repetitivos.** |
| **Segunda fase de Korotkoff** | Liberação mais rápida da artéria (deflação mais rápida do manguito). Maior abertura da artéria, com turbilhonamento do sangue e vibração da parede arterial. Aparecem **sons suaves, prolongados e soprosos**. |
| **Terceira fase de Korotkoff** | Liberação contínua da pressão do manguito. A artéria permanece aberta na sístole, mas fechada no final da diástole. Os **sons tornam-se novamente firmes e altos**. |
| **Quarta fase de Korotkoff** | A pressão no manguito se aproxima da PAD. Os **sons tornam-se abafados**. |
| **Quinta fase de Korotkoff** | A pressão do manguito se iguala à PA diastólica. O fluxo sanguíneo volta a ser laminar. **Todos os sons desaparecem.** |

QUADRO 2.8  Dimensões do Manguito de acordo com a Circunferência do Membro

| Circunferência do braço | Denominação | Largura × comprimento do manguito |
|---|---|---|
| 22 a 26 cm | Adulto pequeno | 10 × 24 cm |
| 27 a 34 cm | Adulto | 13 × 30 cm |
| 35 a 44 cm | Adulto grande | 16 × 38 cm |
| 45 a 52 cm | Coxa do adulto | 20 × 42 cm |

## 2. INDICAÇÕES

A aferição de PA deve ser realizada em todos os indivíduos sob cuidados de saúde.

# 3. CONTRAINDICAÇÕES

A PA não deve ser mensurada em membros com fístula arteriovenosa, amputações ou edema unilateral. Em pacientes que tenham sido submetidos a mastectomia com ressecção axilar linfonodal, a PA não deve ser mensurada no membro superior do mesmo lado.

# 4. MATERIAL

Para técnica auscultatória:

- Bolas de algodão
- Álcool a 70%
- Esfigmomanômetro aneroide (Figura 2.11)
- Estetoscópio (Figura 2.14)
- Fita métrica

Para técnica oscilométrica:

- Esfigmomanômetro automático

# 5. DESCRIÇÃO DA TÉCNICA (VER QUADRO 2.9)

- Objetivo: Aferir a pressão arterial (Quadro 2.9).
- Aplicação: Todos os indivíduos sob cuidados de saúde.
- Responsabilidade: Enfermeiros, técnicos de enfermagem, auxiliares de enfermagem.

QUADRO 2.9   Aferição da Pressão Arterial

| Ação | Justificativa |
|---|---|
| **PASSOS COMUNS PARA AFERIÇÃO DA PA PELOS MÉTODOS AUSCULTATÓRIO E OSCILOMÉTRICO** | |
| 1. Higienizar as mãos com água e sabão ou álcool-gel. | Reduzir a microbiota transitória e residente (precauções-padrão). |
| 2. Realizar desinfecção da bandeja. | Garantir ambiente limpo. |
| 3. Higienizar as mãos com água e sabão ou álcool-gel. | Reduzir a microbiota transitória e residente (precauções-padrão). |
| 4. Separar todo o material necessário e desinfetar o estetoscópio com algodão embebido em álcool a 70% | Organizar o procedimento. |
| 5. Confirmar que o ponteiro do manômetro do esfigmomanômetro aneroide esteja na marca de tolerância do zero, que os tubos de condução e pera não tenham furos, e que não haja vazamentos nas válvulas | Garantir medida acurada da PA. |
| 6. Higienizar as mãos com água e sabão ou álcool-gel. | Reduzir a microbiota transitória e residente (precauções-padrão). |
| 7. Identificar o paciente: solicitar que informe o nome completo e a data de nascimento. | Garantir a realização do procedimento correto, no paciente correto. |
| 8. Orientar o paciente quanto ao procedimento e deixá-lo em repouso de 3 a 5 minutos em ambiente calmo. | Manter ética e transparência no cuidado; contribuir para adesão do paciente ao procedimento. Obter medida acurada da pressão arterial; o ruído de fundo pode afetar o valor obtido da PA |
| 9. Fechar a porta, puxar as cortinas ou posicionar biombo ao redor do leito. | Manter a privacidade do paciente. |
| 10. Higienizar as mãos com água e sabão ou álcool-gel. | Reduzir a microbiota transitória e residente (precauções-padrão). |

## QUADRO 2.9 Aferição da Pressão Arterial (*Cont.*)

| Ação | Justificativa |
|---|---|
| 11. Orientar o paciente a não conversar durante a aferição. | Obter medida acurada da pressão arterial. A distensão da bexiga durante a aferição e a temperatura do ambiente podem afetar o valor obtido da PA. |
| 12. Certificar-se de que o paciente não está com a bexiga cheia, não praticou exercícios físicos há pelo menos 60 minutos, não ingeriu bebidas alcoólicas, café ou alimentos e não fumou nos 30 minutos anteriores. | |

### DEMAIS PASSOS: AFERIÇÃO DA PA PELO MÉTODO AUSCULTATÓRIO

| Ação | Justificativa |
|---|---|
| 13. Com o braço desnudo, fletido e mão na altura da cintura, medir a distância entre o acrômio e o olécrano e determinar o ponto médio. Estender o braço ao longo do corpo e medir a circunferência do braço no ponto determinado. A fita métrica não deve estar folgada nem apertada (Figura 2.15). | Selecionar um manguito de tamanho adequado e obter medida acurada de PA. Se for utilizado um manguito muito pequeno, por exemplo, no braço, a pressão gerada para inflar o manguito pode não ser completamente transmitida para a artéria braquial. Neste ajuste, a pressão no manguito pode ser consideravelmente maior que a pressão intra-arterial, o que pode levar à superestimação da pressão sistólica em até 10 a 50 mmHg em pacientes obesos. |
| 14. Selecionar o manguito de acordo com o Quadro 2.9. | |
| 15. Orientar o paciente a não conversar durante a aferição. | Obter medida acurada da pressão arterial. A fala pode afetar o valor obtido da PA. |
| 16. Posicionar o paciente: <br> • Preferencialmente deve estar sentado, com pernas descruzadas, pés apoiados no chão, dorso recostado na cadeira e relaxado; o braço deve estar na altura do coração, apoiado, com a palma da mão voltada para cima <br> • Se o paciente estiver deitado ou em pé, o braço deve estar ao nível do coração e o observador deve estar com olhos alinhados no mesmo nível do manômetro. | Propiciar medida acurada da PA. A PAD pode ser maior em 6 mmHg se a coluna não estiver apoiada e a PAS pode ser aumentada de 2 a 8 mmHg se as pernas estiverem cruzadas. Se o braço estiver direcionado para baixo, sem suporte, a pressão arterial medida poderá ser elevada de 10 a 12 mmHg devido à pressão hidrostática adicionada, que é induzida pela gravidade. |
| 17. Posicionar o braço desnudo do paciente com a palma da mão voltada para cima e o cotovelo ligeiramente fletido (Figura 2.16). A manga da camisa não deve ser enrolada, pois pode atuar como um torniquete. | Propiciar o posicionamento adequado do manguito e medida acurada da PA. |
| 18. Colocar o manguito 2 a 3 cm acima da fossa cubital sem deixar folgas. | |
| 19. Centralizar o meio da parte compressiva do manguito sobre a artéria braquial e fechar a válvula da pera do manguito. | |
| 20. Palpar o pulso radial enquanto insufla o manguito até seu desaparecimento. | Estimar a pressão sistólica por meio da palpação do pulso radial para evitar potenciais problemas com uma folga auscultatória, na qual os sons de Korotkoff desaparecem transitoriamente à medida que o manguito é deflacionado. |
| 21. Desinsuflar o manguito | |
| 22. Colocar o estetoscópio nos ouvidos com a curvatura voltada para frente. | Evitar lesionar o canal auditivo. |
| 23. Palpar a artéria braquial na fossa cubital e colocar o diafragma do estetoscópio sem compressão excessiva (Figura 2.17) | O uso de pressão excessiva pode aumentar a turbulência e atrasar o desaparecimento do som. |
| 24. Insuflar rapidamente até ultrapassar 20 a 30 mmHg o nível estimado da PAS palpada. | Evitar potenciais problemas com hiato auscultatório: valores falsamente mais baixos de PAS ou valores falsamente mais elevados de PAD (ver observação na seção 8 deste capítulo). |
| 25. Deflacionar lentamente o manguito (2 mmHg por segundo), abrindo a pera lentamente | |
| 26. Determinar a PAS pela ausculta do primeiro som (fase I de Korotkoff). | Obter medida acurada da PA. |
| 27. Aumentar ligeiramente a velocidade de deflação. | |
| 28. Determinar a PAD no desaparecimento dos sons (fase V de Korotkoff). | |
| 29. Auscultar cerca de 20 a 30 mmHg abaixo do último som para confirmar seu desaparecimento e depois proceder à deflação rápida e completa. | Evitar potenciais problemas com hiato auscultatório: valores falsamente mais baixos de PAS ou valores falsamente mais elevados de PAD (ver observação na seção 8 deste capítulo). |
| 30. Se os batimentos persistirem até o nível zero, determinar a PAD no abafamento dos sons (fase IV de Korotkoff) e anotar valores da PAS/PAD/zero | |

**QUADRO 2.9**  Aferição da Pressão Arterial (*Cont.*)

| Ação | Justificativa |
|---|---|
| **DEMAIS PASSOS: AFERIÇÃO DA PA PELO MÉTODO OSCILOMÉTRICO** | |
| 31. Posicionar o paciente: <br> • Preferencialmente deve estar sentado, com pernas descruzadas, pés apoiados no chão, dorso recostado na cadeira e relaxado; o braço deve estar na altura do coração, apoiado, com a palma da mão voltada para cima. | Propiciar medida acurada da PA. A PAD pode ser maior em 6 mmHg se a coluna não estiver apoiada e a PAS pode ser aumentada de 2 a 8 mmHg se as pernas estiverem cruzadas. |
| 32. Se o paciente estiver deitado ou em pé, o braço deve estar ao nível do coração e o observador deve estar com olhos alinhados no mesmo nível do manômetro. | Se o braço estiver direcionado para baixo, sem suporte, a pressão arterial medida poderá ser elevada de 10 a 12 mmHg devido à pressão hidrostática adicionada, que é induzida pela gravidade. |
| 33. Posicionar o esfigmomanômetro automático no braço ou punho do paciente, apertar o botão liga/desliga e aguardar valores de PA. | |
| **FINALIZAÇÃO DA AFERIÇÃO DA PA PELOS MÉTODOS AUSCULTATÓRIO OU OSCILOMÉTRICO** | |
| 1. Realizar pelo menos duas aferições, com intervalo em torno de 1 minuto. Aferições adicionais deverão ser realizadas se as duas primeiras forem muito diferentes. Caso julgue adequado, considerar a média das medidas. | Obter medida acurada da PA. |
| 2. Medir a pressão em ambos os braços na primeira consulta e usar o valor do braço no qual foi obtida a maior pressão como referência. | |
| 3. Informar o valor de PA obtido ao paciente. | Estimular a participação do paciente no cuidado a sua saúde. |
| 4. Posicionar o paciente confortavelmente. | Garantir conforto. |
| 5. Recolher o material e retirar biombo/abrir cortinas ou a porta do quarto. | Garantir ambiente seguro e limpo. |
| 6. Higienizar as mãos com água e sabão ou álcool-gel | Reduzir a microbiota transitória e residente (precauções-padrão). |
| 7. Registrar o procedimento e possíveis intercorrências. Anotar os valores exatos sem "arredondamentos" e o braço em que a PA foi medida. | Cumprir requisitos legais e éticos, garantir a continuidade do cuidado e efetiva comunicação na equipe. Evitar erros na classificação da PA do paciente. |

# 6. EXEMPLO DE REGISTRO

2/12/2016 – 18 h. Paciente encontra-se no leito e refere melhora da queixa de cefaleia. Verificada pressão arterial no membro superior esquerdo = 138 × 82 mmHg. *Função e nome do profissional, número do Coren e assinatura.*

# 7. CONSIDERAÇÕES ESPECIAIS NO CICLO VITAL

Conforme verificado no item 5 do capítulo, os sons de Korotkoff podem persistir até o nível zero, caso no qual a PAD é determinada na fase IV de Korotkoff. Isso pode ocorrer em crianças com menos de 13 anos, gestantes, pessoas com insuficiência aórtica ou com vasodilatação periférica.

Para alguns pacientes, as pressões sanguíneas em decúbito dorsal, em posição sentada e em pé são úteis para detectar a hipotensão ortostática. A PA deve ser aferida na posição de pé, após 3 minutos, nos diabéticos, idosos e em outras situações em que a hipotensão ortostática possa ser frequente ou suspeitada.

# 8. OBSERVAÇÕES

• A pressão arterial pode ser medida nos braços, nos antebraços e nas pernas. Há pacientes ocasionais nos quais a PA precisa ser medida nas pernas. O exemplo clássico é a suspeita de coarctação da aorta. Os princípios da

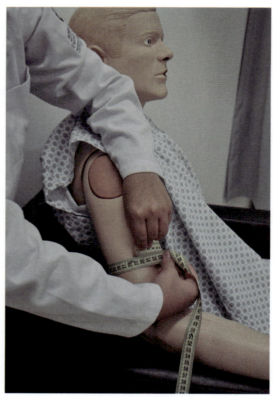

**FIGURA 2.15** Mensuração da circunferência braquial.

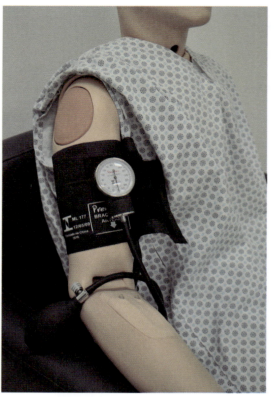

**FIGURA 2.16** Posicionamento do paciente e do esfigmomanômetro aneroide para aferição da pressão arterial.

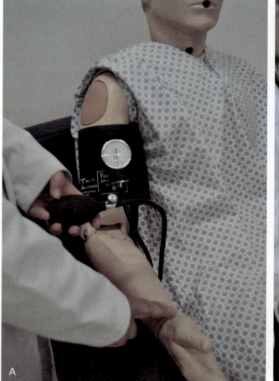

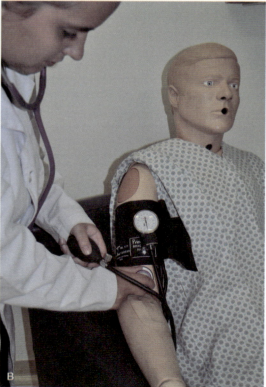

**FIGURA 2.17** **A,** Palpação da artéria braquial para posicionamento da braçadeira. **B,** Posicionamento do estetoscópio sobre a artéria radial para ausculta dos sons de Korotkoff.

medição da PA na perna são semelhantes aos descritos para o braço. Um manguito adequado para a coxa é essencial, e a artéria utilizada para ausculta é a poplítea. A pressão sistólica no membro inferior é geralmente de 10% a 20% maior do que na artéria braquial.

- Em alguns indivíduos, principalmente em idosos hipertensos, com aterosclerose ou estenose aórtica severa, pode ocorrer uma redução do fluxo sanguíneo para a região distal ao manguito durante a aferição. Assim, pode ocorrer o desaparecimento dos sons durante a deflação do manguito, geralmente entre o final da fase I e o início da fase II de Korotkoff. Este fenômeno, conhecido como hiato auscultatório, ou silêncio auscultatório, pode levar aos seguintes erros: valores falsamente mais baixos de PAS ou valores falsamente mais elevados de PAD. Por isso é importante a estimativa da PA por meio da palpação do pulso radial.

## 9. DIAGNÓSTICOS DE ENFERMAGEM

- Ansiedade
- Medo
- Dor aguda
- Volume de líquidos deficiente
- Risco de débito cardíaco diminuído
- Risco de quedas

## 10. QUESTÕES PARA ESTUDO

**1)** Quais aspectos devem ser levados em consideração para se obter uma adequada medida arterial casual?
**2)** Quais atividades do paciente interferem nos valores de PA?
**3)** Quais as contraindicações para a aferição de PA?
**4)** Descreva a sequência de passos adequada para se obter medida acurada de PA pelo método auscultatório.

### Referências

Beevers G, Lip GY, O'Brien E. ABC of hypertension. Blood pressure measurement. Part I-sphygmomanometry: factors common to all techniques. BMJ 2001;322:981.

Cerulli M. O método oscilométrico de medição da pressão arterial. Hipertensão 2000;3(3):110–5.

Herdman TH, Kamitsuru S. Diagnósticos de enfermagem da NANDA-I: definições e classificação 2018-2020. 11. ed. Porto Alegre: Artmed; 2018.

Hodgkinson J, Mant J, Martin U, et al. Relative effectiveness of clinic and home blood pressure monitoring compared with ambulatory blood pressure monitoring in diagnosis of hypertension: systematic review. BMJ 2011;342:d3621.

Landgraf J, Wishner SH, Kloner RA. Comparison of automated oscillometric versus auscultatory blood pressure measurement. Am J Cardiol. 2010;106:386.

Malachias MVB, Souza WKSB, Plavnik FL, Rodrigues CIS, Brandão AA, Neves MFT, et al. 7ª Diretriz Brasileira de Hipertensão. Arq Bras Cardiol 2016;107(3 Supl. 3):1–83.

Mancia G, Fagard R, Narkiewicz K, et al. 2013 Practice guidelines for the management of arterial hypertension of the European Society of Hypertension (ESH) and the European Society of Cardiology (ESC): ESH/ESC Task Force for the Management of Arterial Hypertension. J Hypertens 2013;31:925. 1.

Pierin AMG, Alavarce DC.Sociedade Brasileira de Hipertensão. Curso de Medida de Pressão Arterial. Disponível em: http://www.sbh.org.br/curso2015/. Acessado em 13 de março de 2017.,

Piper MA, Evans CV, Burda BU, et al. Diagnostic and predictive accuracy of blood pressure screening methods with consideration of rescreening intervals: A systematic review for the U.S. Preventive Services Task Force. Ann Intern Med 2015;162:192.

Pizzi O, Brandão AA, Magalhães MEC, Pozzan R, Brandão AP. Velocidade de onda de pulso – o método e suas implicações prognósticas na hipertensão arterial. Rev Bras Hipertens 2006;13(1):59.

Siu AL. U.S. Preventive Services Task Force. Screening for high blood pressure in adults: U. S. Preventive Services Task Force recommendation statement. Ann Intern Med 2015;163:778.

# 2.5

## Avaliação da Dor

*Talita Raquel dos Santos, Camila Takao Lopes*

## 1. INTRODUÇÃO

A dor é definida como "uma experiência angustiante associada a uma lesão tecidual real ou potencial com componentes sensoriais, emocionais, cognitivos e sociais". Pode ser categorizada em fisiológica (aguda, nociceptiva) e patológica (crônica).

A dor fisiológica é um sinal de alerta precoce que usualmente gera um reflexo de retirada e, portanto, promove sobrevivência ao proteger o organismo de demais lesões. Os sintomas e duração variam de acordo com o tecido lesionado e a extensão da lesão. Indivíduos com dor aguda têm maior propensão a manifestar respostas autonômicas, como taquicardia, sudorese, palidez etc.

A dor crônica, por sua vez, é uma expressão de funcionamento desadaptativo do sistema nervoso, definida como "dor que persiste além do tempo de cura normal e, portanto, não tem a função de alerta aguda de nocicepção fisiológica", "dor persistente ou recorrente por mais de 3 meses". Indivíduos com dor crônica têm menor propensão a manifestar respostas autonômicas.

Os estímulos nocivos são codificados por um processo neural denominado nocicepção, por meio da atividade nos neurônios sensoriais periféricos (nociceptores) e vias nociceptivas superiores. No entanto, a dor não é sinônimo de nocicepção: pode ser compreendida em três dimensões: cognitivo-avaliativa, sensorial-discriminativa, afetivo-motivacional:

A dimensão cognitivo-avaliativa se refere à situação global da experiência dolorosa vivenciada pelo indivíduo: avaliação da exposição, valores culturais, contexto da exposição e estado cognitivo.

A dimensão sensorial-discriminativa engloba as percepções do indivíduo quanto a características de intensidade, localização, qualidade e duração da dor.

A dimensão afetivo-motivacional trata de respostas emocionais antecipatórias e motivacionais de desagrado, cansaço, medo, fuga-defesa, retirada ou ataque: a dor não é somente uma reação ao dano tecidual, pois também pode ser desencadeada pela presença de risco de lesão (antecipação) mesmo na ausência de nocicepção, a depender das experiências subjetivas vivenciadas pelo indivíduo. Isso motiva o organismo a vários comportamentos, inclusive o de evitar determinadas ações, minimizando, assim, a probabilidade de danos.

A dor também pode ser tipificada em:

- Dor somática superficial: resulta do estímulo de nociceptores tegumentares, apresentando-se como sensação localizada de picada, pontada, laceração, queimação, decorrente de trauma, queimadura e processo inflamatório;
- Dor somática profunda: decorre da ativação nociceptiva muscular, fascial, tendínea, ligamentosa e articular. De localização imprecisa, descrita como dor surda, profunda;
- Dor visceral: secundária à ativação nociceptiva das vísceras, com características de dor somática profunda, que se acentua com a manipulação do órgão acometido;
- Dor irradiada/referida: sentida à distância do local da lesão, em estruturas inervadas pela mesma raiz nervosa.

Considerando as multidimensões da dor, sua intensidade não é o único aspecto a ser avaliado. Os profissionais devem reconhecer o direito do indivíduo à avaliação e ao tratamento adequado da dor. Assim, a despeito de ser um sintoma, a dor é considerada o quinto sinal vital, de modo a elevar a conscientização sobre a importância do seu tratamento.

Deve sempre ser avaliada e registrada ao mesmo tempo e no mesmo ambiente clínico em que são avaliados os sinais vitais. Recomenda-se:

- Estabelecer políticas e procedimentos que apoiem a prescrição e solicitação adequadas de medicamentos analgésicos efetivos;
- Incorporar o manejo da dor na mensuração de desempenho da organização e planejamento estratégico de aprimoramento;

- Avaliar quanto à presença ou risco de qualquer tipo de dor usando abordagem sistemática, incluindo entrevista, exame físico e instrumentos apropriados e validados;
- Explorar crenças, conhecimento e nível de compreensão quanto à dor e ao manejo do sintoma.
- Documentar as características ou histórico da dor: localização, intensidade, aspectos temporais (início súbito ou insidioso), duração (contínua, cíclica, intermitente), qualidade (queimação, pontada, pulsação, penetrante etc.), estratégias analgésicas utilizadas (medicamentosas e não medicamentosas), manifestações associadas (taquicardia, sudorese, hipertensão, constipação intestinal, hiperglicemia etc.), significado pessoal (quais limitações traz às atividades da vida diária: sono, funções físicas, habilidade de trabalhar, finanças, humor, vida familiar, vida social, vida sexual), fatores agravantes (que pioram a dor) e fatores de alívio (que melhoram a dor).

Diversos instrumentos para avaliação da dor são utilizados na prática profissional de enfermagem. Os instrumentos **unidimensionais** são designados para quantificar apenas a gravidade ou a intensidade da dor e têm sido usados para obter informações rápidas, não invasivas e válidas sobre a dor e a analgesia. Os instrumentos **multidimensionais** são empregados para avaliar e mensurar as diferentes dimensões da dor. As principais dimensões avaliadas são a sensorial, a afetiva e a avaliativa.

O enfoque deste capítulo será a avaliação de dor por meio de instrumentos disponíveis em língua portuguesa. O enfermeiro deve inserir a avaliação, prevenção e tratamento da dor em sua prática diária. Este profissional deve conhecer os métodos de avaliação mais adequados para a população sob seu cuidado, dominar técnicas para alívio da dor, conhecer as propriedades farmacológicas dos analgésicos utilizados e avaliar a efetividade das intervenções implementadas em tempo adequado.

---

Em relação à avaliação da dor, recomenda-se:

- Avaliar quanto à presença ou risco de qualquer tipo de dor usando abordagem sistemática e ferramentas apropriadas e validadas.
- Explorar as crenças, conhecimento e nível de compreensão quanto à dor e manejo do sintoma.
- Documentar as características da dor.

---

## 2. INDICAÇÕES

A avaliação da dor deve ser realizada em todos os indivíduos sob cuidados de saúde à admissão ou durante consultas com o profissional, após mudança do estado clínico e antes, durante e após procedimentos, incluindo indivíduos incapazes de autorrelatar a dor.

## 3. CONTRAINDICAÇÕES

Não há.

## 4. MATERIAL

As escalas mais adequadas para avaliação da dor dependem da população a ser avaliada, de sua capacidade de comunicação e da habilidade dos profissionais que a interpretam. A seguir, apresentam-se as escalas mais frequentemente utilizadas.

- *Escala Numérica:* Uma escala segmentada numérica de 11 pontos (de 0 a 10), podendo ser de 6 pontos (0 a 5), de 21 pontos (0 a 20) e de 101 pontos (0 a 100). O ponto 0 (zero) representa *sem dor* e o 10 (dez), a *pior dor imaginável*. Os demais números representam quantidades intermediárias de dor. Pode ser aplicada verbalmente ou ser preenchida pelo próprio paciente, ao qual se solicita que indique o valor numérico na escala segmentada que melhor represente a intensidade de sua dor (Figura 2.18).

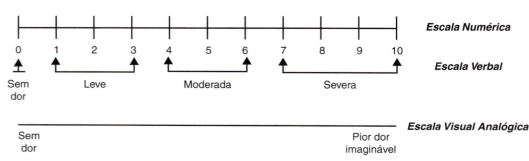
FIGURA 2.18 Escalas unidimensionais de dor.

- *Escala Verbal:* O paciente descreve a experiência dolorosa em uma escala categórica de quatro pontos usando frases que representam diferentes intensidades subjetivas de dor, como *sem dor, dor leve, dor moderada, dor severa* (ver Figura 2.18).
- *Escala Visual Analógica (EVA):* Uma escala unidimensional contínua em linha reta vertical ou horizontal, geralmente de 10 cm, representando o *continuum* da dor, ancorada por um descritor verbal para cada extremo do sintoma: *sem dor* e *pior dor imaginável*. Solicita-se que o indivíduo marque na linha o lugar que representa a intensidade da dor sentida no momento ou nas últimas 24 horas (ver Figura 2.18).

   A escala verbal deve ser usada como um instrumento grosseiro de triagem/avaliação inicial, enquanto uma avaliação mais acurada da intensidade da dor deve ser verificada pela escala numérica ou EVA.

- *Questionário de Dor McGill:* O instrumento multidimensional mais conhecido para avaliar a dor crônica em adultos. Contém um diagrama corporal para representação do local da dor e a caracterização de aspectos como periodicidade e duração do sintoma. Contém também quatro subescalas que avaliam os aspectos sensoriais, afetivos, avaliativos e de miscelânea da dor. As respostas compõem o Índice de Classificação da Dor e a escala de Intensidade Atual de Dor.

   Sua versão em português pode ser encontrada em: http://www.scielo.br/pdf/bdj/v17n4/v17n4a12.pdf. O profissional dá as seguintes instruções ao paciente: "Algumas palavras que eu vou ler descrevem a sua dor atual. Diga-me quais palavras melhor descrevem a sua dor. Não escolha aquelas que não se aplicam. Escolha somente uma palavra de cada grupo, a mais adequada para a descrição de sua dor."
   O Índice de Classificação da Dor contém 78 descritores de dor categorizados em 20 subclasses, cada uma contendo duas a seis palavras englobadas pelas quatro principais subescalas: sensorial (subclasses 1 a 10), afetiva (subclasses 11 a 15), avaliativa (subclasse 16) e miscelânea (subclasses 17 a 20). Também há uma escala de intensidade de dor com um item. O valor associado a cada descritor se baseia na ordem de sua posição no conjunto de palavras: a primeira palavra recebe valor 1, a próxima palavra recebe valor 2, e assim por diante.
   Após o preenchimento do instrumento, conta-se o número de palavras selecionadas para obter o escore de Número de Palavras Escolhidas (0 a 20). O Índice de Classificação da Dor varia de zero a 78, com base nos valores das palavras escolhidas. Os valores são somados dentro de cada subclasse e também como um todo. Assim, o Índice de Classificação da Dor é interpretado em termos de quantidade da dor, conforme evidenciado pelo número de palavras e seus valores, bem como a qualidade da dor, conforme evidenciado pelas palavras selecionadas.

A Escala de Intensidade Atual de Dor é uma medida da magnitude da dor vivenciada pelo indivíduo, uma combinação numérico-verbal que indica a intensidade da dor como um todo em seis níveis: (0) nenhum, (1) leve, (2), desconfortável, (3), estressante, (4) horrível e (5) torturante.

Para pacientes críticos ou com dificuldades de verbalização, a escala em língua portuguesa utilizada para avaliar a dor é a *Behavioral Pain Scale*, que é usada para avaliar a dor em pacientes sedados e inconscientes sob ventilação mecânica e é composta por três domínios comportamentais: expressão facial, movimentos de membros superiores e adaptação à ventilação mecânica. Cada domínio varia de 1-4 pontos, indicando desde ausência de dor (pontuação 1) até o máximo de dor (pontuação 4). Seu escore total varia de 3 (sem dor) a 12 pontos (máxima dor) (Figura 2.19).

| Item | Descrição | Escore |
|---|---|---|
| Expressão facial | Relaxada | 1 |
| | Parcialmente tensa (p. ex., abaixa a sobrancelha) | 2 |
| | Totalmente tensa (p. ex., fecha os olhos) | 3 |
| | Faz careta: presença de sulco perilabial, testa franzida e pálpebras ocluídas | 4 |
| Membros superiores | Sem movimento | 1 |
| | Com flexão parcial | 2 |
| | Com flexão total e flexão de dedos | 3 |
| | Com retração permanente: Totalmente contraído | 4 |
| Adaptação à ventilação mecânica | Tolera movimentos | 1 |
| | Tosse com movimentos | 2 |
| | Briga com o ventilador | 3 |
| | Incapaz de controlar a ventilação mecânica | 4 |
| Total | | |

**FIGURA 2.19** *Behavioral Pain Scale* – versão brasileira. *(Publicada na Revista Brasileira de Terapia Intensiva 2014;26(4):373-378. Reproduzida com permissão da Revista Brasileira de Terapia Intensiva.)*

## 5. DESCRIÇÃO DA TÉCNICA (QUADRO 2.10)

- Objetivo: Realizar a avaliação da dor.
- Aplicação: Todos os indivíduos sob cuidados de saúde.
- Responsabilidade: Enfermeiros, quando se tratar da aplicação de escalas multidimensionais; enfermeiros, técnicos ou auxiliares de enfermagem quando se tratar de escala numérica/verbal ou EVA.

## 6. EXEMPLO DE REGISTRO

17/2/2017, 14h15. Paciente no leito, agitado, apresentando fácies de dor, mão sobre o abdome, referindo dor 6 da escala numérica na ferida operatória epigástrica, em queimação, iniciada após o banho, há 15 minutos, com piora após se deitar. Abdome plano, flácido, timpânico, doloroso à palpação superficial apenas nas margens da ferida. Ferida operatória com bordas aproximadas, pontos íntegros, sem sinais flogísticos. Comunico à médica Simone Loureiro, auxilio o paciente a se sentar em poltrona e administro item 4 da prescrição médica por acesso venoso periférico do terço médio da face anterior do antebraço esquerdo. Solicito ao paciente comunicar-se com a equipe caso ocorra piora da dor. *Função e nome do profissional, número do Coren e assinatura.*

17/2/2017, 14h35. Relata melhora da dor em ferida operatória (nível 2 da escala numérica). *Função e nome do profissional, número do Coren e assinatura.*

17/2/2017, 14h55. Relata ausência da dor em ferida operatória (nível 0 da escala numérica). *Função e nome do profissional, número do Coren e assinatura.*

## 7. CONSIDERAÇÕES ESPECIAIS NO CICLO VITAL

Neonatos, lactentes e crianças que ainda não aprenderam a falar são incapazes de expressar a dor verbalmente, e de desenvolver o pensamento associativo, o que dificulta a avaliação desse sintoma. Duas escalas que podem ser utilizadas nesta população são descritas a seguir:

- A *Neonatal Infant Pain Scale* (Escala de Dor no Recém-Nascido, NIPS-Brasil) pode ser usada para avaliar cinco fatores comportamentais (expressão facial, choro, braços, pernas e estado de alerta) e um fator psicológico

**QUADRO 2.10** Avaliação e Manejo da Dor

| Atividade | Justificativa |
|---|---|
| 1. Higienizar as mãos com água e sabão ou álcool-gel. | Reduzir a microbiota transitória e residente (precauções-padrão). |
| 2. Separar todo o material necessário. | Organizar a avaliação. |
| 3. Higienizar as mãos com água e sabão ou álcool-gel. | Reduzir a microbiota transitória e residente (precauções-padrão). |
| 4. Identificar o paciente: solicitar que informe o nome completo e a data de nascimento, enquanto o profissional faz a conferência da pulseira de identificação, se possível. A identificação deve ser feita por dois indicadores. | Garantir a realização do procedimento correto, no paciente correto. |
| 5. Avaliar características da dor: histórico, exame físico, instrumento validado apropriado. | Coletar informações para raciocínio clínico de enfermagem. |
| 6. Propor ao paciente/familiar intervenção cabível às características da dor averiguadas (ver seção 9, Observações) e implementá-la de acordo com protocolo institucional baseado nas melhores evidências disponíveis. Caso haja procedimento que possa causar dor programado, por exemplo, banho no leito, administrar analgésico antes. | Manter ética e transparência no cuidado; contribuir para adesão do paciente ao tratamento e garantir sua efetividade. |
| 7. Observar o paciente quanto a efeitos colaterais de medicamentos, como depressão respiratória, diminuição do nível de consciência, náusea, êmese, constipação. | Auxiliar a equipe médica na decisão quanto à dose medicamentosa de equilíbrio entre efetividade terapêutica e efeitos colaterais. |
| 8. Higienizar as mãos com água e sabão ou álcool-gel. | Reduzir a microbiota transitória e residente (precauções-padrão). |
| 9. Registrar a avaliação da dor, intervenção adotada e possíveis intercorrências. | Cumprir requisitos legais e éticos, garantir a continuidade do cuidado e efetiva comunicação na equipe. |
| 10. Reavaliar, quando apropriado, quanto à eficácia da intervenção adotada e registrar. Reavaliar e propor outra estratégia caso a anterior não tenha sido efetiva (ver seção 9, Observações). | Garantir efetividade do tratamento proposto. |
| 11. Educar pacientes e familiares quanto ao manejo efetivo da dor. | Manter ética e transparência no cuidado; contribuir para adesão do paciente ao tratamento e garantir sua efetividade. |
| 12. Abordar as necessidades individuais de manejo de sintomas no planejamento de alta. | |

(padrão respiratório). Cada fator contém dois itens com escores de 0 ou 1 e uma breve definição operacional. Apenas o fator "choro" tem 3 itens e um escore de 0 a 2. O escore total da escala varia de 0 a 7, e escores maiores que 3 indicam dor (Figura 2.20).

- A *Escala de Faces Revisada* é validada para crianças a partir de 3 anos de idade e consiste em uma série de faces expressando níveis progressivos de angústia. Solicita-se ao paciente que escolha a face que representa a intensidade de sua dor (Figura 2.21).

Em idosos, a prevalência da dor crônica aumenta, em associação, frequentemente, à limitação funcional. Alterações cognitivas, sensorial-perceptivas e motoras, como demência e paraplegia, podem interferir na habilidade de comunicação desses indivíduos e, portanto, dificultam a avaliação da dor. Os idosos podem, então, expressá-la por meio de isolamento social, confusão, apatia, arqueamento das sobrancelhas, piscar rapidamente, cerrar os dentes e paralinguagem – gemidos, gritos. Assim, para diagnóstico preciso de dor, não se deve ficar restrito apenas ao autorrelato do paciente, e sim basear-se em exame físico minucioso e avaliação dos estados funcional, psíquico e social. Nesses indivíduos, a versão brasileira do Questionário de Dor Mcgill mostrou-se útil.

| |
|---|
| Expressão facial |
| 0 = Músculos relaxados – Face descansada, expressão neutra |
| 1 = Careta – Músculos faciais contraídos; testa, queixo e maxilar franzidos (expressões faciais – do nariz, da boca e da testa) |
| Choro |
| 0 = Sem choro – Tranquilo, não está chorando |
| 1 = Choro fraco – Gemido fraco, intermitente |
| 2 = Choro vigoroso – Choro alto, crescente, estridente, contínuo (Obs: Se o bebê estiver entubado, o choro silencioso é considerado quando evidenciado por movimentos óbvios da boca e da face) |
| Padrão respiratório |
| 0 = Relaxado – Padrão usual para este bebê |
| 1 = Alteração da respiração – Retrações, irregular, mais rápida do que o usual, engasgo, pausa respiratória |
| Braços |
| 0 = Relaxados/contidos – Sem rigidez muscular, movimentos ocasionais dos braços |
| 1 = Flexionados/estendidos – Braços tensos, esticados, rígidos e/ou rápida extensão e flexão |
| Pernas |
| 0 = Relaxadas/eontidas – Sem rigidez muscular, movimentos ocasionais das pernas |
| 1 = Flexionadas/estendidas – Pernas tensas, esticadas, rígidas e/ou rápida extensão e flexão |
| Estado de consciência |
| 0 = Dormindo/Acordado – Tranquilo, quieto, dormindo ou alerta e calmo |
| 1 = Agitado – Alerta, inquieto e se debatendo |
| A pontuação total varia de 0 a 7. Uma pontuação superior a 3 indica dor (dor: ≥4 pontos) |

**FIGURA 2.20** Escala de Dor no Recém-nascido (NIPS-Brasil). *(Publicada no Journal of Pain and Symptom Management 2015;50:394-401. Reproduzida com permissão do Journal of Pain and Symptom Management.)*

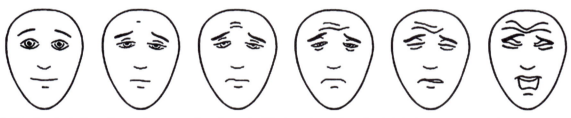

**FIGURA 2.21** Escala de Faces Revisada – versão brasileira. *(Publicada no Jornal de Pediatria (Rio de Janeiro) 2008;84(4):344-349. Reproduzida com permissão do Jornal de Pediatria [Rio de Janeiro].)*

## 8. DIAGNÓSTICOS DE ENFERMAGEM

- Dor aguda
- Dor crônica

## 9. OBSERVAÇÕES

A analgesia medicamentosa é o pilar do tratamento da dor, seja de maneira isolada ou em combinação com estratégias não medicamentosas, de acordo com a Organização Mundial da Saúde (OMS). Para que o tratamento com medicamentos analgésicos seja correto e efetivo, a OMS recomenda:

- Dar preferência para analgésicos orais, sempre que possível.
- Administrar analgésicos a intervalos regulares, de acordo com a eficácia do medicamento e a dose prescrita para o nível de dor do paciente, que deve ser ajustada até que o conforto seja atingido.
- Os analgésicos devem ser administrados de acordo com a intensidade de dor avaliada por uma escala, seguindo a escada analgésica: inicia-se com medicamento não opioide (por exemplo, dipirona, acetaminofeno, anti-inflamatórios não esteroidais), associado ou não a adjuvantes (por exemplo, antidepressivos tricíclicos); associa-se um opioide fraco (por exemplo, codeína, tramadol), caso a dor não seja controlada adequadamente; e associa-se opioide mais potente (por exemplo, morfina, fentanil) se o medicamento anterior tiver sido insuficiente para o tratamento da dor. Não se devem utilizar dois analgésicos da mesma categoria simultaneamente.

- A posologia deve ser adaptada para atingir o melhor equilíbrio entre o efeito analgésico e os efeitos colaterais para o indivíduo.
- Uma vez que a distribuição do medicamento ao longo do dia tenha sido estabelecida, é ideal que o paciente receba informações por escrito, para que ele e sua família tenham as informações necessárias sobre quando e como administrar os medicamentos.

Entre as estratégias não farmacológicas para alívio da dor, incluem-se aplicação de calor/frio, posicionamento, massagens, musicoterapia, meditação, higienização antes do sono, afrouxamento de vestimentas, distração (programas de televisão, jogos etc.), auxílio à eliminação vesical e intestinal, dentre outras.

# 10. QUESTÕES PARA ESTUDO

**1)** Qual a definição de dor?
**2)** Quais as classificações e dimensões da dor?
**3)** Quais aspectos da dor devem ser avaliados?
**4.)** Quais as principais escalas utilizadas em avaliações de dor?

## Referências

Andrade FA, Pereira LV, Sousa FAEF. Mensuração da dor no idoso: uma revisão. Rev. Latino Am. Enfermagem 2006;14(2):271–6.

Auvray M, Myin E, Spence C. The sensory-discriminative and affective-motivational aspects of pain. Neurosci Biobehav Rev 2010 Feb;34(2): 214–23.

Breivik H, Borchgrevink PC, Allen SM, Rosseland LA, Romundstad L, Hals EK, et al. Assessment of pain. Br J Anaesth 2008;101(1):17–24.

Bulechek GM, Butcher HK, Dochterman JM, Wagner CM. NIC Classificação das Intervenções de Enfermagem. 6 ed. Rio de Janeiro: Elsevier; 2016.

Brunner & Suddarth, Tratado de enfermagem médico-cirúrgico/ [editores]Suzanne C. Smeltzer..[et al.]; [revisão técnica Isabel Cristina Fonseca da Cruz, Ivone Evangelista Cabral; traduçãoFernando Diniz Mundim, José Eduardo de Figueiredo].-Rio de Janeiro: Guanabara Koogan; 2008.

Claro SF, Santos TLC. Tradução e adaptação transcultural de duas escalas para avaliação da dor em crianças e adolescentes. J. Pediatr. (RJ.) 2008;84(4):344–9.

Conselho Regional de Enfermagem. Parecer Coren-SP 024/2013 – CT PRCI n° 101.023 e Tickets n° 288.389, 289.295, 297.749 e 299.751. Ementa: Competência para aplicação e avaliação de escalas da dor. Disponível em: http://portal.coren-sp.gov.br/sites/default/files/parecer_coren_ sp_2013_24.pdf. Acessado em 9 de fevereiro de 2017.

Hawker GA, Mian S, Kendzerska T, French M. Measures of adult pain: Visual Analog Scale for Pain (VAS Pain), Numeric Rating Scale for Pain (NRS Pain), McGill Pain Questionnaire (MPQ), Short-Form McGill Pain Questionnaire (SF-MPQ), Chronic Pain Grade Scale (CPGS), Short Form-36 Bodily Pain Scale (SF-36 BPS), and Measure of Intermittent and Constant Osteoarthritis Pain (ICOAP). Arthritis Care Res (Hoboken) 2011;63(Suppl 11):S240–252.

Herdman TH, Kamitsuru S. Diagnósticos de enfermagem da NANDA-I: definições e classificação 2018-2020. 11. ed. Porto Alegre: Artmed; 2018.

International Association for the Study of Pain. Mecanismos del dolor agudo. 2010. Disponível em: https://s3.amazonaws.com/rdcms-iasp/ files/production/public/Content/ContentFolders/GlobalYearAgainstPain2/AcutePainFactSheets/3-Mechanisms_Spanish.pdf.

International Association for the Study of Pain. IASP Task Force for the Classification of Chronic Pain in ICD-11 Prepares New Criteria on Postsurgical and Posttraumatic Pain. 20160. Disponível em: https://www.iasp-pain.org/PublicationsNews/NewsDetail. aspx?ItemNumber=5134&navItemNumber=643.

Kawagoe CK. Instrumentos de avaliação da dor em pacientes críticos sedados, inconsciente ou com dificuldade de comunicação verbal: revisão sistemática [monografia]. Escola de Enfermagem da USP. São Paulo, 2016.

Marmo L, Fowler S. Pain assessment tool in the critically ill post-open heart surgery patient population. Pain Manag Nurs 2010 Sep;11(3): 134–40.

Morete MC, Mofatto SC, Pereira CA, Silva AP, Odierna MT. Tradução e adaptação cultural da versão portuguesa (Brasil) da escala de dor *Behavioural Pain Scale*. Rev Bras Ter Intensiva 2014;26(4):373–8.

Motta G, de C, Schardosim JM, Cunha ML. Neonatal Infant Pain Scale: Cross-cultural adaptation and validation in Brazil. J Pain Symptom Manage 2015;50(3):394–401.

Pimenta CAM, Teixeira MJ. Questionário de dor McGill: proposta de adaptação para a língua portuguesa. Rev. Esc. Enferm. USP 1996;30(3):473–83.

Registered Nurses' Association of Ontario (2013). Assessment and Management of Pain (3rd ed.). Toronto, ON: Registered Nurses' Association of Ontario.

Silva FC, Deliberato PCP. Análise das escalas de do: revisão de literatura. Rev Bras Ciências da Saúde 2009;VII(19):76–9.

Stein C. Pain. In: Cavaillon J-M, Singer M, editors. Inflammation: from molecular and cellular mechanisms to the clinic. Weinheim, Germany: Wiley-VCH Verlag GmbH & Co; 2018. p. 4.

Vargas-Schaffer G. Is the WHO analgesic ladder still valid? Twenty-four years of experience. Can Fam Physician 2010;56(6):514–7.

Varoli FK, Pedrazzi V. Adapted version of the Mcgill pain questionnaire to brazilian portuguese. Braz. Dent. J 2006;17(4):328–35.

Williams ACC, Craig KD. Updating the definition of pain. Pain 2016;157(2):420–2. 423.

# 2.6

## Oximetria de Pulso

*Graziele de Carvalho Lemos, Elucir Gir, Silmara Elaine Malaguti Toffano*

## 1. INTRODUÇÃO

A função respiratória se processa mediante três atividades distintas, mas coordenadas: a **ventilação**, por meio da qual o ar da atmosfera chega aos alvéolos; a **perfusão**, processo pelo qual o sangue venoso procedente do coração chega aos capilares; e a **difusão**, processo em que o oxigênio do ar contido nos alvéolos passa para o sangue, ao mesmo tempo que o gás carbônico contido no sangue passa para os alvéolos.

A necessidade de oxigenação é a primeira necessidade humana e fundamental para a manutenção da vida e, neste sentido, desequilíbrios oriundos de processos patológicos influenciam diretamente no funcionamento de outras necessidades.

Os fatores que afetam a oxigenação são: diminuição da capacidade de transporte de oxigênio, como alterações na hemoglobina (anemia); diminuição da concentração de oxigênio inspirado, como na obstrução das vias aéreas; oxigênio ambiental diminuído (altas altitudes); hipovolemia, como no choque ou desidratação intensa; distúrbios que afetam o movimento da parede torácica, como gestação, obesidade (volume pulmonar reduzido) e trauma; exercícios (aumentam a atividade metabólica e a demanda de oxigênio); tabagismo, doença pulmonar obstrutiva crônica e câncer de pulmão e alterações no funcionamento cardíaco.

A oximetria de pulso é um indicador de oxigenação não invasivo, utilizado em pacientes que necessitam de avaliação da saturação de oxigênio ($SpO_2$). Tem como objetivo detectar precocemente a hipoxemia por meio da avaliação contínua do nível de oxigênio carreado pelas hemoglobinas presentes no sangue arterial, o que auxilia na redução da morbidade e mortalidade dos pacientes. É extensamente aceito na área de saúde devido à simplicidade do método, facilidade de manuseio, uso contínuo e obtenção de informações precisas que podem conduzir a um tratamento mais rápido.

A $SpO_2$ é mensurada por meio de um aparelho denominado oxímetro de pulso, que emite luz em diferentes comprimentos de onda, por meio de sensor que contém dois diodos fotoemissores (LED): a luz vermelha (660 nm) e infravermelha (940 nm). Utiliza como princípio de funcionamento a espectrofotometria, segundo a qual o sangue saturado de oxigênio possui espectro de absorção diferente do sangue não saturado de oxigênio.

A quantidade de luz no espectro vermelho e infravermelho absorvida pelo sangue é utilizada para calcular a taxa de hemoglobina oxigenada em relação à hemoglobina total no sangue arterial. A oxi-hemoglobina, ou hemoglobina saturada, absorve preferencialmente a luz infravermelha, e a desoxi-hemoglobina, ou hemoglobina reduzida, absorve a luz vermelha. Sua apresentação é feita por meio de monitores com a porcentagem de $SpO_2$. São considerados valores normais de $SpO_2$ de 95% a 100%.

O sensor do oxímetro de pulso é colocado em regiões periféricas, sendo necessárias a avaliação do tamanho e preferência do paciente e a obtenção de sinal estável para a medida. Poderá ser posicionado nas extremidades digitais, lóbulos da orelha, punhos, tornozelos e, em caso de recém-nascidos, nos pés.

> A oximetria de pulso é um indicador de oxigenação não invasivo, utilizado em pacientes que necessitam de avaliação da saturação de oxigênio ($SpO_2$). Tem como objetivo detectar precocemente a hipoxemia.

## 2. INDICAÇÕES

O procedimento poderá ser realizado em pacientes de qualquer faixa etária em risco de hipoxemia, porém há dispositivos específicos para lactentes e pré-escolares. Dentre os fatores de risco para $SpO_2$ diminuída, destacam-se a recuperação de anestesia geral, dependência de ventilador mecânico e alterações na terapia suplementar de oxigênio. O procedimento é adotado rotineiramente em unidades de terapia intensiva, internação, urgência e emergência, atendimento pré-hospitalar e domiciliar.

A medida da $SpO_2$ deve ser avaliada em conjunto com o padrão respiratório (ver Capítulo 2.2).

## 3. CONTRAINDICAÇÃO

Integridade da pele alterada que impeça a conexão do dispositivo.

## 4. MATERIAL (FIGURA 2.22A e B)

- Algodão ou compressas de gazes
- Álcool a 70%
- Oxímetro de pulso – dispositivo portátil
- Removedor de esmalte – se necessário

## 5. DESCRIÇÃO DA TÉCNICA (QUADRO 2.11)

- Objetivo: Verificar a saturação de oxigênio por meio de oximetria de pulso.
- Aplicação: Todos os indivíduos em risco de hipoxemia.
- Responsabilidade: Enfermeiros, técnicos de enfermagem, auxiliares de enfermagem.

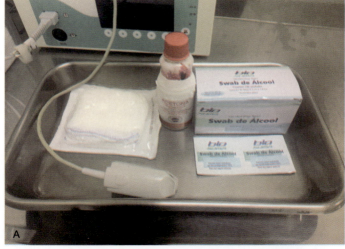
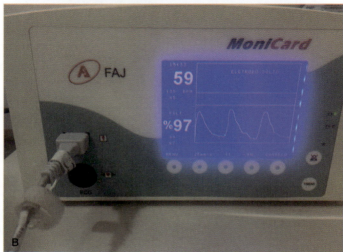

**FIGURA 2.22** **A e B,** Material necessário para verificação da oximetria de pulso.

## QUADRO 2.11 Técnica de Mensuração da Oximetria de Pulso

| Ação | Justificativa |
|---|---|
| 1. Higienizar as mãos com água e sabão ou álcool-gel. | Reduzir a microbiota transitória e residente (precauções-padrão). |
| 2. Realizar desinfecção do carrinho de procedimentos. | Garantir ambiente limpo. |
| 3. Higienizar as mãos com água e sabão ou álcool-gel. | Reduzir a microbiota transitória e residente (precauções-padrão). |
| 4. Ler a prescrição médica ou de enfermagem do paciente de cima para baixo e da esquerda para a direita. | Garantir a realização do procedimento correto, no paciente correto. |
| 5. Separar todo o material necessário e desinfetar o oxímetro com algodão ou compressa embebido em álcool a 70% em sentido único, usando a face limpa do algodão ou compressa. | Organizar o procedimento. |
| 6. Higienizar as mãos com água e sabão ou álcool-gel | Reduzir a microbiota transitória e residente (precauções-padrão). |
| 7. Identificar o paciente: solicitar que informe o nome completo e a data de nascimento, enquanto o profissional faz a conferência da pulseira de identificação. A identificação deve ser feita por dois indicadores. | Garantir a realização do procedimento correto, no paciente correto. |
| 8. Orientar o paciente quanto ao procedimento. | Manter ética e transparência no cuidado; contribuir para adesão do paciente ao procedimento. |
| 9. Fechar a porta, puxar as cortinas ou posicionar biombo ao redor do leito. | Manter a privacidade do paciente. |
| 10. Higienizar as mãos com água e sabão ou álcool-gel. | Reduzir a microbiota transitória e residente (precauções-padrão). |
| 11. Selecionar o local para conexão do dispositivo portátil. | A escolha dependerá do modelo adotado pela instituição. |
| 12. Remover esmaltes das unhas. | O esmalte poderá interferir na leitura. |
| 13. Ligar o dispositivo e posicionar no local selecionado, evitando pressão excessiva no local de inserção. | Evitar lesões. |
| 14. Observar a forma da onda no visor e um bipe audível enquanto aguarda a leitura da $SpO_2$. | Julgar adequação da medida apresentada. |
| 15. Retirar o oxímetro e desinfetá-lo com algodão ou compressa embebidos em álcool a 70% em sentido único, usando a face limpa do algodão ou compressa. | Prevenir a transmissão de microrganismos. |
| 16. Informar o resultado ao paciente. | Tornar o indivíduo participante dos cuidados à sua saúde. |
| 17. Higienizar as mãos com água e sabão ou álcool a 70%. | Reduzir a microbiota transitória e residente (precauções-padrão). |
| 18. Realizar a anotação de enfermagem e relatar reações e/ou queixas do paciente/cliente. | Garantir a continuidade do cuidado e efetiva comunicação na equipe. |
| 19. Avaliar a integridade da pele do paciente sob o sensor a cada 2 horas. | Evitar edema e lesões. |

**Observação:** A $SpO_2$ pode ser verificada de maneira contínua, por meio de oxímetro de pulso conectado a um monitor cardíaco.

# 6. EXEMPLO DE REGISTRO

1/7/2016 – 18h10. Paciente deitado, em decúbito dorsal, cabeceira elevada a 30 graus, com cânula nasal de oxigênio a 2 L/min em narina esquerda. Verificada oximetria de pulso = 99%. *Função e nome do profissional, número do Coren e assinatura.*

## 7. ALTERAÇÕES NO CICLO VITAL

Em prematuros, o risco de lesão e queimaduras é maior devido à imaturidade da pele, demandando maior atenção dos profissionais.

A pele dos idosos também deverá ser avaliada com maior frequência em função do risco de lesões.

## 8. OBSERVAÇÕES

Existem fatores que desencadeiam falhas na acurácia da oximetria de pulso. Nos casos em que a exatidão da leitura parecer incerta, avaliar as condições clínicas do paciente, como: estados de choque em que há má perfusão tecidual; anemias; convulsão; congestão venosa; alterações dos níveis de bilirrubina; movimentação do paciente; hipoxemia; choque hipovolêmico; ou baixo débito cardíaco.

Alguns fatores técnicos ou ambientais podem influenciar na leitura do equipamento, como a luz ambiente com lâmpadas cirúrgicas incidindo diretamente sobre o sensor; sensor não compatível com o aparelho; unhas esmaltadas e o tempo médio de uso dos sensores.

A seleção do dispositivo deverá ser realizada com o apoio de equipes estruturadas para a padronização de materiais, como engenharia clínica para obtenção de equipamentos com qualidade e recomendados segundo normas técnicas brasileiras. Seguir as recomendações do fabricante quanto à técnica e manutenção.

## 9. DIAGNÓSTICOS DE ENFERMAGEM

* Desobstrução ineficaz de vias aéreas
* Padrão respiratório ineficaz

## 10. QUESTÕES PARA ESTUDO

**1)** Como os dados da $SpO_2$ podem contribuir para planejar a assistência de enfermagem?
**2)** Além da mensuração da $SpO_2$, quais outros sinais e sintomas, associados à necessidade humana básica de oxigenação, que o enfermeiro deverá avaliar?
**3)** Descreva os fatores que podem influenciar na avaliação da oximetria de pulso.

## Referências

Alfaro-Lefevre R. Aplicação do processo em enfermagem.Fundamento para o raciocínio clínico. 8ª ed. Porto Alegre: Artes Médicas; 2014. 272 p.

American. Thoracic Society; Infectious Diseases Society of America. Guidelines for the management of adults with hospital-acquired, ventilator-associated, and healthcare-associated pneumonia. Am J Resp Crit Care Med 2005;171(10):388–416.

Aquino DR, Lunardi Filho WD. Construção da prescrição de enfermagem informatizada em uma UTI. Cogitare Enfermagem 2004;9(1):60–70.

Araujo G. Comparação entre as variações respiratórias da amplitude de onda pletismográfica da oximetria de pulso e do pulso arterial em pacientes com e sem uso de norepinefrina. Rev Bras Ter Int 2009;21(4):349–52.

Atkinson L, Murray ME. Fundamentos de enfermagem: introdução ao processo de enfermagem. Rio de Janeiro: Guanabara Koogan; 2008. 618 p.

Ceran C, et al. Management of pulse oximeter probe-induced finger injuries in children: reporto of two consecutive cases and review of the literature. J Pediat Surg 2012;47(11):27–9.

Conselho Federal De Enfermagem (Cofen). Guia de recomendações para registro de enfermagem no prontuário do paciente e outros documentos de enfermagem. Disponível em: http://www.cofen.gov.br/wp-content/uploads/2016/06/ANEXO-RESOLU%C3%87%C3%83O514-16.pdf. Acessado em 20 de junho de 2016.

Conselho Regional de Enfermagem de São Paulo (Coren/SP). Oximetria de pulso arterial. Disponível em: http://inter.coren-sp.gov.br/sites/default/files/oximetria%2022-12.pdf. Acessado em 15 de junho de 2016.

Chanes, DC; Kusahara DM. Sistematização da assistência de enfermagem: Ferramenta para a segurança do cliente. In: Pedreira MLG; Harada MJCS (orgs.). Enfermagem dia a dia: segurança do cliente. 1ª ed. São Paulo: Yendis Editora; 2009, 214 p.

Dalri MCB. Validação do diagnóstico: troca de gases prejudicados em adultos no atendimento de emergência. Ciência y Enfermeria 2008;14(1):63–72.

Dangelo J, Fattini CA. Anatomia humana sistêmica e segmentar. 3ª ed. São Paulo: Atheneu; 2011. 757 p.

Diccini S, et al. Avaliação das medidas de oximetria de pulso em indivíduos sadios com esmalte de unha. Acta Paulista de Enfermagem 2011;24(6):784–8.

Douglas CR. Tratado de fisiologia aplicada às ciências médicas. 6ª ed Rio de Janeiro: Guanabara Koogan; 2006. 1.404 p.

Galdeano LE, et al. Diagnósticos de enfermagem no perioperatório de cirurgia cardíaca. Revista de Escola de Enfermagem da USP 2006;40(1):26-33.

Galvão CM, Sawada NO, Rossi LA. A prática baseada em evidências: considerações teóricas para sua implementação na enfermagem perioperatória. Revista Latino Americana de Enfermagem 2002;10(5):690–5.

Guyton A, Hall JE. Tratado de fisiologia médica. 13ª ed Rio de Janeiro: Elsevier; 2016. 1.176 p.

Mendes TAB, Andreoli PBA, Cavalheiro LV, Talerman C, Laselva C. Adequação do uso de oxigênio por meio da oximetria de pulso: um processo importante de segurança do paciente. Einstein 2010;8(4):449–55.

Herdman TH, Kamitsuru S. Diagnósticos de enfermagem da NANDA-I: definições e classificação 2018-2020. 11. ed. Porto Alegre: Artmed; 2018.

Horta W. Processo de Enfermagem. São Paulo: EPU; 1979. 99 p.

Marieb E, Hoehn K. Anatomia e fisiologia. 3ª ed. Porto Alegre: Artmed; 2009. 1.046 p.

Martins I, Gutiérrez MGR. Intervenções de enfermagem para o diagnóstico de enfermagem: desobstrução ineficaz de vias aéreas. Acta Paulista de Enfermagem 2005;18(2):143–9.

Moreira GM. Alterações respiratórias da anemia falciforme. J Bras Pneumol 2007;33(3):8–9.

Pivoto FL. Diagnósticos de enfermagem em clientes no período pós-operatório de cirurgias cardíacas. Acta Paulista de Enfermagem. 2010;23(5):665–70.

Potter PA, Perry AG. Fundamentos de enfermagem. 8ª ed Rio de Janeiro: Elsevier; 2013. 1.424 p.

Sakano LM, Yoshitome AY. Diagnósticos e intervenções de enfermagem em idosos hospitalizados. Acta Paulista de Enfermagem 2007;20(4):495–8.

Siegel JD, et al. Guidelines for isolation precautions: Preventing transmission of infectious agents in healthcare settings. Am J Infect Control 2007;34(10):65–164. Suppl 2.

Tortora G, Grabowski SR. Corpo humano: fundamentos de anatomia e fisiologia. 10ªed. Porto Alegre: Artmed; 2016. 704 p.

# 2.7

## Verificação de Glicemia Capilar

*Harriet Bárbara Maruxo, Carolina Vieira Cagnacci Cardili*

## 1. INTRODUÇÃO

A verificação da glicemia capilar tem como objetivo demonstrar o valor glicêmico momentâneo e possíveis variações no decorrer do dia, auxiliando no controle glicêmico. À beira leito, é considerada um procedimento rápido, simples e barato. É efetuado com a utilização de um glicosímetro e uma amostra de sangue coletada na polpa digital. O resultado conserva-se disponível no próprio aparelho algum tempo após o contato do sangue coletado com a fita reagente inserida no glicosímetro. Para tanto, recomenda-se que o aparelho a ser utilizado esteja calibrado, e que o profissional que desempenhe a técnica tenha conhecimento a respeito desta e dos valores encontrados, tomando as condutas necessárias para cada caso.

A literatura aponta que cerca de 36% dos pacientes hospitalizados apresentam hiperglicemia, e destes, um terço não possui diabetes melito (DM). A hiperglicemia, nesses casos chamada de hiperglicemia por estresse, contribui potencialmente para o surgimento de complicações clínicas e piora do paciente, com mortalidade de até 16%. Assim, o controle da glicemia capilar não deverá se realizado apenas em indivíduos diabéticos, mas também em pacientes hospitalizados e que não apresentem tal diagnóstico.

Os valores de hipoglicemia, hiperglicemia e glicemia normal devem ser de conhecimento dos profissionais de saúde, principalmente da equipe de enfermagem, visto ser esta, na maior parte dos casos, a responsável pela realização do procedimento de mensuração da glicemia capilar. Deve-se destacar, porém, que no caso de pacientes hospitalizados, cada instituição necessita elaborar protocolos conforme as características clínicas de seus pacientes, contemplando os índices glicêmicos aceitáveis para o público-alvo e normatizando as correções insulínicas que serão realizadas.

Os valores glicêmicos considerados normais e alterados segundo a Sociedade Brasileira de Diabetes, a American Diabetes Association (ADA) e a Organização Mundial da Saúde (OMS) são apresentados no Quadro 2.12. A Federação Internacional de Diabetes lançou uma recomendação considerando como glicemia de jejum alterada valores na faixa de ≥100 mg/dL e <126 mg/dL, porém a Organização Mundial de Saúde ainda não reconhece tal recomendação.

> A verificação da glicemia capilar tem como objetivo demonstrar o valor glicêmico momentâneo e possíveis variações no decorrer do dia, auxiliando no controle glicêmico.

# 2. SINAIS VITAIS E OUTRAS AVALIAÇÕES

**QUADRO 2.12**   Valores Glicêmicos Normais e Alterados*

| Classificação | Valor glicêmico em jejum de 8 horas | Valor glicêmico 2 horas após refeições |
| --- | --- | --- |
| Normal | <100 mg/dL | < 140 mg/dL |
| Tolerância a glicose diminuída | ≥100 mg/dL a <126 mg/dL | ≥140 mg/dL a <200 mg/dL |
| Diabetes melito | ≥126 mg/dL | ≥200 mg/dL |

*Informações detalhadas sobre os valores de normalidade para os respectivos exames, bem como os critérios diagnósticos para pré-diabetes e diabetes mellitus mais aceitos e adotados pela Sociedade Brasileira de Diabetes devem ser verificadas nas Diretrizes da Sociedade Brasileira de Diabetes mais atuais.*

## 2. INDICAÇÕES

A principal indicação para o teste de glicemia capilar é o acompanhamento do controle da glicemia em indivíduos diabéticos ou indivíduos em situações de risco para glicemia alterada (hipo ou hiperglicemia). A frequência de verificação nesses casos dependerá da fase da doença em que o paciente se encontra. Em situações como diabetes gestacional, diabetes em crianças, grandes variações glicêmicas, hipoglicemia assintomática e estresse, recomenda-se ampla monitoração glicêmica.

Quanto a pacientes hospitalizados, a glicemia capilar deverá ser mensurada no momento de admissão, independentemente da presença ou não de diabetes. Recomenda-se que o teste de glicemia capilar seja realizado em pacientes hospitalizados com ou sem diagnóstico de DM em casos de cirurgias, traumas, choque, nutrição enteral e parenteral, destacando-se, nestas situações, uma meta glicêmica que varia de 140 mg/dL a 180 mg/dL.

> Nos pacientes hospitalizados, a glicemia capilar deverá ser mensurada no momento de admissão, independentemente da presença ou não de diabetes.

## 3. CONTRAINDICAÇÕES

As contraindicações para o teste de glicemia capilar referem-se principalmente à presença de edema no local de realização do teste, hipoperfusão periférica ou choque. Além disso, a equipe de enfermagem deve atentar quanto a potenciais contaminações da amostra com glicose e anticoagulantes, evitando utilizar resíduos sanguíneos de seringas e cateteres, visto que tais condições contribuem para falsos resultados.

Não há uma contraindicação para o uso de sangue venoso no glicosímetro em vez do sangue capilar. Deve-se, porém, atentar para situações pós-prandiais, em que a concentração de glicose no sangue capilar chega a ser 25% mais elevada do que no sangue venoso. O questionamento quanto à utilização de sangue venoso no glicosímetro diz respeito à possível contaminação da amostra com resíduos de medicamentos que culminarão em resultados errôneos.

> As contraindicações para o teste de glicemia capilar referem-se principalmente à presença de edema no local de realização do teste, hipoperfusão periférica ou choque.

## 4. MATERIAL

- Luvas de procedimento
- Bolas de algodão
- Álcool a 70%
- Glicosímetro (aparelho de glicemia capilar)
- Fita reagente própria para o glicosímetro a ser utilizado
- Lanceta

## 5. DESCRIÇÃO DA TÉCNICA

- Objetivo: Verificar a glicemia capilar (Quadro 2.13).
- Aplicação: Indivíduos diabéticos e pacientes hospitalizados com ou sem diagnóstico de DM em casos de cirurgias, traumas, choque, nutrição enteral e parenteral.
- Responsabilidade: Enfermeiros, técnicos de enfermagem, auxiliares de enfermagem.

## 6. EXEMPLOS DE REGISTRO

---

### EXEMPLO 1

1/7/2016 – 6 h. Realizo punção capilar na lateral do segundo quirodáctilo direito para teste glicêmico (= 85 mg/dL) conforme item 10 da prescrição médica. *Função e nome do profissional, número do Coren e assinatura.*

---

### EXEMPLO 2

1/7/2016 – 10 h. Admitida na unidade de internação, proveniente de sua residência deambulando, acompanhada pela filha. Refere ter diabetes melito tipo II, mantendo jejum desde as 6 h. Queixou-se de tontura. Verifico glicemia capilar em terceiro quirodáctilo esquerdo (= 49 mg/dL). Comunico ao médico Marcelo e administro 60 mL de glicose a 50%, conforme item 12 da prescrição médica. *Função e nome do profissional, número do Coren e assinatura.*

---

### EXEMPLO 3

1/7/2016 – 12 h. Apresentou glicemia capilar = 250 mg/dL. Comunico à enfermeira Maria Aparecida. Administro 6 UI de insulina regular via subcutânea em quadrante inferior direito de região abdominal conforme item 8 da prescrição médica. *Função e nome do profissional, número do Coren e assinatura.*

---

## 7. CONSIDERAÇÕES ESPECIAIS NO CICLO VITAL

A hipoglicemia é considerada um grave fator de risco em recém-nascidos, podendo ocorrer sem apresentar sintomas clínicos, de modo que o diagnóstico precoce é imperativo para a diminuição das taxas de morbidade e mortalidade neonatais. O uso do glicosímetro possui sensibilidade e especificidade aceitáveis na mensuração de glicemia neonatal.

## 8. OBSERVAÇÕES

As observações destacadas a seguir referem-se a estudos recentes relacionados à técnica de punção capilar com glicosímetros.

O teste glicêmico realizado em outras regiões anatômicas que não as pontas dos dedos tem se mostrado eficiente. Estudo de Chan et al. demonstrou que o coeficiente de correlação entre duas amostras de sangue capilar coletadas da ponta do dedo ou do lóbulo da orelha de um mesmo paciente de unidade de internação foi alto, exceto nos estados de hipoglicemia. Além disso, os participantes relataram um nível menor de dor ao realizarem o método que utilizou o lóbulo da orelha.

Laguna et al. demonstraram que não ocorreram diferenças da glicemia capilar de sangue coletado no lóbulo de orelha, antebraço e panturrilha em relação à ponta de dedo entre pacientes com DM tipo 2, sendo este último o local mais doloroso.

Inoue et al. verificaram, por meio de revisão sistemática, que a precisão das medidas de glicose no sangue arterial foi significativamente maior do que a de medidas usando sangue capilar entre pacientes críticos. Nos casos de hipoglicemia, a incidência de erros usando o sangue capilar foi maior. O estudo concluiu que a tecnologia de monitoração glicêmica atual ainda não atingiu um nível suficientemente alto de precisão e confiabilidade para controle da glicose em pacientes criticamente enfermos.

Yaraghi et al. verificaram que o uso de amostra de sangue venoso para medir o nível de glicemia em pacientes em coma é um método aceitável e conveniente, ao contrário da glicemia capilar.

**QUADRO 2.13** Verificação da Glicemia Capilar

| Ação | Justificativa |
| --- | --- |
| 1. Higienizar as mãos com água e sabão ou álcool-gel. | Reduzir a microbiota transitória e residente (precauções-padrão). |
| 2. Realizar desinfecção do balcão/bandeja. | Garantir ambiente limpo. |
| 3. Higienizar as mãos com água e sabão ou álcool-gel. | Reduzir a microbiota transitória e residente (precauções-padrão). |
| 4. Ler a prescrição médica ou de enfermagem do paciente de cima para baixo e da esquerda para a direita. | Garantir a realização do procedimento correto, no paciente correto. |
| 5. Separar todo o material necessário e verificar se o código da fita reagente é condizente com o código do glicosímetro. | Organizar o procedimento. Fitas que apresentem diferentes numerações daquelas presentes no aparelho não serão lidas. |
| 6. Higienizar as mãos com água e sabão ou álcool-gel. | Reduzir a microbiota transitória e residente (precauções-padrão). |
| 7. Identificar o paciente: solicitar que informe o nome completo e a data de nascimento, enquanto o profissional faz a conferência da pulseira de identificação. A identificação deve ser feita por dois indicadores. | Garantir a realização do procedimento correto, no paciente correto. |
| 8. Orientar o paciente quanto ao procedimento. | Manter ética e transparência no cuidado; contribuir para adesão do paciente ao procedimento. |
| 9. Fechar a porta, puxar as cortinas ou posicionar biombo ao redor do leito. | Manter a privacidade do paciente. |
| 10. Higienizar as mãos com água e sabão ou álcool-gel. | Reduzir a microbiota transitória e residente (precauções-padrão). |
| 11. Calçar luvas de procedimento. | Proteger-se de microrganismos (precauções-padrão). |
| 12. Avaliar perfusão periférica da mão, ou membro, em que o procedimento será realizado, verificando o último local puncionado para o procedimento. | A presença de edema e hipoperfusão levariam a falsos resultados. É recomendado ainda o rodízio dos locais de punção para evitar lesões. |
| 13. Inserir fita reagente no glicosímetro e aguardar a indicação de que está pronto para receber a gota de sangue (Figura 2.23). | Depositar a gota de sangue antes da indicação culminará na perda da amostra e necessidade de realização de nova punção, ocasionando danos ao paciente. |
| 14. Massagear a lateral do dedo na direção do local da perfuração. | Promover acúmulo temporário de sangue, facilitando a formação de uma gota com quantidade de sangue suficiente para a leitura do glicosímetro. |
| 15. Realizar antissepsia do local que será puncionado com algodão umedecido em álcool a 70% (Figura 2.24). | Prevenir infecção. |
| 16. Aguardar a secagem do local. | Evitar possíveis alterações nos resultados por interferência do álcool. |
| 17. Realizar a punção com a lanceta perpendicular à extremidade lateral do dedo. Se necessário, estimular a saída do sangue baixando o membro, usando a gravidade (Figura 2.25). | Facilitar a formação de uma gota com quantidade de sangue suficiente para a leitura do glicosímetro. |
| 18. Encostar a gota de sangue no local específico da fita reagente e aguardar o resultado (Figura 2.26). | Obter medida fidedigna da glicemia capilar. |
| 19. Pressionar local puncionado com algodão seco. | Interromper o sangramento removido pela punção. |
| 20. Aguardar a leitura pelo equipamento e informar o resultado ao paciente (Figura 2.27). | Tornar o indivíduo participante dos cuidados à sua saúde. |
| 21. Posicionar o paciente confortavelmente. | Garantir conforto. |
| 22. Recolher o material, desinfetar o glicosímetro com algodão embebido em álcool a 70% e retirar biombo/abrir cortinas ou a porta do quarto. | Garantir ambiente seguro e limpo. |

## QUADRO 2.13  Verificação da Glicemia Capilar *(Cont.)*

| Ação | Justificativa |
|---|---|
| 23. Remover as luvas e desprezá-las no lixo infectante. | A remoção das luvas previne a contaminação cruzada. |
| 24. Higienizar as mãos com água e sabão ou álcool-gel. | Reduzir a microbiota transitória e residente (precauções-padrão). |
| 25. Registrar o procedimento e possíveis intercorrências. | Cumprir requisitos legais e éticos, garantir a continuidade do cuidado e efetiva comunicação na equipe. |

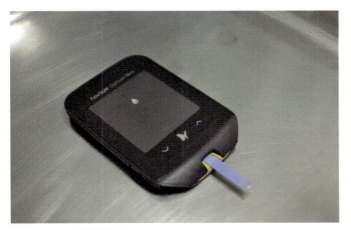

FIGURA 2.23   Preparar o glicosímetro.

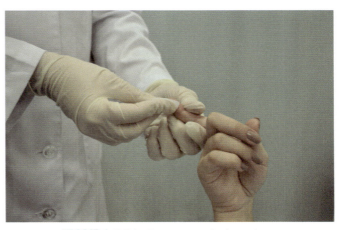

FIGURA 2.24   Preparar a pele do paciente.

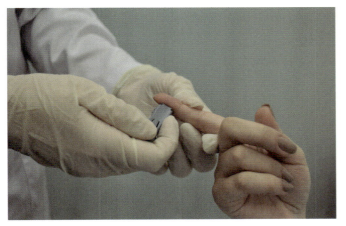

FIGURA 2.25   Realizar a punção na lateral do dedo.

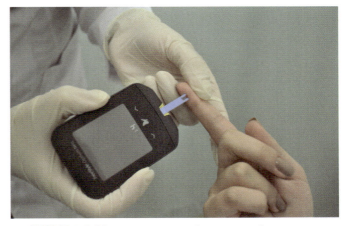

FIGURA 2.26   Encostar a gota de sangue na fita reagente.

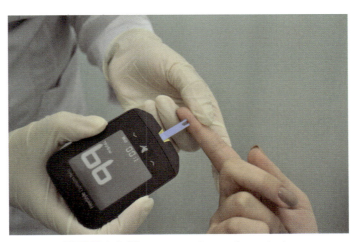

FIGURA 2.27   Realizar a leitura do resultado.

# 9. DIAGNÓSTICOS DE ENFERMAGEM

Risco de glicemia instável

# 10. QUESTÕES PARA ESTUDO

Sra. MAS, 75 anos, portadora de DM tipo 2, deu entrada no pronto atendimento com quadro de descompensação de sua doença. Ela apresenta poliúria, polidipsia, desidratação, e glicemia de jejum no valor de 400 mEq/dL. Ao ser indagada sobre o uso de medicamentos, refere ser insulino-dependente e não usar seu medicamento adequadamente há 3 dias, pois a vizinha que a ajuda esteve ausente nesses dias, e não conseguiu aplicar as injeções adequadamente e monitorar a sua glicemia por meio do teste glicêmico. A paciente possui deficit visual e apresenta alguns nódulos em região abdominal.

Com base no caso relatado, responda às questões 1 e 2.

**1)** Você é um enfermeiro recém-contratado nesse pronto atendimento, e no momento a sua supervisora acompanha diretamente a sua assistência. Relate como descreveria a técnica de glicemia capilar para a sra. MAS.

**2)** Descreva como seria o registro de enfermagem da realização do teste de glicemia capilar na sra. MAS.

**3)** Quais seriam contraindicações para a realização de testes glicêmicos?

## Referências

Chan HY, Lau TS, Ho SY, Leung DY, Lee DT. The accuracy and acceptability of performing capillary blood glucose measurements at the earlobe. J Adv Nurs 00(0), 000-000. doi: 10.1111/jan.12944. 2016.

Conselho Federal de Enfermagem (Cofen). Resolução Cofen 311/07 – Código de Ética dos Profissionais de Enfermagem.

de Oliveira CHMC, Souza CSAL, Berger K, Marui S, Khawali C, Hauache OM, et al. Monitorização contínua de glicose: análise crítica baseada em experiência ao longo de um ano. Arq Bras Endocrinol Metab 2005;49(6.).

Glaner MF, Lima WA. Validade concorrente de um monitor portátil de glicemia capilar em relação ao método de espectrofotometria enzimática. Rev Bras Cineantropom Desempenho Hum 2006;8(3):30–5.

Goebel MC, Borges LJ, Barbosa AR. Conhecimento dos profissionais de Educação Física atuantes em academias de ginástica de Florianópolis, em relação às pessoas com diabetes. Rev Bras Ativ Fis e Saúde. Pelotas/RS 2013;18(3):309–10.

Herdman TH, Kamitsuru S. Diagnósticos de enfermagem da NANDA-I: definições e classificação 2018-2020. 11. ed. Porto Alegre: Artmed; 2018.

Inoue S, Egi M, Kotani J, Morita K. Accuracy of blood-glucose measurements using glucose meters and arterial blood gas analyzers in critically ill adult patients: systematic review. Critical Care 2013;17(2):1.

Laguna ND, Robles FC, Dias FG, Pires AC. Avaliação da glicemia capilar na ponta de dedo versus locais alternativos: valores resultantes e preferência dos pacientes. Arq Bras Endocrinol Metab [Internet]. 2009 Apr [cited 2016 July 24] ; 53(3): 344-347.

Moorhead M, Johnson M, Maas ML, Swanson E. NOC Classificação dos resultados de enfermagem. Elsevier Brasil, 2015.

Nayeri F, Shariat M, Behbahani HMM, Dehghan P, Ebrahim B. Blood glucose measurement by glucometer in comparison with standard method in diagnosis of neonatal hypoglycemia. Acta Medica Iranica 2014;52(8):627.

Oliveira JEP, Montenegro Jr RM, Vencio S. (org). Diretrizes da Sociedade Brasileira de Diabetes 2017-2018. São Paulo: Clannad, 2017. Disponível em: https://www.diabetes.org.br/profissionais/images/2017/diretrizes/diretrizes-sbd-2017-2018.pdf. Acesso em 2019, Maio 19.

Ramos RT, Carvalho CRD, Eberienos ICS, Azevedo NMM, Pereira MC. Aferição da glicemia capilar na clínica odontológica- rastreamento de casos de Diabete tipo II. Rev Bras Odontol. Rio de Janeiro 2014;71(1):76–9.

Sociedade Brasileira de Diabetes. Posicionamento Oficial SBD n° 03/2015. Controle da glicemia no paciente hospitalizado. 2015.

Sousa AMS. Influência da orientação telefônica sobre os resultados da automonitorização glicêmica de pacientes com diabetes mellitus gestacional. [dissertação] São Paulo, Universidade de São Paulo, Faculdade de Medicina, 2014.

Vandresen LTS, Schneider DSLG, Batista MR, Crozatti MTL, Texeira JJV. Níveis glicêmicos de pacientes diabéticos segundo estudo comparativo entre duas técnicas. Rev Ciênc Farm Básica Apl 2009;30(1):95–8.

Yaraghi A, Mood NE, Dolatabadi LK. Comparison of capillary and venous blood glucose levels using glucometer and laboratory blood glucose level in poisoned patients being in coma. Adv Biomed Res [serial online] 2015 [cited 2016 Jul 24];4:247. Disponível em: http://www.advbiores.net/text.asp?2015/4/1/247/170242.

# SEÇÃO

# 3

# Prevenção de Infecções

*Ellen Cristina Bergamasco*

## SUMÁRIO

| | | |
|---|---|---|
| 3.1 Higiene das Mãos e Escovação Cirúrgica | 75 | 3.5 Precauções (Padrão, Gotículas, Aerossol e Contato) ... 107 |
| 3.2 Utilização de Material Estéril e Colocação de Luvas Estéreis | 85 | 3.6 Limpeza Concorrente da Unidade do Paciente ... 113 |
| 3.3 Descarte de Material Contaminado | 92 | 3.7 Limpeza de Utensílios do Paciente (Comadre, Papagaio, Bacia e Balde) ... 119 |
| 3.4 Utilização de Equipamentos de Proteção Individual | 95 | |

# 3.1

## Higiene das Mãos e Escovação Cirúrgica

*Rachel de Carvalho*

## HIGIENE DAS MÃOS

### 1 Introdução

A higiene das mãos é a medida mais simples e acessível para prevenir a ocorrência das infecções relacionadas à assistência à saúde (IRAS). Evita a transmissão de microrganismos entre pacientes e entre um sítio contaminado e outro limpo, no mesmo paciente.

Consiste na fricção manual e vigorosa de toda a superfície das mãos e punhos, utilizando sabão, solução detergente ou antisséptico, seguida de enxágue em água corrente. Pode, também, ser realizada fricção com gel alcoólico a 70%, e neste caso dispensa o uso do sabão e o enxágue.

As mãos são consideradas as principais vias de transmissão de IRAS. Dessa forma, a adesão à sua higiene é o meio mais simples e eficaz de prevenir a transmissão de microrganismos em quaisquer ambientes de assistência à saúde. A transmissão de patógenos pelas mãos dos profissionais é importante para as infecções exógenas primárias, pois, neste caso, os microrganismos são introduzidos em um local suscetível, geralmente através de um procedimento invasivo. Em casos de infecções endógenas secundárias, as mãos conduzem microrganismos que estabelecem colonização no paciente, causando um processo infeccioso.

Apesar do conhecimento sobre a importância deste procedimento simples e eficaz, a adesão dos profissionais de saúde à higiene das mãos ainda é muito baixa, entre 40% e 50%, taxa insuficiente para bloquear a transmissão cruzada de infecções.

Os fatores básicos que devem ser considerados para avaliar a necessidade e a técnica empregada na higiene das mãos são: grau de contato com pacientes e/ou objetos; extensão da contaminação; tipo de procedimento a ser realizado; e suscetibilidade do paciente.

A higiene das mãos tem como finalidade remover microrganismos que colonizam a pele, bem como a sujidade, o suor, a oleosidade e as células mortas, que propiciam proliferação dos mesmos. O objetivo primordial é a prevenção de infecções, pela eliminação da transmissão cruzada.

## 2 Indicações

As mãos devem ser lavadas tantas vezes quantas forem necessárias, por todos os profissionais que prestam assistência à saúde, bem como por familiares e visitantes. Órgãos nacionais, como a Agência Nacional de Vigilância Sanitária (Anvisa) e internacionais, incluindo a Organização Mundial de Saúde (OMS) e a Organização Panamericana de Saúde (Opas), recomendam cinco momentos para higienização das mãos: antes do contato com o paciente, antes da realização de procedimento asséptico após risco de exposição a fluidos corpóreos, após contato com o paciente e após contato com áreas próximas ao paciente (Quadro 3.1 e Figura 3.1).

## 3 Contraindicações

Não há contraindicações à lavagem das mãos.

## 4 Materiais

Para higiene das mãos com água e sabão, são necessários: pia com torneira e água corrente, sabão ou detergente líquido antisséptico, papel-toalha e lixeira para descarte do papel.

Para higiene das mãos com gel alcoólico, será necessário somente o álcool-gel a 70%.

QUADRO 3.1   Os Cinco Momentos para Higienização das Mãos (Anvisa)

| Momento | Quando? | Por quê? |
| --- | --- | --- |
| 1. Antes de contato com o paciente | Higienize as mãos antes de entrar em contato com o paciente. | Para proteção do paciente, evitando a transmissão de microrganismos presentes nas mãos do profissional e que podem causar infecções. |
| 2. Antes da realização de procedimento asséptico | Higienize as mãos imediatamente antes da realização de qualquer procedimento asséptico. | Para proteção do paciente, evitando a transmissão de microrganismos das mãos do profissional para o paciente, incluindo os microrganismos do próprio paciente (flora endógena). |
| 3. Após risco de exposição a fluidos corporais | Higienize as mãos imediatamente após risco de exposição a fluidos corporais e após a remoção de luvas. | Para proteção do profissional e do ambiente de assistência imediatamente próximo ao paciente, evitando a transmissão de microrganismos do paciente a outros profissionais e/ou outros pacientes. |
| 4. Após contato com o paciente | Higienize as mãos após contato com o paciente, com as superfícies e objetos próximos a ele e ao sair do ambiente de assistência. | Para proteção do profissional e do ambiente de assistência à saúde, incluindo as superfícies e os objetos próximos ao paciente, evitando a transmissão de microrganismos do próprio paciente. |
| 5. Após contato com as áreas próximas ao paciente | Higienize as mãos após tocar qualquer objeto, mobília e outras superfícies nas proximidades do paciente, mesmo sem ter tido contato com o paciente. | Para proteção do profissional e do ambiente de assistência à saúde, incluindo superfícies e objetos imediatamente próximos ao paciente, evitando a transmissão |

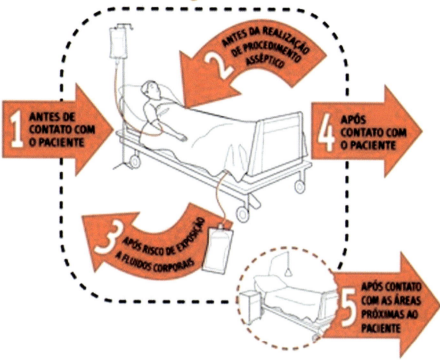

**FIGURA 3.1** Cinco momentos de lavagem das mãos. Fonte: *http://www.anvisa.gov.br/servicosaude/controle/higienizacao_oms/5%20 momentos%20A3.pdf*

## 5 Técnica de execução – água e sabão

| Ação | Justificativa |
|---|---|
| 1. Abrir a torneira e molhar as mãos. | Umedecer as mãos auxilia na melhor distribuição do sabão e na formação de espuma pelo produto utilizado. |
| 2. Aplicar na palma das mãos quantidade suficiente de sabonete líquido para cobrir todas as superfícies das mãos. | Garantir quantidade suficiente de produto para realização da técnica correta. |
| 3. Ensaboar e friccionar as palmas das mãos. (Figura 3.2). | Minimizar a flora bacteriana da palma das mãos. |
| 4. Esfregar a palma da mão direita contra o dorso da mão esquerda, entrelaçando os dedos. Repetir os movimentos do lado oposto (Figura 3.3). | Minimizar a flora bacteriana do dorso das mãos e da região entre os dedos. |
| 5. Friccionar os espaços interdigitais, entrelaçando os dedos.(Figura 3.4). | Minimizar a flora bacteriana da região interdigital. |
| 6. Esfregar o dorso dos dedos de uma mão com a palma da mão oposta, segurando os dedos e usando movimentos de vai e vem. Repetir os movimentos do lado oposto. (Figura 3.5). | Minimizar a flora bacteriana dos dedos. |
| 7. Esfregar o polegar direito, com o auxílio da palma da mão esquerda, utilizando movimentos circulares. Repetir os movimentos do lado oposto (Figura 3.6). | Minimizar a flora bacteriana dos polegares. |
| 8. Friccionar as polpas digitais e as unhas da mão esquerda contra a palma da mão direita fechada, fazendo movimentos circulares. Repetir os movimentos do lado oposto (Figura 3.7). | Minimizar a flora bacteriana da ponta dos dedos. |
| 9. Esfregar o punho esquerdo, com o auxílio da palma da mão direita, utilizando movimento circular. Repetir os movimentos do lado oposto (Figura 3.8). | Minimizar a flora bacteriana dos punhos. |
| 10. Enxaguar as mãos com água corrente (Figura 3.9). | Remover o sabão e a flora bacteriana das mãos. |
| 11. Secar com papel-toalha descartável, iniciando pela pontas dos dedos e seguindo em direção aos punhos (Figura 3.10). | Secar as mãos com papel-toalha utilizando a direção indicada garante a higienização adequada das mãos e minimiza o risco de nova contaminação das mãos. |
| 12. Desprezar o papel-toalha na lixeira. | Garantir a limpeza e organização do ambiente. |

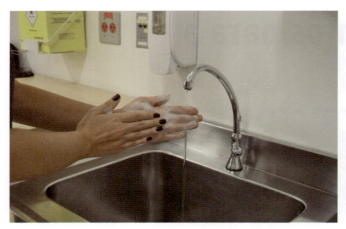

**FIGURA 3.2** Técnica de execução para higiene das mãos – água e sabão: ensaboar e friccionar as palmas das mãos.

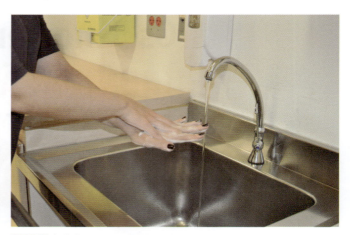

**FIGURA 3.3** Técnica de execução para higiene das mãos – água e sabão: esfregar a palma da mão direita contra o dorso da mão esquerda, entrelaçando os dedos. Repetir os movimentos do lado oposto.

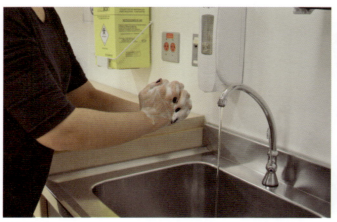

**FIGURA 3.4** Técnica de execução para higiene das mãos – água e sabão: friccionar os espaços interdigitais, entrelaçando os dedos.

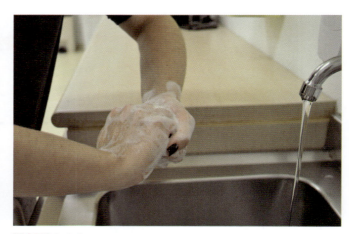

**FIGURA 3.5** Técnica de execução para higiene das mãos – água e sabão: esfregar o dorso dos dedos de uma mão com a palma da mão oposta, segurando os dedos e usando movimentos de vai e vem. Repetir os movimentos do lado oposto.

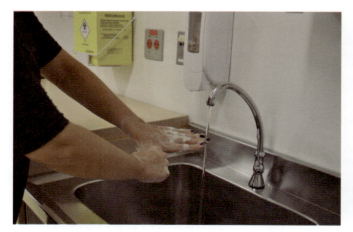

**FIGURA 3.6** Técnica de execução para higiene das mãos – água e sabão: esfregar o polegar direito, com auxílio da palma da mão esquerda, utilizando movimentos circulares. Repetir os movimentos do lado oposto.

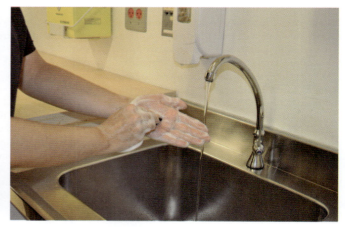

**FIGURA 3.7** Técnica de execução para higiene das mãos – água e sabão: friccionar as polpas digitais e as unhas da mão esquerda contra a palma da mão direita, fazendo movimentos circulares. Repetir os movimentos do lado oposto.

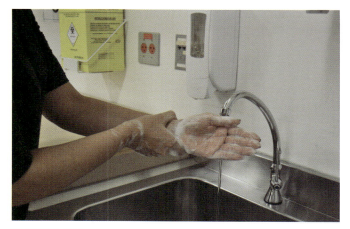

**FIGURA 3.8** Técnica de execução para higiene das mãos – água e sabão: esfregar o punho esquerdo, com o auxílio da palma da mão direita, utilizando movimento circular. Repetir os movimentos do lado oposto.

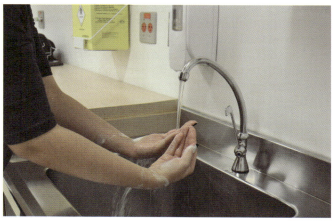

**FIGURA 3.9** Técnica de execução para higiene das mãos – água e sabão: enxaguar as mãos com água corrente.

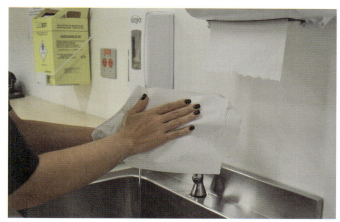

**FIGURA 3.10** Técnica de execução para higiene das mãos – água e sabão: secar com papel-toalha descartável, iniciando pela pontas dos dedos e seguindo em direção aos punhos.

## 6 Técnica de execução – álcool-gel

| Ação | Justificativa |
|---|---|
| 1. Aplicar na palma das mãos quantidade suficiente de álcool-gel para cobrir todas as superfícies das mãos. | Garantir quantidade suficiente de álcool-gel para realização completa da técnica. |
| 2. Friccionar as palmas das mãos. | Minimizar a flora bacteriana da palma das mãos. |
| **Repetir os passos 5 ao 9 da Técnica de execução – água e sabão.** | |

## 7 Estimativa de tempo de execução

A lavagem das mãos com água e sabão deve durar entre 40 e 60 segundos e a técnica com gel alcoólico, entre 20 e 30 segundos.

## 8 Recomendações

- Retirar joias e bijuterias (anéis, pulseiras, braceletes, relógios) antes de iniciar a técnica;
- Manter as unhas curtas e limpas;

80          3. PREVENÇÃO DE INFECÇÕES

- Fechar a torneira com papel-toalha, no caso de necessidade de contato manual para fechamento do fluxo de água;
- Não usar toalhas de tecido para secar as mãos, pois estas permanecem úmidas, a proliferação de microrganismos;
- Usar solução antisséptica, como PVPI ou clorexidina degermante, nos setores onde haja maior risco de infecção, segundo recomendações do Serviço de Controle de Infecção (SCIH) da instituição;
- Aplicar creme hidratante nas mãos, a fim de evitar ressecamento na pele;
- **Higienizar as mãos antes e após o uso das luvas de procedimentos ou das luvas estéreis/cirúrgicas.**

*Observação:* **O uso de luvas não dispensa a lavagem das mãos antes e após contato com mucosas, sangue, secreções, excreções ou outros fluidos corpóreos.**

## ESCOVAÇÃO CIRÚRGICA DE MÃOS E ANTEBRAÇOS

## 1 Introdução

A escovação cirúrgica das mãos e dos antebraços (incluindo os cotovelos) é a primeira etapa da paramentação cirúrgica, que consiste em três técnicas: escovar as mãos e os antebraços, vestir o avental estéril e calçar as luvas estéreis.

Historicamente, em 1867, Lister defendia a aplicação de sabões e *sprays* de ácido carbólico nas mãos, feridas, curativos, suturas e na própria sala operatória. Embora seus métodos e princípios de antissepsia fossem rudimentares, seu emprego resultou na redução das taxas de mortalidade cirúrgica de 45% para 15%. Semmelweis fez uma contribuição simples, porém significativa, para o controle de infecções, ao defender que as mãos fossem lavadas entre os exames de pacientes e que fosse usado um roupão limpo para cada paciente. Posteriormente, Florence Nightingale promoveu alterações radicais no saneamento, resultando em reduções nas taxas de mortalidade por doenças contagiosas.

A pele é uma importante fonte de contaminação microbiana no ambiente cirúrgico. Embora os membros da equipe cirúrgica usem aventais e luvas estéreis, suas mãos e seus antebraços devem ter sido devidamente limpos no pré-operatório, visando reduzir o número de microrganismos, caso haja alguma falha das luvas. É impossível esterilizar a pele, porém ela pode ficar cirurgicamente limpa ao reduzir a carga microbiana das floras transitória e residente.

A degermação cirúrgica das mãos e antebraços (até o cotovelo) é considerada uma medida de prevenção e controle de infecção de sítio cirúrgico (ISC) realizada no período pré-operatório, pela equipe cirúrgica. Segundo recomendações do Centers for Disease Control and Prevention (CDC), e as novas estratégias de prevenção do Institute for Healthcare Improvement (IHI), esta técnica é classificada, conforme o nível de evidência, na categoria IB, entre as medidas fortemente recomendadas, embasadas por estudos experimentais, clínicos ou observacionais bem desenhados e com forte embasamento racional teórico.

A antissepsia cirúrgica das mãos e antebraços tem como propósitos remover a sujeira, a oleosidade da pele, os microrganismos transitórios das unhas, das mãos e dos antebraços e reduzir a contagem microbiana da flora residente ao mais próximo possível de zero, além de deixar resíduo antimicrobiano na pele, de modo a evitar recolonização durante as próximas horas.

## 2 Indicações

A escovação ou antissepsia cirúrgica das mãos deve ser realizada, obrigatoriamente, por todos os membros da equipe cirúrgica que entram em contato com a ferida operatória do paciente, ou seja, cirurgiões, assistentes/auxiliares de cirurgia e instrumentadores cirúrgicos. Diz-se que os profissionais que "entram em campo" devem se paramentar, sendo a escovação a primeira etapa da paramentação cirúrgica.

Pode ser indicada também em situações não cirúrgicas, que envolvem procedimentos específicos, em que há necessidade de manutenção de técnica asséptica e grande risco de contaminação para o paciente. São exemplos: passagem de cateter central, passagem de cateter central de inserção periférica (PICC), passagem de cateteres de diálise, punção de líquor e de ascite, entre outros.

## 3 Contraindicações

Não há contraindicações para a escovação das mãos e antebraços. Porém, há que se considerar como ponto de atenção a hipersensibilidade de alguns profissionais às cerdas da escova e os processos alérgicos que podem ser deflagrados pelo uso das soluções antissépticas (iodopovidona ou clorexidina degermante). Por este motivo, as soluções à base de cloro (clorexidina) têm sido mais utilizadas, uma vez que têm menor potencial para causar alergias.

## 4 Materiais

Para o procedimento de escovação das mãos e antebraços, considerando-se que já foram previamente higienizados com água e sabão ou com álcool-gel, são necessários: pia com torneira e água corrente, escova estéril com solução antisséptica (iodopovidona ou clorexidina degermante), compressa ou toalha estéril e lixeira para desprezar a compressa.

Atualmente, existem soluções antissépticas empregadas na degermação cirúrgica das mãos, que estão em teste em hospitais de todo o mundo e que dispensam o uso da fricção com a escova estéril.

## 5 Técnica de execução – escovação cirúrgica

| Ação | Justificativa |
|---|---|
| 1. Molhar as mãos e os antebraços. | Umedecer as mãos e antebraço auxilia na melhor distribuição do sabão e na formação de espuma pelo produto utilizado. |
| 2. Abrir a embalagem e molhar a escova estéril. **Colocar solução antisséptica na escova, caso seja necessário.** | Umedecer a escova auxilia na melhor distribuição da solução. |
| 3. Escovar unhas e pontas dos dedos (Figura 3.11). | Minimizar a flora bacteriana das unhas e ponta dos dedos. |
| 4. Escovar palma da mão, desde as pontas dos dedos até o punho (Figura 3.12). | Minimizar a flora bacteriana dos dedos e punho. |
| 5. Escovar a lateral do quinto artelho (dedo mínimo) (Figura 3.13). | Minimizar a flora bacteriana do dedo mínimo. |
| 6. Escovar interdígitos (do primeiro ao quarto) (Figura 3.14). | Minimizar a flora bacteriana dos interdígitos. |
| 7. Escovar lateral do primeiro artelho (polegar). | Minimizar a flora bacteriana do dedo polegar. |
| 8. Escovar dorso da mão, desde as pontas dos dedos até o punho (Figura 3.15). | Minimizar a flora bacteriana do dorso da mão. |
| 9. Escovar parte posterior do antebraço, desde o punho até o cotovelo (Figura 3.16). | Minimizar a flora bacteriana da parte posterior do antebraço – do punho ao cotovelo. |
| 10. Escovar primeira lateral do antebraço, desde o punho até o cotovelo (Figura 3.17). | Minimizar a flora bacteriana da região lateral do antebraço – do punho ao cotovelo. |
| 11. Escovar parte anterior do antebraço, desde o punho até o cotovelo (Figura 3.18). | Minimizar a flora bacteriana da região anterior do antebraço – do punho ao cotovelo. |
| 12. Escovar segunda lateral do antebraço, desde o punho até o cotovelo. | Minimizar a flora bacteriana da região lateral do antebraço – do punho ao cotovelo. |
| 13. Escovar o cotovelo (Figura 3.19). | Minimizar a flora bacteriana da região do cotovelo. |
| 14. Enxaguar a escova. | Retirar sabão residual da escova. |
| 15. Trocar a escova de mão. **Colocar solução antisséptica na escova, se necessário.** | Preparar-se para iniciar a técnica na outra mão/braço. Favorecer a correta escovação. |
| 16. Repetir a sequência de escovação na outra mão, antebraço e cotovelo. | Minimizar a flora bacteriana da mão/antebraço/cotovelo. |
| 17. Enxaguar as mãos e os antebraços, sempre na direção dos dedos para os cotovelos (Figura 3.20). | Remover sabão e resíduos da mão/antebraço/cotovelo. |
| 18. Manter as mãos elevadas. | Evitar contaminação das mãos. |
| 19. Secar as mãos, os antebraços e os cotovelos, com compressa ou toalha estéril, sempre na direção dos dedos para os cotovelos (Figura 3.21). | Secar as mãos na direção indicada garante a técnica adequada. |
| 20. Desprezar a compressa/toalha em lixeira apropriada. | Garantir a limpeza e organização do ambiente. |

*Observação:* Pode haver alterações dos passos da técnica, segundo recomendações de diferentes autores.

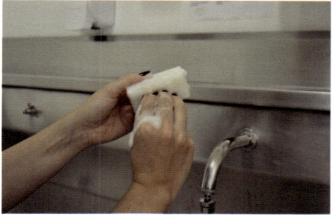

**FIGURA 3.11** Técnica de execução – escovação cirúrgica: escovar unhas e pontas dos dedos.

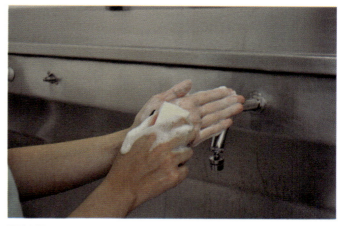

**FIGURA 3.12** Técnica de execução – escovação cirúrgica: escovar palma da mão, desde as pontas dos dedos até o punho.

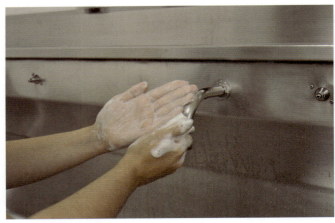

**FIGURA 3.13** Técnica de execução – escovação cirúrgica: escovar lateral do quinto artelho (dedo mínimo).

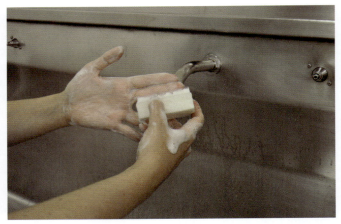

**FIGURA 3.14** Técnica de execução – escovação cirúrgica: escovar interdígitos (do primeiro ao quarto).

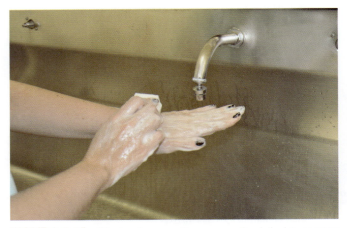

**FIGURA 3.15** Técnica de execução – escovação cirúrgica: escovar dorso da mão, desde as pontas dos dedos até o punho.

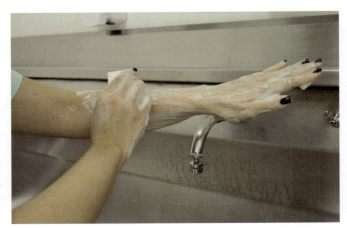

**FIGURA 3.16** Técnica de execução – escovação cirúrgica: escovar parte posterior do antebraço, desde o punho até o cotovelo.

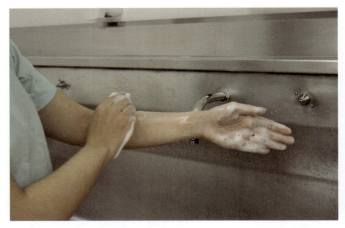

**FIGURA 3.17** Técnica de execução – escovação cirúrgica: escovar primeira lateral do antebraço, desde o punho até o cotovelo.

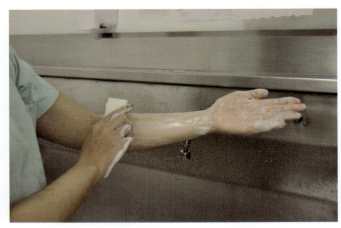

**FIGURA 3.18** Técnica de execução – escovação cirúrgica: escovar parte anterior do antebraço, desde o punho até o cotovelo.

ESCOVAÇÃO CIRÚRGICA DE MÃOS E ANTEBRAÇOS 83

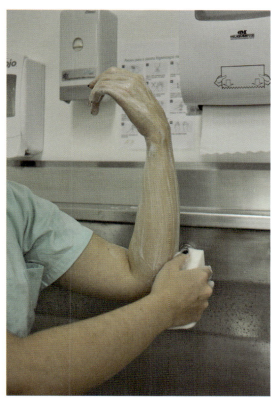

FIGURA 3.19 Técnica de execução – escovação cirúrgica: escovar o cotovelo.

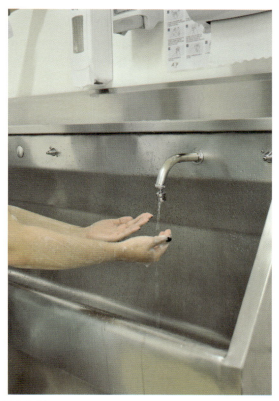

FIGURA 3.20 Técnica de execução – escovação cirúrgica: enxaguar as mãos e os antebraços, sempre na direção dos dedos para os cotovelos.

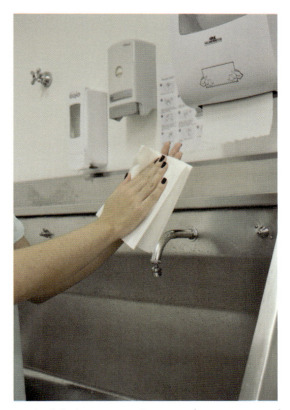

FIGURA 3.21 Técnica de execução – escovação cirúrgica: secar as mãos, os antebraços e os cotovelos, com compressa ou toalha estéril, sempre na direção dos dedos para os cotovelos.

## 6 Estimativa de Tempo de Execução

A antissepsia cirúrgica ou preparo pré-operatório das mãos deve durar de 3 a 5 minutos para a primeira cirurgia e de 2 a 3 minutos para as cirurgias subsequentes.

## 7 Recomendações

- Retirar joias e bijuterias (anéis, pulseiras, relógio) antes de iniciar a técnica;
- Manter as unhas curtas e limpas;
- Não usar unhas artificiais ou sintéticas;
- Usar blusa de mangas curtas;
- Lavar as mãos antes da escovação;
- Limpar a região subungueal das unhas com dispositivo próprio, contido na escova estéril;
- Realizar movimentos de vai e vem nas mãos e nos antebraços e movimentos circulares nos cotovelos;
- Durante todo o procedimento, não pode haver contato de nenhuma parte das mãos ou antebraços com a pia, a torneira, ou outro local. Caso ocorra, a parte que tocou deve ser reescovada;
- Realizar a técnica de escovação cirúrgica sempre antes da primeira cirurgia do dia e entre dois procedimentos;
- Secar as mãos e os antebraços com compressa ou toalha estéril;
- Não utilizar água muito quente e nem muito fria;
- Aplicar creme hidratante nas mãos, a fim de evitar ressecamento da pele;
- O ideal é que a torneira tenha abertura e fechamento por pedal ou pelo cotovelo, ou, melhor ainda, que contenha sensor automático.

## 8 Questões para Estudo

**1)** No que se refere à higiene das mãos, coloque verdadeiro (V) ou falso (F)

( ) Constitui "padrão-ouro" na prevenção de infecções relacionadas à assistência à saúde (IRAS).
( ) Evita, exclusivamente, infecção cruzada, ou seja, a transmissão entre um e outro paciente.
( ) É uma medida simples para prevenção de infecções e sua adesão é extremamente alta entre os profissionais de saúde.
( ) Sua finalidade é reduzir a carga microbiana da pele, sujidade, suor, oleosidade e células mortas, que propiciam a proliferação dos microrganismos.

**2)** Assinale a afirmação incorreta:
**a)** As mãos devem ser lavadas por profissionais da saúde, familiares e visitantes dos pacientes, sempre que houver necessidade.
**b)** Órgãos nacionais e internacionais recomendam cinco momentos para higienização das mãos.
**c)** Os cinco momentos para higiene das mãos são: antes e após contatos com pacientes, antes e após realização de procedimentos, após exposição a fluidos corpóreos.
**d)** A técnica preferencial de higiene das mãos é a lavagem com água e sabão.

**3)** Assinale a afirmação incorreta:
a) A escovação das mãos e antebraços é uma das técnicas que compõem a tríade da paramentação cirúrgica, em associação com vestir o avental estéril e calçar luvas cirúrgicas.
b) A escovação é também chamada de antissepsia ou degermação cirúrgica, pois utiliza soluções degermantes para promover antissepsia da pele da equipe cirúrgica.
c) A única forma, atualmente, de se fazer a antissepsia dos profissionais é utilizando-se esponjas de fricção e soluções antissépticas à base de sabões.
d) O ideal é que escovação cirúrgica seja feita em tempo de 3 a 5 minutos para cada mão e antebraço, em se tratando do primeiro procedimento do dia.

**4)** Para cada um dos profissionais listados a seguir, coloque sim (S) quando há necessidade de escovação cirúrgica das mãos e antebraços e não (N) quando não há necessidade de o profissional se escovar para atuar na sala operatória.

( ) Instrumentador cirúrgico
( ) Enfermeiro assistencial

( ) Médico-cirurgião
( ) Médico-assistente ou auxiliar
( ) Médico anestesiologista
( ) Circulante de sala/técnico de enfermagem

## Referências

Associação Brasileira de Enfermeiros de Centro Cirúrgico, Recuperação Anestésica e Centro de Material e Esterilização (Sobecc). Práticas recomendadas Sobecc: centro de material e esterilização, centro cirúrgico e recuperação pós-anestésica. 6ª ed. Barueri (SP): Sobecc/Manole; 2013.

Associação Paulista de Epidemiologia e Controle de Infecção Relacionada à Assistência à Saúde (Apecih). Padoveze MC, Graziano KU. Limpeza, desinfecção e esterilização de artigos em serviços de saúde. 2ª ed. São Paulo: Apecih; 2010. 359 p.

Barreto RASS, Vilefort LOR, Souza ACS, Barbosa MA, Paula GR, Palos MAP. A antissepsia cirúrgica das mãos no cotidiano de em centro cirúrgico. Saúde. Santa Maria (RS) 2012;38(2):9–16. Disponível em: https://periodicos.ufsm.br/revistasaude/article/viewFile/4163/pdf. Acessado em 21 de setembro de 2016.

Brasil. Agência Nacional de Vigilância Sanitária (Anvisa). Segurança do paciente em serviços de saúde/Higienização das mãos. Brasília (DF): Anvisa; 2009. 105 p. Disponível em: http://bvsms.saude.gov.br/bvs/publicacoes/seguranca_paciente_servicos_saude_higienizacao_maos. pdf. Acessado em 21 de setembro de 2016.

Brasil. Ministério da Saúde (MS). Agência Nacional de Vigilância Sanitária (Anvisa). Os 5 momentos para a higienização das mãos. Disponível em: http://www.anvisa.gov.br/hotsite/higienizesuasmaos/produtos/5momentosA3.pdf. Acessado em 14 de setembro de 2016.

Carvalho R. Instrumentação cirúrgica: processo ensino-aprendizagem por alunos de graduação em enfermagem. [tese de doutorado]. Escola de Enfermagem, Universidade de São Paulo. São Paulo; 2002. 130 p.

Centers for Disease Control and Prevention (CDC). Hospital Infection Control Practices Advisory Committee/Guideline for prevention of surgical site infection. Infection Control and Hospital Epidemiology 1999;20(4). Disponível em: https://www.cdc.gov/hicpac/pdf/SSIguidelines.pdf. Acessado em 21 de setembro de 2016.

Fernandes AT, Fernandes MOV, Ribeiro Filho N. Infecção hospitalar e suas interfaces na área da saúde. São Paulo: Atheneu; 2000.

Institute for Healthcare Improvement (IHI). How-to guide: prevent surgical site infections. Cambridge, MA: 2012. Disponível em: http://www. ihi.org/resources/pages/tools/howtoguidepreventsurgicalsiteinfection.aspx. Acessado em 21 de setembro de 2016.

Lima MVR. Condutas em controle de infecção hospitalar: uma abordagem simplificada. São Paulo: Iátria; 2007.

Marques D, Ribeiro M. Biossegurança nas ações de enfermagem. In: Rodrigues AB, Silva MR, Oliveira PP, Chagas SSM, editors. O guia da enfermagem: fundamentos para assistência. 2ª ed. São Paulo: Iátria; 2011. p. 105–26. 7.

Medeiros EAS, Wey SB, Guerra CM. Diretrizes para a prevenção e o controle de infecções relacionadas à assistência a saúde. Comissão de Epidemiologia Hospitalar, Hospital São Paulo, Universidade Federal de São Paulo. São Paulo: Unifesp; 2005.

Nicolette LH. Prevenção e controle de infecção no ambiente perioperatório. In: Rothrock JC, editor. Alexander – Cuidados de enfermagem ao paciente cirúrgico. 13ª ed. Rio de Janeiro: Elsevier; 2007. p. 44–99. 3.

Ribeiro RCN. Paramentação cirúrgica: avaliação do processo ensino-aprendizagem. [dissertação de mestrado]. Escola de Enfermagem, Universidade de São Paulo. São Paulo, 1997. 121 p.

Silva CV, Toniolo AR. Infecção de sítio cirúrgico: prevenção e controle. In: Carvalho R (coord.). Enfermagem em centro de material, biossegurança e bioética. Manuais de Especialização Einstein. Barueri (SP): Manole; 2015. 11: 193-215.

# 3.2

# Utilização de Material Estéril e Colocação de Luvas Estéreis

*Leandro Fonseca de Azevedo, Herbert Rodrigo Bergamasco*

## UTILIZAÇÃO DE MATERIAL ESTÉRIL

## 1 Introdução

Segundo o Ministério da Saúde (MS) do Brasil, a infecção relacionada à assistência à saúde (IRAS) é definida como qualquer infecção adquirida após a internação do paciente e que se manifeste durante a internação, ou mesmo após a alta, quando puder ser relacionada com a internação ou procedimentos hospitalares. Essa taxa é um dos indicadores mais importantes e deve ser levantada e analisada periodicamente por serviço e por hospital.

**86**        3. PREVENÇÃO DE INFECÇÕES

Ainda de acordo com o Ministério da Saúde, todos os serviços de saúde devem manter um programa de controle de IRAS, independentemente da natureza da entidade, sendo esse programa entendido como o conjunto de ações desenvolvidas e deliberadas com vistas à redução máxima possível da incidência e da gravidade das infecções.

Neste contexto, segundo a Agência Nacional de Vigilância Sanitária (Anvisa), consideram-se materiais estéreis os artigos descartáveis de uso médico, odontológico ou laboratorial, ou reprocessados de forma a garantir a sua esterilidade. Destaca-se ainda que é fundamental, para garantia da técnica asséptica adequada, atentar-se ao manuseio e à abertura correta dos materiais, garantindo assim a segurança do paciente.

## 2 Indicação

Manipulação de todo material estéril que fizer parte de uma técnica asséptica.

## 3 Contraindicação

Realização de procedimentos que não necessitam de técnica asséptica.

## 4 Material

- Campo estéril

## 5 Descrição da Técnica

**Abertura de campos**

| Ação | Justificativa |
|---|---|
| 1. Higienizar as mãos. | Evitar contaminação das mãos dos profissionais. |
| 2. Segurar o pacote afastado do corpo e soltar a ponta que está afixada com adesivo, levando-se ao lado oposto de quem está manuseando (Figura 3.22). | Evitar a contaminação do campo, não tocando na área estéril do mesmo. |
| 3. Abrir, alternadamente, as pontas laterais do campo (Figura 3.23). | Seguir a sequência das pontas do campo, quando abrir, sempre ao lado oposto de quem manuseia. |
| 4. Afastar a ponta do campo, próxima do conteúdo do pacote, segurando-a com uma das mãos e, com a outra, prender as pontas soltas, tendo o cuidado de não contaminar a face interna do campo; a seguir depositar o conteúdo deste sobre a mesa de instrumentais. (Figura 3.24) **Pacotes grandes como os de aventais, campos e outros, devem ser abertos sobre uma mesa.** | Garantir que a mesa de instrumentais esteja totalmente estéril, evitando assim a contaminação do campo e instrumentais. |
| 5. Higienizar as mãos. | Evitar contaminação das mãos dos profissionais. |

## 6 Estimativa de Tempo de Execução

O tempo gasto para abertura do material irá depender da quantidade de material a ser aberto.

## 7 Observações

- É importante observar, rigorosamente, os princípios de assepsia de material esterilizado. Alguns cuidados devem ser tomados na execução de procedimentos na sala cirúrgica, tais como:
    - Certificar-se de que lavou as mãos antes de iniciar os procedimentos;
    - Manter certa distância da mesa do instrumentador ao oferecer o material;
    - Passar sempre com a frente do corpo voltada para o local que concentre a maior quantidade de material esterilizado aberto, como é o caso da mesa do instrumentador;
    - Não passar o braço e não falar sobre o material esterilizado aberto.

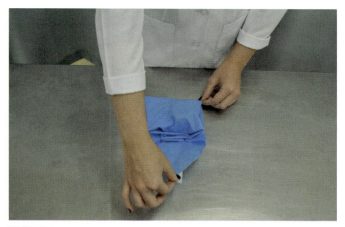

**FIGURA 3.22** Técnica de abertura de campos: segurar o pacote afastado do corpo e soltar a ponta que está afixada com adesivo, levando-sa ao lado oposto de quem está manuseando.

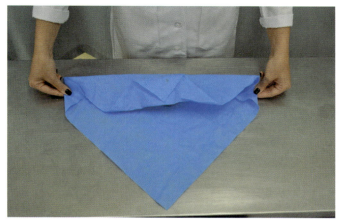

**FIGURA 3.23** Técnica de abertura de campos: abrir, alternadamente, as pontas laterais do campo.

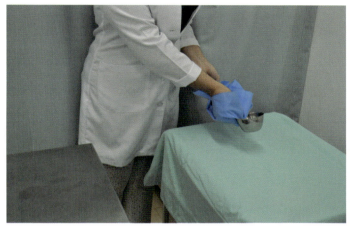

**FIGURA 3.24** Técnica de abertura de campos: afastar a ponta do campo, próxima do conteúdo do pacote, segurando-a com uma das mãos e, com a outra, prender as pontas soltas, tendo o cuidado de não contaminar a face interna do campo; a seguir depositar o conteúdo deste sobre a mesa de instrumentais.

# COLOCAÇÃO E RETIRADA DE LUVAS ESTÉREIS

## 1 Introdução

O uso de luvas nos serviços de assistência à saúde atende à necessidade de proteger os profissionais e pacientes do risco de infecção cruzada. A Organização Mundial da Saúde (OMS) recomenda a utilização de luvas com dois objetivos: reduzir o risco de contaminação das mãos dos profissionais de saúde com sangue e outros fluidos corporais e reduzir o risco de disseminação de germes para o ambiente e de transmissão do profissional de saúde para o paciente e vice-versa, bem como de um paciente para o outro.

Entretanto, a OMS alerta que os profissionais de saúde devem ter ciência de que luvas não oferecem proteção completa contra a contaminação, razão que justifica a importância da correta higienização das mãos antes de calçar as luvas. Também discorre que os patógenos podem ter acesso às mãos dos profissionais usuários de luvas por meio de pequenos defeitos nas luvas ou por contaminação das mãos durante a sua remoção, justificando assim a importância da higienização das mãos após a remoção das luvas, para garantir sua descontaminação.

No que diz respeito às luvas estéreis, estas são utilizadas para garantir que o procedimento seja asséptico. Devem ser usadas quando há necessidade de manipulação de áreas estéreis, por exemplo, em procedimentos invasivos e/ou cirúrgicos, ou ainda outros procedimentos em que esse princípio seja necessário.

O material utilizado em luvas cirúrgicas é um fator importante para sua efetividade como barreira. O látex continua sendo o material considerado o padrão-ouro; porém, devido à sensibilidade de profissionais de saúde e pacientes a esse componente, os serviços de saúde estão passando a oferecer alternativas sem látex para profissionais sensíveis a esse material. As luvas têm tamanhos numerados de acordo com o fabricante.

88 3. PREVENÇÃO DE INFECÇÕES

Além do correto calçamento das luvas, é fundamental que o profissional esteja atento durante o procedimento de retirada delas, para evitar contaminação das mãos ou do ambiente.

## 2 Indicações

As luvas estéreis devem ser utilizadas para reduzir a possibilidade de os microrganismos das mãos do profissional contaminar o campo operatório ou ainda para reduzir a possibilidade de transmissão de microrganismos de um paciente para outro.

## 3 Contraindicações

As luvas estéreis não necessitam ser utilizadas se o procedimento não é asséptico.

## 4 Material

- Um par de luvas estéreis

## 5 Descrição da técnica

### Colocação de luvas estéreis

- Objetivo: Colocar luva estéril.
- Aplicação: Procedimentos que necessitem de técnica asséptica.
- Responsabilidade: Enfermeiros, técnicos de enfermagem, auxiliares de enfermagem, médicos e todos os profissionais da área da saúde.

| Ação | Justificativa |
| --- | --- |
| 1. Higienizar as mãos. Selecionar o par de luvas compatível com as suas mãos. | Reduzir a microbiota bacteriana das mãos. |
| 2. Verificar as condições do invólucro. | Garantir que o invólucro não tenha sido danificado – rasgos, furos na embalagem ou umidade descaracterizam o material para uso. |
| 3. Abrir a embalagem externa, puxando a camada superior. Retirar a embalagem interna manuseando somente a parte externa (Figura 3.25). | Evitar a contaminação no momento da abertura, diminuindo assim o risco ao manuseá-la. |
| 4. Abrir a embalagem interna sobre superfície limpa e seca, e expor as luvas esterilizadas de modo que os punhos fiquem voltados para o profissional (Figura 3.26). | Evitar a contaminação do material. |
| 5. Com o polegar e o indicador da mão não dominante, segurar o punho dobrado da luva esterilizada para a mão dominante (Figura 3.27). | A colocação da luva na mão dominante primeiro permite maior destreza no momento de colocá-la, evitando assim a contaminação. |
| 6. Erguer e segurar a luva com os dedos voltados para baixo. Cuidar para que ela não toque objetos não esterilizados. | Evitar que a luva toque na mesa ou em outro local do ambiente e seja assim contaminada. |
| 7. Mantendo o polegar para fora, deslizar os dedos da mão dominante – já enluvada – por baixo do punho da outra luva e levantá-la (Figura 3.28). | Colocar a mão por baixo do punho da luva reduz o risco de contaminação. |
| 8. Inserir a mão não dominante na luva (Figura 3.29). | Calçar a luva da mão não dominante. |
| 9. Ajustar as luvas nas duas mãos, tocando apenas as áreas esterilizadas (Figuras 3.30 e 3.31). | Evitar a contaminação da luva, quando não tocada em área não estéril. |

### Retirada de luvas

| Ação | Justificativa |
| --- | --- |
| 1. Com a mão dominante, segurar a luva da mão não dominante perto da extremidade do punho e retirá-la, invertendo-a, com a área contaminada no lado interno. Continuar segurando a luva (Figuras 3.32 e 3.33). | Não tocar as mãos com a área da luva utilizada, evitando assim a contaminação das mãos após seu uso. |
| 2. Deslizar os dedos da mão sem luvas para dentro da luva restante. Segurar a luva pela parte interna e retirá-la, virando a parte interna para fora, sobre a mão e a outra luva (Figuras 3.34 e 3.35). | Prevenir a contaminação das mãos dos profissionais de saúde. |
| 3. Desprezar as luvas em local apropriado. | Garantir segurança e limpeza do ambiente. |
| 4. Higienizar as mãos. | Evitar contaminação das mãos dos profissionais. |

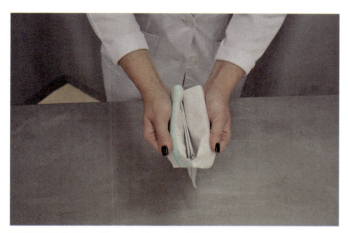

**FIGURA 3.25** Técnica colocação de luvas estéreis: abrir a embalagem externa, puxando a camada superior.

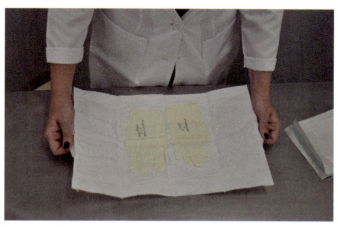

**FIGURA 3.26** Técnica colocação de luvas estéreis: abrir a embalagem interna sobre superfície limpa e seca, e expor as luvas esterilizadas de modo que os punhos fiquem voltados para você.

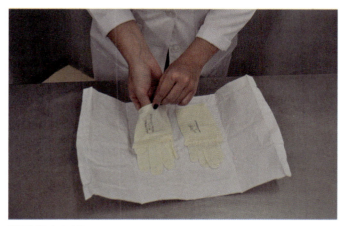

**FIGURA 3.27** Técnica colocação de luvas estéreis: com o polegar e o indicador da mão não dominante, segurar o punho dobrado da luva esterilizada para a mão dominante.

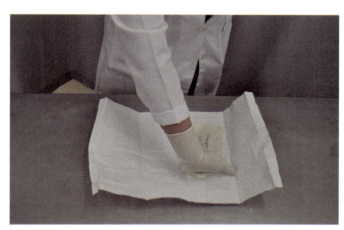

**FIGURA 3.28** Técnica colocação de luvas estéreis: mantendo o polegar para fora, deslizar os dedos da mão dominante – já enluvada – por baixo do punho da outra luva e levantá-la.

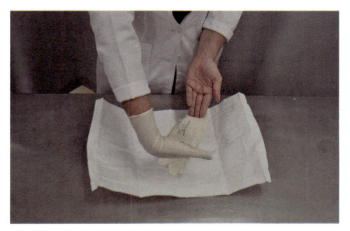

**FIGURA 3.29** Técnica colocação de luvas estéreis: inserir a mão não dominante na luva.

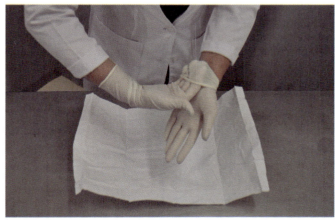

**FIGURA 3.30** Técnica colocação de luvas estéreis: ajustar as luvas nas duas mãos, tocando apenas as áreas esterilizadas.

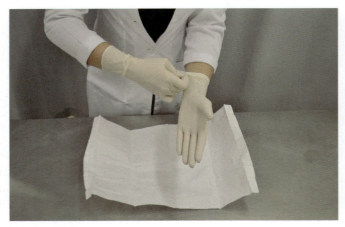

**FIGURA 3.31** Técnica de colocação de luvas estéreis: ajustar as luvas nas duas mãos, tocando apenas as áreas esterilizadas.

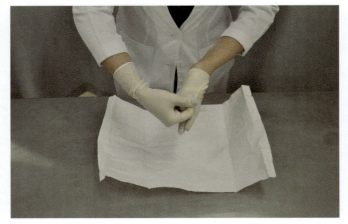

**FIGURA 3.32** Técnica de retirada de luvas: com a mão dominante, segurar a outra luva perto da extremidade do punho e retirá-la, invertendo-a, com a área contaminada no lado interno. Continuar segurando a luva.

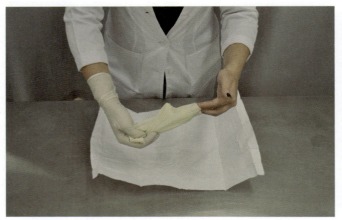

**FIGURA 3.33** Técnica de retirada de luvas: com a mão dominante, segurar a outra luva perto da extremidade do punho e retirá-la, invertendo-a, com a área contaminada no lado interno. Continuar segurando a luva.

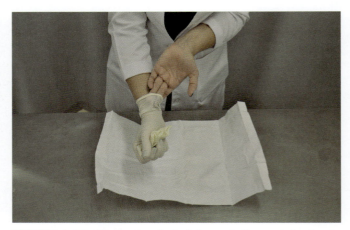

**FIGURA 3.34** Técnica de retirada de luvas: deslizar os dedos da mão sem luvas para dentro da luva restante. Segurar a luva pela parte interna e retirá-la, virando a parte interna para fora, sobre a mão e a outra luva.

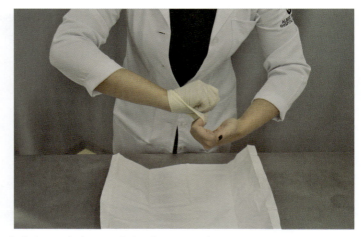

**FIGURA 3.35** Técnica de retirada de luvas: deslizar os dedos da mão sem luvas para dentro da luva restante. Segurar a luva pela parte interna e retirá-la, virando a parte interna para fora, sobre a mão e a outra luva.

# 6 Estimativa de tempo de execução

A colocação de luvas, considerando a prévia higienização das mãos, dura de 3 a 5 minutos.

# 7 Observações

- As luvas estéreis devem ser trocadas sempre que o profissional entrar em contato com outro paciente ou ainda durante o contato com um *mesmo* paciente **ao mudar de um sítio corporal contaminado para outro**, limpo, ou quando estiverem danificadas.
- O profissional, quando com luvas, não deve tocar superfícies e materiais não estéreis.
- O mesmo par de luvas não deve ser usado novamente ou lavado.
- As condições de armazenamento de luvas podem também comprometer suas propriedades físicas e, consequentemente, sua segurança. Com vistas a evitar que luvas sejam contaminadas em situações de armazenagem ou por causa de condições de temperatura e ambiente, os estoques devem ser controlados de forma a atender à demanda do serviço.
- Luvas se tornam fracas e quebradiças quando expostas a calor, luz ultravioleta e ozônio. Estresses químicos e físicos podem também afetar consideravelmente a habilidade do material da luva de prover barreira de proteção contínua.
- Não utilizar as luvas se apresentarem algum dano, como furos, rasgos, umidade.
- Não utilizar o mesmo par de luvas quando mudar de sítio anatômico contaminado para outro, incluindo membrana, mucosa, pele não intacta ou algum dispositivo no mesmo paciente ou no ambiente.
- A reutilização das luvas após reprocessamento ou descontaminação não é recomendável.

# 8 Questões para estudo

1) Sobre a colocação e utilização de luvas estéreis ou cirúrgicas, é correto afirmar:
   a) A utilização de luvas estéreis dispensa a lavagem das mãos.
   b) Não existe técnica para remoção das luvas estéreis, apenas para a colocação.
   c) As luvas estéreis visam proteger profissionais e pacientes do risco de infecção cruzada.
   d) A utilização de luvas estéreis se restringe aos pacientes portadores de doenças contagiosas.
2) Após utilização das luvas, elas devem ser descartadas:
   a) No lixo comum
   b) No lixo infectante
   c) Em caixa perfurocortante
   d) No lixo reciclável
3) Em quais procedimentos a seguir é indicado o uso de luva cirúrgica não estéril?
   a) Aspiração traqueal
   b) Punção venosa
   c) Passagem de sonda vesical de demora
   d) Punção de cateter totalmente implantado (Port-a-cath®)
4) Qual item a seguir é verdadeiro, para evitar infecção:
   a) Utilizar luvas estéreis para verificar SSVV de todos os pacientes da clínica médica.
   b) Não há necessidade de lavar as mãos antes de colocar luvas estéreis, pois as luvas protegem a transmissão das possíveis infecções.
   c) É permitido o ajuste da mão calçada com luva estéril pela outra mão sem luva, pois houve anteriormente a lavagem simples das mãos.
   d) Calçar a luva, segurando a borda interna desta com o polegar e os dois primeiros dedos de sua mão dominante. Mantendo as mãos acima da cintura, introduza a mão não dominante dentro da luva e ajuste os dedos dentro da luva depois que ambas estiverem calçadas.

# Referências

Brasil. Agência Nacional de Vigilância Sanitária. Higienização das Mãos: Segurança do Paciente em serviços de Saúde/Agência Nacional de Vigilância Sanitária (Anvisa), 2009:71.

Ecri Institute. Surgical and Examination Gloves [on line]. 2006. Disponível em: https://members2.ecri.org/Components/HRC/pages/SurgAn21.aspx#appendixa. Acessado em 22 de junho de 2011.

WHO (World Health Organization). Hand hygiene: why, how and when. Summary Brochure on Hand Hygiene. Geneva: World Alliance for Patient Safety, 2006a:1-4. Disponível em: http://www.who.int/gpsc/5may/Glove_Use_Information_Leaflet.pdf. Acessado em 21 de junho de 2011.

# 3.3

## Descarte de Material Contaminado

*Herbert Rodrigo Bergamasco, Leandro Fonseca de Azevedo*

## 1. INTRODUÇÃO

O aumento da produção de lixo nos últimos anos vem sendo razoavelmente considerável devido às mudanças de hábito, urbanização e consumo da população, fazendo com que o Brasil ocupe a quinta colocação no *ranking* de maior gerador de resíduos do mundo, pois produz cerca de 63 milhões de toneladas de lixo e recicla apenas 3% de sua capacidade total. Essa situação tem despertado interesse, e os programas de controle de lixo têm sido apoiados por alguns órgãos capacitados e fundamentados pela legislação da Agência Nacional de Vigilância Sanitária (Anvisa) e o Conselho Nacional do Meio Ambiente (Conama).

Considerando o impacto que o grande acúmulo de resíduos causa ao ambiente e a importância do controle, foi promulgada em 2010 a Lei Federal 12.305, instituindo a Política Nacional dos Resíduos Sólidos, que tem como meta dispor sobre princípios, objetivos e instrumentos, além de diretrizes relacionadas à gestão e ao gerenciamento de resíduos sólidos, sendo essas atividades de responsabilidades dos próprios geradores.

São considerados resíduos sólidos de serviço de saúde aqueles produzidos em âmbito hospitalar, clínicas odontológicas, serviços de assistência à saúde, laboratórios, hemocentros, necrotérios, clínicas médicas e outras instituições de saúde.

Os resíduos de serviço de saúde (RSS) podem ser altamente nocivos ao ser humano se descartados de forma inadequada, possibilitando a proliferação de doenças infectocontagiosas como hepatite C, hepatite B e HIV. Os profissionais de saúde necessitam conhecer a forma adequada de descarte de material, e respeitar as normas técnicas de descarte.

**Classificação dos resíduos sólidos de serviço de saúde segundo a RDC Anvisa n° 306/04 e Resolução Conama n° 358/05:**

Grupo A – resíduos com a possível presença de agentes biológicos que, por suas características, podem apresentar risco de infecção; grupo B – resíduos químicos; grupo C – rejeitos radioativos; grupo D – resíduos comuns; grupo E – materiais perfurocortantes.

- *Grupo A (potencialmente infectantes):* Resíduo possivelmente contaminado com agente biológico. Esse tipo de resíduo é representado pela Figura 3.36.

  Enquadram-se neste grupo:
  A1 – Culturas e estoques de agentes infecciosos, resíduos de fabricação de produtos biológicos, exceto hemoderivados, descarte de vacinas de microrganismos vivos ou atenuados, meios de cultura, resíduos de laboratório de genética. Bolsas de sangue ou hemoderivados, entre outros.
  A2 – Carcaças, peças anatômicas e viscerais de animais e cama dos mesmos, entre outros.
  A3 – Peças anatômicas, produtos de fecundação sem sinais vitais com pelo menos 500 g, entre outros.
  A4 – *Kits* de linhas arteriais endovenosas e dialisadores, entre outros.
  A5 – Órgãos, tecidos e fluidos orgânicos com suspeita de contaminação com proteína priônica e resíduos resultantes de atenção à saúde desses indivíduos ou animais, entre outros.

- *Grupo B (resíduos químicos):* Contém substâncias químicas possíveis de oferecer risco à saúde pública ou ao meio ambiente. Esse tipo de resíduo é representado pela Figura 3.37.

  Resíduos de medicamentos ou insumos farmacêuticos vencidos, contaminados, apreendidos para descarte, parcialmente utilizados e demais impróprios para consumo: produtos hormonais, antibacterianos, citostáticos, antineoplásicos, digitálicos, imunossupressores, imunomoduladores e antirretrovirais.
  Resíduos de insumos farmacêuticos dos medicamentos controlados pela portaria do MS344/98 e suas atualizações.
  Saneantes, desinfetantes e desinfestantes.

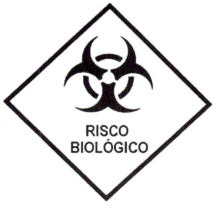

**FIGURA 3.36** Símbolo de resíduos sólidos de serviços de saúde do Grupo A: potencialmente infectantes.

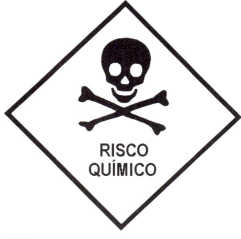

**FIGURA 3.37** Símbolo de resíduos sólidos de serviços de saúde do Grupo B: resíduos químicos.

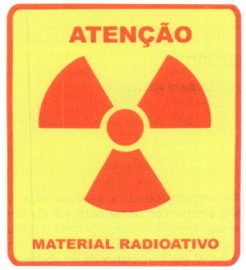

**FIGURA 3.38** Símbolo de resíduos sólidos de serviços de saúde do Grupo C: rejeitos radioativos.

**FIGURA 3.39** Símbolo de resíduos sólidos de serviços de saúde do Grupo D: resíduos equiparados aos resíduos domiciliares.

- *Grupo C (rejeitos radioativos):* Materiais resultantes de atividades humanas que contenham radionuclídeos em quantidades superiores aos limites de isenção especificados nas normas do CNEN e para os quais a reutilização é imprópria ou não prevista. Esse tipo de resíduo é representado pela Figura 3.38.
- *Grupo D (resíduos equiparados aos resíduos domiciliares):* Aqueles que não apresentem risco biológico, químico ou radiológico à saúde ou ao meio ambiente, podendo ser equiparados aos resíduos domiciliares. Esse tipo de resíduo é representado pela Figura 3.39.
- *Grupo E (resíduos perfurocortantes):* Materiais perfurocortantes ou escarificantes, por exemplo: lâminas de barbear, agulhas, escalpes, ampolas de vidro, brocas, limas endodônticas, pontas diamantadas, lâminas de bisturi, lancetas; tubos capilares; micropipetas; lâminas e lamínulas; espátulas; e todos os utensílios de vidro quebrados no laboratório (pipetas, tubos de coleta sanguínea e placas de Petri) e outros similares. Esse tipo de resíduo é representado pela Figura 3.40.

## 2. INDICAÇÕES

O descarte *adequado* de material é indicado para todo tipo de material contaminado e deve ser feito de forma correta.

Com o intuito de minimizar o impacto ambiental e educar não só os profissionais de saúde, mas todas as pessoas que trabalham ou necessitam realizar algum tipo de descarte de material, foi que o Conama, em 2001, criou

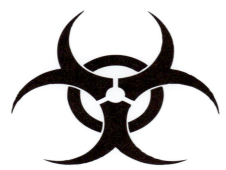

FIGURA 3.40    Símbolo de resíduos sólidos de serviços de saúde do Grupo E: resíduos perfurocortantes.

uma Resolução n° 275, de 25 de abril de 2001, orientando o descarte de acordo com as cores dos sacos e recipientes padronizados.

Conforme a RDC 306/2004 (Anvisa) e a Resolução 358/2005 (Conama) são exigidos não só o descarte do material correto, mas também o destino final do descarte no ambiente intra e extra-hospitalar. Esses passam pelas etapas de segregação, acondicionamento, armazenamento, identificação, coleta e transporte interno e extraestabelecimento. O destino do lixo infectante deve ser separado do restante do lixo hospitalar, pois este será submetido a um processo de incineração.

É fundamental que o enfermeiro oriente a população para que não despreze medicamentos ou insumos em lixo comum, devendo procurar o local mais próximo para descarte, como as unidades básicas de saúde (UBS), pronto atendimento (PA), farmácias e clínicas, minimizando assim o risco do descarte de forma errônea.

O descarte de material do grupo A (infectantes) deve sempre ser realizado em saco branco leitoso e impermeável. Já o descarte de material do grupo B (químico), deve ser mantido em sua embalagem original ou dentro de alguma embalagem inquebrável, sendo devolvida ao próprio fabricante. O grupo C (resíduos radioativos) deve ser acondicionado em recipientes blindados para evitar o vazamento radioativo, devendo-se encaminhá-los à Comissão Nacional de Energia Nuclear, enquanto o grupo D (resíduos comuns) deve ser descartado em saco preto leitoso impermeável, podendo até ser reciclável em seu destino final. E, por fim, o grupo E (perfurocortante) deve ser descartado em caixas Descarpack®, respeitando o limite do conteúdo indicado pelo tracejado em seu exterior e lacradas corretamente.

## 3. CONTRAINDICAÇÕES

Não há contraindicações para o descarte adequado de material contaminado, já que o descarte incorreto dos materiais pode prejudicar não só os profissionais de saúde, como também o solo, as águas dos rios e mares e até o ar que respiramos.

O descarte inadequado de materiais perfurocortantes pode atingir terceiros desde o momento da coleta no próprio hospital, como também no lixão ou aterros sanitários. O lixo de alto índice radioativo causa grande impacto ambiental e sérios danos à saúde, como infecções, convulsões, câncer e outro malefícios, podendo levar até a morte.

## 4. OBSERVAÇÕES

Recomenda-se que o material seja descartado imediatamente após o uso e que seja feito no local correto (a depender do tipo de material).

É imprescindível que após o descarte do material seja feita a higienização das mãos do profissional, a fim de evitar contaminação do ambiente e minimizar os riscos de infecção.

## 5. QUESTÕES PARA ESTUDO

1) Os resíduos sólido de serviço de saúde (RSS) podem ser classificados de acordo com seu material e descarte. Cite sua classificação.
2) Qual a indicação para o descarte correto de lixo infectante e lixo radioativo?

## 1. INTRODUÇÃO

**3)** Classifique o descarte de acordo com o resíduo:

1. resíduo infectante
2. resíduo comum
3. resíduo radioativo
4. resíduo químico
5. resíduo perfurocortante

( ) agulhas, lancetas
( ) papel carbono, papel higiênico
( ) bolsas transfusionais, luvas
( ) pilhas, imagem de raio X
( ) clorofórmio, mercúrio

Assinale a alternativa correta:
**a)** 1, 2, 3, 4 e 5.
**b)** 3, 5, 4, 1 e 2.
**c)** 5, 2, 1, 4 e 3.
**d)** 5, 4, 3, 2, e 1.

**4)** Quais os riscos que podemos causar quando desprezamos o lixo de maneira incorreta?

## Referências

Agência Senado. Lixões a céu aberto resistem, apesar do fim do prazo para substituí-los por aterros sanitários. Disponível em: http://www12.senado.gov.br/noticias/materias/2014/08/01/lixoes-a-ceu-aberto-resistem-apesar-do-fim-do-prazo-para. Acessado em 30 de agosto de 2014.

Associação Brasileira de Normas Técnicas. NBR 10004. Dispõe sobre resíduos sólidos e sua classificação. Rio de Janeiro, 1987.

Brasil. Ministério da saúde Agência Nacional da Vigilância Sanitária RDC n( 306, de 7 de dezembro de 2004. Dispõe sobre o regulamento técnico para o gerenciamento de resíduos de saúde. Disponível em: www.saúde.pr.gov.br/arquivos/file/legislação/estadualresolução/rdc_306.pdf. Acessado em 15 de julho de 2014.

Conama n° 358/05. Disponível em: www.mma.gov.br/port/conama/res/res05/res35805.pdf>.

http://ddsonline.com.br/dds-temas/39-seguranca/383-como-proceder-corretamente-o-descarte-de-material-biologico.html.

Oliveira BAC, Kluthcovsky ACGC, Kluthcovsky FA. Estudo sobre a ocorrência de acidentes de trabalho com material biológico em profissionais de enfermagem de um hospital. Cogitare Enferm 2008 Jan/Mar;13(2):194–205.

Paiva BRS. A experiência de uma estudante do Curso Técnico em Enfermagem sobre a separação de resíduos sólidos no Grupo Hospitalar Conceição. 2013. 18 f. Trabalho de Conclusão de Curso (Curso Técnico de Enfermagem) Grupo Hospitalar Conceição/IFERS, Porto Alegre, 2013.

Paulino DCR, Lopes MVO, Rolim ILTP. Biossegurança e acidentes de trabalho com perfurocortantes entre os profissionais de enfermagem em um hospital universitário de Fortaleza-CE. Cogitare Enferm 2008 Out/Dez;13(4):507–13.

Silva CER. O processo de trabalho da limpeza e coleta interna do lixo hospitalar na emergência do hospital municipal Paulino Werneck [dissertação] Rio de Janeiro (RJ): Centro de Estudos de Saúde do Trabalhador e Ecologia Humana, Escola Nacional de Saúde Pública; 1999.

University of Maryland. Department of Environmental Safety. Instructions for the safe removal of contaminated gloves [online]. 2004. Disponível em: http://www.des.umd.edu/os/ppe/glove. Acessado em 22 de junho de 2011.

# 3.4

## Utilização de Equipamentos de Proteção Individual

*Julia Yaeko Kawagoe, Priscila Gonçalves*

## 1. INTRODUÇÃO

Os profissionais de saúde – incluindo a equipe de enfermagem, estudantes e voluntários – estão em risco de se expor a microrganismos nos serviços de saúde (SS) ou ainda em seus domicílios durante atividades de assistência domiciliar. Em 1996, o Centers for Disease Control and Prevention (CDC) publicou medidas das precauções-padrão (PP) – um conjunto de diretrizes para evitar esta exposição, as quais foram revisadas no manual de 2007. Apesar dessas recomendações claras e objetivas, observa-se grande incidência de exposição ocupacional a microrganismos entre todos os profissionais de saúde, sendo que a equipe de enfermagem está entre os mais expostos.

# 3. PREVENÇÃO DE INFECÇÕES

Dentre os fatores que influenciam o cumprimento da enfermagem às medidas das PP, estão a falta de conhecimento; e outras barreiras, como comunicação, sobrecarga do trabalho, estrutura física, acessibilidade aos equipamentos de proteção individual (EPI); e aspectos organizacionais e gerenciais.

Prevenir a transmissão de microrganismos aos pacientes e aos profissionais é uma uma questão de segurança e de saúde ocupacional. Os profissionais são responsáveis em executar uma assistência segura, baseada em evidência científica atual e legislação nacional/local, de modo a proteger pacientes/familiares e a si mesmos, seguindo as políticas, rotinas e procedimentos institucionais.

O uso consistente e adequado das medidas das PP, incluindo o uso adequado de EPI por todos os profissionais, diminui a transmissão microbiana no ambiente de assistência à saúde e reduz a necessidade de precauções específicas.

Os EPI correspondem a uma variedade de barreiras e respiradores para partículas (máscaras), utilizados sozinhos ou em combinação para proteger as mucosas, vias respiratórias, pele e as roupas, do contato com agentes infecciosos. A seleção do EPI deve se basear na natureza da interação com o paciente e/ou no(s) modo(s) de provável(is) transmissão(ões).

## 2. INDICAÇÕES

Com base na natureza da interação com o paciente e/ou no(s) modo(s) de provável(is) transmissão(ões), o Quadro 3.2 descreve algumas situações clínicas e a indicação da utilização de EPI.

**QUADRO 3.2** Situações Clínicas e a Utilização de Equipamentos de Proteção Individual*

| Procedimento | Higiene das mãos | Luvas | Luvas estéreis | Máscara cirúrgica | Óculos | Avental |
|---|---|---|---|---|---|---|
| Verificar sinais vitais | Sim | – | – | – | – | – |
| Exame físico | Sim | Se contato com mucosas ou pele não íntegra | – | Se houver risco respingos de fluidos corporais | Se houver risco de respingos de fluidos corporais | Se houver risco de respingos de fluidos corporais |
| Examinar feridas ou realizar curativos | Sim | Se contato com fluidos corporais | Contato direto com a ferida | Para lavar ou irrigar a ferida | Para lavar ou irrigar a ferida | Para lavar ou irrigar a ferida |
| Glicemia capilar | Sim | Sim | – | – | – | – |
| Punção venosa periférica | Sim | Sim | – | – | Se houver risco de respingos de fluidos corporais | - |
| Inserção de cateter venoso central | Sim | – | Sim | Sim | Sim | Avental estéril |
| Inserção de cateter vesical | Sim | – | Sim | Sim | Sim | Se houver risco de respingos de fluidos corporais |
| Cuidados com cateter vesical | Sim | Sim | – | Se houver risco de respingos de fluidos corporais | Sim | Se houver risco de respingos de fluidos corporais |
| Aspiração de tubo endotraqueal ou traqueostomia | Sim | – | Sim | Sim | Sim | Se houver risco de respingos de fluidos corporais |
| Higiene oral | Sim | Sim | – | Sim | Sim | Se houver risco de respingos de fluidos corporais |
| Higiene íntima/ troca de fralda | Sim | Sim | – | Se houver risco de respingos de fluidos corporais | Se houver risco de respingos de fluidos corporais | Se houver risco de respingos de fluidos corporais |

* Adaptado do Australian Guidelines for the Prevention and Control of Infection in Healthcare-2010.

# 3. CONTRAINDICAÇÕES

Os EPI nunca devem ser usados de forma indiscriminada, e o uso excessivo pode ter impactos negativos, tais como:

- Interferência na qualidade de atendimento ao paciente;
- Aumento de resíduos e aumento do custo;
- Os profissionais de saúde podem ser menos propensos a realizar a higienização das mãos (HM) ao usar as luvas para atividades assistenciais rotineiras;
- A falta ou escassez de EPI resulta em utilização inadequada (por exemplo, reúso de luvas e aventais), levando ao aumento da transmissão de microrganismos;
- Preocupações ambientais com os resíduos gerados com EPI descartáveis e uso de agentes químicos para lavagem e desinfecção.

# 4. MATERIAL

## Tipos de equipamento de proteção individual

### *Luvas*

As luvas devem ser utilizadas para evitar a contaminação das mãos dos profissionais quando:

1) Houver risco de contato direto com sangue ou fluidos corporais, membranas mucosas, pele não intacta e outro material potencialmente infeccioso;
2) Houver contato direto com os pacientes que estão colonizados ou infectados com patógenos transmitidos por contato, como vírus respiratórios (por exemplo, vírus sincicial respiratório) e bactérias multirresistentes a antimicrobianos;
3) Manipular ou tocar equipamentos de assistência ao paciente e superfícies ambientais visíveis ou potencialmente contaminados. As luvas podem proteger os pacientes e os profissionais da exposição a material infeccioso que pode ocorrer pelas mãos.

Existe uma variedade de luvas descartáveis, não estéreis, de materiais como látex, vinil e borracha nitrílica. De modo geral, as luvas de látex ou nitrílica são preferíveis para procedimentos clínicos que exigem destreza manual e/ou envolvam tempo maior de contato com o paciente. Devem-se disponibilizar luvas em diferentes tamanhos.

Durante o atendimento ao paciente, a transmissão de microrganismos pode ser reduzida seguindo-se o princípio de trabalhar de uma área "limpa" para "suja" e restringir ou limitar a contaminação de superfícies que são necessárias para a assistência ao paciente.

Pode ser necessário trocar de luvas durante o cuidado de um único paciente para evitar contaminação cruzada dos diferentes sítios anatômicos e caso a interação com o paciente também envolva tocar teclados de computador portátil ou outro equipamento móvel que seja transportado de sala em sala. **Quando as luvas são usadas – em combinação com outros EPI, devem ser calçadas por último** e se ajustar confortavelmente em torno do punho do avental, para fornecer uma barreira contínua e confiável para os braços, punhos e mãos.

Em 2009, a Organização Mundial de Saúde (OMS) publicou um manual de referência técnica com orientações sobre higienização das mãos e o uso de luvas. De acordo com esse manual, a utilização de luvas não altera e não substitui a realização da higienização das mãos, sendo que:

- quando uma indicação para higienização das mãos precede uma tarefa que requer a utilização de luvas, deve ser realizada antes de calçar as luvas;
- quando uma indicação para higienização das mãos precede uma tarefa que requer a utilização de luvas, deve ser realizada após a remoção das luvas;
- quando uma nova indicação ocorre e o profissional de saúde está utilizando luvas, as mesmas devem ser removidas para permitir a realização da higienização das mãos.

Remover as luvas corretamente irá evitar a contaminação das mãos. A higienização das mãos após a remoção das luvas irá garantir que as mãos não irão carrear microrganismos que poderiam ter penetrado por microfuros nas luvas ou pela contaminação das mãos durante a retirada das luvas.

Um estudo publicado em 2004 verificou que 13% (12 de 93) dos profissionais que utilizaram luvas ao prestarem assistência a pacientes colonizados com *Staphylococcus aureus* resistente à meticilina tiveram as mãos contaminadas pelo mesmo microrganismo após remoção das luvas. Outra pesquisa em 2010 apresentou profissionais de saúde

98　　　　　　　　　　　　3. PREVENÇÃO DE INFECÇÕES

que prestaram assistência a pacientes colonizados com *Acinetobacter baumannii*, em 38,7% (77 de 199) das interações ocorreu contaminação das luvas e em 4,5% (nove de 199) ocorreu contaminação das mãos após a remoção das luvas. Quando a assistência ocorreu em pacientes colonizados com *Pseudomonas aeruginosa*, em 8,2% (11 de 134) das interações ocorreu contaminação das luvas e em uma oportunidade ocorreu contaminação das mãos após a remoção das luvas. Os resultados dos dois estudos reforçam a importância da higienização das mãos após a remoção das luvas.

### Avental

Vários tipos de aventais podem ser utilizados e são indicados nos casos de risco de contaminar a roupa dos profissionais de saúde e para proteger a pele no contato com sangue e fluidos corporais. A indicação e a seleção do tipo de avental baseiam-se na natureza da interação com o paciente, incluindo o grau esperado de contato com material infectante e potencial de penetração de sangue e fluidos no avental. Deve-se utilizar avental impermeável a líquidos quando houver risco de contato com grande volume de fluidos corporais ou líquidos contaminados, além da proteção das pernas, por meio de botas ou coberturas que protejam o sapato e a perna.

Avental estéril pode ser necessário, por exemplo, nos procedimentos cirúrgicos e para inserção de cateter vascular central.

Aventais também são indicados nos casos de contato com pacientes portadores de microrganismos de alta importância epidemiológica para reduzir a transmissão de patógenos de pacientes ou materiais/equipamentos a outros pacientes ou para o ambiente, lembrando que estes devem ser descartados a cada uso (avental descartável) e não devem ser reutilizados antes de serem reprocessados (avental de tecido), ou seja, devem ser removidos na saída do quarto, seguido da higienização das mãos. Os aventais de isolamento (precauções de contato), quando usados em combinação com luvas e com outros EPI, quando indicado, geralmente são o primeiro EPI a ser vestido. A cobertura total de braços e corpo frontal, do pescoço até o meio ou abaixo da coxa, irá garantir que o vestuário e áreas expostas do corpo estejam protegidos. Vários tamanhos de aventais devem estar disponíveis em serviços de saúde para garantir a cobertura adequada no corpo dos profissionais. O avental de isolamento deve ser removido antes de deixar o ambiente do paciente para evitar uma possível contaminação do ambiente fora do quarto, e deve ser removido de uma forma que evite a contaminação da roupa ou da pele do profissional.

O avental clínico ou de laboratório não substitui o avental quando houver indicação de uso como EPI.

As recomendações quanto ao uso adequado do avental são:

- Usar o avental somente durante a prestação de cuidados ao paciente;
- Quando houver indicação, o avental deve ser colocado imediatamente antes da tarefa e deve ser usado corretamente, isto é, amarrado na parte superior (pescoço) e em torno da cintura;
- Remover imediatamente após a tarefa, para a qual foi utilizado, com técnica, sem agitar o avental, evitando a contaminação da roupa ou a pele do PS e o ambiente;
- Descartar o avental usado, imediatamente após a remoção, no receptáculo apropriado. Não pendurar o avental para uso posterior;
- Não reutilizar avental. Não utilizar o mesmo avental de um paciente para outro.

### EPI para proteção respiratória (proteção facial: máscaras, óculos de proteção, protetores faciais)

#### MÁSCARA

As máscaras são usadas pelos profissionais para três propósitos principais:

1) Proteger os profissionais do contato com material infectado de pacientes, por exemplo, secreções respiratórias e espirros de sangue ou fluidos corporais, de acordo com precauções-padrão e precauções para gotículas;
2) Proteger os pacientes contra a exposição a microrganismos da boca ou nariz de um profissional ao realizar procedimentos que exigem uma técnica asséptica;
3) Servir de barreira na fonte ao colocar a máscara no paciente para limitar o potencial da disseminação de secreções respiratórias infecciosas quando o mesmo tossir, espirrar ou falar (higiene respiratória/tosse com etiqueta).

As máscaras podem ser utilizadas em combinação com óculos para proteger a boca, nariz e olhos, ou uma viseira pode ser usada em vez de máscara e óculos, para proporcionar uma proteção mais completa. As máscaras não devem ser confundidas com respiradores para partículas – máscara N95 ou PFF2, que são utilizados para evitar a inalação de pequenas partículas (aerossóis) que podem conter agentes infecciosos transmitidos pela via aérea, por exemplo, vírus de sarampo, *Mycobacterium tuberculosis* e vírus varicela-zóster.

As membranas mucosas da boca, nariz e olhos são portas de entrada para agentes infecciosos, e o uso de EPI para proteger esses sítios corporais é um componente importante das precauções-padrão. Os procedimentos que geram salpicos ou espirros de sangue, fluidos corporais, secreções ou excreções (por exemplo, aspiração endotraqueal, broncoscopia, procedimentos vasculares invasivos) exigem proteção facial – uma viseira (descartável ou reutilizável) ou máscara e óculos de proteção.

Uma máscara cirúrgica é geralmente utilizada para garantir proteção contra disseminação de gotículas infecciosas – partículas grandes (> 5 micra) – que são transmitidas por contato próximo, geralmente a curta distância (até 2 m) de pacientes infectados que estejam tossindo ou espirrando. Existem máscaras de vários formatos (por exemplo, moldados e não moldados), tamanhos, eficiência de filtração, e modo de fixação (por exemplo, laços, elásticos, fixação na cabeça ou na orelha).

As principais características das máscaras cirúrgica e PFF2 estão descritas no Quadro 3.3. A seleção de máscara é baseada na avaliação de risco, que inclui:

- Tipo de procedimento/cuidado;
- Duração do procedimento/cuidado;
- Probabilidade de contato com gotículas/aerossóis gerados pelo procedimento.

As máscaras devem ser utilizadas adequadamente, para evitar exposição aos microrganismos:

- Selecionar a máscara apropriada para o procedimento;
- Utilizar a máscara cobrindo de forma segura o nariz e a boca;
- Não tocar a máscara enquanto está em uso;
- Trocar a máscara se ficar molhada;
- Retirar a máscara correta e imediatamente após a conclusão da tarefa (pelas tiras), descartando-a em um recipiente adequado de resíduo;
- HM após a remoção da máscara;
- Não reutilizar máscaras descartáveis;
- Não deixar a máscara pendurada em torno do pescoço;
- Não dobrar a máscara e não colocar no bolso para uso posterior;
- Um respirador N95 ou a máscara PFF2 (no Brasil) deve ser utilizado para evitar a inalação de pequenas partículas que podem conter agentes infecciosos transmitidos pela via aérea ou aerossóis. Este tipo de máscara também deve ser usado para procedimentos de geração de aerossóis que expõem a equipe à tuberculose não diagnosticada, incluindo indução de tosse para coleta de escarro, broncoscopia diagnóstica e autópsia.

## PROTEÇÃO RESPIRATÓRIA – TRANSMISSÃO AÉREA

A proteção respiratória se aplica à prevenção da transmissão de agentes infecciosos pelo ar, e foi recomendada primeiramente para a proteção de profissionais de saúde dos Estados Unidos contra a exposição ao *M. tuberculosis* em 1989. A proteção respiratória atualmente requer o uso de um respirador N95 ou máscara PFF2 (Brasil) ou com filtração superior para evitar a inalação de partículas infecciosas.

**QUADRO 3.3** Principais Características da Máscara Cirúrgica e N95/PFF2*

| Propriedades | Máscara cirúrgica | Máscara N95 |
|---|---|---|
| Outros nomes | • Máscara comum | Máscara PFF2 ou máscara tipo respirador |
| Características | • Resistente a fluidos corporais;<br>• Fabricada em material não tecido e deve conter obrigatoriamente um elemento filtrante. | • Peça semifacial filtrante classe 2 (PFF2) ou equipamento de proteção respiratória com filtros P2;<br>• Penetração máxima de aerossol é de 6%. |
| Colocação | • Tiras amarradas na parte superior e inferior da cabeça ou elástico atrás das orelhas. | Elástico superior acima das orelhas, elástico inferior abaixo das orelhas e clipe nasal.<br>Sempre realizar o teste de vedação facial. |
| Indicação | • Procedimentos que ofereçam risco de respingar fluidos corporais na face;<br>• Procedimentos com técnica asséptica: para proteger os pacientes da exposição a agentes infecciosos presentes na boca ou nariz do profissional de saúde;<br>• Na assistência a pacientes em precauções para gotículas. | • Na assistência a pacientes em precauções para aerossóis;<br>• Procedimentos de alto risco, como broncoscopias, quando o quadro infeccioso do paciente é desconhecido. |
| Padrão | • ABNT NBR 15052:2004 (Artigos de não tecido de uso odonto-médico-hospitalar – Máscaras cirúrgicas – Requisitos). | • ABNT NBR 13697/2010 (Equipamentos de Proteção Respiratória – Filtros para partículas).<br>• ABNT NBR 13698:2011 (Equipamento de Proteção Respiratória – Peça semifacial filtrante para partículas). |

*Adaptado do Australian Guidelines for the Prevention and Control of Infection in Healthcare – 2010.*

100              3. PREVENÇÃO DE INFECÇÕES

Recomendações quanto ao uso de máscara tipo respirador (N95 ou PFF2):

- Selecionar a máscara tipo respirador de partículas considerando os modelos com boas características de ajuste, bem como os fatores de filtração;
- Certificar-se de que os profissionais recebam treinamentos sobre como colocar uma máscara N95 ou PFF2, evitando a contaminação durante o uso, na remoção e no seu descarte, principalmente quando estiver molhada ou suja;
- Realizar checagem da máscara tipo respirador pelos profissionais da saúde a cada vez que for utilizá-la, para minimizar as fugas de ar em torno da peça facial.

### ÓCULOS DE PROTEÇÃO OU ESCUDOS/VISEIRAS

Proteção ocular é indicada para proteger as membranas mucosas dos olhos, quando se prevê que uma atividade ou procedimento irá gerar salpicos ou espirros de sangue, fluidos corporais, secreções ou excreções ou na distância de 2 metros se um paciente apresenta tosse. Os protetores oculares podem ser: óculos de segurança ou óculos protetores, escudo facial ou viseira acoplada à máscara. Os óculos pessoais não são aceitáveis como proteção para os olhos, podendo ser usados por baixo de protetores faciais e óculos de proteção.

Protetor ocular pode ser descartável ou reutilizável. Se reutilizável, deve ser limpo e desinfetado após o uso. Deve ser confortável e não deve interferir na acuidade visual, permitindo visão periférica suficiente e se ajustando de forma segura.

A remoção de uma viseira, óculos e máscara pode ser realizada com segurança após a retirada das luvas e da higiene das mãos. As hastes ou abas, peças de orelha e/ou de cabeça utilizadas para fixar o equipamento à cabeça são consideradas "limpas" e, portanto, seguras para tocar com as mãos. A parte da frente de uma máscara, dos óculos e do protetor facial é considerada contaminada e não deve ser tocada durante o seu uso.

## 5. DESCRIÇÃO DA TÉCNICA

- Objetivo: Utilizar os EPI de maneira correta, evitando contaminação do profissional/paciente.
- Aplicação: Verificar indicação de cada EPI.
- Responsabilidade: **Todos os profissionais de saúde, por exemplo, enfermeiros, técnicos/auxiliares de enfermagem, fisioterapeutas e médicos.**

Escolher o EPI de acordo com a avaliação de risco segundo a suspeita do agente etiológico. Dessa maneira, dois ou mais EPI podem ser indicados e utilizados, tais como: máscara cirúrgica, luvas, avental, óculos de proteção e/ou protetores faciais, como mostra a Figura 3.41.

Para reduzir o risco de transmissão de agentes infecciosos, é fundamental seguir corretamente a sequência de colocação e remoção dos EPI, conforme demonstrado nas Figuras 3.42 e 3.43.

Colocação de EPI

| Ação | Justificativa |
|---|---|
| 1. Higienizar as mãos. | Reduzir a microbiota das mãos, para a proteção do profissional de saúde. |
| 2. Colocar o avental (Figura 3.44) e amarrá-lo atrás do pescoço e da cintura (Figura 3.45). | Garantir que o avental fique bem posicionado no corpo e não caia, prevenindo a exposição da roupa e pele (especialmente tronco e membros superiores) dos profissionais de saúde a microrganismos, sangue ou outros fluidos corporais. |
| 3. Colocar a máscara, utilizando as duas amarras (Figura 3.46) e, após, ajustá-la junto à curvatura do nariz (Figura 3.47). | Garantir a adequada fixação e ajuste da máscara, evitando que, após a colocação dos óculos, este fique embaçado. Prevenir a exposição das mucosas oral e nasal dos profissionais de saúde a microrganismos, sangue ou outros fluidos corporais. Proteger os pacientes contra a exposição a microrganismos da boca ou nariz do profissional ao realizar procedimentos que exigem uma técnica asséptica. |
| 4. Colocar os óculos de proteção (Figura 3.48). | Prevenir a exposição da mucosa ocular dos profissionais de saúde a microrganismos, sangue ou outros fluidos corporais. |
| 5. Higienizar as mãos. | Reduzir a microbiota das mãos. Para a proteção do paciente, evitando a transmissão de microrganismos presentes nas mãos do profissional de saúde. |
| 6. Calçar as luvas. | Prevenir a exposição das mãos dos profissionais de saúde a microrganismos, sangue ou outros fluidos corporais. |

# 5. DESCRIÇÃO DA TÉCNICA

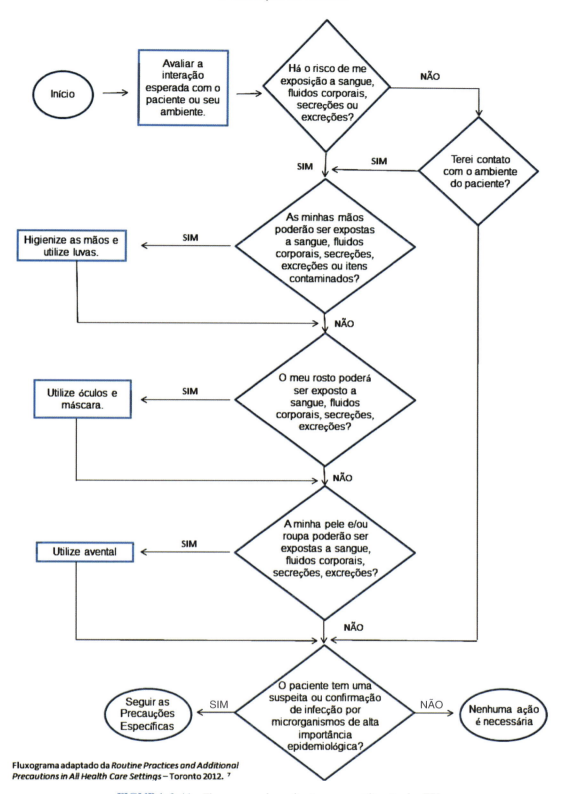

**FIGURA 3.41** Fluxograma de avaliação para a utilização dos EPI.

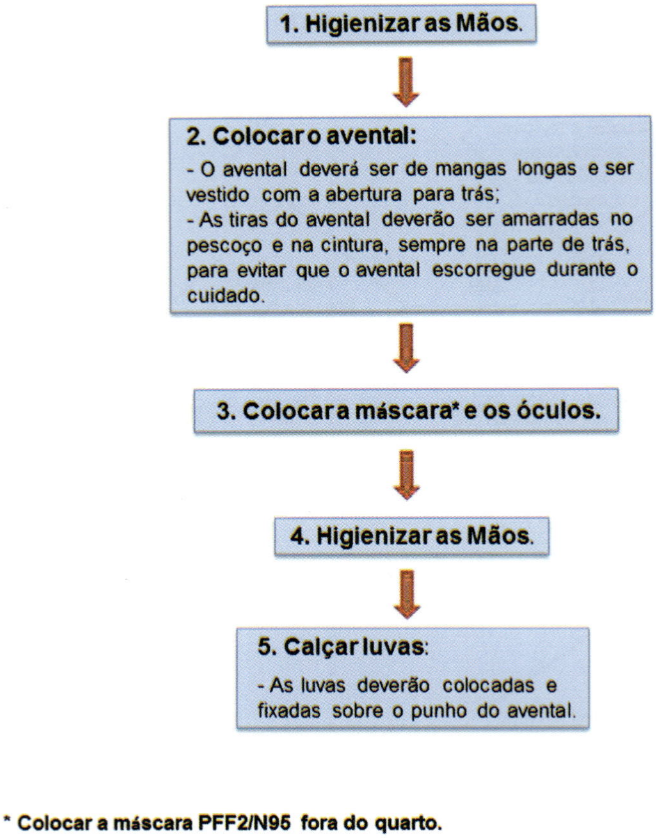

## 102
### 3. PREVENÇÃO DE INFECÇÕES

**Box (coluna esquerda):**

1. Higienizar as Mãos.

2. Colocar o avental:
- O avental deverá ser de mangas longas e ser vestido com a abertura para trás;
- As tiras do avental deverão ser amarradas no pescoço e na cintura, sempre na parte de trás, para evitar que o avental escorregue durante o cuidado.

3. Colocar a máscara* e os óculos.

4. Higienizar as Mãos.

5. Calçar luvas:
- As luvas deverão colocadas e fixadas sobre o punho do avental.

\* Colocar a máscara PFF2/N95 fora do quarto.

**FIGURA 3.42** Passo a passo para a colocação dos equipamentos de proteção individual.

**Box (coluna direita):**

1. Retirar as luvas:
- Segurar pela parte externa da luva, próximo ao punho e puxe-a, movendo de dentro para fora.
- Com o dedo indicador, puxar pela parte interna do elástico da outra luva retirando-a pelo avesso.

2. Higienizar as Mãos.

3. Retirar o avental:
- Desamarrar as tiras do avental.
- O avental deverá ser retirado virando-o pelo avesso, sem contaminar a roupa ou a pele.

4. Retirar os óculos e a máscara*:
- Retirar óculos segurando pela haste.
- Retirar a máscara, soltando as fitas e segurando as fitas para descartar a máscara.
- Nunca puxar a máscara pela parte externa.
- Nunca deixar a máscara no "pescoço" ou guardar no bolso.

5. Higienizar as Mãos.

\* Retirar a máscara PFF2/N95 fora do quarto, após a retirada do avental e higienizar as mãos (dentro do quarto).

Sequência adaptada do *Guideline for isolation precautions. preventing transmission of infectious agents in healthcare settings* – Atlanta 2007. [1]

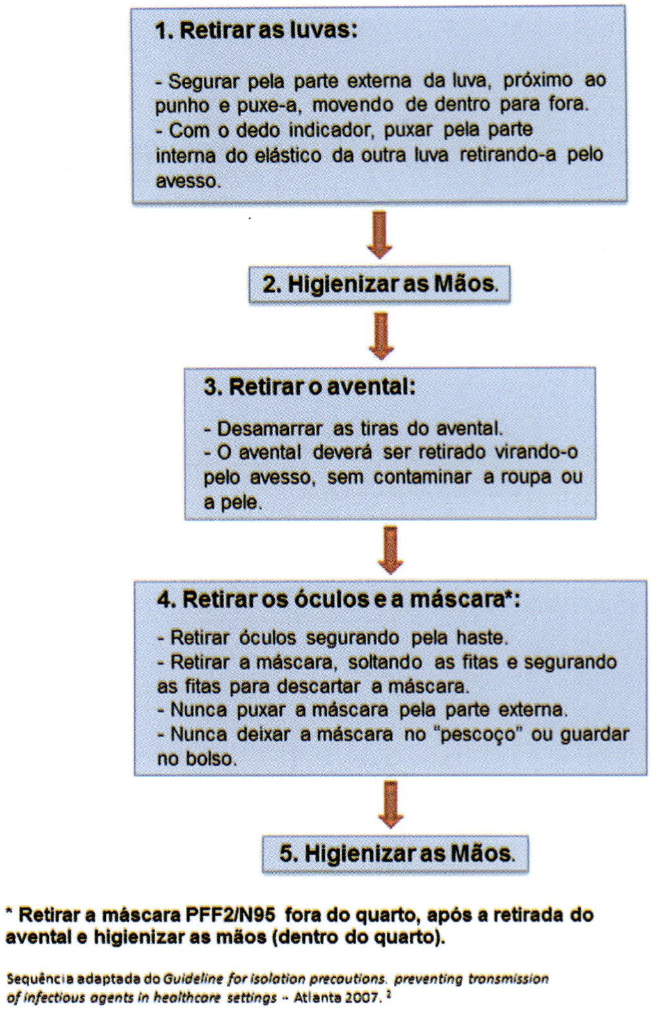

**FIGURA 3.43** Passo a passo para a retirada dos equipamentos de proteção individual.

Retirada de EPI

| Ação | Justificativa |
|---|---|
| 1. Retirar as luvas adequadamente (como já abordado no Capítulo 3.2). | Evitar a contaminação das mãos do profissional de saúde e do ambiente. |
| 2. 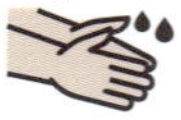 Higienizar as mãos. | Para a proteção do profissional de saúde, pelo risco de contaminação das mãos devido a microfuros das luvas e durante a retirada das mesmas. |
| 3. Retirar o avental adequadamente (Figuras 3.49 a 3.51). | Evitar a contaminação da roupa ou da pele do profissional de saúde e do ambiente. |
| 4. Retirar óculos segurando pela haste e, em seguida, a máscara, soltando e segurando as fitas. | Evitar a contaminação das mucosas ocular, nasal e oral. |
| 5. 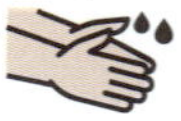 Higienizar as mãos. | Para a proteção do profissional de saúde e do ambiente, evitando a transmissão de microrganismos presentes nos óculos, no avental e na máscara. |

---

## 6. ESTIMATIVA DE TEMPO DE EXECUÇÃO

A colocação e retirada dos EPI podem dispender entre 3 e 4 minutos (incluindo a higienização das mãos), e depende da quantidade de equipamentos a serem colocados ou retirados.

6. ESTIMATIVA DE TEMPO DE EXECUÇÃO    103

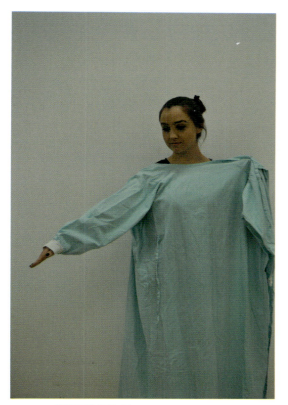

FIGURA 3.44  Colocar o avental.

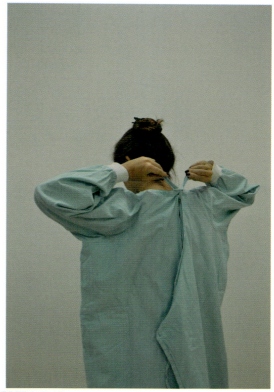

FIGURA 3.45  Colocar o avental amarrando-o atrás do pescoço e da cintura.

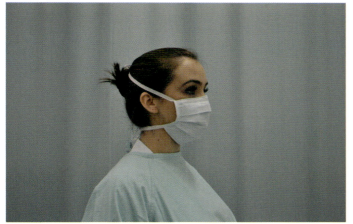

FIGURA 3.46  Colocar a máscara, utilizando as duas amarras.

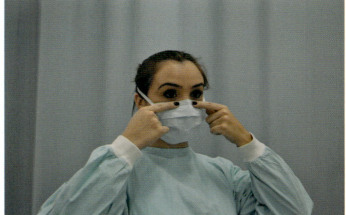

FIGURA 3.47  Colocar a máscara, ajustando-a na curvatura do nariz.

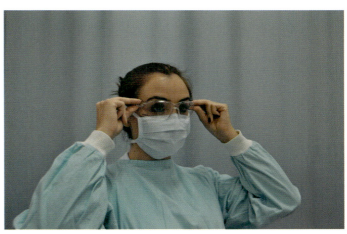

FIGURA 3.48  Colocar os óculos.

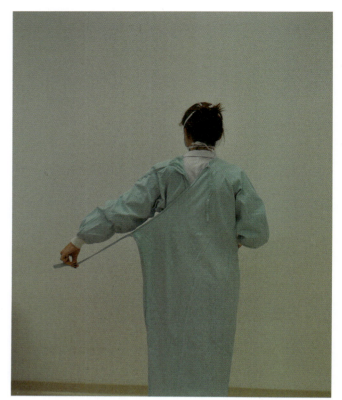

FIGURA 3.49  Retirar o avental.

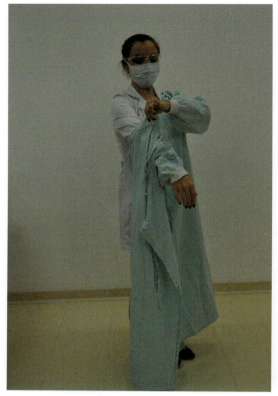

FIGURA 3.50  Retirar o avental.

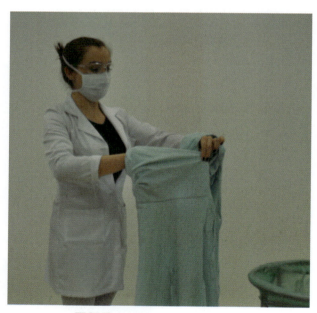

FIGURA 3.51  Retirar o avental.

## 7. OBSERVAÇÕES

Colocar e retirar EPI na sequência recomendada, incluindo a higiene das mãos, para evitar a contaminação.

- Usar EPI (máscara cirúrgica, luva, avental, óculos de proteção) durante procedimentos de geração de aerossóis, especialmente ressuscitação cardiopulmonar;
- Avaliar adesão dos profissionais de saúde ao uso de EPI;
- Certificar-se de que os profissionais recebam treinamento adequado sobre o uso de EPI;
- Assegurar abastecimento suficiente de EPI. Caso os recursos sejam limitados e os descartáveis não estejam disponíveis, recomenda-se o uso de EPI reutilizáveis seguido de desinfecção correta após o uso. A fim de evitar desperdício dos EPI, é necessário avaliar criticamente as situações em que eles são indicados e maximizar a prestação de cuidados clínicos durante cada entrada na sala, no *box* ou no quarto do paciente;
- Não reutilizar EPI descartáveis. A reutilização pode aumentar o risco de infecção para os profissionais da saúde.

## 8. LEGISLAÇÃO SOBRE O USO DE EPI

O Ministério do Trabalho e Emprego possui duas normas regulamentadoras (NR), NR-6 e NR-32, que estabelecem atribuições legais referentes aos EPI.

A NR-6, aprovada pela portaria n° 3.214 em 8 de junho de 1978, com a última atualização em 16 de abril de 2015, determina que o EPI de fabricação nacional ou importado só poderá ser posto à venda ou utilizado com Certificado de Aprovação, expedido pelo Ministério do Trabalho e Emprego. Além disso, estabelece responsabilidades para o empregador e para o trabalhador (Ministério do Trabalho e Emprego.)

O empregador é responsável por:

- Adquirir o EPI adequado ao risco de cada atividade;
- Orientar e treinar o trabalhador sobre o uso adequado, armazenamento e conservação;
- Registrar o seu fornecimento ao trabalhador, podendo ser adotados livros, fichas ou sistema eletrônico e exigir a utilização.

O trabalhador é responsável por:

- Utilizar o EPI apenas para a finalidade a que se destina;
- Comunicar ao empregador qualquer alteração que o torne impróprio para uso e cumprir as determinações do empregador sobre o uso adequado e pela guarda e conservação.

A NR-32, aprovada em 11 de novembro de 2005, estabelece diretrizes básicas para a implementação de medidas de proteção à segurança e à saúde dos trabalhadores dos serviços de saúde, bem como daqueles que exercem atividades de promoção e assistência à saúde em geral. Ela determina que os trabalhadores pratiquem as precauções-padrão, utilizando sempre os EPI, e estes, descartáveis ou não, devem estar nos postos de trabalho em número suficiente, garantindo o imediato fornecimento ou reposição (Ministério do Trabalho e Emprego.)

Também é abordado, na NR-32, que todos os trabalhadores com possibilidade de exposição a agentes biológicos devem utilizar vestimenta de trabalho adequada e em condições de conforto. Essas vestimentas devem ser fornecidas para o trabalhador sem nenhum ônus, podendo compreender o uniforme completo ou algumas peças, por exemplo, os aventais.

O empregador deve providenciar locais apropriados para o fornecimento das vestimentas limpas e deposição das usadas, além de se responsabilizar pela higienização das utilizadas nos centros cirúrgicos e obstétricos, serviços de tratamento intensivo, unidades de pacientes com doenças infectocontagiosas e quando houver contato direto da vestimenta com material orgânico.

Além disso, a NR-32 proíbe que os trabalhadores de serviços de saúde utilizem calçados abertos, e exige que as máscaras de proteção sejam individuais, específicas de acordo com o agente infeccioso.

---

O uso adequado de EPI é parte integrante das medidas das precauções-padrão, consideradas medidas básicas para prevenir e controlar a transmissão de microrganismos nos serviços de saúde. A disponibilização de EPI de qualidade e de fácil acesso, a educação dos profissionais de saúde quanto às indicações e técnicas de colocação e retirada, e o monitoramento de estrutura, conhecimento e processos, são fundamentais para garantir uma assistência segura aos pacientes/familiares, visitantes e profissionais de saúde.

# 9. QUESTÕES PARA ESTUDO

**1)** Assinale a alternativa correta. As luvas devem ser utilizadas para evitar a contaminação das mãos dos profissionais quando:
- **a)** Houver risco de contato direto das mãos com sangue, fluidos corporais, membranas mucosas, pele não intacta e outro material potencialmente infeccioso.
- **b)** Houver contato direto com a pele íntegra do paciente em qualquer situação.
- **c)** Houver contato com superfícies e equipamentos próximos ao paciente, substituindo a higiene das mãos.
- **d)** For realizado o atendimento de dois ou mais pacientes simultaneamente.

**2)** Assinale a alternativa correta em relação às recomendações para o uso adequado do avental:
- **a)** Reutilizar enquanto estiver íntegro e limpo, evitando o desperdício.
- **b)** Deve permanecer amarrado na parte superior (pescoço) e em torno da cintura, sendo removido imediatamente após a tarefa para a qual foi utilizado, com técnica, sem agitar.
- **c)** Sempre retirá-lo antes das luvas de procedimento.
- **d)** Sempre amarrar a tira da cintura para frente, facilitando a retirada.

**3)** Assinale a sequência correta para a colocação dos EPI:
- **a)** Higiene das mãos, avental, máscara, óculos, higiene das mãos e luvas.
- **b)** Avental, higiene das mãos, máscara, óculos, higiene das mãos e luvas.
- **c)** Higiene das mãos, luvas, máscara, óculos, higiene das mãos e avental.
- **d)** Higiene das mãos, avental, máscara, óculos e luvas.

**4)** Assinale a sequência correta para a retirada dos EPI:
- **a)** Luvas, avental, higiene das mãos, óculos, máscara e higiene das mãos.
- **b)** Óculos, máscara, luvas, higiene das mãos e avental.
- **c)** Luvas, higiene das mãos, avental, óculos, máscara e higiene das mãos.
- **d)** Avental, luvas, higiene das mãos, óculos, máscara e higiene das mãos.

## Referências

Agência Nacional de Vigilância Sanitária. Cartilha de Proteção Respiratória contra Agentes Biológicos para Trabalhadores de Saúde. Brasília: Anvisa; 2009.

Australian National Health and Medical Research Council. Australian Commission on Safety and Quality in Healthcare. Australian guidelines for the prevention and control of infection in healthcare [Internet]. 2010 [cited 2016 Feb 26]. Disponível em: http://www.nhmrc.gov.au/_files_nhmrc/publications/attachments/cd33_complete.pdf.

Garner JS. Guidelines for isolation precautions in hospitals Hospital Infection Control Advisory Committee [Internet]. Atlanta: Centers for Disease Control and Prevention; 1996 [cited 2016 Aug 15].Disponível em: http://migre.me/m5nHA.

McBryde ES, Bradley LC, Whitby M, McElwain DL. An investigation of contact transmission of methicillin-resistant Staphylococcus aureus. J Hosp Infect 2004 Oct Jul;58(2):104–8.

Ministério do Trabalho e Emprego. Norma Regulamentadora n° 32, de 11 de novembro de 2005. Estabelece diretrizes básicas para a implementação de medidas de proteção à segurança e à saúde dos trabalhadores dos serviços de saúde. 37 p.

Ministério do Trabalho e Emprego. Portaria n° 3214, de 8 de junho de 1978, aprova a Norma Regulamentadora n° 6: Equipamento de Proteção Individual – EPI. 8 p.

Morgan DJ, Liang SY, Smith CL, Johnson JK, Harris AD, Furuno JP, et al. Frequent multidrug-resistant Acinetobacter baumannii contamination of gloves, gowns, and hands of healthcare workers. Infect Control Hosp Epidemiol 2010 Jul;31(7):716–21.

Neves HCC, Souza ACS, Medeiros M, Munari DB, Ribeiro LCM, Triple AFV. Segurança dos trabalhadores de enfermagem e fatores determinantes para adesão aos equipamentos de proteção individual. Rev Lat Am Enfermagem [Internet]. [citado em 15 de agosto de 2016]; 2011 Mar-Abr 19(2): 8 telas. Disponível em: http://www.scielo.br/pdf/rlae/v19n2/pt_18.

Ontario Agency for Health Protection and Promotion, Provincial Infectious Diseases Advisory Committee. Routine Practices and Additional Precautions in All Health Care Settings [Internet]. 3rd edition. Toronto: 2012 [cited 2016 Ago 15]. Disponível em: http://www.publichealthontario.ca/en/eRepository/RPAP_All_HealthCare_Settings_Eng2012.pdf.

Powers D, Armellino D, Dolansky M, Fitzpatrick J. Factors influencing nurse compliance with Standard Precautions. Am J Infect Control 2016 Jan;44(1):4–7.

Public Health Agency of Canada. Routine practices and additional practices and additional precautions for preventing the transmission of infection in healthcare settings [Internet]. 2012 [cited 2016 Ago 14]. Disponível em: http://publications.gc.ca/collections/collection_2013/aspc-phac/HP40-83-2013-eng.pdf.

Ribeiro RP, Martins JT, Marziale MHP, Robazzi MLCC. O adoecer pelo trabalho na enfermagem: uma revisão integrativa. Ver Esc Enferm USP [Internet]. [citado em 15 de agosto de 2016]; 2012 Abr 46(2): 495-504. Disponível em: http://www.scielo.br/pdf/reeusp/v46n2/a31v46n2.pdf.

Siegel JD, Rhinehart E, Jackson M, Chiarello L, Healthcare Infection Control Practices Advisory Committee. 2007 Guideline for isolation precautions: preventing transmission of infectious agents in healthcare settings [Internet]. Atlanta: Centers for Disease Control and Prevention; 2007 [cited 2016 Aug 15]. Disponível em: http://www.cdc.gov/hicpac/pdf/isolation/isolation2007.pdf.

World Health Organization. Hand hygiene technical reference manual: to be used by health-care workers, trainers and observers of hand hygiene practices. [Internet] Geneva: WHO; 2009. [cited 2016 Ago 10]. Disponível em: http://apps.who.int/iris/bitstream/10665/44196/1/9789241598606_eng.pdf?ua=1.

# 3.5

## Precauções (Padrão, Gotículas, Aerossol e Contato)

*Fabiane de Amorim Almeida*

## 1. INTRODUÇÃO

No contexto histórico das práticas de isolamento de pacientes, a preocupação em se isolar pacientes portadores de doenças infecciosas e transmissíveis é muito antiga. São encontrados registros desta prática desde o Antigo Testamento, em torno de 1350 a.C., quando pessoas com hanseníase eram obrigadas a viver fora das cidades. Posteriormente, no século XIV, com a pandemia da peste negra, as pessoas acometidas deveriam abandonar as cidades por 40 dias.

A partir desta época, muitas iniciativas surgiram para prevenir a transmissão de infecção, destacando-se a contribuição de Florence Nightingale, na Guerra de Crimeia, e o surgimento das primeiras recomendações para separação de pacientes com doenças infecciosas e transmissíveis em pavimentos reservados, em 1870, nos Estados Unidos. Ressalta-se ainda a criação do Manual de Isolamento para Hospitais, em 1970, pelo Centers for Disease Control and Prevention (CDC).

Entretanto, a grande reviravolta nos métodos de isolamento deu-se na década de 1980, devido à síndrome da imunodeficiência humana adquirida (Aids), quando foram criadas as precauções universais, com o objetivo principal de evitar a contaminação dos profissionais de saúde pelo vírus da imunodeficiência humana (HIV).

Considerando a confusão gerada com a instituição das precauções universais e o aparecimento dos microrganismos multirresistentes, foram instituídas, em 1996, as precauções de isolamento em hospitais, pelo CDC e pelo Hospital Infection Control Practice Advisory Comitee (Hipac).

Este novo sistema de precauções de isolamento teve por objetivo prevenir a transmissão de microrganismos de um paciente, portador são ou doente, para outro paciente ou para profissionais de saúde, e consistia em três tipos de precauções:

**a)** Padrão, utilizadas para qualquer paciente;
**b)** Baseadas no modo de transmissão, também denominadas de específicas ou expandidas;
**c)** Empíricas, utilizadas na suspeita de infecção, antes da confirmação do diagnóstico.

Todavia, com as mudanças mais recentes nos serviços de atenção à saúde e a ampliação deste atendimento no contexto extra-hospitalar, tornou-se necessário atualizar as precauções, tendo em vista: a assistência em domicílio/instituições de longa permanência/ambulatórios; o surgimento de novas terapêuticas; a necessidade de ambiente protetor para pacientes com a imunidade severamente comprometida; o aparecimento de novos microrganismos e a ameça de bioterrorismo; e o aumento na ocorrência de agentes multirresistentes.

Este capítulo abordará, portanto, as estratégias propostas atualmente pelo CDC na instituição das precauções de isolamento, considerando as atualizações de 2007.

## 2. PRECAUÇÕES-PADRÃO

Representam um conjunto de medidas a serem utlizadas no atendimento de todos os pacientes, independentemente do seu estado presumível de infecção, bem como na manipulação de artigos e equipamento contaminados ou com suspeita de estarem contaminados.

Devem ser utilizadas pelo profissional quando há risco de contato com: sangue; líquidos corpóreos, secreções e excreções (exceto suor) com ou sem sangue visível; pele não íntegra; e mucosas.

As precauções-padrão incluem a higiene de mãos, o uso de equipamentos de barreiras, a prevenção da exposição a patógenos veiculados por sangue e líquidos corpóreos, a descontaminação de superfícies e equipamentos, o cuidado com roupas dos pacientes e a higiene respiratória.

### Higiene das mãos

As mãos devem sempre ser higienizadas antes e após o contato com o paciente, após retirar as luvas, entre o cuidado prestado a um paciente e outro, entre um procedimento e outro no mesmo paciente e após o contato com sangue, líquidos corporais, secreções, excreções, artigos ou equipamentos contaminados. Ressalta-se que o uso de luvas pelo profissional não descarta a necessidade da higienização das mãos.

Quando as mãos estão visivelmente sujas ou contaminadas com material biológico, recomenda-se lavá-las com água e sabão líquido comum. Utiliza-se sabão com antissépticos apenas para situações especiais, como surtos e presença de agentes multirresistentes, sempre de acordo com a orientação do Serviço de Controle de Infecção Hospitalar (SCIH). Para mãos sem sujidade aparente, produtos à base de álcool, como o gel alcoólico, são mais efetivos que a lavagem das mãos.

A higiene das mãos deve seguir alguns passos, independentemente de se for realizada com água e sabão ou com gel alcoólico.

Informações detalhadas sobre a técnica de higiene das mãos podem ser encontradas no Capítulo 3.1

## Equipamentos de barreira

Incluem o uso de equipamentos de proteção individual (EPI), dependendo do tipo de procedimento a ser realizado, como luvas, aventais, máscaras, óculos e protetores faciais. O uso adequado de EPI foi detalhado no Capítulo 3.4.

## Prevenção da exposição a patógenos veiculados por sangue e líquidos corpóreos

Incluem medidas para evitar a ocorrência de acidentes com materiais perfurocortantes e os cuidados com a desinfecção correta dos materiais utilizados para a realização dos procedimentos. Em relação à prevenção de acidentes com materiais perfurocortantes, eles devem ser descartados imediatamente após o uso em recipientes apropriados.

Esses recipientes devem estar em locais visíveis, de fácil acesso, considerando as especificidades da clientela, e devem ser mantidos fora do alcance de crianças ou de pacientes agressivos ou com risco de suicídio.

A capacidade de armazenamento precisa ser respeitada, e o material descartado não deve ultrapassar o limite estabelecido no recipiente. Quando isso acontecer, deve ser fechado corretamente e transportado com cuidado, evitando que se abra inadvertidamente.

Destaca-se, ainda, que as agulhas não devem ser dobradas ou reencapadas, nem retiradas das seringas antes do descarte.

## Descontaminação de superfícies

Na presença de sangue ou líquidos potencialmente infectantes em superfícies, recomenda-se a limpeza imediata com alcool a 70% ou hipoclorito de sódio a 1%.

## Artigos e equipamentos

Devem ser submetidos a procedimentos de limpeza e desinfecção ou esterilização, dependendo da natureza do seu material, antes de utilizá-los em outro paciente.

## Cuidado com roupas

Roupas devem ser manipuladas, transportadas e processadas de modo a evitar expor a pele e mucosas a patógenos, utilizando-se sacos impermeáveis, para evitar extravasamentos.

## Higiene respiratória

Refere-se à "etiqueta de tosse", devendo-se orientar os pacientes sobre a importância de contenção das secreções respiratórias ao tossir, especialmente em surtos sazonais de infecções virais respiratórias. Recomenda-se o uso de lenços e a higiene das mãos imediatamente após, sendo que, na impossibilidade do uso de lenços, pode-se cobrir a boca com a manga da blusa ao tossir.

# 3. PRECAUÇÕES ESPECÍFICAS OU EXPANDIDAS

Constituem as medidas adotadas de acordo com o modo de transmissão da doença contato, gotículas e aerossóis. As precauções-padrão sempre são utilizadas associadamente, dependendo do procedimento a ser realizado.

## Precauções por contato

A transmissão por contato ocorre de forma direta, de pessoa a pessoa, ou indireta, por meio de fômites, quando os microrganismos permanecem vivos em superfícies ambientais, artigos e equipamentos. Por exemplo: infecção por microrganismos multirresistentes e *Clostridium difficile*, escabiose, rotavírus, diarreia aguda nos pacientes em uso de fralda e/ou incontinentes, e drenagem não contida por curativos, entre outros.

As medidas adotadas, nesse caso, incluem o uso de quarto privativo ou coorte, quando são agrupados pacientes como o mesmo diagnóstico e situação clínica em uma mesma enfermaria. Deve-se evitar o compartilhamento do quarto com pacientes de evolução mais grave ou com facilidade de transmissão, como os imunossuprimidos e incontinentes. O quarto pode permanecer com a porta aberta e a distância mínima entre os leitos deve ser de aproximadamente 90 cm.

Avental e luva são os EPI empregados pelos profissionais de saúde no cuidado ao paciente, devendo-se trocá-los entre os pacientes. O avental não deve ser reutilizado, sendo descartado dentro do quarto ou na antessala logo após o uso.

Deve-se evitar o transporte de pacientes para outros setores, mas, se necessário, recomendam-se o uso de elevador exclusivo e desinfecção de macas, cadeiras e superfícies com álcool a 70%.

Artigos e equipamentos são de uso exclusivo, devendo ser desifetados ou esterilizados após a alta, dependendo da natureza do material. Visitas devem ser restringidas, orientando-se os visitantes sobre a higiene das mãos e o uso de avental e luva no quarto.

A adoção da precaução de contato em instituições de longa permanência depende de uma avaliação individualizada, considerando o risco de infecção e o impacto psicossocial destas medidas, principalmente em relação à segregação do paciente. Em ambulatório, os pacientes devem ser atendidos com prioridade, em quartos individualizados, que devem ser adequadamente higienizados antes do uso por outros pacientes. No atendimento em domicílio, deve-se limitar a quantidade de equipamentos trazidos, considerando-se a possibilidade de deixá-los no domicílio do paciente.

## Precauções por gotículas

A transmissão ocorre por via aérea, por meio de contato próximo, entre 1,0 e 1,5 m de distância. Os microrganismos são eliminados durante a fala, tosse, espirro, respiração e aspiração em partículas grandes (maiores que 5 micra), que se depositam rapidamente no chão. Por exemplo: meningite meningocóccica, difteria, coqueluche, parotidite e rubéola, entre outros.

Os pacientes devem permanecer em quarto privativo ou enfermarias (coorte), desde que tenham mesmo diagnóstico e situação clínica. A porta pode permanecer aberta e o profissional deve utilizar máscara cirúrgica ao se aproximar do paciente a uma distância de 1,0 a 1,5 m, desprezando-a ao sair do quarto.

O transporte para outros setores deve ser evitado, mas se for indispensável, **o paciente** deve usar máscara cirúrgica ao sair do quarto. Destaca-se que **o profissional** não precisará usar a máscara após sair do quarto do paciente. Recomenda-se o uso de elevador exclusivo, sempre que possível.

Em atendimentos no domicílio, realizar uma avaliação individualizada, considerando o risco de infecção e o impacto psicossocial desta prática para os demais moradores.

No ambulatório, os pacientes devem permanecer em quartos individualizados, priorizando-se o atendimento, para que permaneçam o menor tempo possível no ambiente. Os pacientes são orientados sobre a etiqueta da tosse.

## Precauções por aerossóis

Na transmissão por aerossóis, os microrganismos atingem grandes distâncias. Após serem eliminados pela fala, tosse ou espirro, caem ao solo e sobrevivem em partículas ressecadas (menores que 5 micra), que permanecem suspensas no ar por horas, sendo carreadas pelas correntes de ar para outros ambientes. Isso ocorre nas seguintes patologias: tuberculose (pulmonar ou laríngea), sarampo, varicela e herpes-zóster disseminado ou localizado em pacientes imunossuprimidos. No caso da varicela e do herpes-zóster disseminado, a transmissão também ocorre por contato.

As medidas adotadas incluem o quarto privativo ou coorte, sendo que a porta permanece fechada, além do uso de *pressão negativa com seis trocas de ar/hora* nos serviços já existentes a partir de 2007, e *12 trocas* para os serviços novos. No

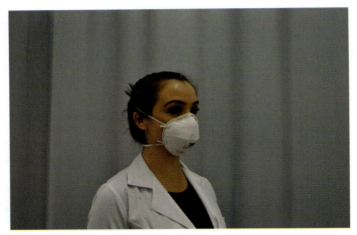

FIGURA 3.52   Máscara N95.

caso de ar condicionado central, é necessário o uso de filtro de ar de alta eficiência (HEPA – *High Efficiency Particulate Arrestance*) para o fluxo de ar que sai do quarto.

Os **profissionais devem utilizar a máscara N95** (Figura 3.52), pois a máscara comum (cirúrgica) não é efetiva neste caso. O uso de avental e luvas é necessário para varicela e herpes-zóster disseminado.

O transporte deve ser evitado, mas, se for indispensável, **o paciente deve usar máscara comum ao sair do quarto**. O profissional pode retirar a sua máscara (N95) ao sair do quarto e durante o acompanhamento do paciente, em elevador exclusivo.

Nos ambulatórios, recomenda-se identificar imediatamente as pessoas com suspeita ou confirmação de doenças transmitidas por aerossóis e oferecer-lhes máscara comum, que deverá ser utilizada até sua transferência para outro setor. Selecionar o consultório ou quarto mais distante do fluxo de pacientes, podendo-se usar filtro HEPA portátil.

### Precauções para ambiente protetor

É recomendado para pacientes de alto risco, especialmente aqueles submetidos a transplante de medula óssea alogênico, a fim de reduzir a exposição a fungos.

Nesse caso, está indicado quarto privativo lacrado com antessala e pressão positiva, inclusive nos corredores, com 12 trocas de ar por hora. Em caso de ar central, o filtro HEPA deve filtrar o fluxo de ar que entra no quarto.

As superfícies de paredes e móveis devem ser lisas e laváveis, evitando-se carpetes, tapetes, cortinas e objetos que acumulem pó. São proibidos vasos de flores nos quartos.

As precauções-padrão devem ser reforçadas, não sendo necessário o uso de outros tipos de EPI pelos profissionais ou visitantes, que devem ser limitados, evitando-se o acesso de pessoas doentes.

O transporte para outros serviços também deve ser evitado, mas, se for indispensável, o paciente utilizará máscara N95 em caso de reforma/construção na unidade.

### Precauções para microrganismos multirresistentes

Recomenda-se o uso de quarto privativo ou coorte. Na impossibilidade de coorte, internar com pacientes de baixo risco de adquirir a infecção ou desenvolver complicações e de provável permanência curta. Nesse caso, institui-se a precaução por contato.

Em instituições de longa permanência, consideram-se a avaliação individual de cada caso, o risco de transmissão de infecção e o impacto psicossocial, utilizando-se a precauções de contato somente para pacientes com alto risco de transmissão da doença.

No atendimento em domicílio, instituir precauções de contato quando houver alto risco de transmissão para os moradores da casa, limitando a quantidade de equipamentos trazidos. No ambulatório, recomenda-se a adoção de quarto individualizado.

# 4. PRECAUÇÕES EMPÍRICAS

Estão indicadas para pacientes sem diagnóstico definido até sua confirmação. Deve-se instituir precaução por contato, gotículas ou aerossóis, dependendo das manifestações clínicas apresentadas.

A precaução por aerossóis é instituída na vigência de exantema vesicular com ou sem presença de febre, coriza e tosse; febre e infiltrado pulmonar em pacientes HIV-positivos ou com suspeita.

São situações indicativas para precaução por gotículas: a suspeita de meningite/doença meningocóccica, como a presença de cefaleia, rigidez de nuca e vômitos em jato; exantema petequial com febre; e tosse persistente paroxística ou severa em períodos de ocorrência de coqueluche.

A precaução por contato deve ser instituída na presença de: diarreia aguda em paciente incontinente e em adultos com uso recente de antimicrobianos; exantema vesicular; infecção respiratória em lactentes e pré-escolares; infecção/colonização por microrganismos multirresistentes, exceto tuberculose; infecção de pele, ferida ou trato urinário com história de internação recente em hospitais com elevada prevalência de microrganismos multirresistentes; abscessos ou feridas com drenagem não contida por curativo.

# 5. INDICAÇÕES

Para cada tipo de precaução está definida uma indicação específica, as quais foram descritas nos itens 2, 3 e 4.

# 6. CONTRAINDICAÇÕES

Não há contraindicações para o uso das precauções; entretanto, deve-se atentar para a situação de indicação e o tipo de precaução, assim como o EPI a ser utilizado.

# 7. MATERIAIS

Fazem parte dos EPI:

- Luvas
- Aventais
- Máscaras (comum/cirúrgica e N95)
- Óculos
- Protetores faciais

# 8. DESCRIÇÃO DA TÉCNICA

| Ação | Justificativa |
| --- | --- |
| 1. Higienizar as mãos. | Reduzir a microbiota bacteriana das mãos. |
| 2. Colocar os EPI de acordo com a precaução definida. Atenção quanto à sequência de colocação dos EPI (detalhadas no Capítulo 3.4) | Garantir uso do EPI adequado e técnica correta. |

# 9. ESTIMATIVA DE TEMPO DE EXECUÇÃO

A instituição da precaução-padrão requer avaliação do profissional de saúde, que considera a situação específica de cada paciente, e após a avaliação, os EPI serão colocados. Para avaliação e colocação dos EPI são estimados de 5 a 7 minutos.

## 10. OBSERVAÇÕES

### Atuação do enfermeiro em relação às precauções

As precauções representam uma importante estratégia de prevenção na transmissão de infecções. O enfermeiro, assim como os demais profissionais, deve se conscientizar de seu valor no desenvolvimento das atividades cotidianas, como grande arma de proteção frente aos agravos de saúde ocupacionais relacionados à biossegurança.

O enfermeiro tem papel fundamental para que as precauções sejam efetivamente utilizadas na prática, cabendo-lhe a responsabilidade de identificar prontamente as situações clínicas que requerem precauções empíricas, bem como promover treinamento e supervisão quanto ao uso correto das precauções de isolamentos nas instituiçãoes de saúde. Deve garantir, também, a disponibilização de suprimentos necessários de EPI e equipamentos de proteção coletiva (EPC), como dispensador para sabão líquido, papel-toalha, sistema de coleta a vácuo, soluções desinfetantes e demais materiais de consumo descartáveis, entre outros.

Recomenda-se a utilização de sinalizações no leito ou porta do quarto dos pacientes que estão em precaução (contato, gotículas e aerossóis), mostrando a todos os profissionais da equipe os cuidados indicados ao paciente. Em geral, essas sinalizações mostram o nome da precaução e os EPI que devem ser utilizados. O Ministério da Saúde, por meio da Anvisa, publicou junto ao material para prevenção de infecção um cartaz que reforça as precauções a serem utilizadas (Figura 3.53).

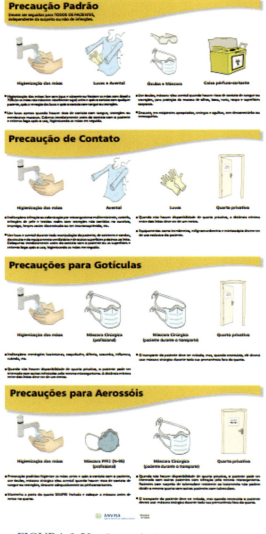

**FIGURA 3.53** Cartaz da Anvisa – precauções.

## 11. QUESTÕES PARA ESTUDO

1) Giselle, 8 meses, foi admitida na pediatria por diarreia de etiologia desconhecida. Qual o tipo de precaução recomendada? Justifique sua resposta.
2) Fernando, 5 anos, está internado na unidade pediátrica por varicela. Qual a precaução de isolamento recomendada? Quais EPI devem ser utilizados? É necessário mantê-lo em quarto privativo com porta aberta ou fechada? Justifique a resposta. Que outros cuidados devem ser adotados em relação ao quarto do paciente?
3) Eusébio, 49 anos, foi admitido na unidade de pronto atendimento com desconforto respiratório, tosse produtiva há mais de 4 semanas, febre vespertina, emagrecimento acentuado e inapetência. Quais as condutas a serem adotadas em relação às precauções de isolamento? Qual o tipo de precaução recomendada nesse caso?
4) Jeferson, 27 anos, foi internado com suspeita de doença meningocóccica, sendo colocado em quarto privativo com porta fechada, uso de máscara N95, avental e luvas. Voce concorda com essa conduta? Justifique sua resposta.

### Referências

Almeida FA, Kawagoe JY, Pinto MCM, Correa L, Negrini NM. Varicela. In: Mohallem AGC, Farah OGD, Laselva CR, editors. Enfermagem pelo método de estudo de casos. Barueri (SP): Manole; 2011. p. 493–510.

Brasil. Ministério da Saúde. Informe técnico sobre Influenza A (H7N9). [citado em 26 de julho de 2016]. Disponível em: http://portalsaude.saude.gov.br/index.php/influenza-a-h7n9.

Cimerman S, Cimerman B. Condutas em infectologia. 2ª ed. São Paulo: Atheneu; 2012.

Lacerda MKS, Souza SCO, Soares DM, Silveira BRM, Lopes JR. Precauções padrão e precauções baseadas na transmissão de doenças: revisão de literatura. Rev Epidemiol Control Infect. [Internet] [citado em 26 de julho de 2016]; 20144(4):254-259. Disponível em: https://online.unisc.br/seer/index.php/epidemiologia/article/viewFile/4952/3985.

Mota EC, et al. Higienização das mãos: uma avaliação da adesão e da prática dos profissionais de saúde no controle das infecções hospitalares. Rev Epidemiol Control Infect. [Internet]. [citado em 26 de julho de 2016]; 20144(1):12-17. Disponível em: https://online.unisc.br/seer/index.php/epidemiologia/article/viewFile/4052/3379.

Oliveira AC, Paula AO. Monitoração da adesão à higienização das mãos: uma revisão de literatura. Acta Paul Enferm [Internet]. [citado em 26 de julho de 2016 26]; 2011;24(3):407-413. Disponível em: http://www.scielo.br/pdf/ape/v24n3/16.pdf.

Siegel JD, Rhinehart E, Jackson M, Chiarello L, and the Healthcare Infection Control Practices Advisory Committee. 2007 Guideline for Isolation Precautions: Preventing Transmission of Infectious Agents in Healthcare Settings. Atlanta, Georgia: Public Health Service, US Department of Health and Human Services, Centers for Disease Control and Prevention, 2007. [citado 2016 Jul 26]. Disponível em: http://www.cdc.gov/hicpac/pdf/isolation/Isolation2007.pdf.

# 3.6

## Limpeza Concorrente da Unidade do Paciente

*Sáskia Sampaio Cipriano de Menezes*

## 1. INTRODUÇÃO

A transmissão de infecções relacionadas aos cuidados em saúde é considerada complexa e suas causas estão associadas a diversos fatores; os agentes infecciosos são transportados pelas próprias mãos dos profissionais, assim como o ambiente inanimado faz parte da disseminação dessas infecções. O ambiente em serviços de saúde pode contribuir para a ocorrência de infecções hospitalares, pois as superfícies acumulam microrganismos, inclusive os multirresistentes.

Considerando que as infecções estão relacionadas a fatores inerentes às condições clínicas do próprio paciente (idade, estado nutricional, patologias prévias, comorbidades, entre outros), o ambiente hospitalar vem a constituir um risco à saúde de pacientes e funcionários. A importância da higienização hospitalar está estritamente associada à prevenção e ao controle das infecções relacionadas à assistência à saúde.

A limpeza e a desinfecção de superfícies são ações que proporcionam segurança e conforto aos pacientes, profissionais e familiares nos serviços que prestam assistência à saúde, além de colaborar para o controle das infecções relacionadas à assistência à saúde, garantindo um ambiente com superfícies limpas, reduzindo o número de microrganismos, e proporcionando ambiente apropriado para a realização das atividades laborais dos profissionais. Os processos de limpeza e desinfecção de superfícies em serviços de saúde envolvem a limpeza concorrente (diária) e limpeza terminal; neste capítulo abordaremos a limpeza concorrente.

Limpeza concorrente é aquela realizada diariamente nas diferentes áreas dos estabelecimentos de saúde, com o objetivo de limpar e organizar o ambiente. Na unidade do paciente, a limpeza concorrente deve priorizar as superfícies horizontais as quais tenham maior contato com as mãos de pacientes e profissionais de saúde, como maçanetas, interruptores de luz, telefones, grades do leito, campainhas e outros mobiliários acessíveis ao paciente.

Segundo o Comitê Consultivo para Doenças Infecciosas e Provençais da Agência Canadense de Proteção e Promoção à Saúde (Pidac), as superfícies próximas ao paciente, consideradas como áreas de maior contato manual, podem ser um reservatório de agentes patógenos; essas áreas são: grades da cama, mesa de refeição, mesa de cabeceira, superfícies do leito e bombas de infusão.

A distribuição das tarefas da limpeza da unidade do paciente dependerá da rotina e dos procedimentos da instituição. Em alguns serviços de saúde, a equipe de enfermagem é responsável pela limpeza e desinfecção de determinados equipamentos relacionados à assistência direta ou indireta do paciente (respiradores, monitores, incubadoras e outros). Outras instituições demandam essa atribuição ao serviço de limpeza e desinfecção de superfícies, sendo imprescindível a capacitação desse profissional para essas atividades.

Entre as principais ações da equipe de enfermagem e do serviço de limpeza e desinfecção em serviços de saúde podem ser citados a prevenção e o controle das infecções relacionadas à assistência à saúde, em virtude da percepção do ambiente e da sua importância, visando proporcionar aos usuários um ambiente minimamente seguro, com a menor carga de contaminação possível, para a redução dos riscos de transmissão de agentes patógenos multirresistentes presentes em superfícies inanimadas, o que é alcançado por meio da aquisição de boas práticas em higiene e limpeza hospitalar.

A limpeza concorrente tem por finalidade a organização do ambiente; a reposição dos materiais de consumo diário, como sabonete líquido, papel higiênico e papel-toalha; e o destino adequado de resíduos, de acordo com a sua classificação. Ainda, durante a realização da limpeza concorrente é possível a detecção de materiais e equipamentos não funcionantes, auxiliando na solicitação de consertos e reparos necessários.

## 2. INDICAÇÕES

A limpeza concorrente da unidade do paciente é indicada para todas as unidades (quartos/leitos/enfermarias) em que há permanência de pacientes (internação) e deve ser feita diariamente.

## 3. CONTRAINDICAÇÕES

Não há contraindicação para a realização da limpeza concorrente da unidade do paciente.

## 4. MATERIAIS E EQUIPAMENTOS

Para a realização da limpeza e desinfecção concorrente de superfícies relacionadas à unidade de internação do paciente são necessários materiais e equipamentos com os quais a equipe do serviço de limpeza e desinfecção de superfícies da instituição realiza suas atividades. A principal finalidade está no controle e manutenção de um ambiente livre ou com a menor carga de microrganismos possível, contribuindo para a redução da possibilidade de transmissão de patógenos oriundos de mobiliários e equipamentos relacionados à assistência à saúde.

Destaca-se o material utilizado pela equipe de enfermagem na limpeza das superfícies consideradas frequentemente tocadas pelas mãos de profissionais e do próprio paciente. São utilizados panos para limpeza devidamente separados para a finalidade de limpeza e desinfecção, além dos equipamentos de proteção individual (EPI) recomendados para a proteção dos profissionais em situações nas quais há riscos biológicos.

Quanto ao tipo de pano é fundamental que se conheça as vantagens e desvantagens de cada um, fazendo a melhor escolha com base na eficiência, toxicidade, impacto sobre a assistência, considerações ergonômicas e custos.

Para o serviço de limpeza e desinfecção de superfícies da instituição, segundo a Agência Nacional de Vigilância Sanitária (Anvisa) os materiais e equipamentos recomendados em instituições de saúde são:

- Conjunto MOP, formado por: cabo, armação ou haste e luva ou refil de luvas
- Rodos
- Panos para limpeza de mobília e piso
- Baldes
- Escadas
- Escovas com cerdas duras e cabo longo
- Carro funcional
- Placas de sinalização
- *Kits* para limpeza de vidros

Sobre a utilização de saneantes na limpeza e desinfecção de superfícies, a responsabilidade pela seleção, escolha e aquisição deve ser feita pelo Serviço de Controle de Infecção Hospitalar (SCIH), junto com o serviço de limpeza e desinfecção de superfícies em serviços de saúde ou hotelaria hospitalar e o setor de compras da instituição.

## 5. DESCRIÇÃO DA TÉCNICA

### Aspectos conceituais e operacionais da limpeza e desinfecção concorrentes da unidade do paciente

Estudos têm comprovado que o ambiente desempenha um importante papel na transmissão de infecções relacionadas à assistência à saúde, sendo de grande contribuição a adoção de medidas de controle por meio de um programa de limpeza e desinfecção com políticas e procedimentos operacionais baseados em boas práticas.

Vale destacar inicialmente os conceitos de limpeza e desinfecção de superfícies para uma melhor compreensão dessas etapas e procedimentos (Figura 3.54). De acordo com a Resolução da Diretoria Colegiada (RDC) – Anvisa, nº 11, de 13 de março de 2014, limpeza é a remoção e redução de carga microbiana utilizando água, detergentes, produtos e acessórios de limpeza por meio de ação mecânica (manual ou automatizada); e desinfecção é um processo físico ou químico de destruição de microrganismos na forma vegetativa, aplicado a superfícies previamente limpas.

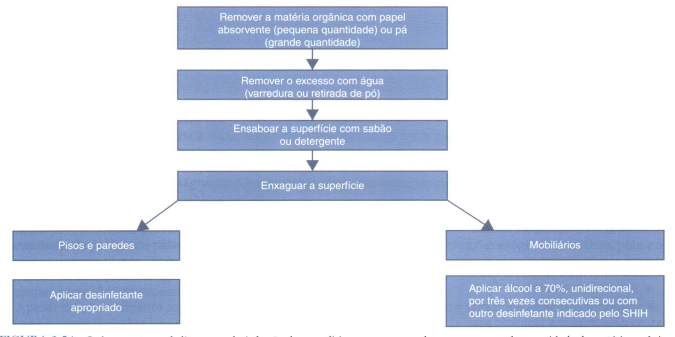

**FIGURA 3.54** Ordem as etapas de limpeza e desinfecção de superfícies com presença de pequena e grande quantidade de matéria orgânica.

# 3. PREVENÇÃO DE INFECÇÕES

A recomendação é que a limpeza da unidade do paciente deve ser feita diariamente e sempre que houver necessidade, antecedendo a limpeza concorrente de pisos. Nas superfícies horizontais orienta-se a limpeza de objetos que tenham maior contato com as mãos dos pacientes e das equipes, como maçanetas das portas, telefones, interruptores de luz, grades da cama e outros.

Para um desempenho seguro e orientado das tarefas da equipe de limpeza e desinfecção de superfícies da instituição é importante conhecer e reconhecer as áreas hospitalares, seus riscos e especificidades.

De acordo com a classificação das áreas nos serviços de saúde, a frequência da limpeza concorrente se organiza em concordância com a área hospitalar, conforme mostra o Quadro 3.4.

* **Áreas críticas**: são aquelas em que existe o risco aumentado de transmissão de infecções, por serem locais onde se realiza grande volume de procedimentos de risco, com ou sem pacientes, ou onde se encontram pacientes com seu sistema imunológico deprimido. Exemplos: salas de cirurgia, unidade de terapia intensiva (UTI), berçário de alto risco, pronto-socorro, unidade de queimados e de isolamento de doenças transmissíveis, unidade de transplantes, central de material e esterilização, salas de hemodiálise e hemodinâmica, laboratório de análises clínicas e de anatomia patológica, banco de sangue, serviço de nutrição e dietética, lactário, lavanderia e farmácia, entre outros.
* **Áreas semicríticas**: são todas aquelas ocupadas por pacientes com doenças infecciosas de baixa transmissibilidade e doenças não infecciosas, excluindo as incorporadas às áreas críticas. Como exemplo temos: enfermarias, quartos de pacientes internados, ambulatórios, banheiros, posto de enfermagem, elevador, corredores, entre outros.
* **Áreas não críticas**: são todas aquelas não ocupadas por pacientes e onde não se realizam procedimentos de risco. Exemplos: áreas administrativas, vestiário, copa, entre outros.

Na prevenção e controle de infecções relacionadas à assistência em saúde, o trabalho realizado pelas equipes de enfermagem e o serviço de limpeza e desinfecção de superfícies do ambiente hospitalar requer concordância entre suas ações. A atuação do enfermeiro gestor é fundamental na articulação entre os dois serviços e com a Comissão de Controle de Infecção Hospitalar, principalmente na adoção de protocolos e procedimentos operacionais padrão para o direcionamento de atribuições e descrição de técnicas visando à prevenção e ao controle de infecções.

A lei nº 7.498/86, que dispõe sobre a regulamentação do exercício profissional, estabelece que a equipe de enfermagem não precisa ser a responsável operacional pela limpeza da unidade, porém, no seu artigo 11, declara ser o enfermeiro quem exerce todas as atividades de enfermagem, cabendo-lhe a prevenção e controle sistemático da infecção hospitalar e de danos que possam ser causados aos pacientes durante assistência de enfermagem.

Para a **equipe de enfermagem**, a limpeza concorrente da unidade do paciente irá corresponder às áreas próximas ao ambiente de assistência destinado ao paciente, o que inclui os equipamentos e dispositivos (monitores, bombas de infusão, suportes de soro, acessórios como cabos, sensores, glicosímetros, entre outros), mobília (cama, grades de proteção, mesa de cabeceira, mesa auxiliar, painel de gazes, painel de comunicação, entre outros) e pertences pessoais (material de higiene e de uso pessoal) manuseados pelo paciente e pelo profissional de saúde durante a assistência prestada. A retirada de equipamentos médico-hospitalares deve ser feita pela equipe de enfermagem e posteriormente é solicitada a limpeza ao serviço de limpeza e desinfecção da instituição. Caso não sejam retirados esses materiais, a equipe do serviço não terá como executar a limpeza concorrente.

A responsabilidade do **serviço de limpeza e desinfecção** de superfície do hospital compreende a limpeza e desinfecção das superfícies: campainha, interruptores de luz, portas e maçanetas, parapeitos de janelas, pisos, banheiro,

QUADRO 3.4   Frequência de Limpeza Concorrente

| Classificação das áreas | Frequência mínima |
| --- | --- |
| Áreas críticas | 3× por dia; data e horário preestabelecidos e sempre que necessário. |
| Áreas não críticas | 1× por dia; data e horário preestabelecidos e sempre que necessário. |
| Áreas semicríticas | 2× por dia; data e horário preestabelecidos e sempre que necessário. |
| Áreas comuns | 1× por dia; data e horário preestabelecidos e sempre que necessário. |
| Áreas externas | 2× por dia; data e horário preestabelecidos e sempre que necessário. |

*Fonte: Brasil. Agência Nacional de Vigilância Sanitária (Anvisa). (Brasil, 2012: 68). Segurança do paciente em serviços de saúde: limpeza e desinfecção de superfícies. Brasília, 2012:21.*

cama e suas grades (na ausência de paciente), cortinas vinílicas/plásticas, criado-mudo (na ausência de pertences), suporte de soro (quando estiver sem medicamentos ou bomba de infusão), mesa de refeição (na ausência de alimentos), cesta para lixo, geladeira e frigobar (somente parte externa), televisão e outros mobiliários que podem ser utilizados durante a internação.

## Técnicas de desinfecção

A técnica de desinfecção consiste em remover e destruir os microrganismos patogênicos de superfícies dos serviços de saúde, utilizando-se de solução desinfetante. Sempre que houver presença de matéria orgânica, essa deverá ser removida, e em seguida são realizadas a limpeza e, por fim, a desinfecção; esta é indicada após a limpeza de superfícies que tiveram contato com fluidos corporais como sangue, fezes, urina, vômito, escarros e outros.

As técnicas para a realização da desinfecção compreendem a técnica de desinfecção com pequena quantidade de matéria orgânica e a técnica de desinfecção com grande quantidade matéria orgânica – nesse caso, recomenda-se solicitar auxílio ao serviço de limpeza e desinfecção de superfície do hospital.

São realizadas em superfícies inanimadas onde ocorrer pequeno ou grande derramamento de fluidos corporais (sangue, fezes, urina etc.), incluindo respingos.

Técnicas de desinfecção para superfícies com pequena quantidade de matéria orgânica

| Ação | Justificativa |
|---|---|
| 1. Higienizar as mãos. | Reduzir a microbiota bacteriana das mãos. |
| 2. Utilizar EPI. | Proteção do profissional. |
| 3. Remover a matéria orgânica com papel-toalha ou pano. | O papel-toalha e/ou pano têm a finalidade de absorver e remover mecanicamente o excesso de matéria orgânica. |
| 4. Proceder à limpeza úmida (mobiliários) com o auxílio de panos de mobília em único sentido, do local menos contaminado para o mais contaminado. Aplicar o desinfetante padronizado pela SCIH na área que foi retirada a matéria orgânica em sentido único, do local menos contaminado para o mais contaminado. | O uso do desinfetante tem a função de eliminar microrganismos patogênicos de superfícies inanimadas. Em sentido único evita deslocar a sujidade de um local para o outro. |
| 5. Recolher o material, organizando o ambiente. | Manter a organização do ambiente. |
| 6. Desprezar o material com atenção às normas de gerenciamento de resíduos. | Atenção ao destino final dos resíduos resultantes da assistência à saúde conforme o Programa de Gerenciamento de Resíduos dos Serviços de Saúde. |
| 7. Retirar EPI. | Proteção do profissional. |
| 8. Higienizar as mãos. | Minimizar disseminação de microrganismos no ambiente. A contaminação das mãos dos profissionais de saúde pode ocorrer por meio de contato indireto com superfícies contaminadas. |

# 6. ESTIMATIVA DE TEMPO DE EXECUÇÃO

Para a limpeza concorrente da unidade feita pela equipe de enfermagem (equipamentos, dispositivos e mobílias), estima-se um tempo entre 5 e 15 minutos.

# 7. OBSERVAÇÕES

Os EPI são utilizados pela equipe de enfermagem durante todo o processo de limpeza concorrente ou terminal. A equipe de limpeza utilizará luvas de PVC amarelas ou azuis. Os auxiliares de limpeza devem usar obrigatoriamente óculos de proteção apenas para limpeza terminal de teto e parede, e os coletores para o transporte de resíduos até o abrigo externo.

A adesão da equipe às medidas gerais de prevenção e controle de infecção ainda depende da conscientização e mudança de hábitos dos profissionais. Entretanto, sua adoção implica a realização de atos simples e de fácil execução, tais como:

# 118
3. PREVENÇÃO DE INFECÇÕES

- Manter os cabelos presos durante o trabalho, pois quando soltos acumulam sujidades, poeira e microrganismos, favorecendo a contaminação do paciente e do próprio profissional;
- Manter as unhas curtas e aparadas, pois as longas facilitam o acúmulo de sujidades e microrganismos;
- Evitar o uso de joias e bijuterias, como anéis, pulseiras e demais adornos, que podem se constituir em possíveis fontes de infecção pela facilidade de albergarem microrganismos em seus sulcos e reentrâncias, bem como na pele subjacente;
- Não encostar ou sentar-se em superfícies com potencial de contaminação, como macas e camas de pacientes, pois isto favorece a disseminação de microrganismos.

## 8. QUESTÕES PARA ESTUDO

1) Qual a diferença entre limpeza concorrente e limpeza terminal?
2) Comente sobre a importância da limpeza concorrente no controle e prevenção de infecções relacionadas à assistência à saúde.
3) Conhecer e reconhecer as áreas hospitalares é de suma importância para o desempenho seguro das ações de limpeza e desinfecção. Descreva as áreas hospitalares com exemplos e mencione a frequência de limpeza concorrente de cada uma delas.
4) Em que consiste as atribuições da equipe de enfermagem na limpeza e desinfecção da unidade do paciente?

## Referências

Agency for Health Protection and Promotion, Provincial Infectious Diseases Advisory Committee. Best Practices for Environmental Cleaning for Prevention and Control of Infections in All Health Care Settings. 2nd revision. Toronto, ON: Queen's Printer for Ontario, 2012. Disponível em: http://www.publichealthontario.ca/en/eRepository/Best_Practices_Environmental_Cleaning_2012.pdf.

Assad C, Reinehr E, Siliprandi EMO, Costa G. Limpeza e desinfecção de superfícies. Segurança do paciente em serviços de saúde: limpeza e desinfecção de superfícies. Brasília: Anvisa; 2010. 61-78.

Associação Paulista de Estudos e Controle de Infecção Hospitalar (Apecih). Monografia: Higiene, desinfecção ambiental e resíduos sólidos em serviços de saúde. Felix MAS, Silva AMC (coords.). 3ª ed. Revisada e Ampliada. São Paulo, 2013.

Brasil. Agência Nacional de Vigilância Sanitária. Segurança do paciente em serviços de saúde: limpeza e desinfecção de superfícies/Agência Nacional de Vigilância Sanitária. – Brasília: Anvisa, 2012. 118 p.

Brasil. Lei N( 7.498, de 25 de junho de 1986. Dispõe sobre a regulamentação do exercício da Enfermagem e dá outras providências. Disponível em: http://www.planalto.gov.br/ccivil_03/leis/L7498.htm. Acessado em 5 de julho de 2016.

Brasil. Ministério da Saúde. Secretaria de Gestão do Trabalho e da Educação na Saúde. Departamento de Gestão da Educação na Saúde. Projeto de Profissionalização dos Trabalhadores da Área de Enfermagem. Profissionalização de auxiliares de enfermagem: cadernos do aluno: fundamentos de enfermagem/Ministério da Saúde, Secretaria de Gestão do Trabalho e da Educação na Saúde, Departamento de Gestão da Educação na Saúde, Projeto de Profissionalização dos Trabalhadores da Área de Enfermagem. 2ª ed. rev., 1.ª reimpr. Brasília: Ministério da Saúde; Rio de Janeiro: Fiocruz, 2003. 128 p.: il. - (Série F. Comunicação e Educação em Saúde) ISBN 85-334-0539-1.

Cardo D, Dennehy PH, Halverson P, Fishman N, Kohn M, Murphy CL, Whitley RJ. HAI Elimination White Paper Writing Group, Brennan PJ, Bright J, Curry C, Graham D, Haerum B, Kainer M, Kaye K, Lundstrom T, Richards C, Tomlinson L, Skillen EL, Streed S, Young M, Septimus E. Moving toward elimination of healthcare-associated infections: a call to action. Infect Control Hosp Epidemiol. 2010; 31(11):1.101-1.105.

Chaves LDP, et al. Governança, higiene e limpeza hospitalar: espaço de gestão do enfermeiro. Texto Contexto Enferm, Florianópolis 2015 Out-Dez;24(4):1.166–1.174.. ISSN1980-265X.

Cordeiro ALAO, Oliveira MMC, Fernandes JD, Barros CSMA, Castro LMC. Contaminação de equipamentos em unidade de terapia intensiva. Acta Paul Enferm 2015;28(2):160–5.

Havill NL. Best practices in disinfection of noncritical surfaces in the health care setting: Creating a bundle for success. Am J Infect Control 2013;41(5 Suppl):S26–30.

Oliveira AC, Damasceno QS. Superfícies do ambiente hospitalar como possíveis reservatórios de bactérias resistentes: uma revisão. Rev Esc Enferm USP 2010;44(4):1.118–23.

Resolução – RDC n( 11, de 13 de março de 2014 dispõe sobre os Requisitos de Boas Práticas de Funcionamento para os Serviços de Diálise e dá outras providências. Disponível em: http://www20.anvisa.gov.br/segurancadopaciente/index.php/legislacao/item/resolucao-da-diretoria-colegiada-rdc-n-11-de-13-de-marco-de-2014. Acessado em 6 de julho de 2016.

Sehulster L, Chinn RYW. Guidelines for environmental infection control in health-care facilities. Recommendations of CDC and the Healthcare Infection Control Practices Advisory Committee (Hicpac). MMWR Recomm Rep 2003;52(RR-10):1–42.

Silva WR. Serviço de higienização. In: Couto RC, Pedrosa TMG, Cunha AFA, Amaral DBdo, editors. Infecção hospitalar e outras complicações não infecciosas da doença: epidemiologia, controle e tratamento. 4ª ed. Rio de Janeiro: Guanabara Koogan; 2009. p. 242–9.

Torres S, Lisboa TC. Gestão dos serviços de limpeza, higiene e lavanderia em estabelecimentos de saúde. 3ª ed/revista. São Paulo: Sarvier; 2008.

# 3.7

## Limpeza de Utensílios do Paciente (Comadre, Papagaio, Bacia e Balde)

*Camila Quartim de Moraes Bruna*

## 1. INTRODUÇÃO

É considerado produto para saúde todo equipamento, aparelho, material, artigo ou sistema de uso em seres humanos, com aplicação médica, odontológica ou laboratorial, destinado a prevenção, diagnóstico, tratamento, reabilitação ou anticoncepção, que não utilize meio farmacológico, imunológico ou metabólico para realizar sua função principal, podendo, entretanto, ser auxiliado em suas funções por tais meios.

Baseando-se no risco de causar infecção durante o uso desses produtos, utiliza-se uma divisão que os separa em categorias:

- **Produtos críticos:** são aqueles utilizados em procedimentos invasivos com penetração de pele e mucosas adjacentes, tecidos subepiteliais e sistema vascular, incluindo também todos os produtos diretamente conectados a eles.
- **Produtos semicríticos:** são aqueles que entram em contato com pele não íntegra ou mucosas íntegras colonizadas.
- **Produtos não críticos:** são aqueles que ou não entram em contato com o paciente ou quando o fazem é apenas com a pele íntegra.

Exemplos de produtos críticos são os instrumentais cirúrgicos e materiais utilizados para realizar acessos venosos, como cateteres e equipos de infusão. Materiais utilizados em inaloterapia, espéculos nasais ou vaginais são exemplos de produtos semicríticos, enquanto comadres, papagaios e estetoscópios são considerados produtos não críticos.

Os produtos para saúde são comercializados como sendo de "uso único", quando seu processamento e reúso são proibidos, e como "passíveis de processamento", que devem ser fabricados a partir de matérias-primas e conformação estrutural que permitam repetidos processos de limpeza, preparo e desinfecção ou esterilização, até que percam a sua eficácia e funcionalidade.

Para realizar o processamento dos produtos, que se caracteriza pelo conjunto de ações relacionadas a pré-limpeza, recepção, limpeza, secagem, avaliação da integridade e da funcionalidade, preparo, desinfecção ou esterilização, armazenamento e distribuição, é importante categorizar cada um deles, a fim de determinar como deve ser realizado o processamento:

- Produtos críticos: devem ser submetidos à limpeza e, posteriormente, à esterilização.
- Produtos semicríticos: devem ser submetidos à limpeza e pelo menos à desinfecção de alto nível. A legislação brasileira determina que produtos utilizados na assistência ventilatória e em inaloterapia, como nebulizadores e umidificadores, podem sofrer desinfecção de nível intermediário.
- Produtos não críticos: devem ser submetidos pelo menos à limpeza.

### Limpeza

A limpeza é considerada a etapa mais importante do processamento dos produtos para saúde e sem ela nenhum material pode ser considerado desinfetado ou esterilizado. Sabe-se que resíduos impedem a ação dos agentes esterilizantes e mais recentemente casos de infecção foram relacionados a resíduos de matéria orgânica em instrumentais cirúrgicos.

A limpeza tem o intuito de tornar o produto seguro para o manuseio e pronto para que seja desinfetado ou esterilizado. Caracteriza-se pela remoção de sujidades orgânicas e inorgânicas, com consequente redução da carga microbiana presente nos produtos para saúde. Requer ação mecânica, seja manual ou automatizada, e devem ser utilizados água, detergentes e acessórios que possibilitem a fricção, como escovas de limpeza. É importante que todas as superfícies internas (lumens) e externas sejam alcançadas e é recomendado ainda que os produtos recebam uma pré-limpeza, que se caracteriza pela remoção da sujidade visível, no local em que são utilizados.

## Desinfecção

A desinfecção consiste em um processo de descontaminação e pode ser realizado em superfícies fixas, equipamentos e produtos para saúde, por meio de processos físicos, como calor, e por meios de processos químicos, com o uso de saneantes. É categorizada em três níveis:

- Desinfecção de alto nível: visa à destruição de bactérias vegetativas, vírus, fungos, micobactérias e alguns esporos bacterianos.
- Desinfecção de nível intermediário: visa à destruição de bactérias na forma vegetativa, a maioria dos vírus e fungos.
- Desinfecção de baixo nível: visa destruir a maioria das bactérias na forma vegetativa, não tem ação sobre esporos ou micobactérias, e tem ação relativa sobre vírus não lipídicos e fungos.

A desinfecção física pode ser realizada por meio de termodesinfectadoras, pasteurizadoras ou lavadoras de descarga.

As *termodesinfectadoras* realizam a limpeza por meio de jatos de água sob pressão, além do uso de detergentes, e a desinfecção por meio do calor da água utilizada por determinado período de tempo; portanto, são indicadas para produtos que apresentem resistência ao calor, conhecidos como "termorresistentes".

As *pasteurizadoras* realizam a desinfecção pela imersão em água quente dos produtos por determinado período de tempo. Também são indicadas para produtos termorresistentes.

As *lavadoras de descarga* são recomendadas para o processamento dos utensílios dos pacientes, como comadres, papagaios, baldes e bacias. Recomenda-se que sejam alocadas nas unidades de internação, o mais próximo possível aos pontos de uso, como nos expurgos. Requerem para seu funcionamento energia elétrica e rede de esgoto, pois uma de suas vantagens é justamente poder dispor comadres e papagaios contendo excretas, eliminando assim a necessidade de desprezá-las em vaso sanitário.

A desinfecção química ocorre por meio do contato direto de um desinfetante com os produtos para saúde, equipamentos ou superfícies. É importante que os materiais, quando imersos na solução desinfetante, estejam, além de limpos, secos, para que não haja rediluição ou diluição do desinfetante. Outro ponto importante é que os produtos sejam completamente imersos, uma vez que o desinfetante só agirá por contato direto.

Os desinfetantes são comercializados com indicação de uso por categoria de desinfecção:

**A)** Desinfetantes de alto nível
- Aldeídos: ortoftaldeído (OPA) e glutaraldeído
- Ácido peracético
- Peróxido de hidrogênio
- Compostos de diaminas

**B)** Desinfetantes de nível intermediário e baixo
- Álcool (65% a 95% p/v)
- Compostos clorados
- Peróxido de hidrogênio a 3%
- Quaternário de amônia

## Esterilização

A esterilização se caracteriza pelo processo que elimina todas as formas de vida microbiana de um produto, incluindo esporos bacterianos. Pode ser realizada por métodos físicos e por métodos físico-químicos. A escolha do método de esterilização a ser utilizado considera a resistência dos produtos ao calor (termorresistência), pois o método de esterilização que utiliza calor úmido é considerado o padrão-ouro da esterilização.

### Esterilização por métodos físicos

**A)** Vapor saturado sob pressão

Por não gerar resíduos tóxicos, pelo custo mais baixo do processo, pela rápida ação microbicida e pela ampla penetração, este é o método que deve ser considerado de escolha na esterilização de produtos termorresistentes.

Os esterilizadores a vapor sob pressão, conhecidos como autoclaves, utilizam comumente temperaturas de 121 °C por 15 minutos ou 134 °C por 3 minutos.

**B)** Radiação ionizante

Este método de esterilização utiliza raios gama de cobalto 60. Por se tratar de um método que utiliza baixa temperatura, é utilizado em produtos termossensíveis. Dado o caro e complexo processo necessário para este procedimento, seu uso é restritamente industrial, não havendo liberação para os estabelecimentos de saúde.

A esterilização por calor seco realizada por estufas, embora outrora utilizada como método de esterilização para produtos de saúde, não é mais permitida em estabelecimentos de saúde, dada a dificuldade de penetração homogênea deste tipo de calor na carga disposta na câmara do equipamento.

### Esterilização por métodos físico-químicos

**A)** Óxido de etileno (ETO)

Este gás incolor é indicado na esterilização de produtos termossensíveis, tem como características a compatibilidade com um grande número de matérias-primas e boa capacidade de penetração nos produtos, mas por ser um agente altamente tóxico, inflamável e carcinogênico, seu uso é impossibilitado em estabelecimentos de saúde, havendo necessidade de terceirizar o método para empresas processadoras.

**B)** Gás plasma de peróxido de hidrogênio

Método de esterilização a baixa temperatura que utiliza peróxido de hidrogênio líquido transformado em plasma por meio de reações eletromagnéticas, gerando como subprodutos água e oxigênio. Apesar da facilidade na instalação do equipamento e rapidez do ciclo de esterilização, questões relativas a baixa difusibilidade, incompatibilidades com embalagens, materiais e resíduos, devem ser consideradas.

**C)** Peróxido de hidrogênio vaporizado

Esta tecnologia utiliza peróxido de hidrogênio no estado de vapor e realiza esterilização a baixa temperatura. Por ser um método de esterilização ainda incipiente no Brasil, há poucos dados da prática quanto a seu uso.

**D)** Vapor a baixa temperatura e formaldeído

Destinado à esterilização a baixa temperatura, o gás de formaldeído é o agente esterilizante utilizado nesta tecnologia. Embora tenha um ciclo de esterilização mais curto que o óxido de etileno, por exemplo, sua difusibilidade é menor, requerendo atenção quanto aos produtos a serem esterilizados.

## 2. INDICAÇÕES

A limpeza/desinfecção/esterilização é indicada para todos os utensílios que entrarão em contato com o paciente, de acordo com a classificação do risco de causar infecção (já citada neste capítulo).

## 3. CONTRAINDICAÇÕES

As contraindicações devem considerar o tipo de limpeza/desinfecção/esterilização que não pode ser feito de acordo com o tipo de material ou a classificação do risco de causar infecção.

## 4. MATERIAL E TÉCNICA

### Os utensílios dos pacientes

A rotina de cuidado prestado aos pacientes em estabelecimentos de saúde exige que sejam utilizados utensílios para este fim. Ao realizar banho no leito, podem ser utilizados baldes e bacias. Ao auxiliar ou realizar higiene oral, trocas de curativos e inserção de sondas e cateteres, podem ser utilizadas cubas-rim. Pacientes com deambulação ou movimentação restritas, que necessitem urinar ou defecar no leito, precisam utilizar comadres e papagaios.

Em relação à categorização dos produtos de saúde, estes utensílios são considerados não críticos, pois caso entrem em contato com o paciente o fazem apenas em pele íntegra, a qual funciona como barreira para a maioria dos microrganismos. Logo, requerem que seja realizada, minimamente, limpeza. Desinfetantes de nível intermediário e baixo podem ser utilizados.

Existem disponíveis, no mercado, utensílios descartáveis, de uso único, e utensílios permanentes, que podem ser processados. A compra e uso dos diferentes tipos de produtos devem ser individualizados em cada estabelecimento de saúde, de acordo com a possibilidade de alocação de recursos, mas também devem ser levadas em conta, questões como geração de resíduos e o descarte desses materiais de uso único.

### Processamento dos utensílios dos pacientes

A limpeza de produtos para saúde não críticos pode ser realizada em outros setores ou unidades de atendimento e internação, não havendo necessidade de encaminhamento destes produtos para o Centro de Material e Esterilização (CME). Para tanto, todos os passos de limpeza a serem seguidos devem estar determinados por um procedimento operacional padrão (POP) definido pelo CME.

É necessário que exista uma sala de utilidades ou expurgo específicos para a limpeza destes utensílios, que deve dispor de pia e rede de esgoto. A limpeza manual deve ser realizada com acessórios não abrasivos e que não liberem partículas e detergentes neutros. É importante que os utensílios sejam abundantemente enxaguados e secos.

Estabelecimentos de saúde que dispõem de lavadoras de descarga podem utilizá-las na limpeza desses utensílios, tornando o processamento automatizado. A limpeza automatizada tem como vantagens a uniformidade e reprodutibilidade do processo e maior produtividade, além de minimizar os riscos de exposição ocupacional.

Se enviados ao CME, os utensílios do paciente podem sofrer apenas limpeza com água e detergente neutro, ou processamento nas lavadoras termodesinfectadoras, com o detergente utilizado rotineiramente nesses equipamentos. Este encaminhamento também pode ser realizado somente quando os pacientes recebem alta, sendo realizada apenas limpeza na unidade durante a internação, enquanto estiverem em uso pelo mesmo paciente.

A escolha quanto ao envio de utensílios não críticos ao CME deve levar em conta características individuais de cada estabelecimento de saúde, como volume total de material a ser processado no CME, bem como as tecnologias nele disponíveis, e o inventário dos utensílios.

Embora não existam justificativas baseadas em evidências que recomendem a embalagem de produtos não críticos, pode-se optar pelo uso de embalagens plásticas transparentes, por exemplo, com o intuito de diferenciar os utensílios já limpos, e para esse fim a selagem da embalagem é interessante (Figura 3.55). Além disso, muitos pacientes se sentem mais confortáveis ao perceber, pela embalagem selada, que o utensílio que utilizarão passou por processamento adequado.

Há, disponíveis no mercado, lenços desenvolvidos para limpar e desinfetar ao mesmo tempo, contendo desinfetantes de nível baixo ou intermediário. Por economizarem tempo e consequentemente aumentarem a adesão à limpeza de mobiliário e utensílios, têm sido avaliados, apresentando resultados satisfatórios na eliminação de resíduos e microrganismos.

## 5. ESTIMATIVA DE TEMPO DE EXECUÇÃO

A limpeza do utensílio demora de 5 a 10 minutos. Já para a desinfecção ou esterilização, devem-se considerar o tipo de material e os tempos específicos de cada equipamento.

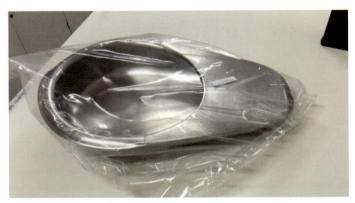

**FIGURA 3.55** Selagem de utensílio.

# 6. OBSERVAÇÕES

*Utensílios de pacientes contaminados com Clostridium difficile*
*Clostridium difficile* é um bacilo anaeróbico Gram-positivo, capaz de esporular, considerado um dos principais agentes causadores de diarreias relacionadas à assistência à saúde. Longos períodos de internação e o uso de antibióticos, que suprimem a microbiota intestinal, podem levar à contaminação com esporos de *C. difficile*.

Os pacientes com diarreia por *C. difficile* ficam em isolamento de contato e comumente utilizam comadres. Nesses casos, o processamento de tais utensílios deve garantir a eliminação destes esporos, a fim de evitar sua transmissão, requerendo desinfecção de alto nível ou esterilização.

Falhas no processamento de comadres em lavadoras de descarga dispostas nas unidades de internação foram demonstradas e estão relacionadas principalmente a lacunas no treinamento dos colaboradores usuários, como carregamento inadequado da câmara e a falta de reabastecimento com detergente. Quando o processamento não é adequado e restos de fezes permanecem e secam nos utensílios, pode haver proteção e, consequentemente, disseminação de esporos de *C. difficile*.

Somando-se às dificuldades encontradas no uso incorreto de lavadoras de descarga, um estudo demonstrou a incapacidade destas em eliminar esporos de *C. difficile* de comadres, diferentemente de lavadoras termodesinfectadoras alocadas no CME. Outro estudo demonstrou que há necessidade ou de uso de um ciclo expandido (95 °C por 300 segundos) ou de uso de detergente alcalino no processamento dessas comadres, além de ser indispensável a qualificação da eficácia do processamento.

Na impossibilidade de termodesinfecção adequada e segura, a esterilização é uma alternativa para as comadres utilizadas por pacientes contaminados com esporos de *C. difficile*.

# 7. QUESTÕES PARA ESTUDO

**1)** Quais são as categorias atribuídas aos produtos para saúde que necessitam de processamento? Defina-as dando exemplos de produtos.
**2)** Quais as recomendações de processamento para produtos críticos? E para os não críticos e semicríticos?
**3)** Existem exceções na categorização e processamento de comadres? Se sim, quais e por quê?

## Referências

Alfa MJ, Olson N, Buelow-Smith L. Simulated-use testing of bedpan and urinal washer disinfectors: evaluation of *Clostridium difficile* spore survival and cleaning efficacy. Am J Infect Control 2008;36:5–11.

Alfa MJ, Olson N, Buelow-Smith L, Murray BL. Alkaline detergent combined with a routine ward bedpan washer disinfector cycle eradicates *Clostridium difficile* spores from the surface of plastic bedpans. Am J Infect Control 2013;41:381–3.

Abbot CF, Cockton J, Jones W. Resistance of crystalline substances to gas sterilization. J Pharm Pharmacol 1956;8:709–19.

Brasil. Portaria Interministerial 482 de 16 de abril de 1999. Aprova o Regulamento Técnico e seus Anexos, objeto desta Portaria, contendo disposições sobre os procedimentos de instalações de Unidade de Esterilização por óxido de etileno e suas misturas e seu uso, bem como, de acordo com as suas competências, estabelecer as ações sob a responsabilidade do Ministério da Saúde e do Trabalho e Emprego. DOU, seção I, p. 15, Diário Oficial da União, Brasília, DF, 19 de abril de 1999.,

Brasil. Ministério da Saúde. RDC nº 50, de 21 de fevereiro de 2002. Dispõe sobre o regulamento técnico para planejamento, programação, elaboração e avaliação de projetos físicos de estabelecimentos assistenciais de saúde. Diário Oficial da União, DF, 20 de fevereiro de 2002.

Brasil. Ministério da Saúde. RDC nº 156, de 11 de agosto de 2006. Dispõe sobre o registro, rotulagem e reprocessamento de produtos médicos, e dá outras providências. Diário Oficial da União, DF, 7 de agosto de 2006.

Brasil. Ministério da Saúde. RDC nº 15, de 15 de março de 2012. Dispõe sobre requisitos de boas práticas para o processamento de produtos para saúde e dá outras providências. Diário Oficial da União, Brasília, DF, 15 de março de 2012.

Bryce E, Lamsdale A, Forrester L, et al. Bedpan washer disinfectors: An in-use evaluation of cleaning and disinfection. Am J Infect Control 2010;39(7):566–70.

Diab-Elschahawi M, Furnkranz U, Blacky A, et al. Re-evaluation of current A0 value recommendations for thermal disinfection of reusable human waste containers based on new experimental data. J Hosp Infect 2010;75:62.

Gonzalez EA, Nandy P, Lucas AD, Hitchins VM. Ability of cleaning-disinfecting wipes to remove bacteria from medical device surfaces. Am J Infect Control 2015;43:1.331–5.

Graybill-D'ercole P. Implementing AORN recommended practices for sterilization. AORN 2013;97(5):521–33.

Moura MLPA. Estudo sobre a eficácia do método de esterilização por calor seco usando forno de Pasteur-estufa. [Tese de livre-docência]. Rio de Janeiro: Universidade Federal do Rio de Janeiro; 1990.

Nandy P, Lucas AD, Gonzalez EA, Hitchins VM. Efficacy of commercially available wipes for disinfection of pulse oximeter sensors. Am J Infect Control 2016;44:304–10.

Perkins JJ. Principles and methods of sterilization in heath science. Springfield: Charles C. Thomas; 1983.

Psaltikidis EM. Desinfecção. In: Graziano KU, Silva A, Psaltikidis EM (orgs.). Enfermagem em centro de material de esterilização. São Paulo, Manole, 2011:167-203.

Rutala WA, Weber DJ. Hicpac. Guideline for disinfection and sterilization in healthcare facilities, 2008. Atlanta, GA: US Department of Health and Human Services, CDC; 2008. Disponível em: http://www.cdc.gov/hicpac/pdf/guidelines/Disinfection_Nov_2008.pdf. Acessado em 17 de fevereiro de 2016.

Smith DF. Sterrad NX sterilization system. ASP, 2004. Disponível em: http://www.aspjj.com/sites/www.aspjj.com.emea/files/pdf/SterradNXWhitePapere.pdf#zoom=125 Acessado em 12 de julho de 2016.

Spaulding EH. Chemical disinfection of medical and surgical materials. In: Lawrence C, Block SS, editors. Disinfection, sterilization, and preservation. Philadelphia: Lea & Febiger; 1968. p. 517–31.

Tosh PK, et al. Outbreak of *Pseudomonas aeruginosa* surgical site infections after arthroscopic procedures. Texas, 2009. Infect. Control Hosp Epidemiol 2011;32(12):1.179–86.

Viswanathan VK, Mallozzi MJ, Vedantam G. *Clostridium difficile* infection: An overview of the disease and its pathogenesis, epidemiology and interventions. Gut Microbes 2010;1:234–42.

SEÇÃO

# 4

# Administração de Medicamentos

*Ellen Cristina Bergamasco*

## SUMÁRIO

| | | |
|---|---|---|
| **4.1** Conceitos Básicos na Administração de Medicamentos | 125 | **4.8** Administração de Medicamentos Subcutâneos — 167 |
| **4.2** Cálculo de Medicação | 132 | **4.9** Administração de Medicamentos por Via Intramuscular — 173 |
| **4.3** Administração de Medicamentos Tópicos | 140 | **4.10** Administração de Medicamentos por Via Endovenosa — 180 |
| **4.4** Administração de Medicamentos por Vias Oral e Sublingual | 146 | **4.11** Administração de Medicamentos por Via Vaginal — 185 |
| **4.5** Administração de Medicamentos por Via Inalatória | 151 | **4.12** Administração de Medicamentos por Via Retal — 190 |
| **4.6** Administração de Medicamentos por Via Oftálmica | 156 | **4.13** Administração de Medicamentos Via Cateter Peridural — 197 |
| **4.7** Administração de Medicamentos por Via Otológica | 162 | |

# 4.1

## Conceitos Básicos na Administração de Medicamentos

*Janaina Gomes Perbone-Nunes, Tanyse Galon*

## 1. INTRODUÇÃO

Nos serviços de saúde, o paciente é assistido por diversos profissionais. Ainda que o médico, na maioria das vezes, realize o ato de prescrever, é o enfermeiro que executa o plano assistencial, acompanha a resposta do paciente e oferece suporte às demandas relacionadas ao tratamento.

O preparo e a administração de medicamentos são ações que exigem do enfermeiro e da equipe de enfermagem elevada atenção e responsabilidade; para tanto, os profissionais devem apresentar amplo conhecimento sobre todas as fases envolvidas. Entre elas, estão a segurança do paciente; o conhecimento da relação de materiais necessários para o procedimento; conhecimento sobre as propriedades dos fármacos (ação, indicações, posologias, contraindicações, efeitos colaterais, interações medicamentosas); as vias de administração; e as possíveis respostas clínicas à ação dos fármacos, entre outras.

Dessa maneira, torna-se imprescindível conhecer a definição de medicamento e suas implicações para a prática clínica.

*Medicamento* é "toda a substância ou associação de substâncias apresentada como possuindo propriedades curativas, preventivas de doenças ou dos seus sintomas, paliativas ou diagnósticas que possa ser administrada no ser humano exercendo uma ação farmacológica, imunológica ou metabólica, para fins de restaurar, corrigir ou modificar funções fisiológicas" (Decreto-Lei nº 176/2006 de 30 de agosto). Também é importante destacar a diferença entre *droga* e *medicamento*. Todos os medicamentos são drogas, porém nem todas as drogas podem ser consideradas medicamentos. Enquanto o medicamento é uma droga com fins terapêuticos, a droga é toda e qualquer substância que possa interferir em uma função fisiológica, com riscos de alterar a saúde do indivíduo.

Os medicamentos têm inúmeras formas farmacêuticas, desde adesivos transdérmicos, xaropes, preparações líquidas para inalação, comprimidos simples, comprimido sublingual, comprimido mastigável, comprimidos revestidos, drágeas, pó efervescente, injetáveis, cremes e soluções, entre outros.

Na administração de medicamentos, considerada uma intervenção dentro do processo de enfermagem, o enfermeiro necessita de conhecimento consistente para garantir a qualidade, segurança e eficácia nos resultados de saúde do paciente. Destaca-se, na atualidade, a importância do papel da enfermagem, que se torna cada vez mais complexo e diversificado, demandando ações para além da mera administração de medicamentos e desempenho de técnicas adequadas.

Para que a enfermagem evolua e adquira forte espaço dentro das equipes de saúde, torna-se imprescindível que o enfermeiro conheça os efeitos esperados dos diversos tratamentos, que observe e interprete as respostas medicamentosas, que preveja possíveis interações e efeitos colaterais, além de ter ciência das questões morais, éticas e legais que envolvem a administração de medicamentos. Nesse movimento, a enfermagem pode contribuir para um melhor cuidado em saúde e para a promoção da segurança do paciente, prevendo, por exemplo, prescrições inseguras ou medicamentos alterados e realizando as melhores condutas em saúde, junto à equipe interdisciplinar.

A Rede Brasileira de Enfermagem e Segurança do Paciente (Rebraensp) lançou recentemente um guia prático de estratégias para administração segura de medicamentos, que aborda os erros associados ao uso terapêutico de fármacos. Estes podem ser classificados em erros de prescrição, geralmente pelo médico; dispensação, pelo farmacêutico; e preparo e administração, pela equipe de enfermagem.

Os principais fatores que contribuem para a ocorrência de erros são: nomes de medicamentos com sons ou grafia semelhantes aos de outros fármacos; prescrições com letra ilegível, uso de siglas e abreviaturas; embalagens de medicamentos semelhantes; ausência de padronização de medicamentos nas instituições; falta de verificação; prescrição médica incompleta; conhecimento parcial dos profissionais sobre fármacos (nomes, efeitos, interações, vias de administração, velocidade de infusão, diluição e reconstituição); entre outros.

Neste contexto, o enfermeiro é o último profissional capaz de evitar erros associados à administração de medicação, já que desempenha papel fundamental no acompanhamento do tratamento do paciente. Nesta direção, ele previne erros e promove a segurança ao paciente.

Uma das estratégias que pode ser utilizada neste processo de prevenção de erros é o emprego pelo profissional dos **nove certos** durante o preparo e administração dos medicamentos. A verificação dos nove certos compreende: o paciente certo, o medicamento certo, a via certa, o horário certo, a dose certa, o registro certo, a indicação certa, apresentação farmacêutica certa e, por último, a resposta do paciente certa. Essas nove verificações procuram garantir a segurança e qualidade dos cuidados prestados ao paciente durante o processo de preparo e administração de medicamento nos serviços de saúde.

O primeiro certo refere-se à importância de confirmar se o paciente que receberá o medicamento é o paciente certo, pois infelizmente a administração de medicamento para o paciente errado é comum na prática clínica. Dessa forma, é necessário verificar verbalmente, solicitando ao paciente: "Por favor, o senhor poderia dizer o seu nome completo?", evitando-se perguntar: " O senhor é o 'seu' José?", pois há diversos riscos implicados nesta pergunta, tais como, pacientes com nomes iguais ou parecidos e paciente desorientado. A verificação verbal deve estar acompanhada da verificação visual, que confere a identificação do paciente no leito ou na pulseira.

O segundo certo ou o medicamento certo refere-se à conferência do fármaco correto, conferindo se a prescrição está clara, verificando o rótulo do medicamento, e, se houver dúvidas, solicitar esclarecimento ao médico que prescreveu. Ainda é importante conferir se o paciente apresenta alergia ao medicamento.

O próximo certo que deve ser cautelosamente confirmado é a via de administração do medicamento. Há inúmeras notificações de eventos adversos devido ao erro da via de administração. Nesta situação, provavelmente, o paciente é o certo, o medicamento também é o certo, porém a via está errada, ocasionando danos à saúde do paciente.

O quarto aspecto que deve ser considerado é o tempo, ou seja, o horário e os intervalos entre uma dose e outra. Este deve ser respeitado para os níveis séricos terapêuticos serem alcançados eficientemente e o tratamento apresentar resultado efetivo.

A conferência da dose também deve ser cautelosamente verificada, tanto conferindo a prescrição em si, como também o dispositivo utilizado para o preparo do fármaco (seringa, embalagem e invólucro do medicamento).

A documentação do procedimento é relevante para a avaliação da qualidade da assistência prestada, na medida em que se documenta o horário do procedimento, o medicamento, a dose, a via, a razão do uso do agente e a resposta do paciente em relação ao efeito do medicamento. Portanto, além de a documentação ser um instrumento para organizar o cuidado de enfermagem e acompanhar as intervenções feitas ao paciente, este documento também responsabiliza legalmente o profissional.

O próximo certo é conferir a indicação do uso do medicamento e verificar se a classe de medicamento é adequada para o efeito esperado e condição de saúde do paciente.

E então, a forma de apresentação do medicamento deve ser conferida e administrada conforme as propriedades fabricadas em seu invólucro.

E, por último, o enfermeiro acompanha e monitora os dados clínicos e laboratoriais do paciente em relação aos efeitos do medicamento prescrito.

## 2. INDICAÇÕES

A indicação de um medicamento a qualquer paciente deve estar de acordo com os efeitos terapêuticos desejados, que devem ser identificados com base em uma avaliação completa da saúde do cliente a partir da atuação da equipe interdisciplinar. Embora o médico seja o principal responsável pela prescrição medicamentosa, toda a equipe de profissionais da saúde contribui de maneira fundamental para a identificação de problemas ou demandas de saúde, visando à escolha do melhor tratamento.

Assim, no processo de administração de medicamentos, é importante identificar os sinais e sintomas referidos pelo cliente, a partir do levantamento do histórico de saúde, com realização de anamnese e exame físico completo, e, se necessário, amparados pelos achados laboratoriais, com o tratamento medicamentoso formalmente solicitado por meio da prescrição realizada geralmente pelo médico, contendo todas as informações necessárias, de forma legível (nome do medicamento, dose do medicamento, via de administração, horário, assinatura e número do registro profissional do médico).

Todos os medicamentos possuem *efeitos terapêuticos*, que são os efeitos desejados ou esperados a partir de seu uso. Tais efeitos irão variar de acordo com a natureza do medicamento, com o tempo de uso e com a condição de saúde do cliente. O início dos efeitos terapêuticos irá depender do medicamento, da via de administração e da meia-vida da substância, podendo sofrer interferências, por exemplo, de interações medicamentosas ou da condição da substância (prazo de validade, conservação etc.).

## 3. CONTRAINDICAÇÕES

Embora sejam utilizados medicamentos buscando os benefícios de seus efeitos terapêuticos, todo medicamento, em maior ou menor grau, carrega consigo efeitos adversos, considerados como todo e qualquer efeito apresentado no cliente e que difere do efeito terapêutico desejado.

Os efeitos adversos podem ser menores ou controláveis, como constipação ou náusea; ou originar quadros graves, como picos hipertensivos ou depressão respiratória. Este risco aumenta especialmente em clientes mais debilitados ou que fazem uso de vários medicamentos concomitantemente (polifarmácia).

A equipe de enfermagem deve ter conhecimento não apenas dos efeitos terapêuticos ou desejados, mas também dos possíveis efeitos adversos, visando prever, identificar, intervir frente às alterações de saúde relacionadas à terapia medicamentosa, além de identificar quais medicamentos estão contraindicados para determinado cliente.

Entre os efeitos adversos, devemos considerar a possível manifestação de efeitos colaterais, reações de hipersensibilidade, reações alérgicas e toxicidade.

Os efeitos colaterais podem passar despercebidos, porém podem se manifestar gerando quadros graves. Quando um medicamento é utilizado pelo cliente pela primeira vez ou quando tem sua dose aumentada, é essencial atenção redobrada por parte da equipe de enfermagem.

As reações de hipersensibilidade ocorrem quando o cliente é muito sensível aos efeitos terapêuticos ou secundários daquele medicamento. Por exemplo: em idosos ou pessoas emagrecidas, determinados efeitos terapêuticos ou colaterais podem ser exacerbados, como sonolência excessiva, demandando maior atenção da equipe de enfermagem.

Reações alérgicas ou respostas imunológicas também podem ocorrer, sendo um forte indicativo de contraindicação de algumas medicações para determinados clientes. Essas reações variam de quadros brandos a manifestações graves. Entre as reações brandas, podemos citar urticárias, rinite ou pruridos; entretanto, são quadros que em si já resultam em considerável incômodo aos clientes, não podendo ser desprezados. Já as reações graves podem se manifestar como reações anafiláticas (sibilos, dispneia, angioedema da língua e faringe, hipotensão e taquicardia) e que requerem uma intervenção imediata ou de emergência.

As reações alérgicas constituem uma realidade no contexto da administração de medicamentos e devem ser investigadas profundamente. A incidência global apresenta de 2% a 25% de presença de reações alérgicas a medicamentos, representadas predominantemente por erupções cutâneas, e, em menor número, por reações graves, tais como anafilaxia, hemólise e depressão da medula óssea. A penicilina é um exemplo de medicamento mais comum que provoca anafilaxia, apresentando um caso a cada 50.000 pacientes que fizeram uso do produto.

Compreender o funcionamento do metabolismo ou a identificação de problemas de excreção em determinados pacientes também é essencial para definir se determinado medicamento está ou não contraindicado, visto que tais alterações podem culminar em toxicidade por alguns fármacos. Nefrotoxicidade (rim), neurotoxicidade (cérebro), imunotoxicidade (sistema imune) ou hepatotoxicidade (fígado) são situações que podem se manifestar, não só quando doses elevadas de medicamentos são administradas, mas também quando a condição física do paciente propicia tal alteração. Assim, o enfermeiro deve conhecer o estado de saúde do cliente para evitar tais efeitos indesejados.

Ao coletar os dados por meio da entrevista e do exame físico, o enfermeiro verifica se o paciente apresenta histórico de alergia a algum medicamento ou substância, e então avalia as condições físicas e clínicas para identificar alguma limitação em receber medidas terapêuticas por determinada via.

Por conseguinte, é essencial, antes de administrar qualquer medicamento, verificar o diagnóstico médico, a história de saúde prévia e a condição atual do cliente, avaliando a capacidade de deglutir, a motilidade gastrointestinal, a estrutura corporal e a massa muscular, o acesso venoso, os sinais vitais e a análise do sistema orgânico, para identificar possíveis alterações nas funções digestiva, renal, hepática, endócrina, cardíaca, respiratória ou neurológica, além de possíveis reações alérgicas prévias, evitando maiores danos à saúde dos clientes. Isso só será possível se enfermeiros e suas equipes estiverem atentos às falas e queixas dos clientes e seus familiares, que devem fazer parte da construção dos projetos terapêuticos. Toda e qualquer informação oriunda do cliente ou de seu familiar/acompanhante deve ser ouvida e discutida, especialmente quando o assunto é uso de medicamentos e redução de eventos adversos.

Ademais, a equipe de enfermagem deve prestar todas as informações sobre efeitos dos medicamentos, esclarecendo não apenas os efeitos desejados, mas também os efeitos adversos possíveis, sendo esta uma conduta ética que deve ser praticada no cotidiano da assistência à saúde, na lógica da educação em saúde e do direito à informação ao cliente.

## 4. MATERIAL

Ao iniciar o procedimento de preparo do medicamento, o ambiente deve estar bem iluminado e organizado. A reunião dos materiais dependerá da forma farmacêutica e via de administração do medicamento. Ou seja, se o medicamento é injetável e diluído em soro, será necessário reunir materiais para diluição e materiais para possibilitar a administração do medicamento. No geral, os itens a serem reunidos são:

- Prescrição médica;
- Bandeja para organizar e manter os materiais em local limpo;
- Materiais de proteção individual, conforme necessidade (luvas, máscara, óculos, se necessário);
- Medicamento, conforme descrito na prescrição médica;
- Materiais para realização da antissepsia do local que será feita a administração do medicamento (caso seja em via parenteral, álcool e algodão);
- Materiais necessários para o procedimento de administração do medicamento (seringas, agulhas, esparadrapo etc.).

# 5. DESCRIÇÃO DA TÉCNICA

- Objetivo: Preparar e administrar o medicamento prescrito.
- Aplicação: A todos os pacientes que tenham prescrição de algum medicamento.
- Responsabilidade: Enfermeiros, técnicos de enfermagem, médicos.

| Ação | Justificativa |
| --- | --- |
| 1. Higienizar as mãos. | Prevenir infecção. |
| 2. Fazer a desinfecção do balcão de preparo de medicamentos e da bandeja. | Garantir ambiente adequado para preparo do medicamento. |
| 3. Higienizar as mãos. | Prevenir infecção. |
| 4. Ler toda a prescrição médica (de cima para baixo, da direita para a esquerda) e identificar o medicamento a ser administrado de acordo com o horário. Elaborar o rótulo das medicações que serão administradas. | Garantir que o profissional leia toda a prescrição e identifique todos os medicamentos que devem ser administrados ao paciente naquele horário. |
| 5. Reunir todo o material necessário e conferir os prazos de validade. | Facilitar o procedimento, evitando interrupções durante o preparo da medicação. |
| 6. Conferir os oito certos: paciente certo, fármaco certo, via certa, horário certo, dose certa, registro certo, indicação certa, apresentação farmacêutica certa. | Garantir a segurança no preparo da medicação. *Obs.*: O nono certo – resposta do paciente certa – só pode ser verificado após administração, mas cabe ao profissional conhecer qual a resposta esperada. |
| 7. Preparar a medicação. | Realizar a técnica adequada. |
| 8. Entrar no quarto do paciente e higienizar as mãos. | Prevenir infecção. |
| 9. Realizar identificação do paciente, conferindo os dados da pulseira com a prescrição médica. Verificar alergias. | Garantir que o procedimento seja feito no paciente certo. |
| 10. Levar a bandeja próximo ao leito do cliente, conferir o nome completo dele, leito, medicamento, via de administração, e explicar a ele e ao acompanhante o procedimento e as informações sobre o medicamento a ser administrado. | Fornecer informações para o paciente, de modo a mantê-lo orientado quanto ao procedimento. |
| 11. Posicionar o cliente sentado ou deitado de maneira confortável e adequada para a realização do procedimento. | Garantir conforto e segurança ao paciente. |
| 12. Administrar o medicamento. | Propiciar uma administração segura do medicamento prescrito. *Obs.*: Os capítulos seguintes irão descrever a forma de administração de medicamento para cada via. |
| 13. Recolher o que deve ser guardado e desprezar o restante do material utilizado no lixo apropriado. | Proporcionar ambiente limpo, organizado, confortável e seguro. |
| 14. Higienizar as mãos. | Prevenir infecção. |
| 15. Checar a prescrição médica e efetuar o registro de enfermagem de forma clara e completa. | Documentar a ação de enfermagem. |

# 6. ESTIMATIVA DE TEMPO DE EXECUÇÃO

O tempo gasto na administração do medicamento pode variar de acordo com a via e características do fármaco, sendo estimado entre 5 e 10 minutos (não consideramos aqui o tempo de infusão para medicamentos em bomba de infusão ou bureta).

# 7. EXEMPLO DE REGISTRO

20/1/2017 – 8 h – Administrada dipirona 1 g VO (item 2 da prescrição médica). A administração ocorreu sem agravos e sem queixas. *Função e nome do profissional, número do COREN e assinatura.*

# 8. CONSIDERAÇÕES ESPECIAIS NO CICLO VITAL

A ação dos fármacos pode ser afetada nos extremos da vida. Isso se deve ao fato de que tanto nos recém-nascidos como nos idosos o metabolismo dos medicamentos e a função renal são menos eficientes; portanto, os medicamentos tendem a apresentar efeitos expressivos e mais prolongados nestes indivíduos.

## Lactentes e crianças

É importante considerar que o uso de comprimidos ou cápsulas pode ser uma barreira para a administração de medicamentos, devido às possíveis dificuldades de deglutição dessas formulações, em especial em crianças de até 5 anos. Nesses casos, o uso de medicamentos na forma líquida é uma opção mais adequada.

Em crianças e lactentes, os cuidados com a prescrição e a administração medicamentosa devem ser redobrados, especialmente em relação à dosagem (risco de dosagem excessiva), evitando-se efeitos adversos graves, dentre eles a toxicidade.

Também é importante destacar que a criança não deve estar alheia às informações sobre os medicamentos que utiliza. A equipe de enfermagem deve inserir a criança no processo de conhecimento e utilização do medicamento, o que pode favorecer a adesão medicamentosa e a eficiência do tratamento.

## Idosos

As alterações proporcionadas pela idade também geram demandas específicas por parte da equipe de enfermagem. A composição corporal entre idosos é modificada: há um aumento da proporção de gordura em relação à massa total, e esta, por sua vez, altera o volume de distribuição dos fármacos, quando comparados aos indivíduos adultos. Considera-se também que os idosos consomem mais medicamentos que as outras faixas etárias, com consequente aumento de interações farmacológicas.

A estrutura física dos idosos (emagrecidos ou obesos) também irá interferir na escolha dos sítios de administração de medicamentos. A depender do quadro de saúde, problemas de deglutição podem ser comuns, demandando maior atenção na escolha das vias de administração.

Com o aumento da idade, os *deficits* visuais também poderão gerar dificuldades de leitura de prescrições entre idosos, resultando em riscos de erros de automedicação. Com isso, a enfermagem deverá, no processo de alta, promover educação em saúde e meios junto ao cliente, familiares e cuidadores, para que estas dificuldades sejam superadas (por exemplo, uso de óculos adequados, melhores estratégias visuais para informações sobre os medicamentos a serem tomados).

Os *deficits* neurológicos em idosos também podem gerar dificuldades cognitivas, que interferem no processo de educação em saúde e no uso adequado de medicamentos. Estes pacientes também podem ter dificuldades de expressar sintomas ou alterações que envolvam possíveis efeitos adversos. Nesse sentido, a equipe de enfermagem deve estar atenta ao processo de administração e avaliação dos efeitos medicamentosos, além de promover informações e capacitação dos familiares, acompanhantes e/ou cuidadores com relação à administração de medicamentos e acompanhamento dos seus efeitos.

Pessoas idosas também possuem um risco aumentado de intoxicação medicamentosa em decorrência de alterações nas funções renal, hepática ou circulatória. Com isso, todo o cuidado é necessário durante a indicação, administração e acompanhamento dos efeitos medicamentosos entre idosos.

## Gestantes e nutrizes

É importante ressaltar que no período de amamentação é imprescindível fazer uso criterioso de medicamentos, já que quantidades significativas de fármacos potencialmente prejudiciais podem alcançar a membrana das células alveolares do tecido mamário e oferecer risco à saúde do lactente e/ou ao processo de lactação.

Com a finalidade de contribuir para que profissionais de saúde realizem tomada de decisão segura em relação ao uso de medicamentos durante a amamentação, o Ministério da Saúde, por meio da Área Técnica de Saúde da Criança e Aleitamento Materno, junto com a Federação Brasileira das Associações de Ginecologia e Obstetrícia (Febrasgo) e a Sociedade Brasileira de Pediatria, disponibilizou um manual contendo informações sobre o uso de medicamentos durante o período da lactação, que classifica os medicamentos em três níveis: uso compatível com a amamentação, uso criterioso durante a amamentação e uso contraindicado durante a amamentação.

## 9. OBSERVAÇÕES

Após a administração do medicamento é fundamental que o profissional faça o acompanhamento o estado de saúde do paciente em curto, médio e longo prazo, considerando as queixas do cliente/familiar e avaliando efeitos terapêuticos e possíveis efeitos adversos. Tal acompanhamento deve ser registrado e comunicado à equipe.

## 10. DIAGNÓSTICOS DE ENFERMAGEM

- Falta de adesão
- Controle ineficaz da saúde
- Risco de glicemia instável
- Constipação
- Incontinência intestinal
- Insônia
- Risco de trauma vascular

## 11. QUESTÕES PARA ESTUDO

1) Assinale a opção a seguir que apresenta erro relacionado à prescrição medicamentosa:
   a) Dipirona – 1 ampola 500 mg/mL – 1g – via oral – 14 h
   b) Tramadol – 1 ampola 50 mg/mL – 100 mg – IM – 15 h
   c) Prometazina – 1 ampola 25 mg/mL – 50 mg – IM – 10 h
   d) Ranitidina – ampola 25 mg/mL – 50 mg – EV – 12/12 h

2) Relacione as colunas:
   a) erro de dose

   b) erro de preparo

   c) erro de monitoração

   ( ) Em uma unidade de saúde, o medicamento amiodarona foi diluído em soro fisiológico; no entanto, a amiodarona é incompatível com soro fisiológico, devendo ser diluída em soro glicosado a 5%.

   ( ) O antiarrítmico foi suspenso na prescrição médica. O profissional de enfermagem não foi comunicado e também não conferiu a prescrição antes de administrar o medicamento; portanto, o paciente recebeu uma dose extra do medicamento.

   ( ) Em um hospital, o profissional de enfermagem administrou a dose de captopril prescrita, sem prévia verificação da pressão arterial do paciente.

3) Antes de administrar um analgésico por via endovenosa a um cliente idoso, quais aspectos devem ser avaliados pelo enfermeiro? Quais são os cuidados de enfermagem que devem ser realizados, antes, durante e após a administração do medicamento, com o objetivo de evitar possíveis eventos adversos?

## Referências

Anderson J, Webster C. A systems approach to the reduction of medication error on the hospital ward. J Adv Nurs 2001;35(1):34–41.

Belela ASC, Peterlini MAS, Pedreira MLG. Revelação da ocorrência de erro de medicação em unidade de cuidados intensivos pediátricos. Rev Bras Ter Intens 2010;22(3):257–63.

Brasil. Ministério da Saúde. Secretaria da Atenção à Saúde. Departamento de Ações Programáticas e Estratégicas. Amamentação e uso de medicamentos e outras substâncias. 2ª ed., Brasília, 2014.

Brown M. Managing medication errors by design. Crit Care Nurs Q 2001;24(3):77–97.

Cabral C, Pita JR. Farmácia e sociedade. Formas e formatos dos medicamentos: a evolução das formas farmacêuticas. Local: Coimbra: Pantone; 2015.

Conselho Regional de Enfermagem do Estado de São Paulo (Coren-Sp); Rede Brasileira de Enfermagem e Segurança do Paciente (Rebraensp). Erros de medicação definições e estratégias de prevenção, 2011.

Costa LA, Valli C, Pimentel AA. Erros de dispensação de medicamentos em um hospital público pediátrico. Rev Latino-am Enfermagem 2008;16(5):812–7.

Craven RF, Hirnle CJ. Fundamentos de enfermagem: saúde e função humanas. 4ª ed Rio de Janeiro: Guanabara Koogan; 2006.

Davey A, Britland A, Naylor R. Decreasing paediatric prescribing errors in a district general hospital. Qual Saf Health Care 2008;17(2):146–9.

Dicionário de Administração de medicamentos na enfermagem: 2007/2008. 5ª ed. Rio de Janeiro: Epub; 2006.

Elliott M, Liu Y. The nine rights of medication administration: an overview. Br J Nurs 2010;19(5):300–5.

Herdman THE, Kamitsuru S, editors. Diagnósticos de enfermagem da Nanda: Definições e classificações, 2015-2017. Porto Alegre: Artmed; 2015.

Hoffman JM, Proulx SM. Medication errors caused by confusion of drug names. Drug Safety 2003;26:445–52.

Hospital Universitário. Universidade Federal de Santa Catarina. Procedimento Operacional Padrão. Preparo e administração de medicação por via vaginal. 2016. Disponível em: http://www.hu.ufsc.br/documentos/pop/enfermagem/assistenciais/MEDICACAO_FLUIDOTERAPIA/MEDICACAO_VAGINAL.pdf. Acessado em 2 de agosto de 2016.

Legislação Farmacêutica Compilada: decreto-lei nº 176/2006 de 30 de agosto. [Internet] Disponível em: http://www.infarmed.pt/portal/page/portal/INFARMED/LEGISLACAO/LEGISLACAO_FARMACEUTICA_COMPILADA/TITULO_III/TITULO_III_CAPITULO_I/035-G1_DL_20_2013_1ALT.pdf. Acessado em 2 de agosto de 2016.

McCoy LK. Look-alike, sound-alike drugs review: include look-alike packaging as an additional safety check. Jt Comm J Qual Patient Saf 2005;31(1):47–53.

Mota LS, Chaves EMC, Barbosa RCM, et al. Uso de medicamentos durante a lactação por usuárias de uma unidade básica de saúde. Rev Rene 2013;14(1):139–47.

Rede Brasileira de Enfermagem e Segurança do Paciente. Estratégias para a segurança do paciente: manual para profissionais da saúde. In: Urbanetto JS, Gerhardt LM (eds.). Porto Alegre: EDIPUCRS, 2013.

Rothschild J, Hurley A, Landrigan C, et al. Recovery from medical errors: the critical care nursing safety net. Jt Comm J Qual Patient Saf 2006;32(2):63–72.


# 4.2

## Cálculo de Medicação

*Ellen Cristina Bergamasco*


## 1. INTRODUÇÃO

A administração de medicamentos é um processo complexo, que deve ser realizado considerando princípios de assepsia e a segurança do paciente e do profissional. A segurança do processo compreende, entre outros aspectos, o cálculo de medicação.

Esse processo é contemplado no Código de Ética dos Profissionais de Enfermagem de acordo com a Resolução Cofen 311/2007, que descreve os direitos dos profissionais (dentre eles, a recusa na realização de atividades que não sejam de sua competência), responsabilidades e deveres (assegurar uma assistência livre de danos decorrentes de imperícia, negligência ou imprudência, entre outros), proibições (por exemplo, administrar medicamentos sem conhecer a ação do fármaco; prescrever medicamentos) e direitos (recusar-se a executar prescrição medicamentosa e terapêutica em que não conste assinatura e número do registro do profissional, exceto em situações de urgência e emergência).

Previamente à administração de medicamentos é imprescindível o conhecimento sobre a ação do medicamento, grupo farmacológico, ação, via de administração, indicações, contraindicações, reações adversas, dosagens, cuidados de enfermagem e toxicidades, entre outros. Destacamos aqui que a prescrição de medicamentos compete ao profissional médico e o mesmo deve fazê-lo em local próprio (prontuário ou receituário do paciente), contendo data, nome completo do paciente, hospital/UBS/centro de atendimento, nome do medicamento, dose, intervalos entre as doses, via de administração, assinatura e carimbo.

Ao profissional da enfermagem compete a leitura e compreensão da prescrição médica, lendo item a item, de cima para baixo e da esquerda para a direita. Ao enfermeiro cabe a realização de análises como indicação do medicamento, melhor horário para administração e possíveis interações medicamentosas. Para a administração do medicamento, considere os pontos destacados no Capítulo 4.1.

Para a correta administração de medicamentos, o profissional deve realizar o cálculo da dosagem prescrita, pois, muitas vezes, a dose necessária para o paciente é diferente da dose apresentada pelo medicamento. Exemplo: o medicamento hidroclorotiazida é apresentado pela indústria farmacêutica como comprimido de 25 mg, e muitas vezes a dose necessária ao paciente é de 12,5 mg. Cabe ao profissional de enfermagem realizar o cálculo para administração adequada da dose.

O presente capítulo irá abordar os aspectos relacionados aos cálculos de medicação.

## 2. INDICAÇÕES

O cálculo de medicação está indicado para todo medicamento administrado.

## 3. CONTRAINDICAÇÕES

Não há contraindicação para cálculo de medicamento.

## 4. MATERIAL

Para o preparo dos medicamentos, muitas vezes são utilizados materiais como macerador de comprimidos, seringas e agulhas.

- **Macerador** – ou triturador de comprimido é utilizado para preparo de medicamentos apresentados em comprimidos, quando a dose prescrita é diferente da dose apresentada pelo fármaco.
- **Seringas** – as seringas são estéreis, de uso único, graduadas em décimos de mL. Podem ter volume de 0,5, 1, 3, 5, 10, 20 e 60 mL. Elas podem ter encaixe tipo *luer-lock* ou *luer-slip*, sendo adaptáveis a qualquer agulha. Uma característica importante das seringas é que elas exercem pressão sobre cateteres e vasos sanguíneos de acordo com seu tamanho, e seringas menores oferecem maior pressão, não sendo recomendado realizar administração rápida. Especial cuidado deve ser tomado em neonatos e pacientes pediátricos para que não ocorra lesão vascular (Figura 4.1).
- **Agulhas** – são estéreis, descartáveis e de uso único; são classificadas de acordo com o tamanho de seu bisel, quanto ao comprimento e calibre, expressos em gauge (G). Podem ser dos seguintes tamanhos: 13 × 0,4; 13 × 0,45; 20 × 0,55; 25 × 0,7; 30 × 07; 25 × 0,8; 30 × 0,8; 40 × 1,2 (Figura 4.2).
- A Agência Nacional de Vigilância Sanitária (Anvisa), mediante a NR32, recomenda que as agulhas tenham dispositivos de segurança para o descarte facilitado aos profissionais de saúde, reduzindo os acidentes de trabalho após a administração do fármaco.
- **Equipo** – são tubos extensos que levam a medicação (normalmente um frasco/*bag* de soro ou medicação) até o dispositivo de acesso venoso do paciente (Figura 4.3). Os equipos contêm uma câmara gotejadora que pode ser de macro ou microgotas; também contam com uma pinça rolete que é utilizada para controlar a velocidade de infusão de medicamento.

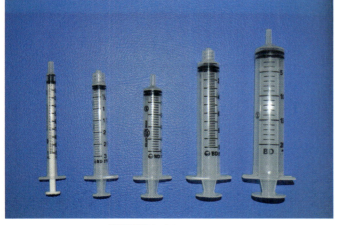

FIGURA 4.1   Seringas.

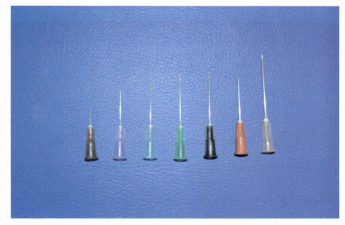

FIGURA 4.2   Agulhas.

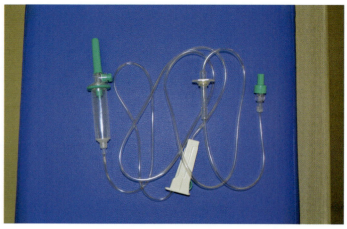

FIGURA 4.3  Equipo simples.

- **Bureta** – é um dispositivo para administração de medicamentos que conta com uma ponta para conectar ao soro, uma câmara graduada (100 ou 150 mL) e uma extremidade que é conectada ao dispositivo de acesso venoso do paciente. Ela é utilizada quando há necessidade de controle rigoroso de tempo na infusão de medicamento.

## 5. DESCRIÇÃO DA TÉCNICA

### Cálculo de medicamento – administração por via oral – comprimido

Exemplo – prescrição médica: Dipirona 750 mg VO de 6/6 h. Temos disponível comprimidos de dipirona com 1 g (1.000 mg).

Para administrar o medicamento prescrito, devemos macerar o comprimido, diluir em água filtrada e administrar a dosagem de acordo com o cálculo (usar a regra de três):

Disponível 1.000 mg – macerar e diluir em 10 mL de água filtrada

$$1.000 \text{ mg} \quad 10 \text{ mL}$$
$$750 \text{ mL} \quad x \text{ mL}$$

$$x = \frac{750 \cdot 10}{1.000}$$

$$x = \frac{7.500}{1.000}$$

$$x = 7,5 \text{ mL}$$

Resposta: Para administrar a dose correta do medicamento prescrito, devemos macerar o comprimido, diluir em 10 mL de água filtrada e administrar 7,5 mL da solução.

*Para diluição de medicamentos por via oral utiliza-se sempre água filtrada. O volume da diluição geralmente é em 10 mL, mas pode variar.

### Cálculo de medicamento – administração por via oral – gotas

Exemplo – prescrição médica: Dimeticona 150 mg VO de 8/8 h. Temos disponível frasco de 30 mL – apresentação de 75 mg/mL.

Disponível 75 mg/mL

$$75 \text{ mg} \quad 1 \text{ mL}$$
$$150 \text{ mL} \quad x \text{ mL}$$

$$x = \frac{150 \cdot 1}{75}$$

$$x = 2\,\text{mL}$$

**Considerando que 1 mL = 20 gotas**
Transformar o mL em gotas
Disponível 75 mg/mL

$$\begin{array}{ccc} 1\ \text{mL} & \diagdown\!\!\!\!\diagup & 20\ \text{gotas} \\ 2\ \text{mL} & & x\ \text{gotas} \end{array}$$

$$x = \frac{2 \cdot 20}{1}$$

$$x = 40\,\text{gotas}$$

Resposta: Devemos administrar 40 gotas do medicamento prescrito (dimeticona).

## Cálculo de medicamento – administração por via oral – solução

Exemplo – prescrição médica: Prednisona 7,5 mg VO de 8/8 h. Temos disponível frasco de 60 mL – apresentação de 3 mg/mL.
Disponível 3 mg/mL

$$\begin{array}{ccc} 3\ \text{mg} & \diagdown\!\!\!\!\diagup & 1\ \text{mL} \\ 7{,}5\ \text{mg} & & x\ \text{mL} \end{array}$$

$$x = \frac{7{,}5 \cdot 1}{3}$$

$$x = 2,5\,\text{mL}$$

Resposta: Devemos administrar 2,5 mL da solução.

## Cálculo de medicamento – concentração de solução

Exemplo – prescrição médica: Levomepromazina 20 mg VO às 22 h. Temos disponível frasco gotas 20 mL a 4%.
Disponível solução a 4% – significa que temos 4 g (4.000 mg) do medicamento em 100 mL.

$$\begin{array}{ccc} 4.000\ \text{mg} & \diagdown\!\!\!\!\diagup & 100\ \text{mL} \\ 20\ \text{mg} & & x\ \text{mL} \end{array}$$

$$x = \frac{20 \cdot 100}{4.000}$$

$$x = \frac{2.000}{4.000}$$

$$x = 0,5\,\text{mL}$$

**Já sabemos que 1mL = 20 gotas**

$$\begin{array}{ccc} 1\ \text{mL} & \diagdown\!\!\!\!\diagup & 20\ \text{gotas} \\ 0{,}5\ \text{mL} & & x\ \text{gotas} \end{array}$$

$$x = \frac{0{,}5 \cdot 20}{1}$$

$$x = 10\,\text{gotas}$$

Resposta: Devemos administrar 10 gotas.

# Cálculo de medicamento – administração de medicação com apresentação em ampola

Exemplo – prescrição médica: Heparina 7.500 UI SC de 12/12 h. Temos disponível ampola de 25.000 UI/5 mL. Disponível 25.000 UI/5 mL

$$25.000 \text{ UI} \quad 5 \text{ mL}$$
$$7.500 \text{ UI} \quad x \text{ mL}$$

$$x = \frac{7.500 \cdot 5}{25.000}$$

$$x = 1,5 \text{ mL}$$

Resposta: Devemos administrar 1,5 mL do medicamento prescrito (heparina).

# Cálculo de medicamento – administração de medicação com apresentação em ampola

Exemplo – prescrição médica: Diazepan 5 mg IM agora. Temos disponível ampola de 10 mg/2 mL. Disponível 10 mg/2 mL

$$10 \text{ mg} \quad 2 \text{ mL}$$
$$5 \text{ mg} \quad x \text{ mL}$$

$$x = \frac{5 \cdot 2}{10}$$

$$x = 1 \text{ mL}$$

Resposta: Devemos administrar 1 mL do medicamento prescrito (Diazepan).

# Cálculo de medicamento – administração de medicação com apresentação em frasco-ampola

Exemplo – Prescrição Médica: Cefalotina 750 mg de 6/6 h. Temos disponível frasco-ampola de 1 g.
**Lembrando que 1 g = 1.000 mg.**
Para administrar o medicamento prescrito, devemos diluir o frasco-ampola em água destilada (ou diluente próprio) e administrar a dosagem de acordo com o cálculo (usar a regra de três). O volume da diluição geralmente é em 10 mL, mas pode variar.
Disponível 1.000 mg

$$1.000 \text{ mg} \quad 10 \text{ mL}$$
$$750 \text{ mg} \quad x \text{ mL}$$

$$x = \frac{750 \cdot 10}{1.000}$$

$$x = \frac{7.500}{1.000}$$

$$x = 7,5 \text{ mL}$$

Resposta: *Devemos diluir o frasco-ampola em 10 mL de água destilada e administrar 7,5 mL da solução.*

# Cálculo de medicamento – transformação de solução

Exemplo – Prescrição Médica: SG a 6% 500 mL EV de 6/6 h. Temos disponível SG a 5% 500 mL e ampolas de glicose a 50% – 10 mL

## 1º passo – calcular quantos gramas de glicose deverá conter na solução prescrita

*6% – 500 mL – significa que a solução tem 6 g de glicose em 100 mL; entretanto, a prescrição é de 6% em 500 mL.*

$$6\ \text{g} \searrow \nearrow 100\ \text{mL}$$
$$\text{x g} \diagup \diagdown 500\ \text{mL}$$

$$x = \frac{6 \cdot 500}{100}$$

$$x = \frac{6 \cdot 500}{100}$$

$$x = 30\,\text{g}$$

A solução deverá conter 30 g de glicose.

### 2º passo – calcular quantos gramas de glicose contém o soro disponível

*SG 5% – 500 mL – significa que a solução tem 5 g de glicose em 100 mL, lembrando que o frasco tem 500 mL.*

$$5\ \text{g} \searrow \nearrow 100\ \text{mL}$$
$$\text{x g} \diagup \diagdown 500\ \text{mL}$$

$$x = \frac{5 \cdot 500}{100}$$

$$x = \frac{2.500}{100}$$

$$x = 25\,\text{g}$$

O soro disponível tem 25 g de glicose.

### 3º passo – calcular a diferença na quantidade de glicose do frasco de soro glicosado 5% 500 mL para a solução prescrita SG a 6% 500 mL

Temos 25 g e necessitamos de 30 g
**Faltam 5 g de glicose.**

### 4º passo – calcular quantos gramas de glicose temos na ampola de glicose a 50% – 10 mL

*Glicose a 50% – significa que a solução tem 50 g de glicose em 100 mL, lembrando que a ampola de glicose tem 10 mL.*

$$50\ \text{g} \searrow \nearrow 100\ \text{mL}$$
$$\text{x g} \diagup \diagdown 10\ \text{mL}$$

$$x = \frac{50 \cdot 10}{100}$$

$$x = \frac{500}{100}$$

$$x = 5\,\text{g}$$

**A ampola de glicose a 50% – 10 mL tem 5 g de glicose.**
Para transformar a solução, devemos acrescentar 1 ampola de glicose no SG a 5% – 500 mL.

## Cálculo de medicamento – permanganato de potássio ($KMnO_4$)

A solução de permanganato geralmente é prescrita na diluição:

1:10.000 mL – que significa 1 g de $KMnO_4$ *para 10.000 mL de água*
1:40.000mL – que significa 1 g de $KMnO_4$ *para 40.000 mL de água*

*Exemplo – prescrição médica: 1.000 mL de solução de $KMnO_4$ a 1:40.000 mL. Considerar que 1:40.000 mL significa 1 g de $KMnO_4$ para 40.000 mL. Lembre-se de que 1 g = 1.000 mg. Disponível comprimido de $KMnO_4$ de 100 mg*

**1º passo – calcular quanto de KMnO$_4$ deverá ter a solução**

$$
\begin{array}{cc}
1.000\ \text{mg} & 40.000\ \text{mL} \\
\text{x g} & 1.000\ \text{mL}
\end{array}
$$

$$x = \frac{1.000 \cdot 1.000}{40.000}$$

$$x = \frac{1.000.000}{40.000}$$

$$x = 25\ \text{mg de } KMnO_4$$

A solução deverá conter 25 mg de KMnO4.

**2º passo – calcular quanto do comprimido de KMnO$_4$ deverá ter a solução. Disponível comprimido de 100 mg – diluir o comprimido em 10 mL de água**

$$
\begin{array}{cc}
100\ \text{mg} & 10\ \text{mL} \\
25\ \text{mg} & \text{x mL}
\end{array}
$$

$$x = \frac{25 \cdot 10}{100}$$

$$x = \frac{250}{100}$$

$$x = 2,5\ \text{mL}$$

Deve-se diluir o comprimido de 100 mg em 10 mL de água e utilizar 2,5 mL dessa solução — colocando em 1.000 mL de água.

## Cálculo de gotejamento de soro para infusão em horas

$$\boxed{\text{Gotas/minutos: } \frac{\text{V (volume em mL)}}{\text{T (tempo em horas)}} \times 3}$$

$$\boxed{\text{Microgotas/minutos: } \frac{\text{V (volume em mL)}}{\text{T (tempo em horas)}}}$$

**Exemplo 1 – prescrição médica: SF 0,9% 500 mL EV de 6/6 h. Quantas gotas/minuto deverão ser infundidas?**

$$\text{Gotas/min: } \frac{V}{T \times 3} = \frac{500\ \text{mL}}{6 \times 3} = \frac{500\ \text{mL}}{18} = 27{,}77 = \mathbf{28\ gotas/min}$$

**Exemplo 2 – prescrição médica: SF 0,9% 1.000 mL EV de 12/12 h. Quantas microgotas/minuto deverão ser infundidas?**

$$\text{microgotas/min: } \frac{V}{T} = \frac{1.000\ \text{mL}}{12} = 83{,}33 = \mathbf{84\ microgotas/min}$$

## Cálculo de gotejamento de soro para infusão em minutos

$$\boxed{\text{Gotas/minutos: } \frac{\text{V (volume em mL)} \times 20}{\text{T (tempo em minutos)}}}$$

$$\text{Microgotas/minutos: } \frac{V\,(\text{volume em mL}) \times 60}{T\,(\text{tempo em minutos})}$$

***Exemplo 1 – prescrição médica: Garamicina 70 mg, diluída em SF 0,9% 80 mL EV para infundir em 40 minutos. Quantas gotas/minuto deverão ser infundidas? Disponível Garamicina 280 mg/2 mL***

Garamicina 280 mg/2 mL

$$
\begin{array}{ll}
280\text{ mg} & 2\text{ mL} \\
140\text{ mg} & \text{x mL}
\end{array}
$$

$$x = \frac{140 \cdot 2}{280}$$

$$x = 1\,\text{mL}$$

$$\text{Gotas/min: } \frac{V \times 20}{T} = \frac{81\text{ mL}^* \times 20}{40} = \frac{1.620\text{ mL}}{40} = 40{,}5 = \textbf{41 gotas/min}$$

*81 mL (80 mL de SF 0,9% + 1 mL de Garamicina)

***Exemplo 2 – prescrição médica: Amicacina 900 mg, diluída em SF 0,9% 90 mL EV para infundir em 50 minutos. Quantas gotas/minuto deverão ser infundidas? Disponível Amicacina frasco-ampola com 1 g***

Amicacina 1 g = 1.000 mg
Diluir a Amicacina em 10 mL de água destilada

$$
\begin{array}{ll}
1.000\text{ mg} & 10\text{ mL} \\
900\text{ mg} & \text{x mL}
\end{array}
$$

$$x = \frac{900 \cdot 10}{1.000}$$

$$x = 9\,\text{mL}$$

$$\text{microgotas/min: } \frac{V \times 60}{T} = \frac{99\text{ mL}^* \times 60}{50} = \frac{5.940\text{ mL}}{50} = 118{,}8 = \textbf{119 microgotas/min}$$

*99 mL (90 mL de SF 0,9% + 9 mL de Amicacina)

## 6. EXEMPLO DE REGISTRO

Os cálculos de medicação não precisam de registros; entretanto, é fundamental checar e registrar todos os medicamentos que são administrados.

## 7. CONSIDERAÇÕES ESPECIAIS NO CICLO VITAL

Os cálculos de medicação são os mesmos para pacientes idosos e pediátricos; entretanto, as dosagens em pediatria e neonatologia podem necessitar de rediluição.

## 8. OBSERVAÇÕES

- Medicamentos administrados por via oral serão diluídos em água filtrada.
- Medicamentos administrados por outras vias (EV, IM, por exemplo) serão diluídos em água destilada (água bidestilada, água para injeção ou diluente).

140     4. ADMINISTRAÇÃO DE MEDICAMENTOS

- Lembre-se de higienizar as mãos e realizar a desinfecção da bancada ou bandeja antes e depois de preparar o medicamento.

## 9. DIAGNÓSTICOS DE ENFERMAGEM

Não se aplica.

## 10. QUESTÕES PARA ESTUDO

1) Prescrição médica: Paracetamol gotas, 300 mg VO. Disponível paracetamol gotas 200 mg/mL; quantas gotas deverão ser administradas?
2) Prescrição médica: Heparina 500 UI SC de 12/12 h. Disponível Heparina ampola 5.000 UI/mL – frasco com 5 mL; quanto se deve administrar?
3) Prescrição médica: Diclofenaco sódico 50 mg IM agora. Disponível ampola de 75 mg/3mL; quanto se deve administrar?
4) Prescrição médica: Fenitoína 100 mg EV de 12/12 h. Disponível ampola de 250 mg/5 mL; quanto se deve administrar?
5) Prescrição médica: Ceftriaxona 650 mg EV 12/12 h. Disponível frasco- ampola com 1 g. Como administrar?
6) Prescrição médica: Soro glicosado (SG) a 10% 500 mL de 8/8 h; quantas gotas serão infundidas por minuto?
7) Prescrição médica: SG a 5% 600 mL EV de 6/6 h; quantas microgotas deverão ser infundidas por minuto?
8) Prescrição médica: Metronidazol 500 mg/100 mL de SF 0,9% para infundir em 40 minutos; quantas microgotas serão infundidas por minuto?
9) Prescrição médica: Ceftriaxona 750 mg diluída em 90 mL SF 0,9% para infundir em 30 minutos; quantas gotas deverão ser infundidas por minuto? Disponível Ceftriaxiona frasco-ampola com 1 g.
10) Prescrição médica: 500 mL de SG a 7%. Disponível 500 mL de SG 5% e ampolas de glicose a 50% em 10 mL.
11) Prescrição médica: 2.000 mL de solução de $KMnO_4$ a 1:10.000 mL. Disponível comprimido de $KMnO_4$ de 100 mg.

### Referências

AME. Dicionário de Administração de Medicamentos na Enfermagem 2009/2010. Rio de Janeiro: Epub; 2009.
Azevedo MF (trad.). Cálculos para dosagens. Série Incrivelmente fácil. 3ª ed. Rio de Janeiro: Guanabara Koogan; 2007. 337 p.
Giovani AMM. Enfermagem – Cálculo e administração de medicamentos. 13ª ed São Paulo: Rideel; 2011. 407 p.
Perry AG, Potter PA. Guia complete de procedimentos e competências em enfermagem. 7ª ed. Rio de Janeiro: Elsevier; 2012. 640 p.
Silva MT. Cálculo e administração de medicamentos na enfermagem. 4ª ed. São Paulo: Martinari; 2014.
Wilkinson JM, Van Leuven K. Fundamentos de enfermagem – teoria, conceitos e aplicações. São Paulo: Roca; 2010. 1.

# 4.3

## Administração de Medicamentos Tópicos

*Maria Laura de Oliveira de Avelar Alchorne Trivelin, Alice de Oliveira de Avelar Alchorne, Maurício Mota de Avelar Alchorne*

## 1. INTRODUÇÃO

A pele é o revestimento externo do corpo, considerada o maior órgão do corpo humano e o mais pesado. Tem como função principal apresentar-se como barreira às condições ambientais externas, protegendo-a da radiação ultravioleta, agentes químicos, microrganismos e alérgenos. Permite, ainda, a regulação da umidade, nutrientes, homeostase corporal, temperatura corporal e pressão sanguínea.

A pele está dividida em três camadas: epiderme, derme e hipoderme. A epiderme é a camada mais externa, composta de outras camadas. A mais interna nomeia-se de camada basal, seguindo-se, para cima, pela espinhosa ou de Malpighi, granulosa, lúcida e córnea. Os melanócitos, presentes na basal, produzem melanina, responsável pela pigmentação da pele, cabelos e olhos, e protegem a pele da absorção da radiação ultravioleta agressiva. A córnea, camada mais externa, caracteriza-se por selecionar os compostos que irão permear a pele, regulando a perda de água e prevenindo a entrada de substâncias prejudiciais e microrganismos na superfície da pele. Esta camada é constituída por, aproximadamente, 15% a 20% de água, importante para manter a elasticidade e integridade da pele.

A derme, camada intermediária, é constituída por fibras de colágeno, cuja função é dar suporte, elasticidade e flexibilidade aos tecidos, e é ricamente vascularizada, com terminações nervosas, folículos pilosos, glândulas sebáceas e sudoríparas. Serve de barreira à permeabilidade de fármacos muito lipofílicos, diminuindo a possibilidade de atingir tecidos mais profundos.

A camada mais interna, hipoderme, cria um isolamento térmico, protegendo contra o choque físico e armazenamento de energia.

Além de todas estas características, a pele permite a administração de medicamentos com efeitos tópico e transdérmico, com ação terapêutica local e sistêmica, respectivamente.

A palavra tópica é derivada do grego antigo *topos,* que significa lugar ou local. O uso é tópico, pois ocorre no lugar do corpo em que se manifesta o mal.

A administração de medicamento tópico tem como grande vantagem ação direta no sítio-alvo ou muito próximo, o que leva à menor necessidade de quantidade da substância ativa e à redução dos efeitos adversos. Sua aplicação se dá nas superfícies corporais como a pele ou membranas mucosas (vagina, ânus, garganta, olhos e ouvidos) e apresenta-se, geralmente, como unguentos, cremes, géis, óleos, loções, *patches* (adesivos) e pomadas.

Por vezes, a administração de medicamento pelas vias mais comuns, como a via oral, não é possível, pois há fármacos que são sensíveis às transformações metabólicas que ocorrem no trato gastrointestinal ou no fígado. Além disso, podem ocorrem situações em que haja necessidade de tratamento local, como em doenças na pele, em que a via tópica é a mais indicada.

O uso de medicamento tópico maximiza sua concentração no tecido-alvo e seu transporte pode ocorrer através de três vias: intracelular, extracelular e dos anexos de pele. Os anexos (folículos pilosos e glândulas sebáceas) ocupam uma superfície muito pequena da pele (cerca de 0,1%), o que limita a área disponível para o transporte; nas glândulas sebáceas, ricas em sebo, podem limitar o transporte de fármacos hidrofílicos; o suor presente nas glândulas sudoríparas pode limitar o transporte de medicamentos, uma vez que se desloca contra a via de difusão do fármaco.

Na via intracelular, os medicamentos devem passar pelos corneócitos, que contêm queratina, proporcionando um ambiente aquoso, ideal para um caminho direto dos fármacos hidrofílicos.

A via intercelular envolve a difusão do fármaco através de uma matriz lipídica. Há necessidade de transpor o estrato córneo e, devido à presença dos corneócitos, o caminho é tortuoso para a permeação dos fármacos. Assim, deve-se considerar o tipo de fármaco a ser veiculado, já que está relacionado com o tipo de transporte.

A absorção depende de área de exposição, difusão do fármaco na derme (alta lipossolubilidade), temperatura e estado de hidratação da pele. A via tópica, também chamada de cutânea ou dérmica, apresenta diversas vantagens, tais como: evitar o efeito de primeira passagem; utilizar fármacos com tempo de semivida curtos e com janela terapêutica estreita; possibilitar a cessação terapêutica, quando necessário; melhorar a adesão do doente à terapêutica; permitir a autoadministração; ser de fácil aplicação; apresentar menor flutuação plasmática, maior eficácia com menos dosagem; e minimizar a ocorrência de efeitos adversos sistêmicos

A via transdérmica (sistêmica) permite a administração de medicamento através da via percutânea, em que a pele não é o órgão-alvo. A via percutânea permite que o fármaco seja absorvido de forma adequada, mantendo os níveis terapêuticos sistêmicos uniformes durante todo o tempo de utilização. O medicamento é fornecido de forma lenta e contínua, durante muitas horas ou dias, com velocidade limitada. As substâncias comercializadas são, entre outras, estrógenos, testosterona, nitroglicerina, escopolamina clonidina fentanil e nicotina.

Há três tipos de sistemas transdérmicos: reservatório, matriz e adesivo. O reservatório permite a liberação do fármaco por uma membrana que controla a velocidade de liberação entre o reservatório de medicamento e a pele. A matriz incorpora o fármaco numa matriz de polímero a partir do qual o fármaco é liberado continuamente para a pele. O adesivo permite maior adesão à pele, armazena o fármaco e possibilita o controle da partição do medicamento no estrato córneo.

Entre as principais vantagens dos transdérmicos estão: evitar o efeito de primeira passagem; não serem invasivos; serem indolores; poder diminuir a frequência de administração; poder ser autoadministrados; ocorrer liberação por longos períodos de tempo; melhorar a adesão do paciente; possibilitar a imediata interrupção da administração.

# 4. ADMINISTRAÇÃO DE MEDICAMENTOS

## 2. INDICAÇÕES

A indicação da via tópica está relacionada com o objetivo do tratamento e a ação do medicamento. A Tabela 4.1 mostra as principais indicações e fármacos.

## 3. CONTRAINDICAÇÕES

A administração de medicamento tópico tem como desvantagens:

- Possibilitar a ocorrência de irritações e reações alérgicas na pele ou mucosas;
- Restrições das propriedades físico-químicas dos fármacos;
- Estimular a automedicação;
- Ocorrer perda do medicamento para o meio ambiente;
- Fotossensibilidade.

A via transdérmica apresenta as seguintes desvantagens:

- Possibilitar irritação local;
- Tempo de latência (intervalo entre a administração e o momento que atinge as concentrações terapêuticas).

A Tabela 4.2 mostra as vantagens e desvantagens das formulações tópicas.

**TABELA 4.1** Indicação dos Fármacos Ativos

| Indicação | Fármacos ativos |
|---|---|
| Anestésicos | Benzocaína |
| Andróticos | Formol, ácido tânico |
| Antibacterianos | Antibióticos (bacitracina, clindamicina, eritromicina, gentamicina, mupirocina, neomicina, sulfato de polimixina B (sulfato), retapamulina a 1%, tirotricina) |
| Antifúngicos | Iodo metaloide, ácido benzoico, violeta de genciana, ácido undecilênico, ciclopirox olamina, tolciclato, haloprogin, tolnaftato, imifazólicos, terbinafina, clotrimazol, cetoconazol, miconazol, econazol |
| Anti-inflamatórios | Corticosteroides |
| Antiprurigionosos | Mentol |
| Antissépticos | Água boricada a 3%, água de Dalibour a 10%, solução de Burow a 1:30, líquido de Dakin, permanganato de potássio a 1:10.000 e a 1:20.000 |
| Antisseborreicos (desengordurantes) | Acetona, éter |
| Antizooparasitários | Benzoato de benzila, DDT, tiabendazol |
| Calmantes | Pasta d'água |
| Cáusticos | Ácido tricloroacético, nitrato de prata |
| Depilatórios | Sulfato de bário |
| Descamantes (queratolíticos) | Ácido salicílico, alcatrão de hulha, resorcina |
| Descorantes | Água oxigenada, hidroquinona |
| Detergentes | Sabões |
| Emolientes | Cremes |
| Imunomoduladores | Pimecrolimus a 1%, tacrolimus a 0,03% e a 0,1% |
| Protetores | Fotoprotetores |
| Recorantes | Bergamota, *Brosimum gaudichaudii*, meladinina |
| Rubefacientes | Ácido acético, hidrato de cloral |

## 5. DESCRIÇÃO DA TÉCNICA

**TABELA 4.2** Vantagens e Desvantagens das Formulações Tópicas

| Formulações | Vantagens | Desvantagens |
|---|---|---|
| **Cremes** | Usados em qualquer parte do corpo, menos em áreas muito pilosas; menos irritantes; propriedades emolientes. | Sensação oleosa. |
| **Espumas** | Resíduo mínimo após aplicação, secagem rápida, fácil aplicação. | Desenvolvimento de reações no local da aplicação (ardor, prurido). |
| **Géis** | Alto teor de água, efeito refrescante, início de ação rápido, bom perfil de segurança, elevada satisfação do paciente. | Possibilidade de ocorrência de ardor, comichão, secura, irritação, descamação ou vermelhidão na pele. |
| **Loções** | Usadas em todos os tipos de pele, tratamento de grandes áreas ou aquelas sujeitas a atrito. | Pode causar irritação na pele (ardor ou secura). |
| **Pomadas** | Eficazes para peles muito secas; muitas não usam conservantes; maior penetração do fármaco; eficazes em lesões com pele espessa; oclusividade pode ser benéfica. | Insolúveis em água, portanto difícil de realizar a higiene local; efeito gorduroso. |
| **Soluções** | Fáceis de espalhar, resíduo mínimo após aplicação. | Podem conter uma base de álcool que pode causar ardor ou agravar a secura e irritação. |
| *Sprays* | Tratamento de grandes áreas da pele afetada, fácil aplicação. | Alguns casos de eritema, descamação, ressecamento e queimadura. |
| **Pós** | Permitem reduzir a ocorrência de fricção. | São hidrofílicos, ressecantes. |

# 4. MATERIAL

Os materiais necessários para a administração de medicamento tópico são:

- Prescrição médica
- Bandeja ou cuba-rim
- Medicamento, conforme prescrito
- Gaze estéril ou não, dependendo do procedimento a ser realizado
- Compressa não estéril
- Clorexidina alcoólica a 0,5%
- Luvas de procedimento ou estéreis, dependendo da integridade da pele
- Espátula
- Máscara simples (cirúrgica), se necessário
- Água morna
- Toalha
- Sabão
- Curativo estéril ou não estéril

# 5. DESCRIÇÃO DA TÉCNICA

- Objetivo: Preparar e administrar medicamentos por via tópica.
- Aplicação: Aos pacientes/clientes com prescrição médica de medicamento por via tópica.
- Responsabilidade: Enfermeiros, técnicos de enfermagem e médicos.

| Ação | Justificativa |
|---|---|
| 1. Higienizar as mãos com água e sabão ou álcool-gel. | Reduzir a microbiota transitória e residente (precauções-padrão). |
| 2. Realizar desinfecção do balcão/bandeja. | Garantir ambiente limpo. |
| 3. Higienizar as mãos com água e sabão ou álcool-gel. | Reduzir a microbiota transitória e residente (precauções-padrão). |
| 4. Ler a prescrição médica do paciente de cima para baixo e da esquerda para a direita. Observar, atentamente, o nome do paciente, e nome, dose, via e horário do medicamento. | A prescrição orienta a dosagem e a posologia adequada do(s) medicamentos(s), limita a automedicação, permite incluir algumas precauções, orientações e cuidados e serve como instrumento legal nos casos de uso indevido de algum medicamento pelo paciente. |

| Ação | Justificativa |
|---|---|
| 5. Separar todo o material necessário. | Organizar o procedimento. |
| 6. Preparar a medicação a ser administrada e respeitar os "certos" da administração de medicamentos. Realizar a identificação da medicação preparada. Encaminhar-se para o quarto/leito do paciente. | Evitar o erro de administração de medicamentos. |
| 7.  Higienizar as mãos com água e sabão ou álcool-gel. | Reduzir a microbiota transitória e residente (precauções-padrão). |
| 8.  Identificar o paciente: solicitar que informe o nome completo e a data de nascimento, enquanto o profissional faz a conferência com a pulseira de identificação e a prescrição médica. A identificação deve ser feita por dois indicadores. | Assegurar que o procedimento seja realizado no paciente certo e atender às normas de segurança do paciente da Joint Commission. Além desse critério, a identificação do paciente por código de barras vem sendo utilizada por várias instituições. |
| 9. Orientar paciente e família quanto ao procedimento. Verificar alergias. | A orientação do paciente e familiar auxilia durante o procedimento. |
| 10. Fechar a porta, puxar as cortinas ou posicionar biombo ao redor do leito. | Manter a privacidade do paciente. |
| 11.  Higienizar as mãos com água e sabão ou álcool-gel. | Reduzir a microbiota transitória e residente (precauções-padrão). |
| 12.  Calçar luvas de procedimento. | Precaução-padrão. |
| 13. Avaliar a condição da pele em que o medicamento será aplicado e, a menos que haja prescrição contrária, lavar a zona a tratar com água e sabão ou soro fisiológico 0,9%. Secar cuidadosamente. Remover as luvas. | A limpeza permite uma melhor avaliação da pele (se houve melhora, sintomas de irritação, como prurido ou ardência) e elimina secreções ou restos de medicamentos anteriores. |
| 14.  Realizar a higiene das mãos e calçar luvas de procedimento ou estéreis (se necessário, por exemplo, em feridas abertas). | Reduzir a microbiota transitória e residente (Precauções-padrão) e garantir a segurança do profissional. |
| 15. Para aplicação de *cremes e pomadas* — aplicar uma quantidade suficiente do produto (conforme prescrição ou instruções do fabricante), de modo a evitar excessos, espalhando de forma suave e uniforme, observando a direção do crescimento dos pelos. | Evitar contato com orifícios naturais, e uma quantidade excessiva do medicamento pode levar a efeitos adversos (irritação ou menor efetividade no tratamento). |
| 16. Esclarecer o paciente sobre a temperatura do medicamento e que a pele pode ficar oleosa após a aplicação. O excesso pode ser removido com lenços de papel. | Cremes tendem a desaparecer por completo, mas pomadas não desaparecem, deixando o local engordurado. |
| 17. No caso de *adesivos*, observar o local em que vai ser colocado, dando preferência a regiões não sujeitas à movimentação, sem pelos e que não esteja ferida, inflamada ou irritada. Ao retirar o adesivo da embalagem, não tocar a borda adesiva e jamais cortá-lo. Para uma melhor aderência do adesivo, pressioná-lo por 10 a 20 segundos, e uma vez colocado, não tentar destacá-lo, mantendo-o pelo tempo recomendado de uso. | A observação do local correto para fixar o adesivo garante a máxima absorção. |
| 18. Para aplicação de produtos em *sprays*, antes da aplicação, o frasco deve ser agitado. A embalagem deve ser segura a 12 ou 15 cm de distância do local da lesão, apertando a válvula do *spray* ou liberador do aerossol por alguns segundos. | A observância da distância correta entre o *spray* e a pele garante uma distribuição uniforme. Orientar para que o paciente vire o rosto para o lado oposto ao da aplicação. |
| 19. Para aplicação de *loções com produtos em suspensão*, após a agitação do recipiente devem ser aplicadas com gaze, com movimentos uniformes, na pele seca. | Após a aplicação da loção, a pele ficará seca, pois há a formação de um filme protetor em pó sobre a pele. |
| 20. Recolher e desprezar o material em local adequado e retirar biombo/abrir cortinas ou a porta do quarto. Realizar desinfecção da bandeja. | Garantir ambiente seguro e limpo. |
| 21. Remover as luvas e desprezá-las no lixo infectante. | A remoção das luvas previne a contaminação cruzada. |
| 22. 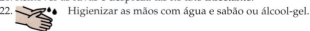 Higienizar as mãos com água e sabão ou álcool-gel. | Reduzir a microbiota transitória e residente (precauções-padrão). |
| 23. Registrar o procedimento (local e hora da aplicação, condições da pele e orientações ao paciente) e possíveis intercorrências. | Garantir a documentação sobre a realização do procedimento. |

## 6. ESTIMATIVA DE TEMPO DE EXECUÇÃO

O procedimento dura entre 5 e 10 minutos.

## 7. EXEMPLO DE REGISTRO

20/1/2017 – 8 h – Apresenta lesão do dorso da mão direita, aproximadamente $2 \times 2$ cm, com tecido de cicatrização, sem sinais de irritação ou inflamação. Realizo limpeza local com SF 0,9%, seco com gaze e aplico creme (nome do medicamento) conforme item 6 da prescrição médica. Mantenho o local sem cobertura. Oriento para que o paciente não molhe o local até total absorção do medicamento. *Função e nome do profissional, número do Coren e assinatura.*

## 8. CONSIDERAÇÕES ESPECIAIS NO CICLO VITAL

### Crianças

Embora não exista especificidades para aplicação de medicamento tópico nessa faixa etária, é imprescindível que o paciente não leve o medicamento até a boca.

## 9. OBSERVAÇÕES

Na aplicação de *pomadas e cremes* não devem ser colocados curativos ou bandagens sobre a região tratada, a menos que haja determinação expressa na prescrição. Quando recomendado, pode-se usar uma folha de filme plástico transparente, não a deixando por mais tempo que o recomendado e jamais o utilizando sobre lesões úmidas.

Na aplicação de *adesivos*, se, ao retirar o adesivo anterior restar resíduo do produto na pele, removê-lo com algodão embebido em álcool. Um novo adesivo deve ser aplicado em novo local, aguardando vários dias para colocá-lo na região já utilizada.

## 10. DIAGNÓSTICOS DE ENFERMAGEM

Os principais diagnósticos de enfermagem relacionados à administração de medicamentos tópicos são:

- Risco de infecção
- Risco de lesão
- Integridade da pele prejudicada
- Risco da integridade da pele prejudicada
- Integridade tissular prejudicada
- Risco de contaminação
- Risco de resposta alérgica
- Dor aguda

## 11. QUESTÕES PARA ESTUDO

**1)** Descreva a pele e sua função e importância.
**2)** Quais os principais fármacos ativos tópicos e suas indicações?
**3)** Quais as vantagens e desvantagens dos medicamentos tópicos e transdérmicos?
**4)** Quais os diagnósticos de enfermagem aplicáveis na administração de medicamento tópico?

## Referências

Cork MJ, Britton J, Butler L, et al. Comparison of parent knowledge, therapy utilization and severity of atopic eczema before and after explanation and demonstration of topical therapies by a specialist dermatology nurse. Br J Dermatol 2003 Sep;149(3):582–9.

Lourenço ARN. Administração tópica de fármacos – das restrições aos desafios [tese de mestrado]. [Lisboa (Portugal)]: Escola de Ciências e Tecnologias da Saúde, Universidade Lusófona de Humanidades e Tecnologias; 2016.

Perry AG, Potter PA. Guia completo de procedimentos e competências de enfermagem. 8ª ed. Rio de Janeiro: Elsevier; 2015.

Shiroma LMB. Preparo e administração de medicação por via tópica ou cutânea. 20 de julho de 2016. Disponível em: http://www.hu.ufsc.br/documentos/pop/enfermagem/assistenciais/MEDICACAO_FLUIDOTERAPIA/MEDICACAO_TOPICA.pdf. Acessado em 2 de novembro de 2016.

Venturini CL . Vias de administração medicamentos. 3 de março de 2012. Disponível em: http://pt.slideshare.net/ClaudioLuisVenturini/5-aula-vias-de-administracao. Acessado em 2 de novembro de 2016.

# 4.4

# Administração de Medicamentos por Vias Oral e Sublingual

*Janaina Gomes Perbone-Nunes, Tanyse Galon, Aline Helena Appoloni Eduardo*

## 1. INTRODUÇÃO

As vias oral e sublingual de administração de medicamentos são consideradas vias enterais, uma vez que o medicamento é recebido pelo trato gastrointestinal, alcança a circulação sanguínea e produz efeito sistêmico.

A administração de medicamento por via oral refere-se à ingestão de medicamento na forma de comprimido, drágea, cápsula ou líquido pela cavidade oral. Já na administração de medicamento por via sublingual, apesar de se referir à inserção do medicamento pela cavidade oral, ele não é ingerido, e sim colocado sob a língua na forma de comprimido ou em gotas.

A via oral é a mais utilizada, pois é considerada conveniente e segura, dado que não requer técnica estéril na sua preparação, ou procedimento invasivo para a sua execução, e pode ser realizada pelo próprio cliente ou cuidador.

### Via oral

Os medicamentos administrados por via oral são absorvidos pelo trato gastrointestinal. Este processo se inicia por meio da ingestão do medicamento pela cavidade oral, o qual é digerido em pequenas partículas, passando pela faringe, em seguida pelo esôfago, geralmente sendo absorvido em pequena quantidade pelo estômago (exceto medicamentos específicos), e, finalmente, absorvido pelo intestino.

Ao alcançar o intestino, o medicamento absorvido necessita, primeiramente, por meio do sistema porta-hepático, ser metabolizado pelo fígado antes de entrar na circulação sanguínea, constituindo o metabolismo de primeira passagem.

A maioria dos medicamentos em cápsulas, comprimidos ou drágeas é ingerida com água potável, e os medicamentos em formato de drágeas ou cápsulas não devem ser partidos ou abertos; a dosagem de todos os medicamentos deve ser rigorosamente seguida conforme prescrição médica.

### Via sublingual

Os medicamentos administrados via sublingual são absorvidos pela mucosa oral, que apresenta epitélio fino e vascularizado, e, portanto, permite a passagem do fármaco diretamente para a circulação sanguínea. Desse modo, esta via é indicada para casos em que se deseja ação rápida, já que o medicamento não passa pelo metabolismo de primeira passagem. Além de rápida absorção, as medicações administradas por via sublingual são dissolvidas rapidamente e deixam pouco resíduo na boca.

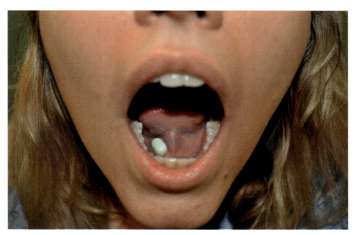
FIGURA 4.4   Medicamento via sublingual.

Para execução do procedimento é necessário que o cliente abra a boca, disponha a língua no palato; e, em seguida, insira o medicamento sob a língua (gotas ou comprimido) (Figura 4.4). O cliente deve permanecer com o medicamento debaixo da língua até a absorção total, e, ainda, não deve ingerir líquidos ou alimentos, ou mesmo conversar até a total diluição.

Vale ressaltar que para administrar qualquer medicamento, o enfermeiro deve seguir os "nove certos" instituídos para a segurança do paciente: o paciente certo, o fármaco certo, a via certa, o horário certo, a dose certa, o registro certo, a indicação certa, a apresentação farmacêutica certa e a resposta do paciente certa.

## 2. INDICAÇÕES

### Via oral

É considerada a mais conveniente entre as vias. Para a sua realização, muitas vezes não é necessário um profissional da saúde, porém, em alguns casos em que o cliente apresenta alteração cognitiva, o profissional deve preparar a medicação, conforme prescrição médica. Apresenta baixo custo operacional, já que não são necessários procedimentos que demandem recursos tecnológicos ou especialização humana; fornece maior segurança em relação ao risco de superdosagem, pois o metabolismo de primeira passagem pelo fígado eleva as concentrações plasmáticas de modo gradual, diferentemente da administração de medicamentos por via parenteral, que disponibiliza o medicamento em concentração total diretamente para a circulação sanguínea. Em situação de intoxicação, é possível a desativação do medicamento por meio da ingestão de carvão ativado, que suspende a absorção gastrointestinal por adsorver substâncias na superfície ativada do carvão.

### Sublingual

É recomendada quando se deseja alcançar uma resposta rápida do organismo diante de situações de perigo, como hipertensão arterial sistêmica, angina, por exemplo, ou ainda quando a formulação química do medicamento permite o transporte pela membrana da mucosa oral para a circulação sanguínea. É uma via fácil para se administrar medicamento, não exigindo recursos complexos.

## 3. CONTRAINDICAÇÕES

### Via oral

A medicação por via oral é contraindicada em clientes que apresentem alterações das funções gastrointestinais, pois a passagem do medicamento pelo trato digestório pode provocar manifestações de irritação das mucosas e ainda agredir os órgãos, como faringe, esôfago, estômago, intestino delgado e/ou intestino grosso. E em indivíduos com alterações hepáticas, o metabolismo de primeira passagem poderá sobrecarregar as funções do fígado.

Em situações de náuseas, vômitos, diarreias ou dificuldade de deglutição deve-se utilizar outra via para a administração de medicamento, pois a passagem e a absorção do medicamento pelo trato gastrointestinal podem agravar estas alterações.

## Sublingual

A região sublingual apresenta uma pequena superfície de absorção; portanto, a administração por via sublingual não permite dose elevada de medicamento. Ela é contraindicada em situação de desorientação, pois exige colaboração do cliente. Poucos medicamentos estão disponíveis na forma lipossolúvel, restringindo a disponibilidade de medicamentos por esta via.

## 4. MATERIAL

- Prescrição médica
- Bandeja
- Medicamento prescrito
- Fita adesiva
- Copo descartável
- Papel
- Caneta
- Água e palitos para misturar, quando necessário
- Colher e conta-gotas, se necessário
- Compressa não estéril
- Álcool a 70%.

## 5. DESCRIÇÃO DA TÉCNICA

- Objetivo: Preparar e administrar medicamentos por vias oral e sublingual.
- Aplicação: Aos pacientes/clientes com prescrição médica de medicamento por via oral/sublingual.
- Responsabilidade: Enfermeiros técnicos de enfermagem.

| Etapas | Justificativa |
|---|---|
| 1.  Higienizar as mãos com água e sabão ou álcool-gel. | Reduzir a microbiota transitória e residente (precauções-padrão). |
| 2. Realizar desinfecção do balcão/bandeja. | Garantir ambiente limpo. |
| 3. Higienizar as mãos com água e sabão ou álcool-gel. | Reduzir a microbiota transitória e residente (precauções-padrão). |
| 4. Ler a prescrição médica do paciente de cima para baixo e da esquerda para a direita. Observar, atentamente, o nome do paciente, e nome, dose, via e horário do medicamento. | A prescrição orienta a dosagem e a posologia adequada do(s) medicamentos(s), limita a automedicação, permite incluir algumas precauções, orientações e cuidados e serve como instrumento legal nos casos de uso indevido de algum medicamento pelo paciente. |
| 5. Identificar o grau de dependência do paciente que irá receber o medicamento (nível de consciência, deglutição, sinais vitais, presença de náuseas ou vômitos, reações prévias a medicamentos etc.). | Verificar se a prescrição é coerente com as condições do paciente; prever possíveis efeitos adversos e contraindicações. |
| 6. Separar todo o material necessário. | Organizar o procedimento. |
| 7. Preparar a medicação a ser administrada e respeitar os "certos" da administração de medicamentos. Realizar a identificação da medicação preparada. Encaminhar-se para o quarto/leito do paciente.<br>Colocar em uma bandeja o copo descartável contendo o medicamento com a identificação. Deixar para retirar o invólucro do medicamento diante do cliente, antes de administrá-lo. Evitar o contato dos dedos diretamente com a medicação. | Evitar o erro de administração de medicamentos.<br>Este procedimento também reduz possíveis erros na administração de medicamentos. Observar também a condição da apresentação (comprimido, drágeas etc.) quanto a coloração, odor, forma, consistência, entre outras características. Em caso de alterações, não administrar o medicamento, notificando a equipe e o setor responsável pela dispensação. Manter todos os cuidados da técnica limpa, inclusive quando a administração é por via oral ou sublingual. |
| 8. Preparar o medicamento ao nível dos olhos, especialmente quando for necessário contagem de gotas, uso de xaropes etc. Encaminhar-se ao quarto/leito do paciente. | Evitar erros na dosagem do medicamento administrado. |

# 8. CONSIDERAÇÕES ESPECIAIS NO CICLO VITAL

| Etapas | Justificativa |
|---|---|
| 9. Higienizar as mãos com água e sabão ou álcool-gel. | Reduzir a microbiota transitória e residente (precauções-padrão). |
| 10. Identificar o paciente: solicitar que informe o nome completo e a data de nascimento, enquanto o profissional faz a conferência com a pulseira de identificação e a prescrição médica. A identificação deve ser feita por dois indicadores. | Garantir a realização do procedimento correto, no paciente correto. |
| 11. Explicar ao cliente e ao acompanhante o procedimento e informar o medicamento a ser administrado. Verificar alergias. | Manter ética e transparência no cuidado; contribuir para adesão do paciente ao procedimento. |
| 12. Fechar a porta, puxar as cortinas ou posicionar biombo ao redor do leito. | Manter a privacidade do paciente. |
| 13. Higienizar as mãos com água e sabão ou álcool-gel. | Reduzir a microbiota transitória e residente (precauções-padrão). |
| 14. Levar o medicamento e os materiais próximos ao cliente, conferindo novamente a prescrição médica e considerando os "nove certos" na administração de medicamentos. | Esta ação previne os erros na administração do medicamento. |
| 15. Elevar a cabeceira do paciente, em posição que favoreça a deglutição. | Evitar risco de aspiração do medicamento; promover conforto e segurança do paciente. |
| 16. Oferecer o medicamento ao paciente, explicando a forma de administração, se oral ou sublingual (mastigar, engolir com líquidos ou não, inserir na região abaixo da língua e esperar absorver, sem ingestão de líquidos etc.). Permanecer ao lado do cliente até que o medicamento seja deglutido ou absorvido pela via oral. | Evitar que o medicamento fique na cabeceira do paciente para ele ingeri-lo; o ideal é que o profissional se certifique pessoalmente de que o paciente ingeriu o medicamento. *Observação:* se houver risco de contato com fluido corpóreo (saliva), devem-se calçar as luvas de procedimentos. |
| 17. Observar o paciente durante a administração do medicamento. | Este também é um momento de avaliação do paciente, no qual o enfermeiro pode identificar condições de deglutição, nível de consciência, risco de aspiração, história pregressa relacionada a medicamentos. |
| 18. Deixar o paciente em posição confortável e orientá-lo para que notifique a equipe sobre possíveis efeitos adversos. | A equipe de enfermagem deve avaliar e observar o paciente também após a administração dos medicamentos, notificando a equipe. |
| 19. Recolher e desprezar o material em local adequado e retirar biombo/abrir cortinas ou a porta do quarto. Realizar desinfecção da bandeja. | Garantir ambiente seguro e limpo. |
| 20. Higienizar as mãos com água e sabão ou álcool-gel. | Reduzir a microbiota transitória e residente (precauções-padrão). |
| 21. Registrar o procedimento e possíveis intercorrências. | Cumprir requisitos legais e éticos, garantir a continuidade do cuidado e efetiva comunicação na equipe |

## 6. ESTIMATIVA DE TEMPO DE EXECUÇÃO

O procedimento dura entre 5 e 10 minutos.

## 7. EXEMPLO DE REGISTRO

20/1/2017 – 8 h – Administrado um (1) comprimido de Pantoprazol 40 mg, via oral (item 5 da prescrição médica).
*Função e nome do profissional, número do Coren e assinatura*

## 8. CONSIDERAÇÕES ESPECIAIS NO CICLO VITAL

### Crianças e lactentes

Para esta faixa etária, em especial para crianças menores de 5 anos, não é indicado o uso de comprimidos e cápsulas, pois limitações na deglutição podem estar presentes, com risco de engasgo. O ideal é utilizar medicamentos líquidos,

150          4. ADMINISTRAÇÃO DE MEDICAMENTOS

que podem conter conta-gotas em casos de dose precisa, especialmente em lactentes. Evitar usar o mesmo conta-gotas para a manipulação de outros medicamentos. Manter a higiene e integridade desses dispositivos.

No processo de administração de medicamentos, oriente a criança sobre o que ela está ingerindo, incluindo-a no processo sem omitir informações. Com exceção das contraindicações, permita que ela escolha o líquido que irá acompanhar a ingestão medicamentosa.

## Idosos

Avalie com atenção as condições de saúde do paciente, incluindo nível de consciência, de deglutição ou salivação, pois podem ser necessárias outras formas de ingestão de medicamentos orais, como a utilização de líquidos em vez de comprimidos, ou uso de sondas, por exemplo.

Identifique também informações sobre as condições gástricas e sobre o funcionamento do processo de absorção, pois isso também irá interferir na escolha dos medicamentos orais.

## 9. OBSERVAÇÕES

É imprescindível o emprego dos "nove certos" para o cuidado com o preparo e administração por medicamentos. Os "nove certos" são os seguintes: o paciente certo, o medicamento certo, a via certa, a hora certa, a dose certa, o registro certo, a ação certa, a forma certa e a resposta certa. Com relação à segurança do paciente, o emprego dos "nove certos" sem as devidas reflexão e atenção dos profissionais não garante que os erros de administração não ocorrerão, mas segui-los adequadamente pode prevenir parte desses eventos.

Para administração de medicamentos por via oral, deve-se verificar a necessidade de triturar e diluir os comprimidos em recipientes limpos e de uso individual.

Medicamentos com revestimento entérico ou de liberação prolongada não podem ser triturados, pois isso permite que o medicamento irritativo entre em contato com a mucosa oral ou gástrica, ocasionando inflamações ou irritações locais, ou que o medicamento de ação prolongada seja absorvido ao mesmo tempo, comprometendo a duração da ação medicamentosa.

O ideal é que haja medidores adequados e precisos para a administração da dose prescrita; porém, em determinadas circunstâncias (locais remotos, *deficit* de materiais ou até na autoadministração de medicamentos), tais alternativas podem ser necessárias. A equivalência de medidas corresponde a:

- 1 colher de sopa = 15 mL
- 1 colher de sobremesa = 10 mL
- 1 colher de chá = 5 mL
- 1 colher de café = 3 mL
- 1 mL = 20 gotas
- 1 gota = 3 microgotas

## 10. DIAGNÓSTICOS DE ENFERMAGEM

- Deglutição prejudicada
- Risco de aspiração
- Mucosa oral prejudicada
- Risco de resposta alérgica
- Náusea
- Confusão aguda
- Confusão crônica

## 11. QUESTÕES PARA ESTUDO

**1)** Descreva as contraindicações para utilização das vias oral e sublingual.

## 1. INTRODUÇÃO

**2)** Analise as afirmativas a seguir e classifique se se trata de uma especificidade da **via oral**, assinalando **1**; ou se se trata de uma especificidade da **via sublingual**, assinalando **2**.

( ) A administração de medicamento refere-se à inserção do medicamento sob a língua e que este medicamento não é ingerido.

( ) Os medicamentos administrados são absorvidos pelo trato gastrointestinal.

( ) Os medicamentos em cápsulas, comprimidos ou drágeas são ingeridos com água potável.

( ) Os medicamentos administrados são absorvidos pela mucosa oral.

( ) Esta via é indicada para casos em que se deseja ação rápida, já que o medicamento não passa pelo metabolismo de primeira passagem.

**3)** Durante a administração de medicamentos por vias oral ou sublingual, quais as medidas que devem ser adotadas para segurança do paciente quanto aos erros de administração?

**4)** Com relação às especificidades da idade quanto à administração por via oral e sublingual, assinale **V** para as afirmativas que considerar **verdadeiras** e **F** para as afirmativas que considerar **falsas**:

( ) Comprimidos e cápsulas não devem ser administrados em crianças menores de 5 anos.

( ) Para facilitar a administração de medicamentos em crianças, o profissional poderá omitir algumas informações e solicitar ajuda dos acompanhantes.

( ) Importante avaliar as condições de deglutição antes de administrar medicamento em idosos, pois trata-se da principal complicação comum nesta idade.

( ) Administração de medicamentos por sondas é uma via possível para administração de medicamentos em idosos.

## Referências

Carvalho VS, Silva V, Garcia QCSO, Silva LMG. Boas práticas de enfermagem na administração de medicamentos. In: Viana DL, editor. Boas práticas de enfermagem. São Caetano do Sul, SP: Yendis Editora; 2010.

Coren–SP. Anotações de enfermagem. Conselho Regional de Enfermagem de São Paulo, 2009. Disponível em: http://www.portaldaenfermagem.com.br/downloads/manual-anotacoes-de-enfermagem-coren-sp.pdf. Acessado em 2 de outubro de 2016.

Craven RF, Hirnle CJ. Fundamentos de enfermagem: saúde e função humanas. 4ª ed. Rio de Janeiro: Guanabara Koogan; 2006.

Dicionário de Administração de Medicamentos na Enfermagem: 2007/2008. 5ª ed. Rio de Janeiro: Epub; 2006.

Elliott M, Liu Y. The nine rights of medication administration: An overview. Br J Nurs 2010;19(5):300–5.

Herdman TH, Kamitsuru S. Diagnósticos de enfermagem da NANDA-I: definições e classificação 2018-2020. 11. ed. Porto Alegre: Artmed; 2018.

Moorhead S, Johnson M, Maas MJ, Swanson E. Classificação dos resultados de enfermagem (NOC). 4ª ed. Rio de Janeiro: Elsevier; 2010; 906 p.

Silva MT, Silva SRLPT. Manual de procedimentos para estágio em enfermagem. 4ª ed. São Paulo: Martinari; 2013.

Van De Graaff KM. Anatomia humana. 6ª ed. Barueri, SP: Manole; 2003.

# 4.5

# Administração de Medicamentos por Via Inalatória

*Piedade Elizabeth Rocha, Helen Cristina Pereira de Souza*

## 1. INTRODUÇÃO

A administração de medicamentos por via inalatória é o método para transportar medicação para o trato respiratório através da administração de inalação ou nebulização, que é a produção de um fino *spray*, névoa, pó ou vapor de um fármaco líquido.

Do total do fármaco distribuído, apenas 10%-20% entram nas vias respiratórias inferiores com um inalador dosimetrado e pressurizado convencional. Os medicamentos são absorvidos a partir da luz da via respiratória e têm efeitos diretos sobre as células-alvo das vias respiratórias.

O paciente inala (pelas cavidades nasal e/ou oral) a mistura do medicamento respirando profundamente através de uma peça nasal/bucal ao nebulizador. As vias aéreas e os alvéolos são altamente vascularizados e, portanto, absorvem os medicamentos inalados rapidamente.

Os medicamentos inalatórios produzem efeitos locais (por exemplo, os broncodilatadores, mucolíticos e corticoides); entretanto, por serem absorvidos rapidamente pela circulação pulmonar, podem produzir efeitos colaterais sistêmicos (palpitações, tremores e taquicardia).

A *nebulização* é uma forma de administrar medicamentos e umidade ao ar inspirado, melhorando a eliminação de secreções pulmonares através da fluidificação dessa secreção. Os nebulizadores transformam a solução (SF 0,9% e medicamento na forma líquida) em névoa, que é então inalada pelo paciente; essa inalação se dá utilizando uma máscara facial ou bocal.

### Tipos de nebulizadores

- Atomizadores – dispensam medicamento na forma de gotas grandes (Figura 4.5).
- *Sprays* – suspendem as gotas de medicamento em um gás (por exemplo, oxigênio).
- Nebulizador: mistura o medicamento líquido com solução salina. O aparelho força o ar através do nebulizador, liberando o medicamento e umidade em uma névoa fina (Figura 4.6).
- Inalador com uso do espaçador (dosímetro) e máscara: libera doses medidas de um medicamento nebulizado (Figura 4.7).

## 2. INDICAÇÕES

Em geral a via inalatória é indicada para pacientes com doença pulmonar, pois o medicamento será inalado e rapidamente chegará ao local de ação desejável.

## 3. CONTRAINDICAÇÕES

Não há contraindicação para o uso da via inalatória; entretanto, deve-se atentar para hipersensibilidade ao fármaco a ser administrado.

Pacientes que perderam a capacidade de inspirar profundamente tem contraindicação relativa ao uso dos dispositivos do tipo inalador ativado pela respiração ou de pó seco, pois a falta de uma inspiração profunda e coordenada irá dificultar a entrada da dose total a ser administrada.

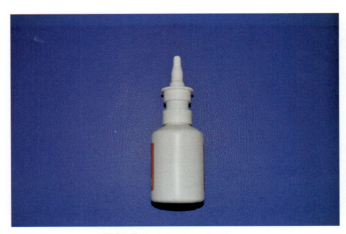

**FIGURA 4.5** Atomizadores.

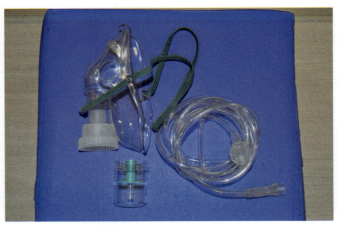

**FIGURA 4.6** Nebulizador.

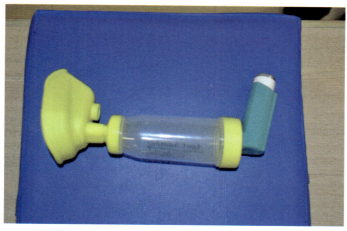

FIGURA 4.7  Inalador com uso de espaçador e máscara.

## 4. MATERIAL

- Inalador descartável e individual, espaçador, discos e assemelhados
- Medicação prescrita
- Seringa descartável
- Agulha romba ou 40 × 12
- Toalha de rosto
- *Swab* com álcool a 70% ou algodão
- Ampola de solução fisiológica a 0,9% e medicamento prescrito
- Gaze não estéril

## 5. DESCRIÇÃO DA TÉCNICA

- Objetivo: Preparar e administrar medicamentos por via inalatória.
- Aplicação: Aos pacientes/clientes com prescrição médica de medicamento por via inalatória.
- Responsabilidade: Enfermeiros, técnicos de enfermagem e médicos.

Administração de medicação inalatória – nebulização

| Ação | Justificativa |
|---|---|
| 1. Higienizar as mãos com água e sabão ou álcool-gel. | Reduzir a microbiota transitória e residente (precauções-padrão). |
| 2. Realizar desinfecção do balcão/bandeja. | Garantir ambiente limpo. |
| 3. Higienizar as mãos com água e sabão ou álcool-gel | Reduzir a microbiota transitória e residente (precauções-padrão). |
| 4. Ler a prescrição médica do paciente de cima para baixo e da esquerda para a direita. Observar, atentamente, o nome do paciente, e nome, dose, via e horário do medicamento. | A prescrição orienta a dosagem e a posologia adequada do(s) medicamentos(s), limita a automedicação, permite incluir algumas precauções, orientações e cuidados e serve como instrumento legal nos casos de uso indevido de algum medicamento pelo paciente. |
| 5. Separar todo o material necessário. | Organizar o procedimento. |
| 6. Preparar a medicação a ser administrada e respeitar os "certos" da administração de medicamentos. Realizar a identificação da medicação preparada. Encaminhar-se para o quarto/leito do paciente. | Evitar o erro de administração de medicamentos. |
| 7. Higienizar as mãos com água e sabão ou álcool-gel. | Reduzir a microbiota transitória e residente (precauções-padrão). |
| 8. Identificar o paciente: solicitar que informe o nome completo e a data de nascimento, enquanto o profissional faz a conferência com a pulseira de identificação e a prescrição médica. A identificação deve ser feita por dois indicadores. | Garantir a realização do procedimento correto, no paciente correto. |

# 4. ADMINISTRAÇÃO DE MEDICAMENTOS

| Ação | Justificativa |
|---|---|
| 9. Orientar paciente e família quanto ao procedimento. Verificar alergias. | Manter ética e transparência no cuidado; contribuir para adesão do paciente ao procedimento. |
| 10. Fechar a porta, puxar as cortinas ou posicionar biombo ao redor do leito. | Manter a privacidade do paciente. |
| 11. Higienizar as mãos com água e sabão ou álcool-gel. | Reduzir a microbiota transitória e residente (precauções-padrão). |
| 12. Colocar o paciente na posição sentada e avaliar a capacidade para realização do procedimento. Proteger o tórax do paciente com toalha de rosto. | Verificar sinais e sintomas que contraindiquem a administração da medicação. Evitar umidade no paciente durante o procedimento. |
| 13. Colocar a medicação prescrita no copo inalador. | Técnica correta, garantindo a dose da medicação conforme prescrição. |
| 14. Adaptar o inalador ao fluxômetro de ar comprimido ou de oxigênio (a depender da prescrição) com fluxo de 5-8 L/min. | Garantir técnica correta e eficaz. |
| 15. Observar a formação de névoa e ajustar a máscara ao rosto do paciente (Figura 4.8). | Garantir que o equipamento esteja em condição de funcionamento. |
| 16. Ao final, lavar o inalador, secar e guardar em saco plástico para o próximo uso e/ou conforme protocolo institucional. | Minimizar risco de contaminação. |
| 17. Recolher e desprezar o material em local adequado e retirar biombo/abrir cortinas ou a porta do quarto. Realizar desinfecção da bandeja. | Garantir ambiente seguro e limpo. |
| 18. Higienizar as mãos com água e sabão ou álcool-gel. | Reduzir a microbiota transitória e residente (precauções-padrão). |
| 19. Registrar o procedimento e possíveis intercorrências. | Cumprir requisitos legais e éticos, garantir a continuidade do cuidado e efetiva comunicação na equipe. |

Administração de medicação inalatória – inalação por outros dispositivos

| Ação | Justificativa |
|---|---|
| 1. Higienizar as mãos com água e sabão ou álcool a 70%. | Reduzir a microbiota transitória e residente (precauções-padrão). |
| 2. Ler a prescrição médica (nome, presença de alergias, dose, via, horário e intervalo da dose do medicamento). | Garantir a segurança do paciente. |
| 3. Reunir e preparar o material (fazer a desinfecção da ampola de soro fisiológico com álcool a 70%, quebrar a ampola com ajuda da gaze, conectar a seringa à agulha e aspirar o volume prescrito). | Minimizar risco de infecção /planejamento da técnica. |
| 4. Fazer o rótulo de identificação do medicamento com: nome do paciente, dose, horário e via de administração. Levar a bandeja até a unidade do paciente e colocá-la na mesa de cabeceira. | Garantir segurança do paciente na medicação. |
| 5. Higienizar as mãos ao entrar no quarto. | Prevenir contaminação e infecção (precauções- padrão). |
| 6. Apresentar-se ao paciente e/ou acompanhante; checar os dados de identificação na pulseira do paciente. | Segurança do paciente na medicação. |
| 7. Orientar o paciente e/ou acompanhante quanto ao procedimento; promover privacidade, utilizando biombos, se necessário. | Garantir os direitos do paciente. |
| 8. Colocar o paciente na posição sentada e avaliar a capacidade dele para realizar o procedimento. Verificar alergias. | Verificar sinais e sintomas que contraindiquem a administração da medicação. |
| 9. Agitar bem o frasco do inalador, que deve ser de uso individual. | Assegurar homogeneidade do fármaco. |
| 10. Remover a tampa do frasco, conectar no espaçador o frasco de medicação e a máscara. | Garantir uso adequado do dispositivo. |
| 11. Solicitar ao paciente que expire; em seguida adaptar a máscara à face do paciente; pedir que o paciente inspire profundamente, enquanto administra o medicamento (Figura 4.9). | Nos dispositivos de medicamentos em pó é preciso inspirar o mais rápido, forte e profundamente possível para aspirar todo pó da câmara do aparelho. |
| 12. Retirar o aparelho e pedir ao paciente para prender a inspiração por 10 segundos ou mais (se medicação com corticoide, o paciente deve enxaguar a boca com água ou escovar os dentes a cada dose). | Assegurar dose adequada. Minimizar o risco de infecção fúngica na mucosa oral. |
| 13. Retirar as luvas, desprezá-las em local adequado e higienizar as mãos. | Evitar contaminação. |
| 14. Checar no prontuário do paciente sobre o medicamento administrado e realizar a anotação de enfermagem. Relatar reações e/ou queixas do paciente/cliente. | Garantir a documentação da administração do medicamento. |

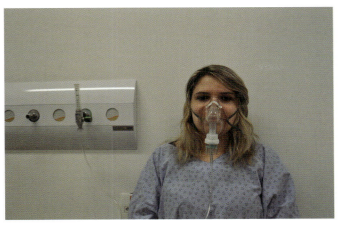

**FIGURA 4.8** Ajustar a máscara ao rosto do paciente.

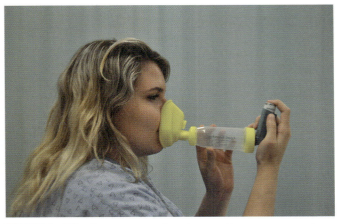

**FIGURA 4.9** Conectar a medicação e a máscara no espaçador e adaptá-lo ao rosto do paciente.

## 6. ESTIMATIVA DE TEMPO DE EXECUÇÃO

O procedimento dura entre 5 e 10 minutos.

## 7. EXEMPLO DE REGISTRO

20/1/2017 – 8 h – Administrados SF 0,9% 5 mL, 3 gotas de fenoterol, 10 gotas de ibratrópio com 8 L/min de oxigênio (item 8 da prescrição médica). A administração ocorreu sem efeitos colaterais. *Função e nome do profissional, número do Coren e assinatura.*

## 8. CONSIDERAÇÕES ESPECIAIS NO CICLO VITAL

Como já referido na seção Contraindicações, é desejável que o paciente tenha preservada a capacidade de inspirar profundamente; crianças, idosos ou ainda pacientes com alterações neurológicas podem ter dificuldade em utilizar a medicação por via inalatória.

## 9. OBSERVAÇÕES

Avaliar a necessidade de adaptar um espaçador ou uma câmara de manutenção no inalador, se o paciente for incapaz de coordenar seus movimentos durante o procedimento.

Observar efeitos colaterais dos broncodilatadores inalados, por exemplo: agitação psicomotora, palpitações e reações de hipersensibilidade. Os pacientes cardiopatas requerem vigilância durante a administração de broncodilatadores, pois podem apresentar insuficiência coronariana, arritmias cardíacas e hipertensão.

Observar presença de infecção fúngica na boca ou na faringe e rouquidão nos pacientes em uso de corticosteroide inalatório.

## 10. DIAGNÓSTICOS DE ENFERMAGEM

- Padrão respiratório ineficaz
- Desobstrução ineficaz das vias aéreas

# 156
4. ADMINISTRAÇÃO DE MEDICAMENTOS

- Troca de gases prejudicada
- Intolerância à atividade
- Padrão de sono perturbado
- Nutrição desequilibrada: menos do que as necessidades corporais
- *Deficit* no autocuidado
- Ansiedade

## 11. QUESTÕES PARA ESTUDO

**1)** Qual o benefício da administração de medicação por via inalatória?
**2)** Relacione os cuidados de enfermagem ao se administrar inalação.
**3)** Qual o principal cuidado de enfermagem com medicações inalatórias que contenham corticoide?
**4)** Cite medidas de segurança durante a administração de medicamento por via inalatória.

### Referências

Bates B. Propedêutica médica. 7ª ed. Rio de Janeiro: Guanabara Koogan; 2001.
Bruce DC, et al. Farmacologia na prática de enfermagem. 15ª ed. Rio de Janeiro: Elsevier Brasil; 2012.
Brunner LS, Suddart DS. Tratado de enfermagem médico-cirúrgico. Rio de Janeiro: Interamericana; 2010.
Brunton L, Chabner BA, Knoliman BC. Goodman & Gilman: As bases farmacológicas da terapêutica. 12ª ed. Porto Alegre: Artmed; 2012.
Harada MJ, Pedreira M. Enfermagem dia a dia. Segurança do paciente. São Caetano do Sul, SP:: Yendis; 2010.
Oliveira RG. Blackbook Enfermagem. 1ª ed. Belo Horizonte: Blackbook Editora; 2012.
Rang HP, Dale MM. Farmacologia. 2ª ed. Rio de Janeiro: Guanabara Koogan; 1993. 595 p.
Viana DL. Boas práticas de enfermagem. São Caetano do Sul, SP: Yendis; 2011.

# 4.6

## Administração de Medicamentos por Via Oftálmica

*Cristiane Lopes Federige, Gisele Puerta Nogueira Gava*

## 1. INTRODUÇÃO

A utilização de medicamentos por via oftálmica está destinada para fins diagnósticos ou terapêuticos e os fármacos devem ser rotulados como oftálmicos; caso não o sejam, não podem ser administrados na região ocular.

Os medicamentos de uso oftálmico se apresentam sob a forma de pomada ou colírio. Essas soluções oculares são estéreis e de fácil aplicação e em geral não interferem na visão. Alguns tipos de medicamentos estão inseridos dentro de um disco, que deverá ser introduzido no olho para que ocorra a absorção.

Deve-se entender que a via de administração é o caminho pelo qual um medicamento é levado ao organismo para exercer o seu efeito. A mucosa ocular é altamente vascularizada e isso permite uma absorção de medicamentos praticamente de forma imediata, resultando em uma ação também imediata (Figura 4.10).

> **CUIDADO: O olho é o órgão mais sensível para aplicar medicações devido ao alto número de terminações nervosas e sensitivas.**

Além do uso de medicamentos, podem-se utilizar compressas quentes e frias para tratar algumas afecções oculares.

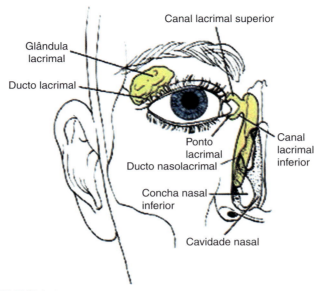

FIGURA 4.10 Glândula lacrimal, canal lacrimal e ducto lacrimal.

## 2. INDICAÇÕES

Os fármacos que são administrados por essa via são indicados para tratar e prevenir processos infecciosos (antibióticos) e fúngicos (antifúngicos), aliviar a dor (anestésicos), dilatar ou contrair a pupila (exames ou tratamentos oftalmológicos), lubrificar a córnea, diminuir o processo de exsudato (anti-inflamatórios) e para corrigir disfunções dos músculos do olho.

São quatro as vias para administração de medicamentos nos tecidos oculares: *tópica, subconjuntival, retrobulbar* e *sistêmica*.

Na via *tópica* têm-se os colírios que proporcionam altas concentrações nos tecidos superficiais do olho, câmara anterior da íris e corpo ciliar, com instilações frequentes no saco conjuntival (permitindo o uso de medicamentos de alta toxicidade sistêmica).

A via *subconjuntival* destina-se à substituição da via tópica, devido à impossibilidade ou ao interesse de instilações frequentes de colírio.

A via *retobulbar* é uma alternativa à via sistêmica, e é escolhida quando se fazem necessárias altas concentrações de fármacos no polo posterior do olho (inclusive no corpo vítreo).

A via *sistêmica* é destinada a terapêutica das doenças intraoculares; no entanto, essa via torna-se limitada pela toxicidade das medicações e pela barreira hematoaquosa.

## 3. CONTRAINDICAÇÕES

As principais contraindicações estão relacionadas à hipersensibilidades aos fármacos prescritos. Após aplicação devem-se observar reações como ardor, prurido, edema e hiperemia. Caso alguma reação ocorra, é necessário descontinuar o uso do fármaco, comunicar o médico responsável pela prescrição, irrigar abundantemente o local, se houver necessidade e indicação, com o intuito de retirar a maior quantidade possível do fármaco inoculado.

> Antes de administrar o fármaco é sempre indicada uma avaliação criteriosa da região ocular e do histórico do paciente/cliente.

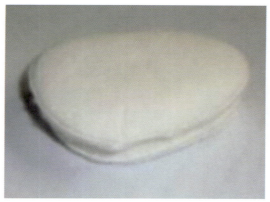

FIGURA 4.11  Tampão oftálmico adesivo.

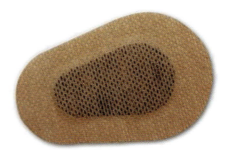

FIGURA 4.12  Oclusor ocular adesivo.

## 4. MATERIAL

- Bandeja
- Medicação a ser administrada
- Etiqueta de identificação ou fita-crepe
- Pacote de gaze estéril ou lenço de papel
- Tampão ocular e fita adesiva (se prescritos ou necessários) (Figuras 4.11 e 4.12)
- Luvas de procedimento
- Saco plástico para resíduos
- Prescrição médica

> Confira, na prescrição médica, as possíveis alergias medicamentosas e leia atentamente sobre os medicamentos que devem ser administrados por via oftálmica.

## 5. DESCRIÇÃO DA TÉCNICA

- Objetivo: Preparar e administrar medicamentos por via oftálmica.
- Aplicação: Aos pacientes/clientes com prescrição médica de medicamento por via oftálmica.
- Responsabilidade: Enfermeiros, técnicos de enfermagem e médicos.

| Ação | Justificativa |
| --- | --- |
| 1. Higienizar as mãos com água e sabão ou álcool-gel. | Reduzir a microbiota transitória e residente (precauções-padrão). |
| 2. Realizar desinfecção do balcão/bandeja. | Garantir ambiente limpo. |
| 3. Higienizar as mãos com água e sabão ou álcool-gel. | Reduzir a microbiota transitória e residente (precauções-padrão). |
| 4. Ler a prescrição médica do paciente de cima para baixo e da esquerda para a direita. Observar, atentamente, o nome do paciente, e nome, dose, via e horário do medicamento. | A prescrição orienta a dosagem e a posologia adequada do(s) medicamentos(s), limita a automedicação, permite incluir algumas precauções, orientações e cuidados e serve como instrumento legal nos casos de uso indevido de algum medicamento pelo paciente. |
| 5. Separar todo o material necessário. | Organizar o procedimento. |
| 6. Preparar a medicação a ser administrada e respeitar os "certos" da administração de medicamentos. Realizar a identificação da medicação preparada. Encaminhar-se para o quarto/leito do paciente. | Evitar o erro de administração de medicamentos. |
| 7. Higienizar as mãos com água e sabão ou álcool-gel. | Reduzir a microbiota transitória e residente (precauções-padrão). |

| Ação | Justificativa |
|---|---|
| 8.  Identificar o paciente: solicitar que informe o nome completo e a data de nascimento, enquanto o profissional faz a conferência com a pulseira de identificação e a prescrição médica. A identificação deve ser feita por dois indicadores. | Garantir a realização do procedimento correto, no paciente correto. |
| 9. Orientar paciente e família quanto ao procedimento. Verificar alergias. *Observação*: Explicar como proceder e acompanhar o procedimento quando o paciente optar pela autoadministração (isso estimula o autocuidado). | Manter ética e transparência no cuidado; contribuir para adesão do paciente ao procedimento. |
| 10. Fechar a porta, puxar as cortinas ou posicionar biombo ao redor do leito. | Manter a privacidade do paciente. |
| 11.  Higienizar as mãos com água e sabão ou álcool-gel. | Reduzir a microbiota transitória e residente (precauções-padrão). |
| 12.  Calçar luvas de procedimento. | Proteger-se de microrganismos (precauções-padrão) |
| 13. Abrir o pacote de gaze de maneira asséptica e, se preconizado na instituição, o pacote de lenço de papel. | Garantir que o equipamento utilizado está apto para utilização. |
| 14. Realizar a limpeza do olho do ângulo interno para o externo (dentro para fora), removendo sujidades, lágrimas ou exsudatos. Caso haja necessidade, usar gaze embebida em solução fisiológica e realizar a limpeza delicadamente. Proceder ao procedimento em um olho de cada vez, trocando a gaze/lenço de papel. | Permitir melhor acesso à área de aplicação do medicamento e minimizar a proliferação de microrganismos no ducto lacrimal. A gaze embebida em solução fisiológica permite a remoção de sujidade sem aplicar pressão ao olho. A troca de gaze/lenço de papel garante que não haja a troca de microrganismos entre os olhos. |
| 15. Colocar o paciente em decúbito dorsal ou sentado, com a cabeça inclinada para trás (com o pescoço em ligeira hiperextensão). | Proporcionar melhor acesso à área a ser administrada a medicação e minimizar a drenagem do medicamento no ducto lacrimal. |
| 16. Segurar o frasco com a mão dominante e colocar o punho da mão não dominante na região frontal do paciente. Com gaze estéril ou lenço de papel, puxar a pálpebra inferior suavemente para baixo com a mão não dominante e orientar o paciente a olhar em direção à própria região frontal. | Dar segurança na execução da técnica de instilação do medicamento, e o procedimento de olhar para cima diminui o reflexo corneano. |
| 17. Instilar o número de gotas indicadas, dentro da bolsa conjuntival do olho correto (não aplicar diretamente no globo ocular), sem deixar que o gotejador toque na região ocular (Figura 4.13). No caso de pomadas, ao abrir o tubo, aplicar cerca de 1 cm de pomada dentro do saco conjuntival, ou seja, aplicar ao longo de toda a extensão do fundo do saco ocular, depositando uma tira fina da pomada, do canto interno para o externo (Figura 4.14). | Administrar o medicamento no local correto para garantir o efeito esperado. *Observação*: Evitar contaminação do gotejador ou da pomada e garantir a aplicação adequada. |
| 18. Orientar o paciente a fechar os olhos por 1 minuto, sem fazer força, pedindo que não esfregue o olho.<br>• No caso de colírios, realizar uma compressão suave usando gaze ou lenço de papel no canto interno da pálpebra sobre o osso por aproximadamente 1 a 2 minutos (Figura 4.15).<br>• No caso de pomadas, pedir para o paciente girar o globo ocular em todas as direções, se não houver contraindicação, com as pálpebras fechadas. | Evitar que o medicamento entre no canal onde seria absorvido na mucosa vascular do nariz e produzir efeito sistêmico, e garantir uma concentração de medicamento adequada nos olhos. Para distribuir o medicamento, por meio desses movimentos, por toda a superfície ocular sem traumatizar o olho. |
| 19. Remover o excesso de medicação e secreção ao redor dos olhos com uma gaze estéril ou lenço de papel. | Manter o paciente limpo e promover conforto. |

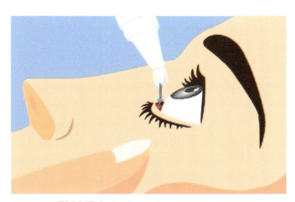

**FIGURA 4.13** Aplicação de colírio.

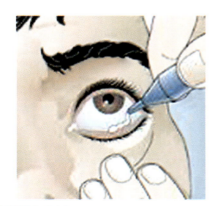

**FIGURA 4.14** Aplicação de pomada oftálmica.

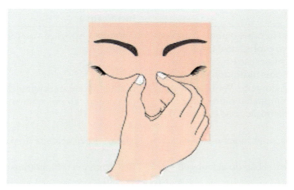

FIGURA 4.15   Compressão ocular.

| Ação | Justificativa |
|---|---|
| 20. Orientar o paciente a não se mover até que a visão esteja clara. | Evitar acidentes. |
| 21. Posicionar o paciente confortavelmente. | Garantir conforto. |
| 22. Recolher e desprezar o material em local adequado e retirar biombo/abrir cortinas ou a porta do quarto. Realizar desinfecção da bandeja. | Garantir ambiente seguro e limpo. |
| 23. Remover as luvas e desprezá-las no lixo infectante. | A remoção das luvas previne a contaminação cruzada. |
| 24. Higienizar as mãos com água e sabão ou álcool-gel. | Reduzir a microbiota transitória e residente (precauções-padrão). |
| 25. Registrar o procedimento e possíveis intercorrências. | Cumprir requisitos legais e éticos, garantir a continuidade do cuidado e efetiva comunicação na equipe |

## 6. ESTIMATIVA DE TEMPO DE EXECUÇÃO

O procedimento dura entre 5 e 10 minutos.

## 7. EXEMPLO DE REGISTRO

20/1/2017 – 8 h – Administrado colírio (nome do medicamento) em olhos direito e esquerdo (item 7 da prescrição médica). A administração ocorreu sem agravos e sem queixas. Oriento a não esfregar os olhos e permanecer em repouso até a visão se normalizar. *Função e nome do profissional, número do Coren e assinatura.*

### Exemplo de registro em caso de autoadministração

20/1/2017 – 8 h – Informado sobre o procedimento de administração do colírio (nome do medicamento) apresentado na prescrição médica; o próprio optou pela autoadministração supervisionada. A administração ocorreu sem agravos e sem queixas e foi orientado a não esfregar os olhos e permanecer em repouso até a visão se normalizar. *Função e nome do profissional, número do Coren e assinatura.*

## 8. CONSIDERAÇÕES ESPECIAIS NO CICLO VITAL

A terapia medicamentosa via ocular pode ser utilizada em qualquer fase da vida do indivíduo e geralmente não possui contraindicações por idade. Mas, alguns cuidados precisam ser tomados quando houver a necessidade da utilização em crianças e idosos.

## Crianças

Devido à não colaboração, faz-se necessário o responsável para ajudar nos cuidados para aplicação e na pós--aplicação do medicamento.

## Idosos

Devido às alterações da idade, que conferem uma musculatura da pálpebra mais frouxa, podendo expor a córnea, a esclera e a conjuntiva, pode haver a sensação de corpo estranho ou de olho seco. Pode ocorrer também o afastamento do ponto lacrimal do contato com a córnea, interrompendo a boa drenagem do filme lacrimal para o saco lacrimal, o que resulta em lacrimejamento excessivo. A conjuntiva se torna mais áspera e delgada e a lágrima tende a diminuir em qualidade e quantidade. O pestanejar também diminui, resultando numa sensação de "areia", corpo estranho ou olho seco. Diante do exposto nessa fase do ciclo, é exigida uma atenção maior para os olhos a fim de proporcionar maior qualidade de vida para o idoso.

## 9. OBSERVAÇÕES

- Nunca colocar o medicamento diretamente na córnea;
- Caso seja necessária a aplicação de mais de um tipo de pomada, aguardar cerca de 10 minutos entre uma aplicação e outra (ou conforme orientação médica);
- Na aplicação de mais de um colírio, esperar pelo menos 5 minutos entre as aplicações (ou conforme orientação médica);
- Não lavar o conta-gotas do colírio;
- Não usar colírios que apresentem alteração na coloração;
- Quando a aplicação do colírio for difícil, como em crianças ou em pacientes que piscam em demasia, deve-se deitá-lo com os olhos fechados e pingar o colírio no canto, junto ao nariz, e fazê-lo abrir os olhos para o colírio escorrer por gravidade;
- Não hiperestender o pescoço do paciente com lesão da medula cervical;
- Nunca utilizar a medicação de um paciente em outro.

## 10. DIAGNÓSTICOS DE ENFERMAGEM

- Risco para integridade tissular prejudicada
- Conforto prejudicado
- Risco de lesão
- Dor

## 11. QUESTÕES PARA ESTUDO

1) Um enfermeiro de uma unidade de clínica médica terá que realizar a instilação de colírio via ocular em paciente de 72 anos. Como ele deverá realizar o procedimento nesse caso? Cite as etapas e justifique.
2) Quais devem ser as orientações necessárias para o paciente supracitado após a instilação do medicamento?
3) Um enfermeiro de uma unidade hospitalar está com um estagiário de enfermagem e terá que ensiná-lo a aplicar pomada oftálmica em um paciente internado. Como deverão ser as orientações necessárias para que o estagiário aprenda a aplicação desse medicamento?
4) Após a instilação de colírio oftálmico, quais cuidados devem ser realizados para que seja garantida uma melhor ação medicamentosa local?

## Referências

Clayton BD, Stock YN. Farmacologia na prática da enfermagem. 15ª ed. Rio de Janeiro: Editora Elsevier; 2012.
Faria e Sousa SJ. Terapêutica clínica dos problemas oculares. Medicina, Ribeirão Preto 1997;30:90–3.

Hinkler JL, Cheever KH. Brunner & Suddarth. Tratado de enfermagem médico-cirúrgica. 13ª ed. Rio de Janeiro: Guanabara-Koogan; 2016.

Joint Commission International. Padrões de acreditação da Joint Commission International para Hospitais. Abril de 2014. Disponível em https://www.jcrinc.com/assets/1/14/ebjcih14b_sample_pages.pdf.

Herdman TH, Kamitsuru S. Diagnósticos de enfermagem da NANDA-I: definições e classificação 2018-2020. 11. ed. Porto Alegre: Artmed; 2018.

Potter P, Perry AG. Guia completo de procedimentos e competências de enfermagem. 8ª ed. Rio de Janeiro: Editora Elsevier; 2015.

# 4.7

# Administração de Medicamentos por Via Otológica

*Cintya Yukie Hayashi, Monica Isabelle Lopes Oscalices*

## 1. INTRODUÇÃO

A via otológica é utilizada para aplicação de medicamentos com efeitos locais. Os medicamentos otológicos apresentam-se em forma de gotas ou solução para irrigação e deve-se seguir a técnica baseada na anatomia do canal auditivo para sua aplicação segura e efetiva.

## 2. INDICAÇÕES

É uma terapêutica que consiste na instilação de medicamentos diretamente no canal auditivo para amolecimento de cerume, alívio de dor, prevenção e tratamento de doenças infecciosas e/ou inflamatórias e até como tratamento em caso de corpos estranhos alojados (impactação de cerume, objetos, insetos etc.). Está indicada para aplicação de antibióticos, analgésicos, anestésicos locais e emolientes, entre outros.

## 3. CONTRAINDICAÇÕES

Em casos de traumatismo cranioencefálico em que se constate fratura de base de crânio, a princípio, não é indicado administrar medicamentos por via otológica devido ao risco de contaminação do sistema nervoso central.

## 4. MATERIAL

O material a ser utilizado para este procedimento está listado a seguir. Todos o material deve ser organizado e reunido antes de iniciar o procedimento.

### Para instilar gotas

- Medicamento prescrito (em temperatura ambiente)
- Luvas de procedimento
- Bandeja
- Gotejador ou conta-gotas (se necessário)
- Gaze ou algodão
- Ampola de soro fisiológico para limpeza da orelha e do canal auditivo

### Para irrigação de solução

- Solução prescrita (temperatura $\geq 37\,°C$)
- Seringa de irrigação com bulbo ou seringa de 20 mL

- Luvas de procedimento
- Bandeja
- Gaze ou algodão
- Cuba-rim
- Toalha pequena
- Forro impermeável (opcional)

# 5. DESCRIÇÃO DA TÉCNICA

- Objetivo: Preparar e administrar medicamentos por via otológica.
- Aplicação: Aos pacientes/clientes com prescrição médica de medicamento por via otológica.
- Responsabilidade: Enfermeiros, técnicos de enfermagem e médicos.

Administração de medicamento por via otológica

| Ação | Justificativa |
|---|---|
| 1. Higienizar as mãos com água e sabão ou álcool-gel. | Reduzir a microbiota transitória e residente (precauções-padrão). |
| 2. Realizar desinfecção do balcão/bandeja. | Garantir ambiente limpo. |
| 3. Higienizar as mãos com água e sabão ou álcool-gel. | Reduzir a microbiota transitória e residente (precauções-padrão). |
| 4. Ler a prescrição médica do paciente de cima para baixo e da esquerda para a direita quando cabível. | Garantir a realização do procedimento correto, no paciente correto. |
| 5. Separar todo o material necessário. | Organizar o procedimento. |
| 6. Preparar a medicação a ser administrada e respeitar os "certos" da administração de medicamentos. Realizar a identificação da medicação preparada. Encaminhar-se para o quarto/leito do paciente. | Evitar o erro de administração de medicamentos. |
| 7. Higienizar as mãos com água e sabão ou álcool-gel. | Reduzir a microbiota transitória e residente (precauções-padrão). |
| 8. Identificar o paciente: solicitar que informe o nome completo e a data de nascimento, enquanto o profissional faz a conferência com a pulseira de identificação e a prescrição médica. A identificação deve ser feita por dois indicadores. | Garantir a realização do procedimento correto, no paciente correto. |
| 9. Orientar paciente e família quanto ao procedimento. Verificar alergias. | Manter ética e transparência no cuidado; contribuir para adesão do paciente ao procedimento. |
| 10. Fechar a porta, puxar as cortinas ou posicionar biombo ao redor do leito. | Manter a privacidade do paciente. |
| 11. Assegurar-se de que a medicação não está fria/quente para a administração. | Para conforto do paciente, a medicação deve ser administrada em temperatura ambiente. |
| 12. Posicionar o paciente deitado ou sentado com a cabeça inclinada lateralmente de forma que o ouvido a ser medicado permaneça para cima. Solicitar auxílio de acompanhante em caso de crianças. | Permite melhor visualização do canal auditivo e facilita a administração do medicamento. |
| 13. Higienizar as mãos com água e sabão ou álcool gel. | Reduzir a microbiota transitória e residente (precauções-padrão). |
| 14. Calçar luvas de procedimento. | Proteger-se de microrganismos (precauções-padrão) |
| 15. Realizar a inspeção da orelha e da entrada do canal auditivo, e, em caso de sujidade, higienizar com gaze e/ou algodão umedecido em solução fisiológica. | Retirada de sujidades possibilita a administração e absorção correta do medicamento. |
| 16. Segurar a porção superior da orelha e tracionar suavemente para cima e para trás em pacientes adultos. (Figura 4.16) | A retificação do canal auditivo permite a entrada do medicamento de forma adequada, garantindo o contato e a absorção do fármaco. |
| 17. Manter a ponta do frasco gotejador ou do conta-gotas a aproximadamente 1 cm da entrada do canal auditivo. | Deve-se tomar cuidado para que o gotejador não entre em contato direto com o canal auditivo, a fim de diminuir riscos de contaminação. |
| 18. Instilar na parede lateral do canal auditivo a quantidade de gotas necessárias para a dosagem prescrita. | Haverá desconforto para o paciente se as gotas caírem diretamente sobre a membrana timpânica. |
| 19. Soltar a orelha suavemente e orientar a permanência da posição por 2 a 3 minutos. Caso necessário, instilar em ambos os lados; aguardar o tempo necessário para realizar o procedimento do outro lado. | Possibilitar a absorção adequada do medicamento, evitando que as gotas escapem. |

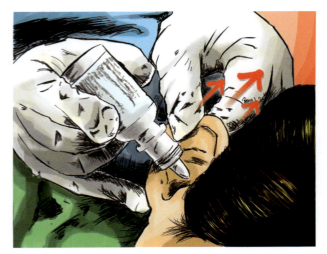
**FIGURA 4.16** Segurar a porção superior da orelha e tracionar suavemente para cima e para trás em pacientes adultos.

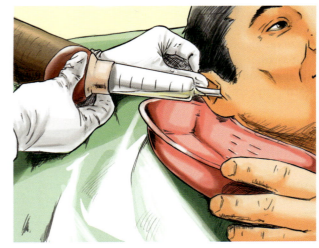
**FIGURA 4.17** Segurar a porção superior da orelha e tracionar suavemente para cima e para trás em pacientes adultos.

| Ação | Justificativa |
|---|---|
| 20. Comprimir suavemente o trago algumas vezes. | A compressão do trago facilita o movimento das gotas em direção à membrana timpânica. |
| 21. Colocar um chumaço de algodão delicadamente e com folga na entrada do canal auditivo, se prescrito. | Caso esteja prescrito, o chumaço de algodão pode ajudar a proteger o canal auditivo e evitar o vazamento do medicamento. |
| 22. Posicionar o paciente de forma confortável. | Garantir o conforto do paciente. |
| 23. Recolher e desprezar o material em local adequado e retirar biombo/abrir cortinas ou a porta do quarto. Realizar desinfecção da bandeja. | Garantir ambiente seguro e limpo. |
| 24. Remover as luvas e desprezá-las no lixo infectante. | A remoção das luvas previne a contaminação cruzada. |
| 25. Higienizar as mãos com água e sabão ou álcool-gel. | Reduzir a microbiota transitória e residente (precauções-padrão). |
| 26. Registrar o procedimento e possíveis intercorrências. | Cumprir requisitos legais e éticos e garantir a continuidade do cuidado e efetiva comunicação na equipe. |
| 27. Avaliar periodicamente a resposta do paciente ao medicamento administrado. | Além de acompanhar a evolução do quadro clínico, avaliações periódicas possibilitam identificação de efeitos adversos. |

### Realização de irrigação por via otológica

| Ação | Justificativa |
|---|---|
| Seguir os passos 1 a 14 do procedimento para administração de medicamento via otológica. | |
| 15. Colocar o forro impermeável e a toalha pequena no leito a fim de proteger o paciente e a cama. | Evitar transtorno por molhar o leito e o paciente, pois a quantidade de líquido da solução é maior que a de instilação de gotas medicamentosas. |
| 16. Solicitar ao paciente para que segure a cuba-rim, posicionando-a encostada logo abaixo do ouvido a ser irrigado (Figura 4.17). | A solução irrigada deverá escorrer e sair do canal auditivo, caindo na cuba-rim. |
| 17. Segurar a porção superior da orelha e tracionar suavemente para cima e para trás em pacientes adultos. | A retificação do canal auditivo permite o fluxo adequado de entrada e saída da solução, garantindo que ela chegue até o fundo do canal. |
| 18. Encher a seringa com a solução e aplicar um jato firme e lento na parede superior do canal auditivo. O bico injetor da seringa deve estar posicionado próximo à entrada do canal. Deixar a solução sair livremente. Repetir a aplicação dos jatos até atingir a quantidade prescrita. | Deve-se tomar cuidado para que o bico injetor não entre em contato direto com o canal auditivo, a fim de evitar contaminação. O jato aplicado lentamente na parede superior diminui riscos de lesão à membrana timpânica e possibilita carrear qualquer secreção para fora do canal. |
| 19. Soltar a orelha suavemente e retirar o excesso da solução que estiver na porção exterior da orelha, usando algodão ou gaze. | Retirar o excesso da solução evita desconforto para o paciente. |
| 20. Colocar um chumaço de algodão delicadamente e com folga na entrada do canal auditivo. | O chumaço de algodão ajuda a absorver o excesso de solução. |

8. CONSIDERAÇÕES ESPECIAIS NO CICLO VITAL

| Ação | Justificativa |
|---|---|
| 21. Orientar o paciente a manter-se deitado de lado sobre o ouvido afetado por 2 a 3 minutos com o forro impermeável e a toalha por baixo. Retirar o chumaço de algodão após 15 minutos, atentando-se para saída de qualquer secreção. | A gravidade ajuda a saída de qualquer líquido remanescente no canal auditivo. |
| 22. Posicionar o paciente de forma confortável. | Garantir o conforto do paciente. |
| 23. Recolher e desprezar o material em local adequado e retirar biombo/abrir cortinas ou a porta do quarto. Realizar desinfecção da bandeja. | Garantir ambiente seguro e limpo. |
| 24. Remover as luvas e desprezá-las no lixo infectante. | A remoção das luvas previne a contaminação cruzada. |
| 25. Higienizar as mãos com água e sabão ou álcool-gel. | Reduzir a microbiota transitória e residente (precauções-padrão). |
| 26. Registrar o procedimento e possíveis intercorrências. | Cumprir requisitos legais e éticos, garantir a continuidade do cuidado e efetiva comunicação na equipe |
| 27. Avaliar periodicamente a resposta do paciente ao procedimento realizado. | Além de acompanhar a evolução do quadro clínico, avaliações periódicas possibilitam identificação de efeitos adversos. |

## 6. ESTIMATIVA DE TEMPO DE EXECUÇÃO

O procedimento dura entre 5 e 10 minutos.

## 7. EXEMPLO DE REGISTRO

20/1/2017 – 8 h – Administro medicamento (nome do medicamento) (item 5 da prescrição médica) por via otológica, instilando 3 gotas em ouvido direito e colocando chumaço de algodão. Oriento o paciente e a família quanto à manutenção da posição no leito por 3 minutos para adequada absorção do medicamento. *Função e nome do profissional, número do Coren e assinatura.*

O registro sobre irrigações otológicas deve conter o volume de solução utilizada, o lado em que foi realizado o procedimento, presença (ou não) de secreções e suas características e, a depender da instituição, os materiais utilizados. Quanto à instilação de gotas, devem-se descrever a quantidade de gotas administradas e o lado em que foi realizado o procedimento. Registrar orientações dadas sobre o procedimento também é importante, uma vez que a qualidade do cuidado é refletida na qualidade do registro.

### Exemplo de registro em caso de irrigação

20/1/2017 – 8 h – Realizo irrigação otológica com medicamento (nome do medicamento) (item 6 da prescrição médica) em ouvido direito, utilizo seringa de irrigação e cuba-rim, observo saída de pequena quantidade de secreção amarelada durante o procedimento, sem queixas de dor; coloco chumaço de algodão conforme prescrição. Oriento o paciente e a família quanto à manutenção da posição no leito por 3 minutos para assegurar saída do excesso de líquido. *Função e nome do profissional, número do Coren e assinatura.*

## 8. CONSIDERAÇÕES ESPECIAIS NO CICLO VITAL

A técnica descrita difere para adultos e crianças. Em adolescentes e adultos, devido à anatomia, a retificação do canal auditivo (Figura 4.18) é feita pela tração da orelha para cima (direção cefálica) e para trás (posterior) (Figura 4.16).

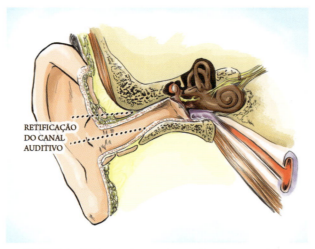
**FIGURA 4.18** Retificação do canal auditivo – adulto.

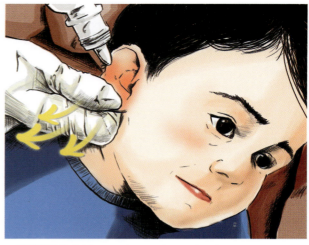
**FIGURA 4.19** Retificação do canal auditivo – crianças.

Em crianças menores de 3 anos, o corpo ainda está em desenvolvimento e, por isso, a retificação é feita pela tração da orelha para baixo (direção podálica) e para trás (posterior) (Figura 4.19). Para crianças acima de 3 anos, em idade escolar, basta tracionar a orelha para trás (posterior) de forma alinhada.

## 9. OBSERVAÇÕES

Mesmo que o meato acústico externo não seja estéril, utiliza-se técnica asséptica quando houver ruptura da membrana timpânica (por lesão ou por intervenção cirúrgica) para evitar infecções. Nesta situação, as instilações devem ser realizadas com maior cuidado para não carrear resíduos do ouvido externo para o médio e o interno. Soluções de irrigação não devem ser administradas em caso de ruptura timpânica, salvo casos específicos indicados por especialista.

Se o paciente possui histórico de reação alérgica ou de sensibilidade a medicamentos administrados por esta via, recomenda-se manter maior vigilância se houver necessidade de instilação otológica de qualquer substância.

## 10. DIAGNÓSTICOS DE ENFERMAGEM

- Dor aguda
- Risco de lesão
- Risco de Infecção
- Ansiedade

## 11. QUESTÕES PARA ESTUDO

1) Em que situações é necessário utilizar a via otológica para administrar medicamentos? (Indicações.)
2) Qual a importância do posicionamento correto do canal auditivo e do paciente para a administração do medicamento por esta via?
3) Existe a necessidade de limpar o canal auditivo antes do procedimento? Por quê?
4) Que cuidados devemos ter durante o procedimento para evitar lesões otológicas iatrogênicas ao paciente?

## Referências

Lynn P. Habilidades de enfermagem clínica de Taylor: Uma abordagem ao processo de enfermagem. Porto Alegre: Artmed; 2009. 269-278.

Berman A, Snyder SJ, Kozier B, Erb GL, Levett-Jones T, Dwyer T, et al. Kozier & Erb's Fundamentals of Nursing: Australian Edition. Melbourne: Pearson; 2015. 963-966.

Bowden VR, Greenberg CS. Administração de medicamentos: auriculares. In: Bowden VR, Greenberg CS, editors. Procedimentos de enfermagem pediátrica. Rio de Janeiro: Guanabara Koogan; 2013. p. 399–401.

Clayton BD. Farmacologia na prática de enfermagem. Rio de Janeiro: Elsevier; 2012.
Corbridge R, Steventon N. Oxford handbook of ENT and head and neck surgery. Oxford [England]: Oxford University Press; 2010.
Moorhead S, Johnson M, Maas ML, Swanson E. Classificação dos resultados de enfermagem (NOC). Rio de Janeiro: Elsevier; 2010.
Herdman TH, Kamitsuru S. Diagnósticos de enfermagem da NANDA-I: definições e classificação 2018-2020. 11. ed. Porto Alegre: Artmed; 2018.

# 4.8

## Administração de Medicamentos Subcutâneos

*Márcia Wanderley de Moraes*

## 1. INTRODUÇÃO

Este capítulo visa fornecer subsídios para administração de medicação subcutânea (SC), especificando a técnica de aplicação de medicamentos por essa via, os principais cuidados de enfermagem e os procedimentos necessários para garantir a segurança do paciente durante a terapêutica medicamentosa em todos os ciclos da vida.

A administração de medicamentos subcutâneos é realizada por meio da aplicação de substâncias farmacológicas no tecido subcutâneo ou hipodérmico (entre a pele e o músculo) (Figura 4.20) utilizando seringas e agulhas próprias ou ainda punções nos locais indicados. Essa via normalmente é utilizada quando a absorção do fármaco precisa ser lenta e contínua.

As seringas mais apropriadas para a injeção subcutânea são as de 1, 2, 2,5 ou 3 mL. A agulha deve ser pequena (entre 13 e 20 mm de comprimento), fina (entre 4 dec/mm e 6 dec/mm de calibre) e com bisel curto. Quando do uso de agulha mais longa, deve-se introduzi-la fazendo ângulos entre 45° e 60°.

### Locais de aplicação de medicamento por via subcutânea (Figura 4.21)

- Face superior externa do braço
- Região anterior da coxa
- Face externa da coxa
- Região abdominal (entre os rebordos costais e as cristas ilíacas)
- Região superior do dorso

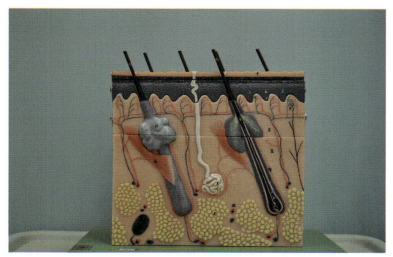

**FIGURA 4.20** Anatomia da epiderme, derme e subcutâneo.

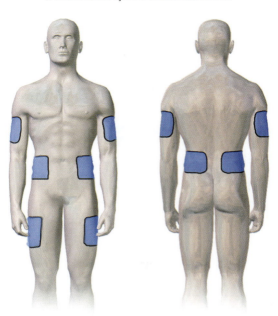

FIGURA 4.21 Locais de aplicação de medicação SC. (Imagem de domínio público disponível em: https://upload.wikimedia.org/wikipedia/commons/9/9d/Injection_Sites_Subcutaneous.png)

## 2. INDICAÇÕES

As principais indicações são fármacos ou substâncias aquosas, oleosas, cristalinas ou coloidais, e soluções isotônicas (SF 0,9% e SG 0,5%).

## 3. CONTRAINDICAÇÕES

É uma contraindicação para essa via medicamentosa o uso de substâncias irritantes e medicamentos que retardam a absorção.

## 4. MATERIAL

- Prescrição médica
- Bandeja
- Medicamento conforme prescrito
- Uma seringa de 1 mL com agulha acoplada ou uma seringa em tamanho a ser definido conforme o volume da medicação a ser ministrada
- Uma agulha para aspirar medicação (40 mm × 12 mm ou 30 mm × 10 mm)
- Uma agulha para administrar medicação subcutânea (para soluções aquosas, 20 mm × 6 mm, 20 mm × 7 mm, 13 mm × 4 mm, 10 mm × 6 mm ou 10 mm × 7 mm; para soluções oleosas, 20 mm × 8 mm ou 10 mm × 8 mm, e para obesos, 25 mm × 6 mm ou 25 mm × 8 mm)
- Algodão ou *swab* alcoólico
- Álcool a 70% ou clorexidina alcoólica a 0,5%
- Saco plástico para lixo
- Fita adesiva
- Luvas de procedimentos
- Curativo adesivo
- Compressa não estéril, se necessário

## 5. DESCRIÇÃO DA TÉCNICA

- Objetivo: Preparar e administrar medicamentos por via subcutânea.
- Aplicação: Aos pacientes/clientes com prescrição de medicamento por via subcutânea.
- Responsabilidade: Enfermeiros, técnicos de enfermagem e médicos.

## 5. DESCRIÇÃO DA TÉCNICA

| Ação | Justificativa |
|---|---|
| 1. Higienizar as mãos com água e sabão ou álcool-gel. | Reduzir a microbiota transitória e residente (precauções-padrão). |
| 2. Realizar desinfecção do balcão/bandeja. | Garantir ambiente limpo. |
| 3. Higienizar as mãos com água e sabão ou álcool-gel. | Reduzir a microbiota transitória e residente (precauções-padrão). |
| 4. Ler a prescrição médica do paciente de cima para baixo e da esquerda para a direita quando cabível. | Garantir a realização do procedimento correto, no paciente correto. |
| 5. Separar todo o material necessário. | Organizar o procedimento. |
| 6. Preparar a medicação a ser administrada e respeitar os "certos" da administração de medicamentos. Realizar a identificação da medicação preparada. Encaminhar-se para o quarto/leito do paciente. | Evitar o erro de administração de medicamentos. |
| 7. Higienizar as mãos com água e sabão ou álcool-gel. | Reduzir a microbiota transitória e residente (precauções-padrão). |
| 8. Identificar o paciente: solicitar que informe o nome completo e a data de nascimento, enquanto o profissional faz a conferência com a pulseira de identificação e a prescrição médica. A identificação deve ser feita por dois indicadores. | Garantir a realização do procedimento correto, no paciente correto. |
| 9. Orientar paciente e família quanto ao procedimento. Verificar alergias. | Manter ética e transparência no cuidado; contribuir para adesão do paciente ao procedimento. |
| 10. Fechar a porta, puxar as cortinas ou posicionar biombo ao redor do leito. | Manter a privacidade do paciente. |
| 11. Higienizar as mãos com água e sabão ou álcool gel. | Reduzir a microbiota transitória e residente (precauções-padrão). |
| 12. Calçar luvas de procedimento. | Proteger-se de microrganismos (precauções-padrão) |
| 13. Posicionar o paciente sentado ou deitado de maneira confortável e adequada para a realização do procedimento, dependendo do local onde será efetuada a aplicação da medicação. Escolher o local para administração do medicamento conforme as características do paciente e o rodízio realizado. Expor o local de aplicação. | Garantir conforto e segurança para o paciente. |
| 14. Realizar a antissepsia da região escolhida para administração do medicamento, utilizando algodão com clorexidina a 0,5%, álcool ou *swab* alcoólico; fazer movimento em espiral com bola de algodão, iniciando pelo ponto onde será feita a aplicação, desprezando o algodão (Figura 4.22). | A antissepsia garante a técnica adequada para a realização do procedimento, diminuindo o risco de infecção. |
| 15. Pressionar a pele segurando-a e mantendo-a suspensa entre os dedos indicador e polegar, formando uma prega (coxim) (Figura 4.23). | A realização da prega faz com que o medicamento seja administrado no local correto (subcutâneo). |
| 16. Introduzir a agulha rapidamente na área escolhida, com ângulo indicado para a espessura da tela subcutânea, com o bisel lateralizado (Figura 4.24). | Introduzir a agulha até o subcutâneo. |
| 17. Soltar a prega e puxar o êmbolo (aspirar); caso não haja retorno de sangue, injetar lentamente a medicação. Caso, acidentalmente, tenha atingido um vaso sanguíneo, retirar a agulha e reiniciar o procedimento, pois as soluções oleosas ou em suspensão, se administradas por via EV, podem causar embolia. **Na administração de heparina ou qualquer outro anticoagulante, não se traciona o êmbolo da seringa, para evitar lesão tecidual** (Figura 4.25). | Favorecer a administração do medicamento e minimizar as reações locais. |
| 18. Retirar a agulha em movimento rápido e único. Comprimir levemente o local com algodão para facilitar a hemostasia. | Nessa etapa é importante que o profissional não friccione ou massageie o local após administração do medicamento para não alterar o tempo de absorção. |
| 19. Colocar curativo adesivo no local da punção. | Proteger local pós-punção. |
| 20. Recolher e desprezar o material em local adequado e retirar biombo/abrir cortinas ou a porta do quarto. Realizar desinfecção da bandeja. | Garantir ambiente seguro e limpo. |
| 21. Remover as luvas e desprezá-las no lixo infectante. | A remoção das luvas previne a contaminação cruzada. |
| 22. Higienizar as mãos com água e sabão ou álcool-gel. | Reduzir a microbiota transitória e residente (precauções-padrão). |
| 23. Registrar o procedimento e possíveis intercorrências. | Cumprir requisitos legais e éticos, garantir a continuidade do cuidado e efetiva comunicação na equipe |

4. ADMINISTRAÇÃO DE MEDICAMENTOS

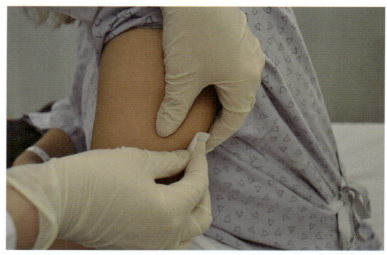

FIGURA 4.22   Realizar antissepsia da região.

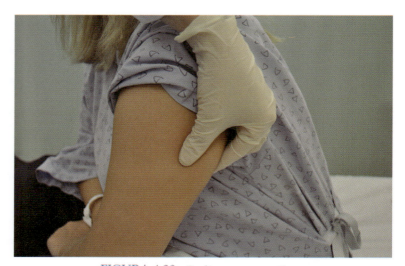

FIGURA 4.23   Realizar a prega cutânea.

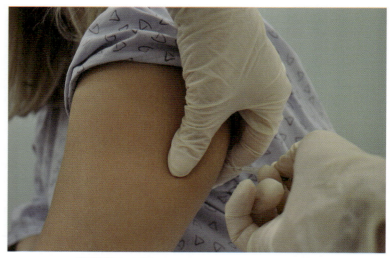

FIGURA 4.24   Inserir agulha em ângulo de 90°.

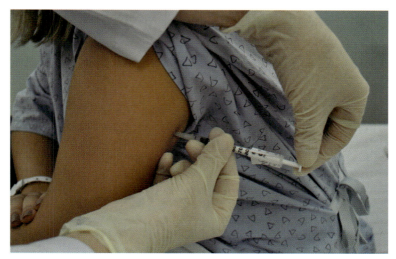

FIGURA 4.25  Soltar a prega, aspirar e administrar o medicamento.

## 6. ESTIMATIVA DE TEMPO DE EXECUÇÃO

O procedimento dura entre 5 e 10 minutos.

## 7. EXEMPLO DE REGISTRO

20/1/2017 – 8 h – Administrada medicação (nome do medicamento) via subcutânea em face posterior do braço esquerdo (item "x" da prescrição médica). *Função e nome do profissional, número do Coren e assinatura.*

## 8. CONSIDERAÇÕES ESPECIAIS NO CICLO VITAL

É importante avaliar as características do tecido subcutâneo de cada paciente a fim de escolher o local adequado e também o calibre da agulha.

Em crianças, idosos ou pacientes muito emagrecidos deve-se realizar exame físico para avaliar o local mais seguro para a aplicação, preferencialmente onde houver melhores condições cutâneas musculares. No caso do uso de medicação contínua, como vacinas para alergia ou insulina, deve-se realizar o rodízio do local de aplicação das injeções a fim de evitar lesões.

Vale ressaltar que o ângulo de inserção da agulha dependerá da espessura da prega cutânea e do peso corporal: indivíduos magros – ângulo de 45°; indivíduos com pesos normais – ângulo de 90°; indivíduos obesos – ângulo de 90°; se a agulha for de 10 mm × 5 mm ou menor – ângulo de 90°, independentemente da espessura da tela subcutânea.

Em indivíduos caquéticos, além de fazer a prega com a pele, deve-se introduzir a agulha em posição paralela à pele.

## 9. OBSERVAÇÕES

A absorção da medicação pela via subcutânea é mais lenta do que pela via intramuscular (IM) e endovenosa (EV). O volume injetado pode variar de frações de mL a no máximo 2,0 mL. Podem ser aplicados volumes maiores via SC quando se tratar de terapia subcutânea, também conhecida como **hipodermóclise**.

A hipodermóclise oferece uma via alternativa, quando outras não são possíveis, para a reposição de eletrólitos, soluções e administração de medicamentos em pacientes oncológicos. Os principais medicamentos utilizados nessa via são os analgésicos, os eletrólitos ou ainda alguns antibióticos.

Outro ponto de relevância é a importância do conhecimento por parte do profissional de enfermagem sobre a técnica e os aspectos farmacológicos dos analgésicos e sedativos utilizados por via subcutânea. Na terapia subcutânea, o papel do enfermeiro envolve zelar pela administração de medicamentos com segurança.

Estudos recentes demonstram ainda o uso da via SC para tratamentos com imunoterapia em doenças alérgicas crônicas.

Vale destacar que a via subcutânea (SC) é geralmente empregada para aplicação de vacinas de vírus vivos atenuados como sarampo, caxumba, rubéola (SCR), varicela e febre amarela. Tradicionalmente, existe uma padronização dos locais de aplicação das vacinas de uso SC na região posterior do braço.

O Centers for Disease Control and Prevention (CDC) preconiza o uso de luvas de látex como equipamento de proteção individual (EPI) nos procedimentos de risco ocupacional aos fluidos corporais. Porém, no que diz respeito à administração de vacinas, o CDC observa que os profissionais de saúde devem seguir precauções-padrão para minimizar os riscos de propagação de doenças durante a administração de vacinas. Os regulamentos da Occupational Safety and Health Administration (OSHA) não exigem a utilização de luvas na administração de vacinas, a menos que a pessoa que administra a vacina tenha possibilidade de entrar em contato com fluidos corporais potencialmente infecciosos ou existam lesões abertas nas mãos. Se forem utilizadas luvas, estas devem ser mudadas entre pacientes. É importante a observação de que o uso de luvas não impedirá acidentes com agulhas.

Ainda sobre o uso de luvas de procedimento durante as aplicações de vacina por via SC, o Conselho Regional de Enfermagem (Coren), por meio do parecer Coren-SP 042/2014 – CT, relata que existem muitas divergências na literatura e cabe às instituições desenvolverem protocolos, indicando ou não a utilização de luvas de procedimentos para aplicação de vacina, a menos que o profissional que a administra tenha possibilidade de entrar em contato com fluidos corporais potencialmente infecciosos ou existam lesões abertas nas mãos.

Caso a instituição decida pela indicação de uso de luvas para aplicação de vacina, deverá ser garantida a disponibilidade deste EPI para troca a cada aplicação, bem como a necessidade de desenvolvimento de capacitação dos profissionais de enfermagem para garantir assistência segura e livre de danos.

## 10. DIAGNÓSTICOS DE ENFERMAGEM

- Conforto prejudicado
- Dor aguda
- Integridade da pele prejudicada
- Risco de infecção
- Medo

## 11. QUESTÕES PARA ESTUDO

1) Assinale como **V** (verdadeiro) ou **F** (falso) as questões a seguir:
   ( ) A via subcutânea é indicada para administração de fármacos ou substâncias aquosas, oleosas, cristalinas ou coloidais e soluções isotônicas.
   ( ) Essa via é administrada quando se deseja um efeito rápido do medicamento.
   ( ) Pacientes em uso crônico de medicamento via SC devem fazer rodízio do local da punção.
   ( ) A medicação por via SC deve ser sempre administrada na face superior externa do braço.
2) Para administração da medicação SC, é fundamental:
   **a)** Que o volume injetado não ultrapasse 5 mL.
   **b)** Utilizar como EPI luva de procedimento, óculos, máscara e avental.
   **c)** Que seja realizada a antissepsia da pele antes da punção no local escolhido.
   **d)** Fazer a prega, de forma que a mão do profissional envolva todo o músculo do paciente.
3) Após a administração do medicamento, deve-se massagear o local. Você concorda com essa afirmativa? Justifique sua resposta.
4) Cite três cuidados de enfermagem importantes para os pacientes em uso crônico de medicamento por via subcutânea.

## Referências

Brasil. Ministério da Saúde. Curso de atualização para o trabalhador da sala de vacinação. Manual do aluno. 3ª ed. Livro de capacitação de pessoal em sala de vacinação: manual do treinando. Brasília: DF. Unidade 6. Vacinação segura: preparando e administrando vacinas. 2014:71-78.

Brasil. Ministério da Saúde. Manual de Procedimentos para vacinação. Elaboração de Clelia Maria Sarmento de Souza Aranda et al. 4ª ed. Brasília: Ministério da Saúde: Fundação Nacional de Saúde; 2001. 316 p.

Centers for Disease Control and Prevention. Epidemiology and prevention of vaccine-preventable diseases. Hamborsky J, Kroger A, Wolfe S (eds.) 13th ed. Washington D.C. Public Health Foundation, 2015. Disponível em: http://www.cdc.gov/vaccines/pubs/pinkbook/vac-admin.html. Acessado em 1o de setembro de 2016.

Oliveira SS, Sousa JÁ, Silva SF, Jeremias WJ. Infusão subcutânea de analgésicos em pacientes oncológicos sob cuidados paliativos: uma revisão de literatura. Belo Horizonte, MG: e-Scientia. 2014; 7(1). 1-15. Disponível em: www.unibh.br/revistas/escientia/. Acessado em 1º de setembro de 2016.

Pontalti G, Rodirgues ESA, Firmino F, Fabris M, Stein MR, Longaray VK. Via subcutânea: segunda opção em cuidados paliativos. Porto Alegre: RS. Rev HCPA 2012; 32(2):199-207. Disponível em: http://seer.ufrgs.br/hcpa.

Reichembach MT, Meier MJ, Aschidamini IM. Administração de medicamentos por via subcutânea: convenção ou controvérsia para a enfermagem? Rev Bras Enferm 2005 set-out;58(5):602–6.

Rodrigues AB, Silva MR, Oliveira PP, Chagas SSM. Semiotécnica: manual para assistência de enfermagem. 3ª ed. São Paulo: Iátria, 2007; 2: 23-27.

Shiroma LMB. Procedimento operacional padrão (POP). Assistência de enfermagem. Preparo e administração de medicação por via subcutânea. Santa Catarina: Hospital Universitário da Universidade Federal de Santa Catarina (HUUFSC), 2016.

Vilarino MAM. Técnicas de administração. In: Cunha J, Krebs LS, Barros E, Paz AA, editors. Vacinas e imunoglobulinas: consulta rápida. Porto Alegre: Artmed; 2009. p. 223–37.

Conselho Regional de Enfermagem de São Paulo. Parecer Coren-SP 042/2014, de 28 de janeiro de 2015. Uso de luvas de procedimento para a administração de medicamentos. Disponível em: http://portal.coren-sp.gov.br/sites/default/files/Parecer%20042%20luvas.pdf. Acessado em 1º de setembro de 2016.

Yepes-Núñez JJ, Gómez C, Espinoza Y, Cardona R. Impacto de la inmunoterapia subcutánea com Dermatophagoides farinae y Dermatophagoides pteronyssinus sobre la calidad de vida de pacientes con rinitis y asma alérgica. Medellín, Colômbia: Biomédica, 2014;34:282-290. Disponível em: http://dx.doi.org/10.7705/biomedica.v34i2.1744. Acessado em 1º de setembro de 2016.

# 4.9

## Administração de Medicamentos por Via Intramuscular

*Ana Maria Miranda Martins Wilson, Fernanda Aparecida Ferraro, Joice Mayumi Miyazato*

## 1. INTRODUÇÃO

A injeção intramuscular é um procedimento realizado para aplicação de medicamentos dentro do tecido muscular. A ação das medicações por esta via tem efeito mais rápido, quando comparada com a via subcutânea, devido à ampla vascularização e ao maior calibre dos vasos na região dos músculos.

Por ser uma região bem vascularizada, possui o risco de aplicação das medicações dentro de um vaso sanguíneo; portanto, é recomendável realizar a aspiração, retraindo-se o êmbolo da seringa para garantir que nenhum vaso tenha sido atingido antes da aplicação (Figura 4.26).

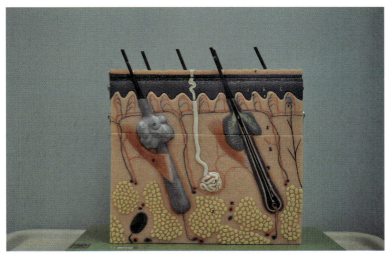

FIGURA 4.26   Injeção intramuscular.

174     4. ADMINISTRAÇÃO DE MEDICAMENTOS

Com objetivo de garantir uma técnica segura, é necessário o conhecimento referente à anatomia das regiões musculares e aos limites de aplicações, e possuir técnica criteriosa e precisa ao administrar as medicações por esta via.

Os músculos mais comuns para administração intramuscular são o deltoide, ventroglúteo, vasto lateral, reto femoral e dorsoglúteo, sendo o mais seguro o ventroglúteo.

## 2. INDICAÇÕES

Está indicada para pacientes que necessitam de rápida intervenção, a partir de avaliação médica, quando outras vias de administração de medicamentos estão contraindicadas. Devem-se levar em consideração as características da medicação, o quadro clínico do paciente e o objetivo da terapêutica.

## 3. CONTRAINDICAÇÕES

Pacientes que não possuem massa muscular adequada, presença de hematomas, edema e alterações na integridade da pele, como queimaduras, ferimentos próximos ao local de aplicação, medicamentos não indicados por esta via; tratamento com anticoagulantes ou pacientes que apresentam trombocitopenia e sensibilidade nas áreas de aplicação. Devem-se evitar locais com entumescimento, inflamação ou cicatriz.

## 4. MATERIAL

- Bandeja previamente desinfetada
- Luvas de procedimento
- Óculos de proteção individual
- Prescrição médica
- Medicamento prescrito
- Etiqueta de identificação para o medicamento
- Seringa de 3 ou 5 mL
- Agulha preferencialmente com dispositivo de segurança, devendo ser levados em consideração, o local de aplicação, a idade e o biotipo
- Sachês de álcool a 70%
- Algodão seco
- Curativo para hemostasia

Ao separar o material para preparo e administração de medicamentos por via intramuscular, deve-se levar em consideração o comprimento da agulha, avaliando-se o local de aplicação (tamanho do músculo), o volume de medicamento, a idade e o biotipo do paciente. Pacientes obesos podem necessitar de um comprimento maior de agulha, por apresentarem maior camada de tecido adiposo, e pacientes magros podem precisar de um tamanho menor de agulha, por apresentarem menor quantidade de tecido adiposo. No entanto, se a solução a ser administrada for viscosa, será necessária a escolha de uma agulha de calibre maior. Portanto, a agulha selecionada para aplicação intramuscular deverá ter o tamanho suficiente para penetrar o tecido adiposo e atingir o tecido muscular.

## 5. DESCRIÇÃO DA TÉCNICA

- Objetivo: Preparar e administrar medicamentos por via intramuscular.
- Aplicação: Aos pacientes/clientes com prescrição médica de medicamento por via intramuscular.
- Responsabilidade: Enfermeiros, técnicos de enfermagem e médicos.

## Administração de medicamento via intramuscular – técnica "Z"

A técnica Z é recomendada para todos os locais de aplicação intramuscular. Esta técnica não permite que ocorra extravasamento da medicação injetada dentro do músculo para o tecido subcutâneo, pois o movimento de esticar o músculo proporciona uma distribuição da medicação mais adequada e o movimento de soltar a pele após a aplicação garante que a medicação fique retida no músculo. Trata-se também de uma técnica que garante menos desconforto ao paciente. É mais indicada ao se utilizar os músculos grandes, como o ventroglúteo, vasto lateral e dorsoglúteo, sendo este um local de última escolha, pelo fato de apresentar riscos maiores de danos ao nervo ciático.

| Ação | Justificativa |
| --- | --- |
| 1. Higienizar as mãos com água e sabão ou álcool-gel. | Reduzir a microbiota transitória e residente (precauções-padrão). |
| 2. Realizar desinfecção do balcão/bandeja. | Garantir ambiente limpo. |
| 3. Higienizar as mãos com água e sabão ou álcool-gel. | Reduzir a microbiota transitória e residente (precauções-padrão). |
| 4. Ler a prescrição médica ou de enfermagem do paciente de cima para baixo e da esquerda para a direita quando cabível. | Garantir a realização do procedimento correto, no paciente correto. |
| 5. Separar todo o material necessário. | Organizar o procedimento. |
| 6. Preparar a medicação a ser administrada e respeitar os "certos" da administração de medicamentos. Realizar a identificação da medicação preparada. Encaminhar-se para o quarto/leito do paciente. | Evitar o erro de administração de medicamentos. |
| 7. Higienizar as mãos com água e sabão ou álcool-gel. | Reduzir a microbiota transitória e residente (precauções-padrão). |
| 8. Identificar o paciente: solicitar que informe o nome completo e a data de nascimento, enquanto o profissional faz a conferência com a pulseira de identificação e a prescrição médica. A identificação deve ser feita por dois indicadores. | Garantir a realização do procedimento correto, no paciente correto. |
| 9. Orientar paciente e família quanto ao procedimento. Verificar alergias. | Manter ética e transparência no cuidado; contribuir para adesão do paciente ao procedimento. |
| 10. Fechar a porta, puxar as cortinas ou posicionar biombo ao redor do leito. | Manter a privacidade do paciente. |
| 11. Higienizar as mãos com água e sabão ou álcool-gel. | Reduzir a microbiota transitória e residente (precauções-padrão). |
| 12. Calçar luvas de procedimento. | Reduzir a microbiota transitória e residente (precauções-padrão). |
| 13. Posicionar o paciente sentado ou deitado de maneira confortável e adequada para a realização do procedimento, dependendo do local onde será efetuada a aplicação da medicação. Escolher o local para administração do medicamento conforme as características do paciente. Expor o local de aplicação. | Garantir conforto e segurança para o paciente. |
| 14. Realizar a antissepsia da região escolhida para administração do medicamento, utilizando algodão com clorexidina a 0,5%, álcool ou *swab* alcoólico; fazer movimento em espiral com bola de algodão, iniciando pelo ponto onde será feita a aplicação, desprezando o algodão. | A antissepsia garante a técnica adequada para a realização do procedimento, diminuindo o risco de infecção. |
| 15. Esticar a pele com sua mão não dominante, cerca de 2,5 cm, para baixo ou para os lados. | Garantir que o medicamento seja aplicado no músculo. |
| 16. Manter a pele esticada e inserir a agulha com a mão dominante, formando um ângulo de 90 graus (Figura 4.27). Aspirar o êmbolo da seringa, para garantir que nenhum vaso sanguíneo tenha sido atingido. | Garantir que o medicamento seja aplicado no músculo. |
| 17. Aplicar a medicação, pressionando o êmbolo, e aguardar 10 segundos para retirar a agulha; imediatamente após, liberar a pele esticada. Realizar pressão local, porém sem massagear o local da aplicação. | Garantir que a dose certa foi administrada. |
| 18. Colocar curativo adesivo no local da punção. | Proteger local pós-punção. |

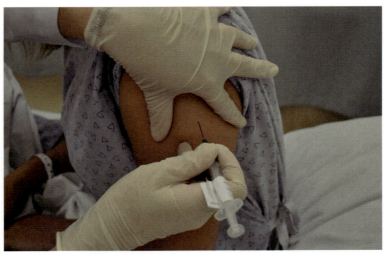

**FIGURA 4.27** Inserir agulha em ângulo de 90 graus.

| Ação | Justificativa |
|---|---|
| 19. Recolher e desprezar o material em local adequado e retirar biombo/abrir cortinas ou a porta do quarto. Realizar desinfecção da bandeja. | Garantir ambiente seguro e limpo. |
| 20. Remover as luvas e desprezá-las no lixo infectante. | A remoção das luvas previne a contaminação cruzada. |
| 21. Higienizar as mãos com água e sabão ou álcool-gel. | Reduzir a microbiota transitória e residente (precauções-padrão). |
| 22. Registrar o procedimento e possíveis intercorrências. | Cumprir requisitos legais e éticos, garantir a continuidade do cuidado e efetiva comunicação na equipe. |

## 6. ESTIMATIVA DE TEMPO DE EXECUÇÃO

O procedimento dura entre 5 e 10 minutos.

## 7. EXEMPLO DE REGISTRO

20/1/2017 – 8 h – Administrada medicação (nome do medicamento) via intramuscular em região dorsoglútea direita (item "x" da prescrição médica). *Função e nome do profissional, número do Coren e assinatura.*

## 8. CONSIDERAÇÕES ESPECIAIS NO CICLO VITAL

É necessário evidenciar a idade do paciente e o local recomendado para aplicação da medicação prescrita.

Em bebês, o local recomendado é o músculo vasto lateral; em crianças que começam a andar e crianças maiores, recomendam-se os músculos vasto lateral e deltoide, e em adultos, o musculo indicado é ventroglúteo ou deltoide.

Também vale ressaltar o tipo de medicamento em relação ao local recomendado; com medicações biológicas em bebês e crianças pequenas, recomenda-se a aplicação no músculo vasto lateral, e com medicações conhecidas como irritantes, viscosas ou soluções oleosas, recomenda-se o músculo ventroglúteo.

## 9. OBSERVAÇÕES

O Quadro 4.1 mostra os sítios de aplicação, a descrição da localização anatômica, a dose máxima recomentada e a posição do paciente.

A via de administração intramuscular é amplamente utilizada para inoculação de vacinas, sendo que o Programa Nacional de Imunizações estabelece em qual região deve ser administrada cada tipo de imunobiológico.

Em indivíduos que realizam terapia com necessidade de injeções intramusculares contínuas, deve ser realizado o rodízio do local da aplicação, a fim de evitar danos ao tecido.

A região ventroglútea é a mais segura para administração de medicamentos pelo fato de a sua localização ser livre de vasos ou nervos importantes e haver menor espessura do tecido subcutâneo. Os profissionais de enfermagem

**QUADRO 4.1**  Sítio de Aplicação, Descrição da Localização Anatômica Dose Recomendada e Posição do Paciente

| Sítio de aplicação | Descrição da localização anatômica | Dose recomendada | Posição do paciente |
|---|---|---|---|
| **Deltoide** (Figura 4.28) | Face lateral da parte superior do braço.<br>• Localizar a extremidade inferior do processo acromial<br>• Traçar uma linha imaginária nivelada com a axila<br>• Aplicar a medicação prescrita na área mediana entre esses dois pontos. | Até 1 mL | Deitada, sentada ou em pé. |
| **Ventroglúteo** (Figura 4.29) | Porção lateral do quadril; envolve os glúteos médio e mínimo.<br>• Posicionar a palma da mão sobre o trocanter maior e o dedo indicador na crista ilíaca anterossuperior, colocando a mão direita no quadril esquerdo ou a mão esquerda no quadril direito, para demarcação correta<br>• Afastar o dedo médio do indicador o mais distante possível; este movimento irá formar um V<br>• Aplicar a medicação prescrita no centro do V, formado pelos dedos indicadores e médio. | Até 4 mL | Pode ser realizado em decúbito, dorsal, lateral ou ventral, porém a posição preferível dos profissionais de enfermagem é a lateral. |
| **Dorsoglúteo** | Quadrante superior externo das nádegas, composto pelo glúteo máximo.<br>• Traçar uma linha imaginária dividindo a nádega em quatro quadrantes<br>• Localizar a crista ilíaca posterior e o trocanter maior, projetar uma linha imaginária entre as duas marcas em diagonal.<br>• Aplicar a medicação prescrita no quadrante superior externo, não ultrapassando o ponto intermediário da linha diagonal imaginária. | Até 4 mL | Posição ortostática, ventral ou lateral. |
| **Vasto lateral** (Figura 4.30) | Quadríceps femoral; localiza-se na porção externa da coxa.<br>• Posicionar uma mão acima do joelho e a outra logo abaixo do trocanter maior, na parte superior da coxa<br>• Aplicar a medicação prescrita no terço médio da área delimitada. | Até 4 mL | Decúbito dorsal ou sentada. |
| **Reto femoral** | Face anterior da coxa.<br>• Aplicar a medicação prescrita em face anterior da coxa, exatamente em terço médio. | Até 5 mL | Deitada ou sentada. |

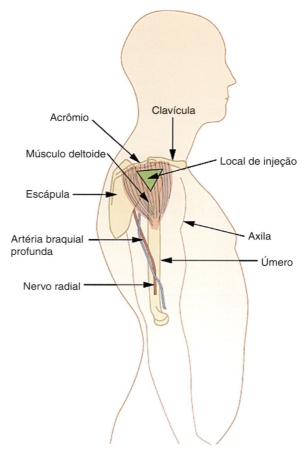

**FIGURA 4.28** Localização anatômica – intramuscular – músculo deltoide. (Imagem de domínio público disponível em: https://upload.wikimedia.org/wikipedia/commons/0/03/Im-deltoid.png)

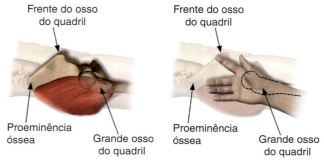

**FIGURA 4.29** Localização anatômica – intramuscular – músculo ventroglúteo. (Imagem de domínio público disponível em: https://upload.wikimedia.org/wikipedia/commons/a/a4/Injection_Sites_Intramuscular_Hip.png)

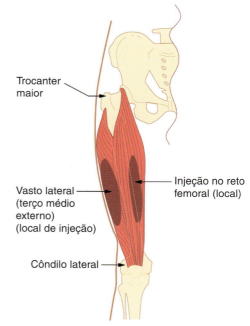

**FIGURA 4.30** Localização anatômica – intramuscular – músculo vasto lateral da coxa. (Imagem de domínio público disponível em: https://upload.wikimedia.org/wikipedia/commons/b/bf/Im-vastus-lateralis.png)

devem incorporar, em sua prática, este local como primeira escolha, porém sempre avaliando o sítio mais adequado para cada paciente.

Indivíduos que possuem próteses de silicone em região glútea e do vasto lateral, a região ventroglútea é sempre a mais indicada pelo risco de danificar a prótese e/ou atingir vasos sanguíneos e nervos no local.

## 10. DIAGNÓSTICOS DE ENFERMAGEM

- Conforto prejudicado
- Dor aguda
- Integridade da pele prejudicada
- Risco de infecção
- Medo

## 11. QUESTÕES PARA ESTUDO

1) Quando há erro na técnica de injeção intramuscular no dorsoglúteo, o nervo que fica comprometido é o:
   a) Vago
   b) Ciático
   c) Cócleo
   d) Tireoglosso
2) O local mais seguro para administração de injeção intramuscular é:
   a) Dorsoglúteo
   b) Vasto lateral
   c) Ventroglúteo
   d) Deltoide
3) A técnica de administração de injeções por via intramuscular que visa minimizar a dor, impedir saída do fármaco e diminuir a irritação local da pele, atualmente recomendada, é chamada de:
   a) Teste de Allen modificado
   b) Técnica em Z
   c) Hipodermóclise
   d) Injeção subcutânea
4) Quais dos locais a seguir são indicados para administração de medicamentos por via intramuscular:
   a) Músculo deltoide, região ventroglútea, músculo reto abdominal e vasto lateral.
   b) Músculo deltoide, vasto lateral, reto femoral, região ventroglútea (músculos glúteo médio e mínimo).
   c) Músculo deltoide, gastrocnêmio, músculo vasto lateral, músculo reto femoral
   d) Região ventroglútea, músculo tríceps, músculo vasto lateral, músculo vasto e reto femoral.

## Referências

Agaç E, Günes ÜY. Effect on pain of changing the needle prior to administering medicine intramuscularly: a randomized controlled trial. J Adv Nurs 2010;67(3):563–8.

Conselho Federal de Enfermagem. Parecer nº 09/2016. Solicitação de parecer sobre a administração de medicamentos por via IM em pacientes que usam prótese de silicone. Disponível em: http://www.cofen.gov.br/parecer-no-092016ctascofen_42147.html.

Gimenes FRE, Machado JP, Atila EG. Avaliação do conhecimento de profissionais de enfermagem sobre a injeção ventroglútea. Ciencia Y Enfermeria 2014;XX(2):29–40.

Greenway K. Rituals in nursing: intramuscular injections. J Clin Nurs 2014; 23: 3.583-3.588.

Kara D, Günes ÜY. The effect on pain of three different methods of intramuscular injection: a randomized controlled trial. IntJ Nursi Pract 2016;22:152–9.

Ogston-Tuck S. Intramuscular injection technique: an evidence-based approach. Nursing Standard 2014;29(4):52–9.

Sisson H. Aspirating during the intramuscular injection procedure: a systematic literature review. J Clin Nurs 2015;24:2.368–75.

Taylor CR, Lillis C, LeMone P, Lynn P. Fundamentos de enfermagem: a arte e ciência do cuidado de enfermagem. 1ª ed. Porto Alegre (RS): Artmed, 2014; 29:752-846.

Timby BK. Conceitos e habilidades fundamentais no atendimento de enfermagem. 10ª ed. Porto Alegre (RS): Artmed, 2014;34: 762-782.

Una Hopkins U, Arias CY, Large-volume IM. injections: A review of best practices intramuscular injections offer improved treatment adherence, ease in monitoring of adverse effects, and multiple administration sites. Oncol Nurs Adv 2013 Jan/Febr;32–7.

Wilkinson JM, Leuven KV. Fundamentos de enfermagem: teoria, conceitos e aplicações. 1ª ed. São Paulo (SP): Roca, 2010;23: 565-629.

# 4.10

## Administração de Medicamentos por Via Endovenosa

*Maria Virginia Martins Faria Faddul Alves, Meire Cristina Novelli Castro, Marla Andréia Garcia de Avila*

## 1. INTRODUÇÃO

O preparo e a administração de medicamentos requerem conhecimento e prática para que se tenha um desempenho competente e seguro nessa ação. O conhecimento é adquirido a partir de estudo da teoria e de aulas, enquanto a prática é alcançada mediante repetidas execuções da técnica e ou procedimento. A prática pode ser treinada nas situações simuladas em laboratórios de habilidades e posteriormente, sob supervisão, nos estágios curriculares e nas unidades de saúde.

É responsabilidade do enfermeiro entender sobre os medicamentos que serão utilizados na administração endovenosa (EV), como devem ser preparados e administrados, seus efeitos colaterais e possíveis reações. O enfermeiro deve assegurar uma administração correta, monitorar as respostas dos pacientes após a administração dos medicamentos e também orientar os pacientes na autoadministração correta e consciente de medicamentos. Para isso, o enfermeiro deve ter atenção e precisão, desde o preparo até a execução do procedimento, monitorar as respostas do paciente, ter conhecimento científico sobre os medicamentos e orientar o paciente e a família.

## 2. INDICAÇÕES

Esse tipo de via é utilizado para administrar um medicamento diretamente na veia, com o objetivo de uma ação *imediata*. A administração de medicamento EV deve utilizar pequenos volumes (desde 1 a 250 mL) de soluções compatíveis, que devem ser infundidas por um pequeno período de tempo (administração rápida ou de até 30 min). A administração deve ser lenta e constante e a diluição deve estar correta. O líquido a ser administrado não pode ser oleoso, ter aspecto turvo ou opaco.

A medicação EV poderá ser administrada em qualquer veia periférica acessível. Deve-se dar preferência às veias distais e, depois, às proximais, e as comumente utilizadas são:

- Veias da região cubital – basílica, mediana e cefálica
- Veias do antebraço
- Veias do dorso das mãos

A medicação EV também pode ser administrada em veias profundas que estão com cateteres endovenosos introduzidos por punção ou por dissecção de veia.

## 3. CONTRAINDICAÇÕES

Não devem ser realizadas punções em locais com sinais de infecção, infiltração e/ou trombose. O local infectado normalmente apresenta hiperemia, edema, sensibilidade ao toque e pode ter presença de exsudato. Deve-se evitar esse local devido ao risco de introduzir uma bactéria da pele para dentro da corrente sanguínea. As veias dos membros inferiores (MMII) também devem ser evitadas, principalmente em adultos e idosos.

## 4. MATERIAL

O material utilizado para o procedimento de administração de medicamento por via endovenosa compreende:

- Uma seringa de 20 mL (para a medicação)
- Duas seringas de 10 mL (para salinização antes e após a administração do medicamento)

- Duas ampolas de soro fisiológico a 0,9% – 10mL
- Medicamento
- Três agulhas 40 × 12 ou ponta romba (para aspirar o medicamento)
- Algodão com álcool ou *swab*
- Luvas de procedimento
- Bandeja
- Etiqueta de identificação

A administração de fármacos via endovenosa em *bolus* deve ser precedida de realização de um *flush* de soro fisiológico com uma seringa de maior diâmetro, como a de 10 mL. Após a administração do medicamento, recomenda-se também a realização do *flush* de soro fisiológico.

## 5. DESCRIÇÃO DA TÉCNICA

- Objetivo: Preparar e administrar medicamentos por via endovenosa.
- Aplicação: Aos pacientes/clientes com prescrição médica de medicamento por via endovenosa.
- Responsabilidade: Enfermeiros, técnicos de enfermagem e médicos.

| Ação | Justificativa |
| --- | --- |
| 1. Higienizar as mãos com água e sabão ou álcool-gel. | Reduzir a microbiota transitória e residente (precauções-padrão). |
| 2. Realizar desinfecção do balcão/bandeja. | Garantir ambiente limpo. |
| 3. Higienizar as mãos com água e sabão ou álcool-gel. | Reduzir a microbiota transitória e residente (precauções-padrão). |
| 4. Ler a prescrição médica do paciente de cima para baixo e da esquerda para a direita, quando cabível. | Garantir a realização do procedimento correto, no paciente correto. |
| 5. Separar todo o material necessário. | Organizar o procedimento. |
| 6. Preparar a medicação a ser administrada e respeitar os "certos" da administração de medicamentos. Realizar a identificação da medicação preparada. Encaminhar-se para o quarto/leito do paciente. | Evitar o erro de administração de medicamentos. |
| 7. Higienizar as mãos com água e sabão ou álcool-gel. | Reduzir a microbiota transitória e residente (precauções-padrão). |
| 8. Identificar o paciente: solicitar que informe o nome completo e a data de nascimento, enquanto o profissional faz a conferência com a pulseira de identificação e a prescrição médica. A identificação deve ser feita por dois indicadores. | Garantir a realização do procedimento correto, no paciente correto. |
| 9. Orientar paciente e família quanto ao procedimento. Verificar alergias. | Manter ética e transparência no cuidado; contribuir para adesão do paciente ao procedimento. |
| 10. Fechar a porta, puxar as cortinas ou posicionar biombo ao redor do leito. | Manter a privacidade do paciente. |
| 11. Calçar luvas de procedimento. | Proteger-se de microrganismos (precauções-padrão). |
| 12. Avaliar o acesso venoso puncionado – condições do acesso e sinais flogísticos. | Atentar-se para sinais flogísticos – se houver, sacar o acesso e puncionar um novo. |
| 13. Realizar desinfeção no conector do acesso venoso (Polifix®, torneirinha, dispositivo ou Clave®) utilizando algodão com álcool a 70% (ou *swab*) por 10 segundos (Figura 4.31). | Garantir procedimento seguro – remover sujidade e prevenir contaminação. |
| 14. Realizar *flush* com 10 mL de soro fisiológico a 0,9% (Figura 4.32). | O *flush* auxilia o profissional na avaliação da permeabilidade do acesso venoso. O volume utilizado pode ser menor em condições específicas (crianças, pacientes com doença renal crônica, entre outros). |
| 15. Injetar a medicação prescrita *lentamente*, observando a reação do paciente (Figura 4.33). | Identificar reações alérgicas imediatas ou outros efeitos adversos. |
| 16. Realizar *flush* com 10 mL de soro fisiológico a 0,9% (Figura 4.34). | O *flush* auxilia o profissional na avaliação da permeabilidade do acesso venoso. O volume utilizado pode ser menor em condições específicas (crianças, pacientes com doença renal crônica, entre outros). |
| 17. Recolher e desprezar o material em local adequado e retirar biombo/abrir cortinas ou a porta do quarto. Realizar desinfecção da bandeja. | Garantir ambiente agradável e limpo. |
| 18. Remover as luvas e desprezá-las no lixo infectante. | A remoção das luvas previne a contaminação cruzada e protege contra os efeitos do medicamento. |

| Ação | Justificativa |
|---|---|
| 19. Higienizar as mãos com água e sabão ou álcool-gel. | Reduzir a microbiota transitória e residente (precauções-padrão). |
| 20. Registrar o procedimento e possíveis intercorrências. | Garantir a documentação sobre a realização do procedimento. |

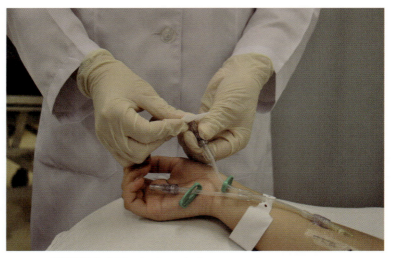

FIGURA 4.31 Antissepsia do conector do acesso venoso.

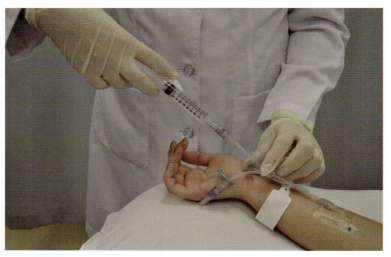

FIGURA 4.32 *Flush* de soro fisiológico a 0,9%.

## 6. ESTIMATIVA DE TEMPO DE EXECUÇÃO

O procedimento dura entre 10 e 15 minutos.

## 7. EXEMPLO DE REGISTRO

20/1/2017 – 8 h – Administro medicamento (nome do medicamento) (item "x" da prescrição médica) em acesso venoso periférico de antebraço esquerdo; realizo *flush* com 10 mL de SF 0,9% antes e após a medicação. Acesso venoso pérvio, em boas condições. *Função e nome do profissional, número do Coren e assinatura.*

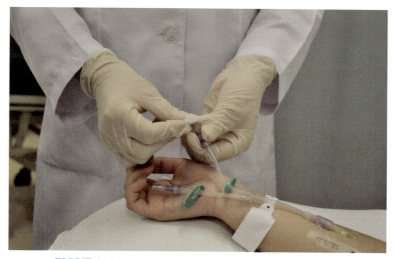
FIGURA 4.33  Antissepsia do conector do acesso venoso.

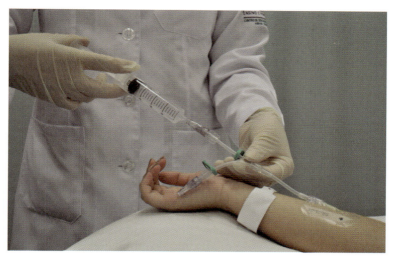
FIGURA 4.34  Administração do medicamento.

## 8. CONSIDERAÇÕES ESPECIAIS NO CICLO VITAL

As extremidades do ciclo vital requerem um cuidado especial na administração de medicação endovenosa.
Em recém-nascidos, crianças e idosos deve-se ter atenção com o volume de diluição da medicação e com o *flush* de soro fisiológico a 0,9%. É importante que o profissional considere a velocidade de infusão para minimizar ou prevenir efeitos adversos.

## 9. OBSERVAÇÕES

- Sempre avaliar o local da punção, a fim de verificar as condições do acesso venoso, presença de irritação, sinais de flebite, hiperemia, inchaço, palidez e sensibilidade ao toque.
- Certificar-se de que o dispositivo venoso está adequadamente localizado antes de administrar medicamentos.
- Avaliar o conhecimento do paciente sobre sua terapia medicamentosa.
- Observar o paciente enquanto administra o medicamento e monitorá-lo em suas respostas à terapia medicamentosa.
- Podem ocorrer intercorrências em razão da administração de medicamento EV, e entre elas estão: infiltração; hematoma; equimose; esclerose da veia; flebite e tromboflebite; choque e embolia.
- A administração de medicamento via endovenosa deve ser feita *lentamente*.

# 10. DIAGNÓSTICOS DE ENFERMAGEM

- Ansiedade
- Medo
- Mobilidade física prejudicada
- Volume de líquidos excessivo
- Risco de volume de líquidos desequilibrado
- Risco de volume de líquidos deficiente
- Risco de integridade da pele prejudicada
- Integridade tissular prejudicada
- Risco de integridade tissular prejudicada
- Integridade tissular prejudicada
- Risco de trauma vascular
- Risco de resposta adversa a meio de contraste com iodo
- Risco de resposta alérgica
- Dor aguda
- Risco de infecção
- Controle ineficaz de saúde

Muitos fatores podem estar relacionados com a ocorrência desses diagnósticos, como o controle inadequado da infusão venosa, inserção e manutenção inadequada os acessos vasculares, escolha do tipo de acesso, controle e monitoramento inadequado de algumas terapias, falhas na comunicação e educação do paciente e família. O cumprimento de protocolos assistenciais por parte de toda a equipe de saúde auxilia na obtenção de resultados adequados na terapia endovenosa. A cultura de segurança do paciente tem levado instituições de saúde a estabelecer estratégias de controle e prevenção de danos decorrentes de terapias, como no caso da administração de fármacos.

A participação de equipes de terapia endovenosa tem sido uma prática comumente observada em hospitais. Estas são empenhadas na seleção de acessos adequados a cada paciente, monitoração, avaliação, documentação e construção de indicadores relacionados a esta terapia. A presença desta equipe agrega experiência clínica, reduz o risco ao paciente, diminui os custos hospitalares e é de relevância na mortalidade relacionada à terapia endovenosa.

# 11. QUESTÕES PARA ESTUDO

1) Qual a indicação para se administrar um medicamento por via endovenosa?
2) Quais os materiais necessários para aplicação de medicamento endovenoso?
3) Que pontos importantes devem ser analisados antes de realizar o procedimento técnico de punção venosa para administração de medicamento?
4) Qual a importância da anotação de enfermagem em relação ao procedimento de administração de medicamento endovenoso?

## Referências

Arreguy-Sena C, Carvalho EC de. Risco para trauma vascular: proposta do diagnóstico e validação por peritos. Rev Bras Enferm [Internet]. [cited 2016 Aug 04]; 2009 Fev 62(1): 71-78. Disponível em: http://www.scielo.br/scielo.php?script=sci_arttext&pid=S0034-71672009000100011&lng=en

Barbosa MS, Mafei FH, Marin MJS. Diagnósticos e intervenções de enfermagem aos pacientes em terapia anticoagulante. Rev Bras Enferm 2004;57(5):601–4. Disponível em: http://hdl.handle.net/11449/67854.

Barros ALBL, et al. Processo de enfermagem: guia para a prática/Conselho Regional de Enfermagem de São Paulo; São Paulo: Coren-SP; 2015.

Herdman TH, Kamitsuru S. Diagnósticos de enfermagem da NANDA-I: definições e classificação 2018-2020. 11. ed. Porto Alegre: Artmed; 2018.

Mussi NM, Ohnishi M, Utyama IKA, Oliveira MMB. Técnicas fundamentais de enfermagem. 2ª ed. São Paulo: Editora Atheneu; 2007.

Perry AG, Potter PA. Guia complete de procedimentos e competências em Enfermagem. 7ª ed. Rio de Janeiro: Elsevier; 2012. 640 p.

Posso MBS. Semiologia e semiotécnica de enfermagem. São Paulo: Editora Atheneu; 1999.

Potter PA, Perry AG. Fundamentos de enfermagem – conceitos, processo e prática. 4ª ed. Rio de Janeiro: Guanabara Koogan; 1999.

Wilkinson JM, Van Leuven K. Fundamentos de enfermagem – teoria, conceitos e aplicações. São Paulo: Roca; 2010.

# 4.11

## Administração de Medicamentos por Via Vaginal

*Cristiane Lopes Federige, Gisele Puerta Nogueira Gava*

## 1. INTRODUÇÃO

A administração de medicamentos por via vaginal é de amplo uso nos tratamentos ginecológicos de infecções (vaginoses), inflamações (vaginites) ou nas terapias hormonais contraceptivas ou não.

As medicações de uso vaginal, como cremes, pomadas, óvulos (supositórios vaginais), lubrificantes, géis e espumas, costumam vir acompanhadas de aplicadores descartáveis, para facilitar a aplicação. A mulher deve sempre ser orientada para que, após a sua aplicação, permaneça deitada para facilitar a absorção do fármaco.

> **Lembre-se de que a administração de medicamentos por via vaginal é uma VIA DE ADMINISTRAÇÃO TÓPICA.**

## 2. INDICAÇÕES

Indica-se o uso de fármacos via vaginal no tratamento de patologias ginecológicas, como infecções e inflamações, e no uso de terapias hormonais contraceptivas e de reposição.

Na obstetrícia, são utilizados para a indução do trabalho de parto, como o comprimido vaginal de misoprostol (análogo sintético da prostaglandina E1), e em *sprays* para analgesia do períneo no pós-parto.

Ao contrário do que se pensa, as administrações vaginais são também indicadas para mulheres que nunca tiveram relações sexuais, havendo necessidade de uma ótima orientação, e em caso de crianças, pré-adolescentes e adolescentes, o auxílio do responsável é indispensável.

## 3. CONTRAINDICAÇÕES

As principais contraindicações são as que se referem às hipersensibilidades aos fármacos prescritos; devem-se observar reações como ardor, pruridos, edemas, erupções e/ou hiperemia após as aplicações. Caso ocorram, é necessário descontinuar o uso, comunicar ao médico responsável pela prescrição, irrigar abundantemente o local e, se houver necessidade e indicação, realizar duchas vaginais com o intuito de retirar a maior quantidade possível do fármaco introduzido.

Quando houver reação sistêmica, deve-se entrar em contato imediatamente com o médico, para prescrição de anti-histamínico a fim de controlar as reações adversas.

> Em períneos e vulvas lesionadas, é sempre indicada uma avaliação criteriosa antes da aplicação do fármaco via vaginal, mas as lesões não contraindicam o uso

## 4. MATERIAL

- Medicamento vaginal prescrito
- Aplicador vaginal (quando necessário) (Figura 4.35)

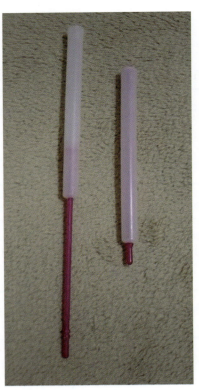

FIGURA 4.35   Aplicador vaginal.

- Equipamento de proteção individual (luva de procedimento, óculos e máscara)
- Lubrificante hidrossolúvel (quando necessário)
- Absorvente higiênico

## 5. DESCRIÇÃO DA TÉCNICA

- Objetivo: Preparar e administrar medicamentos por via vaginal.
- Aplicação: Aos pacientes/clientes com prescrição médica de medicamento por via vaginal.
- Responsabilidade: Enfermeiros, técnicos de enfermagem e médicos.

Havendo secreção ou sujidades na região perineal, é indicada a higiene íntima antes da aplicação. Quando a mulher for independente e deambular, indica-se banho de aspersão, e em caso de dependência parcial ou total, deve-se providenciar a higienização com toalha, lenços umedecidos ou mesmo irrigação perineal.

### Administração de óvulos ou supositórios vaginais

Os óvulos ou supositórios vaginais derretem à temperatura ambiente, de modo que, para facilitar seu uso, mantenha-o refrigerado, abrindo a embalagem apenas no momento da introdução.

| Ação | Justificativa |
|---|---|
| 1. Higienizar as mãos com água e sabão ou álcool-gel. | Reduzir a microbiota transitória e residente (precauções-padrão). |
| 2. Realizar desinfecção do balcão/bandeja. | Garantir ambiente limpo. |
| 3. Higienizar as mãos com água e sabão ou álcool-gel. | Reduzir a microbiota transitória e residente (precauções-padrão). |
| 4. Ler a prescrição médica do paciente de cima para baixo e da esquerda para a direita quando cabível. | Garantir a realização do procedimento correto, no paciente correto. |
| 5. Separar todo o material necessário. | Organizar o procedimento. |

## 5. DESCRIÇÃO DA TÉCNICA                                                                187

| Ação | Justificativa |
|---|---|
| 6. Preparar a medicação a ser administrada e respeitar os "certos" da administração de medicamentos. Realizar a identificação da medicação preparada. Encaminhar-se para o quarto/leito do paciente. | Evitar o erro de administração de medicamentos. |
| 7. Higienizar as mãos com água e sabão ou álcool-gel. | Reduzir a microbiota transitória e residente (precauções-padrão). |
| 8. Identificar o paciente: solicitar que informe o nome completo e a data de nascimento, enquanto o profissional faz a conferência com a pulseira de identificação e a prescrição médica. A identificação deve ser feita por dois indicadores. Verificar alergias. | Garantir a realização do procedimento correto, no paciente correto. |
| 9. Fechar a porta, puxar as cortinas ou posicionar biombo ao redor do leito. | Manter a privacidade da paciente. |
| 10. Orientar a paciente quanto ao procedimento. Comunicar à cliente o procedimento, bem como as sensações no período pós- administração, como umidade na região perineal por drenagem do creme ou pomada. Quando a cliente optar pela autoadministração, explicar como proceder e acompanhar o procedimento, se necessário | Manter ética e transparência no cuidado; contribuir para adesão da paciente ao procedimento. Solicitar ao acompanhante que aguarde fora do quarto. |
| 11. Posicionar a cliente em posição ginecológica, mantendo o dorso e as pernas cobertas. | A posição favorece a realização do procedimento. |
| 12. Visualizar a vulva e expor apenas o períneo. Solicitar à cliente que relaxe. | Em caso de sujidades ou secreções, realizar a higiene íntima ou promover a limpeza com toalhas ou lenços umedecidos. |
| 13. Colocar os equipamentos de proteção individual (EPI) de acordo com a precaução definida. Atenção quanto à sequência de colocação dos EPI (detalhada no Capítulo 3.4). | Proteger-se de microrganismos (precauções-padrão). |
| 14. Retirar o medicamento da embalagem, lubrificando-o com um lubrificante hidrossolúvel. | Auxilia a colocação no canal vaginal. |
| 15. Expor a vagina e, com um aplicador ou o dedo indicador, inserir o supositório no canal vaginal (cerca de 5 cm). | Introduzir o óvulo ou supositório vaginal o mais profundo possível para melhor absorção do medicamento. |
| 16. Recolher e desprezar o material em local adequado e retirar biombo/ abrir cortinas ou a porta do quarto. Realizar desinfecção da bandeja. | Garantir ambiente seguro e limpo. |
| 17. Remover EPI. | Precaução-padrão. |
| 18. Higienizar as mãos com água e sabão ou álcool-gel. | Reduzir a microbiota transitória e residente (precauções-padrão). |
| 19. Registrar o procedimento e possíveis intercorrências. | Cumprir requisitos legais e éticos, garantir a continuidade do cuidado e efetiva comunicação na equipe. |

# Administração de pomadas, cremes ou géis

Preencha o aplicador apenas na hora que for administrar o medicamento.

| Ação | Justificativa |
|---|---|
| 1. Repetir os passos 1 a 13 da administração de óvulos ou supositórios vaginais | |
| 14. Adaptar o aplicador no tubo da medicação. Encher o aplicador espremendo delicadamente o tubo e observando a quantidade prescrita; a maioria das prescrições indica o uso de um tubo totalmente preenchido. | Cuidado ao adaptar; caso o aplicador não esteja bem colocado, haverá extravasamento do medicamento. |
| 15. Introduzir o aplicador profundamente na vagina e pressionar o êmbolo (Figura 4.36). **Importante:** Em caso de mulheres que não tiveram relações sexuais, encostar a ponta do aplicador na entrada da vagina e pressionar o êmbolo para que o medicamento possa ser introduzido. | Atente-se para que todo o medicamento seja introduzido no canal vaginal. Nesses casos, observamos que boa parte do medicamento extravasa para a vulva. Esse procedimento deve ser realizado com delicadeza para que não ocorram lesões ou sensações dolorosas. |
| 16. Retirar excessos que podem ficar na vulva, causando desconforto. | Excessos de cremes e pomadas na vulva causam sensação de umidade na vagina. |
| 17. Colocar ou oferecer um absorvente higiênico para que seja colocado na calcinha. | Evitar que a medicação manche roupas íntimas ou o leito. |
| 18. Ajudar a cliente a se posicionar confortavelmente. Solicitar que permaneça o maior tempo possível no leito, minimamente por 20 minutos. | Evitar que o medicamento seja drenado assim, não tendo a absorção necessária. |
| 19. Recolher e desprezar o material em local adequado: *Se o aplicador for descartável*, descarte-o em local apropriado para lixo hospitalar; *Se não for descartável*, lave-o com água morna e sabão neutro e identifique-o para que seja utilizado somente pela mesma cliente; | O lixo hospitalar é colocado em sacos brancos para serem incinerados por empresas especializadas. No caso de aplicadores não descartáveis, quando possível, após a sua lavagem e identificação, deixe-os sob a guarda da cliente. |

| Ação | Justificativa |
|---|---|
| 20. Retirar biombo/abrir cortinas ou a porta do quarto. Realizar desinfecção da bandeja. | Garantir ambiente seguro e limpo. |
| 21. Remover equipamentos de proteção individual e desprezá-los adequadamente. | A remoção das luvas previne a contaminação cruzada. |
| 22. Higienizar as mãos com água e sabão ou álcool-gel. | Reduzir a microbiota transitória e residente (precauções-padrão). |
| 23. Registrar o procedimento e possíveis intercorrências. | Cumprir requisitos legais e éticos, garantir a continuidade do cuidado e efetiva comunicação na equipe. |

## 6. ESTIMATIVA DE TEMPO DE EXECUÇÃO

O procedimento pode durar de 10 a 15 minutos.

## 7. EXEMPLO DE REGISTRO

20/1/2017 – 22 h – Administro medicamento (nome do medicamento), (item "x" da prescrição médica) por via vaginal, onde foram observadas secreções esbranquiçadas na fúrcula vaginal. Foi realizada higiene local. Explico a necessidade de que a paciente permaneça deitada o maior tempo possível para melhor absorção da medicação; foi oferecido absorvente íntimo. *Função e nome do profissional, número do Coren e assinatura.*

### Exemplo em caso de autoadministração

20/1/2017 – 22 h – Informo a paciente sobre administração de creme vaginal (nome do medicamento) (item "x" da prescrição médica), que opta por autoadministração. Orientada e assistida por mim: observo períneo com secreção esbranquiçada; supervisiono higiene íntima e autoadministração. Nega queixas ou desconfortos. Explico a necessidade de ela permanecer deitada o maior tempo possível para melhor absorção da medicação e ofereço absorvente íntimo. *Função e nome do profissional, número do Coren e assinatura.*

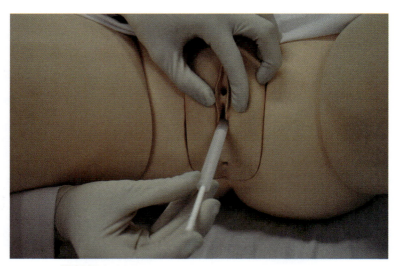

FIGURA 4.36 Introduzir o aplicador de creme vaginal.

# 8. CONSIDERAÇÕES ESPECIAIS NO CICLO VITAL

A terapia medicamentosa por via vaginal pode ser utilizada em qualquer fase da vida de uma mulher e, via de regra, não possui contraindicações por idade.

Alguns cuidados precisam ser tomados quando houver a necessidade da utilização em crianças, pré-adolescentes e mulheres virgens.

Mãe, pai, responsável legal ou mulher devem sempre ser muito bem orientados para a execução do procedimento. Em alguns casos, ocorre a negativa desses responsáveis frente ao uso vaginal de cremes, pomadas e outros. Quando isso ocorrer, deve ser registrado adequadamente.

# 9. OBSERVAÇÕES

O uso de cremes vaginais não possui contraindicações, porém são necessários alguns cuidados quando houver necessidade de utilização. Geralmente tais cremes possuem em sua fórmula antibióticos, anti-inflamatórios e anti-fúngicos, que não devem ser descontinuados durante o uso, de modo que algumas orientações são necessárias para maior eficácia e melhores resultados:

- Orientar que o uso deve continuar durante o período menstrual mas deve-se dar preferência para seu início depois do último dia de sangramento vaginal, sempre que for possível esperar.
- Evitar relações sexuais, pois podem interferir negativamente nos resultados esperados com a terapia; a atividade sexual, por modificar o pH da vagina e desequilibrar a flora vaginal normal, poderá levar a um comprometimento da ação e eficácia do tratamento.
- As relações sexuais poderão ser retomadas logo após o termino da terapia por via vaginal.
- O uso das terapias por via vaginal deve ser descontinuado se ocorrerem ardor, prurido, edema, hiperemia e sinais de hipersensibilidade local ou sistêmicos.

# 10. DIAGNÓSTICOS DE ENFERMAGEM

- Perfusão tissular periférica prejudicada
- Risco de resposta alérgica
- Conforto prejudicado
- Integridade da pele prejudicada
- Padrão de sexualidade ineficaz
- *Deficit* no autocuidado para a higiene íntima
- Ansiedade
- Infecção
- Risco de lesão

# 11. QUESTÕES PARA ESTUDO

**1)** Existem várias apresentações farmacêuticas, como cremes, pomadas, géis, espumas, óvulos e supositórios vaginais para administração por via vaginal. Em quais situações é indicada cada uma das apresentações?
**2)** Diferencie vaginoses e vaginites. Quais os tratamentos indicados em cada uma dessas situações?
**3)** Como ocorre a absorção dos medicamentos administrados por via vaginal? Quais as condições que podem levar a uma absorção ineficiente?
**4)** Uma paciente demonstrou resistência ao uso do creme por via vaginal; como você argumentaria para convencê-la que essa é a melhor opção para o seu tratamento?

## Referências

Archer E, et al. procedimentos e Protocolos. 1ª ed. Rio de Janeiro: Guanabara Koogan; 2005. 740 p.
Lippincott W, Lippincott W. Fundamentos de enfermagem: série incrivelmente fácil. 1ª ed. Rio de Janeiro: Guanabara Koogan; 2008. 658 p.
Medeiros W. Os pilares da humanização hospitalar. 1ª ed. Rio de Janeiro: Loyola; 2003.

Herdman TH, Kamitsuru S. Diagnósticos de enfermagem da NANDA-I: definições e classificação 2018-2020. 11. ed. Porto Alegre: Artmed; 2018.
Potter P, Perry AG. Fundamentos de enfermagem. 7ª ed. Rio de Janeiro: Editora Elsevier; 2009. 1.480 p.
Schull PD. Enfermagem básica teoria e prática: nomenclatura anatômica atualizada. 3ª ed. São Paulo: Editora Rideel; 2004. 512 p.

# 4.12

# Administração de Medicamentos por Via Retal

*Daniele Alcalá Pompeo, Luciana Regina Ferreira da Mata*

## 1. INTRODUÇÃO

A administração de medicamentos é atividade fundamental do exercício da enfermagem. Enfermeiros devem possuir conhecimentos e habilidades baseados em evidências para gerenciar o cuidado dessa prática cotidiana, considerando a segurança e satisfação dos pacientes.

A via retal é relativamente pouco escolhida para administrar medicamentos quando comparada a outros locais mais acessíveis, como as vias oral, tópica e parenteral. No entanto, possui ação mais rápida do que a via oral e maior biodisponibilidade, por não sofrer interação com substâncias presentes no processo digestório.

A medicação é aplicada através do ânus, sob a forma de supositório, enema ou pomada. Supositórios são medicamentos, geralmente à base de óleo vegetal sólido, de forma cônica ou cilíndrica, semelhantes a um projétil de aproximadamente 4 cm, que derretem à temperatura corporal (Figura 4.37). Enemas são substâncias líquidas específicas para administração no reto. Já as pomadas são preparações de consistência semissólida destinadas à aplicação sobre a pele ou mucosas.

Para administrar medicamentos pelo reto de forma segura é essencial que o enfermeiro possua conhecimento sobre anatomia da pelve; motivo da indicação do medicamento e as alterações fisiológicas esperadas para o alcance do efeito terapêutico; tipos e doses de fármacos adequados para inserção retal, bem como seu preparo e administração.

A assistência de enfermagem na administração de medicamentos por via retal tem o objetivo de garantir que o paciente receba o fármaco prescrito de forma segura, além de orientar e esclarecer possíveis dúvidas acerca do procedimento e dos cuidados relacionados. O enfermeiro deve trabalhar em associação com o paciente e a família, a fim de assegurar a compreensão das orientações e a prestação de um cuidado individualizado.

Para isso, o enfermeiro deve avaliar o estado de saúde do paciente, considerando os aspectos biológicos, psicológicos e sociais, bem como suas crenças, necessidades, sentimentos e preocupações sobre o procedimento e o medicamento. Outra importante ação consiste em investigar possíveis alergias a látex, amendoim ou nozes (enemas possuem óleo de amendoim) e, ainda, as reações apresentadas após o contato com a substância alérgica, as quais devem ser documentadas nos registros de enfermagem.

Ressalta-se que a prática da enfermagem é sustentada pelo processo de enfermagem e demanda o conhecimento da história do paciente, de modo que todas as informações e necessidades sejam colocadas em contexto significativo e resolvidas. Essa forma sistematizada de assistir o paciente facilita a tomada de decisões e propicia a implementação de cuidados seguros e efetivos.

## 2. INDICAÇÕES

A via retal é indicada para produzir efeito terapêutico local e, muitas vezes, sistêmico, já que a mucosa do reto é rica em sangue e linfa, o que auxilia na absorção sistêmica. É bastante utilizada quando o paciente precisa receber medicamentos que possam irritar outras vias de administração ou, ainda, quando apresenta estado de inconsciência, vômitos frequentes ou deglutição prejudicada.

A constipação intestinal consiste na irregularidade dos hábitos de evacuação e em fezes de consistência endurecida e eliminação difícil e, às vezes, dolorosa. O tratamento habitual envolve a administração de supositórios e, em casos mais graves, enemas. O supositório é indicado quando as fezes estão endurecidas na porção inferior do cólon,

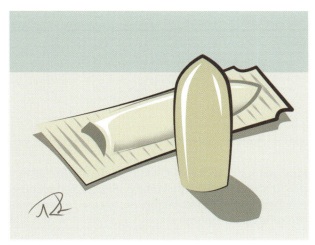
FIGURA 4.37  Supositório retal.

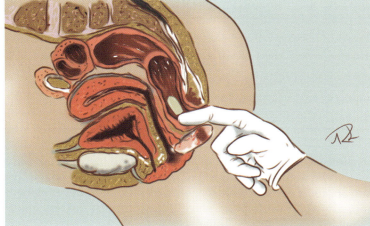
FIGURA 4.38  Supositório retal.

dificultando a sua expulsão. Esses medicamentos estimulam os movimentos dos músculos intestinais e possuem ação hidratante, o que torna o bolo fecal mais macio e, consequentemente, proporciona sua maior mobilidade no intestino e redução do esforço a ser realizado pelo paciente durante a evacuação. São fabricados em um formato com extremidade pontiaguda e uma base romba, normalmente côncava, que forma uma reentrância que facilita a inserção da ponta do dedo indicador para empurrar (Figura 4.38).

Os enemas são soluções retais que atraem água através da parede do cólon no processo de osmose, aumentando assim a quantidade de água presente na luz intestinal. Dessa forma, é exercida uma pressão maior, que serve como estímulo mecânico, o qual, por sua vez, somado à umidade das fezes, estimula a evacuação. São indicados em casos de fezes endurecidas que atingem o cólon descendente, sigmoide e reto.

Durante a avaliação do paciente, o profissional deve questionar sobre os hábitos intestinais diários e os possíveis fatores de risco para a constipação, como: uso de medicamentos (ansiolíticos, antidepressivos, agentes anticolinérgicos, anti-hipertensivos, diuréticos, opioides, antiácidos à base de alumínio, antibióticos, relaxantes musculares e fármacos que contenham ferro); doenças (fissuras anais, hemorroidas, obstrução intestinal, síndrome do intestino irritável, doença diverticular, abdome agudo, megacólon, condições metabólicas, neurológicas e neuromusculares deficientes, depressão e distúrbios endócrinos); hábitos alimentares (baixo consumo de fibras e ingestão inadequada de líquidos); ausência de exercícios físicos regulares; estresse; e imobilidade e debilidade.

Durante o período de hospitalização, o enfermeiro deve, ainda, incentivar uma maior motilidade intestinal, com estímulo à deambulação ou mobilização frequente, dieta e ingesta hídrica adequadas, massagens abdominais, bem como acompanhar diariamente a presença e característica das eliminações e o padrão dos ruídos hidroaéreos.

Pacientes que serão submetidos a procedimentos cirúrgicos específicos ou que farão exames investigativos devem esvaziar o intestino, com o objetivo de produzir maior visualização no procedimento, evitar traumas intestinais e prevenir contaminação do peritônio por material fecal. Geralmente é indicado o uso de laxantes pelas vias oral e retal, sendo supositórios e enemas muito utilizados nessas situações.

O uso de medicamento via retal também é indicado para aliviar sintomas como coceira e dor e para tratar hemorroidas.

## 3. CONTRAINDICAÇÕES

Há ocasiões em que a administração de medicamentos pela via retal é contraindicada. O Quadro 4.2 apresenta a relação das principais contraindicações.

Pacientes com lesão de medula espinal, especialmente acima da sexta vértebra torácica, devem ser avaliados com cautela, pois possuem risco de disreflexia autonômica, que ocorre em resposta a estímulos nocivos (inserção de supositórios, acúmulo e impactação fecal), podendo provocar elevação intensa da pressão arterial e, consequentemente, acidente vascular cerebral, hemorragias, convulsões e morte.

Muitos pacientes que convivem com essa doença são dependentes de profissionais e medicamentos para o funcionamento adequado do intestino. Dessa forma, o enfermeiro deve coletar dados do paciente relacionados à frequência

**QUADRO 4.2**   Principais Contraindicações para Administração de Medicamentos Via Retal

Paciente não consentiu de forma verbal ou escrita a realização do procedimento;

Mudanças do tecido retal ou anal ocasionadas por cirurgia ou radiação recentes;

Anormalidades, cirurgias ou trauma envolvendo as áreas do períneo ou perianal;

Suspeita de íleo paralítico ou obstrução de cólon;

Pacientes com neutropenia, trombocitopenia ou risco de arritmias.

de eliminações intestinais nos últimos dias e inspecionar, auscultar e palpar o abdome. Caso o paciente esteja sem evacuar há alguns dias, apresentando abdome globoso, endurecido ou abaulado em quadrante inferior esquerdo e com ausência de ruídos hidroaéreos, o enfermeiro deve relatar esses achados ao médico, já que, neste caso, a administração do supositório pode prevenir as complicações associadas à disreflexia autonômica.

# 4. MATERIAL

Após checar a prescrição médica, o enfermeiro deve reunir os seguintes materiais:

- Bandeja
- Biombo
- Medicamento prescrito
- Fita crepe
- Gaze não estéril
- Equipamento de proteção individual (luvas de procedimento, óculos, máscara)
- Lubrificante hidrossolúvel
- Fralda
- Comadre
- Lençol móvel e impermeável
- Compressa não estéril (ou papel-toalha)
- Para medicamentos na apresentação de pomadas, inserir espátula e aplicador.

# 5. DESCRIÇÃO DA TÉCNICA

- Objetivo: Preparar e administrar medicamentos por via retal.
- Aplicação: Aos pacientes/clientes com prescrição médica de medicamento por via retal.
- Responsabilidade: Enfermeiros e médicos; os técnicos de enfermagem podem realizar administração de medicamentos, sob supervisão de um enfermeiro.

Administração de supositórios

| Ação | Justificativa |
|---|---|
| 1. Higienizar as mãos com água e sabão ou álcool-gel. | Reduzir a microbiota transitória e residente (precauções-padrão). |
| 2. Realizar desinfecção do balcão/bandeja. | Garantir ambiente limpo. |
| 3. Higienizar as mãos com água e sabão ou álcool-gel | Reduzir a microbiota transitória e residente (precauções-padrão). |
| 4. Ler a prescrição médica do paciente de cima para baixo e da esquerda para a direita quando cabível. | Garantir a realização do procedimento correto, no paciente correto. |
| 5. Separar todo o material necessário. | Organizar o procedimento. |
| 6. Preparar a medicação a ser administrada e respeitar os "certos" da administração de medicamentos. Realizar a identificação da medicação preparada. Encaminhar-se para o quarto/leito do paciente. | Evitar o erro de administração de medicamentos. |
| 7. Higienizar as mãos com água e sabão ou álcool-gel. | Reduzir a microbiota transitória e residente (precauções-padrão). |

| Ação | Justificativa |
|---|---|
| 8.  Identificar o paciente: solicitar que informe o nome completo e a data de nascimento, enquanto o profissional faz a conferência com a pulseira de identificação e a prescrição médica. A identificação deve ser feita por dois indicadores. | Garantir a realização do procedimento correto, no paciente correto. |
| 9. Orientar paciente e família quanto ao procedimento. Verificar alergias. | Manter ética e transparência no cuidado; contribuir para adesão do paciente ao procedimento. |
| 10. Fechar a porta, puxar as cortinas ou posicionar biombo ao redor do leito | Manter a privacidade do paciente. |
| 11. Higienizar as mãos com água e sabão ou álcool gel. | Reduzir a microbiota transitória e residente (precauções-padrão). |
| 12. Colocar os equipamentos de proteção individual (EPI) de acordo com a precaução definida. Atenção quanto à sequência de colocação dos EPI (detalhadas no Capítulo 3.4). | Proteger-se de microrganismos (precauções-padrão) |
| 13. Remover as roupas íntimas e solicitar que o paciente realize higiene íntima. Caso haja impossibilidade, o profissional deve auxiliar o paciente ou realizá-la (nesse caso, trocar as luvas). Colocar o lençol móvel e o impermeável na cama, se necessário. | Proporcionar procedimento da forma mais segura e confortável ao paciente. |
| 14. Colocar o paciente em posição de Sims (decúbito lateral esquerdo, com o membro inferior direito em flexão e o membro inferior esquerdo estendido ou levemente flexionado) (Figura 4.39) e manter a privacidade cobrindo-o com um lençol. | A posição de SIMS facilita a realização do procedimento e auxilia o profissional na introdução adequada do medicamento. |
| 15. Orientar o paciente a inspirar lenta e profundamente pela boca e relaxar o esfíncter anal. Afastar a prega interglútea com a mão não dominante, e, com o supositório envolvido em gaze, introduzi-lo ao ânus pela extremidade afilada, de forma delicada e usando o dedo indicador da mão dominante, por aproximadamente 5 a 7 cm, direcionando-o para o umbigo (Figura 4.40). | Relaxar o esfíncter diminui a resistência do ânus durante a introdução do medicamento. Envolver o supositório com a gaze evita que ele escorregue pelas mãos do profissional. |
| 16. Solicitar que o paciente permaneça deitado, contraia os glúteos, retendo o supositório por cerca de 5 minutos. Ajudar o paciente a posicionar-se de forma confortável no leito. Em pacientes com paraplegia, tetraplegia, idosos, lactentes ou comatosos, devem-se pressionar os glúteos, fechando o ânus por alguns minutos a fim de evitar o retorno do medicamento. | Evitar a expulsão do supositório. |
| 17. Recolher e desprezar o material em local adequado e retirar biombo/abrir cortinas ou a porta do quarto. Realizar desinfecção da bandeja. | Garantir ambiente seguro e limpo. |
| 18. Remover EPI e desprezá-los. | Precaução-padrão. |
| 19.  Higienizar as mãos com água e sabão ou álcool-gel. | Reduzir a microbiota transitória e residente (precauções-padrão). |
| 20.  Registrar o procedimento e possíveis intercorrências. | Cumprir requisitos legais e éticos, garantir a continuidade do cuidado e efetiva comunicação na equipe. |

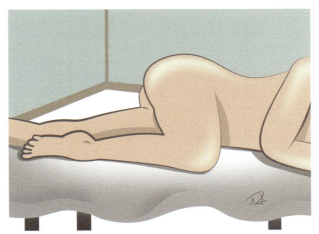

**FIGURA 4.39** Posição de Sims.

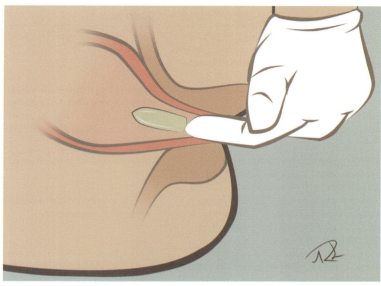

**FIGURA 4.40**  Introduzir o supositório com a parte pontiaguda primeiro.

Administração de enemas

| Ação | Justificativa |
|---|---|
| Seguir os passos 1 a 14 do procedimento Administração de supositórios | |
| 15. Retirar a capa protetora da cânula retal. Lubrificar a cânula com lubrificante hidrossolúvel. | A lubrificação da cânula retal (sonda) facilita a introdução desta na região anal e ampola retal. |
| 16. Orientar o paciente a inspirar lenta e profundamente pela boca e relaxar o esfíncter anal. Afastar a prega interglútea com a mão não dominante e inserir suavemente a cânula lubrificada no reto, com a mão dominante, como se a ponta fosse em direção ao umbigo. | Envolver o supositório com a gaze evita que ele escorregue pelas mãos do profissional. Relaxar o esfíncter diminui a resistência do ânus durante a introdução do medicamento. |
| 17. Comprimir o frasco até ser expelido quase todo o líquido. Iniciar a compressão do fundo do frasco em direção à abertura e não descomprimir até que seja inserida a quantidade do líquido desejada (Figura 4.41). | Administrar todo o medicamento. |
| 18. Retirar a cânula do reto. Solicitar ao paciente para manter a posição e tentar segurar até o momento em que sentir forte vontade de evacuar (geralmente 2 a 5 minutos), oferecendo a comadre ou então solicitando que o paciente vá até o banheiro.<br>Em pacientes com paraplegia, tetraplegia, idosos, lactentes ou comatosos, devem-se pressionar os glúteos, fechando o ânus por alguns minutos a fim de evitar o retorno do medicamento. | Reter o medicamento auxilia no amolecimento das fezes e favorece a ação do líquido infundido e a adequada resposta ao procedimento. |
| 19. Observar as reações do paciente e o resultado do enema (quantidade e características das fezes). Auxiliar o paciente na higiene íntima (se necessário) e deixá-lo posicionado confortavelmente. | Avaliar a reposta ao procedimento. |
| 20. Recolher e desprezar o material em local adequado e retirar biombo/abrir cortinas ou a porta do quarto. Realizar desinfecção da bandeja. | Garantir ambiente seguro e limpo. |
| 21. Remover EPI e desprezá-los. | A remoção das luvas previne a contaminação cruzada. |
| 22. Higienizar as mãos com água e sabão ou álcool-gel. | Reduzir a microbiota transitória e residente (precauções-padrão). |
| 23. Registrar o procedimento e possíveis intercorrências. | Cumprir requisitos legais e éticos, garantir a continuidade do cuidado e efetiva comunicação na equipe. |

## 6. ESTIMATIVA DE TEMPO DE EXECUÇÃO

O procedimento pode demorar de 20 a 40 minutos – considerando a higiene íntima pré e pós-procedimento e o tempo para a evacuação pós procedimento.

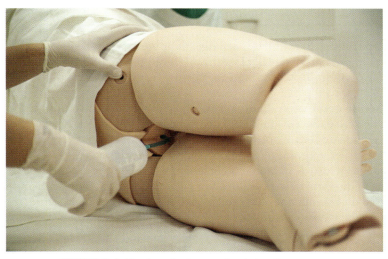

FIGURA 4.41  Introduzir a sonda e infundir o enema.

## 7. EXEMPLO DE REGISTRO

22/2/2017 – 10 h – Aplicado supositório de glicerina 2,250 g, via retal, conforme item "x" da prescrição médica, em decorrência de constipação intestinal (evacuação ausente há 5 dias). Paciente negou alergias, relatou não possuir dúvidas quanto ao procedimento e aos efeitos terapêuticos do medicamento, após as orientações fornecidas. Referiu, ainda, estar constrangido com o procedimento por ser em uma região íntima, mas que confiava nos profissionais que o assistiam. Região anal sem anormalidades e procedimento sem intercorrências. *Função e nome do profissional, número do Coren e assinatura.*

22/02/2017 – 10h25 – Evacuou em grande quantidade, apresentando fezes endurecidas, com cor e odor característicos. Relatou presença de gases e dor em região abdominal, do tipo cólica, de intensidade 2, na escala de 0 a 10, que foi aliviada com o episódio de evacuação. *Função e nome do profissional, número do Coren e assinatura.*

## 8. CONSIDERAÇÕES ESPECIAIS NO CICLO VITAL

### Crianças

Em crianças, o supositório deve ser inserido delicadamente pelo ápice (extremidade pontiaguda), ultrapassando o esfíncter interno do ânus. Em lactente ou em criança pequena, o supositório é colocado com o dedo mínimo. Em crianças maiores pode-se usar o dedo indicador.

A criança, muitas vezes, não obedecerá às instruções do profissional após a inserção do supositório. Se isso ocorrer, as nádegas da criança devem ser mantidas aproximadas até ela relaxar ou desaparecer a urgência de fazer força. Em caso de evacuação em tempo inferior a 30 minutos, deve-se verificar se há supositório nas fezes. Ressalta-se, ainda, que se a criança apresentar dificuldade em reter o supositório, o enfermeiro pode introduzi-lo na forma invertida, ou seja, pela extremidade romba.

### Idosos

Pacientes idosos são particularmente propensos à constipação pela diminuição dos tônus da musculatura, presença de doenças crônicas, debilidade e uso de medicações. É comum identificar o uso abusivo de laxantes para proporcionar evacuações diárias, fato que pode causar dependência e provocar constipação intestinal crônica.

Enemas de fosfato de sódio não devem ser usados em pacientes idosos debilitados.

## 9. OBSERVAÇÕES

Supositórios demoram em média 20 minutos para dissolver e tornarem-se eficazes. Para isso, precisam do calor do corpo. Se colocado no meio de matéria fecal, ele permanecerá intacto.

O profissional deve evitar cortar o supositório. Se for necessário cortá-lo para obter a dose prescrita, deve ser feito no sentido longitudinal.

Se um supositório for inserido pela extremidade romba, não é garantido que ele entrará em contato com a parede do intestino, mesmo com o auxílio do esfincter anal. Por isso, indica-se a sua aplicação pela extremidade romba quando a medicação prescrita for absorvida no reto. Contrariamente, os supositórios de absorção intestinal devem ser colocados pela extremidade pontiaguda e serem guiados até a parede do intestino, por meio da ponta do dedo indicador.

Os enemas devem estar à temperatura ambiente ou levemente aquecidos para minimizar choques e espasmos intestinais. Enemas de fosfato de sódio devem ser evitados em pacientes com colite, condições inflamatórias do intestino, hemorroidas, ferida cirúrgica ou trauma anal/retal e em radioterapia da pelve recente.

O enfermeiro deve avaliar possíveis complicações após aplicação de enemas à base de fosfato de sódio, como: trauma da mucosa anal ou retal causada pelo bico do enema, sangramento e reação tópica do tecido local provocada pelo fosfato.

## 10. DIAGNÓSTICOS DE ENFERMAGEM

- Ansiedade
- Constipação
- Constipação funcional crônica
- Constipação percebida
- Integridade da pele prejudicada

## 11. QUESTÕES PARA ESTUDO

1) O que leva o profissional de saúde a definir a administração de medicação por via retal em detrimento a outras vias de administração?
2) A enfermagem possui importante função na administração de medicação por via retal. O que deve ser avaliado pelo enfermeiro previamente para uma administração segura?
3) Quais os cuidados na administração de enemas de fosfato de sódio?
4) Em quais casos é contraindicada a administração de supositórios por via retal?

## Referências

Addison R. How to administer enemas and suppositories. Nursing Times 2000;96(6):3–4. sup.

Bulecheck GM, Butcher HK, Dochterman JM, Wagner CM. NIC Classificação das intervenções de enfermagem. 6ª ed. Rio de Janeiro: Elsevier; 2016.

Carvalho VS, Silva V, Garcia QCSO, Silva LMG. Boas práticas de enfermagem na administração de medicamentos. In: Viana DL, editor. Boas práticas de enfermagem. São Caetano do Sul, SP: Yendis Editora; 2010. p. 177–99.

Herdman TH, Kamitsuru S. Diagnósticos de enfermagem da NANDA-I: definições e classificação 2018-2020. 11. ed. Porto Alegre: Artmed; 2018.

Hinkle JL, Cheever KH. Tratado de enfermagem médico-cirúrgica. 13ª ed. Rio de Janeiro: Guanabara Koogan; 2016.

Kyle G. Should a suppository be inserted with the blunt end or the pointed end first, or does it not matter? Nursing Times 2007;105(2):16.

Lowry M. Rectal drug administration in adults: how, when, why. Nursing Times 2016;112(8):12–4.

Lynn P. Manual de habilidades de enfermagem clínica de Taylor. Porto Alegre: Artmed; 2012.

Potter PA, Perry AG, Stockert PA, Hall AM. Fundamentos de Enfermagem. 8ª ed. Barcelona: Elsevier; 2015.

Seidling HM, Bates DW. Evaluating the impact of health IT on medication safety. Stud Health Technol Inform 2016;222:195–205.

# 4.13

## Administração de Medicamentos Via Cateter Peridural

*Marcia Carla Morete*

## 1. INTRODUÇÃO

A dor é um fenômeno multidimensional e de difícil compreensão, referida como uma "experiência sensorial e emocional desagradável associada a um dano real ou descrita em tais termos" (International Association for the Study of Pain Press – Iasp).

A avaliação do paciente com dor e o adequado tratamento são reconhecidos como indicadores de qualidade dos cuidados e serviços de saúde prestados à população; entretanto, em muitos casos são necessários tratamentos mais agressivos. Métodos reversíveis que modulam a transmissão da dor em nível espinal são propostos e incluem a estimulação elétrica medular e a injeção subaracnóidea de analgésicos, seja por *bolus* de demanda ou através da implantação de bomba de infusão contínua ou equipamentos de infusão controlados pelo paciente através do espaço peridural.

Os primeiros usos de analgesia espinal contínua foram demonstrados em 1940, oferecendo um futuro manejo da dor em longo prazo, com uso de opioides espinais, que foi introduzido clinicamente em 1979 para analgesia obstétrica. A primeira utilização clínica de um dispositivo de administração implantável intratecal de opioides foi demonstrado em 1981 para uso em dor crônica de malignidade. A eficácia e segurança desta modalidade foram sustentadas por uma série de estudos, estabelecendo a partir de então uma alternativa para a terapia de dor crônica.

Atualmente, a via peridural é segura e efetiva para administração de opioides, principalmente quando a administração de analgésicos por via oral ou venosa não proporciona alívio satisfatório da dor. Além do rápido efeito com menor concentração de analgésicos, pode-se associar um anestésico local, que quando administrado no espaço peridural liga-se aos receptores de morfina do sistema nervoso central (SNC) e do sistema nervoso periférico (SNP), proporcionando analgesia de longa duração sem bloquear as vias sensitivas, e neurovegetativas simpática e motora.

O cateter peridural (CPD) é um dispositivo de material biocompatível, descartável, radiopaco, resistente e flexível, que se ajusta facilmente às particularidades anatômicas da coluna vertebral. Por ser transparente, permite visualização de refluxo de sangue ou líquor quando seu conteúdo é aspirado. De ponta romba, com fundo cego, dificulta a canalização de vasos sanguíneos ou a perfuração da dura-máter. Por ser multiorificial, facilita a dispersão do fármaco. Na extremidade distal do CPD, é instalado um filtro antibacteriano para uso por 72 horas.

A implantação do CPD está representada na Figura 4.42. O espaço peridural (epidural ou extradural) está localizado entre a dura-máter e o ligamento amarelo. É um espaço virtual formado de tecido adiposo e vasos sanguíneos que está localizado entre o ligamento amarelo da coluna vertebral e a dura-máter.

Dessa forma, a utilização do CPD para analgesia é uma das ferramentas eficazes para controle e alívio. Entre as vantagens podemos considerar comparativamente a analgesia controlada pelo paciente (ACP) via cateter peridural e as demais vias de administração.

### Vantagens da ACP peridural sobre a ACP intravenosa

- Maior eficácia no alívio da dor
- Menor consumo de fármacos
- Redução na incidência de efeitos adversos
- Redução no tempo de hospitalização

### Vantagens da APC peridural *versus* opioides peridurais contínuos

- Ajuste de dose determinado pelo paciente
- Menor consumo por horário
- Ajuste de dose para as flutuações nos níveis de dor (por exemplo, deambulação)
- Menor nível de ansiedade e aumento do controle

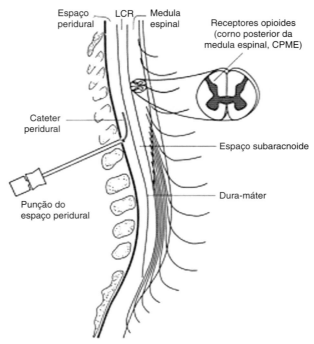

FIGURA 4.42  Punção no espaço peridural. *Fonte: Pasin S, Schnath F. Cuidados de enfermagem na analgesia por cateter peridural. Rev HCPA 2007;27(2).*

### Vantagens da ACP peridural *versus* infusão contínua

- Permite otimizar a analgesia pela titulação
- Minimiza os efeitos adversos por menor extensão de bloqueios simpáticos e motores
- Permite obter analgesia de melhor qualidade.

## 2. INDICAÇÕES

O uso em dor crônica tem sido cada vez mais indicado, por ter um controle efetivo na agudização e na titulação de fármacos, porém essa prática também tem benefícios nas dores agudas e pós-operatórias, podendo ser indicada para dores causadas por úlceras e neuropatias diabéticas por insuficiência arterial periférica, fraturas vertebrais, lombociatalgias e dor oncológica.

Foi demonstrado que a analgesia pelo neuroeixo no pós-operatório resulta em permanência mais curta nas unidades de terapia intensiva; auxilia na melhoria da função pulmonar; diminui a ocorrência de complicações tromboembólicas e cardiovasculares; auxilia na mobilização e retorno da função intestinal mais precoce e reduz o tempo de internação hospitalar.

A hipótese para esses resultados seria que a analgesia bloqueia a resposta ao estresse, seja pelo alívio da dor, seja pelo bloqueio da atividade simpática.

## 3. CONTRAINDICAÇÕES

A administração de medicação via cateter peridural está contraindicada em pacientes com contagem reduzida de plaquetas; distúrbio de coagulação; infecção localizada; anormalidade estrutural na coluna vertebral ou espaço epidural; artrite vertebral; hipotensão; hipertensão grave; ou alergia ao medicamento prescrito.

Não administre medicamentos que contenham conservantes, pois estas drogas podem provocar lesão nervosa.

O parecer do Coren-SC nº 004/CT/2010, referente à manipulação e à administração de cateter peridural, determina que somente ao enfermeiro dentro do exercício profissional compete os cuidados com cateteres peridurais, o qual é responsável pela manipulação, pelo curativo e pela avaliação das necessidades, sendo vetadas a inserção e a retirada do cateter.

# 4. MATERIAL

- Luva estéril
- Máscara
- Seringa de 10 mL
- Agulha 40 × 12 ou ponta romba
- *Swab* de álcool a 70%
- Gaze estéril
- Filtro de linha
- Equipo específico para cateter peridural
- Solução analgésica prescrita

# 5. DESCRIÇÃO DA TÉCNICA

- Objetivo: Preparar e administrar medicamentos por via peridural.
- Aplicação: Aos pacientes/clientes com prescrição médica de medicamento por via peridural.
- Responsabilidade: Enfermeiros, técnicos de enfermagem e médicos.

| Ação | Justificativa |
|---|---|
| 1. Higienizar as mãos com água e sabão ou álcool-gel. | Reduzir a microbiota transitória e residente (precauções-padrão). |
| 2. Realizar desinfecção do balcão/bandeja. | Garantir ambiente limpo. |
| 3. Higienizar as mãos com água e sabão ou álcool-gel. | Reduzir a microbiota transitória e residente (precauções-padrão). |
| 4. Ler a prescrição médica do paciente de cima para baixo e da esquerda para a direita quando cabível. | Garantir a realização do procedimento correto, no paciente correto. |
| 5. Separar todo o material necessário. | Organizar o procedimento. |
| 6. Preparar a medicação a ser administrada e respeitar os "certos" da administração de medicamentos. Realizar a identificação da medicação preparada. Encaminhar-se para o quarto/leito do paciente. Fazer dupla checagem com o medicamento. Verificar alergias. | Evitar o erro de administração de medicamentos. |
| 7. Higienizar as mãos com água e sabão ou álcool-gel. | Reduzir a microbiota transitória e residente (precauções-padrão). |
| 8. Identificar o paciente: solicitar que informe o nome completo e a data de nascimento, enquanto o profissional faz a conferência com a pulseira de identificação e a prescrição médica. A identificação deve ser feita por dois indicadores. | Garantir a realização do procedimento correto, no paciente correto. |
| 9. Orientar paciente e família quanto ao procedimento. | Manter ética e transparência no cuidado; contribuir para adesão do paciente ao procedimento. Oriente o paciente em relação à medicação: dose, efeito adverso; e caso haja utilização de bomba de analgesia, explicar o paciente quanto ao uso. |
| 10. Fechar a porta, puxar as cortinas ou posicionar biombo ao redor do leito. | Manter a privacidade do paciente. |
| 11. Higienizar as mãos com água e sabão ou álcool gel. | Reduzir a microbiota transitória e residente (precauções-padrão). |
| 12. Calçar luvas estéreis e máscara. | Garantir que a técnica seja realizada corretamente. |
| 13. Realizar desinfecção da conexão do CPD com *swab* de álcool a 70% por um mínimo de 10 segundos. | Garantir procedimento seguro – remover sujidade e prevenir contaminação. |
| 14. Instalar a solução analgésica conforme prescrição médica. | Administrar o medicamento na velocidade correta. |
| 15. Realizar desinfecção da conexão do CPD com *swab* de álcool a 70% por um mínimo de 10 segundos. | Garantir procedimento seguro – remover sujidade e prevenir contaminação. |
| 16. Recolher e desprezar o material em local adequado e retirar biombo/abrir cortinas ou a porta do quarto. Realizar desinfecção da bandeja. | Garantir ambiente seguro e limpo. |
| 17. Remover as luvas e desprezá-las no lixo infectante. | A remoção das luvas previne a contaminação cruzada. |
| 18. Higienizar as mãos com água e sabão ou álcool-gel. | Reduzir a microbiota transitória e residente (precauções-padrão). |
| 19. Registrar o procedimento e possíveis intercorrências. | Cumprir requisitos legais e éticos, garantir a continuidade do cuidado e efetiva comunicação na equipe. |

## 6. ESTIMATIVA DE TEMPO DE EXECUÇÃO

O procedimento dura entre 10 e 15 minutos.

## 7. EXEMPLO DE REGISTRO

20/1/2017 – 8 h – Administro medicamento (nome do medicamento), (item 9 da prescrição médica) em cateter peridural. Cateter íntegro, curativo com película transparente (D2 do curativo), filtro e equipo (D1). *Função e nome do profissional, número do Coren e assinatura.*

## 8. CONSIDERAÇÕES ESPECIAIS NO CICLO VITAL

### Crianças

Para o uso de cateter nessa população deve-se atentar para que a ponta do cateter não fique próxima da genitália ou dentro da fralda da criança. Embora o cateter normalmente seja fixado na região dorsal, deve-se ficar atento para que a criança não o puxe.

## 9. OBSERVAÇÕES

No registro de enfermagem deve constar a data do equipo e do filtro, assim como o aspecto e característica do curativo peridural.

## 10. DIAGNÓSTICOS DE ENFERMAGEM

- Dor aguda
- Risco de infecção
- Mobilidade física prejudicada

## 11. QUESTÕES PARA ESTUDO

**1)** Qual o posicionamento do cateter peridural no sistema nervoso central?
**2)** Quais os cuidados com o processo de administração de medicamentos no espaço peridural?
**3)** Quais os cuidados com cateter de curta permanência?
**4)** Quais são os pontos críticos e complicações do uso de cateter peridural?

### Referências

Alper MH. Intrathecal morphine: A new method of obstetric analgesia? Anesthesiology 1979;51:378–9.

Ballantyne JC, Carr DB, deFerranti S, et al. The comparative effects of postoperative analgesic therapies on pulmonary outcome: Cumulative meta-analysis of randomised, controlled trials. Anesth Analg 1998;86:598–612.

Beattie WS, Buckley DN, Forrest JB. Epidural morphine reduces the risk of postoperative myocardial ischaemia in patients with cardiac risk factors. Can J Anaesth 1993;40:532–41.

Byers K, Axelrod P, Michael S, Rosen S. Infections complicating tunneled intraspinal catheter systems used to treat chronic pain. Clin Infec Dis 1995;21:403–8.

Capdevila X, Barthelet Y, Biboulet P, Ryckwaert Y, Rubenovitch J, d'Athis F, et al. Effects of perioperative analgesic technique on the surgical outcome and duration of rehabilitation after major knee surgery. Anesthesiology 1999;91:8–15.

Carli F, Mayo N, Klubien K, Schricker T, Trudel J, Belliveau P. Epidural analgesia enhances functional exercise capacity and health-related quality of life after colonic surgery: results of a randomized trial. Anesthesiology 2002;97:540–9.

## 11. QUESTÕES PARA ESTUDO

Carvalho WA, Lemonica L. Mecanismos centrais de transmissão e de modulação da dor. Atualização terapêutica. Rev Bras Anestesiol 1998;48:221–40.

Cavalcante VO, Teixeira MJ, Franco RA. Procedimentos anestésicos e o tratamento da dor. In: Teixeira MJ, Figueiró JAB, editors. Dor: epidemiologia, fisiopatologia, avaliação, síndromes dolorosas e tratamento. São Paulo: Grupo Editorial Moreira Jr; 1996. p. 160–8.

Conselho Regional de Enfermagem de Santa Catarina – Coren-SC. Parecer Coren-SC nº 004/CT/2010. Cuidado na Administração de cateter peridural, em 28 de outubro de 2010.

Coombs DW, Maurer LH, Saunders RL, Gaylor M. Outcomes and complications of continuous intraspinal narcotic analgesia for cancer pain control. J Clin Oncol 1984;2:1.414–20.

Covino B, Lambert D. Anestesia peridural e subaracnóidea. In: Barash PG, Cullen BF, Stoelting RK, editors. Tratado de anestesiologia clínica. São Paulo: Manole; 1993.

Delfino J, Vale N. Anestesia peridural: atualização e perspectiva. São Paulo: Atheneu; 2000.

Follett KA, Hitchon PW, Piper J, Kumar V, Clamon G, Jones MP. Response of intractable pain to continuous intrathecal morphine: A retrospective study. Pain 1992;49:21–5.

Guinard JP, Mavrocordatos P, Chiolero R, Carpenter RL, et al. A randomized comparison of intravenous versus lumbar and thoracic epidural fentanyl for analgesia after thoracotomy. Anesthesiology 1992;77:1.108–15.

Grinde JW, Grina R, Gellatly T. Pain management by epidural analgesia: the challenge for nursing. Heart Lung 1984 mar;13(2):105–10.

Imbeloni LE, Katayama M. Bloqueio subaracnóideo. In: Sociedade Brasileira de Anestesiologia (org.). Atlas de técnicas de bloqueios regionais. Rev Bras Anestesiol. 1995;45 (Suppl 20):70-80.

Katayama M, Nocite JR, Vieira JL. Bloqueio peridural. In: Sociedade Brasileira de Anestesiologia (org.). Atlas de técnicas de bloqueios regionais. Rev Bras Anestesiol. 1995;45 (Suppl 20):81-94.

Krames ES, Gershow J, Glassberg A, Kenefick T, Lyons A, Taylor P, et al. Continuous infusion of spinally administered narcotics for the relief of pain due to malignant disorders. Cancer 1985;56:696–702.

Liu SS, Carpenter RL, Mackey DC, et al. Effects of perioperative analgesic technique on rate of recovery after colon surgery. Anesthesiology 1995;83:757–65.

Lubennow TR, Tanck EN, Hopkins EM, et al. Comparison of patient-assisted epidural analgesia with continuous-infusion epidural analgesia for postoperative patients. Reg Anesth 1994;17:206–11.

Mann E. Epidural analgesia: have you got right? Nurs Times 1998 aug;94(32):52–4.

Merskey H, Bogduk N. Classification of chronic pain – descriptions of chronic pain syndromes and definitions of pain terms. 2. ed. Seattle: International Association for the Study of Pain Press; 1994.

Onofrio BM, Yaksh TL. Long-term pain relief produced by intrathecal morphine infusion in 53 patients. J Neurosurg 1990;72:200–9.

Organização Nacional de Acreditação. Disponível em: http://www.ona.org.br.

Pasin S, Schnath F. Cuidados de enfermagem na analgesia por cateter peridural. Rev HCPA 2007;27(2).

Portal Educação. Disponível em: http://www.portaleducacao.com.br/enfermagem/artigos/30714/infusoes-especializadas-de-administracao-de-medicamentos#ixzz4EtAEgxqC.

Rocha APC, Lemonica L, Barros GAM. Uso de medicações por via subaracnóidea no tratamento da dor crônica. Rev Bras Anestesiol 2002;52(5):629.

Shulman M, Sandler AN, Bradley JW, Young PS, Brebner J. Post thoracotomy pain and pulmonary function following epidural and systemic morphine. Anesthesiology 1984;61:569–75.

White MJ, Lopes KA, Nessly M. Postoperative epidural morphine is safe on surgical wards. Anesthesiology 1991;75:452–6.

Yeager MP, Glass DD, Neff RK, Brinck-Johnsen T. Epidural anesthesia and analgesia in high-risk surgical patients. Anesthesiology 1987;66:729–36.

SEÇÃO

# 5

# Cuidados de Higiene e Conforto
*Camila Takao Lopes*

## SUMÁRIO

5.1 Higiene Ocular   203

5.2 Higiene Oral e de Prótese Dentária   206

5.3 Higiene do Couro Cabeludo   212

5.4 Higiene Íntima e Troca de Fralda   215

5.5 Banho de Aspersão com Auxílio   221

5.6 Banho no Leito   225

5.7 Tricotomia   231

5.8 Arrumação do Leito   235

5.9 Preparo do Corpo Pós-morte   242

# 5.1

## Higiene Ocular

*César Augusto Guimarães Marcelino, Mara Nogueira de Araújo*

## 1. INTRODUÇÃO

Os cuidados de higiene compreendem o emprego de práticas com o objetivo de evitar a disseminação de doenças, tais como lavagem adequada das mãos, do corpo e limpeza facial, além das denominadas "etiquetas de higiene", que compreendem o ato de cobrir a boca e o nariz com lenço (ou, na ausência, utilizar a parte superior da manga) sempre que tossir ou espirrar.

Diversos fatores pessoais, culturais e sociais podem interferir no emprego de adequadas práticas de higiene, podendo afetar o conforto, a segurança e o bem-estar do indivíduo.

A higiene inadequada dos olhos predispõe o indivíduo a algumas doenças oculares, como as relacionadas às pálpebras, com destaque para a blefarite, inflamação das margens das pálpebras, que pode ser associada à seborreia de supercílios e/ou couro cabeludo. Há, ainda, as doenças da conjuntiva, como a conjuntivite infecciosa ocasionada por bactérias ou vírus e a conjuntivite alérgica, produto de contato com substâncias alérgicas e/ou irritantes químicos.

Dessa forma, compete ao enfermeiro determinar a capacidade do indivíduo de realizar os cuidados relacionados à higiene ocular, seja no ambiente hospitalar seja no domicílio, e, assim, programar os cuidados necessários, assegurando independência, privacidade, respeito e conforto.

> A higiene inadequada dos olhos predispõe o indivíduo a algumas doenças oculares

## 2. INDICAÇÕES

Pessoas impossibilitadas de realizar a própria higiene ocular.

## 3. CONTRAINDICAÇÕES

Não há.

## 4. MATERIAL

- Luvas de procedimento
- Compressa de gaze ou bolas de algodão
- Toalhas de rosto limpas

## 5. DESCRIÇÃO DA TÉCNICA

- Objetivo: Realizar higiene ocular.
- Aplicação: Todos os indivíduos sob cuidados de saúde impossibilitados de realizar a própria higiene ocular.
- Responsabilidade: Enfermeiros, técnicos de enfermagem, auxiliares de enfermagem.

Higiene ocular

| Ação | Justificativa |
|---|---|
| 1. Higienizar as mãos com água e sabão ou álcool-gel. | Reduzir a microbiota transitória e residente (precauções-padrão). |
| 2. Realizar desinfecção do balcão/bandeja. | Garantir ambiente limpo. |
| 3. Higienizar as mãos com água e sabão ou álcool-gel. | Reduzir a microbiota transitória e residente (precauções-padrão). |
| 4. Ler a prescrição de enfermagem do paciente de cima para baixo e da esquerda para a direita. | Garantir a realização do procedimento correto, no paciente correto. |
| 5. Separar todo o material necessário. | Organizar o procedimento. |
| 6. Higienizar as mãos com água e sabão ou álcool-gel. | Reduzir a microbiota transitória e residente (precauções-padrão). |
| 7. Identificar o paciente: solicitar que informe o nome completo e a data de nascimento, enquanto o profissional faz a conferência da pulseira de identificação. A identificação deve ser feita por dois indicadores. | Garantir a realização do procedimento correto, no paciente correto. |
| 8. Orientar o paciente quanto ao procedimento. | Manter ética e transparência no cuidado; contribuir para adesão do paciente ao procedimento. |
| 9. Fechar a porta, puxar as cortinas ou posicionar biombo ao redor do leito. | Manter a privacidade do paciente. |
| 10. Higienizar as mãos com água e sabão ou álcool-gel. | Reduzir a microbiota transitória e residente (precauções-padrão). |
| 11. Calçar luvas de procedimento. | Proteger-se de microrganismos (precauções-padrão). |
| 12. Posicionar a toalha sobre o tórax do paciente. | Evitar molhar a roupa do paciente caso escorra água. |
| 13. Perguntar se paciente faz uso de lentes de contato. | Promover cuidados específicos detalhados no Quadro 5.1 |
| 14. Posicionar a gaze ou algodão molhado com água morna sobre os olhos por aproximadamente 2 minutos, se necessário. | Auxiliar na remoção de crostas e resíduos que se acumulam nas pálpebras. |
| 15. Limpar do canto interno para canto externo do olho, utilizando a face limpa da gaze ou algodão (Figura 5.1). | Evitar forçar as secreções em direção ao duto nasolacrimal. |
| 16. Enxugar a face com a toalha, caso tenha escorrido água. | Promover conforto. |
| 17. Posicionar o paciente confortavelmente. | Garantir conforto. |
| 18. Recolher o material e retirar biombo/abrir cortinas ou a porta do quarto. | Garantir ambiente seguro e limpo. |
| 19. Remover as luvas e desprezá-las no lixo infectante. | A remoção das luvas previne a contaminação cruzada. |
| 20. Higienizar as mãos com água e sabão ou álcool-gel. | Reduzir a microbiota transitória e residente (precauções-padrão). |
| 21. Registrar o procedimento e possíveis intercorrências. | Cumprir requisitos legais e éticos, garantir a continuidade do cuidado e efetiva comunicação na equipe. |

QUADRO 5.1  Aparelhos Sensoriais – Avaliação e Cuidados

| Óculos | Lentes de contato | Olho artificial |
|---|---|---|
| • Finalidade do uso<br>• (leitura, por exemplo)<br>• Cuidados com limpeza<br>• Sintomas:<br>• Cefaleia, irritação, visão turva | • Tipos (rígida ou gelatinosa, descarte diário ou troca programada)<br>• Sintomas decorrentes do uso:<br>• Ardor, irritação, edema, secreções<br>• Cuidados com limpeza e acondicionamento<br>• Uso de colírios/ pomadas | • Cuidados com a limpeza<br>• Técnica utilizada para colocar/remover o olho<br>• Sintomas:<br>• Secreções, dor periorbital, sinais de inflamação nas conjuntivas e margens das pálpebras |
| *Cuidados* | *Cuidados* | *Cuidados* |
| • Limpeza com água fria, preferencialmente, secando com pano macio | • Evitar água de torneira ou solução salina caseira<br>• Utilizar soluções próprias para limpeza e desinfecção, sempre a cada uso das lentes<br>• Remover a solução anterior do recipiente que acondiciona as lentes, lavando e enxaguando bem | • Usar solução salina convencional, morna<br>• Limpar os cantos da cavidade ocular com gaze embebida com solução salina |

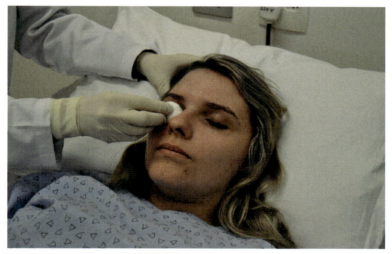

FIGURA 5.1  Higiene ocular.

## 6. EXEMPLO DE REGISTRO

1/7/2016 – 9 h – Realizada higienização ocular bilateralmente, sem presença de sujidade e/ou secreções. *Função e nome do profissional, número do Coren e assinatura.*

## 7. OBSERVAÇÕES

O enfermeiro deve avaliar as condições dos olhos, bem como o uso de aparelhos sensoriais, tais como óculos, lentes de contato, olho artificial, e os cuidados usualmente empregados. O Quadro 5.1 resume os principais cuidados de higiene que devem sem empregados.

## 8. DIAGNÓSTICOS DE ENFERMAGEM

- Risco de lesão na córnea
- Risco de olho seco
- Conforto prejudicado

# 9. QUESTÕES PARA ESTUDO

**1)** A sra. Denise está internada na unidade semi-intensiva, impossibilitada de realizar higiene ocular devido à diminuição de força motora em membros superiores. Ela relata desconforto ocular e você verifica que há acúmulo de secreção no canto interno dos olhos. Qual diagnóstico de enfermagem você identifica? Descreva os passos para adequada higiene ocular.

## Referências

Bernardes TF, Bonfioli AA. Blepharitis. Seminars in Ophthalmology 2010;25(3):79–83.

CDC. Centers for Disease Control and Prevention. [documento da internet] [citado 2016 ago 18]. Disponível em: http://www.cdc.gov/healthywater/hygiene/etiquette/index.html Acessado em 17 de agosto de 2016.

Ejere HOD, Alhassan MB, Rabiu M. Face washing promotion for preventing active trachoma. Cochrane Database Syst Rev 2015;2. CD003659.

Herdman TH, Kamitsuru S. Diagnósticos de enfermagem da NANDA-I: definições e classificação 2018-2020. 11. ed. Porto Alegre: Artmed; 2018.

Lindsley K, Matsumura S, Hatef E, Akpek E. Interventions for chronic blepharitis. Cochrane Database Syst Rev 2012;5. CD005556.

Passos VCS, Volpato ACB. Técnicas básicas de enfermagem. São Paulo: Martinari; 2007. 130-138.

Potter PA, Perry AG. Fundamentos de enfermagem: higiene. 7ª ed. Rio de Janeiro: Elsevier, 2009;39:849-906.

Rocha MNAM, Avila MP, Isaac DLC, et al. Prevalência de doenças oculares e causas de comprometimento visual em crianças atendidas em um centro de referência em oftalmologia do centro-oeste do Brasil. Rev Bras Oftalmol 2014;73(4):225–9.

Smith SC, Neely S. Condutas de enfermagem: problemas visuais e auditivos. In: Lewis SL, editor. Tratado de enfermagem médico-cirúrgica – avaliação e assistência dos problemas clínicos. Rio de Janeiro: Elsevier; 2013. p. 403–36.

# 5.2

# Higiene Oral e de Prótese Dentária

*Adriana Cristina Nicolussi*

## 1. INTRODUÇÃO

Na cavidade oral, encontra-se grande quantidade de microrganismos, quase a metade do corpo humano, sendo estes, bactérias, vírus e fungos. O *deficit* de higiene oral pode promover o acúmulo desses microrganismos, formando uma biomassa conhecida como biofilme dentário. Higiene oral precária, desidratação e medicamentos associados à redução do fluxo salivar (xerostomia) podem alterar os mecanismos de defesa do organismo, e quanto maior o tempo de falta de higienização oral, maior é o acúmulo de biofilme. A heterogeneidade bacteriana acarreta doenças bucais, como a cárie e a doença periodontal, e o desenvolvimento de inflamação gengival.

O ambiente hospitalar é considerado potencialmente contaminado, o que pode afetar o processo terapêutico de pacientes internados, independentemente da idade. Não é raro observar quadros de autonegligência, desestímulo e até mesmo de impossibilidade física ou mental, comprometendo a realização de cuidados de higiene oral. A frequência de higiene oral normalmente é alterada durante a internação. Muitos pacientes deixam de realizá-la, diminuem a frequência ou não a realizam adequadamente. A saúde bucal do paciente se agrava com o aumento do tempo de internação e com o comprometimento do nível de independência. Pacientes hospitalizados têm uma debilidade sistêmica, tornando focos infecciosos ainda mais perigosos e muitas vezes oportunistas, o que conduz a sérias complicações hospitalares.

Focos de infecção na boca têm sido relacionados com o comprometimento da saúde do indivíduo. O biofilme pode abrigar colônias de patógenos pulmonares, promovendo o seu pleno desenvolvimento e facilitando a colonização das vias aéreas superiores por tais microrganismos, além de ter aumentadas as suas quantidade e complexidade com o tempo de internação. Esta elevada concentração de microrganismos na saliva pode ser aspirada para o pulmão e representa o meio mais comum de aquisição da doença. Torna-se necessário adquirir os componentes relacionados ao controle mecânico (escovação) e químico (enxaguatório) do biofilme dental, além de investir na capacitação profissional, visando manter uma boa saúde oral dos pacientes.

Higiene oral precária, desidratação e medicamentos associados à redução do fluxo salivar (xerostomia) podem alterar os mecanismos de defesa do organismo, e quanto maior o tempo de falta de higienização oral, maior é o acúmulo de biofilme.

## 2. INDICAÇÕES

Promover o bem-estar e o conforto do paciente impossibilitado de realizar a própria higiene oral, manter a boca saudável e estimular o apetite. Escovar e aplicar o fio dental permite limpar os dentes de resíduos alimentares, placa bacteriana, tártaro, e proporcionar um hálito mais agradável.

## 3. CONTRAINDICAÇÕES

As contraindicações são relativas, como pós-operatório mediato de cirurgia bucal e risco de sangramento, pacientes agitados e pacientes com distúrbio grave de coagulação.

## 4. MATERIAL (FIGURA 5.2)

- Luvas de procedimento
- Máscara cirúrgica
- Óculos de proteção
- Escova dental com cerdas macias ou *kit* de higiene bucal (abaixador de língua/espátula envolvida com gazes)
- Creme dental com flúor e não abrasivo ou solução antisséptica bucal
- Fio dental, se necessário
- Enxaguante bucal sem álcool, se necessário
- Copo descartável com água

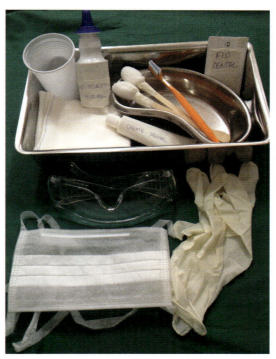

**FIGURA 5.2**   Materiais necessários para a higiene oral.

208  5. CUIDADOS DE HIGIENE E CONFORTO

- Hidratante labial, se necessário
- Bandeja e cuba-rim
- Toalha de rosto
- Sistema de aspiração montado (cateter de aspiração, extensão de látex ou de silicone, frascos redutor de pressão e de coletor intermediário e rede de vácuo), se necessário
- Seringa de 20 mL, se necessário.

## 5. DESCRIÇÃO DA TÉCNICA

- Objetivo: Realizar a técnica de higiene oral.
- Aplicação: Aos pacientes/clientes com necessidade de higiene oral (com ou sem auxílio).
- Responsabilidade: Enfermeiros, auxiliares e técnicos de enfermagem.

Antes da realização da técnica deve-se realizar a inspeção da boca: verificar se o paciente faz uso de prótese dentária, certificar-se de sua adaptação correta, removê-la para inspeção da boca e para sua posterior higiene. Ao inspecionar os dentes, observar se há perdas, fraturas, cáries ou sinais de inflamação e sangramento gengival. Observam-se também os lábios quanto à coloração e umidade, e com o auxilio de uma espátula, visualizam-se a superfície bucal e as bochechas.

Realização de higiene oral

| Ação | Justificativa |
|---|---|
| **AÇÕES COMUNS PARA REALIZAÇÃO DE HIGIENE ORAL EM PACIENTES CONSCIENTES, INCONSCIENTES E PACIENTES DEPENDENTES COM PRÓTESE DENTÁRIA** | |
| 1. Higienizar as mãos com água e sabão ou álcool-gel. | Reduzir a microbiota transitória e residente (precauções-padrão). |
| 2. Realizar desinfecção da bandeja. | Garantir ambiente limpo. |
| 3. Higienizar as mãos com água e sabão ou álcool-gel. | Reduzir a microbiota transitória e residente (precauções-padrão). |
| 4. Ler a prescrição de enfermagem do paciente. | Garantir a realização do procedimento correto, no paciente correto. |
| 5. Separar todo o material necessário. | Organizar o procedimento. |
| 6. Higienizar as mãos com água e sabão ou álcool-gel. | Reduzir a microbiota transitória e residente (precauções-padrão). |
| 7. Identificar o paciente: solicitar que informe o nome completo e a data de nascimento, enquanto o profissional faz a conferência da pulseira de identificação, se possível. A identificação deve ser feita por dois indicadores. | Garantir a realização do procedimento correto, no paciente correto. |
| 8. Orientar o paciente e/ou família quanto ao procedimento. | Manter ética e transparência no cuidado; contribuir para adesão do paciente ao procedimento. |
| 9. Fechar a porta, puxar as cortinas ou posicionar biombo ao redor do leito. | Manter a privacidade do paciente. |
| 10. Higienizar as mãos com água e sabão ou álcool-gel. | Reduzir a microbiota transitória e residente (precauções-padrão). |
| 11. Colocar a máscara cirúrgica, óculos de proteção e calçar luvas de procedimento. | Prevenir infecção relacionada à assistência à saúde |
| 12. Realizar a inspeção dos lábios, dentes, mucosa bucal, gengivas, palato e língua. | Determinar o estado da cavidade oral e a extensão da necessidade de higiene oral. |
| 13. Colocar o paciente em posição de Fowler (se consciente) ou decúbito lateral, quando possível (se inconsciente). | Facilitar o acesso à cavidade bucal e diminuir o risco de aspiração. O decúbito lateral é preferível em pacientes inconscientes, se não for contraindicado. |
| 14. Colocar a toalha sobre o tórax, abaixo do queixo, ou na lateral do rosto. | Proporcionar conforto, evitar molhar o paciente. |
| **DEMAIS PASSOS: HIGIENE ORAL EM PACIENTES CONSCIENTES** | |
| 1. Oferecer água para umedecer a boca. | A umidade ajuda na distribuição da pasta de dentes. |
| 2. Colocar a cuba-rim próximo ao paciente, abaixo do queixo. | Possibilitar o escoamento da água. |
| 3. Colocar o creme dental na escova ou umedecer a espátula com gaze com a solução antisséptica bucal. | Permite a utilização do produto escolhido. |
| 4. Auxiliar ou fazer a escovação dos dentes, limpando-os no sentido da gengiva até a coroa de cada dente, incluindo superfícies interna e externa. | Permitir que a escova alcance as superfícies dentárias, removendo os resíduos dos dentes e estimulando a circulação das gengivas. |

## 5. DESCRIÇÃO DA TÉCNICA

**209**

Realização de higiene oral (*Cont.*)

| Ação | Justificativa |
| --- | --- |
| 5. Auxiliar ou fazer a escovação da língua, palato e parte interna das bochechas. | Possibilitar a eliminação de microrganismos que se alojam na língua, palato e bochechas e auxiliar na redução do mau hálito. |
| 6. Oferecer água para o bochecho. | Possibilitar o enxágue e eliminação dos restos alimentares e possíveis microrganismos. |
| 7. Solicitar ao paciente que cuspa a água na cuba. | Evitar que o paciente engula a água. |
| 8. Repetir o procedimento, se necessário. | Promover higienização adequada. |
| 9. Oferecer fio dental ou passá-lo. | Remover possíveis resíduos retidos entre os dentes. |
| 10. Oferecer água para o bochecho. | Possibilitar o enxágue dos possíveis resíduos restantes. |
| 11. Solicitar ao paciente que cuspa a água na cuba. | Evitar que o paciente engula a água. |
| 12. Oferecer o enxaguante bucal para bochecho de 30 a 60 segundos, de acordo com orientações do fabricante. | Possibilitar o enxágue e promover bom hálito. |
| 13. Solicitar ao paciente que cuspa o enxaguante na cuba. | Evitar que o paciente engula o enxaguante. |

### *DEMAIS PASSOS: HIGIENE ORAL DO PACIENTE INCONSCIENTE OU INTUBADO*

| | |
| --- | --- |
| 1. Abrir a boca do paciente cuidadosamente com o auxílio de um abaixador de língua (Figura 5.3). | Propiciar o acesso à cavidade oral e evitar que o paciente morda os dedos do profissional. |
| 2. Colocar o cateter de aspiração com a extremidade voltada para a base da língua e abrir a rede de vácuo. | Promover a sucção da água a ser utilizada. |
| 3. Limpar os dentes com a espátula, com gazes umedecidas com solução antisséptica bucal no sentido da gengiva à coroa de cada dente, incluindo superfícies interna e externa. | Permitir o alcance das superfícies dentárias, removendo os resíduos dos dentes e estimulando a circulação das gengivas. |
| 4. Fazer a limpeza da língua, palato e parte interna das bochechas com a mesma espátula, com gazes umedecidas com solução antisséptica bucal. | Possibilitar a eliminação de microrganismos que se alojam na língua, palato e bochechas e auxiliar na redução do mau hálito. |
| 5. Injetar, aos poucos, água com seringa, aspirando-a simultaneamente. | Possibilitar o enxágue e prevenir broncoaspiração. |
| 6. Repetir o procedimento, se necessário. | Promover higienização adequada. |
| 7. Retirar o cateter da cavidade oral e fechar a rede de vácuo. | Finalizar o procedimento de aspiração. |

### *DEMAIS PASSOS: HIGIENE ORAL DO PACIENTE DEPENDENTE COM PRÓTESE DENTÁRIA*

| | |
| --- | --- |
| 1. Retirar a prótese ou solicitar que o paciente o faça. | Propiciar o acesso à cavidade oral e evitar que o paciente morda os dedos do profissional. |
| 2. Limpar a prótese com a escova dental no sentido do alto da prótese até as superfícies de mordedura dos dentes, incluindo superfícies interna e externa, e proceder o movimento de vai e vem na superfície inferior da prótese. | Permitir a remoção dos resíduos e sujidade. |
| 3. Passar o fio dental entre os dentes da prótese. | Remover possíveis resíduos retidos entre os dentes. |
| 4. Enxaguar a prótese em água filtrada, se possível. | Possibilitar o enxágue dos resíduos. |
| 5. Colocar a cuba-rim próximo ao paciente, abaixo do queixo. | Possibilitar o escoamento da água. |
| 6. Auxiliar ou fazer a escovação da língua, palato e parte interna das bochechas. | Possibilitar a eliminação de microrganismos que se alojam na língua, palato e bochechas e auxiliar na redução do mau hálito. |
| 7. Oferecer água para o bochecho. | Possibilitar o enxágue dos possíveis resíduos restantes. |
| 8. Solicitar ao paciente que cuspa a água na cuba. | Evitar que o paciente engula a água. |
| 9. Oferecer o enxaguante bucal para bochecho de 30 a 60 segundos, de acordo com orientações do fabricante. | Possibilitar o enxágue e promover bom hálito. |
| 10. Solicitar ao paciente que cuspa o enxaguante na cuba. | Evitar que o paciente engula o enxaguante. |
| 11. Colocar a prótese dentária no paciente. | Reconstituir a estética do paciente. |

### *FINALIZAÇÃO DA HIGIENE ORAL*

| | |
| --- | --- |
| 1. Auxiliar ou secar os lábios do cliente. | Secar o local. |
| 2. Aplicar hidratante labial, se necessário. | Evitar o ressecamento e promover hidratação labial. |
| 3. Posicionar o paciente confortavelmente. | Garantir conforto. |
| 4. Recolher o material e retirar biombo/abrir cortinas ou a porta do quarto. | Garantir ambiente seguro e limpo. |
| 5. Higienizar as mãos com água e sabão ou álcool-gel. | Reduzir a microbiota transitória e residente (precauções-padrão). |
| 6. Registrar o procedimento e possíveis intercorrências. | Cumprir requisitos legais e éticos, garantir a continuidade do cuidado e efetiva comunicação na equipe. |

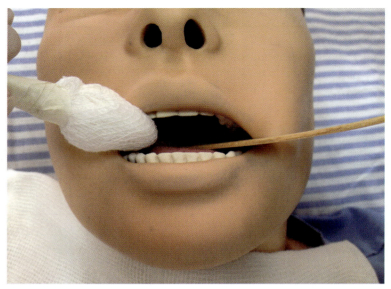

**FIGURA 5.3** Escovação utilizando espátula envolvida com gazes.

## 6. EXEMPLO DE REGISTRO

17/3/2017 – 9 h – Realizada higiene oral conforme item 4 da prescrição de enfermagem. Arcada dentária completa, mucosas e língua hidratadas, sem lesões. *Função e nome do profissional, número do Coren e assinatura.*

## 7. CONSIDERAÇÕES ESPECIAIS NO CICLO VITAL

Os dentes decíduos iniciam o rompimento aos 6 meses de idade e, com o início do fornecimento de alimentos sólidos, a higiene oral deve ser realizada pelos pais, com as chamadas escovas de dedos, pelo menos uma vez ao dia. Aos 2 anos, a criança pode começar a escovar sozinha e dever ser ensinada e supervisionada pelos pais ou responsáveis, com escovas e pastas de dentes específicas para a idade. Por volta dos 6 anos de idade, os dentes decíduos começam a se desprender e são substituídos pelos dentes permanentes.

Na faixa etária de 6 a 12 anos, as preferências alimentares ficam evidentes, podendo ocorrer irregularidade no espaçamento dos dentes e cáries dentárias devido ao aumento da ingesta de alimentos açucarados. Entre 12 e 18 anos, a higiene oral tende a melhorar, pois, na adolescência, há uma preocupação com a imagem corporal.

Na gestação também pode haver uma ingestão aumentada de alimentos açucarados, e as mudanças hormonais e comportamentais inerentes a esta fase podem provocar gengivite e maior risco de doença periodontal.

Na fase adulta, dos 18 aos 40 anos, há uma conscientização de boas práticas alimentares e de higiene oral, que auxilia na manutenção da saúde oral. Após os 40 anos, o cuidado com os dentes pode se tornar deficiente, causando o aparecimento de doenças periodontais, e aos 55 anos, pode ocorrer a perda de dentes, dependendo da prática de higiene oral realizada.

Nos indivíduos com 65 anos ou mais, os dentes tornam-se quebradiços, secos e com coloração escurecida, os hábitos alimentares se alteram e pode ocorrer desnutrição.

Além disso, vários medicamentos ingeridos por idosos podem causar ressecamento da boca, prejudicando a comunicação e aumentando o risco de infecção oral, como medicamentos diuréticos, anti-hipertensivos, anti-inflamatórios e antidepressivos.

## 8. OBSERVAÇÕES

É responsabilidade do enfermeiro examinar e supervisionar as condições bucais do paciente, assim como ensinar tanto ao paciente e familiar quanto à equipe de enfermagem sob sua responsabilidade o correto procedimento de higiene oral. No exame físico específico, o enfermeiro investiga as necessidades dos pacientes e planeja as ações a serem realizadas pela equipe, evitando o surgimento e agravamento de doenças (locais ou sistêmicas) decorrentes do acúmulo de biofilme dentário e de problemas periodontais, assim como prescreve a realização de higiene oral em todos os turnos do dia, melhorando a qualidade da assistência e proporcionando conforto ao paciente.

## 9. DIAGNÓSTICOS DE ENFERMAGEM

- Dentição prejudicada
- Mucosa oral prejudicada

## 10. QUESTÕES PARA ESTUDO

1) Paciente do sexo masculino, 69 anos, internado há 10 dias na clínica médica para tratamento de pancreatite. Ao exame, ictérico, ausência de cinco dentes, presença de placas esbranquiçadas na língua e palato, movimentação ativa no leito, porém com diminuição de força muscular, perda de peso e referindo dificuldade para deglutir. Quais ações/intervenções a serem realizadas para melhorar a saúde bucal.
2) Jovem de 23 anos, gestante, comparece na unidade básica de saúde para consulta de pré-natal de rotina e durante a consulta de enfermagem refere ter tido muitas "vontades/desejos" de comer doces e chocolates, apresentando dentes amarelados e mau hálito. Quais as orientações a serem fornecidas a esta jovem?
3) Criança de 12 anos, acompanhada pela mãe, internada no setor de pediatria em primeiro pós-operatório de amigdalectomia, evoluindo bem, sem intercorrências e com previsão de alta hospitalar para o dia seguinte. Qual o planejamento e orientações a serem realizadas para a manutenção da higiene oral para esta criança?

## Referências

Herdman TH, Kamitsuru S. Diagnósticos de enfermagem da NANDA-I: definições e classificação 2018-2020. 11. ed. Porto Alegre: Artmed; 2018.

Johnson M, Moorhead S, Bulecheck G, et al. Ligações Nanda-NOC-NIC: condições clinicas: suporte ao raciocínio e assistência de qualidade. Rio de Janeiro: Elsevier; 2012.

Junior SMA, Nogueira JSE, Moura JDM, et al. Prescrição de higiene bucal nos prontuários de pacientes internados em uma cidade da Amazônia. Rev Assoc Paul Cir Dent 2014;68(4):302–6.

Lages VA, Neto JMM, Mello PMVC, et al. O efeito do tempo de internação hospitalar sobre a saúde bucal. Rev Bras Pesq Saúde 2014;16(2):30–8.

Makabe, MLF. Higienização bucal com digluconato de clorexidina e extrato etanólico de própolis em pacientes de unidade de terapia intensiva (UTI) de um hospital público na cidade de São Paulo – Brasil. 2014, 190 f. Tese (doutorado) – Coordenadoria de Controle de Doenças da Secretaria de Estado da Saúde de São Paulo, São Paulo, 2014.

Matos FZ, Porto NA, Caporossi LS, et al. Conhecimento do médico hospitalar referente à higiene e às manifestações bucais de pacientes internados. Pesq Bras Odontoped Clin Integr 2013;13(3):239–43.

Nogueira EB, Cortines AAO, Daher A, et al. Higiene oral e pneumonia em crianças em Unidade de Terapia Intensiva: revisão sistemática. Rev Assoc Paul Cir Dent 2015;69(1):14–9.

Potter PA, Perry AG. Fundamentos de enfermagem. [Fundamentals of Nursing]. Rio de Janeiro: Elsevier; 2013.

Conselho Federal de Enfermagem. Resolução Cofen n° 0514/2016. Guia de recomendações para registro de enfermagem no prontuário do paciente e outros documentos de enfermagem, 2016.

Smeltzer CS, Bare BC. Brunner & Suddarth (eds). Tratado de enfermagem médico-cirúrgica. Rio de Janeiro: Guanabara Koogan, 2015;2.

Stacciarini TSG, Cunha MHR. Procedimentos operacionais padrão em enfermagem. São Paulo: Editora Atheneu; 2014.

# 5.3

## Higiene do Couro Cabeludo

*César Augusto Guimarães Marcelino, Mara Nogueira de Araújo*

## 1. INTRODUÇÃO

As células da pele e da mucosa trocam oxigênio, nutrientes e fluidos com os vasos sanguíneos. Requerem nutrição, hidratação e circulação adequadas para prevenção de possíveis lesões e doenças. A técnica adequada de higiene promove a estrutura e a função normal dos tecidos corporais. O crescimento, a quantidade, a distribuição e o aspecto dos cabelos e couro cabeludo podem indicar o estado geral de saúde de um indivíduo.

Os problemas mais comuns encontrados nos cabelos e couro cabeludo são a dermatite seborreica, a pediculose e a alopecia. A caspa é a resposta do couro cabeludo a uma irritação que pode causar alterações na pele, provocando coceira, ressecamento e vermelhidão.

A pediculose da cabeça, por exemplo, é uma doença parasitária, conhecida como "piolho da cabeça". Atinge todas as classes sociais, afetando principalmente crianças em idade escolar. A doença tem como característica principal a coceira intensa no couro cabeludo, onde se observam pontos avermelhados semelhantes a picadas de mosquitos. Com a coçadura das lesões, pode ocorrer a infecção secundária por bactérias. O tratamento da pediculose da cabeça consiste na aplicação local de medicamentos específicos para o extermínio dos parasitas sob a forma de xampus ou loções.

> A técnica adequada de higiene promove a estrutura e a função normal dos tecidos corporais. O crescimento, a quantidade, a distribuição e o aspecto dos cabelos e couro cabeludo podem indicar o estado geral de saúde de um indivíduo.

## 2. INDICAÇÕES

A todos os pacientes.

## 3. CONTRAINDICAÇÕES

Pacientes submetidos recentemente a cirurgias de cabeça e pescoço ou com trauma raquimedular recentes.

## 4. MATERIAL

- Dois jarros com água morna
- Duas toalhas de banho
- Xampu ou sabão líquido
- Condicionador
- Duas bolas de algodão pequenas
- Luvas de procedimento
- Uma bacia de inox
- Um jarro de inox
- Impermeável/saco plástico

# 5. DESCRIÇÃO DA TÉCNICA

- Objetivo: Realizar higiene do couro cabeludo
- Aplicação: Todos os indivíduos sob cuidados de saúde impossibilitados de realizar a higiene do couro cabeludo
- Responsabilidade: Enfermeiros, técnicos de enfermagem, auxiliares de enfermagem.

Higiene do couro cabeludo

| Ação | Justificativa |
|---|---|
| 1. Higienizar as mãos com água e sabão ou álcool-gel. | Reduzir a microbiota transitória e residente (precauções-padrão). |
| 2. Realizar desinfecção do balcão. | Garantir ambiente limpo. |
| 3. Higienizar as mãos com água e sabão ou álcool-gel. | Reduzir a microbiota transitória e residente (precauções-padrão). |
| 4. Ler a prescrição de enfermagem do paciente de cima para baixo e da esquerda para a direita. | Garantir a realização do procedimento correto, no paciente correto. |
| 5. Separar todo o material necessário. | Organizar o procedimento. |
| 6. Higienizar as mãos com água e sabão ou álcool-gel. | Reduzir a microbiota transitória e residente (precauções-padrão). |
| 7. Identificar o paciente: solicitar que informe o nome completo e a data de nascimento, enquanto o profissional faz a conferência da pulseira de identificação. A identificação deve ser feita por dois indicadores, por exemplo: nome, data nascimento, nome da mãe, ou outro, a depender da política utilizada na instituição. | Garantir a realização do procedimento correto, no paciente correto. |
| 8. Comunicar e orientar o paciente quanto ao procedimento. | Manter ética e transparência no cuidado; contribuir para adesão do paciente ao procedimento. |
| 9. Fechar a porta, puxar as cortinas ou posicionar biombo ao redor do leito. | Manter a privacidade do paciente. |
| 10. Higienizar as mãos com água e sabão ou álcool-gel e calçar luvas de procedimento. | Reduzir a microbiota transitória e residente e proteger-se de microrganismos (precauções-padrão). |
| 11. Verificar com o paciente se a temperatura da água está adequada. | Proporcionar conforto ao paciente. |
| 12. Forrar a cabeceira e o travesseiro com impermeável ou toalha. Posicionar o paciente em decúbito dorsal horizontal (conforme tolerância) com travesseiro sob os ombros. | Facilitar posicionamento da cabeça na colocação da bacia com água morna. |
| 13. Ocluir os ouvidos do paciente com bolas de algodão. | Evitar entrada de água no pavilhão auditivo. |
| 14. Posicionar a bacia sob a cabeça, segurando a nuca do paciente com uma das mãos e com a outra proceder à lavagem (Figura 5.4). | Facilitar a lavagem da cabeça e couro cabeludo. |
| 15. Molhar, ensaboar e massagear bem o cabelo e o couro cabeludo quantas vezes forem necessárias. | Os xampus são responsáveis por limpar os fios. Eles retiram oleosidade, suor, descamação das células do couro cabeludo, resíduos de poluição e de outros produtos capilares. Além disso, também proporcionam brilho, maciez, e facilitam o pentear. |
| 16. Enxaguar bem até retirar todo o sabão, despejando a água do jarro delicadamente sobre a cabeça (Figura 5.5). | Evitar permanência de resíduos nos cabelos. |
| 17. Aplicar condicionador se necessário. | Promover desembaraço dos cabelos. |
| 18. Escorrer bem a água do cabelo, impedindo que tenha contato com a água com sabão. | Facilitar a secagem dos cabelos. |
| 19. Retirar a bacia e proteger a cabeça enrolando-a na toalha. | |
| 20. Retirar o excesso de água dos cabelos com a toalha de banho. (Figura 5.6). | |
| 21. Posicionar o travesseiro. | Proporcionar conforto ao paciente. |
| 22. Retirar as bolas de algodão dos ouvidos. | |
| 23. Pentear os cabelos ou solicitar que o paciente penteie se tiver condições. | |
| 24. Colocar o paciente em posição confortável. | |
| 25. Recolher e desprezar o material em local adequado. Realizar desinfecção da bandeja. | Garantir ambiente seguro e limpo. |
| 26. Remover as luvas. | Prevenir contaminação cruzada. |
| 27. Higienizar as mãos com água e sabão ou álcool-gel. | Reduzir a microbiota transitória e residente (precauções-padrão). |
| 28. Registrar o procedimento e possíveis intercorrências. | Cumprir requisitos legais e éticos, garantir a continuidade do cuidado e efetiva comunicação na equipe. |

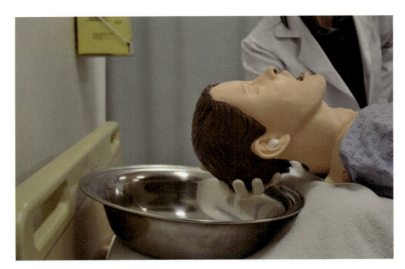

**FIGURA 5.4** Posicionar a bacia sob a cabeça.

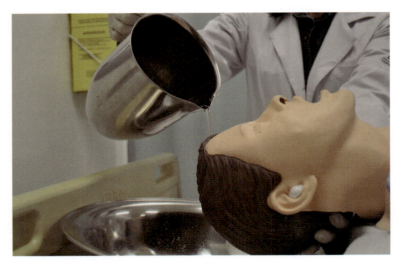

**FIGURA 5.5** Enxaguar os cabelos.

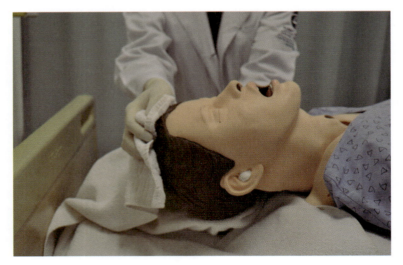

**FIGURA 5.6** Retirar o excesso de água dos cabelos.

## 6. EXEMPLO DE REGISTRO

1/8/2016 – 9 h – Realizada higiene do couro cabeludo e cabelo com xampu e água morna. Couro cabeludo íntegro e cabelos sem presença de sujidade. *Função e nome do profissional, número do Coren e assinatura.*

## 7. CONSIDERAÇÕES ESPECIAIS NO CICLO VITAL

Ao longo da vida, o processo normal de envelhecimento influencia na condição dos tecidos e estruturas corporais, como o surgimento da alopecia – uma doença caracterizada pela rápida e repentina perda de cabelos do couro cabeludo. Nesta doença, o cabelo cai em grandes quantidades em determinadas áreas, proporcionando a visualização do couro cabeludo que antes era coberta por cabelos. Ela possui diversas causas e, consequentemente, diversas formas de tratamento.

Em recém-nascidos, pode haver dermatite seborreica, conhecida como crosta láctea. Trata-se de uma condição inofensiva e temporária, em que aparecem crostas grossas e amarelas ou marrons sobre o couro cabeludo da criança.

## 8. DIAGNÓSTICOS DE ENFERMAGEM

- *Déficit* no autocuidado para banho

## 9. QUESTÕES PARA ESTUDO

**1)** A sra. Marina está internada na unidade semi-intensiva, impossibilitada de realizar higiene do couro cabeludo temporariamente devido à diminuição de força motora em membros superiores. Qual diagnóstico de enfermagem você identifica? Descreva os passos para adequada higiene do couro cabeludo.

### Referências

Carmagnani MIS, Fakih FT, Canteras LMS, Labbadia LL, Tanaka LH. Procedimentos de enfermagem – guia prático: cuidados com a pele. 1ª ed. Rio de Janeiro: Guanabara Koogan; 2009. 1:14-15.

CDC. Centers for Disease Control and Prevention. [documento da internet][citado 2016 set 13]. Disponível em: http://www.cdc.gov/healthywater/hygiene/disease/head_lice.html.

Fortes JI. Cuidados higiênicos com o paciente. In: Fundamentos de enfermagem. 2ª ed. São Paulo: EPU, 1997;8:75-81.

Herdman TH, Kamitsuru S. Diagnósticos de enfermagem da NANDA-I: definições e classificação 2018-2020. 11. ed. Porto Alegre: Artmed; 2018.

Lech J. Manual de procedimentos de enfermagem: higiene do cabelo e couro cabeludo no leito. 2ª ed. São Paulo: Martinari; 2007. 139-141.

Mozachi N, Souza VHS, Giffhorn ACAS, Trompczinski J, Nishimura SEF. Cuidados gerais. In: O Hospital – manual do ambiente hospitalar. 2a ed. Curitiba: Manual Real; 2005,4:45.

Potter PA, Perry AG. Fundamentos de enfermagem: higiene. 7ª ed. Rio de Janeiro: Elsevier; 2009. 39:849-906.

SDB Portal da Sociedade Brasileira de Dermatologia [documento da internet][citado 2016 set 13]. Disponível em: http://www.sdb.org.br13092016.

# 5.4

# Higiene Íntima e Troca de Fralda

*Gisele Saraiva Bispo Hirano, Camilla do Rosário Nicolino Chiorino*

## 1. INTRODUÇÃO

Quando o indivíduo se encontra hospitalizado, depende parcial ou totalmente da equipe de enfermagem para suprir suas necessidades básicas afetadas. Os cuidados de higiene corporal e íntima ficarão a cargo da equipe de enfermagem caso o indivíduo seja incapaz de realizá-los sozinho.

A higienização corporal, seja total, como no caso do banho, seja parcial, como no caso da higiene íntima, tem por objetivo promover a limpeza local, prevenindo determinadas enfermidades ao livrar o corpo de secreções potencialmente contaminadas que podem ocasionar infecções locais ou sistêmicas, além de proporcionar bem-estar e conforto ao paciente. Outras finalidades específicas incluem o preparo do paciente para exame ginecológico, para sondagem vesical ou para a coleta de urina para exames.

A exposição do corpo nu durante a higienização pode causar uma variedade de sentimentos no paciente, como incômodo, vergonha e medo. É importante que o profissional de enfermagem seja capaz de compreender os sentimentos vivenciados neste momento, deixando de lado a característica, por vezes, mecanicista da execução das atividades diárias de cuidado. Quanto melhor a atitude do profissional, mais confortável tornar-se-á para o paciente. Durante o procedimento, o profissional de enfermagem pode, por exemplo, solicitar que o paciente auxilie na realização da higienização íntima, dando orientações, fazendo com que o paciente se sinta mais seguro.

No que diz respeito à região genital feminina, vale ressaltar que ela apresenta características próprias, como o pH ácido (3,8 a 4,2), além da presença de um biofilme na mucosa que mantém a região ácida, com a finalidade inibir o crescimento de bactérias patogênicas e estimular o sistema de defesa vaginal. Diante disso, para não alterar a homeostase da região, os produtos de higiene íntima não devem modificar essas características fisiológicas, oferecendo somente adequada limpeza e redução de odores.

> Durante o procedimento, o profissional de enfermagem pode, por exemplo, solicitar que o paciente auxilie na realização da higienização íntima, dando orientações, fazendo com que o paciente se sinta mais seguro.

## 2. INDICAÇÕES

Indivíduos impossibilitados de realizar a higiene íntima de maneira independente.

## 3. CONTRAINDICAÇÕES

Não se aplica.

## 4. MATERIAL (FIGURA 5.7)

- Luvas de procedimento
- Avental descartável
- Biombo, caso não haja cortinas
- Jarro com água morna
- Cuba-rim ou bacia com sabonete
- Compressas
- Comadre
- Toalha de banho
- Lençol (se necessário)

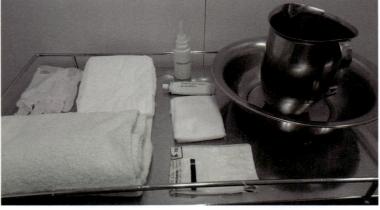

**FIGURA 5.7** Materiais necessários para higiene íntima.

5. DESCRIÇÃO DA TÉCNICA

- Mesa de apoio
- Papel higiênico
- Creme de barreira, quando indicado (pomadas para prevenção e/ou tratamento de assaduras)
- Saco de lixo para resíduos.

Ao separar os materiais, é importante determinar o grau de dependência e também o tipo de higiene a ser realizada, para que os materiais estejam de acordo com a necessidade do momento. Por exemplo, em alguns casos, poucas compressas serão suficientes para a adequada higienização, porém, em outros, poderá ser necessário quantidade maior de compressas, toalhas e lençóis. Homens em uso de dispositivo urinário externo demandarão troca do dispositivo após a higiene íntima e, por isso, uma nova sonda deve constar no rol de materiais. Além disso, pode ser necessária a troca da roupa do paciente (pijama ou camisola), e esta roupa também deverá constar nos materiais separados.

# 5. DESCRIÇÃO DA TÉCNICA

- Objetivo: Realizar higiene íntima.
- Aplicação: Indivíduos impossibilitados de realizar a própria higiene íntima.
- Responsabilidade: Enfermeiros, técnicos de enfermagem e auxiliares de enfermagem.

Higiene íntima em mulheres

| Ação | Justificativa |
|---|---|
| **AÇÕES COMUNS PARA REALIZAÇÃO DE HIGIENE ÍNTIMA EM MULHERES E HOMENS** | |
| 1. Higienizar as mãos com água e sabão ou álcool-gel. | Reduzir a microbiota transitória e residente (precauções-padrão). |
| 2. Realizar desinfecção do carrinho de procedimentos. | Garantir ambiente limpo. |
| 3. Higienizar as mãos com água e sabão ou álcool-gel. | Reduzir a microbiota transitória e residente (precauções-padrão). |
| 4. Ler a prescrição de enfermagem do paciente. | Garantir a realização do procedimento correto, no paciente correto. |
| 5. Separar todo o material necessário. | Organizar o procedimento. |
| 6. Higienizar as mãos com água e sabão ou álcool-gel. | Reduzir a microbiota transitória e residente (precauções-padrão). |
| 7. Identificar o paciente: solicitar que informe o nome completo e a data de nascimento, enquanto o profissional faz a conferência da pulseira de identificação. A identificação deve ser feita por dois indicadores. | Garantir a realização do procedimento correto, no paciente correto. |
| 8. Orientar o paciente quanto ao procedimento. | Manter ética e transparência no cuidado; contribuir para adesão do paciente ao procedimento. |
| 9. Fechar a porta, puxar as cortinas ou posicionar biombo ao redor do leito. | Manter a privacidade do paciente. |
| 10. Higienizar as mãos com água e sabão ou álcool-gel. | Reduzir a microbiota transitória e residente (precauções padrão). |
| 11. Colocar avental descartável e calçar luvas de procedimento | Proteger-se de microrganismos. |
| 12. Posicionar o paciente em decúbito dorsal com os joelhos fletidos (Figura 5.8). | Facilitar a exposição da região íntima. |
| 13. Colocar uma toalha pequena ou lençol sob os quadris da paciente. | Proteger o leito para que não seja molhado durante o procedimento e de eventuais sujidades. |
| 14. Retirar a fralda e excesso de fezes com papel higiênico. | Retirar o excesso de sujidade. |
| 15. Posicionar a comadre sob os quadris da paciente. | Facilitar a higienização com água abundante, caso seja necessário. |
| 16. Umedecer a compressa na água morna. | A água morna é agradável ao contato com a pele. |
| **DEMAIS AÇÕES: HIGIENE ÍNTIMA EM MULHERES** | |
| 1. Aplicar a compressa primeiramente na região entre as pernas, grandes lábios e monte pubiano, removendo a sujidade. | Reduzir as chances de contaminar a região uretral e vaginal com os microrganismos provenientes do ânus. |
| 2. Afastar os grandes lábios e realizar limpeza da região interna com movimentos de cima para baixo, promovendo a limpeza do orifício uretral e, em seguida, do orifício vaginal (Figura 5.9A e B) | Retirar excesso de secreções que abrigam microrganismos e sujidade. |

218  5. CUIDADOS DE HIGIENE E CONFORTO

Higiene íntima em mulheres (*Cont.*)

| Ação | Justificativa |
|---|---|
| 3. Umedecer outra compressa com água morna e sabonete. | Realizar limpeza efetiva. |
| 4. Aplicar a compressa na região íntima da mesma forma que anteriormente, até a completa remoção da sujidade, trocando as compressas sempre que necessário. | |
| 5. Umedecer a compressa na água morna e aplicá-la na região, sempre começando pela região da virilha, púbis, grandes e pequenos lábios, em movimentos para baixo, podendo-se também verter água em quantidade suficiente para a remoção completa do sabão. | Promover retirada completa do sabão e sujidade, prevenindo lesões de pele. |
| 6. Secar a região com toalha. | Manter região seca para prevenir proliferação de microrganismos. |
| 7. Aplicar creme de barreira, quando indicado, e colocar fralda descartável (se necessário). | Prevenir lesões de pele. |

### DEMAIS AÇÕES: HIGIENE ÍNTIMA EM HOMENS

| | |
|---|---|
| 1. Realizar limpeza da região íntima, começando pela região entre as coxas e monte pubiano. | Retirar excesso de sujidade. |
| 2. Em pacientes não circuncidados, tracionar o prepúcio, realizar limpeza da glande e corpo do pênis em movimento circular, realizando a limpeza da região anal por último (Figura 5.10A e B). | Retirar secreções acumuladas sob o prepúcio e excesso de sujidade. |
| 3. Em pacientes com sonda vesical de demora, realizar a limpeza do cateter desde o meato uretral até em direção à bolsa coletora (Figura 5.11). | Reduzir a incidência de infecção urinária relacionada aos cuidados de saúde. |
| 4. Umedecer outra compressa na água morna e sabonete. | Realizar limpeza mais efetiva. |
| 5. Aplicar a compressa na região íntima da mesma forma que anteriormente, até a completa remoção da sujidade, trocando as compressas sempre que necessário. | |
| 6. Umedecer a compressa na água morna e aplicá-la na região íntima, sempre começando pela região da virilha, púbis, pênis e ânus em movimentos para baixo, podendo-se também verter água em quantidade suficiente para a remoção completa do sabão. | Promover retirada completa do sabão e sujidade, prevenindo lesões de pele. |
| 7. Secar a região com toalha. | Manter região seca para prevenir proliferação de microrganismos. |
| 8. Aplicar creme de barreira, quando indicado, e colocar fralda descartável (se necessário). | Prevenir lesões de pele e tratá-las quando estiverem presentes. |

### FINALIZAÇÃO DA HIGIENE ÍNTIMA

| | |
|---|---|
| 1. Posicionar o paciente confortavelmente. | Garantir conforto. |
| 2. Recolher o material, retirar luvas de procedimento e avental e retirar biombo/abrir cortinas ou a porta do quarto. | Garantir ambiente seguro e limpo. |
| 3. Higienizar as mãos com água e sabão ou álcool-gel. | Reduzir a microbiota transitória e residente (precauções-padrão). |
| 4. Registrar o procedimento e possíveis intercorrências. | Cumprir requisitos legais e éticos, garantir a continuidade do cuidado e efetiva comunicação na equipe |

## 6. EXEMPLO DE REGISTRO

1/7/2016 – 18 h – Realizada higiene íntima com água e sabão líquido após episódio de evacuação semilíquida de coloração característica em grande quantidade. Pele íntegra. Aplicado protetor cutâneo e trocada fralda descartável. *Função e nome do profissional, número do Coren e assinatura.*

4/8/2016 – 10 h – Orientado paciente quanto à realização da higiene íntima com água e sabão líquido antes da coleta de exame de urina. *Função e nome do profissional, número do Coren e assinatura.*

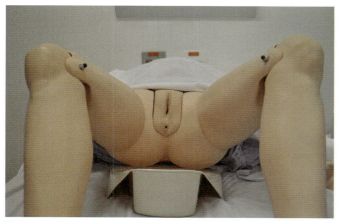

**FIGURA 5.8** Posicionamento do paciente com joelhos fletidos e lençol promovendo privacidade.

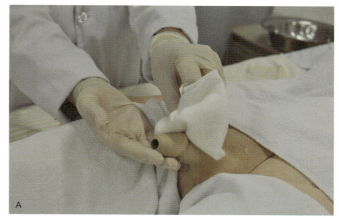

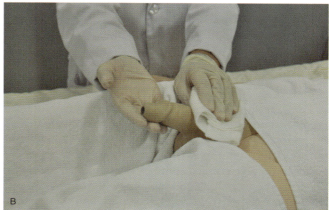

**FIGURA 5.10** **A e B,** Higiene íntima de homem.

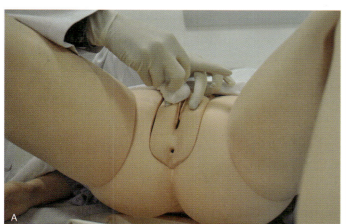

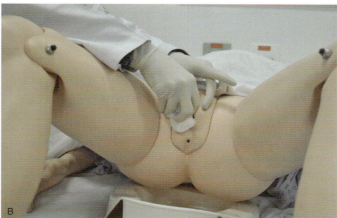

**FIGURA 5.9** **A e B,** Sentido da higiene íntima feminina.

16/6/2016 – 14 h – Apresenta evacuação em média quantidade, semipastosa, com odor e coloração característicos. Realizada higiene íntima e troca de fralda. Aplicado creme de barreira conforme item 4 da prescrição de enfermagem. Pele íntegra, sem hiperemia. Posicionado em decúbito lateral D, cabeceira elevada a 45 graus, protegidos os joelhos com travesseiro e mantidos calcâneos livres de pressão. A cama é mantida baixa, com rodas travadas e grades de proteção elevadas. *Função e nome do profissional, número do Coren e assinatura.*

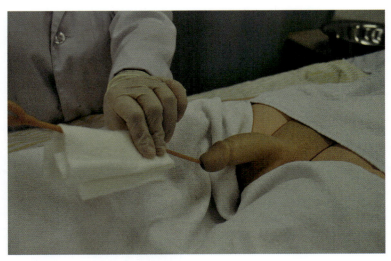

**FIGURA 5.11** Higiene íntima de homem com cateter vesical de demora.

## 7. CONSIDERAÇÕES ESPECIAIS NO CICLO VITAL

Pacientes idosos tendem a possuir maior fragilidade cutânea devido à perda natural da elasticidade da pele, o que favorece a ocorrência de lesões. A região íntima está mais sujeita a permanecer quente e úmida, o que torna o ambiente propício à proliferação de bactérias e fungos e consequentes lesões de pele. Essa fragilidade aumenta em indivíduos idosos, o que denota a extrema importância da higienização íntima cuidadosa. Além disso, deve-se ter cautela durante a fricção da pele com as compressas umedecidas, ou luvas de higiene, para que este ato não provoque lesões.

Mulheres acamadas que estejam no período menstrual devem ser orientadas ou auxiliadas a realizar a higienização íntima com maior frequência, independentemente da presença de diurese, para evitar a proliferação de microrganismos na região genital.

## 8. OBSERVAÇÕES

- É importante ressaltar que, estando o paciente em condições, deve-se estimulá-lo a realizar o procedimento sozinho sob a supervisão do profissional de enfermagem;
- Caso desejem, deve-se permitir que os familiares participem do cuidado;
- Em determinadas culturas, só são admissíveis cuidadores que sejam do mesmo sexo que o paciente e é importante que este desejo seja respeitado;
- Existem diversos produtos no mercado, como luvas de banho, que podem substituir a compressa. O importante é que o material a ser aplicado nessa região seja macio para não agredir a pele;
- Existem produtos no mercado que substituem o jarro com água e a compressa por lenços umedecidos. Esses produtos são mais utilizados em pacientes críticos, e cabe ao enfermeiro sempre avaliar a composição do produto para prevenir irritações alérgicas;
- É importante que a fralda seja adequada ao tamanho do paciente e que, ao ser colocada, seja adequadamente ajustada à virilha e ao abdome do paciente de forma que fique firme, porém não pressione demais a pele para que não cause lesões;
- Alguns pacientes necessitam de controle hídrico e torna-se necessário mensurar o volume de diurese eliminado por meio da pesagem das fraldas quando estão incapazes de urinar em comadres e papagaios. Nessas situações, apenas fraldas que contenham somente urina serão pesadas e é importante que elas sejam retiradas do paciente antes que qualquer quantidade de água seja vertida sobre a região íntima, para que o valor obtido seja o mais fidedigno possível.

## 9. DIAGNÓSTICOS DE ENFERMAGEM

- *Deficit* no autocuidado para higiene íntima

## 10. QUESTÕES PARA ESTUDO

**1.** Qual a importância da realização de higiene íntima adequada?
**2.** Por que é importante explicar ao paciente o procedimento de higienização íntima?
**3.** Quais as principais diferenças na realização da higiene íntima feminina e masculina?
**4.** Por que é importante a utilização de sabonete neutro na higienização íntima?

## Referências

Alexandre NMC, Brito E. Procedimentos básicos de enfermagem. São Paulo: Atheneu; 2000.

Bare BG, Suddarth DS. *Brunner* – Tratado de enfermagem médico-cirúrgica. 12ª ed. Rio de Janeiro: Guanabara Koogan; 2011.

Herdman TH, Kamitsuru S. Diagnósticos de enfermagem da NANDA-I: definições e classificação 2018-2020. 11. ed. Porto Alegre: Artmed; 2018.

Koch RM, et al. Técnicas básicas de enfermagem. 22ª ed. Curitiba: Século XXI Livros; 2004.

Nettina SM. Prática de enfermagem. 8ª ed. Rio de Janeiro: Guanabara Koogan; 2007.

Oliveira EA, Garcia TR, Sá LD. Aspectos valorizados por profissionais de enfermagem na higiene pessoal e na higiene corporal do paciente. Rev Bras Enferm Brasília (DF) 2003set/out;56(5): 479-483.

Potter PA, Perry AG. Fundamentos de enfermagem. 7ª ed. São Paulo: Elsevier; 2009.

Potter P, Perry A, Hall A, Stockert M, Patricia A. Fundamentos de enfermagem. Rio de Janeiro: Elsevier; 2013.

Pupulim JSL, Sawada NO. Exposição corporal do cliente no atendimento das necessidades básicas em UTI: incidentes críticos relatados por enfermeiras. Rev Latino-Am Enferm 2005 maio-junho;13(3):388–96.

Schalka S, Bombarda PCP, Silva SL, Bueno PTB. Avaliação comparativa de segurança e eficácia na redução de odores e melhora da hidratação genital para produtos de higiene íntima. Rev Bras Med 2013 out;70(10).

Silva LD, Pereia SRM, Mesquita AMF. Procedimentos de enfermagem: semiotécnica para o cuidado. Rio de Janeiro: Medsi; 2005.

# 5.5

# Banho de Aspersão com Auxílio

*Evelise Helena Fadini Reis Brunori, Amanda Silva de Macêdo Bezerra*

## 1. INTRODUÇÃO

A higiene corporal engloba um conjunto de atividades que promovem a saúde corporal por meio da limpeza pessoal, como o banho, lavar e pentear os cabelos, a escovação dos dentes, e a limpeza e manutenção das unhas dos pés e das mãos.

O banho diário assegura a limpeza e a remoção das células mortas, remove a oleosidade, o suor, a poeira e os microrganismos da pele. Seus benefícios incluem a eliminação de odores desagradáveis do organismo, diminuição do risco de infecções, estímulo à circulação, sensação de relaxamento, energização e melhora da autoimagem.

Alguns pacientes demandam auxílio durante o banho de aspersão, ou banho de chuveiro, e o procedimento é realizado em cadeira higiênica (Figura 5.12A e B). É necessário que a cadeira contenha:

- Um encosto, que deverá servir de apoio de toda a região dorsal;
- Um local para manipulação do equipamento;
- Assento com um orifício anatômico;
- Descanso para os membros superiores;
- Apoio para os pés;
- Rodas com travas de material antiderrapante e resistente.

O banho de aspersão em cadeira higiênica com auxílio é uma prática comum e considerada uma técnica básica de enfermagem, mas implica condicionar o indivíduo ativo para um indivíduo passivo, dependente da equipe de enfermagem para execução deste procedimento. Esta dependência pode, inclusive, inibir e/ou dificultar o questionamento sobre os procedimentos e/ou tratamento dos quais o paciente está sendo submetido.

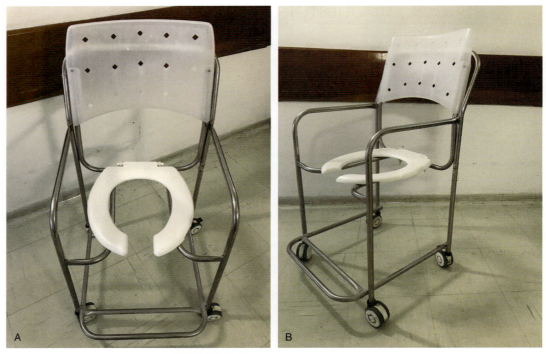

FIGURA 5.12　A e B, Cadeira higiênica.

A ação do banho necessita de um planejamento adequado e equipe capacitada para proporcionar o melhor cuidado, livre de danos, possibilitando conforto físico e melhora biofuncional. A execução da técnica adequada e individualizada implica diretamente a satisfação do cliente. Além de ser um momento de higiene, o banho também se constitui em oportunidade de conhecimento do outro, de observação e de interação para o fortalecimento do paciente.

> Alguns pacientes demandam auxílio durante o banho de aspersão, ou banho de chuveiro, e o procedimento é realizado em cadeira higiênica

## 2. INDICAÇÕES

O banho de aspersão está indicado a todos os pacientes hospitalizados com *deficit* no autocuidado e dificuldade de mobilidade.

## 3. CONTRAINDICAÇÕES

O banho de aspersão é contraindicado diante de instabilidade hemodinâmica (alterações de frequências cardíaca ou respiratória, pressão arterial e/ou padrão respiratório).

## 4. MATERIAL

- Cadeira higiênica
- Álcool a 70%
- Compressas não estéreis
- Luvas de procedimento
- Avental descartável

- Toalha de banho
- Lençóis
- Saco plástico
- Fita crepe
- Tampinhas de equipos (a depender do protocolo institucional)
- Creme dental
- Escova de dentes
- Xampu
- Condicionador
- Sabonete
- Pente
- Roupa de cama
- Roupa do paciente (camisola, pijama)
- *Hamper*

# 5. DESCRIÇÃO DA TÉCNICA

- Objetivo: Realizar banho de aspersão em cadeira higiênica.
- Aplicação: Pacientes hospitalizados com *déficit* no autocuidado e dificuldade de mobilidade.
- Responsabilidade: Enfermeiros, técnicos de enfermagem e auxiliares de enfermagem.

Banho de aspersão

| Ação | Justificativa |
|---|---|
| 1. Higienizar as mãos com água e sabão ou álcool-gel. | Reduzir a microbiota transitória e residente (precauções-padrão). |
| 2. Realizar desinfecção do carrinho de procedimentos. | Garantir ambiente limpo. |
| 3. Higienizar as mãos com água e sabão ou álcool-gel. | Reduzir a microbiota transitória e residente (precauções-padrão). |
| 4. Ler a prescrição de enfermagem do paciente e confirmar condições clínicas adequadas para banho de aspersão. | Garantir a realização do procedimento correto, no paciente correto, com segurança. |
| 5. Separar todo o material necessário. | Organizar o procedimento. |
| 6. Higienizar a cadeira higiênica com álcool a 70% e compressas. | Evitar infecção relacionada à assistência à saúde. |
| 7. Higienizar as mãos com água e sabão ou álcool-gel. | Reduzir a microbiota transitória e residente (precauções-padrão). |
| 8. Identificar o paciente: solicitar que informe o nome completo e a data de nascimento, enquanto o profissional faz a conferência da pulseira de identificação. A identificação deve ser feita por dois indicadores. | Garantir a realização do procedimento correto, no paciente correto. |
| 9. Comunicar e orientar o paciente quanto ao procedimento. | Manter ética e transparência no cuidado; contribuir para adesão do paciente ao procedimento. |
| 10. Assegurar-se de que o banheiro esteja limpo. | Evitar infecção relacionada à assistência à saúde. |
| 11. Fechar a porta, puxar as cortinas ou posicionar biombo ao redor do leito. | Manter a privacidade do paciente. |
| 12. Higienizar as mãos com água e sabão ou álcool-gel e calçar luvas de procedimento. | Reduzir a microbiota transitória e residente e proteger-se de microrganismos (precauções-padrão). |
| 13. Posicionar a cadeira higiênica ao lado do leito com as rodas travadas. | Evitar movimentação da cadeira durante a transferência do paciente e quedas. |
| 14. Proteger com saco plástico e fita adesiva, curativos, enfaixamentos e inserções de cateteres. | Evitar contaminação de inserções/feridas. |
| 15. Auxiliar/retirar a roupa do paciente e cobri-lo com uma toalha/lençol. | Manter privacidade do paciente. |
| 16. Se houver colostomia e/ou drenos, esvaziar as bolsas coletoras ou trocá-las. | Evitar vazamentos do conteúdo das bolsas coletoras durante o banho. |
| 17. Trocar as luvas de procedimento. | Evitar infecção relacionada à assistência à saúde. |

5. CUIDADOS DE HIGIENE E CONFORTO

Banho de aspersão (*Cont.*)

| Ação | Justificativa |
|---|---|
| 18. Retirar o paciente do leito e acomodá-lo na cadeira higiênica, com o dorso recostado e pés apoiados. | Evita quedas, proporcionar privacidade e conforto ao paciente. |
| 19. Encaminhar o paciente até o chuveiro. | |
| 20. Fechar portas e janelas. | |
| 21. Ajustar a temperatura da água, verificando a temperatura na região medial do antebraço, e solicitar ao cliente para verificá-la. | Promover conforto e evitar queimaduras. |
| 22. Auxiliar o paciente a se ensaboar, utilizando compressa com água morna do chuveiro e sabonete. Permitir que ensaboe as regiões que alcançar. Higienizar a área íntima por último. Remover a espuma com chuveirinho ou ducha. | Remover as sujidades corporais, promover conforto, bem-estar e autoimagem corporal satisfatória. Não se devem deixar resíduos de gel ou sabonete, pois podem irritar a pele e favorecer a disseminação dos fungos e bactérias. |
| 23. Durante o banho, observar a integridade da pele. | |
| 24. Verificar a necessidade e possibilidade de higiene do cabelo e couro cabeludo, e, em homens com barba, a tricotomia facial. | |
| 25. Auxiliar o paciente a se enxugar com uma toalha ou lençol e a vestir-se, se necessário. Atentar-se para dobras cutâneas e espaços interdigitais. | Evitar multiplicação de microrganismos e maceração da pele por excesso de umidade. |
| 26. Aplicar hidratante corporal. | Evitar lesões por ressecamentos. |
| 27. Auxiliar/pentear o cabelo do paciente. | Promover higiene, bem-estar e autoimagem corporal satisfatória. |
| 28. Auxiliar/realizar a higiene oral do paciente conforme desejado. | |
| 29. Realizar a limpeza concorrente do leito com álcool a 70% e compressas. Trocar a roupa de cama e depositar os lençóis sujos no *hamper*. | Evitar infecção relacionada à assistência à saúde. |
| 30. Retornar com o cliente ao leito e posicioná-lo de maneira confortável. | Manter o relaxamento. |
| 31. Realizar curativos necessários, conforme prescrição de enfermagem. | Evitar infecção relacionada à assistência à saúde. |
| 32. Cobrir o paciente com lençol e cobertor (se desejado) e elevar as grades do leito. | Promover conforto e prevenir quedas. |
| 33. Higienizar a cadeira higiênica com álcool a 70% e compressas. | Evitar infecção relacionada à assistência à saúde. |
| 34. Recolher o material e retirar biombo/abrir cortinas ou a porta do quarto. | Garantir ambiente seguro e limpo. |
| 35. Retirar as luvas e o avental e descartá-los no lixo infectante. | |
| 36. Higienizar as mãos com água e sabão ou álcool-gel. | Reduzir a microbiota transitória e residente (precauções-padrão). |
| 37. Registrar o procedimento e possíveis intercorrências. | Cumprir requisitos legais e éticos, garantir a continuidade do cuidado e efetiva comunicação na equipe. |

## 6. EXEMPLO DE REGISTRO

2/9/2016 – 10 h – Paciente auxiliado no banho de aspersão em cadeira com higienização dos cabelos e hidratação da pele com creme hidratante. Realizou higiene oral com creme dental e escova. Apresenta pele íntegra. *Nome do profissional, número do Coren e assinatura.*

## 7. OBSERVAÇÕES

O banheiro deve ser higienizado logo após o banho de pacientes em precaução de contato.

## 8. QUESTÕES PARA ESTUDO

1. Quais são as indicações do banho de aspersão em cadeira higiênica?
2. Quais são as contraindicações do banho de aspersão em cadeira higiênica?

1. INTRODUÇÃO

**3.** Qual cuidado deve ser tomado com curativos, enfaixamentos e inserções de cateteres de pacientes que serão encaminhados para banho de aspersão?

**4.** Descreva os passos para auxiliar um paciente no banho de aspersão em cadeira com segurança.

## 9. DIAGNÓSTICOS DE ENFERMAGEM

- *Deficit* no autocuidado para banho.

## Referências

Bare BG, Suddarth DS. Brunner – tratado de enfermagem médico-cirúrgica. 12ª ed. Rio de Janeiro: Guanabara Koogan; 2011.

Carmagnani MIS, et al. Procedimentos de enfermagem – guia prático. Rio de Janeiro: Guanabara Koogan; 2009.

Comélio ME, Alexandre NMC. Avaliação de uma cadeira de banho utilizada em ambiente hospitalar: uma abordagem ergonômica. Rev Bras Enferm SciELO Brasil, 2005.

Herdman TH, Kamitsuru S. Diagnósticos de enfermagem da NANDA-I: definições e classificação 2018-2020. 11. ed. Porto Alegre: Artmed; 2018.

Koch RM, et al. Técnicas básicas de enfermagem. 22ª ed. Curitiba: Século XXI Livros; 2004.

Lenardt MH, Willig MH, Silva SC, Shimbo AY, Tallmann AEC, Maru GH. O idoso institucionalizado e a cultura de cuidados profissionais. Cogitare Enferm 2006 mai/ago;11(2):117–23.

Lenardt MH, Willig MH, Silva SC, Shimbo AY, Tallmann AEC, Maruo GH. Cuidados aos idosos institucionalizados – opiniões do sujeito coletivo enfermeiro para 2026. Acta Paul Enferm 2010;23(6):775–81.

Nettina SM. Prática de enfermagem. 8ª ed. Rio de Janeiro: Guanabara Koogan; 2007.

Potter PA, Perry AG. Fundamentos de enfermagem. 7ª ed. São Paulo: Elsevier; 2009.

Silva LD, Pereia SRM, Mesquita AMF. Procedimentos de enfermagem: semiotécnica para o cuidado. Rio de Janeiro: Medsi; 2005.

# 5.6

## Banho no Leito

*Agueda Maria Ruiz Zimmer Cavalcante, Amanda Silva de Macêdo Bezerra*

## 1. INTRODUÇÃO

Considera-se banho no leito a higiene corporal da pessoa acamada, realizada no leito que ocupa, para remoção de sujidades e odores, estimulação da circulação, remoção de células mortas e microrganismos, proporcionando conforto e bem-estar.

Diante das necessidades de higiene e conforto do paciente acamado, as quais demandam ações da equipe de enfermagem, o banho será um dos procedimentos realizados, uma prática cotidiana inerente às atividades de enfermagem e necessidades humanas básicas que, assim como quaisquer outras atividades, não está livre de ocasionar dano ao cliente. Destacam-se entre os danos potenciais, o risco de queda, a piora do estado clínico, o risco de hipotermia e a desconexão ou retirada acidental/não planejada de dispositivos utilizados para a sustentação ou manutenção da vida (p. ex., extubação endotraqueal), além de constrangimento e redução da privacidade do cliente.

O banho no leito se refere a uma técnica complexa, que envolve conhecimentos científicos específicos e que permite, durante a sua execução, avaliação abrangente da situação do indivíduo, no que se refere aos achados semiológicos importantes.

No momento do banho no leito, várias atividades integradas aos cuidados de higiene e exames passíveis de intervenções podem e devem ser realizadas, como inspeção da pele, presença de lesões e curativos, sítios de inserção vasculares, mobilidade, situação nutricional (perda/ganho de peso, hidratação), deformidades, eliminações e autocuidado.

É importante atentar para a linguagem corporal e expressões não verbais que ocorrem durante a realização dos cuidados de higiene corporal, uma vez que um contato mais íntimo com o indivíduo é estabelecido. A invasão da privacidade pode levar o paciente a se sentir desprotegido. Portanto, é de extrema importância a preservação da intimidade, o respeito à individualidade e a proteção à ingerência de sua privacidade, desenvolvendo uma relação terapêutica de confiança firmada em princípios éticos.

Alguns atributos são essenciais para ajudar a promover o enfrentamento da experiência do banho no leito, dentre os quais se destacam: a habilidade comunicativa; o respeito à privacidade; a verificação das limitações de movimentos; a identificação da presença de dor referida; a manutenção do ambiente aquecido; a quantidade adequada de funcionários para a realização do procedimento, funcionários de sexo análogo ao do paciente; materiais e equipamentos disponíveis e que possam garantir qualidade do procedimento; participação do paciente no processo de planejamento da sua assistência, na escolha de horários e números de banhos, bem como na possibilidade de auxiliar no procedimento, estimulando o autocuidado.

O banho deve ser realizado no sentido cefalopodálico, deixando-se por último a região íntima e dando-se preferência ao uso de sabonetes líquidos e neutros para evitar alteração do pH da pele e retirada da proteção natural; riscos previsíveis devem ser controlados, como risco de hipotermia, de queda e de infecção. Para evitar este último devem-se preferir materiais de uso individual, preferencialmente descartáveis, e nunca utilizar a água da bacia com sujidade para lavar outra área do corpo; o profissional deve estar atento à exposição dos dispositivos como cateteres, drenos, sondas e cânulas.

## 2. INDICAÇÕES

O banho no leito é indicado para pacientes que perderam a autonomia, sendo parcial ou totalmente incapazes de realizar o autocuidado, seja nos casos de lesões, nos tratamentos que possam limitar a funcionalidade dos membros, seja em determinados tratamentos em que o repouso absoluto é exigido.

## 3. CONTRAINDICAÇÕES

Está contraindicado o banho no leito em pacientes com queda do nível de saturação de oxigênio durante a sua mobilização, pacientes hemodinamicamente instáveis e em pós-operatório imediato. Nos pacientes com lesão medular, deverão ser avaliados o risco e benefício do procedimento. Se houver indicação, o procedimento deverá ser rigorosamente realizado por meio da movimentação em bloco.

## 4. MATERIAL

- Avental descartável
- Luvas de procedimento
- Jarro com água na temperatura de preferência do paciente (em geral, em torno de 40° a 45 °C)
- Bacia
- Material para higiene oral (ver Capítulo 5.2)
- Comadre ou papagaio e fralda descartável (se paciente inconsciente)
- Compressas (aproximadamente cinco)
- Gazes
- Produtos de higiene pessoal: sabonete, xampu e condicionador, creme hidratante, pente ou escova de cabelo, desodorante. No caso de pacientes inconscientes, utilizar a espátula com gaze ou esponja para higiene oral e sonda para aspiração
- Toalhas de banho e de rosto
- Lençóis e fronha para troca de cama
- Álcool a 70%
- *Hamper*
- Camisola ou pijama limpos

## 5. DESCRIÇÃO DA TÉCNICA

- Objetivo: Realizar banho no leito.
- Aplicação: Pacientes hospitalizados com *deficit* no autocuidado e dificuldade de mobilidade.

## 5. DESCRIÇÃO DA TÉCNICA

227

- Responsabilidade: Enfermeiros, técnicos de enfermagem e auxiliares de enfermagem. O procedimento deverá ser realizado por dois profissionais.

Banho no leito

| Ação | Justificativa |
|---|---|
| 1. Higienizar as mãos com água e sabão ou álcool-gel. | Reduzir a microbiota transitória e residente (precauções-padrão). |
| 2. Ler a prescrição de enfermagem do paciente e confirmar condições clínicas adequadas para banho no leito. | Garantir a realização do procedimento correto, no paciente correto, com segurança. |
| 3. Comunicar e orientar o paciente quanto ao procedimento. | Manter ética e transparência no cuidado; contribuir para adesão do paciente ao procedimento. |
| 4. Avaliar a preferência do paciente quanto ao horário do banho e quanto ao profissional que o assiste. | |
| 5. Realizar desinfecção do carrinho de procedimentos. | Garantir ambiente limpo. |
| 6. Higienizar as mãos com água e sabão ou álcool-gel. | Reduzir a microbiota transitória e residente (precauções-padrão). |
| 7. Separar todo o material necessário. | Organizar o procedimento. |
| 8. Higienizar as mãos com água e sabão ou álcool-gel. | Reduzir a microbiota transitória e residente (precauções-padrão). |
| 9. Identificar o paciente: solicitar que informe o nome completo e a data de nascimento, enquanto o profissional faz a conferência da pulseira de identificação. A identificação deve ser feita por dois indicadores. | Garantir a realização do procedimento correto, no paciente correto. |
| 10. Fechar a porta, puxar as cortinas ou posicionar biombo ao redor do leito. Fechar janelas ou desligar o ar-condicionado. | Manter a privacidade do paciente e evitar a entrada de corrente de ar que altere a temperatura do ambiente e do paciente. |
| 11. Higienizar as mãos com água e sabão ou álcool-gel e calçar luvas de procedimento. | Reduzir a microbiota transitória e residente e proteger-se de microrganismos (precauções-padrão). |
| 12. Cada profissional deverá se posicionar de um lado do leito, abaixar as grades e desprender a roupa de cama. | Facilitar a realização do procedimento e procedê-lo com segurança. |
| 13. Oferecer material ou realizar higiene oral, conforme descrito no Capítulo 5.2. | Ver Capítulo 5.2. |
| 14. Realizar a higienização do rosto com gazes ou compressa e água morna, iniciando do canto interno do olho para o externo, em ambos os olhos. Depois lavar o restante do rosto de cima para baixo – testa, face, nariz, pescoço e orelhas – com novas gazes. Enxaguar e secar com a toalha de rosto delicadamente. (*Observação:* os homens podem ser barbeados neste momento, se adequado.) | Evitar que a sujidade penetre no ducto lacrimal. |
| 15. Higiene do couro cabeludo e cabelos. Ver passos no Capítulo 5.3. | Facilitar a higienização do couro cabeludo, cabelos, bem como as mudanças de decúbito necessárias durante o banho no leito. |
| 16. Higiene corporal. Retirar cobertas e as roupas (pijama) do paciente, dobrando-as e colocando-as sobre a mesa de cabeceira ou desprezando-as no *hamper*. Deixar o paciente coberto com o lençol. | Reduzir o acúmulo de roupas de cama durante o banho. Expor o paciente o mínimo possível, evitando constrangimentos. |
| 17. Colocar um pouco da água quente do jarro na bacia e solicitar que o paciente experimente a temperatura da água (se consciente). | Evitar que a temperatura da água não seja a temperatura desejada pelo paciente. Evitar ainda o risco de queimaduras. |
| 18. Descobrir os membros superiores do paciente, colocar a toalha abaixo, molhar uma compressa, aplicar o sabonete e ensaboar em sentido único com movimentos firmes dos dedos das mãos à axila um membro de cada vez (Figura 5.13). | Evitar exposição desnecessária, impedir que a cama fique excessivamente molhada e facilitar o retorno venoso. |
| 19. O outro profissional deve molhar outra compressa no jarro e enxaguar os membros, secá-los com a toalha e aplicar o desodorante. | Evitar que o paciente permaneça molhado e impedir odores indesejáveis. |
| 20. Colocar a bacia com água sobre a toalha de banho e imergir as mãos do paciente, deixando-as por alguns minutos (3-5 minutos). Retirar as mãos da bacia e recolher a bacia com água. Secar as mãos do paciente massageando-as com movimentos circulares. | Maximizar a limpeza das mãos e unhas e oferecer conforto ao paciente. |
| 21. Descobrir o tórax do paciente. Com a compressa embebida em sabão, ensaboar o tórax delicadamente, em sentido único, de cima para baixo e, em seguida, enxaguar com outra compressa. Se a paciente tiver mamas volumosas, pedir licença e levantá-las com cuidado para lavar abaixo. Secar com a toalha (Figura 5.14). | Evitar exposição excessiva do paciente. |

# 228    5. CUIDADOS DE HIGIENE E CONFORTO

Banho no leito (*Cont.*)

| Ação | Justificativa |
|---|---|
| 22. O outro profissional deve molhar outra compressa no jarro, enxaguar o tórax e secá-lo com uma toalha. | Evitar que o paciente permaneça molhado. |
| 23. Colocar a toalha sobre o tórax limpo do paciente e abaixar o lençol até a altura da crista ilíaca. Com a compressa embebida em sabão, ensaboar o abdome delicadamente, em sentido único, de cima para baixo e em seguida (Figura 5.15). | Evitar exposições excessivas do paciente. |
| 24. O outro profissional deve molhar outra compressa no jarro, enxaguar o abdome e secá-lo com uma toalha. | Evitar que o paciente permaneça molhado. |
| 25. Descobrir um dos membros inferiores do paciente e manter o lençol sobre a outro. Colocar a toalha sobre o lençol. Com a compressa embebida em sabão, ensaboar o membro inferior delicadamente, em sentido único, dos pés à virilha (Figura 5.16). | Evitar exposição desnecessária, impedir que a cama fique excessivamente molhada e facilitar o retorno venoso. |
| 26. O outro profissional deve molhar outra compressa no jarro, enxaguar o membro e secá-lo com a toalha. | Evitar que o paciente permaneça molhado. |
| 27. Realizar o mesmo procedimento no membro oposto. | |
| 28. Colocar a toalha de banho sob os pés do paciente e a bacia com água sobre a toalha de banho e imergir os pés do paciente, deixando-os por alguns minutos (3-5 minutos). Retirar os pés da bacia e recolher a bacia com água. Secar os pés do paciente. | Maximizar a limpeza das unhas e dos pés e oferecer conforto ao paciente. |
| 29. Higiene íntima. Manter o lençol cobrindo os membros inferiores e descobrir a região íntima do paciente. Posicionar uma toalha sob os glúteos do paciente e uma comadre sobre a toalha. Se o paciente estiver consciente e tiver condições, deve-se auxiliá-lo na higiene íntima, oferecendo-lhe o sabonete. Caso contrário, realizar a higiene completamente. | Evitar exposição desnecessária e impedir que a cama fique excessivamente molhada. |
| 30. Se homem, segurar o pênis, retrair o prepúcio e lavar, utilizando uma nova compressa embebida com sabonete, primeiramente o meato uretral para fora e posteriormente o corpo até a base do pênis em movimento circular. | Facilitar a limpeza e retirada do esmegma (secreção esbranquiçada). Evitar a proliferação de microrganismos. |
| 31. Reposicionar o prepúcio. | Evitar edema local, desconforto e garroteamento do pênis. |
| 32. Se mulher, flexionar os joelhos e afastar as pernas. Afastar cuidadosamente os grandes lábios e lavar, utilizando uma nova compressa embebida com sabonete, desde a vulva até o ânus, mudando sempre as faces da compressa. Lavar o meato uretral e o introito vaginal sempre em sentido descendente (do monte de vênus para o ânus). | Facilitar a visualização da genitália, a limpeza e a retirada de exsudatos. O sentido da limpeza evitará o contato dos resíduos anais com a vagina. |
| 33. Desprezar a compressa utilizada. Despejar água sobre a região íntima e secar com a toalha. Remover a comadre e a toalha e cobrir o paciente com lençol limpo. | Enxaguar retirando o sabão e os microrganismos. |
| 34. Levantar a grade da cama do lado oposto e posicionar o paciente para o decúbito lateral, flexionando uma das pernas; por exemplo, se flexionar a perna direita, virar o paciente para o decúbito lateral esquerdo, mantendo a grade deste lado levantada. | A grade servirá de apoio e proteção ao paciente e a posição facilitará a higienização da região dorsal. |
| 35. Posicionar a toalha próximo ao dorso do paciente e, com uma nova compressa, ensaboar o dorso com movimentos únicos, de cima para baixo, e enxaguar com outra compressa. Secar (Figura 5.17). | Realizar a limpeza da região dorsal de maneira adequada. |
| 36. Averiguar se a região anal ficou totalmente limpa durante a higienização das genitálias. Caso haja sujidade, lavar com uma compressa em sentido único, em direção à região sacral, até que esteja completamente limpa. Secar bem. | A sujidade e umidade pode abrigar microrganismos e deixar o paciente vulnerável à infecção. |
| 37. Aplicar creme hidratante, fazendo movimentos circulares e massageando a região dorsal do paciente. Evitar proeminências ósseas e regiões avermelhadas. | Estimular a circulação e promover o conforto do paciente. |
| 38. Empurrar o lençol até o meio do colchão, junto ao paciente, que está em decúbito lateral. Limpar a cama com uma compressa embebida em álcool a 70% em movimentos únicos de cima para baixo e posicionar um novo lençol deste lado da cama (Figura 5.18). | Proporcionar limpeza do leito do paciente. |

## 5. DESCRIÇÃO DA TÉCNICA

Banho no leito *(Cont.)*

| Ação | Justificativa |
|---|---|
| 39. Posicionar a fralda (se necessário) na região glútea do paciente. Virar o paciente cuidadosamente sobre o lençol limpo e elevar a grade deste lado. Abaixar a grade do lado oposto e retirar o lençol sujo, colocando-o no *hamper*. | Manter privacidade e segurança do paciente durante a higienização. |
| 40. Limpar a cama com uma compressa embebida em álcool a 70% em movimentos únicos de cima para baixo, puxar o lençol limpo e a fralda (se necessário). Arrumar as laterais do lençol no colchão. | Proporcionar limpeza do leito do paciente. |
| 41. Mover o paciente para o decúbito dorsal, descobrir parcialmente o lençol que está por cima do paciente e finalizar os ajustes no posicionamento da fralda. | Manter privacidade e segurança do paciente durante a higienização. |
| 42. Vestir o pijama ou camisola no paciente. | Favorecer o conforto e a manutenção da temperatura do paciente. |
| 43. Posicionar o paciente confortavelmente. | Garantir conforto. |
| 44. Recolher o material, retirar luvas de procedimento e avental e retirar biombo/abrir cortinas ou a porta do quarto. | Garantir ambiente seguro e limpo. |
| 45. Higienizar as mãos com água e sabão ou álcool-gel. | Reduzir a microbiota transitória e residente (precauções-padrão). |
| 46. Registrar o procedimento e possíveis intercorrências. | Cumprir requisitos legais e éticos, garantir a continuidade do cuidado e efetiva comunicação na equipe. |

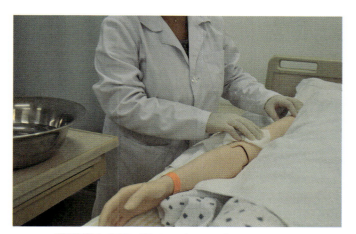

**FIGURA 5.13**  Higiene dos membros superiores.

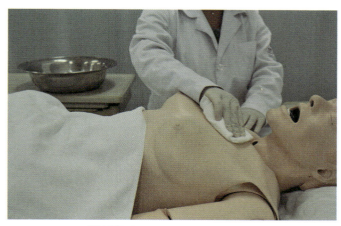

**FIGURA 5.14**  Higiene do tórax.

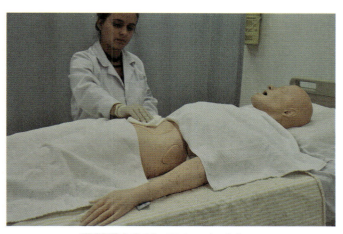

**FIGURA 5.15**  Higiene do abdome.

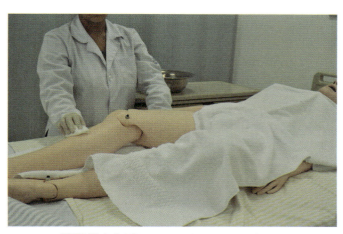

**FIGURA 5.16**  Higiene do membro inferior.

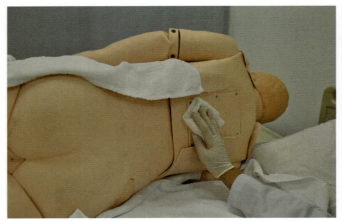
FIGURA 5.17 Higiene do dorso.

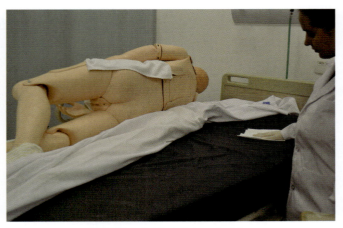
FIGURA 5.18 Higiene do leito.

## 6. EXEMPLO DE REGISTRO

15/12/2016 – 9 h – Realizado banho no leito sem ajuda do paciente devido ao rebaixamento de nível de consciência, com higiene do couro cabeludo e dos cabelos. Ausência de lesões. Realizada higiene oral sem ajuda do paciente. Mucosas íntegras, coradas, ausência de cáries, línguas e gengivas sem lesões, dentes em bom estado de conservação. Pele íntegra em toda extensão corporal, ausência de hiperemia em proeminências ósseas. Ausência de expressões faciais de dor durante a mobilização, ausência de limitação às flexões e extensões dos membros. Realizada massagem terapêutica para conforto em região dorsal, pés e mãos. Aplicada loção hidratante nessas mesmas áreas. Ausência de exsudato em genitália e ausência de evacuação no momento do procedimento. Mantidos uso de fralda descartável e sonda vesical de demora. *Nome do profissional, número do Coren e assinatura.*

## 7. CONSIDERAÇÕES ESPECIAIS NO CICLO VITAL

A regulação da temperatura corporal pode ser um fator variável nas diferentes fases de vida. Para recém-nascidos e pacientes idosos, o controle da temperatura pode ser mais instável do que em pacientes jovens. Por essa razão, a temperatura da água do banho, bem como o controle da temperatura do ambiente, deve ser observada pelo enfermeiro, evitando, por exemplo, a entrada de correntes de ar.

Para recém-nascidos, sabonetes, loções cremosas, xampu e condicionadores devem ser apropriados para a idade, de odor reduzido, a fim de evitar processos alérgicos.

A pele do idoso é extremamente frágil, apresenta atrofia acentuada, ressecamento, descamação e outras alterações que podem levar a danos na epiderme, derme e estruturas anexas. Cautela e atenção durante os movimentos realizados durante o procedimento, bem como a utilização de sabonetes e loções hidratantes, podem reduzir os danos.

## 8. OBSERVAÇÕES

- Durante o banho, o enfermeiro pode estimular o paciente para o autocuidado gradativamente, o que contribuirá para o processo de reabilitação e alta. A realização de exercícios de amplitude de movimentos durante a higienização dos membros contribui para a avaliação quanto à limitação funcional, além de ajudar na manutenção da mobilidade, visando evitar o risco de síndrome do desuso, evidenciada frequentemente em pacientes acamados.
- Investigar a presença ou o risco de lesões, principalmente nas regiões de proeminências ósseas.
- Durante a higiene do couro cabeludo e dos cabelos, deve-se avaliar o couro cabeludo para investigar a presença de feridas, úlceras e até de pediculose (piolhos). A área que geralmente desenvolve lesões é a região

occipital, que deve ser diariamente observada. Avaliar, ainda, a mucosa oral para investigar a presença de lesões ou cáries.

## 9. DIAGNÓSTICO DE ENFERMAGEM

- *Déficit* no autocuidado para banho

## 10. QUESTÕES PARA ESTUDO

**1)** R.O.P é o novo enfermeiro da UTI e está escalado para o cuidado da paciente L.A.P., 68 anos, sexo feminino, internada há 18 dias na UTI após revascularização do miocárdio com complicações respiratórias, mantendo ventilação mecânica por traqueostomia. A paciente é consciente e bastante colaborativa. Durante a realização do banho no leito, quais os cuidados que enfermeiro deverá ter com a paciente? Elabore um registro da realização deste procedimento.

**2)** J.L.S., 58 anos, foi admitido no pronto-socorro com fortes dores no peito, sendo diagnosticado infarto agudo do miocárdio. Está aguardando vaga para a realização do cateterismo cardíaco na unidade coronariana. Qual tipo de banho você prescreverá para este paciente? Justifique sua resposta.

### Referências

Alves MSS, Mangini BSC. Compreendendo a lacuna entre a prática e a evolução técnico-científica do banho no leito. Rev. Latino-Am Enferm 2006;14(2):233–42.

Castellões TMFW, Silva LD. Guia de cuidados de enfermagem na prevenção da extubação acidental. Rev Bras Enferm 2007;60(1):106–9.

Cunha MLC, Mendes ENW, Bonilha ALL. O cuidado com a pele do recém-nascido. Rev Gaucha Enferm 2002;23(2):6–15.

Herdman TH, Kamitsuru S. Diagnósticos de enfermagem da NANDA-I: definições e classificação 2018-2020. 11. ed. Porto Alegre: Artmed; 2018.

Koch RM, Motta HS, Walter RL, Horiuchi LNO, Paloschi IM, Ribas MLW. Técnicas básicas de enfermagem. 24ª ed. Florence; 2007.

Lima DVM, Lacerda RA. Repercussões oxi-hemodinâmicas do banho no paciente em estado crítico adulto hospitalizado: revisão sistemática. Acta Paul Enferm 2010;23(2):278–85.

Magalhães AMM. Carga de trabalho de enfermagem e segurança de pacientes internados em um hospital universitário [tese]. Porto Alegre (RS): Universidade Federal do Rio Grande do Sul. Escola de Enfermagem, 2012.

Nepomuceno BC, Campos BC, Simões IAR, Vitorin LM. Banho no leito: o discurso do sujeito coletivo de pacientes hospitalizados. Revista Ciências em Saúde 2014;4(1):18–24.

Oliveira AP, Lima DVM, Lacerda RA, Nascimento MAL. O banho do doente crítico: correlacionando temperatura ambiente e parâmetros oxi-hemodinâmicos. Rev Referência 2009;2(11):61–8.

Oliveira AP, Lima DVM. Evaluation of bed bath in critically ill patients: impact of water temperature on the pulse oximetry variation. Rev Esc Enferm USP 2010;44(4):1.034–40.

Potter PA, Perry AG. Grande tratado de enfermagem prática. Clínica e prática hospitalar. 8ª ed. Elsevier; 2013.

Timby BK. Higiene. In: Conceitos e habilidades fundamentais no atendimento de enfermagem. 8ª ed. Porto Alegre: Artmed, 2007:329-357.

# 5.7

# Tricotomia

*Larissa Bertacchini de Oliveira, Eduesley Santana-Santos*

## 1. INTRODUÇÃO

Tricotomia é uma palavra formada por dois radicais provenientes do idioma grego, o substantivo *thriks, trikhós*, que significa "cabelo, pelos" e o radical em português *tomo*, do verbo *témno*, que significa "cortar". Assim, tricotomia tornou-se um termo próprio da linguagem clínica brasileira e consiste no ato de cortar cabelos ou pelos.

232         5. CUIDADOS DE HIGIENE E CONFORTO

O procedimento de tricotomia é largamente utilizado para preparo da pele no período pré-operatório de diversos tipos de cirurgias, com a finalidade de reduzir a interferência dos pelos na manipulação e visualização do sítio cirúrgico e marcação da pele, bem como para facilitar a limpeza e desinfecção da pele do local que será realizado o procedimento, sutura e aplicação de curativos, embora a evidência sobre o impacto da tricotomia na incidência de infecção de sítio cirúrgico (ISC) seja limitada.

Revisões sistemáticas da literatura que avaliaram o efeito da tricotomia sobre a incidência de ISC destacam que não há evidência suficiente para afirmar que a remoção de pelos tem real impacto na incidência de ISC. Autores enfatizam a escassez de estudos com um número significativo de participantes que permitam conclusões mais confiantes; no entanto, eles são unânimes em mostrar a superioridade da realização da tricotomia com aparelhos tricotomizadores elétricos em relação às lâminas na diminuição da incidência de ISC. Os tricotomizadores elétricos cortam os pelos próximos à pele sem tocá-la, ao contrário das lâminas, que entram em contato direto com a pele, o que pode causar traumas macro ou até mesmo microscópicos.

A realização da tricotomia com lâminas tem maior probabilidade de gerar escoriações na pele e estas podem tornar-se locais de crescimento bacteriano. Estudos já demonstraram que a tricotomia realizada com o tricotomizador elétrico diminui o risco de ISC, quando comparado com as lâminas, e atualmente têm sido realizados estudos que comparam o tricotomizador com soluções depilatórias que dissolvem o pelo; no entanto, ainda não há evidências confiantes de que essas soluções possam ser mais efetivas na diminuição de ISC. Estudo que comparou o creme depilatório com a lâmina de barbear demonstrou que o creme depilatório é mais efetivo na diminuição da incidência de ICS, mas possui a desvantagem de estar associado à ocorrência de reações de hipersensibilidade.

Com relação ao melhor momento para remoção dos pelos também não há evidência suficiente, mas em geral esta é realizada no dia da cirurgia, até 2 horas antes do procedimento.

Assim, as últimas diretrizes globais da Organização Mundial da Saúde (OMS) para prevenção de ISC recomendam que os pelos não sejam removidos, ou, se for absolutamente necessário removê-los, a tricotomia deve ser realizada com tricotomizador elétrico. O uso de lâminas é desencorajado, seja no pré-operatório, seja na sala cirúrgica.

No caso de cirurgias programadas, a tricotomia deve ser realizada o mais próximo possível do horário da cirurgia, no máximo 2 horas antes. No caso de cirurgias de emergência, o procedimento é realizado imediatamente antes do procedimento cirúrgico, se possível. O local da tricotomia varia de acordo com o procedimento cirúrgico.

> As últimas diretrizes globais da Organização Mundial da Saúde (OMS) para prevenção de ISC recomendam que os pelos não sejam removidos, ou, se for absolutamente necessário removê-los, a tricotomia deve ser realizada com tricotomizador elétrico.

## 2. INDICAÇÕES

- Pacientes que serão submetidos a procedimentos cirúrgicos, em que o local onde será realizada a provável incisão contenha cabelo ou pelo que interfira na manipulação e visualização do sítio cirúrgico e marcação da pele, limpeza e desinfecção da pele do local que será realizado o procedimento, sutura e aplicação de curativos.
- Pacientes internados, ambulatoriais ou de pronto atendimento, que serão submetidos a procedimentos em que os pelos podem interferir, tais como: cateterismo, angiografia, fixação de dispositivos venosos, curativos ou para monitoração.

## 3. CONTRAINDICAÇÕES

Presença de lesão ou doenças infecciosas na pele em que está prevista a realização da tricotomia.

## 4. MATERIAL

- Bandeja
- Tricotomizador elétrico
- Lâmina descartável para tricotomizador elétrico

Gazes ou compressas não estéreis
- Luvas de procedimento
- Toalha
- Recipiente para lixo

# 5. DESCRIÇÃO DA TÉCNICA

- Objetivo: Realizar tricotomia.
- Aplicação: Pacientes nos quais a presença de pelos possa interferir na execução do procedimento clínico.
- Responsabilidade: Enfermeiros, técnicos de enfermagem, auxiliares de enfermagem.

Realização de tricotomia

| Ação | Justificativa |
|---|---|
| 1. Higienizar as mãos com água e sabão ou álcool-gel. | Reduzir a microbiota transitória e residente (precauções- padrão). |
| 2. Realizar desinfecção da bandeja. | Garantir ambiente limpo. |
| 3. Higienizar as mãos com água e sabão ou álcool-gel. | Reduzir a microbiota transitória e residente (precauções- padrão). |
| 4. Ler a prescrição médica ou de enfermagem do paciente de cima para baixo e da esquerda para a direita. | Garantir a realização do procedimento correto, no paciente correto. |
| 5. Separar todo o material necessário. | Organizar o procedimento. |
| 6. Higienizar as mãos com água e sabão ou álcool-gel. | Reduzir a microbiota transitória e residente (precauções- padrão). |
| 7. Identificar o paciente: solicitar que informe o nome completo e a data de nascimento, enquanto o profissional faz a conferência da pulseira de identificação. A identificação deve ser feita por dois indicadores. | Garantir a realização do procedimento correto, no paciente correto. |
| 8. Orientar o paciente quanto ao procedimento. | Manter ética e transparência no cuidado; contribuir para adesão do paciente ao procedimento. |
| 9. Fechar a porta, puxar as cortinas ou posicionar biombo ao redor do leito. | Manter a privacidade do paciente. |
| 10. Higienizar as mãos com água e sabão ou álcool-gel. | Reduzir a microbiota transitória e residente (precauções- padrão) e proteger-se de microrganismos. |
| 11. Calçar luvas de procedimento. | Prevenir infecção relacionada à assistência à saúde. |
| 12. Posicionar o paciente de acordo com o local de realização da tricotomia. Colocar uma toalha sob a área-alvo. | Promover conforto ao paciente e garantir a ergonomia do executante. |
| 13. Expor somente a área onde será realizada a tricotomia e avaliar as condições da pele da região que será tricotomizada. | Assegurar a privacidade do paciente e confirmar indicação de tricotomia. |
| 14. Encaixar a nova lâmina ao tricotomizador. Posicionar a lâmina paralelamente à pele, contra o sentido de crescimento dos pelos, e removê-los com movimentos suaves e curtos, com cuidado para não causar lesões; retirar os pelos da área tricotomizada utilizando gazes ou compressa não estéreis. | Evitar traumas à pele e prevenir infecção relacionada à assistência à saúde. |
| 15. Desprezar a lâmina utilizada na caixa de perfurocortante, remover a lâmina do tricotomizador, higienizá-lo com álcool a 70% | Garantir ambiente limpo e seguro e prevenir infecção relacionada à assistência à saúde. |
| 16. Recolher o material e retirar biombo/abrir cortinas ou a porta do quarto. | Garantir ambiente seguro e limpo. |
| 17. Retirar as luvas e descartá-las no lixo infectante. | |
| 18. Guardar o tricotomizador no local apropriado e conectado à fonte de energia. | Preservar o equipamento e garantir funcionamento no próximo uso. |
| 19. Higienizar as mãos com água e sabão ou álcool-gel. | Reduzir a microbiota transitória e residente (precauções- padrão). |
| 20. Registrar o procedimento e possíveis intercorrências. | Cumprir requisitos legais e éticos, garantir a continuidade do cuidado e efetiva comunicação na equipe. |
| Para procedimentos cirúrgicos eletivos, encaminhar o paciente para o banho de aspersão ou realizar o banho no leito com clorexidina degermante a 2%. | Prevenir infecção relacionada à assistência à saúde. |

# 234
## 5. CUIDADOS DE HIGIENE E CONFORTO

Os locais para realização da tricotomia variam de acordo com o tipo de procedimento cirúrgico e com as características individuais dos pacientes, uma vez que estes apresentam variações na distribuição de pelos na superfície corporal e que um mesmo procedimento cirúrgico pode ser indicado em diferentes segmentos corporais, não necessitando muitas vezes da realização da tricotomia em toda uma região do corpo. No Quadro 5.2 são apresentados os locais em que comumente deve ser realizada a tricotomia de acordo com o tipo de procedimento cirúrgico.

**QUADRO 5.2**  Locais de Tricotomia com Base no Tipo de Procedimento Cirúrgico

| Cirurgia | Local da tricotomia | Justificativa/Considerações |
|---|---|---|
| Cirurgia de crânio | Todo o couro cabeludo | Possibilitar o acesso cirúrgico. Avaliar se há necessidade de fazer em todo o couro cabeludo ou em apenas um segmento. |
| Cirurgia torácica | Região anterior e posterior do tórax<br>Axilas<br>Panturrilha | Local de incisão cirúrgica e colocação de eletrodos.<br>Na simpatectomia.<br>Colocação da placa de bisturi elétrico. |
| Cirurgia cardíaca | Região anterior e posterior do tórax<br>Inguinal<br>Panturrilha<br>Membros inferiores e antebraço | Local de incisão cirúrgica e colocação de eletrodos.<br>No caso de realização de circulação extracorpórea, a canulação pode ser femoral.<br>Colocação da placa de bisturi elétrico.<br>No caso de revascularização miocárdica para abordar a veia safena ou radial; no caso de cirurgias de válvula ou aorta pode haver a necessidade de realizar revascularização miocárdica. |
| Cirurgia abdominal | Da cicatriz umbilical até terço médio da coxa<br>Da região mamilar até terço médio da coxa<br>Da região mamilar até inguinal | Abordagem de hérnia<br>Laparotomia<br>Colecistectomia |
| Cirurgia renal | Região abdominal anterior e posterior | Locais de provável incisão cirúrgica. |
| Cirurgia dos membros inferiores | Região púbica, inguinal e toda a extensão dos membros inferiores | No caso de cirurgias vasculares, realizar a tricotomia de acordo com o vaso que será abordado. |

## 6. EXEMPLO DE REGISTRO

2/2/2017 – 6 h – Oriento o paciente quanto ao procedimento. Realizada tricotomia nas regiões anterior e posterior do tórax, região inguinal, face interna dos membros inferiores, panturrilha e tornozelo para o procedimento de revascularização miocárdica. O procedimento foi realizado com tricotomizador elétrico. Encaminhado para o banho de aspersão com clorexedina degermante a 2%. *Função e nome do profissional, número do Coren e assinatura.*

## 7. CONSIDERAÇÕES ESPECIAIS NO CICLO VITAL

A tricotomia em geral é indicada para pacientes após a puberdade, uma vez que apresentam pelos nas regiões de provável incisão cirúrgica ou de realização de procedimentos. A exceção ocorre com cabelos, já que em todas as fases do ciclo vital estes normalmente estão presentes.

## 8. OBSERVAÇÕES

- O paciente deve estar sempre bem informado do procedimento (indicação e consequências) e precisa consentir a sua realização. No caso de crianças, os responsáveis devem estar informados e também o consentir.
- Deve-se obedecer a uma sequência adequada para os locais de realização da tricotomia, do local menos contaminado para o mais contaminado: tórax, membros superiores, abdome, região dorsal, membros inferiores e região inguinal.

- Deve-se ter cuidado para não provocar lesões na pele do paciente: em caso de dobras na pele, esticar para facilitar a passagem do tricotomizador; em caso de pele sensível, deslizar a lâmina do tricotomizador suavemente e posicionar o aparelho de modo que este não provoque escoriações na pele.

## 9. DIAGNÓSTICOS DE ENFERMAGEM

- Risco de infecção

## 10. QUESTÕES PARA ESTUDO

**1)** Qual o aparelho mais indicado para realização de tricotomia — lâmina de barbear ou tricotomizador elétrico? Justifique.
**2)** Quais cuidados de enfermagem envolvem o procedimento de tricotomia?
**3)** Qual a sequência mais adequada dos locais para realização do procedimento de tricotomia?
**4)** No caso de uma cirurgia cardíaca, do tipo revascularização miocárdica, em quais locais deve ser realizada a tricotomia?

### Referências

Adisa AO, Lawal OO, Adejuyigbe O. Evaluation of two methods of preoperative hair removal and their relationship to postoperative wound infection. J Infect Dev Ctries 2011;5(10):717–22.

Balthazar ER, Colt JD, Nichols RL. Preoperative hair removal: a random prospective study of shaving versus clipping. South Med J 1982;75:799–801.

Cowperthwaite L, Holm RL. Guideline implementation: preoperative patient skin antisepsis. Aorn J 2015;101(1):71–7.

Herdman TH, Kamitsuru S. Diagnósticos de enfermagem da NANDA-I: definições e classificação 2018-2020. 11. ed. Porto Alegre: Artmed; 2018.

Mangram AJ, Horan TC, Pearson ML, et al. Guideline for Prevention of Surgical Site Infection, 1999. Centers for Disease Control and Prevention (CDC) Hospital Infection Control Practices Advisory Committee. Am J Infect Control 1999;27(2):97–132.

Rezende JM. Linguagem médica: Tricotomia. Rev Patol Trop 2008;37(4):363–5.

Tanner J, Norrie P, Melen K. Preoperative hair removal to reduce surgical site infection. Cochrane Database Syst Rev 2011;9(11). CD004122.

Tokarski AT, Blaha D, Mont MA, et al. Perioperative skin preparation. J Orthop Res 2014;32:S26–30.

World Health Organization. Global Guidelines for the Prevention of Surgical Site Infection. WHO Document Production Services. Geneva: Switzerland; 2016.

# 5.8

## Arrumação do Leito

*Anna Verena de Carvalho Sousa*

## 1. INTRODUÇÃO

O leito hospitalar é o local onde os pacientes permanecem a maior parte do tempo durante o período de internação. Em sua maioria, possuem tamanho padrão, com colchões revestidos de materiais impermeáveis, grades laterais, e ajustes de decúbito que podem ser mecânicos ou automatizados.

Visando ao bem-estar do paciente, o leito deve ser confortável, limpo e seguro. Como medidas de segurança deve ser mantido organizado, sem sujidade, sem umidade e posicionado em sua altura mais baixa, com grades elevadas conforme a necessidade do paciente.

As roupas de cama devem estar secas, sem rugas e limpas, proporcionando conforto e bem-estar. Em contrapartida, roupas de camas úmidas e enrugadas podem contribuir para o desenvolvimento de lesões de pele e aumento das áreas de pressão.

Os leitos são arrumados diariamente ou sempre que necessário. Os lençóis e cobertores podem ser reutilizados conforme protocolo de cada instituição desde que estejam limpos, secos e íntegros.

O ideal é que a arrumação do leito seja realizada após o procedimento de banho do paciente ou depois da realização de higiene da região perineal, com o objetivo de manter as roupas de cama limpas e sem umidade.

A arrumação pode ser feita em leitos desocupados ou com o paciente em repouso no leito, onde a técnica é realizada enquanto o paciente o ocupa.

Os tipos de arrumação do leito são:

- Cama fechada: realizada em leito vago, aguardando internação.
- Cama aberta: realizada em leito ocupado por paciente que deambula.
- Cama de operado: realizada em leito que aguarda a chegada do paciente em maca.
- Cama aberta com paciente acamado: realizada em leito ocupado por paciente impossibilitado de sair do leito.

Realizar a técnica correta, seguindo os passos em sequência lógica e baseando-se em princípios científicos, garante que o tempo seja otimizado e a segurança do paciente seja preservada.

## 2. INDICAÇÕES

Indicado para todos os leitos hospitalares ocupados e desocupados.

## 3. CONTRAINDICAÇÕES

Nos casos em que há instabilidade hemodinâmica do paciente, devem-se pesar os riscos e benefícios da arrumação do leito, de forma interdisciplinar.

## 4. MATERIAL

- Dois lençóis grandes
- Um lençol dobrado (móvel) se indicado
- Um lençol impermeável, se indicado
- Uma fronha
- Um cobertor
- Compressas limpas
- Solução para desinfecção do colchão (álcool a 70% ou solução padronizada na instituição)
- Saco para roupas sujas (*hamper*)
- Luvas não estéreis

## 5. DESCRIÇÃO DA TÉCNICA

- Objetivo: Arrumar o leito.
- Aplicação: Em todos os leitos hospitalares ocupados e desocupados.
- Responsabilidade: Enfermeiros, técnicos de enfermagem e auxiliares de enfermagem.

Arrumação do leito

| Ação | Justificativa |
| --- | --- |
| 1. Higienizar as mãos com gel alcóolico ou água e sabão. | Reduzir a microbiota transitória e residente (precauções-padrão). |
| 2. Organizar os materiais em ordem inversa de uso (fronha, lençol de cima, lençol dobrado/móvel, lençol impermeável e lençol de baixo) e apoiá-los sobre superfície limpa e seca. | A organização dos materiais facilita a execução da técnica. |

## Arrumação do leito (Cont.)

| Ação | Justificativa |
|---|---|
| 3. Elevar a cama para uma posição mais alta e abaixar as grades. | Promover a ergonomia do trabalho, evitando esforço corporal. |
| 4. Calçar luvas de procedimento. | Reduzir risco de infecção por lençóis sujos e contaminados. |
| 5. Procurar por pertences pessoais do paciente e retirar campainhas, extensões e sondas que estejam presas ao leito. | Evitar perda de itens pessoais do paciente e facilitar a retirada dos lençóis. |
| 6. Dobrar em quatro partes as roupas de cama que podem ser reutilizadas, por exemplo, cobertores. | Dobrar as roupas facilita a organização da tarefa e reduz o esforço físico do profissional. |
| 7. Dobrar os lençóis sujos da margem da cabeceira para o meio do leito e da margem dos pés para o meio. Envolver todos os itens. | Dobrar os lençóis da área menos contaminada para a mais contaminada reduz o risco de disseminação de microrganismos. |
| 8. Desprezar os lençóis sujos em saco de roupa, mantendo-os longe do uniforme. | Prevenir a disseminação de microrganismos. |
| 9. Fazer a desinfecção do colchão com solução padronizada ou álcool a 70% da área menos contaminada (cabeceira e pés) para a mais contaminada (centro do colchão). | Prevenir a disseminação de microrganismos e reduzir o risco de infecção. |
| 10. Retirar as luvas e higienizar as mãos com gel alcóolico ou água e sabão. | Reduzir a microbiota e prevenir infecção. Evitar a transmissão de microrganismos para a roupa de cama limpa. |
| 11. Colocar a dobra central do primeiro lençol posicionada na lateral proximal do leito. Esticar a outra metade em sentido longitudinal. Após, prosseguir com a abertura completa em ambos os lados do leito (Figura 5.19). | Centralizar o lençol permite que, ao abri-lo, esteja dividido em partes iguais no leito, facilitando o trabalho. Abrir os lençóis sobre a cama, e não sacudindo, diminui o esforço do profissional e evita a disseminação de microrganismos no ambiente. |
| 12. Dobrar cada canto do lençol, levando a aba de lençol da cabeceira e dos pés para baixo do colchão. Abrir a lateral de forma triangular e colocar por baixo do colchão, fazendo a prega conforme a figura (Figuras 5.20 e 5.21). | Permitir que o lençol não saia do lugar e não crie pregas, prejudicando a integridade da pele. |
| 13. Colocar o restante do lençol para baixo do colchão com a palma da mão voltada para baixo. | Permitir que o lençol não saia do lugar e não crie pregas, prejudicando integridade da pele. |
| 14. <u>Se necessário</u>, colocar o lençol impermeável no centro do leito de forma que as regiões dorsal e pélvica do paciente fiquem sobre esse lençol. | O lençol impermeável facilita na hora da troca de roupa de cama e impede que a umidade passe para o lençol de baixo. |
| 15. <u>Se necessário</u>, colocar o lençol dobrado ao meio no centro do leito de forma que as regiões dorsal e pélvica do paciente fiquem sobre esse lençol. Deixar as costuras do lençol voltadas para o colchão e para os pés (Figura 5.22). | O lençol móvel facilita a movimentação do paciente que precisa de auxílio. Colocar as costuras do lençol desta forma evita que elas fiquem em regiões de maior pressão, podendo interferir na integridade da pele. |
| 16. Esticar o lençol móvel e colocar suas abas para baixo do colchão. | Manter o lençol no lugar e evitar a formação de pregas, que podem prejudicar a integridade da pele. |
| 17. Colocar o lençol de cima e proceder conforme item 11 sobre o primeiro lençol. | Centralizar o lençol permite que, ao abri-lo, esteja dividido em partes iguais no leito, facilitando o trabalho. Abrir os lençóis sobre a cama, e não sacudindo, diminui o esforço do profissional e evita a disseminação de microrganismos no ambiente. |
| 18. Colocar o cobertor ou colcha sobre o lençol de cima, de modo que sua margem superior fique aproximadamente 15 cm abaixo da margem do lençol. Dobrar a margem do lençol por cima do cobertor. | Evitar que ambos saiam do lugar e facilitar na abertura do leito. |
| 19. Prender as abas inferiores do lençol de cima e o cobertor conforme executado no item 12 (Figura 5.23). | Evitar que lençol e o cobertor saiam do lugar. |
| 20. Cama fechada: manter o lençol e cobertor cobrindo o leito. Cama aberta: Fazer uma dobra com o lençol e cobertor no sentido dos pés (Figura 5.24). Cama de operado: enrolar ou fazer uma dobra em leque na lateral do leito, em sentido longitudinal (Figura 5.25). | Facilitar a entrada do paciente no leito. |
| 21. Colocar uma das mãos dentro da fronha e deslizar o travesseiro até que esteja completamente coberto. Posicioná-lo na cabeceira da cama. | Manter a fronha limpa e distante do uniforme. |
| 22. Retornar o leito para sua posição mais baixa. | Facilitar a entrada do paciente no leito e reduzir o risco de quedas. |
|  23. Higienizar as mãos com gel alcóolico ou água e sabão após o procedimento. | Reduzir a microbiota e prevenir infecção. |

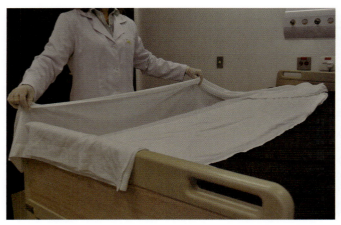

FIGURA 5.19   Colocar a dobra central do primeiro lençol posicionada na lateral proximal do leito. Esticar a outra metade em sentido longitudinal. Após, prosseguir com a abertura completa em ambos os lados do leito.

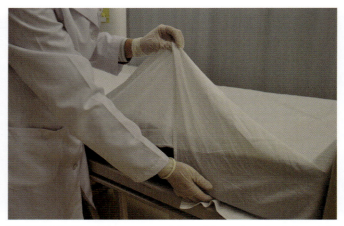

FIGURA 5.20   Dobrar o canto do lençol, levando a aba de lençol da cabeceira e dos pés para baixo do colchão.

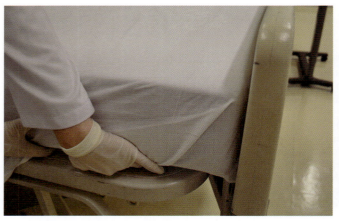

FIGURA 5.21   Abrir a lateral de forma triangular e colocar por baixo do colchão, fazendo a prega conforme a figura.

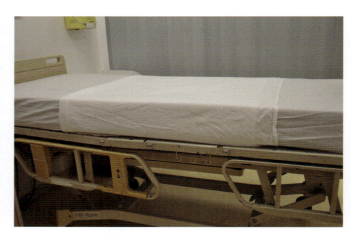

FIGURA 5.22   Lençol móvel.

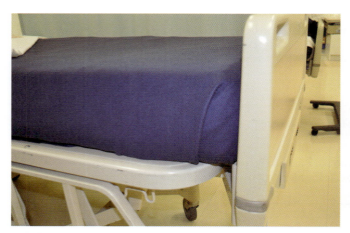

FIGURA 5.23   Prender as abas inferiores do lençol de cima e cobertor.

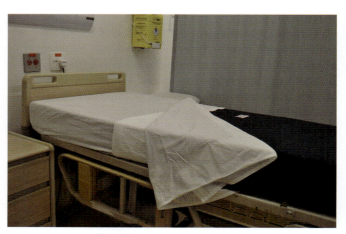

FIGURA 5.24   Cama aberta.

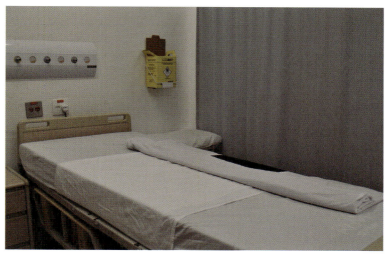

FIGURA 5.25  Cama de operado.

Arrumação do leito ocupado

| Ação | Justificativa |
|---|---|
|  1. Higienizar as mãos com gel alcóolico ou água e sabão. | Reduzir a microbiota transitória e residente (precauções-padrão). |
|  2. Verificar a identificação do paciente e orientá-lo sobre o procedimento a ser realizado. Verificar limitações físicas no prontuário. | Promover a segurança e determinar o nível de atividade e cooperação do paciente. |
| 3. Organizar os materiais em ordem inversa de uso (fronha, lençol de cima, lençol dobrado/móvel, lençol impermeável e lençol de baixo) e apoiá-los sobre superfície limpa e seca. | A organização dos materiais facilita a execução da técnica. |
| 4. Fechar portas e janelas. | Promover conforto e privacidade ao paciente. |
| 5. Elevar a cama para uma posição mais alta e abaixar as grades da lateral proximal. Manter as grades do outro lado elevadas. Se não houver contraindicações, abaixar o decúbito para a posição horizontal. | Promover a ergonomia do trabalho, evitando esforço corporal. Prevenir queda do paciente. O decúbito horizontal facilita a troca dos lençóis. |
|  6. Calçar luvas de procedimento. | Reduzir risco de infecção por lençóis sujos e contaminados. |
| 7. Procurar por pertences pessoais do paciente e retirar campainhas, extensões e sondas que estejam presas ao leito. | Evitar perda de itens pessoais do paciente e facilitar a retirada dos lençóis. |
| 8. Dobrar em quatro partes as roupas de cama que podem ser reutilizadas, por exemplo, cobertores. | Dobrar as roupas facilita a organização da tarefa e reduz o esforço físico do profissional. |
| 9. Soltar todos os lençóis do leito. Cobrir o paciente com uma toalha de banho, roupão, ou deixá-lo com o lençol anterior, quando os itens acima não estiverem disponíveis. | Manter a privacidade e conforto do paciente. Soltar as pontas do lençol facilita o procedimento. |
| 10. Mudar ou solicitar ao paciente que se vire para decúbito lateral, posicionando-o de costas para o profissional e de frente para as grades elevadas. | Possibilitar a arrumação da porção vaga do leito. As grades elevadas promovem apoio para o paciente manter postura lateral. |
| 11. Dobrar em leque ou enrolar os lençóis sujos o mais próximo possível da região dorsal do paciente. | Facilitar a retirada dos lençóis quando o paciente se virar para o lado oposto. |
| 12. Fazer a desinfecção dessa lateral do colchão com solução padronizada ou álcool a 70% da área menos contaminada (cabeceira e pés) para a mais contaminada (centro do colchão). | Prevenir a disseminação de microrganismos e reduzir o risco de infecção. |
| 13. Colocar a dobra central do primeiro lençol posicionada na lateral proximal do leito. Esticar a outra metade em sentido longitudinal. Após, dobrar em leque ou enrolar o lençol o mais próximo possível do paciente, sem que haja contato com o lençol sujo. | Centralizar o lençol permite que, ao abri-lo, esteja dividido em partes iguais no leito, facilitando o trabalho. Facilitar a abertura dos lençóis limpos quando o paciente se virar para o lado oposto. Evitar transmissão de microrganismos para o lençol limpo. |

240 5. CUIDADOS DE HIGIENE E CONFORTO

Arrumação do leito ocupado (*Cont.*)

| Ação | Justificativa |
|---|---|
| 14. <u>Se necessário</u>, neste momento proceder com o posicionamento do lençol impermeável e forro móvel. | O lençol impermeável e o forro móvel proporcionam conforto e mobilidade, conforme descritos nos itens 14 e 15 do quadro sobre Arrumação do leito. |
| 15. Elevar as grades próximas ao profissional e auxiliar o paciente a virar para o lado oposto, passando por cima dos lençóis. Manter o paciente coberto e reposicionar o travesseiro. | Permitir a arrumação da outra lateral do leito. Manter o conforto e a privacidade do paciente. |
| 16. Desprezar os lençóis sujos em saco de roupa, mantendo-os longe do uniforme. | Prevenir a disseminação de microrganismos. |
| 17. Fazer a desinfecção dessa lateral do colchão com solução padronizada ou álcool a 70% da área menos contaminada (cabeceira e pés) para a mais contaminada (centro do colchão). | Prevenir a disseminação de microrganismos e reduzir o risco de infecção. |
| 18. Proceder com o desdobramento dos lençóis limpos e esticá-los no leito. Dobrar cada canto do lençol, levando a aba de lençol da cabeceira e dos pés para baixo do colchão. Abrir a lateral de forma triangular e colocar por baixo do colchão, fazendo a prega conforme a figura. | Manter o lençol no lugar e evitar a formação de pregas, que podem prejudicar a integridade da pele. |
| 19. Auxiliar o paciente a retornar para o centro do leito em posição supina. Realizar troca da fronha, colocando uma das mãos dentro da fronha e deslizando o travesseiro até que esteja todo coberto. Reposicionar travesseiro sob a cabeça do paciente. | Promover o conforto do paciente. |
| 20. Colocar o lençol de cima sobre o paciente e remover a toalha ou lençol de proteção neste momento. Proceder com a abertura do lençol, centralizando-o no meio do leito. | Centralizar o lençol permite que, ao abri-lo, esteja dividido em partes iguais no leito, facilitando o trabalho. |
| 21. Retirar as luvas e ✋ higienizar as mãos com gel alcóolico ou água e sabão. | Reduz a microbiota e previne infecção. |
| 22. Colocar o cobertor ou colcha sobre o lençol de cima, de modo que sua margem superior fique aproximadamente 15 cm abaixo da margem do lençol. Dobrar a margem do lençol por cima do cobertor. | Evitar que ambos saiam do lugar e facilitar na abertura do leito. |
| 23. Prender as abas inferiores do lençol de cima e cobertor. | Evitar que lençol e cobertor saiam do lugar. |
| 24. Fazer uma dobra com o lençol e cobertor na altura dos ombros do paciente. | Promover conforto e boa aparência. |
| 25. Afrouxar levemente o lençol e cobertor na região dos pés do paciente. | Facilitar a mobilização. |
| 26. Voltar o leito para a posição mais baixa e elevar as grades. | Facilitar a entrada do paciente no leito e reduzir o risco de quedas. |
| ✋ 27. Higienizar as mãos após o procedimento. | Reduzir a microbiota e prevenir infecção. |

# 6. ESTIMATIVA DE TEMPO DE EXECUÇÃO

O procedimento pode demorar de 5 a 15 minutos.

# 7. EXEMPLO DE REGISTRO

A troca de roupa de cama não necessita de documentação descrita específica. Realizar anotação quando alguma medida de conforto for adotada, quando algum dispositivo for posicionado no leito ou em casos de anormalidades encontradas nos lençóis no momento da arrumação.

> 1/2/2017 – 8 h – Realizada troca de roupa de cama e posicionado apoio para os pés para prevenção de lesão por pressão. *Função e nome do profissional, número do Coren e assinatura.*

## 8. CONSIDERAÇÕES ESPECIAIS NO CICLO VITAL

### Idosos

Cobertores podem ser utilizados como lençol de baixo para promover aumento da temperatura corporal e estimular a vascularização.

## 9. OBSERVAÇÕES

- As roupas de cama deverão ser trocadas quantas vezes forem necessárias durante o plantão.
- Em qualquer sinal de sujidade, não reutilizar os lençóis e cobertores.
- Realizar a troca de roupa de cama após o banho do paciente.
- Não encostar o uniforme nos lençóis sujos e limpos.
- Não sacudir as roupas de cama.
- Não deixar roupas de cama no chão.
- Evitar passar por cima da cama e alisar os lençóis com as mãos. Para isso, utilizar as bordas dos lençóis.
- Verificar condições de conservação das roupas de cama, travesseiros e colchões.
- Nunca deixar os lençóis úmidos. Realizar a troca para evitar lesões de pele.
- Interromper o procedimento se a condição do paciente ficar instável ou houver queixa álgica.

## 10. DIAGNÓSTICOS DE ENFERMAGEM

- Risco de lesão por pressão

## 11. QUESTÕES PARA ESTUDO

**1)** Ao entrar em quarto de um paciente, você verifica que os lençóis estão molhados. Qual é a importância da troca da roupa de cama neste caso? Quais implicações este lençol poderia trazer ao paciente?

**2)** Você recebe o plantão de um paciente que irá retornar do centro cirúrgico em maca. Que tipo de arrumação de leito deve ser realizada?

**3)** Quais cuidados o profissional deve ter com os lençóis sujos? Justifique cada cuidado.

**4)** Durante o procedimento de arrumação do leito com paciente acamado, ele começa apresentar queda de saturação, dispneia e alteração do nível de consciência. Qual é a sua conduta?

### Referências

Bloomfield J, Pegram A, Jones A. Recommended procedure for bedmaking in hospital. Nursing Standard 2008;22(23):41–4.

Herdman TH, Kamitsuru S. Diagnósticos de enfermagem da NANDA-I: definições e classificação 2018-2020. 11. ed. Porto Alegre: Artmed; 2018.

Lynn P. Habilidades de enfermagem clínica de Taylor. 2 a ed. Porto Alegre: Artmed, 2009:381-392.

Potter PA, Perry AG, Elkin MK. Procedimentos e intervenções de enfermagem [livro eletrônico]. 5ª ed. Rio de Janeiro: Elsevier Brasil; 2013. 10(25).

Smeltzer SC, Bare BG. Brunner & Suddarth, tratado de enfermagem médico-cirúgica. 11ª ed. Rio de Janeiro: Guanabara Koogan; 2009. 1:171-173.

Taylor CR et al. Fundamentos de enfermagem: a arte e a ciência do cuidado de enfermagem. Porto Alegre: Artmed, 2014:1.070-1.077.

Timby BK. Conceitos e habilidades fundamentais no atendimento de enfermagem. 8ª ed. Porto Alegre: Artmed, 2007:374-382.

Volpato ACB et al. Técnicas básicas de enfermagem. 3ª ed. São Paulo: Martinari, 2007:121-124.

White L, Duncan G, Baumle W. Fundamentos de enfermagem básica. 3ª ed. São Paulo: Cengage Learning, 2012:780-785.

Wilkinson JM, Leuven KV. Fundamentos de enfermagem: pensando e fazendo. São Paulo: Roca; 2010;2: 383-387.

Wilkinson JM, Leuven KV. Fundamentos de enfermagem: teoria, conceitos e aplicações. São Paulo: Roca, 2010;1:561-564.

# 5.9

## Preparo do Corpo Pós-morte

*Gislaine Rodrigues Nakasato, Camila Takao Lopes*

## 1. INTRODUÇÃO

A enfermagem desempenha papel fundamental no cuidado de pessoas no processo de morrer e nos cuidados pós--morte. Lidar com as emoções e sentimentos, dedicar atenção aos familiares que tiveram a perda de um ente querido e prestar cuidados ao paciente no momento da morte e pós-morte não é uma tarefa fácil.

É importante que o profissional, nesse contexto, aborde a situação com compaixão, conhecimento e atenção, centrado na família e no paciente, respeitando a singularidade de cada cultura, religião e as normas da instituição.

Do ponto de vista dos cuidados pós-morte, o corpo a ser preparado deve ser tratado com respeito e dignidade. Para isso, é imprescindível compostura, responsabilidade e cautela, além da ética profissional.

De acordo com o Código de Ética dos Profissionais de Enfermagem, no Capítulo 2, Dos Deveres, Art. 43, *"Respeitar o pudor, a privacidade e a intimidade da pessoa, em todo seu ciclo vital e nas situações de morte e pós-morte"*.

Conhecer o procedimento de acordo com as políticas e protocolos da instituição também é primordial nestas condições, pois transmite segurança e conforto aos familiares, sempre respeitando os valores culturais e religiosos da família. Este capítulo abordará os cuidados com o corpo pós-morte, cujo conceito se refere ao preparo do corpo após a constatação do óbito.

## 2. INDICAÇÕES

Paciente com óbito constatado e declarado pelo profissional médico.

## 3. CONTRAINDICAÇÕES

O corpo não deverá ser preparado em caso de indicação de necropsia (causa mal definida), embalsamento ou diante de restrições religiosas do paciente/familiares. A necropsia pode ser recomendada por um oficial de justiça em casos de suicídio, acidente, homicídio ou prática terapêutica ilegal, mesmo que a família não concorde. Com exceção desses casos, adquirir o consentimento da família é uma exigência legal. Portanto, no momento da constatação do óbito, a família deve ser notificada e ter o direito de escolher entre a realização da necropsia ou não.

## 4. MATERIAL

- Luvas de procedimento
- Avental descartável
- Máscara cirúrgica
- Óculos de proteção
- Lençóis limpos
- Toalhas
- Bacia ou jarro com água
- Sabonete
- Algodão ortopédico
- Gazes limpas

- Fita microporosa
- Pinça (Pean ou Cheron)
- Atadura de crepe
- Seringa de 10 mL (caso haja sonda vesical de demora, tubo endotraqueal)
- Lâmina de bisturi (caso haja cateter venoso central, drenos, cateter arterial)
- Saco plástico de tamanho adequado para caberem as vestimentas
- Maca sem colchão ou carro de transporte de mortuário;
- *Kit* mortalha (dependendo da instituição)
- Pulseiras de identificação do paciente (de acordo com as normas da instituição)
- Etiquetas de identificação, contendo data e horário do óbito, nome do paciente, número de registro e número do leito, nome do médico que constatou o óbito e nome do profissional que preparou o corpo
- Formulários de registro (atestado de óbito)

## 5. DESCRIÇÃO DA TÉCNICA

- Objetivo: Realizar a limpeza e preparo do corpo para evitar drenagem de líquidos e secreções, propiciando conforto à família ao ver o paciente.
- Aplicação: Paciente com óbito constatado e declarado pelo profissional médico sem indicação de necropsia.
- Responsabilidade: Enfermeiros, técnicos de enfermagem e auxiliares de enfermagem.

Preparo do corpo pós-morte

| Ação | Justificativa |
|---|---|
| 1. Confirmar a constatação de óbito pelo médico. | Garantir a realização do procedimento correto, na pessoa falecida correta. |
| 2. Confirmar que o médico não tenha solicitado necropsia. | A necropsia é necessária para mortes que ocorreram em determinadas circunstâncias específicas, denominadas causas mal definidas. Nestes casos, não há tamponamento do corpo. |
| 3. Higienizar as mãos com água e sabão ou álcool-gel. | Reduzir a microbiota transitória e residente (precauções-padrão). |
| 4. Separar todo o material necessário. | Organizar o procedimento. |
| 5. Identificar o paciente por meio da conferência da pulseira de identificação. A identificação deve ser feita por dois indicadores. | Garantir a realização do procedimento correto, na pessoa falecida correta. |
| 6. Orientar os familiares quanto ao procedimento e perguntar se desejam participar do processo de preparo do corpo, se possível. | Manter ética e transparência no cuidado e confortar a família. Em algumas religiões, ocorre a participação de um líder religioso como parte de cuidados espirituais. |
| 7. Fechar a porta, puxar as cortinas ou posicionar biombo ao redor do leito. | Manter a privacidade da pessoa falecida. |
| 8. Higienizar as mãos com água e sabão ou álcool-gel. | Reduzir a microbiota transitória e residente (precauções-padrão). |
| 9. Colocar máscara, óculos e avental descartável e calçar luvas de procedimento. | Proteger-se de microrganismos (precauções-padrão). |
| 10. Repor ou manter a prótese dentária na boca, conforme desejo da família. | Promover aparência natural, com o contorno natural do corpo. |
| 11. Fechar as pálpebras com as mãos. | |
| 12. Remover as roupas do corpo, colocá-las em um saco e etiquetá-las para posterior entrega à família. | Evitar a perda de bens e garantir sua entrega ou descarte. |
| 13. Remover todos os dispositivos do corpo, como sondas, cateteres e tubos. Para tanto, desinflar balonetes, quando necessário, com a seringa de 10 mL e retirar pontos, quando necessário, com a lâmina de bisturi. Realizar curativos com gaze e fita microporosa em óstios de dispositivos prévios, como cateteres e drenos. | Eliminar todos os equipamentos desnecessários e evitar drenagem de fluidos corporais. |
| 14. Higienizar o corpo completamente com água e sabão, enxaguar e secar. | Promover aparência limpa, garantindo dignidade à pessoa falecida e familiares. |
| 15. Tamponar a orofaringe, nasofaringe, ânus e vagina com algodão ortopédico e pinça Cheron, evitando que o algodão apareça no final do orifício. | Evitar a saída de qualquer tipo de fluidos e permitir que o corpo fique o mais natural possível. |

244     5. CUIDADOS DE HIGIENE E CONFORTO

Preparo do corpo pós-morte (*Cont.*)

| Ação | Justificativa |
|---|---|
| 16. Fixar o queixo com atadura crepe, mantendo a boca fechada. | Manter o corpo o mais natural possível antes que enrijeça. |
| 17. Amarrar mãos sobre o abdome e manter os pés unidos. | |
| 18. Colocar as etiquetas de identificação e a mortalha, de acordo com o protocolo da instituição, antes de transportar o corpo. | Permitir correta identificação do paciente na unidade e no necrotério. |
| 19. Cobrir o corpo com lençol limpo, repousar a cabeça sobre um travesseiro, abaixar as pálpebras suavemente. | Promover aparência limpa e natural, com o contorno natural do corpo. |
| 20. Recolher o material e retirar biombo/abrir cortinas ou a porta do quarto. | Garantir ambiente seguro e limpo e a privacidade para a família. |
| 21. Retirar as luvas, os óculos, a máscara e o avental e descartá-los no lixo infectante | |
| 22. Higienizar as mãos com água e sabão ou álcool-gel. | Reduzir a microbiota transitória e residente (precauções-padrão). |
| 23. Avaliar a necessidade ou o desejo dos familiares de sua presença. Se sair, diga-lhes onde podem encontrá-lo. | Manter a privacidade, porém oferecer-lhes apoio, caso necessitem ou desejem. |
| 24. Entregar itens pessoais aos familiares. | Evitar a perda de bens e garantir sua entrega ou descarte. |
| 25. Registrar o procedimento, para quem entregou os pertences e possíveis intercorrências. | Cumprir requisitos legais e éticos, garantir a continuidade do cuidado e efetiva comunicação na equipe. |
| 26. Após a saída da família, cobrir o corpo com um lençol limpo, fechar as portas/cortinas dos outros leitos e transportar o corpo ao necrotério, em maca sem colchão ou em um carro de transporte mortuário. | Manter a privacidade e dignidade ao transportar o corpo e propiciar um lugar temporário até o encaminhamento para a funerária. |
| 27. Registrar o transporte. | Cumprir requisitos legais e éticos, garantir a continuidade do cuidado e efetiva comunicação na equipe. |
| 28. Notificar o serviço de limpeza para realizar a limpeza terminal do quarto. | Manter o ambiente limpo, organizado e preparado, caso haja nova admissão. |

## 6. EXEMPLO DE REGISTRO

17/3/2017 – 12 h – Declarado óbito bem definido pela dra. Janaina da Silva. Retirados tubo endotraqueal, cateter venoso central de duplo-lúmen de veia jugular direita e sonda vesical de demora. Realizado curativo oclusivo em óstio de cateter prévio. Realizado tamponamento com algodão e posicionada mortalha, segundo protocolo. Mantida pulseira de identificação em membro superior direito e colocada etiqueta de identificação com dados do óbito no tórax do paciente. *Função e nome do profissional, número do Coren e assinatura.*

12h30 – Encaminhado corpo para o necrotério. Entregue atestado de óbito e aliança do paciente para a esposa (sra. Maria Santos). *Função e nome do profissional, número do Coren e assinatura.*

## 7. DIAGNÓSTICOS DE ENFERMAGEM

Os diagnósticos a seguir aplicam-se aos pacientes diante da proximidade da morte e aos familiares dada a proximidade ou ocorrência da morte de um ente querido.

- Risco de pesar complicado

## 8. QUESTÕES PARA ESTUDO

**1)** Qual alternativa, em relação às práticas de enfermagem, não respeita os padrões de cuidado com o corpo após a constatação do óbito?
   **a.** Manter o paciente lateralizado para drenagem de possíveis resíduos gástricos;

# 8. QUESTÕES PARA ESTUDO

**b.** Identificar o paciente com pulseira de identificação e etiqueta de identificação com os dados do óbito;

**c.** Remover equipamentos médicos, tais como sondas e cateteres desnecessários, caso não tenha nenhuma restrição;

**d.** Manter um ambiente limpo e respeitar a privacidade da família e do paciente.

**2)** Entre as alternativas a seguir, em que momento a necropsia pode e deve ser realizada?

**a.** Sempre deve ser realizada, independentemente da posição da família;

**b.** A pedido de um oficial de justiça;

**c.** Mesmo que o médico solicite e a família não consinta, ela deve ser realizada;

**d.** A necropsia nunca pode ser realizada, se não houver casos de suicídio, homicídio ou acidente.

**3)** Assinale a alternativa que compõe os materiais utilizados para a preparação do corpo pós-morte:

**a.** Gaze, álcool, pinça, lençol umedecido e mortalha;

**b.** Etiqueta de identificação com os dados do óbito, mortalha, maca sem colchão para transporte e lençóis limpos;

**c.** Etiqueta de identificação com os dados do óbito, pinça, saco descartável e luva estéril;

**d.** *Kit* mortalha, algodão/gaze e clorexidina alcoólica.

## Referências

Conselho Federal de Enfermagem (COFEN). RESOLUÇÃO COFEN Nº 564/2017. Aprova o novo Código de Ética dos Profissionais de Enfermagem. Disponível em: http://www.cofen.gov.br/resolucao-cofen-no-5642017_59145.html. Acesso em 2019 Maio 19.

Herdman TH, Kamitsuru S. Diagnósticos de enfermagem da NANDA-I: definições e classificação 2018-2020. 11. ed. Porto Alegre: Artmed; 2018.

Potter P, Perry AG. Fundamentos de enfermagem. A experiência de perda, morte e luto. 8ª ed. Rio de Janeiro: Elsevier; 2013.

Secretaria da Segurança Pública. Governo do Estado de São Paulo. Disponível em: http://www.ssp.sp.gov.br/fale/institucional/answers.aspx.

Silva MT, Silva SRLPT. Manual de procedimentos para estágio em enfermagem. 2ª ed. São Paulo: Martinari; 2008.

Temple JS, Johnson JY. Guia para procedimentos de enfermagem. 4ª ed. Porto Alegre: Artmed; 2004.

Timby BK. Conceitos e habilidades. Fundamentos no atendimento de enfermagem. Cuidando de doentes terminais. Cuidados no final da vida. 10ª ed. Porto Alegre: Artmed; 2014.

SEÇÃO

# 6

# Oxigenação

*Beatriz Murata Murakami*

## SUMÁRIO

| | | | | | |
|---|---|---|---|---|---|
| 6.1 | Utilização de Suporte de Oxigênio | 247 | 6.4 | Cuidados com Traqueostomia | 260 |
| 6.2 | Ventilação Mecânica Não Invasiva: Cuidados com CPAP e BiPAP | 253 | 6.5 | Aspiração de Vias Aéreas | 262 |
| | | | 6.6 | Coleta de Secreção Traqueal | 269 |
| 6.3 | Ventilação Invasiva: Cuidados com o Tubo Orotraqueal e Fixação do Tubo | 257 | | | |

# 6.1

## Utilização de Suporte de Oxigênio

*Fernanda Murata Murakami, Amanda Serio, Beatriz Murata Murakami*

## 1. INTRODUÇÃO

O oxigênio ($O_2$) é transportado pelo sangue sob duas formas: dissolvido ou combinado reversivelmente à hemoglobina. A quantidade de $O_2$ que pode ser combinada à hemoglobina pode ser estimada pela avaliação da saturação de $O_2$.

A saturação de $O_2$ do sangue arterial ($SaO_2$) normal é de cerca de 97,5% (considerando indivíduos com pH, temperatura, pressão parcial de oxigênio [$PaO_2$] de 100 mmHg e pressão parcial de gás carbônico [$PaCO_2$] dentro da normalidade).

Se a $PaO_2$ estiver abaixo de 60 mmHg ou a $SaO_2$ for menor do que 90%, há um quadro de hipoxemia, a qual pode ser provocada por mecanismos como hipoventilação, comprometimento da difusão do $O_2$ na membrana alveolocapilar, desequilíbrio da ventilação-perfusão, *shunt* pulmonar, diminuição da $PaO_2$ (por exemplo, em regiões de elevada altitude), diminuição do débito cardíaco, choque circulatório e queda ou alteração da hemoglobina.

Para o tratamento da hipoxemia, podem-se usar diversos tipos de dispositivos para oferta de $O_2$, fornecendo de 1 a 15 L/min, sendo os principais: cateter nasal tipo óculos; cateter nasal tipo sonda; máscara de nebulização; máscara com reservatório de $O_2$; máscara de Venturi e cânula nasal de alto fluxo.

Tanto o cateter nasal tipo óculos (Figura 6.1) quanto o tipo sonda (Figura 6.2) podem ofertar oxigênio de 1 a 6 L/min. Entretanto, na prática, utiliza-se fluxo de até 4 L, pois valores superiores a este podem causar desconforto devido a ressecamento da mucosa nasal, especialmente em pacientes que fazem o uso por tempo prolongado.

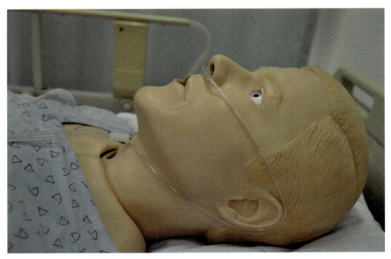

FIGURA 6.1  Cateter nasal tipo óculos.

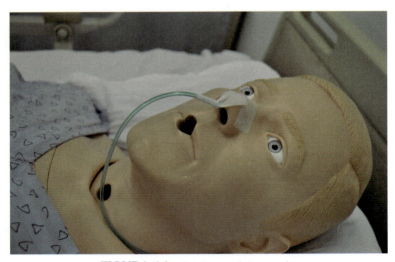

FIGURA 6.2  Cateter nasal tipo sonda.

O cateter nasal tipo óculos é o dispositivo de preferência da maioria dos pacientes em virtude do maior conforto, por não dar sensação de claustrofobia, não interferir nos movimentos, oferecer menor resistência à inspiração e por permitir falar e comer durante o uso. Além disso, é seguro por não haver risco de reinalação de $CO_2$ e é um dispositivo de baixo custo.

A máscara de nebulização (Figura 6.3) fornece fluxos entre 5 e 10 L/min com concentrações entre 40% e 60% de oxigênio. Fluxos menores que 5 L/min não devem ser utilizados neste dispositivo, pois além de aumentar a resistência para a respiração, oferecem risco de reinalação de gás carbônico. Por esta razão, não são indicados para pacientes com insuficiência respiratória hipercápnica (tipo 2).

A máscara com reservatório de $O_2$ (Figura 6.4) é utilizada para fornecer oxigênio entre 10 e 15 L/min, correspondendo a concentrações de 60% a 90% de $O_2$. É bastante utilizada para atendimentos em situação de emergência e em casos em que a reinalação de $CO_2$ é indesejada.

A máscara de Venturi (Figura 6.5) possui um sistema no qual o oxigênio fornecido se mistura ao ar ambiente de forma controlada, fornecendo concentrações de oxigênio precisas (24%, 28%, 35%, 40% ou 60%). Pode ser usada por quaisquer pacientes, mas é especialmente útil àqueles retentores de $CO_2$.

A cânula nasal de alto fluxo é um dispositivo que tem como principal vantagem a possibilidade de fornecer fluxo de oxigênio de até 60 L/min (e 100% de concentração), com menor desconforto devido ao aquecimento e

# 1. INTRODUÇÃO

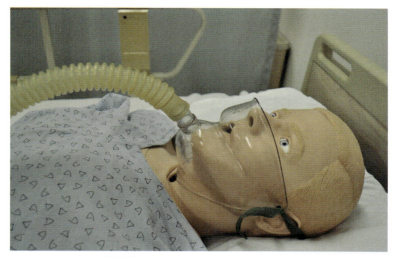

FIGURA 6.3  Máscara de nebulização.

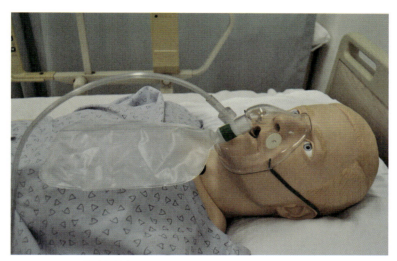

FIGURA 6.4  Máscara facial com reservatório.

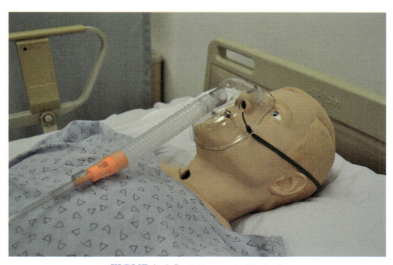

FIGURA 6.5  Máscara de Venturi.

250

à umidificação do gás inalado. É bastante utilizada em pacientes com insuficiência respiratória e durante a fase de extubação.

> **Observação:** A administração de oxigênio por meio de sistemas que permitem a mistura deste gás com o ar ambiente, inviabiliza o controle preciso da $FiO_2$ ofertada.
>
> Nestes casos, pode-se estimar a $FiO_2$ pela fórmula: *$4 \times fluxo$ $O_2(L/min) + 21\%$ ($O_2$ ar ambiente) = $FiO_2$*

Vale ressaltar que o oxigênio, assim como outros gases medicinais, deve ser prescrito pela equipe médica e ser administrado na quantidade adequada e por tempo determinado, de acordo com as condições clínicas do paciente.

## 2. INDICAÇÕES

A oxigenoterapia está indicada na correção da hipoxemia aguda, para redução dos sintomas associados à hipoxemia crônica e da carga de trabalho imposta sobre o sistema cardiopulmonar em situação de hipoxemia.

## 3. CONTRAINDICAÇÕES

Não existem contraindicações relacionadas ao uso de oxigênio, embora existam algumas possíveis complicações que requerem cautela na sua administração:

- Pacientes com hipercapnia crônica (retentores de $CO_2$) podem apresentar depressão ventilatória quando expostos a elevadas concentrações de oxigênio. Nessa condição, a oxigenoterapia deve ser rigorosamente controlada.
- Indivíduos expostos a elevadas frações inspiradas de $O_2$ ($FiO_2$) em relação ao ar ambiente podem desenvolver atelectasias de absorção. Isso acontece pelo fato de a $FiO_2$ acima de 50% produzir diminuição da concentração de nitrogênio no gás alveolar, prejudicando a estabilidade da membrana alveolocapilar. Além disso, aumenta o risco de lesão pulmonar pela toxicidade do oxigênio, especialmente quando há lesão pulmonar preexistente.
- Em prematuros extremos, a administração de $O_2$ suplementar para manutenção da $PaO_2$ acima de 80 mmHg pode levar à retinopatia.
- Neonatos prematuros podem desenvolver displasia broncopulmonar se expostos a altas concentrações de oxigênio por períodos prolongados.

## 4. MATERIAL

- Rede de gases com saída de oxigênio
- Fluxômetro
- Frasco de água destilada estéril para umidificação em sistema fechado (por exemplo, Aquapak®) ou
- Frasco para umidificação e água destilada
- Sistema de administração de oxigênio
  - Cateter nasal tipo óculos
  - Cateter nasal tipo sonda
  - Máscara de nebulização
  - Máscara com reservatório de $O_2$
  - Máscara de Venturi
  - Cânula nasal de alto fluxo

# 5. DESCRIÇÃO DA TÉCNICA

| Ação | Justificativa |
|---|---|
| 1. Higienizar as mãos com água e sabão ou álcool-gel. | Reduzir a microbiota transitória e residente (precauções-padrão). |
| 2. Verificar prescrição médica ou de enfermagem (quando cabível). | Garantir a realização do procedimento correto, no paciente correto. |
| 3. Higienizar as mãos com água e sabão ou álcool-gel. | Reduzir a microbiota transitória e residente (precauções-padrão). |
| 4. Realizar desinfecção do balcão/bandeja e separar o material. | Garantir ambiente limpo e otimizar a realização do procedimento. |
| 5. Higienizar as mãos com água e sabão ou álcool-gel. | Reduzir a microbiota transitória e residente (precauções-padrão). |
| 6. Verificar a identificação do paciente: solicitar que o paciente informe seu nome completo e a data de nascimento (se possível), enquanto o profissional faz a conferência e comparação dos dados com a pulseira de identificação e a prescrição médica. A identificação deve ser feita por dois indicadores. | Garantir a realização do procedimento correto, no paciente correto. |
| 7. Explicar o procedimento que será realizado ao paciente e à família e obter seu consentimento. | Manter um contato humanizado e reduzir a ansiedade. Manter ética e transparência no cuidado e contribuir para adesão do paciente ao procedimento. |
| 8. Instalar o sistema de oxigenoterapia. | Atender à necessidade clínica do paciente. |
| 8.1. Se **cateter nasal tipo óculos**: Posicionar os introdutores nas narinas do paciente, apoiando as alças sobre as orelhas. Realizar o ajuste com adaptador na região cervical anterior. Conectar a extensão do cateter ao fluxômetro. Se for utilizar fluxo superior a 3 L/min, instalar no fluxômetro o frasco com água destilada para umidificação. | Ofertar oxigênio a pacientes estáveis que necessitem de baixa $FiO_2$ ou na terapia domiciliar prolongada. |
| 8.2. Se **cateter nasal tipo sonda**: Mensurar a distância entre a ponta do nariz ao lóbulo da orelha e realizar marcação. Introduzir o cateter em uma das narinas até a marca. Realizar fixação do cateter com fita adesiva. Conectar uma extensão ao cateter e esta ao fluxômetro. Se for utilizar fluxo superior a 3 L/min, instalar no fluxômetro o frasco com água destilada para umidificação. | Ofertar oxigênio a pacientes estáveis que necessitem de baixa $FiO_2$. |
| 8.3. Se **máscara de nebulização e máscara com reservatório**: Instalar o frasco com água destilada ao fluxômetro. Posicionar a máscara no rosto do paciente e realizar ajuste com elástico. Conectar a extensão da máscara na entrada específica no frasco de nebulização. Utilizar fluxo de até 15 L/min de $O_2$. | Ofertar oxigênio a pacientes com lesão facial que inviabilize o contato com outros tipos de interfaces. |
| 8.4. Se **sistema de Venturi**: Conectar a extensão da máscara ao fluxômetro. Selecionar a válvula de graduação de fluxo de ar na máscara facial conforme prescrição médica. Conectar a válvula à máscara. Posicionar a máscara no rosto do paciente e realizar ajuste com elástico. Utilizar fluxo de $O_2$ conforme $FiO_2$ utilizada. Caso necessite de umidificação, conectar o frasco com água destilada em entrada própria. | Oferecer concentração de oxigênio precisa a pacientes com hipercapnia crônica ou respiradores orais que necessitem de baixas a moderadas $FiO_2$. |
| 8.5. Se **cânula de alto fluxo nasal**: Escolher a cânula de tamanho adequado (1/3 do tamanho da narina). Posicionar as pontas da cânula de alto fluxo nos vestíbulos nasais e fixar com elástico. Conectar a extensão da cânula ao console do aparelho. O console do aparelho deve estar previamente preparado, ligado ao fluxômetro, com programação para aquecimento entre 34° e 37 °C e com sistema de umidificação montado. Selecionar o fluxo desejado (até 60 L/min) e a $FiO_2$ desejada (até 100%). | Oferecer oxigenoterapia com $FiO_2$ precisa ao paciente que necessita de alto fluxo de gás. |
| 9. Higienizar as mãos com água e sabão ou álcool-gel. | Evitar contaminação cruzada. Reduzir a microbiota transitória e residente (precauções-padrão). |
| 10. Realizar registros em prontuário. | Cumprir requisitos legais e éticos. Garantir a continuidade do cuidado e efetiva comunicação na equipe. |
| 11. Realizar monitoramento do estado clínico do paciente periodicamente e registrar em prontuário. | Prevenir complicações decorrentes da restrição mecânica e cumprir as exigências ético-legais. |

## 6. EXEMPLO DE REGISTRO

9/9/2016 – 9h45 – Paciente apresentando taquidispneia (FR 22 irpm) e queda da saturação de oxigênio (SatO$_2$ 89%). Avaliado pela equipe médica. Instalada máscara de nebulização de oxigênio a 10 L/min. Segue em observação, em repouso no leito e grades elevadas. *Função e nome do profissional, número do Coren e assinatura.*

## 7. CONSIDERAÇÕES ESPECIAIS NO CICLO VITAL

Para neonatos, os parâmetros indicativos de hipoxia diferem das demais faixas etárias, sendo considerada se PaO$_2$ abaixo de 50 mmHg ou SaO$_2$ abaixo de 88%.

Para a oxigenoterapia de crianças e lactentes, podem-se usar dispositivos tais como a tenda de oxigênio ou incubadora, devido à melhor tolerância à terapêutica.

Para o uso da tenda de oxigênio, deve-se posicionar a cabeça do paciente dentro da tenda, próximo à entrada de O$_2$. Deve-se oferecer FiO$_2$ próximo de 60%, de forma e temperatura confortáveis. Para a incubadora, deve-se posicionar o paciente dentro do dispositivo, oferecendo suplementação de O$_2$, umidificação e regulação térmica precisas, conforme prescrição médica.

## 8. OBSERVAÇÕES

- Para o sistema de umidificação fechado e estéril deve-se realizar troca quando acabar o líquido, se sujidade ou se 48 h sem uso.
- A troca dos cateteres nasais deve ser feita apenas se sujidade aparente. Caso contrário, poderá ser feito o uso do mesmo cateter por toda a internação.
- A troca das máscaras não deve ser realizada rotineiramente. Se houver sujidade aparente, deverá ser lavada em água corrente, na pia do banheiro do paciente.
- Máscaras com reservatório podem apresentar válvulas de reinalação parcial ou de não reinalação de CO$_2$, devendo-se atentar para a escolha do modelo e do fluxo mínimo de O$_2$ ofertado, devido ao risco de hipercapnia.
- Para pacientes que fazem uso contínuo de máscara de oxigênio, orientar o uso de cateter de O$_2$ durante as alimentações.

## 9. DIAGNÓSTICOS DE ENFERMAGEM

- Padrão respiratório ineficaz
- Troca de gases prejudicada

## 10. QUESTÕES PARA ESTUDO

**1)** Quais os sistemas para oxigenoterapia considerados de baixo e alto fluxo? Qual a diferença entre eles?
**2)** Um paciente recebe oxigenoterapia via cateter nasal tipo óculos a 5 L/min. Qual é a FiO$_2$ estimada para ele?
**3)** Quando a umidificação do sistema de oxigenoterapia é necessária?
**4)** O que é hipoxemia? Como é definida?

## Referências

Figueiredo LC, Guedes CAV, Kosour C, Cardoso AL. Oxigenoterapia. In: Veja JM, Luque A, Sarmento GJV, Moderno LFO, editors. Tratado de fisioterapia hospitalar – assistência integral ao paciente. 1ª ed. Rio de Janeiro: Atheneu; 2012.

Hernandez G, Roca O, Colinas L. High-flow nasal cannula support therapy: new insights and improving performance. Critical Care 2017;21(62):1–11.

North American Nursing Diagnosis Association. Diagnósticos de enfermagem da Nanda: definições e classificação 2018-2020. 11ª ed. Porto Alegre: Artmed; 2018.

O'Driscoll BR, Howard LS, Davison AG. Guideline for Emergency Oxygen Used in Adults Patients. Thorax 2008;63(Supl. VI). vi1 – 68.

West JB. Fisiologia respiratória – princípios básicos. 9 a ed. Porto Alegre: Artmed; 2013.

World Health Organization. Oxygen Therapy for Children. Switzerland: World Health Organization; 2016.

# 6.2

## Ventilação Mecânica Não Invasiva: Cuidados com CPAP e BiPAP

*Eduesley Santana Santos, Ticiane Carolina Gonçalves Faustino Campanili*

## 1. INTRODUÇÃO

A ventilação mecânica não invasiva (VMNI) é uma técnica de suporte de vida que vem sendo cada vez mais utilizada para tratar a insuficiência respiratória aguda ou crônica agudizada, por otimizar a função respiratória, melhorando as trocas gasosas, e minimizar o esforço respiratório.

Trata-se de um circuito formado por uma interface (máscara nasal, facial [Figuras 6.6 e 6.7], facial total ou *full face* ou capacete) conectada a um ventilador mecânico, responsável por gerar pressão positiva nas vias áreas. É utilizada

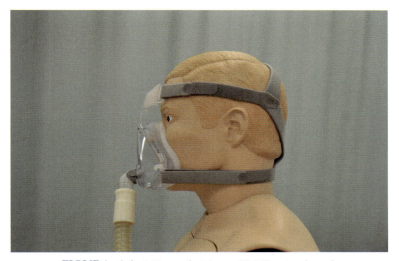

FIGURA. 6 6   Máscara facial para VMNI – vista lateral.

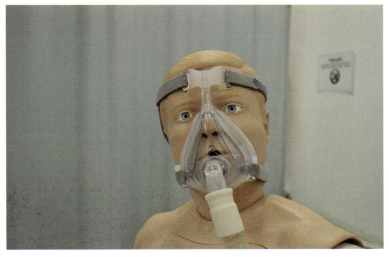

FIGURA 6.7   Máscara facial para VMNI – vista frontal.

principalmente nas unidades de terapia intensiva (UTI), com crescente aplicação em unidades de internação e domicílio.

O uso da VMNI foi certamente um dos maiores avanços da ventilação mecânica nas últimas duas décadas, pois permite a oferta de oxigênio, sem a utilização de uma via aérea artificial, evitando complicações frequentes como fraqueza da musculatura respiratória, lesões de vias aéreas superiores, pneumonia associada à ventilação mecânica (PAVM), sinusite e morte.

Atualmente, existem diferentes modos de aplicação da ventilação não invasiva nas vias aéreas. O modo clássico aplicado à maioria dos pacientes utiliza pressão positiva contínua por meio de dispositivo apropriado chamado *Continuous Positive Airway Pressure* (CPAP).

O outro modo, o *Bi-level Positive Airway Pressure* (BiPAP), fornece dois níveis de pressão positiva na via aérea, a pressão inspiratória (IPAP) e a expiratória (EPAP). Isso se justifica, pois a pressão necessária para manter a patência das vias aéreas durante a expiração é menor do que na inspiração, e este ajuste pressórico do sistema de ventilação torna o método mais fisiológico e confortável ao paciente.

A maioria dos aparelhos possibilita o funcionamento com ajuste de frequência respiratória, em geral utilizado em pacientes com apneia do sono central, para garantir a ventilação adequada.

A prescrição da VMNI cabe aos médicos, a instalação do dispositivo, aos fisioterapeutas, e a monitoração da terapêutica compete aos fisioterapeutas e à equipe de enfermagem.

Os cuidados ao paciente em uso da VMNI são centrados na avaliação da aceitação do paciente ao uso do dispositivo, avaliação da resposta clínica e na identificação precoce de complicações, especialmente pela dificuldade de comunicação do paciente, tais como: surgimento de úlcera facial em pontos de apoio da interface; irritação e ressecamento de mucosas; vazamento de ar com despressurização do sistema; reinalação de $CO_2$; sensação de pressão no ouvido; claustrofobia; distensão gástrica com vômitos e risco de aspiração.

## 2. INDICAÇÕES

A VMNI substitui parcialmente a ventilação espontânea e está indicada na insuficiência respiratória aguda ou crônica agudizada. De acordo com as Diretrizes Brasileiras de Ventilação Mecânica, a VMNI está indicada nos casos em que o paciente não consegue manter a ventilação espontânea com volume minuto > 4 L/min, $PaCO_2$ < 50 mmHg e pH > 7,35.

## 3. CONTRAINDICAÇÕES

As poucas contraindicações para o uso da VMNI podem ser agrupadas em relativas e absolutas. As contraindicações absolutas incluem a necessidade de intubação de emergência, como nos casos em que os pacientes se encontram em parada cardíaca ou respiratória.

Entre as relativas é importante que os pacientes sejam avaliados de forma individualizada, levando-se em consideração o risco-benefício da terapia (Quadro 6.1).

**QUADRO 6.1**   Contraindicações Relativas para a Utilização da Ventilação Mecânica Não Invasiva

- Incapacidade de cooperar, proteger as vias aéreas ou secreções abundantes.
- Rebaixamento de nível de consciência (exceto acidose hipercápnica em pacientes com DPOC).
- Falências orgânicas não respiratórias (encefalopatia, arritmias malignas ou hemorragias digestivas graves com instabilidade hemodinâmica).
- Cirurgia facial ou neurológica.
- Trauma ou deformidade facial.
- Alto risco de aspiração.
- Obstrução de vias aéreas superiores.
- Anastomose de esôfago recente (evitar pressurização acima de 20 $cmH_2O$).

## 4. CUIDADOS AOS PACIENTES EM USO DE CPAP E BiPAP

| Ação | Justificativa |
|---|---|
| 1. Orientar o paciente sobre a necessidade de uso da VMNI e formas de colaboração para sucesso da terapêutica, por exemplo, evitar falar durante seu uso. | Diminuir ansiedade pela colocação do dispositivo. Estimular o paciente a contribuir para a terapêutica para obter os melhores resultados e diminuir o risco de complicações. |
| 2. Orientar meios de comunicação do paciente durante a terapêutica, mediante gestos ou escrita, por exemplo. | Permitir a comunicação entre paciente e equipe, preservando a terapêutica. |
| 3. Escolher o tipo de máscara mais adequada ao paciente: <br> • Máscara nasal: usada em insuficiência respiratória (IRpA) leve, em pacientes com claustrofobia ou má adaptação à máscara facial <br> • Máscara facial: IRpA leve e moderada, sem restrições ao contato facial. <br> • Máscara facial total e capacete: IRpA mais grave, por permitir a pressurização das vias aéreas por maior tempo ou em situação de lesão facial. Observação: O capacete tem tamanho apropriado a crianças de 1 mês a 5 anos de idade, com peso entre 5 e 15 kg. | Fornecer o aporte ventilatório adequado ao paciente, aliado ao maior conforto no uso da interface. |
| 4. Avaliar se a máscara está acoplada adequadamente ao rosto do paciente, de forma que não haja escape de ar. | Manter a pressão positiva nas vias aéreas, evitando a despressurização do sistema. |
| 5. Lavar a máscara, a fixação e o umidificador com água e sabão neutro, esfregando suavemente com as pontas dos dedos, se sujidade aparente. Enxaguar com água corrente e deixe secar sobre uma toalha limpa em lugar arejado e fora da luz solar. | Reduzir risco de infecção. |
| 6. Para a limpeza do gerador de fluxo de ar, deve-se retirá-lo da tomada e limpar com pano úmido e macio, sem produtos de limpeza ou conforme orientação do SCIH. | Reduzir risco de infecção. |
| 7. No caso de sujidade aparente do circuito ("traqueia"), imergir em uma solução de água com sabão neutro. Deixar por 30 minutos e enxaguar com água corrente e deixar secar em lugar arejado. | Reduzir risco de infecção. |
| 8. Realizar troca de filtro de ar do sistema de VMNI conforme rotina do SCIH. | Reduzir risco de infecção. |
| 9. Realizar avaliação clínica do paciente, antes, durante e após uso da VMNI, enfatizando avaliação de sinais vitais, sincronia entre paciente e ventilador, avaliação de gases arteriais e sinais de dispneia. | Avaliar a resposta da terapêutica e identificação precoce de complicações. |
| 10. Monitorar sinais e sintomas que levem a aumento do consumo de $O_2$, como febre, tremores e dor, entre outros. | Diminuir consumo de oxigênio para melhor resposta terapêutica. |
| 11. Monitorar eventos adversos ao uso da VMNI, como irritação de olhos, lesões de pele, dispneia, ansiedade, claustrofobia e distensão gástrica, entre outros. | Identificar precocemente complicações associadas à VMNI. |
| 12. Realizar troca da água de umidificação do aparelho de VMNI conforme protocolo institucional. | Reduzir risco de infecção. |

## 5. CONSIDERAÇÕES ESPECIAIS NO CICLO VITAL

Para o uso da VMNI em crianças, recomenda-se uma criteriosa avaliação clínica, laboratorial e de exames de imagem antes da instalação do suporte ventilatório. A escolha pelo modo CPAP ou BiPAP dependerá da doença de base, da condução ventilatória (*drive*), do trabalho ventilatório, dos valores dos gases sanguíneos e da tolerância ao modo ventilatório selecionado.

O uso de VMNI na população pediátrica, especialmente em recém-nascidos, está relacionado a diversas complicações, como aumento das taxas de infecção, displasia broncopulmonar, distensão abdominal e aumento da complacência pulmonar, contribuindo para aumento da morbimortalidade.

Por isso, o monitoramento da criança sob esta terapêutica deve ser realizado considerando-se aspectos que auxiliam na indicação da VMNI, avaliação do quadro clínico durante o seu uso e reavaliação após 2 h do início do suporte ventilatório (Quadro 6.2).

## 6. OBSERVAÇÕES

- Podem-se combinar diferentes tipos de máscaras quando os pacientes necessitam de assistência ventilatória contínua para evitar os pontos isquêmicos devido à redução de fluxo sanguíneo secundária à pressão que a máscara exerce no rosto.

# 6. OXIGENAÇÃO

QUADRO 6.2  Cuidados às Crianças em Uso de VMNI

| Parâmetros a serem avaliados | Antes da instalação | Durante o uso | 2 h após início |
|---|---|---|---|
| Gravidade clínica | X | | |
| Frequência respiratória, frequência cardíaca, saturação de oxigênio, pressão arterial e pulso | X | X | X |
| Ausculta pulmonar | X | X | X |
| Gases arteriais | X | | X |
| Escore de Sedação Ramsay | X | X | X |
| Escore de Abstinência Finnegan | X | | |
| Escala de Coma de Glasgow | X | X | X |
| Desconforto respiratório/uso de musculatura acessória | X | X | X |
| Manutenção do volume corrente | | X | X |
| RX de tórax | Se necessário | Se necessário | Se necessário |
| Distensão abdominal | X | X | X |
| Lesões pelo uso da interface | | X | X |
| Umidificação dos gases | X | X | X |
| Aquecimento dos gases | X | X | X |
| Escape de gases | | X | X |

# 7. QUESTÕES PARA ESTUDO

**1)** Quais as indicações para a utilização da VMNI?
**2)** Cite três contraindicações para o uso de VMNI.
**3)** Quais as diferenças entre CPAP e BiPAP?
**4)** Quais os cuidados que se deve ter com o paciente em uso de VMNI?

## Referências

Associação Médica Intensiva Brasileira e Sociedade Brasileira de Pneumologia e Tisiologia. Diretrizes Brasileiras de Ventilação Mecânica 2013. Disponível em: http://itarget.com.br/newclients/sbpt.org.br/2011/downloads/arquivos/Dir_VM_2013/Diretrizes_VM2013_SBPT_AMIB.pdf

Barbas CS, Ísola AM, Farias AM, Cavalcanti AB, Gama AMC, Duarte ACM, et al. Recomendações brasileiras de ventilação mecânica 2013. Parte I. Rev Bras Ter Intens 2014;26(2):89–121.

Brochard L. Mechanical ventilation: invasive versus noninvasive. Eur Respir J 2003;22(Suppl 47):31s–7s.

Bulechek GM, Butcher HK, Dochterman JM, Wagner CM. NIC – Classificação das intervenções de enfermagem. 6ª ed. Rio de Janeiro: Elsevier; 2016.

Burns KEA, Meade MO, Premji A, Adhikari NKJ. Noninvasive positive-pressure ventilation as a weaning strategy for intubated adults with respiratory failure (Review). Cochrane Database of Systematic Reviews. 2013, Issue 12. Art. No.: CD004127.

Carvalho WB, Johnston C, Barbosa AP, Horigoshi NK, Zanetti NM, Melo APL et al. Consenso de ventilação pulmonar mecânica em Pediatria e Neonatal. Disponível em: http://www.sbp.com.br/pdfs/consenso-ventilacao-pulmonar-mecanica-em-pediatria-vnipp.pdf

Celikel T, Sungur M, Ceyhan B, Karakurt S. Comparison of noninvasive positive pressure ventilation with standard medical therapy in hypercapnic acute respiratory failure. Chest 1998;114:1.636–42.

Costa D, Toledo A, Silva AB, Sampaio LMM. Influência da ventilação não invasiva por meio do BiPAP® sobre a tolerância ao exercício físico e força muscular respiratória em pacientes com doença pulmonar obstrutiva crônica. Rev Latino-Am 2006;14(3):378–82.

Dean RH. Noninvasive ventilation for acute respiratory failure. Respir Care 2013;58(6):950–69.

Evans TW, Albert RK, Angus DC, Bion JF, Chiche JD, Epstein SK, et al. Noninvasive positive pressure ventilation in acute respiratory failure: report of an International Consensus Conference in intensive care medicine, Paris, France, 13-14 April 2000. Réanimation 2001;10:112–25.

Nava S, Navalesi P, Conti G. Time of non-invasive ventilation. Intensive Care Med 2006;32:361–70.

Quinn M, Fahy RJ. BiPAP use in type two respiratory failure: a predictor of mortality? Am J Resp Crit Care Med 2016;193. A1.529.

Schettino GPP, Reis MAS, Galas F, Park M, Franca S, Okamoto V. Ventilação mecânica não invasiva com pressão positiva. J Bras Pneumol 2007;33(Suppl 2):92–105.

# 6.3

## Ventilação Invasiva: Cuidados com o Tubo Orotraqueal e Fixação do Tubo

*Renata Eloah de Lucena Ferretti-Rebustini, Sara de Oliveira Xavier*

## 1. INTRODUÇÃO

A ventilação invasiva é um recurso terapêutico utilizado para o tratamento da insuficiência respiratória por meio da introdução de um dispositivo na via aérea, pelo qual é possível realizar ventilação por pressão positiva. Esse dispositivo pode ser o tubo orotraqueal (TOT), o tubo nasotraqueal ou a cânula de traqueostomia.

No Brasil, o enfermeiro não possui respaldo legal para a inserção desses dispositivos na via aérea do paciente; entretanto, é o responsável por sua manutenção e prevenção de complicações associadas.

O presente capítulo abordará os cuidados de enfermagem direcionados ao TOT, com exceção dos cuidados relacionados à aspiração (ver Capítulo 6.5).

## 2. MATERIAL

Para a prestação de cuidados ao paciente com TOT, são necessários os seguintes materiais:

- Equipamento de proteção individual (EPI): luva de procedimento, máscara facial e óculos de proteção
- Gaze estéril ou curativo de espuma
- Fixador específico com velcro para TOT, esparadrapo elástico (por exemplo, Tensoplast®) ou cadarço (aproximadamente 2 m)
- Solução desengordurante removedora de adesivo ou soro fisiológico
- Lâmina de barbear
- Tesoura
- Estetoscópio
- Cuffômetro
- Pomada hidratante para lábios ou manteiga de cacau

## 3. DESCRIÇÃO DA TÉCNICA

Os cuidados de enfermagem prestados são direcionados à manutenção da perviedade, ao posicionamento e à fixação da cânula, bem como à prevenção de lesões associadas.

| Ação | Justificativa |
|---|---|
| 1. Inserir cânula de Guedel na cavidade oral do paciente, caso esteja mordendo ativamente o TOT. | A mordedura do TOT faz com que haja diminuição do lúmen da cânula, dificultando a entrada e a saída de ar. |
| 2. Registrar o ponto de fixação da cânula (todos os TOT possuem marcador de graduação em centímetros). | Permitir avaliação da posição da cânula e identificação, caso haja deslocamento acidental. |
| 3. Avaliar a pressão do *cuff* uma vez ao plantão e mantê-la entre 20 e 30 mmHg. | O *cuff* auxilia a manter o posicionamento da cânula e a selar a via aérea. Entretanto, a pressão deve ser baixa o suficiente para permitir a perfusão da mucosa e alta o suficiente para prevenir o vazamento de ar e impedir aspiração das secreções. |
| 4. Mobilizar o TOT a cada 12 horas, rodiziando os lados das comissuras labiais. Observação: Para maior segurança, este procedimento deve ser realizado por dois profissionais: enquanto um segura firmemente o tubo, o outro realiza sua movimentação. O balonete jamais deve ser desinsuflado para esta ação. | Auxiliar na prevenção de lesões por pressão em língua e lábios e facilitar a realização da higiene oral. |

| Ação | Justificativa |
|---|---|
| 5. Realizar avaliação pulmonar através da ausculta. | Avaliar posicionamento do TOT e sincronia do paciente com ventilador. |
| 6. Escolher o material para fixação do TOT e manter rotina de trocas conforme necessário (por exemplo, sujeira, perda de adesão dos adesivos, desgaste ou excesso de umidade). Observação: Seja qual for o material a ser usado para a fixação, o procedimento deve ser realizado por dois profissionais para garantir maior segurança: enquanto um segura firmemente o tubo, o outro realiza a fixação. | O método ideal para a fixação do TOT deve permitir a menor movimentação possível do tubo, ser confortável para o paciente, permitir higiene oral, preservar a integridade da pele e ser de fácil aplicação. A troca da fixação do TOT deve ser realizada diariamente ou sempre que necessário, tendo em vista a limpeza da fixação e do TOT, a aderência, os riscos e a prevenção de ulceração por pressão. |
| 7. Para fixação com cadarço: verificar a posição do tubo antes de soltar a fixação anterior. Se necessário, cortar o cadarço antigo com a ajuda de uma tesoura. Amarrar o novo cadarço no TOT, dando uma sequência de cinco ou seis nós bem apertados, na altura adequada. Uma ponta do cadarço deve ser maior do que a outra. Passar a ponta mais longa por trás da cabeça do paciente e fazer a amarração final na lateral do rosto. Se necessário, cortar o excesso de cadarço. Posicionar gazes ou curativos de espuma ao redor do cadarço, nas áreas de contato com a face e em cima das orelhas. | Manter o TOT bem fixado. A amarração lateral facilita a manipulação e diminui risco de formação de lesão por pressão em região occipital pelo contato do nó com o couro cabeludo do paciente. O uso de coxins de gaze ou curativo de espuma reduz o risco de lesão de pele. |
| 8. Para fixação com esparadrapo elástico: cortar uma tira de esparadrapo elástico de aproximadamente $20 \times 2$ cm. Colar uma das pontas da fita adesiva na pele, em um dos lados do rosto, entre a base do nariz e o lábio superior. Após, colar o esparadrapo no TOT, dando, ao mínimo, duas voltas ao seu redor. Colar a outra ponta da fita no outro lado do rosto, mantendo a mesma direção. | Manter o TOT bem fixado. |
| 9. Dispositivo de velcro: posicionar o TOT na abertura apropriada, colocar as tiras de velcro na região occipital, verificar o correto posicionamento do TOT. Prender as tiras de velcro na base da cabeça do paciente. Verificar se TOT está preso firmemente. | Manter o TOT bem fixado. |
| 10. Remover a oleosidade da pele com soro fisiológico e gaze ou produto desengordurante. | Proporcionar visualização de possíveis lesões de pele, higienização, retirada do excesso de cola e de oleosidade para melhor adesão do novo dispositivo de fixação. |
| 11. Manter decúbito dorsal com a cabeceira elevada de 30 a 45 graus. | Melhorar a mecânica respiratória e evitar broncoaspiração. |
| 12. Realizar hidratação dos lábios do paciente, três vezes ao dia, com manteiga de cacau ou pomada específica. | Evitar fissuras e ressecamento dos lábios. |
| 13. Realizar higiene oral com solução de clorexidina, de três a quatro vezes ao dia. O procedimento deve iniciar da região posterior em direção à anterior, para evitar a translocação bacteriana da cavidade bucal para a orofaringe. | Reduzir a colonização da cavidade oral e reduzir o risco de desenvolvimento de pneumonia associada à ventilação mecânica. |
| 14. Se possível, elaborar estratégias de comunicação (escrita, gestual) com o paciente mesmo durante o uso do TOT. | Diversos pacientes, apesar de intubados e sedados, mantêm algum grau de consciência e conseguem se comunicar com os demais por meio de gestos e escrita. |

---

Observação: Para evitar a aspiração das secreções que ficam acumuladas sobre o *cuff*, algumas instituições adotam o uso de cânulas de intubação que possuem um lúmen dorsal, o qual permite a aspiração das secreções acumuladas no espaço subglótico proximal ao balonete, de forma contínua ou intermitente. O uso desses dispositivos tem demonstrado ser benéfico, em especial na prevenção de pneumonia associada à ventilação mecânica.

---

## 4. CONSIDERAÇÕES ESPECIAIS NO CICLO VITAL

Na população pediátrica, os adequados posicionamento e fixação do TOT são primordiais para evitar iatrogenias, como a extubação acidental. O dispositivo de fixação mais adequado para esta faixa etária é o esparadrapo elástico, pois limita a movimentação da cânula, permite ventilação e transpiração da pele e exerce baixa pressão no local de contato. Contudo, manter a integridade da pele é desafiador, especialmente nos recém-nascidos, considerando que a tez, extremamente sensível, é facilmente lesada, especialmente pela troca frequente das fixações do tubo.

Devido às mudanças anatômicas e fisiológicas na gestante, não se deve mantê-la em posição supina, pois pode haver diminuição da expansibilidade torácica e redução da complacência causadas pelo maior volume abdominal, sendo o decúbito lateral esquerdo a posição preferencial. Deve-se atentar para a saturação de oxigênio nessas pacientes e também para o maior risco de aspiração de conteúdo gástrico. Alguns cuidados adicionais na técnica de intubação são necessários devido ao edema das vias aéreas, que resulta em maior suscetibilidade ao trauma mecânico. As mucosas são friáveis e favorecem a ocorrência de sangramento de VAS, por isso a observação do aspecto do escarro é fundamental.

Para os idosos, deve-se considerar a maior fragilidade da pele para a escolha de fixação do TOT, objetivando minimizar a ocorrência de lesões. O uso de próteses dentárias é comum entre idosos e, idealmente, elas devem ser removidas antes da intubação.

## 5. OBSERVAÇÕES

- Deve-se estar atento ao TOT durante banho no leito, transporte e mudanças de decúbito, pois a tração do circuito do respirador e a perda da centralização da cabeça são os eventos em que mais ocorrem as extubações acidentais. Outra frequente causa de extubação não planejada é a fixação inadequada do tubo.
- Nos casos de uso de esparadrapo elástico, há de se avaliar a aderência da fixação em pacientes do sexo masculino com grande quantidade de pelos na face. É recomendado realizar tricotomia na barba do paciente.
- As lesões na comissura labial relatadas na literatura decorrem da não realização do rodízio do posicionamento do TOT ou quando ocorre atrito com a cavidade oral, corriqueiramente durante a mobilização ou mudança de decúbito sem estabilização do TOT.
- Dispositivos como sonda nasogástrica ou nasoenteral não devem ser fixados ao TOT.
- Para cortar o cadarço de fixação do TOT, sempre utilizar tesoura, e NUNCA lâminas de bisturi.
- Se houver risco de extubação acidental, podem-se combinar dois tipos diferentes de fixação simultaneamente, por exemplo, esparadrapo elástico e cadarço.
- Para os casos em que há alto risco de formação de lesões por pressão na face pelo contato com o dispositivo de fixação do TOT, a pele do paciente pode ser protegida com placas de hidrocoloide.

## 6. DIAGNÓSTICOS DE ENFERMAGEM

- Ventilação espontânea prejudicada
- Risco de integridade da pele prejudicada
- Risco de infecção
- Risco de aspiração

## 7. QUESTÕES PARA ESTUDO

1) Quais os cuidados que devem ser tomados para a troca de fixação do TOT com cadarço?
2) Qual a importância em utilizar solução de clorexidina para a realização da higiene oral de um paciente intubado?
3) A pressão do *cuff* do TOT deve ser mantida entre 20 e 30 mmHg. Quais as consequências caso seja mantida acima ou abaixo destes parâmetros?
4) Quais são os principais fatores que colaboram para a extubação acidental de um paciente?

## Referências

American Association of Respiratory Care. Clinical practice guidelines: endotracheal suctioning of mechanically ventilated patients with artificial airways 2010. Respir Care 2010;55(6):758–64.

Antonio NA, Reis FJC, Reis PAS. A paciente gestante na unidade de terapia intensiva. Ribeirão Preto: Medicina, 2001 abr/jun;34: 123-132.

Apfelbaum JL, Hagberg CA, Caplan RA, Blitt CD, Connis RT, et al. Practice Guidelines for Management of the Difficult Airway An Updated Report by the American Society of Anesthesiologists – Task Force on Management of the Difficult Airway. Anesthesiology; 2013; 118:251-270.

Barbosa AL, Campos ACS, Chaves EMC. Complicações não clínicas da ventilação mecânica: ênfase no cuidado de enfermagem neonatal. Acta Paul Enferm 2006;19(4):439–43.

Barbosa PMK, Campos BMO. Determinação do volume de ar no "cuff" de sondas endotraqueais. R Bras Enferm 1996;49(2):225–38.

Dornelles C, Oliveira GB, Schwonke CRGB, Silva JRS. Experiências de doentes críticos com a ventilação mecânica invasiva. Esc Anna Nery 2012;16(4):796–801.

Feltrin MIZ, Nozawa E, Silva AMPR. Fisioterapia cardiorrespiratória na UTI cardiológica. 1ª ed São Paulo: Blucher; 2015.

Jerre G, Silva TJ, Beraldo MA, Gastaldi A, Kondo C, et al. III Consenso Brasileiro de Ventilação Mecânica. Fisioterapia no paciente sob ventilação mecânica. J Bras Pneumol 2007;33(2):142–50.

Melo EM, Teixeira CS, Oliveira RT, Almeida DT, Veras JEGLF, et al. Nursing care of hospitalized patients receiving mechanical ventilation in intensive care units. Rev Enf Ref 2014;(1):55–63. serIV.

Mota LAA, Carvalho GB, Brito VA. Complicações laríngeas por intubação orotraqueal: revisão da literatura. Int Arch Otorhinolaryngol 2012;16(2):236–45.

North American Nursing Diagnosis Association. Diagnósticos de enfermagem da Nanda: definições e classificação 2018-2020. 11ª ed. Porto Alegre: Artmed; 2018.

Pinto DM, Schons ES, Busanello J, Costa VZ. Segurança do paciente e a prevenção de lesões cutaneomucosas associadas aos dispositivos invasivos nas vias aéreas. Rev Esc Enferm USP 2015;49(5):775–82.

Rodrigues YCSJ, Studart RMB, Andrade IRC, Citó MCO, Melo EM, et al. Ventilação mecânica: evidências para o cuidado de enfermagem. Esc Anna Nery 2012;16(4):789–95.

Servin SON, Barreto G, Martins LC, Moreira MM, Meirelles L, Colli Neto já, et al. Atraumatic endotracheal tube for mechanical ventilation. Braz J Anesthesiol 2011;61(3):311–9.

Vanessa FRS, Figueiredo EPL. Intervenção e atividades propostas para o diagnóstico de enfermagem – ventilação espontânea prejudicada. Acta Paul Enferm 2010;23(6):824–30.

# 6.4

# Cuidados com Traqueostomia

*Ana Maria Cavalheiro*

## 1. INTRODUÇÃO

A traqueostomia é um procedimento cirúrgico no qual é realizada uma pequena abertura entre o segundo e o terceiro anel da traqueia para colocação de uma cânula rígida, de forma temporária ou permanente.

É indicada para facilitar a respiração do paciente nos casos de obstrução das vias aéreas superiores, para substituir o tubo endotraqueal e permitir o uso prolongado de ventilação mecânica, e para prevenir a broncoaspiração em pacientes inconscientes ou paralisados.

O uso da traqueostomia traz alguns benefícios, tais como: menor incidência de lesões na laringe em relação à intubação translaríngea prolongada; facilita a realização da higiene oral e remoção das secreções traqueobrônquicas em pacientes com tosse ineficaz; diminui a incidência de estenose subglótica; abrevia e facilita o desmame do respirador; permite alimentação por via oral; permite alta precoce para unidades de internação não intensivas; propicia maior conforto; e, ainda, facilita a mobilização e a comunicação do paciente.

Atualmente, são baixas as taxas de complicações da traqueostomia, podendo ocorrer precoce ou tardiamente. As complicações precoces acontecem imediatamente após a realização do procedimento e podem incluir sangramento, pneumotórax, embolia gasosa, aspiração, enfisema subcutâneo ou de mediastino e lesão do nervo laríngeo decorrente da penetração da parede traqueal posterior.

As complicações de longo prazo ocorrem por obstrução da via área em virtude do acúmulo de secreções ou protrusão do balão sobre a abertura do tubo, infecção, ruptura da artéria inominada, disfagia, formação de fístula traqueoesofágica, dilatação da traqueia ou isquemia e necrose traqueal.

Para a manutenção adequada da traqueostomia, os cuidados de enfermagem são fundamentais, pois, além de permitirem o seu bom funcionamento, é possível prevenir complicações e reduzir a apreensão do paciente por meio da educação em saúde.

## 2. CUIDADOS DE ENFERMAGEM COM A TRAQUEOSTOMIA

Para o adequado uso, manutenção e prevenção de complicações relacionadas à traqueostomia, serão descritos os principais cuidados de enfermagem e sua justificativa a seguir:

| Ação | Justificativa |
|---|---|
| 1. Manter cabeceira elevada a 30 graus. | Permitir uma adequada mecânica ventilatória. |
| 2. Nunca cobrir o orifício da traqueostomia. | Manter a via aérea pérvia. |
| 3. Realizar aspiração de vias aéreas, com técnica estéril, sempre que necessário. | Reduzir risco de infecção. Manter a via aérea pérvia. |
| 4. Avaliar e ajustar a pressão do balão (*cuff*) uma vez por plantão ou se necessário. | O *cuff* mantém a traqueia ocluída e evita a saída de ar com consequente perda de ventilação pelo paciente. Para a completa vedação, é necessário manter sua pressão entre 20 e 25 cm $H_2O$. Pressões superiores a 30 cm $H_2O$ podem causar lesão na traqueia por comprometimento da circulação capilar local. |
| 5. Instalar a válvula de fala e supervisionar o seu uso. É indicada para alguns pacientes em uso de cânula plástica que consigam ficar um período com o *cuff* desinsulflado. Para tal, deve-se: realizar aspiração das vias áereas, desinsulflar o *cuff* e conectar a válvula de fala na cânula de traqueostomia, ou, para os pacientes que utilizam ventilação mecânica, instalar a válvula entre a cânula e a conexão do respirador mecânico. | Deve-se realizar aspiração previamente à manipulação do *cuff*, para evitar que as secreções acumuladas sobre ele escorram pela traqueia quando desinsulflado; dessa forma, diminui-se o risco de infecção. Melhorar a capacidade de comunicação e deglutição. |
| 6. A primeira troca de cadarço deve acontecer apenas no quinto dia de pós-operatório (PO). Neste período, apenas as gazes laterais devem ser trocadas e o cadarço, mantido. | O trajeto da inserção da traqueostomia ainda não está totalmente cicatrizado, havendo o risco de deslocamento acidental da cânula. Se exteriorizada e houver tentativa de reintrodução da cânula, há o risco de desenvolvimento de falso trajeto. Em situações imprescindíveis de troca do cadarço antes do quinto dia de PO, esta deve ser realizada por dois profissionais, preferencialmente enfermeiro e fisioterapeuta, para maior segurança do procedimento. |
| 7. Realizar troca de cadarço e fixador de cânula com velcro uma vez ao dia ou se sujo/úmido. Para tal, o profissional deve: posicionar o paciente em decúbito semi-Fowler, orientar que o procedimento pode causar desconforto, utilizar EPI (óculos, máscara, luvas de procedimento), e cortar o cadarço anterior com tesoura ou lâmina específica. Solicitar que um segundo profissional segure a cânula enquanto é realizada a troca do cadarço. Dar o nó na parte lateral do pescoço, evitando compressão sobre as vértebras da região cervical. Manter um dedo de espaço entre o pescoço e o cadarço. Atenção ao risco de compressão carotídea se fixação muito justa. | Evitar deslocamento da cânula. Reduzir risco de infecção. |
| 8. Realizar curativo pericânula conforme descrição no Capítulo 9.3.4. | Reduzir risco de infecção. Reduzir risco de desenvolvimento de lesão pericânula. |
| 9. Não jogar água diretamente na região cervical durante o banho para não deixar que entre água na cânula. Realizar limpeza da região com esponja de banho umedecida. | Reduzir risco de infecção e broncoaspiração. |
| 10. Não hiperestender a cabeça para a lavagem dos cabelos. | Reduzir risco de deslocamento da cânula. |
| 11. Se o paciente estiver em uso de ventilação mecânica, realizar troca do filtro de ar a cada 48 horas ou se houver sujidade. | Reduzir risco de infecção. |
| 12. Realizar troca da máscara de nebulização da traqueostomia ou extensor (cotovelo giratório) apenas se sujidade intensa. Se sujidade superficial e aparente, lavar em água corrente na pia do banheiro do paciente. | Reduzir risco de infecção. |
| 13. Para limpeza da cânula metálica, remover apenas a cânula interna, girando-a para que destrave. Lavar com água corrente. Se necessário, usar gaze ou cotonete para auxiliar na remoção de secreções. Recolocar a cânula interna e travar. | Reduzir risco de deslocamento da cânula. Reduzir risco de infecção. |

# 3. QUESTÕES PARA ESTUDO

**1)** Qual deve ser o valor de pressão do *cuff*? Se estiver acima ou abaixo do valor recomendado, quais são os riscos?

**2)** Qual o período mínimo que deve ser respeitado antes da troca do cadarço após o procedimento cirúrgico para colocação da traqueostomia?

**3)** Qual a importância de aspirar as vias aéreas antes da desinsulflação do *cuff* para a colocação da válvula de fala?

**4)** Descreva quais os cuidados que o profissional deve ter para a realização do banho de um paciente traqueostomizado.

## Referências

Angel LF, Simpson CB. Comparison of surgical and percutaneous dilational tracheo./stomy. Clin Chest Med 2003;24(3):423–9.
Carroll CM, Pahor A. The history of tracheotomy. J Ir Coll Physicians Surg 2001;30(4):237–8.
Marsicol OS, Marsico GA. Traqueostomia. Pulmão RJ 2010;19(1–2):24–32.
Pryor JP, Reilly PM, Shapiro MB. Surgical airway management in the intensive care unit. Critical Care Clin 2000;16(3):473–88.
Walts PA, Murthy SC, DeCamp MM. Techniques of surgical tracheostomy. Clin Chest Med 2003;24(3):413–22.

# 6.5

## Aspiração de Vias Aéreas

*Mariana Alvina dos Santos, Roberto Della Rosa Mendez*

## 1. INTRODUÇÃO

A aspiração de vias aéreas é um procedimento que tem por objetivo remover, de forma mecânica, secreções como saliva, vômito, sangue e catarro, contidas tanto nas vias aéreas superiores como nas inferiores, quando o paciente não tem habilidade de removê-las sozinho pela tosse e/ou expectoração.

A aspiração das vias aéreas superiores é realizada por meio da técnica de aspiração da nasofaringe e oral, enquanto as aspirações nasotraqueal e endotraqueal são utilizadas para remoção das secreções das vias aéreas inferiores.

A remoção de secreções das vias aéreas é um procedimento estéril, com exceção da aspiração oral, que é um procedimento limpo. A aspiração dessas estruturas ocorre na maioria das vezes de forma conjunta, devendo, portanto, ser iniciada pela traqueia, seguida da nasofaringe, e finalizando na cavidade oral. A execução do procedimento nesta ordem diminui o risco de infecção associado.

Esta técnica pode ocasionar algumas complicações, tais como: hipoxemia; broncoespasmo; atelectasia; diminuição da complacência pulmonar e da capacidade residual funcional; arritmias; hipotensão; elevação da pressão arterial e parada cardíaca; mudança da pressão de fluxo cerebral e aumento da pressão intracraniana; hemorragia da mucosa nasal e brônquica; trauma de traqueia; perfuração da faringe; e infecções de vias aéreas inferiores.

A dor e o desconforto também são considerados complicações associadas à aspiração, bem como um certo grau de ansiedade e estimulação do reflexo de vômito, quando realizada em pacientes acordados.

Por esta razão, este procedimento deve ser indicado após avaliação rigorosa do paciente quanto à sua necessidade, e para tal, os profissionais devem estar habilitados a realizar esta indicação, com base nos riscos e benefícios associados.

## 2. INDICAÇÕES

O procedimento de aspiração das vias aéreas é indicado em situações de inabilidade do paciente em expelir secreções respiratórias de modo eficaz e manter a permeabilidade das vias aéreas.

O momento para realizar a aspiração pode ser identificado caso seja observada presença de secreção visível nas vias aéreas; ausculta respiratória com diminuição dos sons pulmonares ou presença de ruídos adventícios, como estertores e roncos; incapacidade de o paciente apresentar tosse espontânea eficaz; esforço respiratório visível; se houver suspeita de aspiração gástrica ou presença de secreção nas vias aéreas superiores; alteração dos gases sanguíneos arteriais com presença de hipoxemia ou hipercapnia; radiografia torácica que evidencia secreção retida, resultando em atelectasia ou consolidação; e angústia respiratória aguda.

Em pacientes em ventilação mecânica, a presença de secreção na via aérea pode provocar alterações nas curvas de monitoração e parâmetros como volume corrente (quando em ventilação assisto-controlada a pressão ou em pressão de suporte) e da pressão de pico (quando em ventilação assistocontrolada a volume). Os sinais mais comumente observados e indicativos da necessidade de aspiração são ausculta ruidosa e presença de padrão em dente de serra na curva de fluxo expiratório.

# 3. CONTRAINDICAÇÕES

Não existem evidências que indiquem um intervalo máximo entre as aspirações; entretanto, é aconselhável a realização de aspiração no mínimo a cada 8 horas em pacientes intubados para diminuir o risco de obstrução do tubo traqueal.

As contraindicações para realizar a aspiração, em sua maioria, são consideradas relativas, e devem ser individualmente analisadas quanto aos riscos e benefícios. São elas:

- Vias nasais ocluídas
- Laringoespasmo ou broncoespasmo
- Infarto agudo do miocárdio
- Infecção das vias aéreas superiores
- Cirurgia traqueal
- Irritabilidade das vias aéreas
- Sangramento nasal
- Lesões agudas de face, cabeça e pescoço
- Cirurgia gástrica com anastomose alta
- Distúrbio de coagulação
- Epiglotite ou crupe (contraindicação absoluta)
- Fratura de face e base de crânio (contraindicação absoluta)

# 4. MATERIAL

- Equipamentos de proteção individual (EPI): máscara e óculos protetor.
- Par de luvas estéreis
- Toalha
- Cateter de aspiração estéril
- Frasco coletor com extensão
- Fonte de vácuo: aparelho de aspiração portátil ou de parede com fluxômetro
- Pacote de gaze estéril
- Copo com água filtrada

# 5. DESCRIÇÃO TÉCNICA

| Ação | Justificativa |
|---|---|
| 1. Higienizar as mãos com água e sabão ou álcool-gel | Reduzir a microbiota transitória e residente (precauções-padrão). |
| 2. Verificar prescrição médica ou de enfermagem (quando cabível). | Garantir a realização do procedimento correto, no paciente correto. |
| 3. Higienizar as mãos com água e sabão ou álcool-gel | Reduzir a microbiota transitória e residente (precauções-padrão). |
| 4. Realizar desinfecção do balcão/bandeja e separar o material. | Garantir ambiente limpo e otimizar a realização do procedimento. |
| 5. Higienizar as mãos com água e sabão ou álcool-gel. | Reduzir a microbiota transitória e residente (precauções-padrão). |
| 6. Verificar a identificação do paciente: solicitar que o paciente informe seu nome completo e a data de nascimento (se possível), enquanto o profissional faz a conferência e comparação dos dados com a pulseira de identificação e a prescrição médica. A identificação deve ser feita por dois indicadores. | Garantir a realização do procedimento correto, no paciente correto. |
| 7. Explicar o procedimento que será realizado ao paciente e à família e obter seu consentimento. | Manter um contato humanizado e reduzir a ansiedade. Manter ética e transparência no cuidado e contribuir para adesão do paciente ao procedimento. |
| 8. Realizar avaliação respiratória do paciente, atendo-se aos sinais e sintomas que indiquem a necessidade do procedimento. | Evitar realização de procedimentos desnecessários. Criar parâmetro de comparação para avaliar a eficácia da aspiração. |

# 264 6. OXIGENAÇÃO

| Ação | Justificativa |
|---|---|
| 9. Higienizar as mãos com água e sabão ou álcool-gel. | Reduzir a microbiota transitória e residente (precauções-padrão). |
| 10. Colocar o paciente em posição semi-Fowler ou Fowler e proteger o tórax com uma toalha. | Melhorar a expansibilidade pulmonar. Facilitar a realização do procedimento. Evitar que as roupas de cama e camisola do paciente sujem durante a execução da aspiração. |
| 11. Higienizar as mãos com água e sabão ou álcool-gel. Calçar EPI: óculos de proteção e máscara e higienizar as mãos novamente. | Reduzir a microbiota transitória e residente (precauções-padrão). Manter precauções-padrão. |
| 12. Abrir a embalagem do cateter de aspiração, sem retirar a sonda da embalagem. Conectar o cateter na extensão ligada à rede de vácuo (Figura 6.8). | Manter técnica estéril. |
| 13. Abrir a válvula do fluxômetro e regular a pressão entre –80 e –120 mmHg. Testar a pressão de aspiração, abrindo e fechando a válvula de sucção com o dedo polegar (Figura 6.9) | Testar a pressão do sistema. Permitir aspiração de secreções, reduzindo o risco de traumatismo de mucosas pelo excesso de pressão negativa na aspiração. |
| 13. Higienizar as mãos e colocar as luvas estéreis. | Manter técnica estéril. |
| 14. Retirar a sonda da embalagem, contaminando apenas a mão não dominante (Figura 6.10). | Manter técnica estéril. |

**15. Realizar aspiração conforme necessidade clínica**

**15.1 Aspiração de traqueostomia e tubo orotraqueal (sistema aberto)**

| | |
|---|---|
| 15.1.1 Caso o paciente esteja em ventilação mecânica, desconectar o dispositivo de ventilação mecânica da traqueostomia ou tubo orotraqueal com a mão não dominante. | Remover as secreções da região nasofaríngea. |
| 15.1.2. Com a mão dominante, introduzir a sonda de aspiração dentro da cânula de traqueostomia ou tubo orotraqueal, até sentir o contato do cateter com a carina (Figura 6.11). Ocluir a válvula de sucção com o polegar e retirar a sonda realizando movimentos circulares, por no máximo 15 segundos. | Remover as secreções da região nasofaríngea. |
| 15.1.3 Reconectar o ventilador ao paciente com a mão não dominante. Esperar de 30 a 60 segundos antes de realizar a próxima aspiração. Se necessário, hiperoxigenar com bolsa-valva-máscara ligada em fonte de oxigênio antes da próxima aspiração. | Remover as secreções da região nasotraqueal. |

**15.2 Aspiração nasofaríngea e nasotraqueal (com introdução do cateter via narina):**

| | |
|---|---|
| 15.2.1 Introduzir cerca de 10 cm da sonda de aspiração em uma das narinas, até sentir resistência pelo contato com as coanas nasais (Figura 6.12). Fechar a válvula de sucção com o polegar e retirar a sonda realizando movimentos circulares. A aspiração pode durar no máximo 15 segundos. | Remover as secreções da região nasotraqueal. |
| 15.2.2 Esperar de 30 a 60 segundos. Repetir o procedimento na narina oposta. Realizar a aspiração quantas vezes for necessário, alternando as narinas, até remover totalmente as secreções na nasofaringe. | Acessar o local a ser aspirado, mantendo técnica estéril. |
| 15.2.3 Introduzir a sonda novamente na primeira narina. Desta vez, após sentir a resistência das coanas nasais, solicitar que o paciente faça uma hiperextensão da cabeça. A sonda deve ser introduzida por mais 15 cm (totalizando 20 a 25 cm de cateter introduzido na via aérea). Fechar a válvula de sucção com o polegar e retirar a sonda realizando movimentos circulares por até 15 segundos. | Remover as secreções da região da traqueia. |
| 15.2.4 Repetir o procedimento na narina oposta. Realizar a aspiração quantas vezes for necessário, alternando as narinas, até remover totalmente as secreções da região nasotraqueal. | Evitar hipoxia. |

**15.3 Aspiração de tubo orotraqueal (sistema fechado)**

| | |
|---|---|
| **OBSERVAÇÃO:** Esta técnica requer uso de luvas de procedimento e uma seringa com 10 mL de solução fisiológica estéril. A técnica deve ser executada até o passo 11, conforme descrito anteriormente. | |
| 15.3.1 Conectar o cateter na extensão ligada à rede de vácuo. Abrir válvula do fluxômetro e regular a pressão entre –80 e –120 mmHg. Adaptar a seringa com solução fisiológica no sistema (Figura 6.13). Higienizar as mãos e calçar par de luvas de procedimento. | Preparar o material para a execução do procedimento. Manter precauções-padrão. |
| 15.3.2 Introduzir a sonda dentro do tubo orotraqueal. Quando sentir que o cateter tocou a carina, apertar a válvula de sucção e retirar a sonda continuamente. A retirada não deve durar mais que 15 segundos. Repetir o procedimento até remoção total da secreção traqueal, respeitando o intervalo entre 30 e 60 segundos entre as sucções (Figura 6.14). | Remover as secreções da região da traqueia. |

5. DESCRIÇÃO TÉCNICA

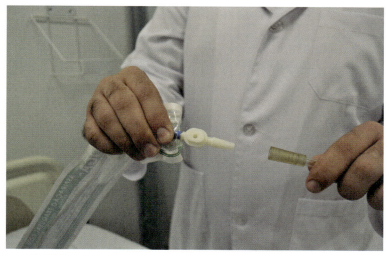

FIGURA 6.8   Conexão da sonda de aspiração ao sistema de vácuo.

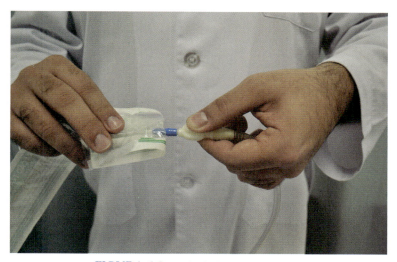

FIGURA 6.9   Válvula de sucção fechada.

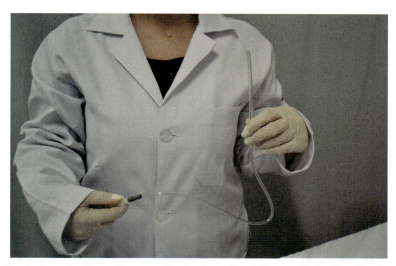

FIGURA 6.10   Sonda de aspiração – mão esquerda (dominante) estéril e mão direita (não dominante) contaminada.

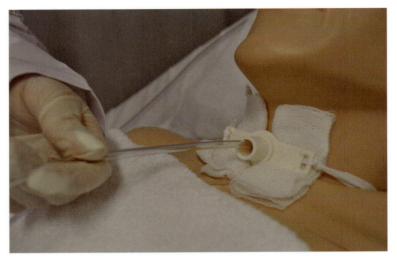

FIGURA 6.11  Introdução da sonda de aspiração pela cânula de traqueostomia.

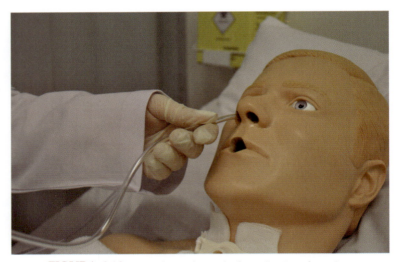

FIGURA 6.12  Introdução da sonda de aspiração pela narina.

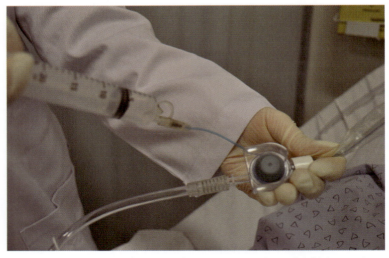

FIGURA 6.13  Conexão do cateter ao sistema de vácuo e da seringa com solução fisiológica ao sistema de aspiração fechado.

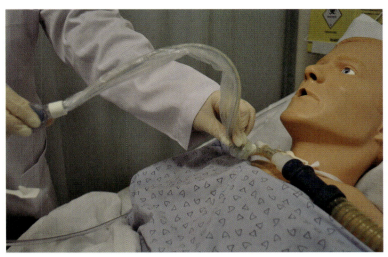

FIGURA 6.14   Aspiração de traqueostomia com sistema de aspiração fechado.

| Ação | Justificativa |
|---|---|
| 15.3.3 Ao final da aspiração, girar a válvula de controle do sistema de aspiração até que ela trave. Desconectar a sonda da extensão do vácuo. Lavar a extensão da sonda com água filtrada. | |
| **15.4 Aspiração orofaríngea** **OBSERVAÇÃO:** Pode-se realizar a aspiração orofaríngea com a mesma sonda utilizada na aspiração nasofaríngea e nasotraqueal ou trocá-la por um cateter novo ou sonda de Yankauer (sonda rígida), a depender da rotina da instituição. | |
| 15.4.1 Introduzir a sonda de aspiração na boca do paciente, posicionando o cateter nas laterais e abaixo da língua. Ocluir a válvula de sucção com o polegar para a realização da sucção. Repetir quantas vezes for necessário até remoção do excesso de secreção. | Remover o acúmulo de secreção da cavidade oral. |
| 16. Após término da aspiração, remover a sonda e as luvas, desprezando-as no lixo infectante, e realizar higienização das mãos. | Evitar contaminação cruzada. Reduzir a microbiota transitória e residente (precauções- padrão). |
| 17. Lavar a extensão com água filtrada. Tampar a sua extremidade. | Evitar contaminação cruzada. |
| 18. Realizar nova avaliação clínica respiratória do paciente, atendo-se às mudanças dos sinais e sintomas que indicaram a realização do procedimento. | Avaliar eficácia do procedimento e condição clínica do paciente. Identificar precocemente complicações decorrentes da aspiração. |
| 19. Realizar registros em prontuário. | Cumprir requisitos legais e éticos. Garantir a continuidade do cuidado e efetiva comunicação na equipe. |

## 6. EXEMPLO DE REGISTRO

16/9/2016 – 8h50 – Paciente apresentando taquipneia e roncos difusos bilaterais, com tosse, porém sem expectoração eficaz. Realizada a aspiração nasofaríngea, nasotraqueal e oral com saída de média quantidade de secreção espessa amarelada, sem odor. Apresentou melhora das alterações respiratórias após o procedimento. Segue em observação.
*Função e nome do profissional, número do Coren e assinatura.*

## 7. CONSIDERAÇÕES ESPECIAIS NO CICLO VITAL

A aspiração de crianças deve utilizar pressão de aspiração de 80 a 100 mmHg e de neonatos, de 60 a 80 mmHg. O grupo de neonatos apresenta maior risco de aumento da FC, diminuição da FR e queda na $SatO_2$, devendo a aspiração ser realizada apenas com indicações bastante criteriosas.

# 8. OBSERVAÇÕES

- Sugere-se que pacientes instáveis permaneçam monitorados com monitor multiparamétrico e oxímetro digital durante a realização da aspiração.
- Para pacientes hipoxêmicos em ventilação mecânica, pode-se aumentar a oferta de oxigênio a 100% durante 30 a 60 segundos antes de iniciar a aspiração.
- A hiperventilação com bolsa-valva-máscara em pacientes em ventilação mecânica não deve ser realizada devido ao risco de barotrauma, aumento da pressão de pico e desconforto do paciente.
- A pressão do vácuo não deve ser superior a 120 mmHg, devido ao risco de causar trauma, hipoxemia e atelectasia.
- Se o paciente estiver recebendo dieta enteral em sonda, a infusão deve ser interrompida durante o procedimento de aspiração.
- A instilação de solução salina durante o procedimento de aspiração é controversa na literatura, não apresentando evidências científicas suficientes, e por isso não tem sido rotineiramente recomendada.
- Caso o paciente apresente instabilidade hemodinâmica ou qualquer dificuldade respiratória, cianose ou queda de saturação durante o procedimento, este deve ser imediatamente interrompido e iniciada oxigenação suplementar até que os parâmetros respiratórios sejam reestabelecidos.
- É recomendado que o diâmetro cateter de aspiração não ultrapasse metade do lúmen interno do tubo endotraqueal e traqueostomia.

# 9. DIAGNÓSTICOS DE ENFERMAGEM

- Desobstrução ineficaz das vias aéreas
- Risco de infecção
- Risco de integridade tissular prejudicada
- Dor aguda
- Conforto prejudicado
- Náusea

# 10. QUESTÕES PARA ESTUDO

1) Quais as principais indicações e contraindicações do procedimento de aspiração de vias aéreas?
2) Quais aspectos clínicos devem ser avaliados antes e após a realização do procedimento?
3) Cite três possíveis complicações decorrentes do procedimento de aspiração de vias aéreas.
4) Cite três sinais clínicos que indiquem necessidade de aspiração por hipersecreção.

## Referências

American Association for Respiratory Care. AARC Clinical Practice Guideline. Nasotracheal Suctioning 2004 Revision & Update. Respir Care 2004;49(9):1.080–4.

American Association for Respiratory Care. AARC Clinical Practice Guidelines. Endotracheal suctioning of mechanically ventilated patients with artificial airways 2010. Respir Care 2010;55(6):758–64.

Barbosa AL, Cardoso MV, Brasil TB, Scochi CG. Endotracheal and upper airways suctioning: changes in newborns' physiological parameters. Rev Lat Am Enferm 2011;19(6):1.369–76.

Brasil TB, Barbosa AL, Cardoso MVLML. Orotracheal aspiration in babies: implications in physiological parameters and nursing interventions. Rev Bras Enferm 2010;63(6):971–7.

Favretto DO, Silveira RC, Canini SR, Garbin LM, Martins FT, Dalri MC. Endotracheal suction in intubated critically ill adult patients undergoing mechanical ventilation: a systematic review. Rev Lat Am Enferm 2012;20(5):997–1001. 007.

Mathai SS, Raju U, Kanitkar M. Management of respiratory distress in the newborn. Med J Armed Forces India 2007;63(3):269–72.

North American Nursing Diagnosis Association. Diagnósticos de enfermagem da Nanda: definições e classificação 2018-2020. 11ª ed. Porto Alegre: Artmed; 2018.

Paula MFC, Santos ER, Silva MR, Bergamasco EC. Semiotécnica: fundamentos para a prática assistencial de enfermagem. 1ª ed Rio de Janeiro: Elsevier; 2017.

Pedersen CM, Rosendahl-Nielsen M, Hjermind J, Egerod I. Endotracheal suctioning of the adult intubated patient--what is the evidence? Intensive Crit Care Nurs 2009;25(1):21–30.

Potter PA, Perry AG. Fundamentos de enfermagem. 8ª ed Rio de Janeiro: Elsevier; 2013.

# 6.6

## Coleta de Secreção Traqueal

*Michelle dos Santos Lobato*

## 1. INTRODUÇÃO

A aspiração traqueal é um procedimento realizado quando há a necessidade de coletar secreção das vias aéreas para exames laboratoriais, especialmente em pacientes incapazes de eliminá-la espontaneamente.

Trata-se de um procedimento invasivo e bastante desconfortável, podendo trazer alguns riscos, tais como desencadeamento de broncoespasmo, hipoxemia, arritmias, vômitos com risco de broncoaspiração e lesões na mucosa, além da possibilidade de contaminação bacteriana se não respeitada a técnica asséptica na sua execução.

Pode ser realizada pela equipe de enfermagem, médicos e fisioterapeutas.

## 2. INDICAÇÕES

- Coleta de secreção traqueal para realização de exames laboratoriais, especialmente em pacientes que não conseguem expelir o catarro espontaneamente.

## 3. CONTRAINDICAÇÕES

- Não se deve realizar aspiração nasotraqueal em pacientes submetidos a cirurgias via transfenoidal, e com traumas de face e fístulas liquóricas.
- Avaliar cautelosamente a realização de aspiração em pacientes com sangramento ativo de vias aéreas, instabilidade hemodinâmica ou em ventilação mecânica com pressão expiratória final positiva (PEEP) elevada.

## 4. MATERIAL

- Equipamento de proteção individual: óculos e máscara
- Par de luvas estéreis
- Sonda de aspiração
- Coletor de secreção estéril
- Frasco de aspiração com extensão conectada à rede de gases
- Estetoscópio
- Toalha
- Copo descartável com água filtrada

## 5. DESCRIÇÃO DA TÉCNICA

| Ação | Justificativa |
|---|---|
| 1. Higienizar as mãos com água e sabão ou álcool-gel | Reduzir a microbiota transitória e residente (precauções-padrão). |
| 2. Verificar prescrição médica | Garantir a realização do procedimento correto, no paciente correto. |

# 6. OXIGENAÇÃO

| Ação | Justificativa |
|---|---|
| 3. Higienizar as mãos com água e sabão ou álcool-gel. | Reduzir a microbiota transitória e residente (precauções-padrão). |
| 4. Realizar desinfecção do balcão/bandeja e separar o material. | Garantir ambiente limpo e otimizar a realização do procedimento. |
| 5. Higienizar as mãos com água e sabão ou álcool-gel. | Reduzir a microbiota transitória e residente (precauções-padrão). |
| 6. Verificar a identificação do paciente: solicitar que o paciente informe seu nome completo e a data de nascimento (se possível), enquanto o profissional faz a conferência e comparação dos dados com a pulseira de identificação e a prescrição médica. A identificação deve ser feita por dois indicadores. | Garantir a realização do procedimento correto, no paciente correto. |
| 7. Explicar o procedimento que será realizado ao paciente e à família e obter seu consentimento, evidenciando a possibilidade de ocorrer sangramento, desconforto, tosse e/ou dor. | Manter um contato humanizado e reduzir a ansiedade. Manter ética e transparência no cuidado e contribuir para adesão do paciente ao procedimento. O paciente tem direito de recusar um teste em qualquer momento, sendo, por isso, importante assegurar que ele compreende o procedimento a ser executado. |
| 8. Conferir os novamente os dados da pulseira de identificação do paciente e comparar com o receituário/pedido médico e etiqueta de identificação do frasco, visualmente ou por leitores de código de barra. | Garantir a realização do procedimento correto, no paciente correto. |
| 9. Realizar ausculta pulmonar. | Realizar avaliação clínica do paciente pré- procedimento. |
| 10. Posicionar o cliente em posição de Fowler. Colocar uma toalha sobre o tórax do paciente. | Manter paciente confortável e facilitar a realização do procedimento. |
| 11. Higienizar as mãos com água e sabão ou álcool-gel. Calçar EPI: óculos de proteção e máscara. | Reduzir a microbiota transitória e residente (precauções-padrão). Manter precauções-padrão. |
| 12. Conectar sonda de aspiração ao frasco coletor estéril e este à extensão do vácuo. Abrir o sistema de vácuo do aspirador entre 80 e 120 mmHg. | Preparar material para execução do procedimento. |
| 13. Higienizar as mãos com água e sabão ou álcool-gel. | Reduzir a microbiota transitória e residente (precauções-padrão). |
| 14. Calçar as luvas estéreis. | Reduzir risco de infecção. |
| 15. Retirar a sonda da embalagem, com técnica asséptica, contaminando apenas a mão não dominante. | Reduzir risco de infecção. |
| 16. Segurar a sonda com a mão dominante (estéril) (Figura 6.15). | Reduzir risco de infecção. |
| 17. Introduzir a sonda pela narina, com a válvula aberta, cerca de 10 cm; após sentir resistência, solicitar que o paciente faça a hiperextensão da cabeça e realizar a introdução de mais aproximadamente 15 cm até contato com a carina (totalizando cerca de 20-25 cm).Caso o paciente esteja traqueostomizado ou intubado: desconectar a extensão do ventilador da traqueostomia/tubo orotraqueal com a mão não dominante e introduzir a sonda no tubo, aproximadamente 20 cm, com a válvula aberta, até sentir resistência devido ao contato com a carina. | Reduzir risco de infecção. |
| 18. Retirar a sonda em movimentos circulares, fazendo a sucção (mantendo a válvula fechada) por até 15 segundos. Repetir o procedimento quantas vezes forem necessárias, até a coleta da quantidade suficiente de secreção traqueal no frasco estéril. Realizar intervalos de 30 a 60 segundos entre as aspirações. | Remover a secreção das vias aéreas do paciente. |
| 19. Desconectar a sonda de aspiração e desprezar em lixo infectante. Lavar a extensão do vácuo com água filtrada e tampar sua extremidade. Fechar o fluxômetro do vácuo. | Organizar o ambiente. Evitar contaminação cruzada. |
| 20. Retirar as luvas, EPI e higienizar as mãos com água e sabão ou álcool-gel. | Evitar contaminação cruzada. Reduzir a microbiota transitória e residente (precauções-padrão). |
| 21. Realizar nova ausculta pulmonar. | Realizar avaliação clínica do paciente pós-procedimento. |
| 22. Realizar registros em prontuário. | Cumprir requisitos legais e éticos. Garantir a continuidade do cuidado e efetiva comunicação na equipe. |
| 23. Identificar e preparar as amostras para o transporte ou encaminhá-las ao laboratório com o pedido médico. | Garantir a integridade da amostra e da rastreabilidade. |

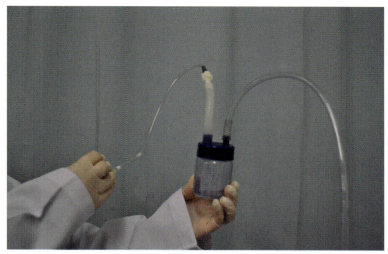

**FIGURA 6.15**  Frasco coletor estéril conectado à sonda de aspiração e à extensão do vácuo.

## 6. EXEMPLO DE REGISTRO

28/12/2016 – 12h28 – Realizada aspiração de traqueostomia para coleta de secreção para cultura. Paciente apresentou saída de grande quantidade de secreção espessa, de cor amarelo-clara. Procedimento sem intercorrências. Paciente mantido no leito, em posição de Fowler, grades elevadas, sinais vitais estáveis (FR 20; SatO$_2$ 92% com máscara de oxigênio a 5 L/min) e sem queixas. Apresentou diminuição dos roncos em ambos os pulmões pós-aspiração. Encaminhado material da coleta para o laboratório. *Função e nome do profissional, número do Coren e assinatura.*

## 7. CONSIDERAÇÕES ESPECIAIS NO CICLO VITAL

Em crianças, o procedimento de aspiração está associado a diversas complicações, pois a inserção do cateter com pressão negativa pode reduzir a complacência e a pressão intrapulmonar, determinando uma queda da oxigenação. A hipoxia na criança pode adicionar diversas complicações, especialmente àquelas em estado grave, com acidose metabólica, hipoglicemia, lesão no sistema nervoso central, e lesões isquêmicas gastrointestinais e renais prévias. Neonatos e lactentes são mais suscetíveis a reação vagal com bradicardia durante a aspiração traqueal.

As gestantes sofrem com edema de mucosa, havendo o risco maior de lesão traumática durante a aspiração.

## 8. OBSERVAÇÕES

- Recomenda-se jejum de 1 hora antes de realizar o procedimento.
- Caso a secreção esteja excessivamente espessa, pode ser necessário instilar soro fisiológico estéril na narina/traqueostomia ou tubo orotraqueal para fluidificar a secreção e facilitar a coleta.
- Para pacientes graves, devem-se manter o oxímetro digital e a monitoração hemodinâmica durante a aspiração para maior segurança e avaliação das alterações clínicas do paciente.
- Para pacientes com contraindicação à aspiração nasotraqueal, pode-se realizar o procedimento via orotraqueal.
- Caso o paciente esteja apresentando dispneia, queda na saturação, cianose ou instabilidade hemodinâmica durante o procedimento, pode-se oxigená-lo entre as aspirações, utilizando cateter, máscara ou bolsa-valva-máscara, conforme a necessidade clínica.
- Se o paciente estiver em ventilação mecânica, pode-se hiperoxigenar o paciente com oxigênio a 100% (ajustando a configuração da fração inspirada de oxigênio [FiO$_2$] do ventilador mecânico) por 30 a 60 segundos antes da aspiração. Dessa forma, há a conversão do gás pulmonar residual em oxigênio a 100%, melhorando

272 6. OXIGENAÇÃO

a oferta deste gás quando a ventilação for interrompida durante a aspiração. A ventilação manual com bolsa-valva-máscara não é recomendada.

- Caso a introdução do cateter pela narina não seja possível na primeira tentativa, recomenda-se trocar a narina e lubrificar a via aérea e cateter com soro fisiológico estéril.
- Caso nenhuma secreção seja obtida durante a aspiração, devem-se avaliar a condição hídrica do paciente e a adequação da umidificação no dispositivo de distribuição de oxigênio.

## 9. DIAGNÓSTICOS DE ENFERMAGEM

- Desobstrução ineficaz de vias aéreas
- Risco de infecção
- Troca de gases prejudicada

## 10. QUESTÕES PARA ESTUDO

1) Quanto tempo cada aspiração pode durar? Quanto tempo deve durar o intervalo entre as aspirações?
2) Cite três complicações relacionadas ao procedimento de aspiração de vias aéreas para coleta de secreção para exames.
3) Quais as condutas a serem realizadas caso o paciente apresente dispneia e cianose durante a execução da aspiração de vias aéreas para coleta de secreção para exames?
4) Qual o benefício em hiperoxigenar o paciente intubado com oxigênio a 100% antes da aspiração de vias aéreas para coleta de secreção para exames?

## Referências

American Association of Respiratory Care (AARC). AARC Clinical Practice Guidelines: Endotracheak Suction of Mechanically Ventilated Patients with Artificial Airways. Respir Care 2010;55(6):758–64.

Dong L, Yu T, Yang Y, Qiu HB. The effects and safety of closed versus open tracheal suction system: a meta-analysis. Chin J Int Med 2012;51(10):763–8.

Higgins D. Tracheostomy care: Part one – using suction to remove respiratory secretions via a tracheostomy tube. Nurs Times 2009;105(4):16–7.

Jongerden IP, Buiting AG, Leverstein-van HMA, Speelberg B, Zeidler S, Kesecioglu J, et al. Effect of open and closed endotracheal suctioning on cross-contamination with gram-negative bacteria: a prospective crossover study. Critical Care Med 2011;39(6):1.313–21.

Kuriyama A, Umakoshi N, Fujinaga J, Takada T. Impact of closed versus open tracheal suctioning systems for mechanically ventilated adults: a systematic review and meta-analysis. Intensive Care Med 2015;41(3):402–11.

Lewis SL, Bucher L, Heitkemper MM, Dirksen SR. Medical Nursing: Assessment and Management of Clinical Problems. 9th ed. St Louis: Mosby; 2011.

North American Nursing Diagnosis Association. Diagnósticos de enfermagem da Nanda: definições e classificação 2018-2020. 11ª ed. Porto Alegre: Artmed; 2018.

Pedersen CM, Rosendahl-Nielsen M, Hjermind J, Egerod I. Endotracheal succtiong of the adult intubated patient – what is the evidence. Intensive Crit Care Nurs 2009;25(1):21–30.

Peter JV, Chacko B, Moran JL. Comparison of closed endotracheal suction versus open endotracheal suction in the development of ventilator-associated pneumonia in intensive care patients: an evaluation using meta-analytic techniques. Ind J Med Sci 2007;61(4):201–11.

Valderas CD, Bravo PC, Torres GJI, Corniero PA, Ambit LR, López AE, et al. Repercussion on respiratory and hemodynamic parameters with a closed system of aspiration of secretion. Enferm Intens 2004;15(1):3–10.

Wiegand DJLM. AACN: Procedure Manual for Critical Care. 6th ed. St Louis: Elsevier; 2011.

SEÇÃO

# 7

# Nutrição

*Ellen Cristina Bergamasco*

## SUMÁRIO

**7.1 Nutrição por Via Oral (Incluindo Alimentos com Espessante)** 273

**7.2 Nutrição por Cateter Nasogástrico e Nasoenteral** 278

**7.3 Nutrição por Gastrostomia** 287

**7.4 Nutrição Parenteral** 292

# 7.1

# Nutrição por Via Oral (Incluindo Alimentos com Espessante)

*Flavia Fernanda Franco, Maria Clara Paoliello Barnack*

## 1. INTRODUÇÃO

A alimentação é muito mais do que o aspecto de manutenção do aporte calórico necessário para sua sobrevivência. Ela deve ser vista também como fonte de prazer, mediada por sabores, consistências e aparências diferentes.

O comprometimento do estado nutricional é bastante frequente em pacientes internados e pode ter influência sobre as taxas de morbidade e mortalidade. Segundo a American Public Health Association (APHA), o estado nutricional é definido como a "condição de saúde de um indivíduo, influenciada pela ingestão e utilização de nutrientes e identificada pela correlação de informações obtidas por meio de estudos físicos, bioquímicos, clínicos e dietéticos".

A má-nutrição define-se como uma alteração do estado nutricional devido a uma ingestão energética, proteica e de outros nutrientes desequilibrada em relação às necessidades nutricionais necessárias para a manutenção do equilíbrio orgânico.

Pode classificar-se a má-nutrição de duas formas: má-nutrição por *deficit* (desnutrição) e má-nutrição por excesso (pré-obesidade e obesidade).

A European Society for Clinical Nutrition and Metabolism (ESPEN) define desnutrição como "primariamente usada no contexto de deficiência na ingestão proteica ou energética ou na absorção, e é muitas vezes descrita como malnutrição proteico-energética". É frequentemente acompanhada por única ou múltiplas deficiências de oligoelementos e/ou minerais.

274         7. NUTRIÇÃO

A desnutrição é caracterizada por perda de peso e alterações na composição corporal, nomeadamente, perda de massa gorda, perda de massa muscular e aumento do volume do líquido extracelular.

Existe evidência científica de que a desnutrição associada à doença está diretamente relacionada com graves consequências físicas e psicossociais para o indivíduo, aumentando, significativamente, não só a morbidade e a mortalidade, como também o tempo de internação do paciente e os custos com os cuidados de saúde hospitalares.

Certas condições podem abalar a deglutição, até então natural. Na presença de uma doença, hábitos e preferências alimentares podem necessitar de modificações, o que torna o momento de se alimentar difícil, constrangedor e, até mesmo, doloroso. Deglutir os alimentos é um processo complexo que envolve músculos faciais e nervos encefálicos para um funcionamento normal. Algumas doenças e condições, como as neurológicas e as cirúrgicas, podem trazer como consequência um distúrbio na deglutição.

A disfagia é uma alteração da deglutição que pode ocorrer em qualquer parte do trato digestivo, desde a boca até o estômago, sendo a disfagia orofaríngea um distúrbio da deglutição com sinais e sintomas específicos, que se caracteriza por alterações em qualquer etapa e/ou entre as etapas da dinâmica da deglutição, podendo ser congênita ou adquirida após comprometimento neurológico, mecânico ou psicogênico.

A disfagia pode ser classificada como *leve* – a dificuldade concentra-se no transporte do bolo e na ocorrência de pequena quantidade de estase em recessos faríngeos sem penetração laríngea, sem história de broncopneumonia de repetição ou sem perda nutricional; *moderada* – dificuldade no transporte oral do bolo, com ocorrência de estase em recessos faríngeos com sinais sugestivos de penetração laríngea e pequena quantidade de material aspirado, além de esporádicas pneumonias, *déficit* nutricional e alteração do prazer alimentar; e como disfagia *severa* – grande quantidade de estase em recessos faríngeos, sinais sugestivos de penetração laríngea e grande quantidade de material aspirado, pneumonias de repetição, desnutrição, e alteração do prazer alimentar com impacto social.

Na avaliação funcional da deglutição tem-se como objetivo identificar os achados e correlacioná-los com os distúrbios da dinâmica da deglutição. O teste com alimento é realizado de forma muito cautelosa, com escolha criteriosa de consistência, podendo ser interrompido imediatamente, procurando-se evitar aspiração.

Na avaliação funcional da deglutição sem dieta fazem-se necessárias a avaliação de todos os parâmetros de monitoração e a análise das funções do sistema estomatognático. Na avaliação funcional da deglutição com dieta é necessário verificar os parâmetros, o nível de consciência do paciente e as condições clínicas gerais, além de obter liberação médica para realização do teste.

Ao realizar a avaliação funcional da deglutição em um paciente no leito hospitalar, é importante seguir um protocolo para obtenção de informações fidedignas observadas durante a avaliação, e assim classificar em disfagia leve, moderada e grave. Portanto, durante toda a avaliação da deglutição faz-se necessário estar atento às dificuldades orofaríngeas que podem ser observadas ou expressadas por meio de desconforto durante a deglutição; tosse; engasgos; múltiplas deglutições para um pequeno bolo; resíduos orais de alimento; escape oral; sensação de algo parado na garganta; regurgitação oral e/ou nasal; dificuldade para emitir sons da fala pós-deglutição com alteração da qualidade vocal; sialorreia; alteração do ritmo respiratório; sudorese; e fadiga após poucas deglutições.

## 2. INDICAÇÕES

Aproximadamente 12% a 30% dos pacientes hospitalizados apresentam disfagia, que resulta em aspiração de conteúdo oral. Os agentes etiológicos variam de acordo com a população estudada, o tempo de internação hospitalar e o tempo de intubação orotraqueal. A presença da disfagia pós-extubação é bem documentada na literatura, com alta prevalência na maior parte dos estudos, variando de 44% a 87%. Os principais fatores de risco incluem ainda idade, doenças pulmonares, doenças neurológicas e câncer de cabeça e pescoço. Na maioria dos casos, a avaliação, a terapia e o gerenciamento da disfagia são iniciados na UTI. A identificação precoce do distúrbio é necessária para a oferta segura de alimentos, líquidos e medicações orais.

A avaliação clínica à beira do leito é atualmente a forma mais utilizada de avaliar a deglutição e é considerada pelos profissionais como primeira escolha e, em algumas ocasiões, como o único meio para investigar a suspeita clínica de um distúrbio de deglutição. É uma avaliação não invasiva, rápida, tem baixo custo e consome poucos recursos.

A completa avaliação clínica da deglutição normalmente inclui a coleta de informações a respeito da dificuldade de deglutição; revisão da história médica; observação de sinais relevantes; análise estrutural e funcional da fala e estruturas da deglutição; e observação do paciente durante as tentativas de deglutição. Geralmente, é reconhecida como um dos componentes da avaliação global, e seus resultados determinarão se a avaliação instrumental da disfagia será necessária.

# 3. CONTRAINDICAÇÕES

Pacientes internados na UTI apresentam maior risco de aspirações frequentes devido a uma variedade de fatores, os quais incluem o rebaixamento do nível de consciência (muitas vezes causado por excesso de analgesia e sedação), a posição supina, e a presença de traqueostomia, de sonda nasogástrica e/ou de tubos endotraqueais. Dessa forma, é fundamental a avaliação do enfermeiro para contraindicar a administração de alimentos por via oral.

# 4. MATERIAL

- Alimentos na consistência indicada com uso de espessantes, quando necessário
- Equipamentos de proteção individual (EPI) – óculos, máscara e luva de procedimento

# 5. DESCRIÇÃO DA TÉCNICA

- Objetivo: Preparar e administrar alimentos por via oral.
- Aplicação: Aos pacientes/clientes com prescrição médica de alimentos por via oral.
- Responsabilidade: Enfermeiros, técnicos e auxiliares de enfermagem, cuidador ou familiar devidamente habilitados para oferecer a dieta.

| Ação | Justificativa |
| --- | --- |
| 1. Higienizar as mãos com água e sabão ou álcool-gel. | Reduzir a microbiota transitória e residente (precauções-padrão). |
| 2. Realizar desinfecção do balcão/bandeja. | Garantir ambiente limpo. |
| 3. Higienizar as mãos com água e sabão ou álcool-gel. | Reduzir a microbiota transitória e residente (precauções-padrão). |
| 4. Ler a prescrição médica do paciente de cima para baixo e da esquerda para a direita, quando cabível. | Garantir a realização do procedimento correto, no paciente correto. |
| 5. Separar todo o material necessário e a dieta a ser oferecida. Dirigir-se ao quarto do paciente. | Organizar o procedimento. |
| 6. Higienizar as mãos com água e sabão ou álcool-gel. | Reduzir a microbiota transitória e residente (precauções-padrão). |
| 7. Identificar o paciente: solicitar que informe o nome completo e a data de nascimento, enquanto o profissional faz a conferência com a pulseira de identificação e a prescrição médica. A identificação deve ser feita por dois indicadores. | Garantir a realização do procedimento correto, no paciente correto. |
| 8. Orientar paciente e família quanto ao procedimento. | Manter ética e transparência no cuidado; contribuir para adesão do paciente ao procedimento. |
| 9. Fechar a porta, puxar as cortinas ou posicionar biombo ao redor do leito. | Manter a privacidade do paciente. |
| 10. Higienizar as mãos com água e sabão ou álcool-gel. | Reduzir a microbiota transitória e residente (precauções-padrão). |
| 11. Colocar os EPI de acordo com a precaução definida. Atenção quanto à sequência de colocação dos EPI (detalhada no Capítulo 3.4). | Garantir uso do EPI adequado e da técnica correta. |
| 12. Posicionar o paciente corretamente (sentado, preferencialmente). | Evitar broncoaspiração e promover a segurança do paciente. |
| 13. Oferecer dieta VO – Certificar-se do tipo de dieta em prescrição médica (consistência e necessidade de uso de espessantes). | Ofertar dieta VO com segurança, evitando broncoaspiração. |
| 14. Acompanhar a aceitação da alimentação VO. | Evitar desnutrição e hipoglicemia. |
| 15. Observar intolerâncias alimentares e identificar as causas (preferências, lesões em cavidade oral, condições da prótese dentária). Levantar o risco nutricional e discutir com equipe médica responsável pela nutrição as melhores opções para melhorar a aceitação alimentar com base nas preferências e tipos de alimentos. Resolver os problemas relacionados a lesões em cavidade oral e adaptações de próteses dentárias. | Garantir as necessidades calóricas do indivíduo e a segurança do paciente. |
| 16. Recolher e desprezar o material em local adequado e retirar biombo/abrir cortinas ou a porta do quarto. Realizar desinfecção da bandeja. | Garantir ambiente seguro e limpo. |
| 17. Remover EPI e desprezá-los. | Precaução-padrão. |
| 18. Higienizar as mãos com água e sabão ou álcool-gel. | Reduzir a microbiota transitória e residente (precauções-padrão). |
| 19. Registrar o procedimento e possíveis intercorrências. | Cumprir requisitos legais e éticos, garantir a continuidade do cuidado e efetiva comunicação na equipe. |

## 6. ESTIMATIVA DE TEMPO DE EXECUÇÃO

O tempo gasto para a alimentação por via oral vai depender de cada paciente, do tipo de dieta e das alterações apresentadas. Estima-se entre 15 e 30 minutos.

## 7. EXEMPLO DE REGISTRO

É importante constar na anotação de enfermagem as características da dieta (restrições alimentares, restrição hídrica, alergia a alimentos), consistência do alimento a ser ofertado (sólido, macio, pastoso, líquido fino/espessado), a aceitação alimentar: pouca aceitação (uma a três colheres até {1/4} do ofertado); regular aceitação (quatro a sete colheres até {1/2} do ofertado); boa aceitação (ingere mais da metade até {3/4} do ofertado); ótima aceitação (come tudo ou mais de 80% do ofertado).

Compete ao enfermeiro avaliar as condições de deglutição do paciente, presença de alteração respiratória, mudanças vocais, deglutições múltiplas, tosse, aumento de secreção, resíduo na cavidade oral após deglutição, fadiga significativa durante e após as refeições, variações comportamentais e de padrão neurológico. Com a presença de alguma dessas características, é necessário intervir, comunicando o médico e sugerindo avaliação fonoaudiológica.

> 20/1/2017 – 7h30 – Oferecida dieta geral (desjejum): café com leite e meia pera. *Função e nome do profissional,* ótima aceitação, sendo um pão com manteiga, 200 mL de *número do Coren e assinatura.*

## 8. CONSIDERAÇÕES ESPECIAIS NO CICLO VITAL

Alguns dados são relevantes e devem ser abordados e registrados pelo enfermeiro na avaliação inicial para identificar problemas relacionados à desnutrição e entre eles podem ser citados: controle de peso e altura; perda de peso involuntária e tempo; padrões de ingesta alimentar (tipo de alimento, frequência de refeições); sinais e sintomas de engasgo; tempo de refeição prolongado; incapacidade de alimentar-se sem auxílio; problemas de dentição e uso inadequado de próteses; presença de úlcera por pressão; frequência e aspecto das eliminações vesicointestinais; alergias alimentares; e, principalmente, oscilações do nível de consciência.

Avaliar a indicação de suplementos orais para adultos ou idosos que não se alimentam bem. Monitorar pacientes em risco nutricional ou desnutridos para recuperar ou manter o estado nutricional adequado.

## 9. OBSERVAÇÕES

O uso de espessante alimentício é uma conduta fonoaudiológica. A deglutição de alimentos líquidos exige maior controle oral do que outras. De acordo com a padronização da *National Dysphagia Diet* (NDD), os líquidos podem ser espessados em três consistências – néctar, mel e pudim, e essas são definidas pelo fonoaudiólogo de acordo com o grau da disfagia do paciente.

É papel do enfermeiro orientar o acompanhante que auxilia o paciente nas refeições sobre como e quando é indicado oferecer os alimentos e, principalmente, os líquidos na consistência adequada.

Um cuidado importante ao paciente é a higiene oral após cada refeição, uma vez que preserva a mucosa oral e propicia um conforto maior.

## 10. DIAGNÓSTICOS DE ENFERMAGEM

- Risco de desequilíbrio eletrolítico
- Nutrição desequilibrada: menor do que as necessidades corporais

- Risco de glicemia instável
- Deglutição prejudicada
- Risco de aspiração
- Volume de líquidos deficiente
- Proteção ineficaz
- Obesidade
- Sobrepeso
- Disposição para nutrição melhorada

# 11. QUESTÕES PARA ESTUDO

**1)** Qual a importância da nutrição no tratamento do paciente?
**2)** Quais informações devem estar presentes nos registros de enfermagem referentes à aceitação alimentar?
**3)** Quais fatores podem aumentar o risco de broncoaspiração?
**4)** Quais os impactos para o tratamento do paciente frente ao quadro de desnutrição?

## Referências

Albini RMN, Soares VMN, Wolf AE, Gonçalves CGO. Conhecimento da enfermagem sobre cuidados a pacientes disfágicos internados em unidade de terapia intensiva. Rev Cefac [Internet]. 2013. Dec [citado em 22 de junho de 2016]; 15(6):1.512-1.524. Disponível em: http://www.scielo.br/scielo.php?script=sci_arttext&pid=S1516184620130006000014&lng=em.

Almeida TM, Cola PC, Magnoni D, França JID, Germini MFCA, Silva RG. Impacto da intubação orotraqueal na deglutição do indivíduo pós-acidente encefálico após cirurgia cardíaca. Rev Cefac [Internet]. 2015 [citado em 23 de junho de 2016]; 17(2): 426-430. Disponível em: http://www.scielo.br/pdf/rcefac/v17n2/1982-0216-rcefac-17-02-00426.pdf.

Barquist E, Brown M, Cohn S, Lundy D, Jackowski J. Postextubation fiberoptic endoscopic evaluation of swallowing after prolonged endotracheal intubation: a randomized, prospective trial. Crit Care Med 2001;29(9):1.710–3.

Cichero JAY, Heaton S, Bassett L. Triaging dysphagia: nurse screening for dysphagia in an acute hospital. J Clin Nurs 2009 Jun;18(11):1.649–59.

Dreyer E, Brito S. Terapia nutricional: cuidados de enfermagem, procedimentos padronizados para pacientes adultos. GAN/EMTN – HC. Dezembro 2003. Disponível em: http://www.hc.unicamp.br/serviços/emtn/manual_enfermagem_2004.pdf. Acessado em 22 de junho de 2016.

Furmann N, Costa FM. Critérios clínicos utilizados por profissionais para liberação de dieta via oral em paciente adultos hospitalizados. Rev Cefac [Internet]. 2015 Jul-Aug [citado em 22 de junho de 2016]; 17(4): 1.278-1.287. Disponível em: http://www.scielo.br/pdf/rcefac/v17n4/1982-0216-rcefac-17-04-01278.pdf.

Groher ME, Bukatman R. The prevalence of swallowing disorders in two teaching hospitals. Dysphagia 1986;1(1):3–6.

Leder SB, Cohn SM, Moller BA. Fiberoptic endoscopic documentation of the high incidence of aspiration following extubation in critically ill trauma patients. Dysphagia 1998;13(4):208–12.

Lin LC, Wu SC, Chen HS, Wang TG, Chen MY. Prevalence of impaired swallowing in institutionalized older people in Taiwan. J Am Geriatr Soc 2002 Jun;50(6):1.118–23.

Lucena MM, Guedes HM. Diagnóstico de enfermagem do domínio nutrição identificados em idosos institucionalizados. Rev Enferm Integ [Internet]. [citado em 22 de junho de 2016]; 2008 Nov./Dez.; 1: 1. Disponível em: http://www.unilestemg.br/enfermagemintegrada/artigo/v1/marilda_lucena_e_helisamara_guedes.pdf.

Maciel JV, Oliveira CJR, Tada CMP. Associação entre risco de disfagia e risco nutricional em idosos internados em hospital universitário de Brasília. Rev Nutr [Internet]. 2008 Ago [citado em 22 de junho de 2016] ; 21( 4 ): 411-421. Disponível em: http://www.scielo.br/scielo.php?script=sci_arttext&pid=S1415-52732008000400005&lng=en.

Odderson IR, Keaton JC, McKenna BS. Swallow management in patients on an acute stroke pathway: quality is cost effective. Arch Phys Med Rehabil 1995 Dec;76(12):1.130–3.

Oliveira MMG, Teruel SL, Lima JL, Bergamasco CM, Aquino RC. Terapia nutricional em disfagia: a importância do acompanhamento nutricional. Rev Bras de Ciências da Saúde [Internet] ano VI. [citado em 23 de junho de 2016]; 16(4). Disponível em: http://ser.uscs.edu.br/index.php/revista_ciencias_saude/article/download/382/192.

Padovani AR, Moraes DP, Sassi FC, Andrade CRF. Avaliação clínica da deglutição em unidade de terapia intensiva. CoDAS [Internet]. 2013 [citado em 23 de junho de 2016]; 25(1): 1-7. Disponível em: http://www.scielo.br/scielo.php?script=sci_arttext&pid=S2317-17822013000100002&lng=em.

Partik B, Pokieser P, Schima W, Schober E, Stadler A, Eisenhuber E, et al. Videofluoroscopy of swallowing in symptomatic patients who have undergone longterm intubation. AJR Am J Roentgenol 2000 May;174(5):1.409–12.

Schindler A, Vincon E, Grosso E, Miletto AM, Di Rosa R, Schindler O. Rehabilitative management of oropharyngeal dysphagia in acute care settings: data from a large Italian teaching hospital. Dysphagia 2008 Sep;23(3):230–6.

Steele CM, Lieshout PV. Tongue movements during water swallowing in healthy Young and older adults. Journal of Speech, Language and Hearing Research [Internet] 2009 Oct [cited 2016 Jun 22] 52: 1.255-1.267. Disponível em: http://jslhr.pubs.asha.org/article.aspx?articleid=1779985.

# 7.2

## Nutrição por Cateter Nasogástrico e Nasoenteral

*Danívea Bongiovani Poltronieri Munhoz, Maria Lucia Facundo de Souza Saito,*
*Soraia Samira Peixoto Queiros*

## 1. INTRODUÇÃO

Historicamente, o ambiente hospitalar predispunha à desnutrição associada ao diagnóstico clínico, devido a longos períodos de jejum, por vezes desnecessários. Hoje se sabe que o jejum prolongado antes de cirurgias de grande porte acarreta alterações metabólicas que influenciam na recuperação dos pacientes. Com a atuação da equipe multidisciplinar em terapia nutricional (EMTN), concentrando-se na avaliação e no suporte nutricional precoce, esse panorama tem melhorado.

A seleção da via de acesso para a terapia nutricional enteral (TNE) deve ser definida levando-se em consideração algumas variáveis relacionadas ao quadro clínico do paciente, como previsibilidade do tempo de uso da TNE, tipo de dieta a ser infundida, condições de funcionamento do trato gastrointestinal, estado nutricional e riscos potenciais para complicações.

Nutrição enteral (NE) é a nutrição administrada através de um cateter diretamente no estômago (cateter orogástrico, nasogástrico; gastrostomia) ou no intestino delgado (cateter nasointestinal; jejunostomia) em pacientes que possuem trato gastrointestinal funcionante, mas são incapazes de satisfazer as suas necessidades nutricionais por ingestão oral.

A portaria nº 272 de 1998 e a resolução RDC 63 de 2000 da Agência Nacional de Vigilância Sanitária (Anvisa) estabelecem os requisitos mínimos exigidos para a administração de terapia nutricional enteral, que devem abranger obrigatoriamente as seguintes etapas: indicação e prescrição médica; prescrição dietética; preparação, conservação e armazenamento adequados; transporte; administração; controle clínico laboratorial; e avaliação final.

Neste capítulo, abordaremos os cuidados de enfermagem para inserção dos cateteres e prevenção de complicações, dentro da realidade brasileira.

## 2. INDICAÇÕES

Os cateteres gástricos feitos de polietileno ou polivinil (cateter de Levine), confeccionados em vários diâmetros (4, 6, 8, 10, 12, 14, 16, 18, 20, 22 *French*), são comumente passados pela narina até o estômago; têm a finalidade de obter descompressão gástrica (retirada de líquidos e gases) ou coletar conteúdo gástrico para análise; são, ocasionalmente, utilizados para administração de medicação e não possuem indicação formal para a nutrição enteral, de modo que devem ser evitados para esse objetivo. A escala *French* é utilizada para graduar o lúmen interno do cateter, sendo que 1 *French* equivale a 0,33 mm.

Os cateteres enterais de silicone, borracha e poliuretano são indicados para TNE, sendo posicionados, em geral, no duodeno ou no jejuno; possuem a extremidade radiopaca de tungstênio, são resistentes ao pH ácido, e não apresentam alterações estruturais, mantendo, assim, sua flexibilidade, durabilidade e maleabilidade devido ao fino calibre, o que permite o fechamento dos esfíncteres da cárdia e do piloro.

Após a inserção, este cateter, que está na posição gástrica, tende a migrar em direção ao intestino após um período de 12 a 24 horas.

Segundo a recomendação do Projeto Diretrizes da Associação Médica Brasileira e Conselho Federal de Medicina, a utilização do cateter enteral na TNE não deve ultrapassar 3 a 4 semanas. Caso haja necessidade de exceder esse tempo, o recomendado é a gastrostomia para pacientes sem risco de aspiração e a jejunostomia para aqueles com risco de aspiração.

O cateter na posição nasogástrica ou nasoentérica está indicado para:

- Impossibilidade de receber suporte nutricional satisfatório por via oral (VO);
- Dificuldade de deglutição;

- Intolerância à dieta oral em que o paciente apresente risco de desnutrição, permanecendo com ingestão de alimentos VO inferior a 60% das necessidades calóricas diárias;
- Funcionamento do trato gastrointestinal preservado, com capacidade de absorção total ou parcial.

## 3. CONTRAINDICAÇÕES

- Alteração da função intestinal
- Isquemia gastrointestinal
- Vômitos incoercíveis
- Diarreia persistente
- Estase gástrica no pós-operatório
- Obstrução intestinal completa
- Inviabilidade de acesso ao intestino, como nos casos de grandes queimados
- Fístula intestinal de alto débito

Fraturas em base de crânio e de face recentes e lesões por substâncias erosivas em trato gastrointestinal são contraindicações para a passagem de cateter às cegas (pelo profissional), sendo indicada passagem pelo endoscopista.

## 4. MATERIAL

- Equipamento de proteção individual (EPI) – máscara, óculos de proteção, luva de procedimento
- Bandeja
- Cateter nasoentérico ou cateter nasogástrico
- Lidocaína gel e/ou gel hidrossolúvel
- Seringa de 20 mL
- Gaze
- Estetoscópio
- Esparadrapo e micropore
- Toalha ou papel-toalha

## 5. DESCRIÇÃO DA TÉCNICA

- Objetivo: Preparar e administrar nutrição por via nasogástrica ou nasoenteral.
- Aplicação: Aos pacientes/clientes com prescrição médica de nutrição por via nasogástrica ou nasoenteral.
- Responsabilidade: Enfermeiros e médicos.

| Ação | Justificativa |
| --- | --- |
| 1. Higienizar as mãos com água e sabão ou álcool-gel. | Reduzir a microbiota transitória e residente (precauções-padrão). |
| 2. Realizar desinfecção do balcão/bandeja. | Garantir ambiente limpo. |
| 3. Higienizar as mãos com água e sabão ou álcool-gel | Reduzir a microbiota transitória e residente (precauções-padrão). |
| 4. Ler a prescrição médica do paciente de cima para baixo e da esquerda para a direita, quando cabível. Certificar-se do posicionamento final do cateter, se será gástrico ou entérico. | Garantir a realização do procedimento correto, no paciente correto. Garantir a segurança do paciente e a técnica para o posicionamento correto do cateter. |
| 5. Separar todo o material necessário. Dirigir-se ao quarto do paciente. | Organizar o procedimento. |
| 6. Higienizar as mãos com água e sabão ou álcool-gel. | Reduzir a microbiota transitória e residente (precauções-padrão). |
| 7. Identificar o paciente: solicitar que informe o nome completo e a data de nascimento, enquanto o profissional faz a conferência com a pulseira de identificação e a prescrição médica. A identificação deve ser feita por dois indicadores. | Garantir a realização do procedimento correto, no paciente correto. |
| 8. Orientar paciente e família quanto ao procedimento. | Manter ética e transparência no cuidado; contribuir para adesão do paciente ao procedimento. |
| 9. Fechar a porta, puxar as cortinas ou posicionar biombo ao redor do leito. | Manter a privacidade do paciente. |

# 280　　7. NUTRIÇÃO

| Ação | Justificativa |
|---|---|
| 10. Higienizar as mãos com água e sabão ou álcool-gel. | Reduzir a microbiota transitória e residente (precauções-padrão). |
| 11. Colocar os EPI de acordo com a precaução definida. Atenção quanto à sequência de colocação dos EPI (detalhada no Capítulo 3.4). | Proteger-se de microrganismos (precauções-padrão). |
| 12. Colocar o paciente em posição de Fowler, com alinhamento da coluna cervical. | Facilitar a progressão da sonda e evitar broncoaspiração, caso o paciente apresente vômitos. |
| 13. Examinar a narina do paciente. | Verificar possível desvio de septo ou pontos de obstrução. |
| 14. Realizar higiene da narina do paciente com água, se necessário. | Diminuir desconforto e proliferação de microrganismos no trato respiratório superior. |
| 15. Colocar toalha/toalha de papel sobre o tórax do paciente. | Proteção. |
| 16. Realizar a medida da sonda: **Posição gástrica:** mensurar o cateter do ápice do nariz ao lóbulo da orelha do paciente (Figura 7.1) e descer até o apêndice xifoide (Figura 7.2). **Posição jejunal:** mensurar da mesma maneira que a realizada para a posição gástrica, porém após introduzir a sonda na posição gástrica, acrescentar de 10 a 15 cm, de acordo com o porte físico do paciente. Realizar a marcação do cateter com fita adesiva, ou, no caso de o cateter conter a graduação, verificar o número de referência do mesmo no momento da mensuração. | Garantir a segurança do paciente. Controlar o posicionamento do cateter. A migração do cateter para o jejuno ocorre em 30% dos casos. |
| 17. Verificar a permeabilidade do cateter enteral internamente, instilando 10 mL de água filtrada no lúmen. | Verificar se há perfurações (defeitos) no cateter e para facilitar a retirada do fio-guia após a passagem. |
| 18. Lubrificar externamente o cateter com gel hidrossolúvel e/ou lidocaína; atenção para os casos de alergia à lidocaína (Figura 7.3). | Anestésico local para ocasionar menor desconforto durante a passagem. |
| 19. Colocar o cateter na narina do paciente até sentir uma pequena resistência; nesse ponto, pedir ao paciente para respirar profundamente (Figura 7.4). Após passagem do cateter pela concha nasal, solicitar ao paciente para fletir ligeiramente a cabeça. | Facilitar a abertura da cavidade nasal. |
| 20. Solicitar a colaboração do paciente para que ele faça movimentos de deglutição contínua. Um estudo realizado, sugere que o paciente faça sucção de picolé de frutas durante a passagem da sonda, desviando, assim, a atenção do paciente do procedimento e facilitando a descida da sonda. | Facilitar a passagem do cateter e diminuir o desconforto. |
| 21. Continuar introduzindo o cateter e solicitar ao paciente que mantenha o mecanismo de deglutição até o local demarcado (posição gástrica). | Facilitar o posicionamento pós-pilórico do cateter. |
| 22. Realizar teste para verificar o posicionamento gástrico do cateter: aspirar conteúdo gástrico (nem sempre evidente) e após injetar 20 mL de ar com seringa de bico fino; posicionar o estetoscópio em região epigástrica para ouvir os ruídos (Figura 7.5). Para o cateter posição **gástrica** – passar para o passo 26 deste quadro. | Confirmar o posicionamento do cateter. |
| 23. Para cateter em posição **nasoentérica** (pós-pilórica): deve-se introduzir o cateter por mais 10 a 15 cm. *ATENÇÃO: após a introdução para a porção jejunal, o paciente deve ser posicionado, sempre que possível, do lado direito, e devem ser aguardadas de 12 a 24 horas para que o cateter progrida espontaneamente até o jejuno.* | Facilitar a introdução da sonda até o local demarcado. |
| 24. Realizar testes pós-pilóricos: injetar 20 mL de ar e posicionar o estetoscópio em região epigástrica para ouvir os ruídos; sem desconectar a seringa, tentar aspirar o ar injetado – se o cateter tiver passado pelo piloro, percebe-se a resistência. Observação: somente algumas literaturas recomendam esse passo. | |
| 25. Após confirmação do posicionamento do cateter pelos testes, retirar o fio-guia (Figura 7.6). | Atenção: não recolocar o fio-guia enquanto o cateter estiver no paciente, devido ao risco de perfuração do trato gastrointestinal. |
| 26. Realizar fixação do cateter com fita adesiva ou material padronizado pela instituição (Figura 7.7). De preferência, o cateter deve ser fixado com "meso" na face, do mesmo lado da narina utilizada para passagem do dispositivo. | Evitar lesão por pressão relacionada à dispositivo médico. |
| 27. Recolher e desprezar o material em local adequado e retirar biombo/ abrir cortinas ou a porta do quarto. Realizar desinfecção da bandeja. | Garantir ambiente seguro e limpo. |
| 28. Remover EPI e desprezá-los. | Precaução-padrão. |
| 29. Higienizar as mãos com água e sabão ou álcool-gel. | Reduzir a microbiota transitória e residente (precauções-padrão). |
| 30. Registrar o procedimento e possíveis intercorrências. | Cumprir requisitos legais e éticos, garantir a continuidade do cuidado e efetiva comunicação na equipe. |
| 31. Solicitar radiografia de abdome com laudo (nos casos de cateteres radiopacos). | Confirmar o posicionamento do cateter, seguindo rotina institucional. |
| 32. Após realização da radiografia, realizar anotações de enfermagem no prontuário. | Garantir o registro adequado. |

**IMPORTANTE:** Há estudo que sugere a utilização de picolé de frutas durante a passagem da sonda. O paciente deve manter sucção contínua com os lábios hermeticamente selados ao picolé durante todo o procedimento. A obrigatoriedade de sucção do picolé facilita a passagem da sonda e deixa o paciente distraído dos passos desconfortáveis do procedimento.

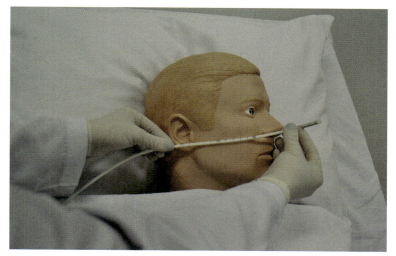

FIGURA 7.1   Mensurar o cateter do ápice do nariz ao lóbulo da orelha do paciente.

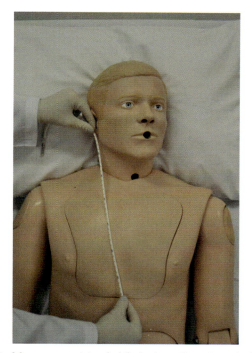

FIGURA 7.2   Mensurar o cateter do lóbulo da orelha até o apêndice xifoide.

**IMPORTANTE:** Deve-se aguardar a avaliação médica do exame radiológico e autorização do profissional para o início da terapia nutricional (nos casos de cateteres radiopacos).

A localização do cateter em posição gástrica ou jejunal deve ser confirmada por radiografia mesmo nas passagens realizadas por endoscopia. Estudos têm mostrado que a medida do lóbulo da orelha até o apêndice xifoide e daí até a cicatriz umbilical podem posicionar a sonda gástrica de forma mais adequada.

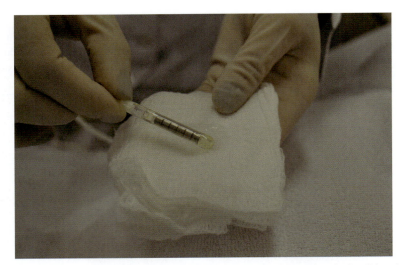

**FIGURA 7.3** Lubrificar externamente o cateter com gel hidrossolúvel e/ou lidocaína.

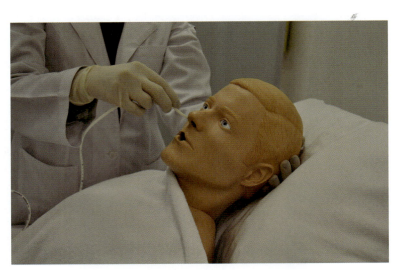

**FIGURA 7.4** Colocar o cateter na narina do paciente.

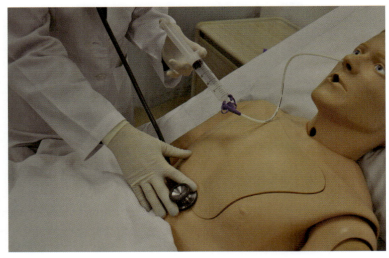

**FIGURA 7.5** Injetar 20 mL de ar e posicionar o estetoscópio em região epigástrica para ouvir os ruídos.

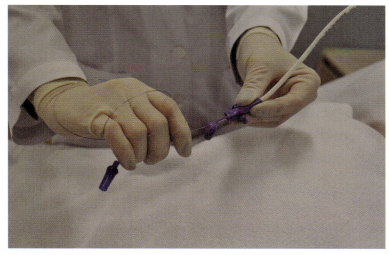

FIGURA 7.6   Retirar o fio-guia.

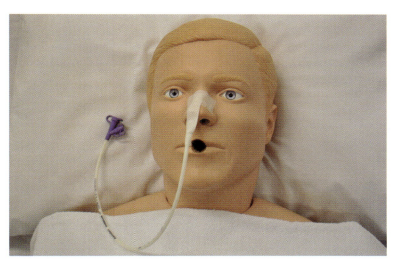

FIGURA 7.7   Realizar fixação do cateter com fita adesiva ou material padronizado pela instituição. Fazer o meso.

## 6. ESTIMATIVA DE TEMPO DE EXECUÇÃO

O procedimento pode demorar de 15 a 25 minutos.

## 7. EXEMPLO DE REGISTRO

Exemplo:

1/2/2017 – 8 h – Realizada uma tentativa de passagem de cateter nasoenteral com sucesso e sem intercorrências. Cateter em narina direita, posicionado na numeração 60, fixado com fita adesiva em região nasal e face à direita, conforme padrão institucional. Confirmado posicionamento do cateter através do teste de ausculta. Materiais utilizados: um cateter nasoenteral, um tubo de lidocaína de 50 mL, cinco lâminas de gaze não estéril, um par de luvas de procedimento, uma seringa de 20 mL, uma tira de fita adesiva. Realizado raio X de abdome, confirmando posicionamento do cateter pelo Dr. XXXXXX, CRM XXXXXX. *Função e nome do profissional, número do Coren e assinatura.*

# 284
7. NUTRIÇÃO

## 8. CONSIDERAÇÕES ESPECIAIS NO CICLO VITAL

Por se tratar de procedimento invasivo, com riscos inerentes e possível influência na autoimagem, devemos garantir o direito ao conhecimento, respeito e privacidade, para todas as fases do ciclo vital.

## 9. OBSERVAÇÕES

### Administração de nutrição enteral

Conforme a Resolução – RDC 63, de 6 de julho de 2000, são de competência do enfermeiro os cuidados de enfermagem relacionados à administração da dieta enteral.

A Sociedade Americana de Nutrição Parenteral e Enteral (Aspen) identifica três métodos de administração da nutrição enteral:

- **Bomba de infusão:** De preferência de uso exclusivo e com equipo específico, com velocidade de infusão calculada pelo volume total a ser infundido dividido pelo total de horas da infusão.
- **Gravitacional:** O controle da infusão se dá manualmente por meio de roldana do equipo.
- ***Bolus:*** Administrado por gravidade por meio de uma seringa. Contraindicado para alimentação duodenal e jejunostomia.

Já a infusão pode ser:

- **Intermitente:** Infusão de determinado volume, em intervalos regulares e com período de pausa. Pode ocorrer por meio de bomba de infusão ou sistema aberto.
- **Cíclica:** Administração da dieta durante um período predeterminado, mas com pausa, por exemplo, durante o período noturno.
- **Contínua:** Infusão contínua durante 24 horas, sem pausa.

Algumas complicações relacionadas à passagem do cateter de Levine podem ser observadas: presença de lesão por pressão relacionada a dispositivo médico, maior desconforto para o paciente, esofagites, faringites e sinusites.

### Cuidados de enfermagem na administração de dieta enteral

O paciente e seus familiares devem ser orientados e envolvidos no cuidado da terapia nutricional enteral, conhecendo os riscos e benefícios.

São cuidados de enfermagem:

- Realizar a leitura da prescrição médica, atentando para via de administração e volume prescrito.
- Realizar a conferência do rótulo do frasco da dieta, data de validade, volume prescrito e paciente correto.
- Proceder com a higienização das mãos antes e após a manipulação da dieta.
- Verificar o posicionamento do cateter gástrico/enteral por meio da graduação antes da instalação da dieta (caso o cateter não apresente graduação, deve-se utilizar uma fita métrica para mensurar a porção exteriorizada do dispositivo, da base do nariz até a base do conector do cateter enteral). Se houver dúvida sobre o posicionamento do cateter, discutir com a equipe médica a possibilidade de realizar radiografia de abdome para confirmação do posicionamento (aplica-se a cateteres radiopacos).
- Manter o paciente em decúbito elevado de 30 a 45 graus durante e por pelo menos 1 hora após o término da administração da dieta. Lembrar-se do proclive para pacientes em posição prona e durante a realização de procedimentos.
- Checar a instalação da dieta na prescrição médica.
- Manter a permeabilidade do cateter gástrico/enteral, injetando 20 mL de água com uma seringa, antes e após a administração de medicamento e dieta, evitando assim interações físico-químicas que podem ocasionar a obstrução do cateter. Para pacientes pediátricos ou com restrição hídrica, o volume pode ser revisto.
- Realizar a troca do equipo conforme protocolo institucional. A recomendação é que seja realizada a cada troca de frasco no sistema fechado.
- Controlar rigorosamente o volume infundido, visando atingir a dose plena prescrita (aplica-se a casos em que a meta nutricional será atingida progressivamente).
- Evitar interrupções da infusão durante realização de procedimentos e atividades.

9. OBSERVAÇÕES

- Se dieta em bomba de infusão, é recomendado zerar o volume infundido a cada 6 horas e registrar separadamente o volume de dieta e o volume de água infundido.
- Realizar controle de peso pelo menos uma vez por semana ou conforme política institucional.
- Manter cateter fixo com "meso". Realizar a troca da fixação com alternância de pontos de pressão e tipo de fixação.
- Atentar para integridade física do cateter caso haja presença de rachaduras, furos e resistência no momento da administração da dieta. Discutir com a equipe multiprofissional a possibilidade de troca do dispositivo.
- Caso ocorra a saída acidental do cateter, este pode ser repassado após avaliação clínica do paciente.
- Em caso de obstrução do cateter, a recomendação é de administrar 20 mL de água com pressão moderada. Deve-se utilizar seringa de 20 mL ou mais.
- Observar quadro de diarreia, constipação, náuseas e vômitos.

## Prevenção de complicações relacionadas ao cateter gástrico ou enteral

A alimentação por via nasogástrica ou nasoenteral não é isenta de complicações, que podem ser prevenidas ou tratadas, realizando o monitoramento dos pacientes em uso desta terapia.

Dentre estas complicações, destacam-se as relacionadas ao cateter e estão descritas no Quadro 7.1.

**QUADRO 7.1** Principais Complicações Relacionadas ao Cateter Gástrico ou Enteral

| Complicações | Causas | Medidas preventivas/ condutas |
|---|---|---|
| **Deslocamento ou remoção acidental do cateter nasogástrico/ nasoenteral** | Agitação do paciente e retirada do cateter. Náuseas e vômitos. Fixação inadequada. | Fixar adequadamente o cateter, marcando o local de saída para monitorar o posicionamento. Verificar o posicionamento do cateter quando houver tosse, vômito e agitação do paciente. Verificar a localização do cateter (testes). Retirar o cateter e proceder à nova passagem, realizando o procedimento conforme descrito no quadro localizado em "Descrição da Técnica". Verificar as causas de confusão e agitação, buscando alternativas de melhora (presença de acompanhante, por exemplo). |
| **Obstrução do cateter** | Uso de medicações. Lavagem insuficiente do cateter. Dobras e acotovelamentos | Lavar o cateter com água filtrada a cada 4 horas durante a infusão contínua da dieta. Realizar diluição adequada dos medicamentos. Utilizar medicamentos líquidos quando possível. Realizar lavagem do cateter antes e após a administração de medicamentos com 20 mL de água filtrada. Utilizar seringa de 20 mL com agua morna para desobstruir o cateter. Solicitar avaliação do farmacêutico antes de administrar medicações através do cateter gástrico/enteral para evitar possíveis interações, incluindo: <br>• interações medicamentosas <br>• interações fármaco–cateter <br>• interações fármaco–nutrientes <br>Retirar o cateter se não houver sucesso na desobstrução. **Nunca repassar o fio-guia na tentativa de desobstrução, devido ao risco de perfuração do trato gastrointestinal.** Avaliar a presença de dobras e acotovelamentos por radiografia e repassar o cateter se necessário. |
| **Lesão por pressão relacionada ao dispositivo médico (cateter nasogástrico/ nasoenteral)** | Uso de cateteres com calibre maior. Má fixação. | Realizar troca da fixação. Examinar periodicamente a narina do paciente e local de fixação que possa estar ocasionando ponto de pressão: avaliar sinais de hiperemia, mudança de coloração local da pele, dor relatada pelo paciente. Considerar o uso de cateteres de menor calibre e material adequado. Se terapia prolongada, considerar a instalação de gastrostomia/jejunostomia |
| **Desconforto oro e nasofaríngeo** | Acúmulo de placas, ressecamento e dificuldade de limpeza/higiene do local. | Realizar higiene nasal e oral diariamente. Utilizar hidratante labial. Considerar o uso de saliva artificial (devido à ausência de alimentos na cavidade oral, há diminuição da função das glândulas salivares). |
| **Conexão indevida** | Uso de dispositivo que permite múltiplas conexões e podem induzir à conexão em via de acesso indevida. | Equipos e seringas de uso exclusivo para via enteral ou com cor diferente das de uso parenteral, que ajude a distingui-los. |

286

7. NUTRIÇÃO

## 10. DIAGNÓSTICOS DE ENFERMAGEM

- Deglutição prejudicada
- Nutrição desequilibrada – menor do que as necessidades corporais
- Risco de desequilíbrio eletrolítico
- Constipação
- Diarreia
- Motilidade gastrointestinal disfuncional
- Risco de aspiração
- Risco de integridade da pele prejudicada
- Náusea

## 11. QUESTÕES PARA ESTUDO

**1)** Quais as vias de acesso para nutrição enteral?

**2)** Quais os fatores relevantes na escolha da via de acesso para a terapia nutricional enteral?

**3)** Quais as indicações e contraindicações para utilização do cateter nasogástrico e nasoentérico?

**4)** Descreva os procedimentos de segurança para verificação de posicionamento dos cateteres nasogástrico e nasoentérico.

### Referências

Aguilar-Nascimento JE, Dock-Nascimento DB, Faria MSM, et al. Ingestão pré-operatória de carboidratos diminui a ocorrência de sintomas gastrointestinais pós-operatórios em pacientes submetidos à colecistectomia. ABCD Arq Bras Cir Dig 2007;20(2):77–80.

Aspen Board of Directors and the Clinical Guidelines Task Force. Guidelines for the use of parenteral and enteral nutrition in adult and pediatric patients. 2002.

Bengmark S. Progress in perioperative enteral tube feeding. Clin Nutr 1998;17:145–52.

Bourgault AM, Ipe L, Wealver J, Swartz S, O'Dea PJ. Development of evidence-based guidelines and critical care nurses knowledge of enteral feeding. Crit Care Nurse 2007;27(4):17–30.

Ciosak SI, Matsuba CST, Silva MLT, Serpa LF, Poltronieri MJ. Acessos para Terapia de Nutrição Parenteral e Enteral. In: Projeto Diretrizes. Associação Médica Brasileira e Conselho Federal de Medicina, 2011;IX:15-24.

Gharib AM, Stern EJ, Sherbin VL, Rohrmann CA. Nasogastric and feeding tubes. The importance of proper placement. Postgrad Med 1996 May;99(5):165–8.

Lord LM, Weiser-Maimone A, Pulhamus M, Sax HC. Comparison of weighted vs unweighted enteral feeding tubes for efficacy of transpyloric intubation. JPEN J Parenter Enteral Nutr 1993 May-Jun;17(3):271–3.

Martín Peña G, Alvarez-Linera JP, Ortega del Alamo P, Galindo Campillo N, Solano Ramos V, González Agudo A, et al. Naso-intestinal intubation with weighted tubes. A new modification of an old technique. Nutr Hosp 1990 May-Jun;5(3):187–9.

Matsuba CST, Gutierrez MGR, Whitaker IY. Development and evaluation of standardized protocol to prevent nasoenteral tube obstruction in cardiac patients requiring enteral nutrition with restricted fluid volumes. J Clin Practice 2003;18:422–6.

Ministério da Saúde (BR). Secretaria da Vigilância Sanitária. Resolução no 63 de 6 de julho de 2000. Dispõe sobre o Regulamento Técnico para Terapia de Nutrição Enteral. Diário Oficial da União, Brasília, 13 de julho de 2000.

Ministério da Saúde (BR). Secretaria da Vigilância Sanitária. Portaria no 272 de 8 de abril de 1998. Aprova o Regulamento Técnico para fixar os requisitos mínimos exigidos para terapia de Nutrição Parenteral. Diário Oficial da União, Brasília, 15 de abril de 1998.

Pearce CB, Duncan HD. Enteral feeding. Nasogastric, nasojejunal, percutaneous endoscopic gastrostomy, or jejunostomy: its indications and limitations. Postgrad Med J 2002;78:198–204.

Potter PA, Perry AG. Fundamentos de enfermagem: conceitos processos e práticas. 6ª ed. Rio de Janeiro: Guanabara Koogan; 2006.

Queirós SSP. Passagem de sonda nasogástrica e sonda nasoentérica com ingestão de picolé. Dissertação. Curso de Mestrado Profissional em Enfermagem, da Faculdade Israelita de Ciências da Saúde Albert Einstein (FICSAE).

Stroud M, Duncan H, Nightingale J. Guideline for enteral feeding in adult hospital patients. Gut 2003;52(Suppl VIII):vii1–vii12.

Stroud M, Duncan H, Nightingale J. Guidelines for enteral feeding in adult hospital patients. Gut [Internet]. 2003 Dec [cited 2014 Oct 24];52 (Suppl. 7):1-1. Disponível em: http://www.ncbi.nlm.nih.gov/pmc/articles/PMC1867766/pdf/v052p0vii1.pdf.

Unamuno MRDL, Marchini JS. Sonda nasogástrica/nasoentérica: cuidados na instalação, na administração da dieta e prevenção de complicações. Ribeirão Preto, SP: Medicina, 2002 jan/mar;35: 95-101.

Walsh K, Woten M. Enteral nutrition: An Overview Cinahl Information Systems. Glendale, CA: Nursing Practice & Skill, july 2015.

Walsh K. Nasogastric tube: Troubleshooting. Cinahl Information Systems, Glendale, CA. Nursing Practice & Skill, March 2016.

Zaloga GP, Roberts PR. Bedside placement of enteral feeding tubes in the intensive care unit. Crit Care Med [Internet].1998 Jun [cited 2014 Oct 24]; 26(6):987-8. Disponível em: http://zip.net/bwqg2w

## 7.3

# Nutrição por Gastrostomia

*Andréa Mathes Faustino, Keila Cristianne Trindade da Cruz*

## 1. INTRODUÇÃO

A gastrostomia é um procedimento cirúrgico que estabelece o acesso à luz (lúmen) do estômago através da parede abdominal, formando um estoma. Tem como finalidade proporcionar uma via para alimentação e para administração de medicamentos via enteral, quando da impossibilidade de o paciente se alimentar ou ingerir medicamentos pela via oral (Figuras 7.8 e 7.9).

Historicamente, o método da confecção de gastrostomia foi descrito pela primeira vez em 1839, por Sedillott, que realizou com sucesso o procedimento em cães; contudo, não obteve o mesmo êxito quando realizou a mesma técnica em humanos em 1846, o que resultou na morte de três pacientes.

Quanto às técnicas, muitas foram as modificações, sendo que Stamm, em 1894, descreveu uma das técnicas mais realizadas nos dias atuais, que seria a confecção de sutura em bolsa para invaginar o cateter introduzido no estômago. E, finalmente, em 1980, foi descrita por Gauderer a gastrostomia endoscópica percutânea (GEP), uma das técnicas mais revolucionárias, que permitiu grande avanço neste procedimento e é uma das mais utilizadas na atualidade.

## 2. INDICAÇÕES

A gastrostomia é indicada quando o paciente necessita manter esta via de alimentação enteral por mais de 1 mês, pois a permanência de um cateter nasoenteral além desse período pode aumentar o número de complicações.

As indicações de alimentação enteral pela gastrostomia, no caso do uso *temporário,* são: trauma facial; estenose cáustica; obstrução luminal causada por malignidades, por exemplo, câncer do esôfago e megaesôfago; ou estenoses benignas, queimaduras corporais extensas, fibrose cística e doença de Crohn, e, eventualmente, coma prolongado.

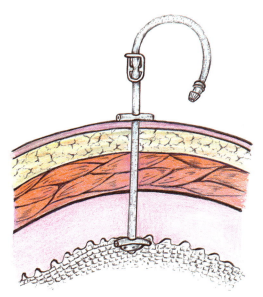

FIGURA 7.8 Gastrostomia.

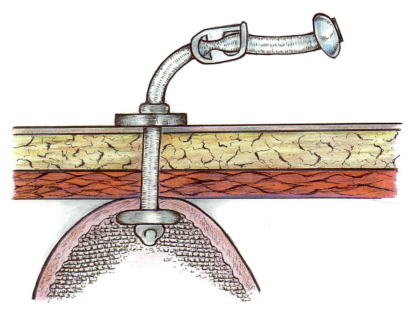

FIGURA 7.9  Gastrostomia.

E como via alternativa de alimentação para condições *definitivas* estão os casos de terapêutica paliativa em pacientes com neoplasia maligna irressecável da faringe e do esôfago (para os quais não há condições favoráveis de intubação transtumoral, por via endoscópica ou cirúrgica); situações de doenças neurológicas quando existe um prejuízo avançado da motilidade da língua, faringe e esôfago, comprometendo a deglutição; e na presença de disfagia, como nos casos de demência em fases avançadas, esclerose amiotrófica lateral, sequelas de acidente vascular cerebral, e doença de Parkinson entre outras.

Qualquer tipo de cateter para alimentação pode possuir suas limitações, tais como a obstrução por resíduos da dieta, deslocamento com facilidade, necessidade de trocas periódicas, custo elevado e indisponibilidade em alguns serviços médicos. Além das indicações para alimentação, o uso da gastrostomia pode estar associado a situações de descompressão gástrica, em casos de gastroparesia grave e para obstruções intestinais sem possibilidade de intervenção cirúrgica.

## 3. CONTRAINDICAÇÕES

As contraindicações para a colocação de uma gastrostomia dependerá das condições de saúde do paciente e do tipo de técnica escolhida para o procedimento. As técnicas de inserção ou vias de acesso habitualmente empregadas são: laparotomia, endoscopia e/ou laparoscopia.

No caso da técnica menos invasiva, que é por endoscopia ou laparoscopia, são condições de contraindicação: obstrução (como uma constritora esofágica ou bloqueio duodenal); cirurgia gástrica anterior; obesidade mórbida; ascite; ressecção gástrica anterior; aderências abdominais secundárias a cirurgias prévias; e hepatomegalia.

## 4. MATERIAL

Os materiais necessários para a alimentação por gastrostomia irão depender do ambiente no qual o paciente se encontra, se no hospital em internação ou em domicílio. Para os pacientes em domicílio pode ser orientado o uso da alimentação por seringa em *bolus*. No hospital pode ser feito o uso de bomba de infusão enteral ou por gotejamento em equipo.

- Equipamento de proteção individual (EPI) – luva de procedimento, óculos e máscara
- Gaze
- Soro fisiológico a 0,9% (ampola)

- Estetoscópio
- Frasco com fórmula alimentar prescrita (deve estar em temperatura ambiente; retirar de locais de refrigeração pelo menos 30 a 40 minutos antes da infusão)
- Seringa do tipo Luer-Lok® de 60 mL, ou seringa de acoplamento à extremidade do cateter
- Equipo de gotas
- Água filtrada para limpeza do cateter
- Bomba de infusão enteral
- Suporte para soro

# 5. DESCRIÇÃO DA TÉCNICA

As etapas da técnica de preparo e instalação da dieta em gastrostomia podem variar de acordo com o protocolo da instituição, bem como com os materiais disponíveis a serem utilizados; contudo, os princípios que garantam uma técnica segura devem ser assegurados.

- Objetivo: Administrar nutrição por gastrostomia.
- Aplicação: Aos pacientes/clientes com prescrição médica de nutrição por gastrostomia.
- Responsabilidade: Enfermeiros e técnicos de enfermagem.

| Ação | Justificativa |
| --- | --- |
| 1. Higienizar as mãos com água e sabão ou álcool-gel. | Reduzir a microbiota transitória e residente (precauções-padrão). |
| 2. Realizar desinfecção do balcão/bandeja. | Garantir ambiente limpo. |
| 3. Higienizar as mãos com água e sabão ou álcool-gel. | Reduzir a microbiota transitória e residente (precauções-padrão). |
| 4. Ler a prescrição médica do paciente de cima para baixo e da esquerda para a direita. | Garantir a realização do procedimento correto, no paciente correto. |
| 5. Separar todo o material necessário para administração da dieta. | Assegurar uma abordagem organizada pelo enfermeiro e aumentar a segurança do procedimento. |
| 6. Higienizar as mãos com água e sabão ou álcool-gel. | Reduzir a microbiota transitória e residente (precauções-padrão). |
| 7. Identificar o paciente: solicitar que informe o nome completo e a data de nascimento, enquanto o profissional faz a conferência com a pulseira de identificação e a prescrição médica. A identificação deve ser feita por dois indicadores. | Garantir a realização do procedimento correto, no paciente correto. |
| 8. Orientar paciente e família quanto ao procedimento. | Manter ética e transparência no cuidado; contribuir para adesão do paciente ao procedimento. |
| 9. Fechar a porta, puxar as cortinas ou posicionar biombo ao redor do leito. | Manter a privacidade do paciente. |
| 10. Higienizar as mãos com água e sabão ou álcool-gel. | Reduzir a microbiota transitória e residente (precauções-padrão). |
| 11. Preparar o recipiente de alimentação para ser administrado: verificar data de validade, integridade da fórmula e recipiente, higiene do recipiente e temperatura da dieta. | Garantir a segurança do procedimento, evitar a contaminação na manipulação do recipiente, e tolerância gastrointestinal ao administrar o alimento à temperatura ambiente. |
| 12. Conectar o frasco de dieta ao equipo de gotas apropriado, com técnica asséptica, pendurar o frasco no suporte de soro, e manter a conexão fechada ponta a ponta. Garantir que o conector da extremidade do equipo que irá em contato com o cateter esteja com a tampa protetora. | Reduzir a contaminação por microrganismos. |
| 13. Inspecionar a pele ao redor da inserção do cateter, buscando alterações que possam impedir a administração da dieta. | Assegurar que não existam sinais flogísticos ou lesões ao redor da inserção do cateter, no caso do estoma. |
| 14. Realizar a limpeza periestoma com gaze e soro fisiológico. | Manter a integridade da pele e evitar infecções no local. |
| 15. Colocar o paciente sentado em posição de Fowler com a cabeceira elevada com angulação mínima de 30 graus. | A manutenção da cabeceira elevada evita que haja aspirações pulmonares. |
| 16. Colocar os EPI de acordo com a precaução definida. Atenção quanto à sequência de colocação dos EPI (detalhada no Capítulo 3.4). | Precaução-padrão. |

| Ação | Justificativa |
|---|---|
| 17. Determinar a localização do cateter por meio da ausculta gástrica, e uso da seringa, colocando 20 mL de ar pela gastrostomia. | Reduzir o risco de extravasamentos e contaminação e avaliar a integridade do cateter. |
| 18. Utilizar a seringa para verificar o volume de resíduo gástrico antes de iniciar cada administração de dieta. | O volume residual aspirado deve ser pequeno (menor que 50 mL); caso seja maior, pode ter havido deslocamento do cateter dentro do estômago. |
| 19. Devolver o conteúdo aspirado ao estômago. | Favorecer a manutenção do equilíbrio eletrolítico do paciente. |
| 20. Introduzir com a seringa em *bolus*, um jato de 30 mL de água. | Garantir a permeabilidade do cateter e evitar obstruções. |
| 21. Remover a tampa protetora da extremidade do equipo de gotas e conectar com a extremidade do cateter de gastrostomia. Iniciar a infusão da dieta. | Procedimento de conexão com precisão para evitar extravasamento de dieta. |
| 22. Estabelecer a velocidade de infusão por meio do ajuste da pinça rolete do equipo ou instalando a bomba de infusão, conforme prescrição. | O controle do gotejamento da dieta diminui a chance de o paciente ter desconforto abdominal, vômitos ou diarreias provocados pela rápida infusão. Observar o paciente durante toda a infusão, procurando por sinais e sintomas de desconforto ou alterações sistêmicas ou locais. |
| 23. Após o término da infusão, realizar a remoção do equipo da dieta, desconectando-o do cateter, e infundir 30 mL de água. | Garantir hidratação ao paciente e manter a permeabilidade e integridade do cateter, evitando obstruções. |
| 24. Recolher e desprezar o material em local adequado e retirar biombo/abrir cortinas ou a porta do quarto. Realizar desinfecção da bandeja. | Garantir ambiente seguro e limpo. |
| 25. Remover EPI e desprezá-los. | Precaução-padrão. |
| 26. ![] Higienizar as mãos com água e sabão ou álcool-gel. | Reduzir a microbiota transitória e residente (precauções-padrão). |
| 27. ![] Registrar o procedimento e possíveis intercorrências. | Cumprir requisitos legais e éticos, garantir a continuidade do cuidado e efetiva comunicação na equipe. |

## 6. ESTIMATIVA DE TEMPO DE EXECUÇÃO

Para instalação e retirada da dieta, o profissional irá utilizar 10 minutos – excluindo desse tempo o período de infusão da dieta.

## 7. EXEMPLO DE REGISTRO

1/2/2017 – 8 h – Realizada instalação da dieta enteral com 200 mL por gastrostomia (item xx da prescrição médica). Gastrostomia funcionante e pérvia, cateter posicionado adequadamente, pele periestoma lima e seca. *Função e nome do profissional, número do Coren e assinatura.*

## 8. CONSIDERAÇÕES ESPECIAIS NO CICLO VITAL

A GEP tem sido utilizada em pacientes idosos com demência, porém de forma controversa. Nem sempre os objetivos da GEP são obtidos nesses casos, segundo a literatura, pois a manutenção do estado nutricional com o uso da GEP ainda não está confirmada, especialmente porque pode haver comprometimento calórico por complicações mecânicas, como a perda do cateter, diarreia e até mesmo alterações metabólicas do próprio indivíduo.

Nesse sentido, ainda há dúvida se a GEP apenas prolonga a vida ou melhora a qualidade de vida desses pacientes.

## 9. OBSERVAÇÕES

- É recomendado que o comprimento externo do cateter seja documentado para monitoração de sua migração.
- Pode ser encontrada secreção serossanguinolenta de 7 a 10 dias após a inserção do cateter.
- Para evitar a maceração da pele periestoma, o local deve ser mantido limpo e seco, evitando-se ajustar o cateter nos primeiros dias após sua inserção.
- O tecido periestoma tende a cicatrizar dentro de 30 dias

## 10. DIAGNÓSTICOS DE ENFERMAGEM

- Nutrição desequilibrada: menor do que as necessidades corporais
- Risco de infecção
- Risco de integridade da pele prejudicada
- Enfrentamentro ineficaz
- Distúrbio na imagem corporal

## 11. QUESTÕES PARA ESTUDO

**1)** Quais os principais cuidados de enfermagem realizados com um paciente em uso de gastrostomia?
**2)** Considerando as diferentes técnicas cirúrgicas para a obtenção de uma gastrostomia, qual a mais utilizada atualmente? Cite as suas principais vantagens.
**3)** Descreva as etapas e as respectivas justificativas relacionadas à instalação da dieta enteral via gastrostomia.
**4)** Quais as principais complicações relacionadas ao uso de uma gastrostomia?

### Referências

Anselmo CB, Tercioti Junior V, Lopes LR, Coelho Neto JS, Andreollo NA. Gastrostomia cirúrgica: indicações atuais e complicações em pacientes de um hospital universitário. Rev Col Bras Cir [Internet] [citado em 13 de julho de 2016]; 2013 Dec 40(6 : 458-462.

Hogemeyer V, Rezende CHA. Nutrição e envelhecimento. In: Freitas EV, Py L (eds.). Tratado de geriatria e gerontologia. Rio de Janeiro: Guanabara Koogan, 2013:1.031-1.045.

Minicucci MF, Silva GF, Matsui M, Inque RMT, Zornoff LAM, Matsubara LS et al. O uso da gastrostomia percutânea endoscópica. Rev Nutr [Internet] [citado em 13 de julho de 2016]; 2005 Aug; 18( 4 ): 553-559.

Morton PG, Fontaine DK. Administração de suporte nutricional, líquidos e eletrólitos. In , Morton, P.G., Fontaine, DK., (eds.). Fundamentos dos cuidados críticos em enfermagem: uma abordagem holística. Rio de Janeiro: Guanabara Koogan, 2014: 44-59.

Perry AG, Potter PA. Guia completo de competências de enfermagem. 7a ed. Rio de Janeiro: Elsevier; 2012.

Santos JS, Kemp R, Sankarankutty AK, Salgado Jr W, Tirapelli LF, Castro e Silva Jr O. Gastrostomia e jejunostomia: aspectos da evolução técnica e da ampliação das indicações. Ribeira Preto, SP:Medicina, 2011; 44(1):39-50.

Smeltzer SC, Bare BG. Brunner & Suddarth: Tratado de enfermagem médico-cirúrgica. 10ª ed. Rio de Janeiro: Guanabara Koogan, 2006;2.

Springhouse. As melhores práticas de enfermagem: procedimentos baseados em evidências. 2ª ed. Porto Alegre: Artmed; 2010. 640 p.

# 7.4

## Nutrição Parenteral

*Vanessa de Brito Poveda, Maria do Rosário Del Lama de Unamuno*

## 1. INTRODUÇÃO

A terapia nutricional (TN), seja ela oral, enteral ou parenteral, tem como finalidade alcançar as necessidades nutricionais de macro e micronutrientes, considerando a condição corporal, nutricional e fisiológica do paciente.

A terapia nutricional parenteral (TNP) ou nutrição parenteral (NP) é uma importante modalidade terapêutica, que atende a todo ciclo vital e caracteriza-se pela administração intravenosa de uma solução ou emulsão estéril e apirogênica de carboidratos, aminoácidos, lipídeos, vitaminas e minerais.

A segura prescrição, elaboração e administração da TNP deve contar com o trabalho articulado de uma equipe multiprofissional, composta por médico, enfermeiro, nutricionista e farmacêutico habilitados e com treinamento específico para TN.

Dentro da equipe multiprofissional, o papel do enfermeiro ganha destaque, por ser responsável pelo cuidado direto, desde a escolha do dispositivo para garantir o acesso venoso, bem como para sua manutenção; e para a prevenção e detecção precoce das complicações mecânicas, infecciosas e metabólicas associadas ao tratamento.

A administração da solução de NP deverá ocorrer por via endovenosa, sendo indicada a via periférica para soluções com osmolaridade até 900 mOsm/L e menor tempo programado de terapia, e a via central para períodos maiores, usando-se preferencialmente as veias subclávias e jugulares, por serem mais calibrosas e não oferecerem limitação de osmolaridade, protegendo o vaso de flebite.

Assim, o enfermeiro deve conhecer os tipos de cateteres venosos, suas características e indicações. Para a TNP podem ser utilizados os cateteres venosos periféricos (CVP) ou cateteres venosos centrais (CVC) – entre eles, os de curta permanência; semi-implantáveis; totalmente implantáveis (tipo *port-a-cath*®); e o cateter central inserido perifericamente (CCIP ou PICC). A escolha do cateter apropriado está associada ao tempo programado para a terapia, às condições da rede venosa e à situação clínica do paciente e da osmolaridade da solução.

Entre os acessos venosos citados, o enfermeiro é responsável pela instalação do cateter venoso periférico e do CCIP (ou PICC).

O cateter para NP deve ser do tipo sem agulha ou flexível, ou seja, aquele em que a agulha não permanece após a punção, e não deve ser inserido em membro inferior, reduzindo-se, dessa forma, o risco de trombose e flebite. O CCIP está indicado quando houver programação de uso de TNP por tempo superior a 6 dias e quando as condições do paciente permitirem, ou seja, baixo risco de trombose, presença de acessos venosos íntegros e de calibre compatível com o diâmetro do cateter disponível, recursos adequados para prevenir contaminação/infecção e prover a adequada manutenção do cateter.

Sempre que possível, a via de infusão da NP deve ser exclusiva, e os cateteres de lúmen único são os de primeira escolha. Nas situações em que os cateteres de múltiplos lumens foram inicialmente utilizados para NP e outras infusões, por acordo prévio da equipe multiprofissional de terapia nutricional (EMTN), estes devem ser substituídos pelo lúmen único tão logo seja possível.

As ações dos enfermeiros na EMTN durante a TNP são regidas pela Agência Nacional de Vigilância Sanitária (Anvisa), por meio da portaria 272/98 e pelo Conselho Federal de Enfermagem (Cofen) pela Resolução 453/2014, e incluem: orientar o paciente e família/responsável; estabelecer e zelar pela manutenção e permeabilidade do acesso venoso; efetuar e supervisionar troca do curativo do cateter; prescrever, executar e avaliar os pacientes sob TN; receber a nutrição parenteral da farmácia e proceder à inspeção antes da administração; assegurar que a via da NP seja exclusiva; assegurar a infusão do volume prescrito; detectar, registrar e comunicar as intercorrências; realizar os registros de enfermagem.

O Cofen reforça ainda ações administrativas, como desenvolver e atualizar os protocolos relativos à atenção de enfermagem ao paciente em TN; desenvolver ações de treinamento operacional e de educação permanente, garantindo a capacitação e atualização da equipe de enfermagem em TN; participar, como membro da EMTN, do processo de seleção, padronização, parecer técnico para licitação e aquisição de equipamentos e materiais utilizados na administração e controle da TN.

# 2. INDICAÇÕES

A TNP é indicada para a oferta de gorduras, proteínas, carboidratos, água, microelementos e vitaminas para os pacientes com funcionamento do trato gastrointestinal insuficiente, de forma provisória ou definitiva, nos quais a terapia nutricional oral ou enteral é insuficiente ou contraindicada, como ocorre nos pacientes com pancreatite, alguns tipos de trauma e doenças inflamatórias do intestino e ressecções intestinais extensas.

Em unidades de terapia intensiva (UTI), a NP deve ser iniciada em até 7 dias após a admissão, entre os pacientes com baixo risco nutricional, que não conseguem manter uma ingestão oral suficiente ou quando a via enteral não é possível. Para pacientes com alto risco nutricional ou severamente malnutridos, nos quais a via enteral não está indicada, a NP deve ser iniciada tão logo o paciente seja admitido na UTI.

# 3. CONTRAINDICAÇÕES

Deve-se atentar quanto à hipersensibilidade às emulsões lipídicas endovenosas e aos pacientes com disfunções hepáticas graves, hipertrigliceridemia e hiperlipidemia.

# 4. MATERIAL

- Luva de procedimento
- Equipo para nutrição parenteral
- Bomba de infusão
- Solução prescrita
- *Swab* alcoólico (algodão com álcool a 70%)

# 5. DESCRIÇÃO DA TÉCNICA

- Objetivo: Preparar e administrar alimentação por via parenteral.
- Aplicação: Aos pacientes/clientes com prescrição médica de alimentação por via parenteral.
- Responsabilidade: Enfermeiros, técnicos de enfermagem e médicos.

| Ação | Justificativa |
|---|---|
| 1. Higienizar as mãos com água e sabão ou álcool-gel. | Reduzir a microbiota transitória e residente (precauções-padrão). |
| 2. Realizar desinfecção do balcão/bandeja. | Garantir ambiente limpo. |
| 3. Higienizar as mãos com água e sabão ou álcool-gel. | Reduzir a microbiota transitória e residente (precauções-padrão). |
| 4. Ler a prescrição médica do paciente de cima para baixo e da esquerda para a direita, quando cabível. | Garantir a realização do procedimento correto, no paciente correto. |
| 5. Separar todo o material necessário. | Organizar o procedimento. |
| 6. Certificar-se de que a solução (nutrição parenteral) está em temperatura ambiente. Recomenda-se que a solução seja retirada da geladeira 30 a 60 minutos antes de ser administrada e que fique sob uma superfície limpa, até que chegue em temperatura ambiente. **Não é permitido aquecer a solução (banho-maria ou micro-ondas).** | A infusão de dieta gelada pode causar desde desconforto até hipotermia. |
| 7. Higienizar as mãos com água e sabão ou álcool-gel. | Reduzir a microbiota transitória e residente (precauções-padrão). |

| Ação | Justificativa |
|---|---|
| 8. Identificar o paciente: solicitar que informe o nome completo e a data de nascimento, enquanto o profissional faz a conferência com a pulseira de identificação e a prescrição médica. A identificação deve ser feita por dois indicadores. | Garantir a realização do procedimento correto, no paciente correto. |
| 9. Orientar paciente e família quanto ao procedimento. | Manter ética e transparência no cuidado; contribuir para adesão do paciente ao procedimento. |
| 10. Fechar a porta, puxar as cortinas ou posicionar biombo ao redor do leito. | Manter a privacidade do paciente. |
| 11. Higienizar as mãos com água e sabão ou álcool-gel. | Reduzir a microbiota transitória e residente (precauções-padrão). |
| 12. Calçar luvas de procedimento. | Proteger-se de microrganismos (precauções-padrão). |
| 13. Conectar o equipo na bolsa de solução e tirar o ar do equipo. | O preenchimento adequado do equipo previne embolia gasosa. |
| 14. Realizar a desinfecção do acesso venoso com *swab* alcoólico por 10 segundos. | Prevenir contaminação. |
| 15. Conectar o equipo da solução ao acesso venoso. | Instalar a medicação na via correta. |
| 16. Programar a bomba de acordo com o volume e tempo de infusão prescritos. Iniciar infusão. | Programar a infusão de acordo com a prescrição. |
| 17. Recolher e desprezar o material em local adequado e retirar biombo/abrir cortinas ou a porta do quarto. Realizar desinfecção da bandeja. | Garantir ambiente seguro e limpo. |
| 18. Remover as luvas e desprezá-las no lixo infectante. | A remoção das luvas previne a contaminação cruzada. |
| 19. Higienizar as mãos com água e sabão ou álcool-gel. | Reduzir a microbiota transitória e residente (precauções-padrão). |
| 20. Registrar o procedimento e possíveis intercorrências. | Cumprir requisitos legais e éticos, garantir a continuidade do cuidado e efetiva comunicação na equipe. |

## 6. ESTIMATIVA DE TEMPO DE EXECUÇÃO

A instalação da dieta parenteral pode demorar de 5 a 10 minutos.

## 7. EXEMPLO DE REGISTRO

1/2/2017 – 8 h – Instalada dieta parenteral em cateter venoso central de subclávia direita. Boa infusão, inserção do cateter sem sinais flogísticos. *Função e nome do profissional, número do Coren e assinatura.*

## 8. CONSIDERAÇÕES ESPECIAIS NO CICLO VITAL

A NP deve considerar as necessidades calóricas e metabólicas do adulto e das crianças. Também deve considerar as complicações e cuidados relacionados aos cateteres centrais e periféricos.

## 9. OBSERVAÇÕES

Cada instituição deverá elaborar um protocolo para controle da glicemia capilar, pois a nutrição parenteral pode causar hiperglicemia, mesmo em pacientes não diabéticos.

Atenção à temperatura da solução antes da infusão – deve estar em temperatura ambiente.

As complicações provenientes da NP associadas aos CVC envolvem problemas relacionados à sua instalação, como pneumotórax, hemotórax, tamponamento cardíaco, enfisema subcutâneo, danos arteriais, arritmias, embolismo gasoso e hematoma. As complicações infecciosas acontecem no sítio de inserção do cateter e podem se manifestar por drenagem purulenta e eritema na pele circunvizinha, ou pela colonização do sistema de infusão, por meio da contaminação da solução nutritiva ou da conexão do cateter; há risco de oclusão do cateter venoso por fibrina ou por depósito de lipídeos, e risco de trombose central, que pode levar à necessidade de remoção do cateter.

As complicações metabólicas mais comuns incluem hiperglicemia, desequilíbrio hidroeletrolítico e disfunção hepática.

A síndrome de realimentação pode acometer pacientes submetidos à terapia nutricional enteral ou parenteral e tem como causa a oferta agressiva de nutrientes a pacientes desnutridos, principalmente carboidratos, que estimulam a liberação de insulina, provocando deslocamento intracelular de fluidos, eletrólitos e minerais e ocasionando hipofosfatemia, hipocalemia e hipomagnesemia, que são potencialmente fatais.

## 10. DIAGNÓSTICOS DE ENFERMAGEM

- Nutrição desequilibrada: menor do que as necessidades corporais
- Risco de infecção
- Risco de desequilíbrio eletrolítico
- Risco de glicemia instável

## 11. QUESTÕES PARA ESTUDO

1) Descreva as principais indicações para a realização de NP em pacientes críticos.
2) Cite as principais ações de enfermagem na administração de NP.
3) Descreva as complicações provenientes da NP.
4) Com base na osmolaridade da solução, qual deve ser a escolha do enfermeiro em relação ao tipo de acesso venoso para a administração?

## Referências

Agência Nacional de Vigilância Sanitária do Ministério da Saúde. Portaria nº 272, de 8 de abril de 1998.

Aspen Board of Directors and the Clinical Guidelines Task Force.. Guidelines for the use of parenteral and enteral nutrition in adult and pediatric patients. JPEN J Parenter Enteral Nutr 2002;26(1 Suppl):1SA–38.

Centers for Disease Control and Prevention. Guidelines for the prevention of intravascular catheter-related infections. MMWR 2002;51(No. RR–10):1–28.

Ciosak SI, Matsuba CST, Silva MLT et al. Acessos para terapia de nutrição parenteral e enteral. In: Associação Médica Brasileira e Conselho Federal de Medicina. Projeto Diretrizes. 1ª ed, São Paulo: 2011: 15-24.

Conselho Federal de Enfermagem. Resolução Cofen 453/2014. Aprova a norma técnica que dispõe sobre a atuação da equipe de enfermagem em terapia nutricional. Brasília. 16/1/2014.

Devaney K. Parenteral nutrition. Nursing Standard 2013;28(13):61.

Dibb M, Teubner A, Theis V, Shaffer J, Lal S. Review article: the management of long-term parenteral nutrition. Aliment Pharmacol Ther 2013;37:587–603.

McClave SA, Taylor BE, Martindale RG, Warren MM, Johnson DR, Braunschweig C, et al. Guidelines for the Provision and Assessment of Nutrition Support Therapy in the Adult Critically Ill Patient: Society of Critical Care Medicine (SCCM) and American Society for Parenteral and Enteral Nutrition (A.S.P.E.N.). JPEN J Parenter Enteral Nutr 2016;40(2):159–211.

McCloskey JC, Bulechek GM. Classificação das intervenções de enfermagem (NIC). 5ª ed. Porto Alegre: Artmed; 2010. 944 p.

Moorhead S, Johnson M, Maas M. Classificação dos resultados de enfermagem (NOC). 4ª ed. Porto Alegre: Artmed; 2010. 936 p.

Phillips MS1, Ponsky JL. Overview of enteral and parenteral feeding access techniques: principles and practice. Surg Clin North Am 2011;91(4):897–911.

Pittiruti M, Hamilton H, Biffi R, MacFie J, Pertkiewicz M. Espen Guidelines on Parenteral Nutrition: central venous catheters (acess, care, diagnosis and therapy of complications). Clin Nutr 2009;28(4):365–77.

Robertson S. Parenteral nutrition. Nursing standard 2014;28(30):61.

Sociedade Brasileira de Nutrição Parenteral e Enteral, Sociedade Brasileira de Clínica Médica, Associação Brasileira de Nutrologia. Recomendações nutricionais para adultos em terapia nutricional enteral e parenteral. 2011.

Solomon SM, Kirby DF. The refeeding syndrome: a review. JPEN J Parenter Enteral Nutr 1990;14:90–7.

SEÇÃO

# 8

# Posicionamento, Mobilização e Transferência do Paciente

*Beatriz Murata Murakami*

## SUMÁRIO

**8.1 Mudança de Decúbito e Transferência do Paciente** 297

**8.2 Tração Cutânea e Transesquelética** 305

**8.3 Uso de Compressão Pneumática Intermitente** 310

**8.4 Contenção Mecânica** 313

# 8.1

## Mudança de Decúbito e Transferência do Paciente

*Fernanda Murata Murakami, Beatriz Murata Murakami*

## 1. INTRODUÇÃO

O repouso no leito foi considerado por muitos anos uma estratégia de tratamento para diversas disfunções orgânicas, sendo que, no século XIX, tratava-se da principal abordagem no cuidado dos enfermos.

Apesar de gerar alguns benefícios, como a redução do consumo de oxigênio dos tecidos periféricos e da demanda metabólica pelo miocárdio, o repouso no leito tem sido questionado e evitado à medida que evidências comprovam seus efeitos deletérios e as vantagens da mobilização precoce.

O conceito de mobilização se refere a intervenções com objetivo terapêutico de realizar atividade física em intensidade suficiente para promover efeitos fisiológicos agudos, como melhora na ventilação pulmonar, perfusão central e periférica, metabolismo muscular, redução de estase venosa e desmineralização óssea e redistribuição de fluidos corporais.

Tais efeitos podem ser atingidos por meio do exercício, conforme aplicado pela equipe de fisioterapia ou mesmo durante a execução de outras atividades de rotina realizadas pela equipe multidisciplinar, como na mudança de decúbito e transferências.

Sabe-se que o imobilismo (repouso prolongado no leito) pode induzir o surgimento de complicações como tromboembolismo venoso, resistência à insulina, disfunção microvascular, inflamação sistêmica, lesões por pressão, pneumonias e atelectasias, infecções do trato urinário, ansiedade, depressão, redução da qualidade de vida, contraturas articulares e perda de massa muscular de até 2% ao dia durante as primeiras 2 a 3 semanas.

Neste sentido, a mobilização dos pacientes hospitalizados tem sido amplamente estudada e aplicada à medida que se demonstrou factível, segura e capaz de promover melhora da funcionalidade, maior independência para a realização das atividades de vida diária, podendo ainda reduzir, entre outros, o tempo de internação hospitalar e os custos.

# 2. INDICAÇÕES

As técnicas descritas a seguir são úteis para o cuidado de pacientes com mobilidade física reduzida, permitindo:

- Remoção, alívio ou redistribuição da pressão sobre uma parte do corpo, proporcionando maior conforto.
- Posicionamento adequado para realização de procedimentos e cuidados.
- Transferência de cama para maca, poltrona ou cadeira de rodas (e vice-versa).
- Prevenção da ocorrência de complicações causadas pelo imobilismo.

# 3. CONTRAINDICAÇÕES

- Pacientes com instabilidade clínica, tais como aqueles com alterações significativas do padrão respiratório, hemodinâmico ou neurológico.
- Obesidade grau 4, devido à dificuldade de manutenção do posicionamento adequado.
- Pacientes com alguns tipos de doenças neurológicas, lesões ortopédicas ou em pós-operatório, que podem ter restrição para realizar de alguns movimentos
- Presença de artefatos, como cateteres e drenos, que impeçam o posicionamento adequado.
- Ausência de recursos humanos e técnicos adequados para executar a mobilização em segurança.

# 4. MATERIAL

- Travesseiros
- Coxins
- Toalhas
- Lençóis
- Guincho elétrico hospitalar*
- Trapézio*
- Prancha transferidora de pacientes*
- Cinto de transferência/deambulação*

# 5. DESCRIÇÃO DA TÉCNICA

*Nota:* O uso de guincho elétrico hospitalar, trapézio e prancha transferidora de pacientes deve ser realizado conforme orientação do fabricante. Nesta obra, descreveremos as técnicas considerando o <u>não</u> uso destes equipamentos, visto que não está disponível em todas as instituições de saúde.

| Ação | Justificativa |
|---|---|
| 1. Higienizar as mãos com água e sabão ou álcool-gel. | Reduzir a microbiota transitória e residente (precauções-padrão). |
| 2. Verificar prescrição médica ou de enfermagem (quando cabível). | Garantir a realização do procedimento correto, no paciente correto. |
| 3. Higienizar as mãos com água e sabão ou álcool-gel. | Reduzir a microbiota transitória e residente (precauções-padrão). |
| 4. Realizar desinfecção do balcão/bandeja e separar o material. | Garantir ambiente limpo e otimizar a realização do procedimento. |
| 5. Higienizar as mãos com água e sabão ou álcool-gel; na presença de sujidade ou exsudação visível, calçar luvas não estéreis. | Reduzir a microbiota transitória e residente (precauções-padrão) e reduzir o risco de contaminação por fluidos biológicos. |
| 6. Verificar a identificação do paciente: solicitar que o paciente informe seu nome completo e a data de nascimento, enquanto o profissional faz a conferência e comparação dos dados com a pulseira de identificação e a prescrição médica. A identificação deve ser feita por dois indicadores. | Garantir a realização do procedimento correto, no paciente correto. |
| 7. Explicar o procedimento que será realizado ao paciente e à família e obter seu consentimento. | Manter um contato humanizado e reduzir a ansiedade. Manter ética e transparência no cuidado e contribuir para adesão do paciente ao procedimento. |

## 5. DESCRIÇÃO DA TÉCNICA

| Ação | Justificativa |
|---|---|
| 8. Preparar o ambiente para a realização do procedimento: afastar mobília, travar as rodas da cadeira ou da cama, abaixar ou elevar a cabeceira da cama. | Reduzir risco de acidentes durante a execução do procedimento e manter a ergonomia para segurança dos profissionais. |
| 9. Realizar a mudança de decúbito ou transferência conforme prescrito. | Atender à necessidade clínica do paciente. |

### 9.1 Decúbito dorsal ou supina

| Ação | Justificativa |
|---|---|
| 9.1.1 Apoiar a coluna do paciente no colchão e posicionar MMSS e MMII alinhados e paralelos à cama. | Manter o alinhamento de tronco e membros. |
| 9.1.2 Colocar coxins sob os MMSS e calcâneos. | Minimizar a anteversão da pelve em pacientes com lordose acentuada ou dor lombar, além de manter os calcanhares livres, evitando o risco de ulceração. Ajudar ainda a manter o paciente posicionado para que não deslize em direção ao pé da cama. |
| 9.1.3 Colocar um travesseiro sob a cabeça e um apoio plantar. Elevar a cabeceira a 30 graus e as grades do leito (Figura 8.1). | Promover conforto, reduzir o risco de refluxo gastroesofágico e broncoaspiração e facilitar a deglutição e respiração, bem como evitar o desenvolvimento de pé equino. Garantir a segurança e minimizar risco de queda. |

**ATENÇÃO:** A posição dorsal pode apresentar algumas variações, tais como:
- Posição de Fowler: a cabeceira do leito é elevada entre 45 e 60 graus.
- Posição semi-Fowler: a cabeceira do leito é elevada a 30 graus.
- Posição de Trendelemburg: o leito é elevado de forma que os MMII fiquem mais elevados que o dorso (Figura 8.2).
- Posição de Trendelemburg reverso: o leito é elevado de forma que o dorso fique mais elevado que os MMII (Figura 8.3).
- Posição ginecológica: a paciente permanece com as pernas flexionadas e afastadas, podendo estar apoiadas em perneiras acolchoadas (Figura 8.4).

### 9.2 Decúbito lateral

| Ação | Justificativa |
|---|---|
| 9.2.1 Considerando a posição inicial do paciente em decúbito dorsal. Retirar coxins e travesseiros. | Permitir o reposicionamento do paciente livremente. |
| 9.2.2 O paciente deverá ser posicionado próximo à borda do colchão do lado oposto ao qual ele será lateralizado. Pode-se utilizar o forro móvel (travessa) para auxílio (Figura 8.5). | Permitir o reposicionamento do paciente livremente e manter o alinhamento axial. |
| 9.2.3 Realizar lateralização do corpo para o lado desejado, com movimento em bloco (Figura 8.6). | Manter o alinhamento axial. |
| 9.2.3 Posicionar coxins: travesseiro sob o ombro ipsilateral ao decúbito e na região toracolombar. | Auxiliar na manutenção da posição e alinhamento corporal. |
| 9.2.4 Flexionar o joelho do lado contralateral ao decúbito e colocar coxim entre as pernas. | Manter o quadril e a pelve na posição neutra e evitar o contato entre os joelhos, minimizando o atrito nas proeminências ósseas. |
| 9.2.5 Apoiar o braço do lado contralateral ao decúbito sobre um coxim (Figura 8.7). | Evitar a rotação interna do ombro e aumentar o conforto do paciente. |
| 9.2.6 Elevar a cabeceira a 30 graus e as grades do leito. | Evitar refluxo gastroesofágico e broncoaspiração. Garantir a segurança e minimizar risco de queda. |

### 9.3 Decúbito ventral ou prona

| Ação | Justificativa |
|---|---|
| 9.3.1 Considerando a posição inicial do paciente em decúbito dorsal. Retirar coxins e travesseiros. Realizar lateralização em bloco, girando-o até o abdome ficar voltado para o leito. | Permitir o reposicionamento do paciente livremente e manter alinhamento axial. |
| 9.3.2 A cabeça deve ser posicionada em rotação para evitar o apoio sobre a face, podendo ser apoiada sobre um travesseiro (Figura 8.8). | Evitar edema facial e permitir a respiração. |
| 9.3.3 Apoiar coxins sob os ombros. | Aumentar o conforto do paciente e minimizar a necessidade de rotação completa da cabeça. |
| 9.3.4 Apoiar um travesseiro sob os MMII. | Neutralizar a posição da coluna lombar. |
| 9.3.5 Apoiar coxins nos tornozelos. | Evitar contato dos MMII com o leito e prevenir ulcerações. |
| 9.3.6 Os braços podem repousar em flexão de cotovelos ou estendidos ao lado do corpo. | Aumentar o conforto do paciente. |
| 9.3.7 Realizar elevação da cabeceira ou Trendelemburg reverso (10 graus) e elevar as grades do leito (Figura 8.9). | Evitar o refluxo gastroesofágico e broncoaspiração. Garantir a segurança e minimizar risco de queda. |

### 9.4 Transferência da cama para a poltrona/cadeira de rodas

| Ação | Justificativa |
|---|---|
| 9.4.1 Considerando a posição inicial do paciente em decúbito lateral. Retirar todos os coxins e fletir ambos os MMII do paciente com os pés em direção à margem do leito. | Facilitar a elevação do tronco, evitando que os MMII limitem o movimento. |
| 9.4.2 Apoiar sobre crista ilíaca contralateral e ombro ipsilateral ao decúbito, elevando o tronco para a posição vertical em bloco, lentamente. Os MMII são posicionados para baixo simultaneamente (Figura 8.9). | Evitar vertigem pela elevação brusca da cabeça e manter o alinhamento axial. |

| Ação | Justificativa |
|---|---|
| 9.4.3 Apoiar as mãos nas laterais dos quadris e impulsioná-los para a beira-leito. Avaliar se o paciente possui controle de tronco e cervical e solicitar a extensão alternada de joelhos para avaliar a força muscular de quadríceps. | Facilitar o apoio dos pés e garantir a estabilidade do paciente. Avaliar força muscular e condições de executar o procedimento em segurança. |
| 9.4.4 Oferecer apoio frontal ou bilateral conforme a necessidade do paciente. Apoiar em região axilar e orientá-lo a se levantar (Figura 8.10). | Assistir o ortostatismo e garantir a segurança do paciente em caso de desequilíbrio ou hipotensão postural. |
| 9.4.5 Após assegurar estabilidade, permitir e acompanhar o paciente na troca de passos em direção à poltrona. | |

**ATENÇÃO:** Nas situações em que o paciente é capaz de manter ortostatismo, mas não é capaz de dissociar os membros inferiores para deslocamento através de passos, o profissional pode realizar a transferência com rotação em pivô e apoio frontal ao paciente, sentando-o sobre a poltrona posicionada imediatamente ao lado da cama.

| | |
|---|---|
| 9.4.6 Posicionar o paciente de costas para a poltrona com os MMII próximos à margem do assento. | Facilitar a acomodação do paciente na poltrona e garantir a segurança no momento do agachamento em caso de fraqueza do quadríceps. |
| 9.4.7 Manter o apoio na região axilar durante toda a fase de agachamento. Orientar o paciente a sentar lentamente sobre as tuberosidades isquiáticas no assento próximo ao encosto. Podem-se utilizar almofadas em gel para minimizar os efeitos da pressão sobre as proeminências ósseas. | Garantir o apoio sob todo o comprimento das coxas, alinhamento lombar e pélvico com quadris e joelhos em flexão a 90 graus. |
| 9.4.8 Apoiar os braços sobre coxins nas laterais com cotovelos fletidos. | Evitar a rotação interna de ombros. |

**9.5 Transferência da poltrona/cadeira de rodas para cama**

| | |
|---|---|
| 9.5.1 Considerando a posição inicial do paciente sentado. Retirar coxins e apoios. O profissional deverá se posicionar ao lado do paciente. Auxiliar o paciente a posicionar o quadril na beira do assento da poltrona. | Facilitar a movimentação e garantir a segurança do paciente em caso de desequilíbrio. |
| 9.5.2 O paciente deverá apoiar uma das mãos no braço da poltrona e segurar a mão do profissional com a outra. O profissional deverá segurar a cintura do paciente, e juntos devem dar impulso para levantar (Figura 8.11). | |
| 9.5.3 Após assegurar estabilidade, permitir e acompanhar o paciente na troca de passos em direção à cama. | |

**ATENÇÃO:** Nas situações em que o paciente é capaz de manter ortostatismo, mas não é capaz de dissociar os membros inferiores para deslocamento através de passos, o profissional pode realizar a transferência com rotação em pivô e apoio frontal ao paciente, sentando-o sobre a cama posicionada imediatamente ao lado da poltrona.

**9.6 Transferência da cama para a maca**

| | |
|---|---|
| 9.6.1 Aproximar a cama e a maca, abaixar as grades, mantendo-as paralelas e travadas, e realizar o alinhamento do nível de ambas. Os profissionais devem se dividir e se posicionar tanto ao lado da cama quanto da maca. | Garantir a segurança do procedimento. |
| 9.6.2 Em movimento sincronizado, os profissionais devem elevar o corpo do paciente, com auxílio do forro móvel (travessa) e posicioná-lo sobre a maca. É aconselhável segurar o forro móvel o mais próximo possível ao corpo do paciente para reduzir o esforço empregado na realização do movimento (Figura 8.12). | Evitar atrito do corpo do paciente com o leito. |
| 9.6.3 Colocar um travesseiro sob a cabeça, alinhar os membros e elevar as grades da maca. | Manter o conforto e a segurança do paciente. |

**9.7 Auxílio na deambulação**

| | |
|---|---|
| 9.7.1 Considerando a posição inicial do paciente em pé. O profissional deverá se posicionar ao lado e bem próximo ao cliente. Em casos em que o paciente possuir uma hemiplegia ou deficiência, preferencialmente posicionar-se do lado afetado. | Auxiliar na estabilização da postura ereta e proteger o paciente em casos de perda de força muscular ou equilíbrio. |
| 9.7.2 Posicionar um braço em volta da cintura e outro apoiando a mão. Iniciar a deambulação (Figura 8.13). | |
| 10. Retirar as luvas (se aplicável) e higienizar as mãos com água e sabão ou álcool-gel. | Evitar contaminação cruzada. Reduzir a microbiota transitória e residente (precauções-padrão). |
| 11. Realizar registros em prontuário. | Cumprir requisitos legais e éticos. Garantir a continuidade do cuidado e efetiva comunicação na equipe. |

# 5. DESCRIÇÃO DA TÉCNICA

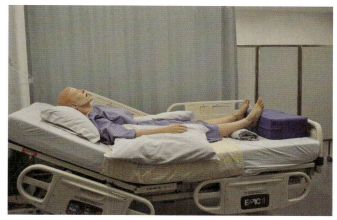

FIGURA 8.1 Decúbito dorsal.

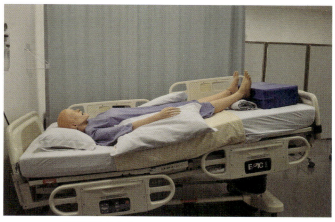

FIGURA 8.2 Posição de Trendelemburg.

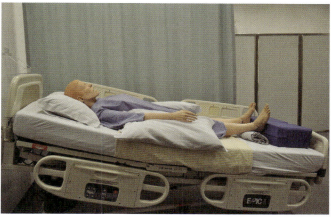

FIGURA 8.3 Posição de Trendelemburg reverso.

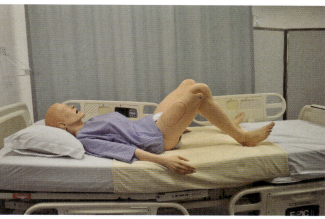

FIGURA 8.4 Posição ginecológica.

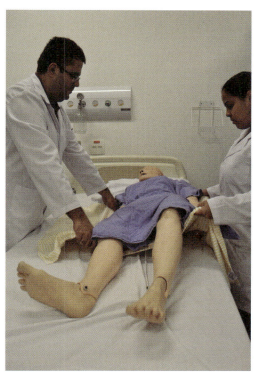

FIGURA 8.5 Paciente posicionado próximo à borda da cama.

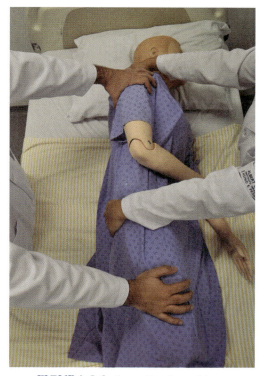

FIGURA 8.6 Lateralização em bloco.

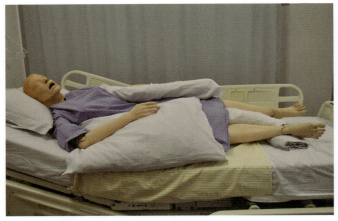

**FIGURA 8.7** Decúbito lateral com apoio de coxins.

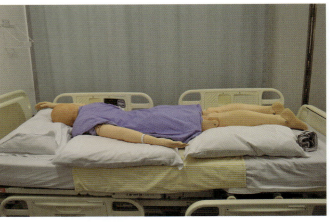

**FIGURA 8.8** Posição prona.

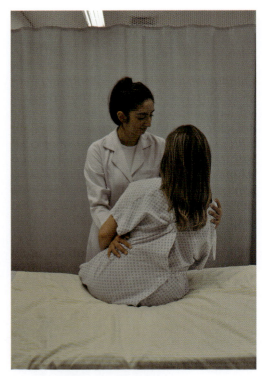

**FIGURA 8.9** Auxílio à paciente, com apoio em crista ilíaca e ombro.

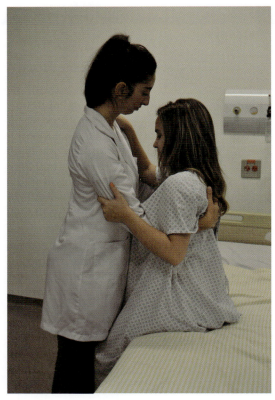

**FIGURA 8.10** Auxílio à paciente, com apoio frontal.

5. DESCRIÇÃO DA TÉCNICA

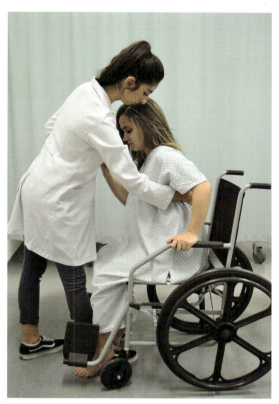

FIGURA 8.11  Auxílio à paciente para se levantar de poltrona/cadeira de rodas.

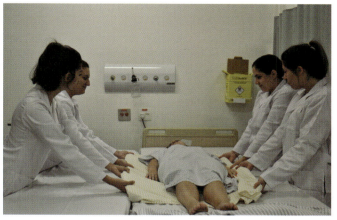

FIGURA 8.12  Movimentação do paciente com uso de travessa (forro móvel).

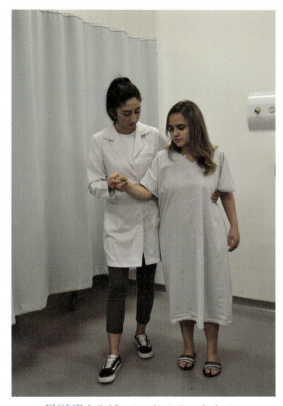

FIGURA 8.13  Auxílio à deambulação.

## 6. EXEMPLO DE REGISTRO

9/9/2016 – 14 h – Paciente no leito, com grades elevadas e em decúbito lateral direito com cabeceira elevada a 30 graus. Foi transferido do leito para a poltrona, pelas técnicas de enfermagem Ivete e Maria. Posicionamento realizado adequadamente, sem intercorrências. Paciente em sedestação, com uso de coxins em região isquiática e MMSS, em companhia de sua filha Ana. *Função e nome do profissional, número do Coren e assinatura.*

## 7. CONSIDERAÇÕES ESPECIAIS NO CICLO VITAL

Deve-se ter cuidado especial na mobilização de pacientes idosos, pois as alterações degenerativas articulares diminuem a amplitude dos movimentos, motivo pelo qual alguns pacientes podem apresentar dor à mobilização.

Também pode-se notar dificuldade ou limitação no alinhamento completo dos membros e no posicionamento em decúbito dorsal pelo aumento da cifose torácica, necessitando de reposicionamento dos coxins.

A perda de força e massa muscular inerente ao envelhecimento também pode ser um fator limitante às transferências, necessitando de maior suporte e atenção ao risco de queda.

No caso das gestantes, deve-se evitar flexionar o tronco para frente, pois esta posição promove o afastamento dos músculos retoabdominais e predispõe a perda de equilíbrio, dada a mudança do centro gravitacional. Também deve-se ter cuidado com a amplitude de movimento das articulações, as quais, devido à ação da relaxina, estão mais suscetíveis a entorses e luxações.

Quando lateralizadas, as gestantes preferencialmente devem ser posicionadas em decúbito lateral esquerdo, que permite melhor retorno venoso, pela redução da compressão do útero sobre a veia cava inferior.

No caso de pacientes pediátricos, a técnica é a mesma aplicada aos adultos, porém é importante a participação de familiares para que as crianças sintam-se mais seguras frente à manipulação por pessoas desconhecidas e situações novas.

## 8. OBSERVAÇÕES

- A realização das mudanças de decúbito e transferências deve ser feita em grupo. O número de profissionais envolvidos deve ser definido considerando altura e peso do paciente, nível de colaboração e do estado de consciência, ergonomia e segurança de todos os envolvidos.
- Durante a realização dos procedimentos, os profissionais adquirem maior estabilidade corporal se mantiveram os pés afastados para aumentar sua base de apoio.
- As recomendações atuais orientam reposicionamento a cada 2 horas em indivíduos incapazes de movimentarem-se sozinhos no leito, inclusive na posição de sedestação. Para os demais pacientes, sua aplicação deve ser individualizada, respeitando a condição clínica e o nível de consciência e de colaboração.
- Em decúbito lateral, o lado de apoio tende a receber maior estimulação sensorial e descarga de peso, o que confere aumento de tônus e maior estabilidade postural. Por essa razão, pacientes hemiplégicos tendem a apresentar melhor controle postural quando posicionados sobre o lado plégico, utilizando a movimentação do hemicorpo não comprometido. Entretanto, deve-se ter atenção redobrada ao posicionar os MMSS por causa do maior risco de luxação de ombro.
- Para pacientes que mantêm a posição prona por mais de 2 horas, deve-se rodiziar o lado de apoio da face e flexão dos MMSS (caso não estejam alinhados), para evitar lesões de face por pressão e tensão e contraturas musculares.

## 9. DIAGNÓSTICOS DE ENFERMAGEM

- Mobilidade física prejudicada
- Mobilidade no leito prejudicada

- Risco de queda
- Capacidade de transferência prejudicada
- Risco de lesão

## 10. QUESTÕES PARA ESTUDO

**1)** Cite três complicações decorrentes do imobilismo.
**2)** Cite três benefícios relacionados à realização da mudança de decúbito.
**3)** Com que periodicidade a mudança de decúbito deve ser realizada em pacientes totalmente dependentes?
**4)** Cite três contraindicações para a mudança de decúbito e/ou tranferência de pacientes.

## Referências

Brower RG. Consequences of bed rest. Crit Care Med 2009;37(10):S422–8.

Diagnósticos de Enfermagem da Nanda: definições e classificação 2015-2017. Porto Alegre: Artmed; 2015. 468 p.

Gillespie BM, Chaboyer WP, Mc Innes E, Kent B, Whitty JA, Thalib L. Repositioning for pressure ulcer prevention in adults. Cochrane Database for Systematic Reviews 2014;4:1–45.

Gosselink R, Bott J, Johnson M, Dean E, Norrenberg M, et al. Physiotherapy for adult patients with critical illness: Recommendations of the European Respiratory Society and the European Society of Intensive Care Medicine. Task force on physiotherapy for critically ill patients. Intensive Care Med 2008;34:1.188–99.

Guérin C, Reignier J, Richard JC, Beuret P, Gacoulin A, Boulain T, et al. Prone positioning in severe acute respiratory distress syndrome. N Engl J Med 2013;368:2.159–68.

Leditschke IA, Green M, Irvine J, Bissett B, Michell IA. What are the barriers to mobilizing intensive care patients? Cardiopulm Phys Ther J 2012;23(1):26–9.

Linn DD, Beckett RD, Foellinger K. Administration of enteral nutrition to adult patients in the prone position. Intensive Crit Care Nurs 2015;31(1):38–43.

Murakami FM, Yamaguti WP, Onoue MA, Mendes JM, Pedrosa RS, Maida ALV, et al. Evolução funcional de pacientes graves submetidos a um protocolo de reabilitação precoce. Rev Bras Ter Intens 2015;27(2):161–9.

North American Nursing Diagnosis Association. Diagnósticos de enfermagem da Nanda: definições e classificação 2018-2020. 11ª ed. Porto Alegre: Artmed; 2018.

Paiva KCA, Beppu OS. Posição prona. J Bras Pneumol 2005;31(4):332–40.

Pellat GC. Clinical skills: bed making and patient positioning. Brit J Nurs 2007;16(5):302–5.

Wang L, Li X, Yang Z, Tang X, Yuan Q, Deng L, Sun X. Semi-recumbent position versus supine position for the prevention of ventilator-associated pneumonia in adults requiring mechanical ventilation. Cochrane Database of Systematic Reviews 2016;1.

# 8.2

# Tração Cutânea e Transesquelética

*Adriana da Silva Rodrigues, Rebeca Barqueiro de Oliveira*

## 1. INTRODUÇÃO

Os cuidados de enfermagem ao paciente com distúrbios musculoesqueléticos e osteoarticulares podem envolver o uso de dispositivos tais como talas, imobilizadores e tração, isoladamente ou combinados.

No presente capítulo será abordado o uso da tração, considerando os possíveis tipos, indicações e ações de enfermagem necessárias para o cuidado, objetivando potencializar a eficácia e efetividade dessa modalidade de tratamento.

A tração trata-se de um dispositivo que aplica uma força contínua e estável a um membro, livre de qualquer atrito, em direção oposta à lesão, em alinhamento corporal, para estabilização de uma fratura instável.

É um método que tem sido adotado há séculos, especialmente em regiões em que não há assistência especializada para tratamento, mais frequentemente, de lesões em membros inferiores.

São divididas em dois tipos: tração cutânea (TC) e transesquelética (TT).

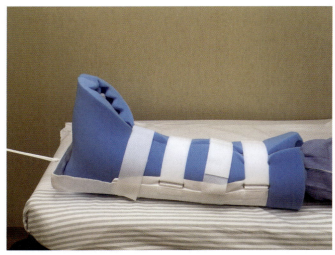

**FIGURA 8.14** Tração cutânea com bota de espuma, envolvida por velcros e linhas que seguram o peso.

Na **tração cutânea**, a força de tração é aplicada indiretamente aos ossos, já que o peso (até 2 kg) é aplicado sobre a pele do paciente (Figura 8.14). Deve ser usada por curtos períodos, geralmente para controlar espasmos musculares, diminuir a dor e estabilizar o paciente durante o transporte até o momento da cirurgia já indicada. O tipo de tração cutânea mais comum é a extensão de Buck aplicada em membros inferiores, uni ou bilateral, para imobilização de fraturas da parte proximal do fêmur e do quadril.

Na **tração transesquelética**, a força é aplicada diretamente nos ossos, por meio da colocação de fios de Kirschner e/ou pinos em região distal à fratura por meio de procedimento cirúrgico, com anestesia local.

Geralmente é aplicada na extremidade superior da tíbia, no calcâneo e na área distal do fêmur. Possui a vantagem de suportar força e peso elevados, entre 10 e 15 kg, e também de poder ser utilizada por períodos mais extensos (semanas ou meses).

A tração transesquelética pode ser usada como tratamento provisório, durante o aguardo de cirurgias de lesões extensas/graves ou como tratamento conservador, para redução de uma fratura fechada com desvio.

O uso da tração de ambos os tipos possui alguns pontos críticos, tais como: dor; surgimento de lesões tegumentares, vasculares (especialmente episódios embólicos) e neurológicas; alterações musculoesqueléticas com diminuição da amplitude articular e surgimento de deformidades; perda do alinhamento da fratura devido a estiramento do adesivo ou deslizamento da tração; alergia ao adesivo (no caso da TC); infecção do ponto de inserção do fio/pino; distensão articular devido a excesso de peso na tração (na TT); além de pneumonia e atelectasia decorrentes da imobilidade.

Frente a isso, compreende-se a importância e necessidade do planejamento da assistência ao paciente e da execução correta das técnicas de cuidado e acompanhamento de sua evolução, a fim de se obter os melhores resultados clínicos.

## 2. INDICAÇÕES

- Reduzir e imobilizar fraturas ou luxações devido ao processo acentuado de dor ou até sua consolidação.
- Manter o membro alinhado para corrigir e/ou prevenir deformidades.
- Aliviar dor e contraturas musculares.

## 3. CONTRAINDICAÇÕES

- Para tração cutânea:
  - Presença de lesões de pele ou alergias.
  - Necessidade do uso de peso acima do recomendado para o tipo de tração (máximo 2 kg).

- Para tração transesquelética:
  - Infecção preexistente no local de passagem do fio de Kirschner ou pino.
  - Presença de imunossupressão sistêmica.
  - Estrutura óssea incompatível à colocação do pino ou fio de Kirschner.

## 4. MATERIAL

- Luvas de procedimento
- Quadro balcânico com trapézio (para auxiliar na movimentação no leito)
- Colchão piramidal

**Se tração cutânea:**
- Solução de clorexidina degermante
- Jarro com água
- Toalhas
- *Kit* de tração cutânea composto por: placa extensora com fita adesiva, bandagem tensoelástica, corda de tração e revestimento de espuma
- Barras e roldanas
- Peso
- Suporte para peso

**Se tração transesquelética:**
- Estribo
- Barras e roldanas
- Corda de tração
- Férula de Braun
- Quadro balcânico com trapézio
- Peso
- Suporte para peso

## 5. DESCRIÇÃO DA TÉCNICA

| Ação | Justificativa |
|---|---|
| 1. Verificar prescrição médica ou de enfermagem. | Garantir a realização do procedimento correto, no paciente correto. |
|  2. Higienizar as mãos com água e sabão ou álcool-gel; na presença de sujidade ou exsudação visível, calçar luvas não estéreis. | Reduzir a microbiota transitória e residente (precauções-padrão) e reduzir o risco de contaminação por fluidos biológicos. |
|  3. Verificar a pulseira de identificação do paciente. | Garantir a realização do procedimento correto, no paciente correto. |
| 4. Explicar ao paciente o procedimento que será realizado, enfocando que deverá permanecer em decúbito dorsal e **não poderá sair do leito enquanto sob o uso da tração**. | Manter um contato humanizado e reduzir a ansiedade. |
| 5. Instalar colchão piramidal. | Reduzir risco de complicações relacionadas à imobilização. |
| 6. Preparar o ambiente para a realização do procedimento: travar a cama, remover as bases dos pés da cama, instalar barras, roldanas, quadro balcânico com trapézio, férula de Braun ou estribo, conforme necessário. | Reduzir risco de acidentes durante a execução do procedimento, bem como de complicações associadas. Garantir a execução adequada do procedimento. |

7. Instalar a tração: se transcutânea, seguir os passos do item 7.1.
Se transesquelética, realizar os passos do item 7.2.
*Observação*: Este procedimento deverá ser realizado por dois profissionais.

**7.1 Tração cutânea**

| | |
|---|---|
| 7.1.1 Posicionar o paciente no leito, em decúbito dorsal, com a cabeceira elevada. Em casos de pacientes de baixo peso ou pediátricos, deve-se elevar a parte inferior da cama (posição de Trendelemburg). Colocar coxins em áreas de pressão. | Evitar que haja tensão nos fios ou perda de tração devido ao mau posicionamento do paciente. Evitar o surgimento de lesões por pressão. |

8. POSICIONAMENTO, MOBILIZAÇÃO E TRANSFERÊNCIA DO PACIENTE

| Ação | Justificativa |
|---|---|
| 7.1.2 Remover roupas do membro a ser imobilizado. Realizar limpeza da pele com água e clorexidina degermante. Após, a área deverá ser seca para que não haja umidade. Realizar tricotomia local, se necessário. | Prevenir infecção e lesões de pele. Retirar excesso de oleosidade da pele e pelos para melhor fixação dos adesivos. |
| 7.1.3 O primeiro profissional deve apoiar a mão direita no dorso do pé e a mão esquerda no calcâneo do paciente, exercendo força extensora à fratura até a redução da mesma. Mantê-la até o término da instalação da tração cutânea. | Alinhar a fratura. |
| 7.1.4 O segundo profissional deve instalar a placa extensora com o lado acolchoado voltado para dentro. Deve haver uma folga de cerca de 5 cm de distância da sola do pé. Fixar as fitas adesivas nas faces lateral e medial da perna, cortando o excesso, se necessário. | Estabilizar a fratura. |
| 7.1.5 Realizar enfaixamento do membro com a bandagem tensoelástica, da região distal para a proximal. Utilizar uma tensão firme e uniforme. | Estabilizar a fratura. |
| 7.1.6 Transpassar as cordas de tração pela roldana e instalar os pesos conforme prescrito. | Manter alinhamento do membro e estabilizar a fratura. |
| 7.1.7 Colocar o revestimento de espuma para proteção do membro. | Evitar o surgimento de lesões por pressão. |
| 7.1.8 Verificar necessidade de elevar o membro com tração com um suporte, mantê-lo em extensão com leve flexão do joelho ou em abdução. | Controlar edema e melhorar retorno venoso. |

**7.2 Tração transesquelética**

*Observação*: A instalação do fio de Kirschner ou pinos de Denham e Steinman será realizada em centro cirúrgico pelo ortopedista.

| Ação | Justificativa |
|---|---|
| 7.2.1 Ao retornar à unidade de internação, a transferência do paciente para o leito deverá ser feita com muito cuidado. Deve ser iniciada pelo lado não traumatizado, e o paciente deve ser posicionado em decúbito dorsal horizontal, com elevação da parte inferior da cama (posição de Trendelemburg). Colocar coxins em áreas de pressão. | Evitar que haja tensão nos fios ou perda de tração devido ao mau posicionamento do paciente. Evitar o surgimento de lesões por pressão. |
| 7.2.2 Posicionar o membro traumatizado sobre a férula de Braun. Instalar os pesos conforme prescrição médica, conectando o estribo ao fio de Kirschner ou pinos. | Manter alinhamento do membro e estabilizar a fratura. |
| 7.2.3 Posicionar o trapézio para que fique ao alcance do paciente. | Promover autonomia, conforto e segurança do paciente. |
| 8. Realizar anotação em prontuário. | Cumprir as exigências ético-legais. |
| 9. Realizar monitoramento da queixa álgica e do estado do membro a cada plantão (sensibilidade, movimentação, temperatura, enchimento capilar, presença de flictenas, alterações de cor, surgimento de lesões, edema, presença de sinais de trombose venosa, entre outros), devido ao risco de comprometimento circulatório e neurovascular. Registrar dados em prontuário. | Prevenir complicações decorrentes do uso da tração e cumprir as exigências ético-legais. |

## 6. EXEMPLO DE REGISTRO

9/9/2016 – 14h30 – Paciente no leito em decúbito dorsal horizontal, mantendo grades elevadas, em uso de tração cutânea em MID com 2 kg, em aguardo de procedimento cirúrgico. Perna direita envolvida com bota de espuma para proteção. Em MID apresenta pele íntegra, membro quente, corado, boa perfusão periférica (TEC 2 segundos). Refere dor local escore 7/10, recebendo analgésicos conforme prescrição médica. Refere discreta melhora da algia após uso da medicação. Em uso de colchão piramidal e coxins em proeminências ósseas. *Função e nome do profissional, número do Coren e assinatura.*

## 7. CONSIDERAÇÕES ESPECIAIS NO CICLO VITAL

Antes de instalar a tração, deve-se ter atenção às condições da pele, especialmente em crianças e idosos, que possuem maior fragilidade cutânea. Nos casos de lesão ou alto risco para seu desenvolvimento, é adequado cogitar modalidades alternativas de tratamento.

Os pacientes idosos não suportam períodos muito extensos de imobilização ou restrição no leito; portanto, em caso de lesões musculoesqueléticas e osteoarticulares, frequentemente o tratamento cirúrgico é uma opção mais adequada se comparado ao uso de tração. Entretanto, a tração cutânea pode ser utilizada para alívio da dor ou durante o aguardo da realização da cirurgia.

A tração pode ser usada em pacientes pediátricos, mais frequentemente nos portadores de epifisiólise, síndrome de Legg-Calvé-Perthes e displasia congênita de quadril. Nesta última população é comum a utilização da tração em Zênite, na qual os quadris ficam fletidos a 90 graus e as nádegas, suspensas a 3 cm acima da cama. Para a utilização mais adequada desta terapêutica, a criança deverá ser restrita no leito.

# 8. OBSERVAÇÕES

- Atualmente, houve uma diminuição do uso da tração, considerando-se o avanço das técnicas cirúrgicas envolvidas no tratamento das lesões osteoarticulares. Entretanto, em muitos casos, apesar de haver indicação de tratamento cirúrgico imediato para alguns pacientes, estes não possuem condições clínicas para tal, sendo indicado então o tratamento conservador.
- Em casos de utilização da tração transesquelética, serão realizados curativos diários nos pontos de inserção dos fios ou pinos com soro fisiológico e solução de clorexidina alcóolica. Nas primeiras 24 horas, o local deverá ser coberto com gaze estéril e poderá ser mantido sem cobertura após este período, se os pontos estiverem limpos e secos.
- Não se realiza troca rotineira da bota de espuma na tração transcutânea devido ao risco de desalinhamento do membro.
- Durante a utilização da tração, o paciente deverá realizar a cada hora exercícios para estimular o retorno venoso, em especial a dorsiflexão do pé e movimentação dos pododáctilos para estimular a circulação sanguínea do membro imobilizado. Em casos de lesão do nervo fibular (abaixo do joelho), a realização da dorsiflexão é dificultada e há o risco de desenvolvimento de queda plantar (pé equino).
- A retirada do peso deve ser feita apenas mediante a prescrição médica. Caso seja necessário reposicionar o paciente no leito, um profissional deverá segurar o peso, enquanto outros realizam a mobilização.
- Realizar troca de roupa de cama iniciando pela cabeceira, em direção ao pé. Não lateralizar o paciente em uso de tração.
- Em episódios de eliminação intestinal, deverá ser colocado um travesseiro na região lombar do paciente para que haja uma pequena elevação, e promova maior conforto e facilite a colocação da comadre.
- Realizar hidratação corporal, aplicação de placas antiúlceras e massagem de conforto na região dorsal do paciente, dado o risco de desenvolvimento de lesões por pressão.
- Para pacientes em posição de Trendelemburg, elevar a cabeceira da cama a 30 a 60 graus para a alimentação.
- Se houver o surgimento de sinais de complicação como alterações da sensibilidade, movimentação, temperatura, enchimento capilar, presença de flictenas, alterações de cor, surgimento de lesões, edema e presença de sinais de trombose venosa, a tração cutânea deve ser retirada e recolocada.
- Apertar as braçadeiras a cada 6 horas, para manutenção da tensão da tração.
- Não amarrar a corda da tração na cama ou maca.

# 9. DIAGNÓSTICOS DE ENFERMAGEM

- Dor aguda
- Risco de infecção
- Risco de motilidade gastrointestinal disfuncional
- Risco de queda
- Mobilidade no leito prejudicada
- *Deficit* do autocuidado para higiene íntima, alimentação, banho e vestir-se
- Integridade tissular prejudicada

# 10. QUESTÕES PARA ESTUDO

1) Qual raciocínio justifica o uso da tração como forma de tratamento das fraturas?
2) Quais pontos devem ser destacados como focos de atenção mediante o uso da tração cutânea e esquelética?
3) Por que a tração esquelética é a mais indicada para adultos?
4) Por que a disfunção neurovascular pode surgir mediante o uso da tração?

## Referências

Almeida M de A, Pergher AK, Canto DF. Validação do mapeamento de cuidados prescritos para pacientes ortopédicos à classificação das intervenções de enfermagem [internet]. [citado em 20 de março de 2017]. Rev Latino-Am Enferm 2010; 18: 8 telas. Disponível em: http://www.scielo.br/pdf/rlae/v18n1/pt_18.pdf.

Brasil. Ministério da Saúde. Secretaria Executiva e Secretaria de Atenção à Saúde. Glossário Temático de Traumatologia e Ortopedia. Brasília, 2012.

Bretas EAS, Madeira IA, Teixeira Junior FR, Duraes GH, Diniz RLFC, Ribeiro MA, et al. Avaliação radiológica dos dispositivos de fixação de fraturas. Parte I: fios e parafusos. Rev Imagem 2009;31(1/2):7–12.

Dandy DJ, Edwards DJ. Métodos de manejo do trauma. In: Fundamentos em ortopedia e traumatologia: uma abordagem prática. Rio de Janeiro: Elsevier; 2011:123-127.

Fragoso DR, Soares E. Assistência de enfermagem a um paciente com fratura de fêmur. R Pesq Cuid Fundam 2010;688–91.

Hayashi JM, Garanhani ML. O cuidado perioperatório ao paciente ortopédico sob o olhar da equipe de enfermagem. Reme 2012;16(2):208–16.

Hinkle JL, Cheever KH. Modalidades de cuidados musculoesqueléticos. In: Brunner e Suddarth: Tratado de enfermagem médico-cirúrgica. Rio de Janeiro: Guanabara Koogan; 2016: 1.109-1.113.

Lech J. Manual de procedimentos de enfermagem. São Paulo: Martinari; 2007.

Neves TA, Camargo CA, Comarú MN. Alguns aspectos que fundamentam a assistência de enfermagem a pacientes em tração. Rev Bras Enf 1976;29:56–63.

North American Nursing Diagnosis Association. Diagnósticos de enfermagem da Nanda: definições e classificação 2018-2020. 11ª ed. Porto Alegre: Artmed; 2018.

Silva FS, Viana MF, Volpato MP. Diagnósticos de enfermagem em pacientes internados pela clínica ortopédica em unidade médico-cirúrgica. Rev Gaúcha Enferm 2008;29:565–72.

Silva JP, Palharini YER, Saragiotto IR, Hayashi JM, Ganhani ML. Cuidado perioperatório ortopédico: olhar do paciente, equipe de enfermagem e residentes médicos. Semina: Ciências Biológicas e da Saúde 2015;36:43–54.

Souza ABG, Chaves LD, Silva MCM. Enfermagem em clínica médica e cirúrgica: teoria e prática. São Paulo: Martinari; 2014.

# 8.3

## Uso de Compressão Pneumática Intermitente

*Manoela Gomes Grossi Laprano, Harriet Bárbara Maruxo*

## 1. INTRODUÇÃO

Pacientes em condições que levam à imobilidade necessitam de medidas de profilaxia para eventos tromboembólicos. As ações profiláticas podem ser farmacológicas, pela utilização de medicamentos como as heparinas e fármacos cumarínicos, e/ou pela realização de medidas mecânicas, pela movimentação e deambulação precoces, uso de meias antitrombóticas e do compressor pneumático intermitente (CPI), objeto de estudo neste capítulo.

O CPI é composto por uma bomba elétrica propulsora de ar, mangueiras e perneiras. As perneiras (Figura 8.15) possuem câmaras de ar que envolvem o membro, e ao serem insufladas e desinsufladas, aplicam um gradiente sequencial de compressão no membro. Dessa forma, simula-se a ação dos músculos esqueléticos, auxiliando no retorno venoso, reduzindo a estase sanguínea e diminuindo em até 60% os episódios de tromboembolismo venoso (TEV).

Os compressores podem ser classificados em dois tipos, de acordo com o funcionamento: segmentar (também denominado sequencial ou multicâmara) e não segmentar. As bombas segmentares estão ligadas a perneiras que possuem diversos compartimentos, os quais podem ser insuflados em sequência e as pressões podem ser graduadas. Na maioria dos aparelhos de CPI segmentares, as câmaras são insufladas com uma pressão que varia de 35 a 55 mmHg, em ciclos que duram de 20 a 90 segundos, podendo aumentar de 180% a 240% o fluxo sanguíneo na veia femoral.

As bombas não segmentares se conectam a perneiras de câmara única, de forma que o membro inferior é comprimido de uma só vez, usualmente com uma pressão em torno de 30 mmHg.

O emprego do CPI tem aumentado nas instituições hospitalares, tornando-se necessário que os profissionais de enfermagem realizem os cuidados relacionados a seu uso baseados em evidências, contribuindo assim para a segurança do paciente e a manutenção da qualidade do cuidado, de acordo com as peculiaridades e características clínicas apresentadas por cada indivíduo.

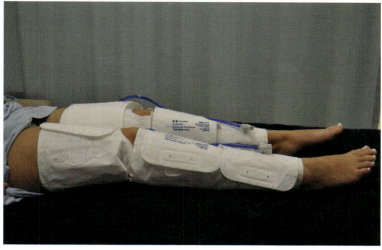

FIGURA 8.15   Paciente em uso de perneiras tipo *Perna e Coxa*.

## 2. INDICAÇÕES

- Prevenção de tromboembolismo venoso em pacientes clínicos ou cirúrgicos com mobilidade física reduzida.
- Tratamento de insuficiência venosa crônica, especialmente em casos com edema refratário e úlceras crônicas que não respondem a terapia convencional.
- Tratamento de linfedema após esvaziamento ganglionar ou tratamentos radioterápicos.

## 3. CONTRAINDICAÇÕES

- Pacientes portadores de insuficiência arterial e isquemia de extremidades.
- Trombose venosa profunda.
- Neuropatias.
- Insuficiência cardíaca grave.
- Lesões de pele ou infecção no membro que receberá o CPI.
- Realização de cirurgia recente no membro que receberá o CPI.

## 4. MATERIAL

- Bomba elétrica propulsora de ar
- Mangueiras
- Perneiras
- Fita métrica

## 5. DESCRIÇÃO DA TÉCNICA

| Ação | Justificativa |
|---|---|
| 1. Higienizar as mãos com água e sabão ou álcool-gel | Reduzir a microbiota transitória e residente (precauções-padrão). |
| 2. Verificar prescrição médica ou de enfermagem (quando cabível). | Garantir a realização do procedimento correto, no paciente correto. |
| 3. Higienizar as mãos com água e sabão ou álcool-gel | Reduzir a microbiota transitória e residente (precauções-padrão). |
| 4. Realizar desinfecção do balcão/bandeja e separar o material. | Garantir ambiente limpo e otimizar a realização do procedimento. |
| 5. Higienizar as mãos com água e sabão ou álcool-gel. | Reduzir a microbiota transitória e residente (precauções-padrão). |

| Ação | Justificativa |
|---|---|
| 6. Verificar a identificação do paciente: solicitar que o paciente informe seu nome completo e a data de nascimento, enquanto o profissional faz a conferência e comparação dos dados com a pulseira de identificação e a prescrição médica. A identificação deve ser feita por dois indicadores. | Garantir a realização do procedimento correto, no paciente correto. |
| 7. Explicar o procedimento que será realizado ao paciente e à família e obter seu consentimento. | Manter um contato humanizado e reduzir a ansiedade. Manter ética e transparência no cuidado e contribuir para adesão do paciente ao procedimento. |
| 8. Realizar a mensuração com fita métrica do local a ser instalada a CPI, para escolha adequada tamanho da perneira. | Evitar compressão excessiva ou diminuída do membro pela CPI. |
| Se a instalação for tipo *Perna e Coxa*, a mensuração deve ser realizada na região medial da coxa. | |
| Se a instalação for *Perna e Pé*, a determinação do tamanho da perneira será realizada pela mensuração da panturrilha, que deverá ser mantida fletida durante o procedimento. | |
| Se a instalação for tipo *Pé*, não há necessidade de mensuração. | |
| 9. Colocar a perneira, elevando o membro e realizando seu fechamento da região proximal para distal. Deve haver uma folga que permita a introdução de dois dedos entre a perneira e o membro do paciente. Testar a mobilidade do membro em que a CPI foi colocada por meio de discreta flexão do joelho. | Prevenir garroteamento do membro. |

**ATENÇÃO:** O uso de meias antitrombóticas pode ser realizado em conjunto com a CPI. Nestes casos, a colocação das meias deve ser realizada antes das perneiras.

| | |
|---|---|
| 10. Realizar a conexão das mangueiras de transmissão nas perneiras e na bomba propulsora. Posicioná-las adequadamente para evitar tração ou dobras do sistema. | Permitir o funcionamento adequado do equipamento. |
| 11. Realizar a programação da bomba propulsora conforme prescrição médica, protocolo institucional e/ou especificações técnicas do fabricante, ajustando a pressão, o tempo de insuflação e desinsuflação e o tempo de duração da terapêutica. | Atender à necessidade clínica do paciente. |
|  12. Higienizar as mãos com água e sabão ou álcool-gel. | Reduzir a microbiota transitória e residente (precauções-padrão). |
| 13. Realizar registros em prontuário. | Cumprir requisitos legais e éticos. Garantir a continuidade do cuidado e efetiva comunicação na equipe. |
| 14. Realizar avaliação clínica do paciente em uso do CPI. Avaliar a presença de pulso femoral, poplíteo, tibial e pedioso, perfusão periférica e integridade da pele, no mínimo uma vez por plantão e registrar em prontuário. | Prevenir complicações decorrentes do uso do CPI e cumprir as exigências ético-legais. |

## 6. EXEMPLO DE REGISTRO

9/9/2016 – 9h45 – Paciente em uso de compressor pneumático intermitente multicâmara nos membros inferiores, em região de pé, perna e coxa, associado a meias antitrombóticas 7/8. Bomba propulsora programada para 35 mmHg de pressão em ciclos de 20 segundos. Paciente nega algia relacionada ao uso do aparelho. Ao exame dos membros inferiores: pulsos femoral, poplíteo, pedioso e tibial posterior presentes e cheios, membros aquecidos, corados, sem presença de edemas com perfusão periférica < 2 segundos. *Função e nome do profissional, número do Coren e assinatura.*

## 7. CONSIDERAÇÕES ESPECIAIS NO CICLO VITAL

Algumas considerações devem ser feitas em relação aos pacientes diabéticos, idosos e grávidas.

O emprego de CPI em pacientes diabéticos deve ser realizado de forma controlada, devido à possibilidade de presença de neuropatia e lesões em membros inferiores, que podem contraindicar o uso do dispositivo.

Para os idosos, sabe-se que o aumento progressivo do risco de TEV a partir dos 40 anos e os riscos relacionados ao uso de anticoagulantes fazem com que o uso do CPI seja uma das principais medidas a serem implementadas para a profilaxia de eventos embólicos.

1. INTRODUÇÃO

Já na gravidez, é recomendado que mulheres com antecedentes ou fatores de risco para o desenvolvimento de TEV adotem profilaticamente o uso de medidas mecânicas, como meias antitrombóticas e/ou CPI, aliado à heparina, destacando-se porém que anticoagulantes cumarínicos atravessam a placenta e podem ser teratogênicos, sendo, portanto, contraindicados neste caso.

Devido ao baixo risco de desenvolvimento de complicações embólicas, o CPI não é utilizado na população pediátrica.

## 8. DIAGNÓSTICOS DE ENFERMAGEM

- Mobilidade no leito prejudicada
- Risco de disfunção neurovascular periférica
- Risco de integridade da pele prejudicada

## 9. QUESTÕES PARA ESTUDO

**1)** Cite três indicações para utilização da CPI.
**2)** Descreva os passos para a colocação da CPI em MMII, utilizando a perneira tipo *Perna e Coxa*.
**3)** Descreva três cuidados de enfermagem para pacientes em uso de CPI.

## Referências

Campos MAS. Compressão pneumática intermitente na prevenção de trombose venosa profunda em pacientes cirúrgicos: revisão sistemática e metanálise [dissertação]. [São Paulo]: Universidade Federal de São Paulo, Escola Paulista de Medicina; 2006. 241 p.

Carneiro JLA, Targueta GP, Marino LO. Avaliação da profilaxia do tromboembolismo venoso em hospital de grande porte. Rev Col Bras Cir 2010;37(3):204–10.

Comissão de Circulação Pulmonar da Sociedade Brasileira de Pneumologia. Recomendações para a prevenção do tromboembolismo venoso. J Pneumol 2000;26(3):153–8.

Figueiredo M, Simão PP, Pereira BMA, Penha-Silva N. Eficácia da compressão pneumática intermitente (CPI) nos membros inferiores sobre o fluxo sanguíneo das veias femorais comuns. J Vasc Bras 2008;7(4):321–4.

Luz ND, Lima ACG. Recursos fisioterapêuticos em linfedema pós-mastectomia: uma revisão de literatura. Fisioter Mov 2011;24(1):191–200.

Morris RJ, Woodchuck JP. Evidence-based compression: prevention of stasis and deep vein thrombosis. Ann Surg 2004;239:162–71.

National Institute for Health and Care Excellence. Addendum to Clinical Guideline CG92 – Reducing the risk of venous thromboembolism (deep vein thrombosis and pulmonary embolism) in patients admitted to hospital (Chapter 24 – stroke patients). [february 2015].

North American Nursing Diagnosis Association. Diagnósticos de enfermagem da Nanda: definições e classificação 2018-2020. 11ª ed. Porto Alegre: Artmed; 2018.

Pontelli EP, Scialom JM, Santos-Pontelli TEG. Profi laxia tromboembólica farmacológica e por compressão pneumática intermitente em 563 casos consecutivos de abdominoplastia. Rev Bras Cir Plást 2012; 27 (1): 77 – 86.

Rech JBS, Nóbrega L, Lemos A. Compressão pneumática no tratamento de linfedema pós-mastectomia: revisão sistemática. Rev Bras Cancerol 2010;56(4):483–91.

World Union of Wound Healing Societies (WUWHS). Principles of best practice: Compression in venous leg ulcers. A consensus document. London: MEP Ltd, 2008.

# 8.4

## Contenção Mecânica

*Beatriz Murata Murakami, Thiago Osawa Rodrigues*

## 1. INTRODUÇÃO

Contenção de pacientes trata-se do uso de qualquer método, material ou equipamento que imobilize ou reduza a capacidade de movimentar livremente o corpo ou parte, com o objetivo de prevenir e/ou controlar danos por condutas violentas e ameaçadoras à integridade física do próprio indivíduo, de terceiros ou para prevenção/controle de danos ao ambiente.

Alguns autores consideram que o termo contenção física seja sinônimo de contenção mecânica. Entretanto, nesta obra, consideraremos que contenção física é aquela realizada sem o uso de equipamentos auxiliares, apenas pela imobilização do paciente por várias pessoas que o seguram firmemente no solo, e que contenção mecânica é aquela realizada com auxílio de equipamentos (faixas) que fixam o paciente ao leito. Neste capítulo, serão abordados os aspectos referentes apenas à contenção mecânica.

Por ser considerado um cuidado de maior complexidade técnica, deve ser prescrito por médicos ou enfermeiros. É desejável que as instituições possuam protocolos assistenciais para regulamentação e padronização de sua execução. Aos técnicos e auxiliares de enfermagem cabe a execução da contenção sob supervisão do enfermeiro, salvo nos casos emergenciais, nos quais a equipe de enfermagem pode primeiramente realizar a contenção a fim de proteger o paciente e depois comunicar imediatamente ao enfermeiro responsável.

Ressalta-se que a contenção mecânica é uma conduta excepcional, e que deve ser usada como último recurso, após terem sido malsucedidas as tentativas de controle da situação por meio de abordagens menos restritivas, tais como diálogo (comunicação terapêutica), controle do ambiente com eliminação de fatores estressores, tentativas de distração ou ainda uso de medicamentos tranquilizantes.

Há diversas formas de restrição mecânica, sendo as mais comumente realizadas a contenção tipo luvas, de punhos e tornozelos, tórax, quadril e joelhos, que serão detalhadas no item 5.

Sua realização deve ser cercada de todos os cuidados necessários para que a ação sobre o paciente seja a menos lesiva possível, já que, se realizada de forma incorreta, pode trazer danos físicos e psíquicos para os pacientes.

A contenção de um paciente agitado deve ser realizada por cinco profissionais devidamente treinados. Nas demais situações, em que apenas um segmento será contido, o enfermeiro deverá avaliar o número de pessoas adequado para a realização do procedimento de forma segura e adequada.

Uma vez contido, o paciente deverá ser acompanhado por um profissional da equipe de enfermagem, que realizará os cuidados necessários, tais como auxílio na alimentação, higiene, mudança de decúbito, aquecimento, preparo e administração de medicamentos, orientações e fornecimento de informações, entre outros.

O enfermeiro deverá avaliar o paciente periodicamente em intervalos entre 30 e 60 minutos, de acordo com necessidade clínica, para prevenção ou detecção precoce de eventos adversos. Deve-se atentar ao nível de consciência, sinais vitais, condições de pele e perfusão dos locais restritos e realizar o registro em prontuário.

O monitoramento rigoroso desses pacientes é importante, pois a contenção mecânica pode levar ao desenvolvimento de complicações como desidratação, lesões de pele, redução da perfusão periférica da área restrita por garroteamento, hiperextensão das articulações, fraturas, depressão respiratória, pneumonia hipostática, constipação e até mesmo morte por estrangulamento.

## 2. INDICAÇÕES

- Proteção do paciente contra lesões decorrentes de autoagressão devido a comportamento agitado ou violento.
- Prevenção de quedas em crianças e pacientes com diminuição do nível de consciência.
- Proteção a terceiros contra lesões decorrentes de pacientes com comportamento agitado ou violento.
- Impedimento da retirada acidental de dispositivos invasivos, tais como drenos e sondas, em pacientes não colaborativos.
- Manutenção do posicionamento adequado para a realização de exames em pacientes não colaborativos.
- Minimização de danos ao patrimônio decorrente de pacientes com comportamento agitado ou violento.
- A pedido do paciente (em alguns casos de indivíduos com doenças psiquiátricas).

## 3. CONTRAINDICAÇÕES

- Pacientes calmos e colaborativos.
- Pacientes responsivos a outros tipos de abordagens (verbal, medicamentosa, controle do ambiente e/ou eliminação de fatores externos estressores).

> **ATENÇÃO:** É proibido o emprego da contenção mecânica de pacientes com o propósito de disciplina, punição e coerção, ou por conveniência da instituição ou da equipe de saúde.

# 4. MATERIAL

- Atadura crepe
- Gazes não estéreis
- Fita adesiva
- Compressa de pano
- Lençol
- Restritores específicos*

# 5. DESCRIÇÃO DA TÉCNICA

*Observação: O emprego dos restritores específicos deverá ser realizado conforme orientação do fabricante. Neste capítulo serão descritas as técnicas de restrição mecânica utilizando materiais não específicos, tais como ataduras e lençóis. Após a realização da contenção mecânica, os cuidados de enfermagem são semelhantes, independentemente do material utilizado.*

| Ação | Justificativa |
|---|---|
| 1. Verificar prescrição médica ou de enfermagem: nome do paciente, tipo e local da restrição e tempo estimado de duração. | Garantir a realização do procedimento correto, no paciente correto. |
| 2. Separar todo o material necessário. | Otimizar o tempo de realização do procedimento. |
| 3. Retirar adereços como óculos, relógios e crachás, entre outros. | Minimizar risco de lesões devido a contato físico entre profissional e paciente (caso apresente agitação psicomotora durante a realização do procedimento). |
| 4. Higienizar as mãos com água e sabão ou álcool-gel; na presença de sujidade ou exsudação visível, calçar luvas não estéreis. | Reduzir a microbiota transitória e residente (precauções-padrão) e reduzir o risco de contaminação por fluidos biológicos. |
| 5. Aproximar-se do paciente, evitando movimentos bruscos e mantendo distância segura. Retirar/afastar do ambiente objetos que possam oferecer risco à integridade física do paciente e equipe. | Manter um contato seguro e humanizado com o paciente e minimizar risco de danos físicos e materiais. |
| 6. Apresentar-se ao paciente, olhando-o diretamente e explicando de forma firme e clara o procedimento que será realizado e as razões do seu uso, bem como critérios de suspensão. | Criar vínculo com o paciente e reduzir a ansiedade. |
| 7. Realizar a contenção mecânica adequada (ver a seguir): | Atender à necessidade clínica do paciente. |
| **7.1 Restrição tipo luvas** | |
| 7.1.1 Colocar as gazes não estéreis ou uma compressa dobrada na palma da mão do paciente, formando um coxim e fechar a mão do paciente. | Manter as mãos em posição confortável. |
| 7.1.2 Proceder ao enfaixamento com atadura crepe e fixar a ponta com fita adesiva (Figura 8.16). | Restringir a movimentação dos dedos do paciente. |
| **7.2 Restrição de punhos e tornozelos** | |
| 7.2.1 Dobrar a compressa de pano em três partes no sentido horizontal, formando uma faixa de aproximadamente 10 cm de largura. Enrolar a compressa ao redor do punho ou do tornozelo. | Proteger a pele do paciente do atrito com a faixa. |
| 7.2.2 Envolver a compressa com a atadura, dando três ou quatro voltas, mantendo uma extremidade livre. | Manter o membro fixo. |
| 7.2.3 Cruzar as extremidades da atadura e dar um nó fixo, deixando uma folga de um ou dois dedos entre o nó e a pele do paciente (Figura 8.17). | Manter o membro fixo, sem garrotear. |
| 7.2.4 Colocar o membro em extensão e prender as extremidades da atadura na lateral fixa da cama. | Posicionar o membro de forma confortável e restringir a sua movimentação. |
| Observação: restrição de punho utilizando restritores específicos (Figura 8.18). | |
| **7.3 Restrição de tórax** | |
| 7.3.1 Dobrar o lençol em diagonal e redobrá-lo até formar uma faixa de aproximadamente 30 cm de largura. Colocar a faixa sob as costas do paciente, passando-a pelas axilas sobre os ombros no sentido cranial (posição de alça de mochila). | Restringir a movimentação do tórax e dar segurança para não lesionar o plexo braquial. |
| 7.3.2 Cruzar as pontas da faixa sob o travesseiro e amarrá-las no estrado da cabeceira da cama (Figura 8.19). | Restringir a movimentação do tórax com segurança para não restringir movimentos respiratórios. |
| **7.4 Restrição de quadril** | |
| 7.4.1 Colocar uma fralda descartável no paciente. | Manter a higiene em caso de eliminações vesicointestinais. |

| Ação | Justificativa |
|---|---|
| 7.4.2 Dobrar dois lençóis em diagonal e redobrá-los até formar duas faixas de aproximadamente 30 cm de largura. Colocar um dos lençóis sobre a região pubiana e o outro sob as nádegas. | Posicionar as faixas com segurança para não comprimir as vísceras. |
| 7.4.3 Unir as pontas dos lençóis e torcê-las até apertar ligeiramente o quadril. Amarrar as pontas dos lençóis na grade fixa da cama (Figura 8.20). | Restringir a movimentação do quadril com cuidado para não comprimir as vísceras. |
| **7.5 Restrição de joelhos** | |
| 7.5.1 Dobrar dois lençóis em diagonal e redobrá-los até formar duas faixas de aproximadamente 30 cm de largura. Colocar uma faixa sobre um dos joelhos e passá-la por baixo do joelho oposto. Repetir o procedimento com o outro joelho. | Restringir a movimentação dos membros inferiores com segurança para não lesionar a pele ou garrotear. |
| 7.5.2 Unir as pontas dos lençóis e torcê-las até apertar ligeiramente e impedir a movimentação dos joelhos. Amarrar as pontas dos lençóis na grade fixa da cama (Figuras 8.21 e 8.22). | |
| 7. Retirar os equipamentos de proteção individual (EPI) e 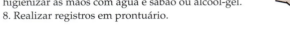 higienizar as mãos com água e sabão ou álcool-gel. | Evitar contaminação cruzada. Reduzir a microbiota transitória e residente (precauções-padrão). |
| 8. Realizar registros em prontuário. | Cumprir requisitos legais e éticos. Garantir a continuidade do cuidado e efetiva comunicação na equipe. |
|  9. Realizar monitoramento do estado mental e clínico do paciente após procedimento a cada 30 a 60 minutos e registrar em prontuário. | Prevenir complicações decorrentes da restrição mecânica e cumprir as exigências ético-legais. |

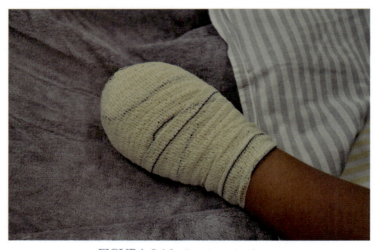

FIGURA 8.16    Restrição tipo luvas.

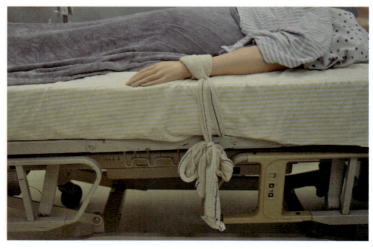

FIGURA 8.17    Restrição de punhos.

## 5. DESCRIÇÃO DA TÉCNICA

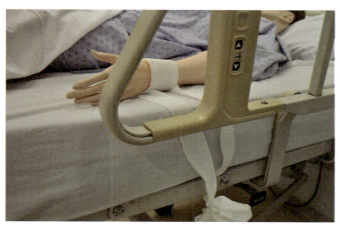

FIGURA 8.18  Restrição de punhos com material específico.

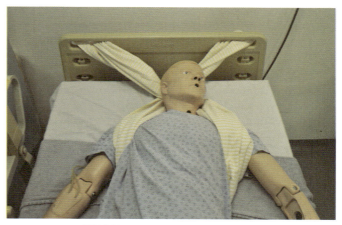

FIGURA 8.19  Restrição do tórax.

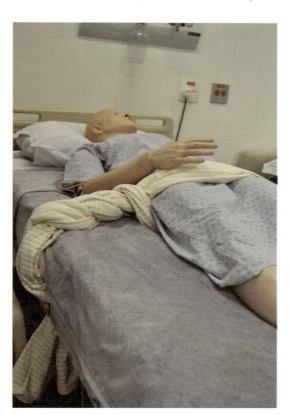

FIGURA 8.20  Restrição do quadril.

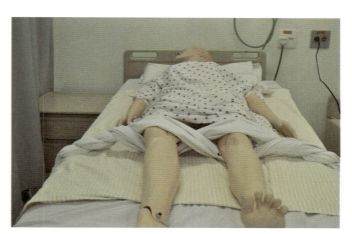

FIGURA 8.21  Restrição do joelho.

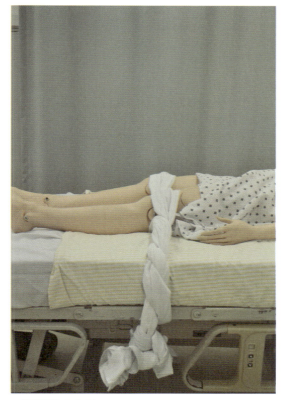

FIGURA 8.22  Restrição do joelho (vista lateral).

# 6. EXEMPLO DE REGISTRO

9/9/2016 – 9h54 – Paciente apresentou episódio de agitação psicomotora com alto risco de auto e heteroagressão e fuga. Foi avaliado pela enf. Melissa, que prescreveu contenção mecânica no leito conforme protocolo institucional, após tentativas frustradas de abordagens verbal e de controle do ambiente. Realizada contenção mecânica pela equipe de enfermagem (enf. Melissa e técnicos de enfermagem Pedro, Fernanda, Osvaldo e Raquel), com restrição de tórax, MMSS e MMII, com a utilização de lençóis e ataduras crepe. Após contenção, paciente mantém quadro de agitação psicomotora; foram aferidos os sinais vitais (PA 142 × 82 mmHg, FC 110 bpm, FR 26 irpm, T 36 C). Mantendo bom padrão respiratório e expansibilidade torácica preservada. Apresenta pele íntegra, com boa perfusão periférica das extremidades restritas (TEC < 3 s) em MMSS e MMII. Comunicada a situação ao plantonista (Dr. Thiago); no aguardo de avaliação e conduta médica. *Função e nome do profissional, número do Coren e assinatura.*

# 7. CONSIDERAÇÕES ESPECIAIS NO CICLO VITAL

Deve haver maior rigor no monitoramento do nível de consciência, sinais vitais, condições de pele e da circulação em idosos, crianças e adolescentes restritos mecanicamente, devido à maior fragilidade corpórea destes grupos.

Para gestantes, deve-se manter a contenção do abdome frouxa e cabeceira elevada; avaliar também a possibilidade de manter a paciente em decúbito lateral esquerdo, para minimizar a pressão do útero sobre a veia cava inferior.

# 8. OBSERVAÇÕES

- O termo correto é "paciente contido" ou "paciente restrito", e não "paciente amarrado".
- A contenção tipo luvas trata-se do enfaixamento das mãos, realizada basicamente para evitar deslocamento de dispositivos invasivos ou que o paciente se arranhe. Permite maior amplitude de movimentos se comparada à restrição de punhos; entretanto, há maior dificuldade no monitoramento das condições de pele e perfusão periférica das mãos, pois encobre totalmente os dedos.
- Eventualmente, o paciente pode urinar ou evacuar enquanto estiver restrito. Na impossibilidade de levá-lo ao banho devido ao quadro de agitação, deve-se liberar apenas a restrição dos MMII, realizar a higiene e novamente a restrição com faixas limpas. É importante a presença de mais de um profissional para a realização do procedimento, para que se garanta a segurança do procedimento, paciente e equipe.
- Nunca fixar as tiras de restrição na grade móvel do leito, devido ao alto risco de lesão e garroteamento de membros.
- Após a realização da contenção mecânica, é desejável que o representante legal do paciente seja informado sobre a situação, tão logo quanto possível.
- Os equipamentos de restrição devem ser trocados uma vez por dia após o banho, ou se necessário (se apresentar sujidade aparente).
- Na presença de acesso venoso periférico, conter o membro abaixo do local de inserção para minimizar risco de infiltração da solução que estiver sendo infundida.
- A retirada da contenção mecânica deve ser feita na presença de mais de um membro da equipe, devido ao risco de novo episódio de agitação.
- Evitar imobilizar um cliente em decúbito ventral, pois dificulta os movimentos respiratórios, além de limitar o seu campo visual.

# 9. DIAGNÓSTICOS DE ENFERMAGEM

- Mobilidade física prejudicada
- Mobilidade no leito prejudicada
- Risco de perfusão tissular periférica ineficaz
- Risco de integridade da pele prejudicada
- Risco de integridade tissular prejudicada

# 10. QUESTÕES PARA ESTUDO

**1)** Sr. TCV, 74 anos, apresentou quadro de agitação psicomotora, com alto risco de agressão a terceiros. Foi prescrita a realização de restrição mecânica de tórax, MMSS e MMII. Faça a prescrição de enfermagem para este paciente.

**2)** Após 40 minutos da realização da restrição mecânica do Sr. TCV, a enfermeira responsável notou a redução do tempo de enchimento capilar e cianose do MSE, devido ao garroteamento do membro. Descreva quais as condutas que poderiam ser tomadas para solucionar este evento adverso.

**3)** Cite outras três possíveis complicações que o paciente TCV poderia apresentar decorrentes da contenção mecânica.

**4)** Cite três indicações para a realização da contenção mecânica.

## Referências

Conselho Federal de Enfermagem. Resolução Cofen no 427 de 7 de maio de 2012. Normatiza os procedimentos de enfermagem no emprego de contenção mecânica de pacientes. Diário Oficial da União, Brasília (DF); 2012 Mai 10; Seção 1:175-6.

Conselho Regional de Enfermagem. Do parecer sobre contenção de pacientes mediante prescrição por "telemedicina" em APH e outras situações. Parecer Coren – SP nº 019 de 20 de agosto de 2012. Relatores: Mauro Antonio Pires da Silva, Carmen Maria Casquel Monti Juliani, Consuelo Garcia Corrêa, João Batista de Freitas, Marcília Bonacordi Gonçalves, Paulo Cobellis Gomes, William Malagutti, Alessandro Lopes Andrighetto, Regiane Fernandes. Disponível em: http://portal.coren-sp.gov.br/sites/default/files/parecer_coren_sp_2012_19.pdf.

Conselho Regional de Medicina do Estado de São Paulo. Do parecer sobre quais profissionais são habilitados para a contenção psiquiátrica e composição das equipes para atendimento de urgência ou emergência psiquiátrica. Parecer normativo no 175.956 de 28 de abril de 2015. Relatores: Mauro Gomes Aranha de Lima e Renato Del Santi. Disponível em: http://www.cremesp.org.br/?siteAcao=Pareceres&dif=a&ficha=1&id=13176&tipo=PARECER&orgao=Conselho%20Regional%20de%20Medicina%20do%20Estado%20de%20S%C3%A3o%20Paulo&numero=175956&situacao=&data=28-04-2015.

Mantovani C, Migon MN, Alheira FV, Del-Ben CM. Manejo de paciente agitado ou agressivo. Rev Bras Psiq [Internet] [citado em 1º de novembro de 2016]; 2010 32(2):S96-103. Disponível em: http://www.scielo.br/pdf/rbp/v32s2/v32s2a06.pdf.

North American Nursing Diagnosis Association. Diagnósticos de enfermagem da Nanda: definições e classificação 2018-2020. 11ª ed. Porto Alegre: Artmed; 2018.

Paes MR, Borba LO, Brusanarello T, Guimarães AN, Maftum MA. Contenção física em hospital psiquiátrico e a prática da Enfermagem. Rev Enferm Uerj [Internet]. [citado em 1º de novembro de 2016]; 2009 17(4):479-484. Disponível em: http://www.facenf.uerj.br/v17n4/v17n4a04.pdf.

# SEÇÃO

# 9

# Cuidados com a Pele e Lesões

*Camila Takao Lopes*

## SUMÁRIO

**9.1 Hidratação da Pele** 321

**9.2 Prevenção de Lesão por Pressão** 327

**9.3 Técnica de Curativo** 333
  9.3.1 *Realização de Curativo de Ferida Operatória* 333
  9.3.2 *Realização de Curativo de Ferida Aberta* 339
  9.3.3 *Realização de Curativo de Inserção de Cateter Venoso Central* 346

  9.3.4 *Realização de Curativo de Estoma de Traqueostomia* 353
  9.3.5 *Realização de Curativo de Inserção de Drenos* 358
  9.3.6 *Realização de Curativo de Lesão por Pressão* 365

**9.4 Produtos Utilizados em Curativos** 374

**9.5 Retirada de Fios de Sutura** 385

# 9.1

## Hidratação da Pele

*Ana Flávia dos Santos Amaral, Carolina Gallo Fernandes*

## 1. INTRODUÇÃO

A pele é o maior órgão do corpo humano, responsável pelo revestimento e proteção das estruturas internas e por manter a integridade da forma corporal visível, representando de 8% a 16% do peso corporal total. É responsável por múltiplas funções, como proteção mecânica, comunicação visual, absorção da radiação ultravioleta, manutenção do equilíbrio hidroeletrolítico, termorregulação, hemorregulação, metabolismo, sensibilidade e percepção, controle de infecção e barreira contra perda de água e agressão a irritantes.

Estruturalmente, é constituída por duas camadas: epiderme (camada externa, de origem embrionária ectodérmica) e derme (camada interna, de origem embrionária mesodérmica). Abaixo da derme, encontra-se a hipoderme ou tecido subcutâneo, que une a derme aos órgãos adjacentes e age como isolante térmico e de forças traumáticas, visando à proteção dos órgãos internos (Figura 9.1).

A epiderme é composta por cinco camadas não vascularizadas: *camada basal ou germinativa*, responsável pela produção de novas células para a renovação da epiderme a cada 15-30 dias; *camada espinhosa*, responsável pela resistência ao atrito; *camada granulosa*, que confere ao epitélio impermeabilidade, proteção contra a desidratação e favorece a absorção seletiva; *camada lúcida*, que são células achatadas em fileira simples, translúcidas; *camada córnea*, a mais superficial, principal barreira para a perda de água e contra a penetração de agentes externos.

Na epiderme, estão presentes as células de Merkel (receptores do tato e da pressão), células de Langerhans (ativação do sistema imunológico), melanócitos (proteção da pele contra a radiação ultravioleta) e terminações nociceptivas (dor).

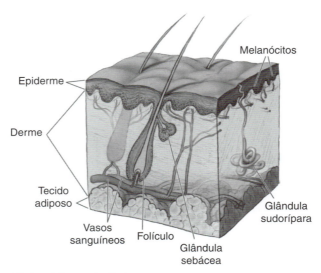

**FIGURA 9.1** Estrutura da pele. (Imagem de domínio público disponível em: https://upload.wikimedia.org/wikipedia/commons/5/5c/Skin_%28layers%2C_glands%2C_vessels%29.jpg. Ilustrador: Don Bliss para o National Institutes of Health.)

A derme é amplamente vascularizada, composta por duas camadas: derme papilar (ancoragem entre a membrana basal e a derme) e derme reticular (composta por numerosas células fagocitárias que impedem a passagem de bactérias para as camadas mais profundas).

Para formar uma barreira eficiente de proteção ao organismo, a pele necessita da atuação equilibrada da queratina, dos lipídeos, do pH ácido da epiderme e de perda de água transepidérmica, fatores que devem ser levados em consideração quando tratamos da higiene e da hidratação da pele.

As características da pele são alteradas por fatores como idade, exposição excessiva à radiação ultravioleta, uso excessivo de sabões (principalmente neutros ou alcalinos), nutrição desequilibrada, tabagismo e hidratação. O conteúdo normal de água no extrato córneo é de 20% a 35%, e abaixo de 10% evidencia a ocorrência da xerose. Ela é causada pelo aumento da perda transepidérmica de água, cujos sinais e sintomas incluem ressecamento, descamação, fissuras, tensão, vermelhidão e, eventualmente, sangramento. A hidratação cutânea adequada possibilita que o conteúdo de água na epiderme seja mantido e que a barreira epidérmica siga intacta.

Alguns autores consideram que o hidratante ideal deve desempenhar quatro funções fundamentais: reparar a barreira da pele, manter a integridade da pele e sua aparência, reduzir a perda de água transepidérmica e restaurar a capacidade da barreira lipídica para atrair, manter e redistribuir água. Os hidratantes são classificados em quatro grupos, de acordo com o mecanismo de ação de seus componentes: *oclusivos* – formam uma película oclusora (filme lipofílico) na superfície da pele, de maneira a retardar a perda e a evaporação de água. Têm melhor efeito quando aplicados sobre a pele levemente umedecida e têm consistência gordurosa e pegajosa ao toque (é necessário esperar que a substância seque, para que não haja perda do produto nas roupas de cama); *umectantes* – retêm a água na camada córnea, seja de dentro para fora (derme), seja de fora para dentro (umidade atmosférica/ambiente). O acúmulo de água sobre a camada córnea forma um filme hidrofílico; *emolientes* – ricos em substâncias capazes de preencher as fendas presentes entre os corneócitos, retendo a água nessa camada. Deslizam facilmente sobre a pele e melhoram sua textura, aumentando a maciez e a flexibilidade.

A associação de um hidratante que contenha mecanismos de oclusão, umectação e emolientes possibilita tanto a formação de um filme lipofílico quanto hidrofílico e promove maciez e flexibilidade à superfície da pele. As formulações cremosas ou loções apresentam mais aproximação com a hidratação natural.

## 2. INDICAÇÕES

A hidratação cosmética da pele, através da aplicação de substâncias tópicas na superfície da pele, deve ser indicada a todas as pessoas desde os primeiros dias de vida, na idade adulta, gravidez e velhice, seja como medida preventiva, seja como tratamento à pele seca e fragilizada, atentando-se para as peculiaridades de cada uma dessas etapas do ciclo vital.

**QUADRO 9.1**  Medidas para Manter a Pele Hidratada

- Ingerir diariamente 2 L de água
- Evitar exposição excessiva ao sol
- Manter dieta rica em fibras (frutas e verduras)
- Evitar banhos muito quentes e prolongados
- Evitar o uso excessivo de sabonetes e buchas (alteram a composição do manto hidrolipídico, hidratante natural produzido pelo organismo, que protege a pele)
- Utilizar hidratante logo após o banho (o vapor pós-banho ajuda na penetração do creme)
- Evitar realizar esfoliações excessivas na pele
- Utilizar hidratantes livre de óleo no rosto e tórax se a pele for oleosa e acneica
- Utilizar hidratantes labiais para prevenir rachaduras
- Utilizar filtro solar diariamente

Deve ser realizada diariamente em todos os pacientes internados, após o banho, mesmo que não haja comprometimento na saúde da pele. Trata-se de estratégia para que o profissional de enfermagem avalie a pele do paciente e busque por sinais de sofrimento ou lesões. Para pacientes com a pele muito ressecada ou desidratada, pode ser necessária mais de uma aplicação do hidratante ao dia.

De acordo com protocolo proposto pelo *National Pressure Ulcer Advisory Panel* (NPUAP) sobre os cuidados com a pele, recomenda-se que os profissionais de saúde implementem no seu plano de cuidados a inspeção completa da pele como parte da avaliação de risco do paciente, a manutenção da pele limpa e seca, a higienização da pele com produtos de pH balanceado, o uso de hidratantes e a educação continuada dos profissionais envolvidos nos cuidados. Este protocolo orienta a não fazer massagem ou esfregar vigorosamente a pele em risco de ulcerar (Quadro 9.1)

## 3. CONTRAINDICAÇÕES

Devem ser evitados: sabonetes com pH neutro ou alcalino; substâncias com corantes (pois podem ocasionar reações cutâneas, especialmente em neonatos, crianças e pessoas com pele frágil e sensível); produtos com fragrâncias fortes, com poder de fixação; produtos oleosos (atendem parcialmente à função de hidratação da pele e demandam tempo de secagem, uma vez que podem manchar vestimentas e roupas de cama); hidratantes ou óleos nos pés ou entre os dedos, devido aos riscos de quedas e infecções; hidratantes ou óleos em pacientes em preparo para procedimentos cirúrgicos e antes de sessões de radioterapia.

## 4. MATERIAL

- Luvas de procedimento
- Material para banho no leito ou de aspersão do paciente (ver Capítulos 5.5 e 5.6)
- Hidratante a ser utilizado, preferencialmente creme ou loção cremosa com pH ácido
- Vestimentas

## 5. DESCRIÇÃO DA TÉCNICA

- Objetivo: Hidratar a pele.
- Aplicação: Todos os indivíduos sob cuidados de saúde.
- Responsabilidade: Enfermeiros, técnicos de enfermagem, auxiliares de enfermagem.

Hidratação da pele

| Ação | Justificativa |
|---|---|
| 1. Higienizar as mãos com água e sabão ou álcool-gel. | Reduzir a microbiota transitória e residente (precauções-padrão). |
| 2. Realizar desinfecção da bandeja ou carrinho de procedimentos. | Garantir ambiente limpo. |

| Ação | Justificativa |
|---|---|
| 3. Higienizar as mãos com água e sabão ou álcool-gel. | Reduzir a microbiota transitória e residente (precauções-padrão). |
| 4. Ler a prescrição de enfermagem do paciente. | Garantir a realização do procedimento correto, no paciente correto. |
| 5. Separar todo o material necessário. | Organizar o procedimento. |
| 6. Higienizar as mãos com água e sabão ou álcool-gel. | Reduzir a microbiota transitória e residente (precauções-padrão). |
| 7. Identificar o paciente: solicitar que informe o nome completo e a data de nascimento, enquanto o profissional faz a conferência da pulseira de identificação. A identificação deve ser feita por dois indicadores. | Garantir a realização do procedimento correto, no paciente correto. |
| 8. Orientar o paciente e a família quanto ao procedimento. | Manter ética e transparência no cuidado; contribuir para adesão do paciente ao procedimento |
| 9. Fechar a porta, puxar as cortinas ou posicionar biombo ao redor do leito. | Manter a privacidade do paciente. |
| 10. Higienizar as mãos com água e sabão ou álcool-gel. | Reduzir a microbiota transitória e residente (precauções-padrão). |
| 11. Posicionar o paciente confortavelmente. | Promover conforto ao paciente e garantir a ergonomia do executante. |
| 12. Calçar luvas de procedimento. | Prevenir infecção relacionada à assistência à saúde. |
| 13. Durante o banho, higienizar a superfície corpórea do paciente com água morna e sabonete com pH acidificado (ver Capítulos 5.6 e 5.7). | Evitar lesões de pele. |
| 14. Com uma toalha, secar levemente a pele do paciente, sem provocar atrito e mantendo parcialmente a umidade. | |
| 15. Observar criteriosamente a pele do paciente, em toda a sua extensão, de maneira a verificar a presença de sofrimento ou lesões. | Realizar avaliação abrangente, identificar áreas de risco para lesões e identificar lesões precocemente. |
| 16. Expor somente a área onde será feita a hidratação de cada vez. | Assegurar a privacidade do paciente. |
| 17. Espalhar o hidratante por toda a pele do paciente, adotando o sentido unidirecional, exceto em proeminências ósseas ou regiões avermelhadas, interdígitos e plantas dos pés (se houver risco de quedas). Nos membros superiores e membros inferiores, adotar sentido distal para proximal. | Cumprir indicações de hidratação da pele, facilitar o retorno venoso. |
| 18. Vestir o paciente. | Promover conforto. |
| 19. Recolher o material e retirar biombo/abrir cortinas ou a porta do quarto. | Garantir ambiente seguro e limpo. |
| 20. Retirar as luvas e a máscara cirúrgica e descartá-las no lixo infectante. | |
| 21. Higienizar as mãos com água e sabão ou álcool-gel. | Reduzir a microbiota transitória e residente (precauções-padrão). |
| 22. Registrar o procedimento e possíveis intercorrências. | Cumprir requisitos legais e éticos, garantir a continuidade do cuidado e efetiva comunicação na equipe. |

## 6. EXEMPLO DE REGISTRO

15/7/2016 – 9h30 – Realizado banho de aspersão, em cadeira de rodas. Observada hiperemia na região de uso de fralda. Demais áreas do corpo sem alterações de pele. Aplicado creme hidratante em toda a superfície da pele. *Função e nome do profissional, número do Coren e assinatura.*

## 7. CONSIDERAÇÕES ESPECIAIS NO CICLO VITAL

A pele sofre diversas alterações ao longo do ciclo vital. Neste capítulo, somente são abordadas as principais mudanças relacionadas à hidratação da pele nos extremos de idade.

### Neonatos e lactentes

A pele do neonato a termo é um órgão imaturo, cuja barreira impermeável leva cerca de 2 a 4 semanas para amadurecer e a qual necessita de aproximadamente 1 ano de vida para atingir condições semelhantes às da pele do adulto. Este processo de maturação é influenciado pela mudança do ambiente aquoso intrauterino para o ambiente seco extrauterino.

São características da pele do neonato a termo a espessura diminuída do estrato córneo, o pH de superfície menos ácido (tendendo à neutralidade), e o tamanho menor de corneócitos e queratinócitos, o que faz com que o fator de hidratação natural seja diminuído nesta população e haja maior suscetibilidade de rompimento da barreira da pele.

Em relação ao neonato a termo, a pele do prematuro é ainda mais fina, com camada córnea praticamente ausente, coesão entre a epiderme e derme diminuída e função de barreira cutânea menos efetiva, tendo como principais consequências maior perda de água transepidérmica, maior absorção percutânea de químicos e trauma cutâneo facilmente induzido. As metas de cuidado de enfermagem para neonatos e lactentes devem ser direcionadas a prevenir estas ocorrências.

Pela fragilidade da pele e elevado risco de toxicidade percutânea, as recomendações nacionais e internacionais de cuidados com a pele infantil reforçam a necessidade do uso de produtos delicados, testados especificamente para esta população, sem perfumes, corantes e conservantes, livres de substâncias potencialmente tóxicas (como preparações à base de álcool, iodo, propilenoglicol, parabenos, entre outros). Estas propriedades são aplicáveis tanto aos hidratantes quanto aos agentes de limpeza.

Revisão de literatura sobre cuidados com a pele da criança e do recém-nascido realizada no Brasil defende que o uso de sabonetes não é recomendado em bebês, por serem potenciais irritantes e causarem alterações indesejáveis no pH da pele. Na mesma linha, existem recomendações de não se utilizar lenços umedecidos na higienização dos bebês, devido aos riscos de remoção do filme lipídico da pele e de causar sensibilização, e também pelo fato de que a maioria destes produtos possui sabões em sua composição (potenciais irritantes/alcalinos), com necessidade de enxágue. Algumas entidades, no entanto, defendem que lenços umedecidos livres de álcool, detergentes e fragrâncias podem substituir o algodão com água morna quando este não estiver disponível.

Alternativamente aos sabonetes e lenços umedecidos, são recomendados para os bebês, com parcimônia, os *syndets*, detergentes sintéticos que são limpadores suaves, com pH neutro ou ácido. A higienização da pele exposta à urina com algodão umedecido com água morna tem sido apontada como suficiente. Para as trocas de fralda com fezes, pode ser necessário acrescentar sabonetes suaves ou óleos minerais (estes, como estratégia para diminuir a fricção durante o momento de limpeza).

A troca de fraldas em lactentes deve ser frequente para reduzir o contato da pele frágil com a urina e as fezes. Esta medida e os esforços para se evitar fricção da pele durante a limpeza são apontados como as principais estratégias de prevenção de dermatite associada ao uso de fralda. O emprego de hidratantes como cremes de barreira já foi comprovado como eficaz para prevenção de dermatite associada à incontinência, porém há autores que desaconselham o uso rotineiro de preparações tópicas de maneira profilática por aumentarem o risco de infecções, sensibilização de contato, irritação e/ou toxicidade percutânea.

Em relação aos veículos passíveis de utilização, os talcos e demais pós são contraindicados em lactentes pelo risco de inalação acidental. Os cremes e loções devem ser indicados em casos de dermatoses agudas e em áreas de dobras cutâneas. Já as pomadas, devido ao seu poder oclusivo, são contraindicadas em áreas de dobras e somente devem ser escolhidas para tratamento de pele seca, xerose e eczema crônico.

Outros cuidados importantes que são preconizados para manter a hidratação e a integridade da pele dos bebês são: a duração do tempo de contato dos agentes de limpeza com a superfície corpórea no banho ser inferior a 10 minutos; a cautela para evitar fricção durante as higienizações; a secagem suave da pele após cada limpeza; a manutenção das unhas do bebê limpas e curtas; o emprego de medidas de assepsia na manipulação do coto umbilical e a limpeza do coto com clorexidina alcoólica a 0,5%, permitindo a completa secagem do antisséptico antes do fechamento das fraldas; e a minimização do uso de curativos adesivos, devido ao alto risco de lacerar a pele.

## Idosos

O envelhecimento provoca diversas alterações estruturais e funcionais na pele. A epiderme e a derme ficam mais delgadas e a junção dermoepidérmica se torna achatada. A perda das ondulações faz com que haja redução da área de troca de nutrientes, incluindo lipídeos para o estrato córneo. Ao mesmo tempo, as glândulas sebáceas e sudoríparas diminuem a produção de sebo e suor e a pele perde parcialmente sua capacidade de reter água. A conjunção destes fatores resulta em ressecamento (xerose cutânea) e prurido.

Alterações no tecido conjuntivo reduzem a resistência e a elasticidade da pele. Os vasos sanguíneos da derme se tornam mais frágeis, o que pode causar sangramentos sob a pele. A camada protetora de gordura subcutânea diminui e a função de barreira da pele fica prejudicada. Todos estes fatores contribuem para um elevado risco de comprometimento da integridade da pele, como lesões por fricção ou por pressão.

Associada à fragilidade tissular, a diminuição da funcionalidade do idoso o predispõe a outros tipos de prejuízos à pele, como a dermatite associada à incontinência. Além disso, a população senil tem elevada prevalência de doenças crônicas que podem colaborar para o rompimento da pele, tais como distúrbios vasculares e nutricionais.

Assim, idosos constituem uma população de alta vulnerabilidade à xerose cutânea e ao desenvolvimento de lesões de pele. Além disso, neles, o processo de regeneração tecidual é mais lento. Portanto, estratégias de cuidados com a pele são fundamentais nesta população e a prevenção da ocorrência de lesões deve ser uma meta do cuidado de enfermagem.

As evidências sobre a prática relacionada aos cuidados com a pele em idosos têm sido apontadas como fracas na literatura. Assim como em neonatos, o uso de detergentes sintéticos (*syndets*) é preferível ao uso de sabonetes e a higienização deve ser cautelosa, para evitar fricção. O uso diário de hidratantes umectantes (à base, por exemplo, de glicerina, ácido lático ou ureia) ou oclusivos (como o petrolato) foi apontado na literatura internacional como crucial ao manejo da xerose.

Revisão sistemática sobre a manutenção da integridade da pele no idoso demonstrou que detergentes sintéticos melhoram o ressecamento da pele e apresentam efeitos protetores da pele quando comparados à higienização com água e sabonete comum. Exibiu a eficácia de umectantes à base de ureia e ácido lático para o controle de sintomas da xerodermia em relação a hidratantes não umectantes ou à ausência de tratamento. Apresentou, também, resultados de eficácia de cremes de barreira à base de oclusivos na prevenção de lesões de pele quando comparados ao tratamento-padrão ou à ausência de tratamento. A mesma revisão demonstra que não há evidências suficientes quanto à superioridade de hidratantes emolientes ou oclusivos para prevenção de dermatite associada à incontinência e de lesões superficiais. Os autores concluíram que, apesar de as limitações metodológicas dos estudos analisados restringirem o nível das evidências, o uso de produtos de higienização da pele pouco irritativos e de hidratantes umectantes ou oclusivos parece ser a melhor estratégia para manter a função de barreira da pele e sua integridade nos idosos.

## 8. DIAGNÓSTICOS DE ENFERMAGEM

- Risco de integridade da pele prejudicada
- Risco de lesão por pressão

## 9. QUESTÕES PARA ESTUDO

**1)** Qual a diferença entre o mecanismo de ação dos hidratantes umectantes, oclusivos e emolientes?
**2)** Quais as principais indicações e contraindicações ao uso de hidratantes?
**3)** Além do uso de hidratantes, quais são outras ações preconizadas para manter a pele hidratada?
**4)** O que ocorre com a pele durante as diferentes etapas do ciclo vital?

## Referências

Afsar FS. Skin care for preterm and term neonates. Clin Exp Dermatol 2009;34(8):855–8.

Anderson PC, Dinulos JG. Are the new moisturizers more effective? Curr Opin Pediatr 2009;21(4):486–90.

Draelos ZD. Cosmecêuticos. Rio de Janeiro: Elsevier; 2005. 264.

Fazio SB, Yosipovitch G. Pruritus: Overview of management. 2016 Mai 23 [cited in 2016 Ago 5]. In: UpToDate [Internet]. Philadelphia (PA): WoltersKluwer Health, 1992. Disponível em: http://www.uptodate.com/contents/pruritus-overview- of-management?source= machineLearning&search=syndets&selectedTitle=3~17&sectionRank=1&anchor= H8354494#H8354494.

Fernandes JD, Machado MCR, Oliveira ZNP. Prevenção e cuidados com a pele da criança e do recém-nascido. An Bras Dermatol 2011;86(1):102–10.

Hall JE. Guyton & Hall. Fundamentos de fisiologia médica. 13ª ed. Rio de Janeiro: Elservier; 2017.

Herdman TH, Kamitsuru S. Diagnósticos de enfermagem da NANDA-I: definições e classificação 2018-2020. 11 ed. Porto Alegre: Artmed; 2018.

Horii KA, Prossick TA. Diaper dermatitis. 2015 Ago 27 [cited in 2016 Ago 5]. In: UpToDate [Internet]. Philadelphia (PA): WoltersKluwer Health, 1992. Disponível em, http://www.uptodate.com/contents/ diaper-dermatitis?source=machineLearning&search=dermatitis&selectedTitle=4~150&sectionRank=2&anchor=H36#H59218790.

Junqueira LC, Carneiro J. Histologia básica. Texto e Atlas. 12ª ed. Rio de Janeiro: Guanabara Koogan; 2013.

Kottmer J, Lichterfeld A, Blume-Peytavi U. Maintaining skin integrity in the aged: a systematic revie. Br J Dermatol 2013;169(3):528–42.

National Pressure Ulcer Advisory Panel, European Pressure Ulcer Advisory Panel and Pacific Pressure Injury Alliance. Prevention and Treatment of Pressure Ulcers: Quick Reference Guide. Emily Haesler (ed.). Cambridge Media: Osborne Park, Australia, 2014.

Oliveira RA. A pele em diferentes etapas da vida. In: Domansky RC, Borges EL (eds.). Prevenção de lesões de pele. 2ª ed. Rio de Janeiro. Rubio, 2014:9-37.

Visscher MO. Update on the use of topical agents in neonates. Newborn Infant Nurs Rev 2009;9(1):31–47.

Yamada BFA. Pele: o manto protetor. Higiene e hidratação. 1ª ed. São Paulo: Andreoli; 2015.

# 9.2

## Prevenção de Lesão por Pressão

*Talita Raquel dos Santos, Karin Emilia Rogenski*

## 1. INTRODUÇÃO

As lesões por pressão (LP) têm sido motivo de preocupação e de medidas específicas pela equipe de enfermagem nas instituições de saúde e, particularmente, nas hospitalares, à medida que têm aumentado seus índices de prevalência e incidência, particularmente em determinadas populações de risco, a despeito de todo avanço tecnológico e científico para preveni-las e tratá-las.

As LP, segundo o novo consenso da *National Pressure Ulcer Advisory Panel* (NPUAP), tratam-se de danos localizados na pele e/ou tecidos moles subjacentes, geralmente sobre uma proeminência óssea ou relacionada ao uso de dispositivo médico ou a outro artefato. A lesão pode se apresentar em pele íntegra ou como úlcera aberta e pode ser dolorosa. As lesões ocorrem como resultado da pressão intensa e/ou prolongada em combinação com o cisalhamento e podem ser classificadas em estágios (ver Capítulo 9.3.6).

O aparecimento de LP deve-se a uma combinação de fatores intrínsecos e extrínsecos. Entre os fatores intrínsecos, podem-se citar idade (idosos), comorbidades, condições de mobilidade (por exemplo, indivíduos com paraplegia, submetidos a cirurgias de grande porte, com trações ortopédicas, sob restrição mecânica com aparelhos gessados), estado nutricional (indivíduos desnutridos), nível de consciência (por exemplo, indivíduos em coma e/ou sedados), entre outros. Pressão, fricção e cisalhamento são essencialmente os fatores extrínsecos.

O surgimento de LP durante o período de internação aumenta consideravelmente a morbimortalidade do paciente, além de implicar piora do sofrimento para pacientes e familiares; portanto, a melhor estratégia para evitar as LP é o investimento na prevenção. As principais formas de prevenção de LP, segundo o Ministério da Saúde brasileiro, consistem em avaliação de risco; manejo do estado nutricional, como atenção à hidratação; inspeção e avaliação diária da pele; e cuidados com umidade e redistribuição de pressão.

> O surgimento de LP durante o período de internação aumenta consideravelmente a morbimortalidade do paciente, além de implicar piora do sofrimento para pacientes e familiares; portanto, a melhor estratégia para evitar as LP é o investimento na prevenção.

## 2. INDICAÇÕES

Para estratificar o risco de LP do paciente e, por conseguinte, avaliar a indicação de medidas preventivas, é utilizada a escala de Braden, principalmente. O profissional de enfermagem, utilizando dados levantados durante o exame físico e coleta de dados, classifica o paciente quanto à percepção sensorial, umidade, atividade, mobilidade, fricção e cisalhamento. Cada subescala tem pontuação que varia entre 1 e 4, com exceção do domínio fricção e cisalhamento. Após a correta classificação, é feita a soma dos pontos atribuídos a cada uma das caraterísticas apresentadas. Os escores variam de 6 a 23 (Quadro 9.2)

A estratificação de risco da Escala de Braden define alguns níveis gerais de risco para o desenvolvimento de UP: sem risco (17 ou mais), risco leve (15 a 16), risco moderado (12 a 14) e risco alto (abaixo de 11).

## 3. CONTRAINDICAÇÕES

Não há contraindicações absolutas para implementação de medidas preventivas de LP. As intervenções propostas devem ser avaliadas diariamente pelo profissional enfermeiro quanto à sua pertinência na individualização do cuidado.

**QUADRO 9.2** Escala de Braden

| Percepção sensorial: Capacidade de reagir significativamente à pressão relacionada ao desconforto | 1. Totalmente limitado: não reage (não geme, não se segura a nada, não se esquiva) a estímulo doloroso, devido ao nível de consciência diminuído ou devido à sedação ou à capacidade limitada de sentir dor na maior parte do corpo. | 2. Muito limitado: Somente reage a estímulo doloroso. Não é capaz de comunicar desconforto, exceto através de gemido ou agitação. Ou possui alguma deficiência sensorial que limita a capacidade de sentir dor ou desconforto em mais de metade do corpo. | 3. Levemente limitado: Responde a comando verbal, mas nem sempre é capaz de comunicar o desconforto ou expressar necessidade de ser mudado de posição ou tem um certo grau de deficiência sensorial que limita a capacidade de sentir dor ou desconforto em uma ou duas extremidades. | 4. Nenhuma limitação. Responde a comandos verbais: não tem *deficit* sensorial que limitaria a capacidade de sentir ou verbalizar dor ou desconforto. |
|---|---|---|---|---|
| Umidade: Nível ao qual a pele é exposta a umidade | 1. Completamente molhada: A pele é mantida molhada quase constantemente por transpiração, urina etc. Umidade é detectada às movimentações do paciente. | 2. Muito molhada: A pele está frequentemente, mas nem sempre, molhada. A roupa de cama deve ser trocada pelo menos uma vez por turno. | 3. Ocasionalmente molhada: A pele fica ocasionalmente molhada, requerendo uma troca extra de roupa de cama por dia. | 4. Raramente molhada: A pele geralmente está seca, a troca de roupa de cama é necessária somente nos intervalos de rotina. |
| Atividade: Grau de atividade física | 1. Acamado: Confinado à cama. | 2. Confinado à cadeira: A capacidade de andar está severamente limitada ou nula. Não é capaz de sustentar o próprio peso e/ou precisa ser ajudado a se sentar. | 3. Anda ocasionalmente: Anda ocasionalmente durante o dia, embora distâncias muito curtas, com ou sem ajuda. Passa a maior parte de cada turno na cama ou na cadeira. | 4. Anda frequentemente: Anda fora do quarto pelo menos duas vezes por dia e dentro do quarto pelo uma vez a cada 2 horas durante o tempo em que está acordado. |
| Mobilidade: Capacidade de mudar e controlar a posição do corpo | 1. Totalmente imóvel: Não faz nem mesmo pequenas mudanças na posição do corpo ou extremidades sem ajuda. | 2. Bastante limitado: Faz pequenas mudanças ocasionais na posição do corpo ou extremidades, mas é incapaz de fazer mudanças frequentes ou significativas sozinho. | 3. Levemente limitado: Faz frequentes, embora pequenas, mudanças na posição do corpo ou extremidades sem ajuda. | 4. Não apresenta limitações: Faz importantes e frequentes mudanças sem auxílio. |
| Nutrição: Padrão usual de consumo alimentar | 1. Muito pobre: Nunca come uma refeição completa. Raramente come mais de 1/3 do alimento oferecido. Come duas porções ou menos de proteína (carnes ou laticínios) por dia. Ingere pouco líquido. Não aceita suplemento alimentar líquido. Ou é mantido em jejum e/ou mantido com dieta líquida ou IVS por mais de 5 dias. | 2. Provavelmente inadequado: Raramente come uma refeição completa. Geralmente come cerca de metade do alimento. Ingestão de proteína inclui somente três porções de carne ou laticínios por dia. Ocasionalmente aceitará um suplemento alimentar ou recebe abaixo da quantidade satisfatória de dieta líquida ou alimentação por sonda. | 3. Adequado: Come mais da metade da maioria das refeições. Come um total de quatro porções de alimento rico em proteínas (carne e laticínios) todo dia. Ocasionalmente recusará uma refeição, mas em geral aceitará um complemento oferecido. Ou é alimentado por sonda ou regime de nutrição parenteral total, o qual provavelmente satisfaz a maior parte das necessidades nutricionais. | 4. Excelente: Come a maior parte de cada refeição. Geralmente ingere um total de quatro ou mais porções de carne e laticínios. Ocasionalmente come entre as refeições. Não requer suplemento alimentar. |

# 4. MATERIAL

- Colchão pneumático
- Coxins de diferentes formatos e tamanhos
- Creme barreira
- Emoliente corporal
- Sabonete glicerinado
- Água morna
- Almofada redutora de pressão

# 5. DESCRIÇÃO DA TÉCNICA

- Objetivo: Prevenir lesões por pressão.
- Aplicação: Indivíduos com risco de lesão por pressão, segundo método de avaliação padronizado.
- Responsabilidade: Enfermeiros, técnicos de enfermagem e auxiliares de enfermagem.

Cuidados de enfermagem para prevenção de lesão por pressão

| Ação | Justificativa |
|---|---|
| 1. Promover/estimular mudança de decúbito de 2/2 horas ou mais frequentemente, se necessário (Figura 9.2). | Esta prática evita longa permanência de pressão sob uma mesma proeminência óssea, permitindo o tempo necessário de recuperação da perfusão da área. |
| 2. Manter colchão pneumático no leito dos pacientes de risco – escore de Braden igual ou menor de 16. | Este tipo de colchão permite a redistribuição da pressão por todo corpo, evitando sobrecarga em proeminência óssea específica. |
| 3. Evitar posicionar o paciente diretamente sobre os trocanteres. Mantê-lo a 30 graus (posição lateral) com auxílio de travesseiros e coxins (Figura 9.3). | Evitar hipoperfusão tecidual na região da proeminência óssea trocantérica. |
| 4. Mudar a posição do paciente com cuidado (por exemplo, evitar atrito), para prevenir lesões na pele fragilizada. | Evitar fricção e cisalhamento. |
| 5. Elevar a cabeceira da cama no máximo até 30 graus, se a condição clínica do paciente o permitir, e pelo menor tempo possível (Figura 9.4). | Esta prática evita sobrecarga de pressão sob o osso sacro, além de prevenir que o paciente escorregue no leito, impedindo também o cisalhamento. A clínica do paciente deve ser levada em consideração; em paciente em insuficiência respiratória, por exemplo, a cabeceira deve ser elevada para mais que 30 graus em algumas situações. |
| 6. Solicitar à nutricionista suporte nutricional para os pacientes identificados como de "alto risco" (escore de Braden menor ou igual a 11). | Um dos fatores preditivos do surgimento de LP é a má ingestão nutricional, principalmente de proteínas. |
| 7. Proteger as áreas de proeminências ósseas com travesseiros ou coxins (por exemplo, joelhos e tornozelos). | Os travesseiros e coxins permitem o alívio de pressão sob as proeminências ósseas. |
| 8. Manter o calcâneo elevado, com auxílio de coxim próprio, evitando encostá-lo no colchão (Figura 9.5). | Bastante atenção deve ser empregada aos calcâneos, por ser uma região pobre em tecido adiposo, em que a proeminência óssea permanece mais exposta, e o surgimento de LP pode ocorrer rapidamente. |
| 9. Minimizar a exposição da pele à umidade causada por incontinência, perspiração ou drenagem de fluidos. | A manutenção da pele úmida por um longo período de tempo leva à alteração de seu microclima. |
| 10. Limpar a pele sempre que necessário e em intervalos de rotina. | |
| 11. Evitar uso de água quente e excessiva fricção durante o banho. | Evitar queimaduras e mudanças do microclima da pele. |
| 12. Utilizar um agente suave para o banho (sabonete de glicerina) que minimize a irritação e não resseque a pele. | O uso de agente suave evita o ressecamento e favorece manter o pH adequado e natural da pele. |
| 13. Utilizar emoliente suave, imediatamente após o banho, para a proteção e hidratação da pele (ácidos graxos essenciais – AGE), nos pacientes idosos e/ou com pele ressecada. | Os emolientes devem favorecer a permanência da hidratação correta, bem como ofertar nutrientes que mantenham a elasticidade natural da pele. |
| 14. Evitar o uso de fita adesiva sobre pele frágil. | O uso de fita adesiva em peles frágeis favorece o rompimento da pele, quebrando assim sua continuidade e favorecendo a expansão da lesão e o surgimento de infecção. |
| 15. Usar protetor de pele antes de colocar a fita adesiva. | O protetor cutâneo forma uma camada protetora na pele, evitando a ação de possíveis agentes abrasivos. |
| 16. Não massagear áreas com hiperemia. | A massagem em regiões hiperemiadas pode ocasionar o rompimento de capilares, piorando o tipo e a extensão da lesão. |
| 17. Evitar massagear áreas de proeminências ósseas. | A massagem de proeminências ósseas pode ocasionar o rompimento de capilares, piorando o tipo e a extensão da lesão. |
| 18. Não fazer uso de almofadas tipo *donuts* ou anel. | Este tipo de almofada permite o alívio da pressão da área corpórea que está localizada ao centro da almofada, porém aumenta a pressão na região que está apoiada. |
| 19. Reposicionar o paciente a cada hora, quando estiver sentado. | Evitar sobrecarga de pressão. |
| 20. Proteger o assento da cadeira com almofada redutora de pressão. | Esta almofada auxilia na redistribuição da pressão, evitando a sobrecarga em pontos de apoio específicos. |
| 21. Observar e considerar o alinhamento postural, a distribuição do peso e estabilidade, quando posicionar o paciente em cadeira de rodas. | Manter o alinhamento e posicionamento natural evita a sobrecarga de pressão em pontos específicos, além de evitar lesões ortopédicas. |
| 22. Orientar os pacientes usuários de cadeiras de rodas a realizar alívio da pressão a cada 15 minutos. | Propiciar reestabelecimento da perfusão tissular adequada. |
| 23. Orientar o paciente e familiares sobre as medidas preventivas de cuidado. | A orientação permite a adesão consciente dos indivíduos e famílias, resultando em maior independência no cuidado e bem-estar. |

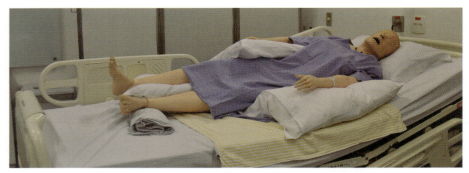

FIGURA 9.2  Posicionamento em decúbito lateral esquerdo.

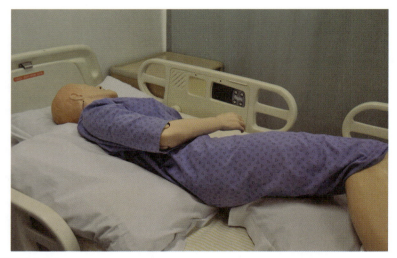

FIGURA 9.3  Manutenção da posição lateral com auxílio de travesseiros e/ou coxins.

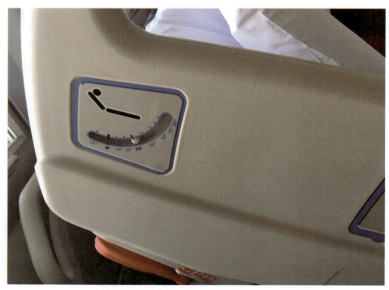

FIGURA 9.4  Cabeceira da cama em 30 graus.

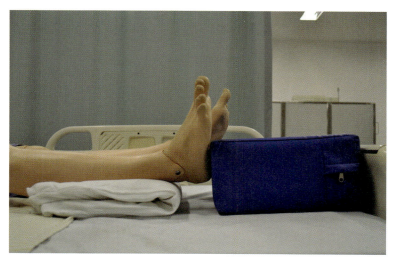

FIGURA 9.5  Proteção de calcâneos com coxins.

## 6. EXEMPLO DE REGISTRO

1/8/16 – 9h20 – Realizado banho no leito. Paciente com pele íntegra em áreas de risco de lesão por pressão. Aplicados ácido graxo essencial em toda extensão corpórea e creme barreira em região perianal, conforme prescrição de enfermagem. Posicionado em decúbito lateral direito, com coxins em região dorsal e em membros inferiores. Calcâneos mantidos elevados. *Função e nome do profissional, número do Coren e assinatura.*

## 7. CONSIDERAÇÕES ESPECIAIS NO CICLO VITAL

A LP na área pediátrica é pouco abordada na literatura em comparação à da população adulta. A avaliação do risco de lesão quando a criança está em estado crítico nem sempre é considerada prioridade. Quanto mais imatura a criança e mais crítico seu estado de saúde, menos tolerantes a pele e as estruturas de suporte e maior o risco de desenvolver LP. Em relação aos pacientes pediátricos, houve uma adaptação na escala de Braden (Escala Braden Q, Quadro 9.3), considerando fatores que levam ao desenvolvimento deste tipo de ferida em crianças.

## 8. DIAGNÓSTICOS DE ENFERMAGEM

- Risco de lesão por pressão
- Risco de integridade da pele prejudicada

## 9. QUESTÕES PARA ESTUDO

1) Defina o que é LP e qual sua etiologia.
2) Como as LP podem ser classificadas?
3) Quais os principais fatores que levam ao desenvolvimento de LP e como atuam para o desenvolvimento da lesão?
4) Quais são as medidas de prevenção para a LP?

## QUADRO 9.3 Escala de Braden Q

| Variáveis | Escores | | | |
|---|---|---|---|---|
| **Mobilidade** Capacidade de mudar e controlar a posição do corpo. | 1. Completamente imóvel: não faz mudanças, nem mesmo pequenas, na posição do corpo ou das extremidades, sem ajuda. | 2. Muito limitado: faz pequenas mudanças ocasionais na posição do corpo ou extremidades, mas é incapaz de fazer mudanças completamente sozinho. | 3. Levemente limitado: faz mudanças frequentes, embora pequenas, na posição do corpo ou das extremidades, sem ajuda. | 4. Nenhuma limitação: faz mudanças importantes e frequentes na posição do corpo, sem ajuda. |
| **Atividade** Grau de atividade física | 1. Acamado: permanece no leito o tempo todo. | 2. Restrito à cadeira: a capacidade de deambular está gravemente limitada ou inexistente. Não consegue sustentar o próprio peso e/ou precisa de ajuda para sentar-se em uma cadeira ou cadeira de rodas. | 3. Deambulação ocasional: deambula ocasionalmente durante o dia, porém por distâncias bem curtas, com ou sem ajuda. Passa a maior parte do turno no leito ou na cadeira. | 4. Crianças jovens demais para deambular ou que deambulam frequentemente: deambulam fora do quarto pelo menos duas vezes por dia e dentro do quarto pelo menos uma vez a cada 2 horas durante as horas em que estão acordadas. |
| **Percepção sensorial** Capacidade de responder de maneira apropriada ao desconforto relacionado à pressão | 1. Completamente limitada: não responde ao estímulo doloroso (não geme, não se encolhe ou se agarra), devido à diminuição do nível de consciência, ou sedação ou limitação da capacidade de sentir dor na maior parte da superfície corporal. | 2. Muito limitada: responde apenas ao estímulo doloroso. Não consegue comunicar desconforto, exceto por gemido ou inquietação; ou apresenta alguma disfunção sensorial que limita a capacidade de sentir dor ou desconforto em mais da metade do corpo. | 3. Levemente limitada: responde aos comandos verbais, mas nem sempre consegue comunicar o desconforto ou a necessidade de ser mudado de posição, ou apresenta alguma disfunção sensorial em uma ou duas extremidades que limita a capacidade de sentir dor. | 4. Nenhuma alteração: responde aos comandos verbais. Não apresenta *deficit* sensorial que limite a capacidade de sentir ou comunicar dor ou desconforto. |
| **Umidade** Grau de exposição da pele à umidade | 1. Constantemente úmida: a pele fica constantemente úmida por suor, urina etc. A umidade é percebida cada vez que o paciente é movimentado ou mudado de posição. | 2. Frequentemente úmida: a pele está frequentemente, mas nem sempre, úmida. A roupa de cama precisa ser trocada pelo menos a cada 8 horas. | 3. Ocasionalmente úmida: a pele está ocasionalmente úmida, necessitando de troca de roupa de cama a cada 12 horas. | 4. Raramente úmida: a pele geralmente está seca, as trocas de fraldas são feitas de rotina e as roupas de cama necessitam ser trocadas apenas a cada 24 horas. |
| **Fricção e cisalhamento** Fricção: a pele se move contra as estruturas de suporte. Cisalhamento: a pele e a superfície óssea adjacente deslizam uma sobre a outra. | 1. Problema importante: a espasticidade, a contratura, o prurido ou a agitação levam a criança debater-se no leito e há fricção quase constante. | 2. Problema: necessita de ajuda moderada a máxima para se mover. É impossível se levantar completamente sem deslizar sobre os lençóis do leito ou cadeira, necessitando de reposicionamento frequente com o máximo de assistência. | 3. Problema potencial: movimenta-se com dificuldade ou necessita de mínima assistência. Durante o movimento, provavelmente ocorre atrito entre a pele e os lençóis, cadeira, coxins ou outros dispositivos. A maior parte do tempo mantém uma posição relativamente boa na cadeira e no leito, mas ocasionalmente escorrega. | 4. Nenhum problema aparente: capaz de levantar-se completamente durante uma mudança de posição. Movimenta-se sozinho na cadeira e no leito, e tem força muscular suficiente para levantar-se completamente durante o movimento. Mantém uma posição adequada no leito e na cadeira o tempo todo. |
| **Nutrição** Padrão habitual de consumo alimentar. | 1. Muito pobre: em jejum e/ou mantido com ingesta hídrica ou hidratação EV por mais de 5 dias ou albumina < 2,5 mg/dL ou nunca come uma refeição completa. Raramente come mais da metade de algum alimento oferecido. O consumo de proteínas inclui apenas duas porções de carne ou derivados de leite por dia. Ingere pouco líquido. Não ingere suplemento dietético líquido. | 2. Inadequada: dieta líquida por sonda ou NPP que fornece calorias e minerais insuficientes para a idade ou albumina < 3 mg/dL ou raramente come uma a refeição completa. Geralmente come apenas a metade de algum alimento oferecido. O consumo de proteínas inclui apenas três porções de carne ou derivados de leite por dia. Ocasionalmente ingere suplemento dietético. | 3. Adequada: dieta por sonda ou NPP que fornece calorias e minerais suficientes para a idade ou come mais da metade da maioria das refeições. Consome um total de quatro porções de proteínas (carne, derivados de leite) por dia. Ocasionalmente recusa uma refeição, mas geralmente toma suplemento dietético, se oferecido. | 4. Excelente: dieta geral que fornece calorias suficientes para a idade. Por exemplo, come/bebe a maior parte de cada refeição/alimentação. Nunca recusa uma refeição. Geralmente come um total de quatro ou mais porções de carne e derivados de leite. Ocasionalmente, come entre as refeições. Não necessita de suplementação. |
| **Perfusão tecidual e oxigenação** | 1. Extremamente comprometida: hipotenso (PAM | 2. Comprometida: normotenso. Apresenta saturação de oxigênio 2 segundos. O pH sérico | 3. Adequada: normotenso. Apresenta saturação de oxigênio 2 segundos. O pH sérico é normal. | 4. Excelente: normotenso. Apresenta saturação de oxigênio >95%, a hemoglobina normal e o tempo de enchimento capilar |

## Referências

Bernabe KQ. Pressure ulcers in the pediatric patient. Curr Opin Pediatr 2012;24(3):352–6.

Braden B, Bergstrom NA. Conceptual schema for the study of the etiology of pressure score. Rehabil Nurs 2000;25(3):105–10.

Dealey C. Cuidando de feridas: um guia para as enfermeiras. 3ª ed. São Paulo: Atheneu Editora; 2008.

He W, Sengupta M, Velkoff V, Debarros K. Current population reports: Special Studies: US Census Bureau 65+ in the United States: 2005. Washington, D.C.: US Bureau; 2007. [cited in 2008 jul 22]. Disponível em: www.census.gov/prod/2006pubs/p23209.pdf.

Herdman TH, Kamitsuru S. Diagnósticos de enfermagem da NANDA-I: definições e classificação 2018-2020. 11 ed. Porto Alegre: Artmed; 2018.

Inoue KC, Matsuda LM. Cost-effectiveness of two types of dressing for prevention of pressure ulcer. Acta Paul Enferm 2015;28(5):415–9.

Maia AC AR, et al. Tradução para a língua portuguesa e validação da escala de Braden Q para avaliar o risco de úlcera por pressão em crianças. Rev Paul Pediatr [online]. [citado em 1( de setembro de 2016], 2011;29(3):405-414. Disponível em: http://www.scielo.br/scielo.php?script=sci_arttext&pid=S010305822011000300016&lng=en&nrm=iso.

National Pressure Ulcer Advisory Panel (NPUAP) announces a change in terminology from pressure ulcer to pressure injury and updates the stages of pressure injury. [on line] [citado em 30 de agosto de 2016]. Disponível em: http://www.npuap.org/national-pressure-ulcer-advisory-panel-npuap-announces-a-change-in-terminology-from-pressure-ulcer-to-pressure-injury-and-updates-the-stages-of-pressure-injury/.

Olkoski E, Assis GM. Campanha para prevenção de úlceras por pressão. Escola Ana Nery 2016;20(2).

Organização Mundial da Saúde. Necessidades de energia e proteína. São Paulo; 2002. Serie de relatos técnicos, 724.

Paranhos WY. Avaliação de risco para úlceras de pressão por meio da escala de Braden, na língua portuguesa [dissertação]. São Paulo (SP): Escola de Enfermagem, Universidade de São Paulo, 1999.

Rogenski NMB, Kurcgant P. Incidência de úlceras por pressão após a implementação de um protocolo de prevenção. Rev Latino-Am Enferm 2012;20(2):333–9.

Sousa CA, Santos I, Silva LD. Aplicando recomendações da escala de Braden e prevenindo úlceras por pressão – evidências do cuidar em enfermagem. Rev Bras Enferm 2016;59(3):279–84.

# 9.3

## Técnica de Curativo

# 9.3.1

## Realização de Curativo de Ferida Operatória

*Tatiane Martins de Matos, Erika Tihemi Nishi*

## 1. INTRODUÇÃO

A ferida operatória (FO) é uma lesão produzida por procedimentos cirúrgicos e fechada por primeira intenção, ou seja, as bordas da incisão são aproximadas e suturadas com mínima perda de tecido, o que reduz a necessidade de formação de tecido novo. Neste tipo de ferida, a formação do tecido de granulação não é visível.

As FO são classificadas como feridas agudas, variando local, extensão e profundidade, podendo haver uma aproximação das bordas por meio de uma cirurgia de laparotomia ou uma pequena entrada pela realização de uma cirurgia laparoscópica. Independentemente do tamanho, a cicatrização completa da ferida é essencial para o sucesso da cirurgia.

A cicatrização da FO deve evoluir para as fases inflamatória, proliferativa e de maturação. Na resposta inflamatória, que perdura cerca de 3 dias, ocorre a migração sequencial das células para a ferida, facilitada por mediadores bioquímicos, como a histamina, serotonina, leucotaxina, bradicinina e prostaglandina. Este processo é responsável pelo aumento da vascularização local e, consequentemente, pelos sinais inflamatórios como o calor, rubor e edema. Os fatores de crescimento e demais substâncias liberadas na ferida nesta etapa são necessários para o início da próxima fase.

A fase proliferativa, que se inicia por volta do terceiro dia após a lesão, perdura por 2 a 3 semanas. Essa fase é caracterizada pela formação de tecido de granulação e é composta de três eventos importantes:

a. Neoangiogênese – é a formação de novos vasos, responsável pela nutrição do tecido e pelo aumento do aporte de células, como macrófagos e fibroblastos para o local da ferida;
b. Fibroplasia – após o trauma, células mesenquimais são transformadas em fibroblastos e atraídas para o local inflamatório, onde atuam na produção de colágeno para a matriz extracelular.
c. Epitelização – nas primeiras 24 a 36 horas após a lesão, fatores de crescimento epidérmicos estimulam a proliferação de células do epitélio. As células epiteliais migram, a partir das bordas, sobre a área cruenta, da ferida e dos folículos pilosos próximos, induzindo a contração e a neoepitelização da ferida.

Na fase de maturação, a ferida sofre um processo de contração, por meio de um movimento centrípeto de toda a espessura da pele circundante, reduzindo a quantidade e o tamanho da cicatriz desordenada. Tem início durante a terceira semana e caracteriza-se por um aumento da resistência devido à remodelagem das fibras de colágeno, com aumento das ligações transversas e melhor alinhamento ao longo das linhas de tensão. A maturação é mais aguda durante as primeiras 6 a 8 semanas e o aumento da força tênsil se estabiliza após 1 ano.

A criação de uma FO rompe a integridade da pele e sua função protetora. A exposição dos tecidos internos aos patógenos no ambiente coloca o paciente em risco de infecção. Fatores que colocam o paciente em risco se dão conforme a classificação da ferida:

- *Limpa* – eletiva; não traumática; fechada; ausência de infecção ou inflamação; nenhuma ruptura na técnica; não foram atingidos os tratos respiratório, digestivo, genital ou urinário. Nesta, a probabilidade de infecção é baixa, em torno de 1% a 5 %.
- *Limpa-contaminada* – caso de urgência ou emergência, por exemplo, em acidentes domésticos; abertura eletiva dos tratos respiratório, gastrointestinal, biliar ou geniturinário; não infectadas em condições controladas e sem contaminação não usual. O risco de infecção é cerca de 10%.
- *Contaminada* – inflamação não purulenta; derramamento bruto de conteúdo do trato gastrointestinal; entrada em via biliar ou do trato geniturinário na presença de bile ou urina infectada; maior quebra na técnica asséptica; trauma penetrante com menos de 4 horas. Os níveis de infecção podem atingir 20% a 30% (cirurgia dos cólons).
- *Infectada* – inflamação purulenta, por exemplo, um abscesso; perfuração pré-operatória dos tratos respiratório, gastrointestinal, biliar ou geniturinário; trauma penetrante com mais de 4 horas.

Os tipos de sutura são classificados como não absorvível e absorvível. As suturas não absorvíveis permanecem no local até que sejam removidas mecanicamente (Figura 9.6), e são mais utilizadas no fechamento da pele superficial. Entre os exemplos de sutura não absorvível, tem-se náilon, poliéster, polibutester, polipropileno (todos sintéticos), seda e algodão.

As suturas absorvíveis são deixadas no local para total absorção pelo organismo, o que ocorre entre 90 e 210 dias. Exemplos de suturas absorvíveis incluem o categute e o colágeno, ambos de origem animal. Aquelas produzidas a partir de material sintético incluem o ácido poliglicólico, poligliconato e poliglactina.

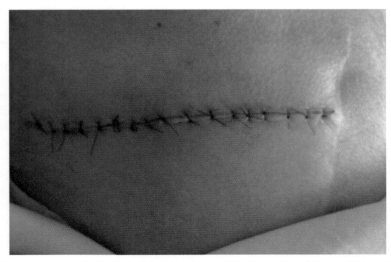

**FIGURA 9.6** Ferida operatória com sutura não absorvível, localizada em região flanco lateral direito. Quinto dia de pós-operatório de colecistectomia convencional.

O uso de suturas adesivas, tais como o Steri-strips®, pode ajudar a reduzir as complicações relacionadas à sutura, embora elas sejam apenas adequadas para as feridas superficiais, em que há relativa necessidade da tensão superficial, ou possam ser utilizadas em conjunto com as suturas profundas, para dar maior força de fechamento global. A remoção é geralmente fácil e principalmente indolor. No entanto, a pele deve ser mantida seca durante o uso das fitas adesivas.

> A cicatrização da FO deve evoluir para as fases inflamatória, proliferativa e de maturação.

## 2. INDICAÇÕES

É recomendado que a cobertura estéril da FO do pós-operatório imediato de cirurgia limpa seja mantida por no mínimo 24 a 48 horas. Novos curativos devem ser realizados pelo menos uma vez ao dia enquanto houver exsudação, quando a cobertura secundária apresentar saturação por exsudação ou sujidade ou houver saída acidental do curativo feito no centro cirúrgico. É indicada para proteger a ferida contra a ação de agentes externos, sejam eles físicos, químicos ou biológicos, além de promover a limpeza da ferida e a absorção da exsudação.

> O curativo é indicado para proteger a ferida contra a ação de agentes externos, sejam eles físicos, químicos ou biológicos, além de promover a limpeza da ferida e a absorção da exsudação.

## 3. CONTRAINDICAÇÕES

A FO deve ser avaliada diariamente quanto à necessidade de oclusão, não sendo necessário ocluir quando as margens da ferida estão unidas e sem saída de exsudato.

## 4. MATERIAL

- Pacote de curativo cirúrgico com pinças Kocker, anatômica e dente de rato ou luva estéril (a depender da técnica escolhida)
- Luva de procedimento (um par para a técnica com pinças ou dois pares para a técnica com luva estéril)
- Máscara cirúrgica
- Gaze estéril
- Algodão
- Álcool a 70%
- Campo estéril pequeno (para técnica com luva estéril)
- Ampolas de solução fisiológica a 0,9% (SF a 0,9%)
- Coberturas: fita adesiva microporosa (ou hipoalergênica, caso o paciente tenha alergia a fita microporosa) ou filme transparente semipermeável
- Tesoura para cortar a fita adesiva microporosa

## 5. DESCRIÇÃO DA TÉCNICA

- Objetivo: Realizar curativo de ferida operatória.
- Aplicação: Pacientes com ferida operatória com exsudação.
- Responsabilidade: Enfermeiros, técnicos de enfermagem, auxiliares de enfermagem.

# 9. CUIDADOS COM A PELE E LESÕES

Realização de curativo de ferida operatória

| Ação | Justificativa |
|---|---|
| **AÇÕES COMUNS PARA REALIZAÇÃO DE CURATIVO DE FERIDA OPERATÓRIA COM PINÇAS OU COM LUVAS ESTÉREIS** | |
| 1. Higienizar as mãos com água e sabão ou álcool-gel. | Reduzir a microbiota transitória e residente (precauções-padrão). |
| 2. Realizar desinfecção do carrinho de procedimentos. | Garantir ambiente limpo. |
| 3. Higienizar as mãos com água e sabão ou álcool-gel. | Reduzir a microbiota transitória e residente (precauções-padrão). |
| 4. Ler a prescrição de enfermagem do paciente. | Garantir a realização do procedimento correto, no paciente correto. |
| 5. Separar todo o material necessário. | Organizar o procedimento. |
| 6. Higienizar as mãos com água e sabão ou álcool-gel. | Reduzir a microbiota transitória e residente (precauções-padrão). |
| 7. Identificar o paciente: solicitar que informe o nome completo e a data de nascimento, enquanto o profissional faz a conferência da pulseira de identificação. A identificação deve ser feita por dois indicadores. | Garantir a realização do procedimento correto, no paciente correto. |
| 8. Orientar o paciente e a família quanto ao procedimento. | Manter ética e transparência no cuidado; contribuir para adesão do paciente ao procedimento. |
| 9. Avaliar a necessidade de analgesia antes do procedimento e administrar conforme prescrição médica, se necessário. | Favorecer o conforto durante o procedimento. |
| 10. Fechar a porta, puxar as cortinas ou posicionar biombo ao redor do leito. | Manter a privacidade do paciente. |
| 11. Higienizar as mãos com água e sabão ou álcool-gel. | Reduzir a microbiota transitória e residente (precauções-padrão). |
| 12. Posicionar o paciente de acordo com o local da ferida operatória. | Promover conforto ao paciente e garantir a ergonomia do executante. |
| 13. Expor somente a área onde será realizado o curativo. | Assegurar a privacidade do paciente. |
| 14. Colocar a máscara cirúrgica e calçar luvas de procedimento. | Prevenir infecção relacionada à assistência à saúde. |
| **DEMAIS PASSOS: CURATIVO DE FERIDA OPERATÓRIA COM PINÇAS** | |
| 1. Abrir o pacote de curativo com técnica asséptica. | Prevenir infecção relacionada à assistência à saúde. |
| 2. Colocar os cabos das pinças voltadas para as bordas do campo, do lado proximal ao executante. | |
| 3. Abrir as gazes no centro do campo de forma asséptica. | |
| 4. Pegar uma ou duas gazes com a pinça anatômica, colocá-las no centro do campo e dobrá-las, formando uma trouxinha. | |
| 5. Com a pinça anatômica, unir as pontas da gaze e prendê-las com a pinça Kocker, formando a trouxinha de gaze (Figura 9.7A). | Facilitar a remoção do curativo anterior e prevenir a ocorrência de lesões na pele. |
| 6. Remover o curativo/adesivo aderido à pele com a pinça dente de rato, deslocando delicadamente o adesivo e apoiando a pele com o auxílio da trouxinha de gaze. Se necessário, umedecer o curativo anterior com SF a 0,9%. | |
| 7. Descolar primeiramente a porção distal do curativo, depois a proximal em relação ao executante. | |
| 8. Inspecionar quanto a presença, quantidade, tipo e odor do exsudato contido na gaze e aspecto da ferida (por exemplo, presença de hiperemia, integridade das bordas, pontos) e pele perilesão. Se houver qualquer sinal de infecção, comunicar à equipe médica. | Identificar precocemente sinais de infecção. |
| 9. Desprezar o curativo no lixo infectante. | Evitar a contaminação do ambiente e transmissão de microrganismos. |
| 10. Colocar a pinça dente de rato na borda do campo em posição distal, afastada das outras pinças e da gaze estéril (a pinça dente de rato não deverá ser reutilizada neste procedimento) (Figura 9.7B). | Prevenir infecção relacionada à assistência à saúde e contaminação cruzada do material. |
| 11. Realizar a desinfecção da(s) ampola(s) de SF a 0,9% com o algodão embebido em álcool a 70%, abrir a ampola e dispor ao lado do campo estéril. | Evitar a falta ou o desperdício de material. Evitar contaminação das gazes. |
| 12. Realizar limpeza da ferida utilizando a pinça Kocker com a cremalheira travada, segurando a gaze embebida em SF a 0,9%. A limpeza deve ser feita com movimentos unidirecionais, do local menos contaminado (porção proximal da ferida) para o mais contaminado (distal à ferida), utilizando uma única vez cada face da trouxinha de gaze. | Reduzir o número de microrganismos presentes. |
| 13. Repetir o movimento quantas vezes for necessário, utilizando uma única vez cada face da trouxinha de gaze. | |

## 5. DESCRIÇÃO DA TÉCNICA

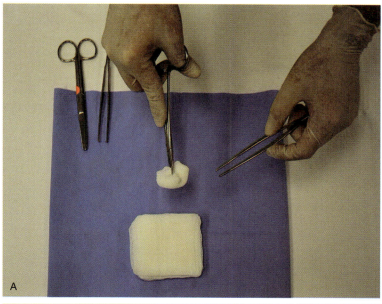
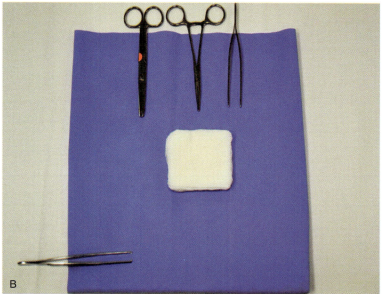

**FIGURA 9.7** **A,** Disposição das pinças e gaze estéril no campo e formação da trouxinha de gaze. **B,** Disposição da pinça dente de rato na borda do campo em posição distal.

| Ação | Justificativa |
|---|---|
| ***DEMAIS PASSOS: CURATIVO DE FERIDA OPERATÓRIA COM LUVAS ESTÉREIS*** | |
| 1. Remover o curativo aderido à pele deslocando-o delicadamente e apoiando a pele com a mão. | Prevenir a ocorrência de lesões na pele. |
| 2. Descolar primeiramente a porção distal do curativo, depois a proximal em relação ao executante. | |
| 3. Inspecionar quanto a presença, quantidade, tipo e odor do exsudato contido na gaze, e aspecto da ferida (por exemplo, presença de hiperemia, integridade das bordas, pontos) e pele perilesão. Se houver qualquer sinal de infecção, comunicar à equipe médica. | Identificar precocemente sinais de infecção. |
| 4. Desprezar o curativo no lixo infectante. | Evitar a contaminação do ambiente e transmissão de microrganismos. |
| 5. Retirar as luvas de procedimento e desprezá-las no lixo infectante. | Evitar a contaminação do ambiente e transmissão de microrganismos. |

| Ação | Justificativa |
|---|---|
| 6. Higienizar as mãos com água e sabão ou álcool-gel. | Reduzir a microbiota transitória e residente (precauções-padrão). |
| 7. Abrir o campo estéril e abrir as gazes no centro do campo, de forma asséptica. | |
| 8. Calçar a luva estéril com a técnica asséptica. | |
| 9. Com a mão dominante, fazer uma trouxinha de gaze. Com a mão não dominante, pegar a ampola de SF a 0,9% e embeber a gaze. A mão não dominante não deverá mais tocar materiais estéreis. | |
| 10. Realizar limpeza da ferida segurando a gaze embebida em SF a 0,9% com a mão dominante. A limpeza deve ser feita com movimentos unidirecionais, do local menos contaminado (porção proximal da ferida) para o mais contaminado (distal à ferida), utilizando uma única vez cada face da trouxinha de gaze. | Reduzir o número de microrganismos presentes por meio mecânico e químico. |
| 11. Repetir o movimento quantas vezes for necessário, utilizando uma única vez cada face da trouxinha de gaze. | |

### *FINALIZAÇÃO DO CURATIVO DE FERIDA OPERATÓRIA*

| | |
|---|---|
| 1. Avaliar as condições da pele adjacente, limpar e secar. | Identificar possíveis lesões da pele ocasionadas pela solução ou cobertura aplicadas anteriormente. |
| 2. Aplicar cobertura (gaze dobrada fixada com fita adesiva ou filme de poliuretano transparente). | Proteger o sítio de inserção. |
| 3. Identificar o curativo com data, período do plantão e/ou hora (de acordo com as normas da instituição) e nome do profissional que realizou o procedimento. | Garantir a comunicação entre os membros da equipe e a continuidade de assistência. |
| 4. Recolher o material e retirar biombo/abrir cortinas ou a porta do quarto. | Garantir ambiente seguro e limpo. |
| 5. Retirar as luvas e a máscara cirúrgica e descartá-las no lixo infectante. | |
| 6. Higienizar as mãos com água e sabão ou álcool-gel. | Reduzir a microbiota transitória e residente (precauções-padrão). |
| 7. Registrar o procedimento e possíveis intercorrências. | Cumprir requisitos legais e éticos, garantir a continuidade do cuidado e efetiva comunicação na equipe |

## 6. EXEMPLO DE REGISTRO

13/6/2016 – 9 h – Realizado curativo da ferida operatória em região da fossa ilíaca direita. Presença de pontos íntegros, com pequena quantidade de exsudação sero-hemática, sem odor, bordas íntegras e com discreta hiperemia na incisão. Realizada limpeza com soro fisiológico a 0,9% e coberta com gaze e fita microporosa. Não houve queixa álgica. *Função e nome do profissional, número do Coren e assinatura.*

## 7. OBSERVAÇÕES

Deve-se proteger o curativo durante o banho com plástico impermeável. Deve-se observar, registrar e comunicar à equipe cirúrgica a presença de sinais flogísticos, como calor, hiperemia, dor, edema, isquemia e presença e tipo de exsudato.

Na presença de dreno laminar, o curativo deve ser isolado do curativo da ferida operatória, sempre que possível, e trocado todas as vezes que apresentar umidade. Se necessário, colocar bolsa coletora.

A frequência de realização do curativo deve ser individualizada e determinada de acordo com a quantidade de exsudato e/ou conforme orientação do enfermeiro ou médico.

## 8. DIAGNÓSTICOS DE ENFERMAGEM

- Integridade tissular prejudicada
- Risco de infecção

# 9. QUESTÕES PARA ESTUDO

**1)** Quais as fases da cicatrização e seus principais aspectos?

**2)** Como são classificadas as FO conforme seu grau de contaminação?

**3)** Quais as ações de enfermagem indicadas para o paciente com FO, considerando o diagnóstico de enfermagem de risco de infecção?

**4)** O que é esperado visualmente em uma FO que está dentro do período da fase inflamatória do processo cicatricial?

## Referências

European Wound Management Association (EWMA). Position Document: Management of wound infection. London: MEP Ltd; 2006.

Fernandes JD, Machado MCR, Oliveira ZNP. Prevenção e cuidados com a pele da criança e do recém-nascido. An Bras Dermatol 2011;86(1):102–10.

Ferreira AM, Andrade D. Revisão integrativa da técnica limpa e estéril: consensos e controvérsias na realização de curativos. Acta Paul Enferm 2008;21(1):117–21.

Gosain A, DiPietro LA. Aging and wound healing. World J Surg 2004;28(3):321–6.

Mangram AJ, Horan TC, Pearson ML, Silver LC, Jarvis WR. Hospital Infection Control Practices Advisory Committee. Guideline for prevention of surgical site infection. Am J Infect Control 1999;27(2):97–134.

Padula M, Fossati Biros, Oliveira JA. Utilização da técnica estéril na realização de curativos pela equipe de enfermagem. Saúde Coletiva 2011;8(50):114–9.

Rossi LA, Torrati FG, Carvalho EC, Manfrin A, Silva DF. Diagnósticos de enfermagem do paciente no período pós-operatório imediato. Rev Esc Enf USP 2000;34(2):154–64.

Tazima MFGS, Vicente YAMVA, Moriya T. Biologia da ferida e cicatrização. Ribeirão Preto: Medicina, 2008; 41 (3): 259-264.

Velnar T, Bailey T, Smrkolj V. The wound healing process: an overview of the cellular and molecular mechanisms. J Int Med Res 2009;37(5):1.528–42.

Vuolo JC. Assessment and management of surgical wounds in clinical practice. Nurs Stand 2006;20(52):46–56.

# 9.3.2

## Realização de Curativo de Ferida Aberta

*Erika Tihemi Nishi, Tatiane Martins de Matos*

## 1. INTRODUÇÃO

A maioria das feridas operatórias e algumas lesões traumáticas são manejadas por fechamento primário. Isso significa que as bordas da ferida foram aproximadas por suturas, grampos, adesivos ou fitas adesivas. No entanto, algumas feridas são deixadas abertas para curar por intenção secundária, porque seria prejudicial fechá-las, como no caso de abscessos, seios pilonidais, áreas com fístulas drenantes ou feridas grandes, tais como abrasões, nas quais o fechamento não é possível.

Outra situação que exige fechamento da lesão por segunda intenção ocorre quando há a abertura de uma ferida após o seu fechamento primário. As feridas cirúrgicas, na sua maioria, evoluem espontaneamente para resolução; porém, alguns fatores podem alterar o processo de reparação tissular e a ferida operatória pode desenvolver uma deiscência e passar a ser uma ferida operatória aberta. Deiscência é caracterizada pela abertura espontânea de suturas cirúrgicas durante o período pós-operatório (Figura 9.8).

Há inúmeros fatores que podem afetar a evolução natural da reparação tissular e favorecer complicações na recuperação cirúrgica e deiscência, como baixo nível de albumina, suprimento vascular deficiente, anemia e condições médicas crônicas, por exemplo, diabetes melito. Outros fatores conhecidos que deixam a ferida vulnerável incluem o uso de corticosteroides por longo prazo, ingestão nutricional deficiente, estresse mecânico sobre a ferida, presença de hematoma, corpo estranho ou necrose e infecção.

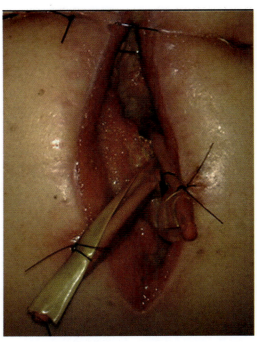

FIGURA 9.8   Deiscência de ferida operatória abdominal com presença de drenos tubulolaminares.

A infecção de sítio cirúrgico é a complicação mais comum no pós-operatório e a principal causa de deiscência. Algumas situações aumentam consideravelmente o risco para infecção, como a classe da ferida limpa, limpa-contaminada, contaminada ou infectada. Os pacientes com desnutrição também estão em maior risco de infecção da ferida, já que as fontes disponíveis de energia essencial para a reparação celular e eficaz imunidade estão esgotadas.

Outros aspectos importantes a serem considerados são: local de incisão, escolha da sutura e a habilidade técnica na realização da sutura para evitar linhas de tensão e suturas muito apertadas, que podem resultar em cicatrização inestética, edema do tecido, isquemia, hematomas ou necrose. Uma sutura que impede a boa perfusão do tecido restringe a chegada de nutrientes e oxigênio para uma cicatrização bem-sucedida e contribui para um aumentado potencial para a deiscência.

A aparente simplicidade de uma incisão cirúrgica obscurece a natureza complexa do tecido ferido por baixo. A profundidade da lesão e o envolvimento de músculos e camadas profundas resultam num período prolongado de cura sob a superfície da pele e em aumento do estresse mecânico. Este último pode ser agravado por pressão indevida sobre a ferida, como levantamento de cargas pesadas, tosse ou como resultado da obesidade.

Uma vez que o enfermeiro tenha detectado e controlado os fatores que possam estar causando colapso da ferida ou atraso na cicatrização, a prioridade é manejar a lesão para impedir infecção e promover o fechamento da ferida e o conforto ao paciente. Para tal, o enfermeiro deve ter uma compreensão completa do processo de reparação tissular. Feridas fechadas por intenção primária evoluem pelas fases da cicatrização e normalmente apresentam a área de aproximação de bordas aderida dentro das primeiras 24 a 48 horas e uma finalização do processo superficial durante os próximos 7 a 14 dias (ver Capítulo 9.3.1).

A cicatrização por segunda intenção demora mais tempo, dependendo do tamanho e da profundidade da lesão, evolui com a formação de tecido de granulação e cicatriza por contração tecidual e crescimento secundário de tecido de epitelização. Para que isto ocorra, o leito da ferida deve ser devidamente preparado.

---

Uma vez que o enfermeiro tenha detectado e controlado os fatores que possam estar causando colapso da ferida ou atraso na cicatrização, a prioridade é manejar a lesão para impedir infecção e promover o fechamento da ferida e conforto ao paciente

# 2. INDICAÇÕES

Na ferida aberta, os curativos devem manter o leito levemente úmido para favorecer o processo de granulação e reparação tissular. Se um curativo secar e aderir ao leito da ferida, deverá ser embebido antes de ser removido para evitar trauma no tecido em formação.

A ferida aberta também deve ser mantida limpa de corpos estranhos ou detritos no leito, coágulos e exsudato seroso, que aumentam a probabilidade de infecção e formação de biofilme, responsáveis por atraso da cicatrização.

Na presença de esfacelo ou necrose, é recomendado favorecer o desbridamento autolítico, que é a desagregação do tecido desvitalizado pelas próprias enzimas do paciente. Isto pode ser promovido pela manutenção do ambiente úmido. E também pode ser indicado o desbridamento enzimático, que envolve utilização tópica de enzimas que degradam o tecido desvitalizado. Há muitos materiais de curativos no mercado que facilitam o desbridamento autolítico ou enzimático, como hidrocoloides, hidrogéis, enzimas proteolíticas (papaína), pastas, espumas e polissacarídeos alginatos.

Se houver indícios clínicos de infecção ou se a ferida é fortemente contaminada, antissépticos tópicos como PHMB ou curativos impregnados com prata podem ser usados. O uso de antibiótico tópico deve ser evitado no tratamento de feridas, porque aumenta a probabilidade de desenvolvimento de cepas resistentes de bactérias.

# 3. CONTRAINDICAÇÕES

O enfermeiro deve determinar se a quantidade de exsudação é uma resposta de cura normal ou se algo está causando produção excessiva. Uma grande quantidade de exsudato pode indicar que a ferida tem uma fístula (canal aberto que liga a ferida a uma cavidade do corpo, como o intestino), edema ou processo inflamatório aumentado, cuja causa é uma infecção ou um corpo estranho. Estes problemas devem ser investigados de forma adequada para assegurar o manejo correto da causa subjacente da exsudação excessiva. Neste caso, o uso de curativos para manutenção do leito úmido e de agentes desbridantes não é indicado, e a escolha do curativo deve se basear na capacidade de absorção da cobertura, de incentivar a cicatrização, mantendo a umidade equilibrada no leito da ferida, e de evitar a deterioração da pele circundante.

# 4. MATERIAL

- Pacote de curativo cirúrgico com pinças Kocker, anatômica e dente de rato ou luva estéril (a depender da técnica escolhida)
- Luva de procedimento (um par para a técnica com pinças ou dois pares para a técnica com luva estéril)
- Máscara cirúrgica
- Gaze estéril
- Algodão
- Álcool a 70%
- Campo estéril pequeno (para técnica com luva estéril)
- Ampolas de soro fisiológico a 0,9% (SF a 0,9%)
- Coberturas: Fita adesiva microporosa (ou hipoalergênica, caso o paciente tenha alergia a fita microporosa)
- Tesoura para cortar a fita adesiva microporosa
- Régua descartável ou fita métrica
- Curativo não aderente com petrolato, ácidos graxos essenciais (AGE) ou vaselina

# 5. DESCRIÇÃO DA TÉCNICA

- Objetivo: Realizar curativo de ferida aberta.
- Aplicação: Pacientes com ferida aberta.
- Responsabilidade: Enfermeiros, técnicos de enfermagem, auxiliares de enfermagem.

# 9. CUIDADOS COM A PELE E LESÕES

Realização de curativo de ferida aberta

| Ação | Justificativa |
|---|---|
| **Ações comuns para realização de curativo de ferida aberta com pinças ou com luvas estéreis** | |
| 1. Higienizar as mãos com água e sabão ou álcool-gel. | Reduzir a microbiota transitória e residente (precauções-padrão). |
| 2. Realizar desinfecção do carrinho de procedimentos. | Garantir ambiente limpo. |
| 3. Higienizar as mãos com água e sabão ou álcool-gel. | Reduzir a microbiota transitória e residente (precauções-padrão). |
| 4. Ler a prescrição de enfermagem do paciente. | Garantir a realização do procedimento correto, no paciente correto. |
| 5. Separar todo o material necessário. | Organizar o procedimento. |
| 6. Higienizar as mãos com água e sabão ou álcool-gel. | Reduzir a microbiota transitória e residente (precauções-padrão). |
| 7. Identificar o paciente: solicitar que informe o nome completo e a data de nascimento, enquanto o profissional faz a conferência da pulseira de identificação. A identificação deve ser feita por dois indicadores. | Garantir a realização do procedimento correto, no paciente correto. |
| 8. Orientar o paciente e a família quanto ao procedimento. | Manter ética e transparência no cuidado; contribuir para adesão do paciente ao procedimento. |
| 9. Avaliar a necessidade de analgesia antes do procedimento e administrar conforme prescrição médica, se necessário. | Favorecer o conforto durante o procedimento. |
| 10. Fechar a porta, puxar as cortinas ou posicionar biombo ao redor do leito. | Manter a privacidade do paciente. |
| 11. Higienizar as mãos com água e sabão ou álcool-gel. | Reduzir a microbiota transitória e residente (precauções-padrão). |
| 12. Posicionar o paciente de acordo com o local da ferida aberta. | Promover conforto ao paciente e garantir a ergonomia do executante. |
| 13. Expor somente a área onde será realizado o curativo. | Assegurar a privacidade do paciente. |
| 14. Colocar a máscara cirúrgica e calçar luvas de procedimento. | Prevenir infecção relacionada à assistência à saúde. |

## DEMAIS PASSOS: CURATIVO DE FERIDA ABERTA COM PINÇAS

| Ação | Justificativa |
|---|---|
| 1. Abrir o pacote de curativo com técnica asséptica. | Prevenir infecção relacionada à assistência à saúde. |
| 2. Colocar os cabos das pinças voltados para as bordas do campo, do lado proximal ao executante. | |
| 3. Abrir as gazes no centro do campo de forma asséptica. | |
| 4. Pegar uma ou duas gazes com a pinça anatômica, colocá-las no centro do campo e dobrá-las, formando uma trouxinha | |
| 5. Com as pinças anatômicas, unir as pontas da gaze e prendê-las com a pinça Kocker, formando a trouxinha de gaze (Figura 9.9A) | Facilitar a remoção do curativo anterior e prevenir a ocorrência de lesões na pele. |
| 6. Remover o curativo/adesivo aderido à pele com a pinça dente de rato, deslocando delicadamente o adesivo e apoiando a pele com o auxílio da trouxinha de gaze. Se necessário, umedecer o curativo anterior com SF a 0,9%. | |
| 7. Descolar primeiramente a porção distal do curativo, depois a proximal em relação ao executante. | |
| 8. Observar características do leito da ferida; presença e aspecto de tecido desvitalizado; presença, quantidade, tipo e odor do exsudato; e aspecto da pele perilesão (por exemplo, presença de hiperemia, maceração). | A avaliação da evolução do processo cicatricial deverá ser registrada em prontuário e é importante para a tomada de decisão sobre as condutas. |
| 9. Desprezar o curativo no lixo infectante. | Evitar a contaminação do ambiente e transmissão de microrganismos. |
| 10. Colocar a pinça dente de rato na borda do campo em posição distal, afastada das outras pinças e da gaze estéril (a pinça dente de rato não deverá ser reutilizada neste procedimento) (Figura 9.9B). | Prevenir infecção relacionada à assistência à saúde e contaminação cruzada do material. |
| 11. Medir a ferida nos pontos mais distantes; proximal/distal e laterais (altura × largura) e profundidade, observando e registrando camadas tissulares expostas (Figura 9.10). Observar se bordas aderidas ou não aderidas. | A área da ferida é referência de evolução da cicatrização e presença de complicação. Descolamento de bordas podem indicar presença de lesão cavitária (Figura 9.11). |
| 12. Realizar a desinfecção da(s) ampola(s) de soro fisiológico a 0,9% com o algodão embebido em álcool a 70%, abrir a ampola e dispor ao lado do campo estéril. | Evitar a falta ou o desperdício de material. Evitar contaminação das gazes. |
| 13. Realizar limpeza da ferida utilizando a pinça Kocker com a cremalheira travada, segurando a gaze embebida em SF a 0,9%. A limpeza deve ser feita com movimentos circulares unidirecionais, do local menos contaminado (porção proximal da ferida) para o mais contaminado (distal à ferida), utilizando uma única vez cada face da trouxinha de gaze. | Reduzir o número de microrganismos presentes. |
| 14. Repetir o movimento quantas vezes for necessário, utilizando uma única vez cada face da trouxinha gaze. | |

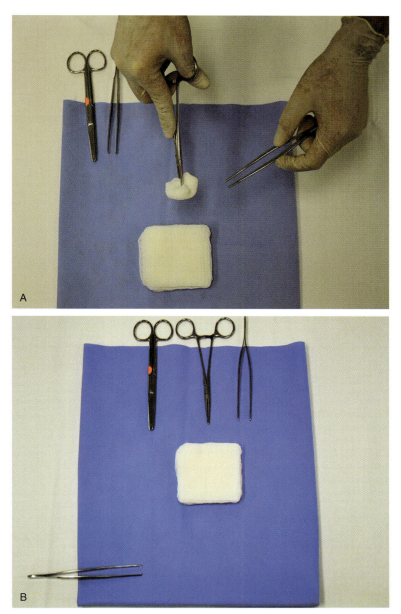

**FIGURA 9.9** **A,** Disposição das pinças e gaze estéril no campo e formação da trouxinha de gaze. **B,** Disposição da pinça dente de rato na borda do campo em posição distal.

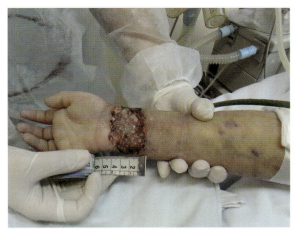

FIGURA 9.10  Aferição de medida de ferida aberta com fita métrica.

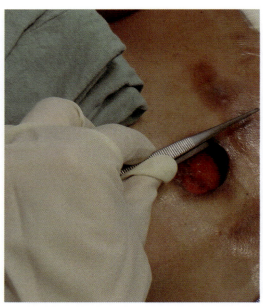

**FIGURA 9.11** Lesão cavitária em quadrante superior de hemitórax direito por deiscência de inserção de cateter *Port-a-Cath*.

| Ação | Justificativa |
|---|---|
| **DEMAIS PASSOS: CURATIVO DE FERIDA ABERTA COM LUVAS ESTÉREIS** | |
| 1. Remover o curativo aderido à pele deslocando-o delicadamente e apoiando a pele com a mão. Se necessário, umedecer o curativo anterior com SF a 0,9%. | Prevenir a ocorrência de lesões na pele. |
| 2. Descolar primeiramente a porção distal do curativo, depois a proximal em relação ao executante. | |
| 3. Observar características do leito da ferida; presença e aspecto de tecido desvitalizado; presença, quantidade, tipo e odor do exsudato; e aspecto da pele perilesão (por exemplo, presença de hiperemia, maceração). | A avaliação da evolução do processo cicatricial deverá ser registrada em prontuário e é importante para a tomada de decisão sobre as condutas. |
| 4. Desprezar o curativo no lixo infectante. | Evitar a contaminação do ambiente e transmissão de microrganismos. |
| 5. Retirar as luvas de procedimento e desprezá-las no lixo infectante. | Evitar a contaminação do ambiente e transmissão de microrganismos. |
| 6. Higienizar as mãos com água e sabão ou álcool-gel. | Prevenir infecção relacionada à assistência à saúde. |
| 7. Abrir o campo estéril e abrir as gazes no centro do campo, de forma asséptica. | |
| 8. Calçar a luva estéril com a técnica asséptica. | |
| 9. Com a mão dominante, fazer uma trouxinha de gaze. Com a mão não dominante, pegar a(s) ampola(s) de SF a 0,9% e embeber a gaze. A mão não dominante não deverá mais tocar materiais estéreis. | |
| 10. Realizar limpeza da ferida segurando a gaze embebida em SF a 0,9% com a mão dominante. A antissepsia deve ser feita com movimentos unidirecionais, do local menos contaminado (porção proximal da ferida) para o mais contaminado (distal à ferida), utilizando uma única vez cada face da trouxinha gaze. | Reduzir o número de microrganismos presentes por meio mecânico e químico. |
| 11. Repetir o movimento quantas vezes for necessário, utilizando uma única vez cada face da trouxinha gaze. | |
| **FINALIZAÇÃO DO CURATIVO DE FERIDA ABERTA** | |
| 1. Avaliar as condições da pele adjacente, limpar e secar. | Identificar possíveis lesões da pele ocasionadas pela solução ou cobertura aplicadas anteriormente. |
| 2. . Se necessário, proceder à limpeza com irrigação de soro fisiológico a 0,9% com seringa de 20 mL e agulha de 25 × 8 mm e limpeza mecânica para remover o sangue ou exsudato residual. A limpeza deve ser feita com firmeza, porém sem exercer pressão excessiva.<br>No caso de irrigação, utilizar baixa pressão com SF a 0,9% a partir de uma seringa, ampola ou embalagem de aerossol. | Feridas abertas podem exigir uma limpeza ativa para remover detritos, excesso de exsudato ou restos do curativo no leito, pois são potenciais fontes de infecção e podem retardar a cicatrização.<br>A prioridade deve ser limpar a ferida de forma eficaz, mas não de maneira agressiva, minimizando a dor e trauma do leito da ferida. |

| Ação | Justificativa |
|---|---|
| 3. Aplicar agente desbridante tópico à área afetada se houver presença de tecido necrótico no leito da ferida e indicação para uso deste adjuvante. | Acelerar o processo de desbridamento do tecido desvitalizado e promover a cicatrização. |
| 4. Ainda de forma asséptica, aplicar, sobre o leito da ferida, curativo primário não aderente (por exemplo, gaze de rayon) úmido, embebido em AGE, petrolato ou vaselina. | Manter o leito da ferida levemente úmido, meio ideal para o processo de granulação e reparação tecidual. |
| 5. Cobrir curativo primário com cobertura secundária de gaze e fita microporosa no tamanho adequado para a extensão da ferida. | Na ferida aberta, é importante proteger o epitélio em formação contra agentes mecânicos externos e contra sujidades e agentes promotores de infecção. O adequado tamanho da cobertura favorece a estética do curativo, o conforto do paciente e evita escoriações da pele ao redor da lesão. |
| 6. Identificar o curativo com data, período do plantão e/ou hora (de acordo com as normas da instituição). | Garantir a comunicação entre os membros da equipe e a continuidade de assistência. |
| 7. Recolher o material e retirar biombo/abrir cortinas ou a porta do quarto. | Garantir ambiente seguro e limpo. |
| 8. Retirar as luvas e a máscara cirúrgica e descartá-las no lixo infectante. | |
| 9. Higienizar as mãos com água e sabão ou álcool-gel. | Reduzir a microbiota transitória e residente (precauções-padrão). |
| 10. Registrar o procedimento e possíveis intercorrências. | Cumprir requisitos legais e éticos, garantir a continuidade do cuidado e efetiva comunicação na equipe. |

## 6. EXEMPLO DE REGISTRO

4/8/2016 – 14 h – Realizado curativo da ferida operatória em região hipogástrica, apresentando deiscência cirúrgica em toda a extensão, com pequena quantidade de exsudato seroso, sem odor. Ferida com 3 × 10 cm e 1,5 cm de profundidade, presença de tecido de granulação, bordas aderidas, pele perilesão íntegra. Realizada limpeza com soro fisiológico a 0,9% e coberta com gaze não aderente embebida em petrolato, gaze e fita microporosa. Sem queixa de dor durante o procedimento. *Função e nome do profissional, número do Coren e assinatura.*

## 7. DIAGNÓSTICOS DE ENFERMAGEM

- Integridade tissular prejudicada
- Risco de infecção

## 8. QUESTÕES PARA ESTUDO

1) O que é deiscência de FO?
2) Cite os principais fatores que afetam a cicatrização e estão relacionados com complicações pós-cirúrgicas, como a deiscência.
3) Qual a diferença entre desbridamento autolítico e enzimático?
4) Quais aspectos da lesão devem ser observados e registrados ao realizar curativo de ferida aberta e qual a relevância destas informações?

## Referências

Burton F. Best practice overview: surgical and trauma wounds. Wound Essential 2006;1(1):98–107.
Dochterman M, Butcher H, Thompson JC. Classificação das Intervenções de Enfermagem (NIC). Rio de Janeiro: Mosby Elsevier; 2010.
European Wound Management Association (EWMA). Position Document: Management of wound infection. London: MEP Ltd; 2006.

Herdman TH, Kamitsuru S. Diagnósticos de enfermagem da NANDA-I: definições e classificação 2018-2020. 11 ed. Porto Alegre: Artmed; 2018.

Padula M, Fossati Biros, Oliveira JA. Utilização da técnica estéril na realização de curativos pela equipe de enfermagem. Saúde Coletiva 2011;8(50):114–9.

Santos EJ, Silva MANCGMM. Tratamento de feridas colonizadas/infetadas com utilização de polihexanida. Rev Enf Ref 2011;III(4):135–42.

Vuolo JC. Assessment and management of surgical wounds in clinical practice. Nur Standard 2006;20(52):46–56.

White RJ, Cooper R, Kingsley A. Wound colonisation and infection: the role of topical antimicrobials. Br J Nursing 2001;10(9):563–78.

# 9.3.3

# Realização de Curativo de Inserção de Cateter Venoso Central

*Paulo Carlos Garcia, Lilia de Souza Nogueira*

## 1. INTRODUÇÃO

O cateter venoso central (CVC) é um dispositivo amplamente utilizado em pacientes hospitalizados, ou até em cuidado ambulatorial e domiciliar. Em geral, os sítios de escolha para sua inserção são as veias subclávia, jugular externa e interna e, como segunda opção, devido ao risco de infecção, a femoral.

Deve-se salientar que o risco inerente à passagem e permanência do CVC é a infecção primária da corrente sanguínea (IPCS), devido à quebra de uma importante barreira contra infecções, a pele. Embora grandes progressos tenham sido feitos para reduzir a ocorrência de IPCS, como a introdução de *bundles* (pacotes de orientações/cuidados) para inserção do dispositivo, os cuidados com a manutenção do CVC e revisões diárias da necessidade de sua permanência, o risco dessa complicação permanece aparente.

Assim, justifica-se o presente capítulo, que tem por objetivo descrever a realização de curativo de inserção do CVC.

## 2. INDICAÇÕES

O curativo de inserção do CVC está indicado para prevenir ou reconhecer precocemente infecções no sítio de inserção e/ou sistêmicas associadas ao uso do dispositivo, por meio da remoção da microbiota transitória e redução da microbiota residente de forma mecânica e química e aplicação de barreira de proteção (coberturas). Além disso, pode proporcionar conforto durante as atividades realizadas pelo paciente e maior segurança no sentido de prevenir o deslocamento do cateter.

## 3. CONTRAINDICAÇÕES

Não há.

## 4. MATERIAL (TÉCNICA COM PINÇAS OU LUVA ESTÉRIL) (FIGURA 9.12A e B)

- Pacote de curativo cirúrgico com pinças Kocker, anatômica e dente de rato ou luva estéril (a depender da técnica escolhida)
- Máscara cirúrgica
- Gaze estéril
- Campo estéril pequeno (para técnica com luva estéril)
- Solução antisséptica aprovada pela Comissão de Controle de Infecção Hospitalar da instituição (gluconato de clorexidina alcoólica a 0,5% ou povidona-iodo alcoólica – PVPI – a 10% para pacientes com sensibilidade a clorexidina)

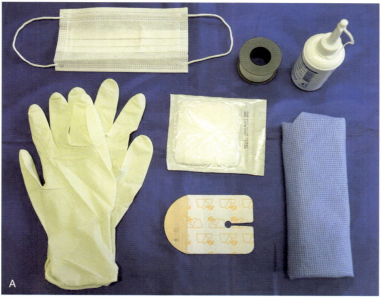
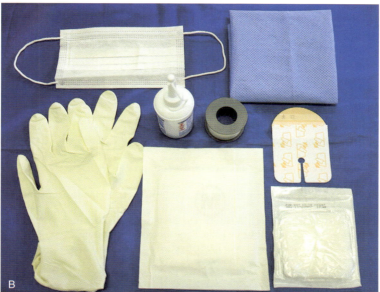

FIGURA 9.12  **A,** Material para curativo de inserção de cateter venoso central com pinças. **B,** Material para curativo de inserção de cateter venoso central com luvas.

- Coberturas: fita adesiva microporosa (ou hipoalergênica, caso o paciente tenha alergia a fita microporosa) ou filme transparente de poliuretano
- Tesoura para cortar a fita adesiva microporosa
- Luva de procedimento (um par para a técnica com pinças ou dois pares para a técnica com luva estéril)

## 5. DESCRIÇÃO DA TÉCNICA

- Objetivo: Realizar curativo na inserção de cateter venoso central.
- Aplicação: Todos os indivíduos com cateter venoso central.
- Responsabilidade: Enfermeiros, técnicos de enfermagem, auxiliares de enfermagem.

# 348       9. CUIDADOS COM A PELE E LESÕES

## Curativo de inserção do CVC

| Ação | Justificativa |
|---|---|
| Ações comuns para realização de curativo de inserção do CVC com pinças ou com luvas estéreis | |
| 1. Higienizar as mãos com água e sabão ou álcool-gel. | Reduzir a microbiota transitória e residente (precauções-padrão). |
| 2. Realizar desinfecção do carrinho de procedimentos. | Garantir ambiente limpo. |
| 3. Higienizar as mãos com água e sabão ou álcool-gel. | Reduzir a microbiota transitória e residente (precauções-padrão). |
| 4. Ler a prescrição de enfermagem do paciente. | Garantir a realização do procedimento correto, no paciente correto. |
| 5. Separar todo o material necessário. | Organizar o procedimento. |
| 6. Higienizar as mãos com água e sabão ou álcool-gel. | Reduzir a microbiota transitória e residente (precauções-padrão). |
| 7. Identificar o paciente: solicitar que informe o nome completo e a data de nascimento, enquanto o profissional faz a conferência da pulseira de identificação. A identificação deve ser feita por dois indicadores. | Garantir a realização do procedimento correto, no paciente correto. |
| 8. Orientar o paciente e a família quanto ao procedimento. | Manter ética e transparência no cuidado; contribuir para adesão do paciente ao procedimento. |
| 9. Fechar a porta, puxar as cortinas ou posicionar biombo ao redor do leito. | Manter a privacidade do paciente. |
| 10. Higienizar as mãos com água e sabão ou álcool-gel. | Reduzir a microbiota transitória e residente (precauções-padrão). |
| 11. Posicionar o paciente de acordo com o local de inserção do CVC. | Promover conforto ao paciente e garantir a ergonomia do executante. |
| 12. Expor somente a área onde será realizado o curativo. | Assegurar a privacidade do paciente. |
| 13. Colocar a máscara cirúrgica e calçar luvas de procedimento. | Prevenir infecção relacionada à assistência à saúde. |

### DEMAIS PASSOS: CURATIVO DE INSERÇÃO DO CVC COM PINÇAS

| Ação | Justificativa |
|---|---|
| 1. Abrir o pacote de curativo com técnica asséptica. | Prevenir infecção relacionada à assistência à saúde. |
| 2. Colocar os cabos das pinças voltados para as bordas do campo, do lado proximal ao executante. | |
| 3. Abrir as gazes no centro do campo de forma asséptica. | |
| 4. Pegar uma ou duas gazes com a pinça anatômica, colocá-las no centro do campo e dobrá-las, formando uma trouxinha. | |
| 5. Com as pinças anatômicas, unir as pontas da gaze e prendê-las com a pinça Kocker, formando a trouxinha de gaze (Figura 9.13A). | Facilitar a remoção do curativo anterior e prevenir a ocorrência de lesões na pele. |
| 6. Remover o curativo/adesivo aderido à pele com a pinça dente de rato, deslocando delicadamente o adesivo e apoiando a pele com o auxílio da trouxinha de gaze. Para a remoção do curativo de filme transparente, pode-se utilizar a técnica indicada pelo fabricante, de acordo com a marca. Em geral, é orientado esticar o filme para que vá se descolando da pele (Figura 9.13B). | |
| 7. Descolar primeiramente a porção distal do curativo, depois a proximal em relação ao executante. | |
| 8. Observar presença de exsudato no curativo quanto à coloração, quantidade e consistência. | Identificar possíveis sinais de infecção. |
| 9. Desprezar o curativo no lixo infectante. | Evitar a contaminação do ambiente e transmissão de microrganismos. |
| 10. Colocar a pinça dente de rato na borda do campo em posição distal, afastada das outras pinças e da gaze estéril (a pinça dente de rato não deverá ser reutilizada neste procedimento) (Figura 9.13C). | Prevenir infecção relacionada à assistência à saúde e contaminação cruzada do material. |
| 11. Inspecionar o sítio de inserção. Se houver qualquer sinal de infecção, comunicar à equipe médica. | Identificar precocemente sinais de infecção. |
| 12. Pegar uma ou duas gazes com a pinça anatômica e colocá-las no centro do campo para dobrá-las. | |
| 13. Com o auxílio da pinça anatômica, unir as pontas da gaze e prendê-las com a pinça Kocker, formando a trouxinha de gaze (Figura 9.13A). | |
| 14. Realizar antissepsia do sítio de inserção do cateter, utilizando a pinça Kocker com a cremalheira travada, segurando a gaze embebida na solução (clorexidina ou PVPI), conforme prescrição de enfermagem. A antissepsia deve ser feita com movimentos unidirecionais, do local menos contaminado (inserção) para o mais contaminado (distal à inserção), utilizando uma única vez cada face da gaze (Figura 9.13D). | Reduzir o número de microrganismos presentes por meio mecânico e químico. |
| 15. Repetir o movimento quantas vezes for necessário. | |
| 16. Avaliar as condições da pele e limpar toda a área que foi coberta pelo curativo anterior. | Identificar possíveis lesões da pele ocasionadas pela solução ou cobertura aplicadas anteriormente. |
| 17. Aplicar cobertura (gaze dobrada fixada com fita adesiva ou filme transparente de poliuretano) (Figura 9.13E). | Proteger o sítio de inserção |

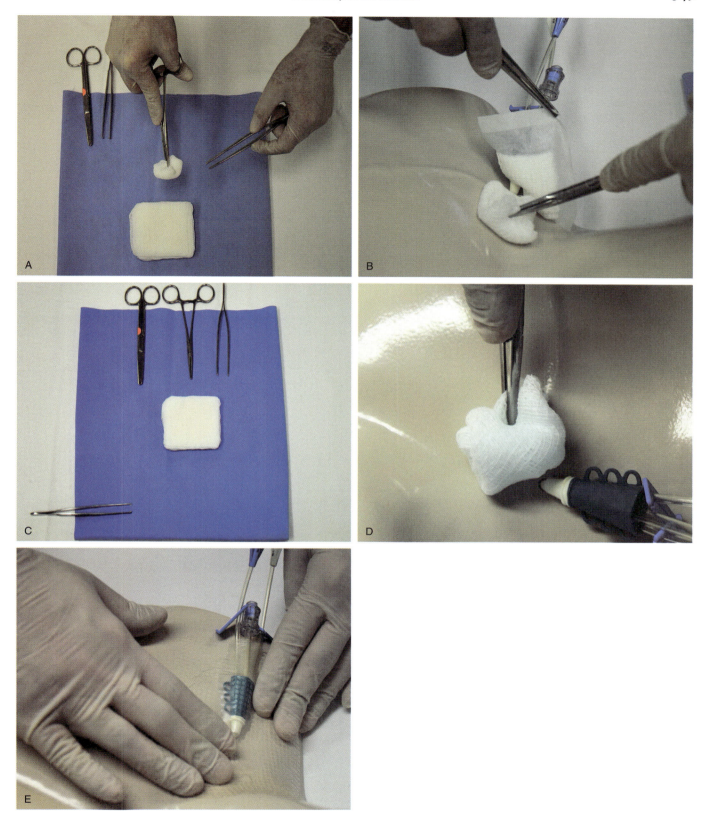

**FIGURA 9.13** **A,** Disposição das pinças e gaze estéril no campo e formação da "boneca de gaze". **B,** Remoção do curativo prévio. **C,** Disposição da pinça dente de rato na borda do campo em posição distal. **D,** Realização da antissepsia do sítio de inserção do cateter. **E,** Aplicação da cobertura (filme transparente de poliuretano).

| Ação | Justificativa |
|---|---|
| 18. Identificar o curativo com data, plantão e/ou horário (de acordo com as normas da instituição) e nome do profissional que realizou o procedimento. | Garantir a comunicação entre os membros da equipe e a continuidade de assistência. |
| 19. Recolher o material e retirar biombo/abrir cortinas ou a porta do quarto. | Garantir ambiente seguro e limpo. |
| 20. Retirar as luvas e a máscara cirúrgica e descartá-las no lixo infectante. | |
| 21. Higienizar as mãos com água e sabão ou álcool-gel. | Reduzir a microbiota transitória e residente (precauções-padrão). |
| 22. Registrar o procedimento e possíveis intercorrências. | Cumprir requisitos legais e éticos, garantir a continuidade do cuidado e efetiva comunicação na equipe |

### DEMAIS PASSOS: CURATIVO DE INSERÇÃO DO CVC COM LUVAS ESTÉREIS

| | |
|---|---|
| 1. Remover o curativo aderido à pele deslocando-o delicadamente e apoiando a pele com a mão. Para remoção do curativo de filme transparente, pode-se utilizar a técnica indicada pelo fabricante, de acordo com a marca. Em geral, é orientado esticar o filme para que vá se descolando da pele. | Prevenir a ocorrência de lesões na pele. |
| 2. Descolar primeiramente a porção distal do curativo, depois a proximal em relação ao executante. | |
| 3. Observar presença de exsudato no curativo quanto à coloração, quantidade e consistência (Figura 9.14A). | Identificar possíveis sinais de infecção. |

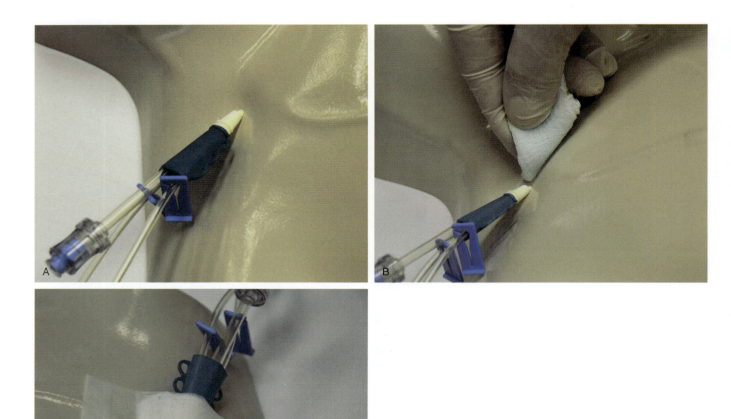

**FIGURA 9.14** **A,** Observação do sítio de inserção do CVC. **B,** Realização da antissepsia do sítio de inserção do cateter. **C,** Aplicação da cobertura (gaze e fita adesiva).

| Ação | Justificativa |
|---|---|
| 4. Desprezar o curativo no lixo infectante. | Evitar a contaminação do ambiente e transmissão de microrganismos. |
| 5. Inspecionar o sítio de inserção. Se houver qualquer sinal de infecção, comunicar à equipe médica. | Identificar possíveis sinais de infecção. |
| 6. Retirar as luvas de procedimento e desprezá-las no lixo infectante. | Evitar a contaminação do ambiente e transmissão de microrganismos. |
| 7. Higienizar as mãos com água e sabão ou álcool-gel. | Reduzir a microbiota transitória e residente (precauções-padrão). |
| 8. Abrir o campo estéril e abrir as gazes no centro do campo, de forma asséptica. | |
| 9. Calçar a luva estéril com a técnica asséptica. | |
| 10. Realizar antissepsia do sítio de inserção do cateter com movimentos unidirecionais, do local menos contaminado (inserção) para o mais contaminado (distal à inserção), utilizando uma única vez cada face da gaze embebida da solução (clorexidina ou PVPI), conforme prescrição de enfermagem (Figura 9.14B). | Reduzir o número de microrganismos presentes por meio mecânico e químico. |
| 11. Repetir o movimento quantas vezes for necessário. | |
| 12. Avaliar as condições da pele e limpar toda a área que foi coberta pelo curativo anterior. | Identificar possíveis lesões da pele ocasionadas pela solução ou cobertura aplicadas anteriormente. |
| 13. Aplicar cobertura (gaze dobrada fixada com fita adesiva ou filme de poliuretano transparente) (Figura 9.14C). | Proteger o sítio de inserção. |
| 14. Identificar o curativo com data, período do plantão e/ou hora (de acordo com as normas da instituição) e nome do profissional que realizou o procedimento. | Garantir a comunicação entre os membros da equipe e a continuidade de assistência. |
| 15. Recolher o material e retirar biombo/abrir cortinas ou a porta do quarto. | Garantir ambiente seguro e limpo. |
| 16. Retirar as luvas e a máscara cirúrgica e descartá-las no lixo infectante. | |
| 17. Higienizar as mãos com água e sabão ou álcool-gel. | Reduzir a microbiota transitória e residente (precauções-padrão). |
| 18. Registrar o procedimento e possíveis intercorrências. | Cumprir requisitos legais e éticos, garantir a continuidade do cuidado e efetiva comunicação na equipe. |

## 6. EXEMPLO DE REGISTRO

1/8/16 – 9h20 – Conforme item 3 da prescrição de enfermagem, realizado curativo na inserção de cateter venoso central de triplo-lúmen em subclávia direita com solução de clorexidina alcoólica a 0,5%. Sítio de inserção sem presença de sinais flogísticos e pele íntegra ao redor. Aplicada cobertura com gaze e fita adesiva, sem intercorrências; identificado com data, plantão e nome. *Função e nome do profissional, número do Coren e assinatura.*

## 7. CONSIDERAÇÕES ESPECIAIS NO CICLO VITAL

- Algumas considerações especiais no ciclo vital são necessárias, em especial quanto ao cateter central de inserção periférica (CCIP), um dispositivo intravenoso de inserção periférica realizada por meio de uma agulha introdutora, com localização central, até a porção final da veia cava. O CCIP é, em geral, mais utilizado em unidades neonatais e pediátricas. Entretanto, para a população de pacientes adultos, também há indicações.
- A competência técnica e legal para o enfermeiro inserir e manipular o CCIP encontra-se amparada pela Lei 7498/86 e o seu Decreto 94406/87, no artigo 8º inciso I, alíneas c, g, h, e inciso II, alíneas b, e, h, i além das Resoluções Cofen n° 240/2000, Cap. III, das responsabilidades, nos seus artigos 16,17 e 18, Cofen n° 258/2001.

# 8. OBSERVAÇÕES

A frequência das trocas do curativo de CVC está descrita, geralmente, nas rotinas de cada instituição. Por exemplo, os curativos com gaze e fita adesiva devem ser realizados a cada 24 horas, sempre que houver sujidade ou exsudação visível ou descolamento do curativo anterior; para o curativo de filme transparente de poliuretano, a troca deve ser feita a cada 5 ou 7 dias (conforme indicação do fabricante), ou sempre que ocorrer descolamento do curativo anterior. O curativo com gaze estéril e fita adesiva deve ser recomendado para pacientes que apresentam sudorese, sangramentos ou exsudato no sítio de inserção.

Quanto à escolha do tipo de cobertura, resultados de revisões sistemáticas da literatura mostram que não há diferenças entre os curativos com gaze/fita e poliuretano com relação à incidência de complicações infecciosas.

# 9. DIAGNÓSTICOS DE ENFERMAGEM

- Risco de infecção

# 10. QUESTÕES PARA ESTUDO

1) Quais as indicações para a realização de curativo de inserção do CVC?
2) Cite as técnicas de realização de curativo de inserção do CVC, os materiais utilizados em cada uma, as principais diferenças entre elas e os pontos importantes a serem observados no sítio de inserção do dispositivo.
3) Qual deve ser a periodicidade da troca do curativo (gaze e fita adesiva e filme transparente) do CVC?
4) Quais os principais diagnósticos de enfermagem relacionados ao CVC?

## Referências

Broadhurst D, Moureau N, Ullman AJ. Central venous access devices site care practices: an international survey of 34 countries. J Vasc Access 2016;17(1):78–86.

Conselho Federal de Enfermagem (Cofen). Resolução Cofen – 258/2001. Inserção de cateter periférico central pelos enfermeiros. In: Conselho Regional de Enfermagem de São Paulo (Coren-SP). Documentos básicos de enfermagem: enfermeiros, técnicos e auxiliares. São Paulo, 2001.

Gavin NC, Webster J, Chan RJ, et al. Frequency of dressing changes for central venous access devices on catheter-related infections. Cochrane Database of Systematic Reviews 2016, Issue 2. Art. No.: CD009213.

Herdman TH, Kamitsuru S. Diagnósticos de enfermagem da NANDA-I: definições e classificação 2018-2020. 11 ed. Porto Alegre: Artmed; 2018.

Ministério da Saúde. Agência Nacional de Vigilância Sanitária. Medidas de prevenção de infecção relacionada à assistência à saúde. Ministério da Saúde, 2013.

Porritt K. Central Venous Access Device (CVAD): Dressing Change [Evidence Summary on the Internet]. Adelaide: Joanna Briggs Institute; 2016 [updated 2016 jun 26; cited 2016 jul 25]. Available from: JBI Connect.

Rede Brasileira de Enfermagem e Segurança do Paciente. Estratégias para a segurança do paciente: manual para profissionais da saúde. 2015. Porto Alegre: EDIPUCRS; 2013.

Tang HJ, Lin HL, Lin YH. The impact of central line insertion bundle on central line-associated bloodstream infection. BMC Infect Dis 2014;14:356.

Ullman AJ, Cooke ML, Mitchell M, et al. Dressings and securement devices for central venous catheters (CVC). Cochrane Database of Systematic Reviews 2015, Issue 9. Art. No.: CD010367.

Webster J, Gillies D, O'Riordan E, et al. Gauze and tape and transparent polyurethane dressings for central venous catheters. Cochrane Database of Systematic Reviews 2011, Issue 11. Art. No.: CD003827.

# 9.3.4

## Realização de Curativo de Estoma de Traqueostomia

*Larissa Bertacchini de Oliveira, Ticiane Carolina Gonçalves Faustino Campanili*

## 1. INTRODUÇÃO

A traqueostomia tem como objetivo primário servir de via aérea artificial e segura para a manutenção da passagem do ar, podendo ser temporária ou definitiva.

Em meados da década de 1960, com o advento de ventiladores com pressão positiva e o surgimento das unidades de terapia intensiva (UTI), a traqueostomia conquistou espaço no suporte ventilatório de pacientes críticos. É apropriada nos casos em que a extubação não ocorre dentro de 10 a 14 dias, sendo indicada cada vez mais brevemente em casos nos quais a previsão para extubação seja superior a 14 dias.

Como benefícios, a traqueostomia associa-se a menor taxa de extubação não planejada; desmame ventilatório mais rápido; maior conforto ao paciente; melhora da comunicação verbal e possibilidade de ingestão de alimentos; facilidade para a realização da higiene oral; e manuseio da via aérea pela equipe enfermagem.

O procedimento pode ser feito no centro cirúrgico (traqueostomia cirúrgica) ou à beira do leito (traqueostomia percutânea), sendo indicado nos casos de ventilação mecânica em longo prazo, obstrução de via aérea superior, edema da via aérea devido à anafilaxia e complicações com a intubação orotraqueal.

A traqueostomia cirúrgica é feita por meio de uma incisão transversal na pele de 3 a 5 cm, 1 cm abaixo da cartilagem cricoide. Os músculos anteriores são retraídos lateralmente. O istmo da tireoide é retraído superiormente, inferiormente ou dividido. O tubo endotraqueal é retirado lentamente até no ponto exato acima da incisão, mas não é removido, pois no caso de complicação, deve ser prontamente reinserido. Com relação à traqueostomia percutânea à beira do leito, diversos métodos têm sido desenvolvidos, sendo o mais popular a técnica da dilatação.

Como o procedimento de traqueostomia estabelece um orifício artificial (estoma) localizado na traqueia do paciente (Figura 9.15A e B), há necessidade de manutenção de um curativo no local. O curativo do estoma da traqueostomia é realizado diariamente, podendo variar a frequência de troca a depender quantidade de exsudato presente e da cobertura utilizada.

O paciente com traqueostomia deve ser mantido de forma confortável, em um decúbito de 30 a 45 graus; nas primeiras horas após a realização do procedimento pode haver presença de sangramento no local, devendo ser trocado o curativo inicial. Se não houver sangramento local, só deverá ser manipulado após 24 horas da confecção do estoma; mais tardiamente, a fixação e o tipo de cobertura podem favorecer a formação de lesões na pele ao redor do estoma.

Dada a sua complexidade, o cuidado com estomas é uma atribuição do enfermeiro estomaterapeuta, o qual deve elaborar um plano de cuidados específicos para esses pacientes, podendo tanto enfermeiros quanto técnicos realizarem a troca do curativo. Atualmente, a limpeza do estoma com solução fisiológica 0,9% (SF 0,9%) e a utilização de coberturas de espuma de poliuretano têm sido as mais indicadas pelas instituições de saúde.

Um ensaio clínico randomizado realizado em uma UTI com 80 pacientes, que comparou a eficácia do curativo do estoma de traqueostomia com espuma absorvente e com a gaze estéril, mostrou que não houve diferença significativa na ocorrência de infeção no sítio da traqueostomia. Já outro ensaio clínico que avaliou o tipo de curativo e a integridade da pele ao redor do estoma mostrou que o curativo de espuma é superior à gaze na prevenção de lesões (Figura 9.16A e B).

Assim, o curativo do estoma de traqueostomia é uma técnica simples, que, no entanto, requer conhecimento específico da equipe de enfermagem. Deve ser realizado de forma asséptica e com a utilização de coberturas que funcionam como barreira, com vista à diminuição dos índices de infecção no sítio da traqueostomia, assim como de lesões na pele ao redor do estoma.

---

O curativo do estoma de traqueostomia é uma técnica simples, que, no entanto, requer conhecimento específico da equipe de enfermagem. Deve ser realizado de forma asséptica e com a utilização de coberturas que funcionam como barreira, com vista à diminuição dos índices de infecção no sítio da traqueostomia, assim como de lesões na pele ao redor do estoma.

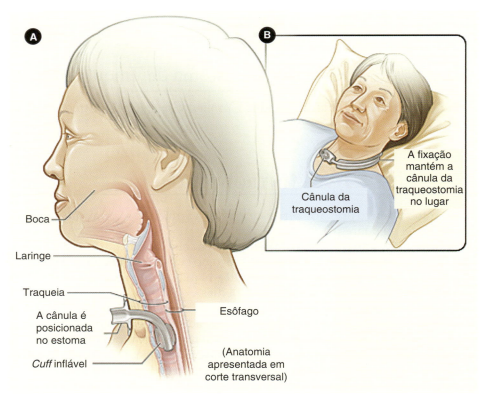

FIGURA 9.15 **A,** Visão lateral do pescoço e correto posicionamento da cânula de traqueostomia na traqueia. **B,** Visão externa de um paciente com traqueostomia. (Imagem de domínio público disponível em: https://upload.wikimedia.org/wikipedia/commons/e/ed/Tracheostomy_NIH.jpg. Autor: National Heart Lung and Blood Institute.)

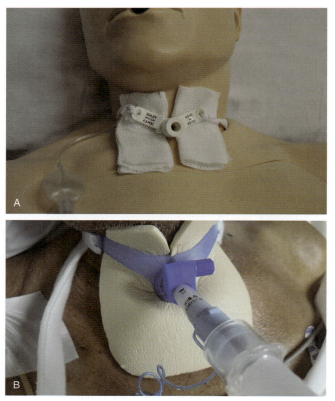

FIGURA 9.16 **A,** Curativo de estoma de traqueostomia com gaze. **B,** Curativo de estoma traqueostomia com espuma de poliuretano. (Imagem **(B)** cedida pelo fisioterapeuta Ivens Williams Giacomassi.)

## 2. INDICAÇÕES

Pacientes com cânula de traqueostomia.

## 3. CONTRAINDICAÇÕES

Até 24 horas após a confecção da traqueostomia, não deve ser realizada a troca do curativo, exceto se apresentar exsudação sanguinolenta abundante.

## 4. MATERIAL

- Avental descartável
- Óculos de proteção
- Máscara cirúrgica
- Luvas de procedimento
- Toalha
- Bolas de algodão
- Álcool 70%
- SF 0,9%
- Gazes estéreis
- Kit de pinças de curativo (dente de rato, anatômica e Kelly) (Figura 9.17) ou par de luvas estéreis e campo estéril
- Espuma de poliuretano
- Cadarço ou fixador com velcro para a cânula de traqueostomia
- Recipiente para lixo biológico

## 5. DESCRIÇÃO DA TÉCNICA

- Objetivo: Realizar curativo de estoma de traqueostomia.
- Aplicação: Pacientes com cânula de traqueostomia.
- Responsabilidade: Enfermeiros, técnicos de enfermagem, auxiliares de enfermagem e fisioterapeutas.

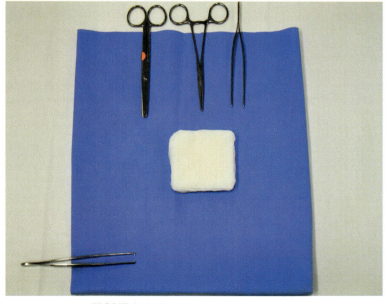

**FIGURA 9.17** *Kit* de pinças de curativo.

# 9. CUIDADOS COM A PELE E LESÕES

Realização de curativo de estoma de traqueostomia

| Ação | Justificativa |
|---|---|
| **AÇÕES COMUNS PARA REALIZAÇÃO DE CURATIVO DE ESTOMA DE TRAQUEOSTOMIA COM PINÇAS OU COM LUVAS ESTÉREIS** | |
| 1. Higienizar as mãos com água e sabão ou álcool-gel. | Reduzir a microbiota transitória e residente (precauções-padrão). |
| 2. Realizar desinfecção do carrinho de procedimentos. | Garantir ambiente limpo. |
| 3. Higienizar as mãos com água e sabão ou álcool-gel. | Reduzir a microbiota transitória e residente (precauções-padrão). |
| 4. Ler a prescrição de enfermagem do paciente. | Garantir a realização do procedimento correto, no paciente correto. |
| 5. Separar todo o material necessário. | Organizar o procedimento. |
| 6. Higienizar as mãos com água e sabão ou álcool-gel. | Reduzir a microbiota transitória e residente (precauções-padrão). |
| 7. Identificar o paciente: solicitar que informe o nome completo e a data de nascimento, enquanto o profissional faz a conferência da pulseira de identificação. A identificação deve ser feita por dois indicadores. | Garantir a realização do procedimento correto, no paciente correto. |
| 8. Orientar o paciente e a família quanto ao procedimento. | Manter ética e transparência no cuidado; contribuir para adesão do paciente ao procedimento. |
| 9. Fechar a porta, puxar as cortinas ou posicionar biombo ao redor do leito. | Manter a privacidade do paciente. |
| 10. Higienizar as mãos com água e sabão ou álcool-gel. | Reduzir a microbiota transitória e residente (precauções-padrão). |
| 11. Colocar o paciente em posição confortável e que permita a visualização do estoma. | Avaliar as condições do estoma e da pele circundante. |
| 12. Cobrir as regiões do pescoço e anterior do tórax com a toalha. | Garantir conforto e limpeza ao paciente. |
| 13. Colocar a máscara cirúrgica, óculos de proteção e avental descartável. | Proteger-se contra microrganismos. |
| **DEMAIS AÇÕES: REALIZAÇÃO DE CURATIVO DE ESTOMA DE TRAQUEOSTOMIA COM PINÇAS** | |
| 1. Calçar luvas de procedimento e abrir o pacote de curativo com técnica asséptica. | Uma vez que a traqueostomia tem contato direto com as vias aéreas do paciente e pele não íntegra, o procedimento deve ser feito de forma asséptica. |
| 2. Colocar os cabos das pinças voltadas para as bordas do campo, do lado proximal ao executante. | Facilitar o manuseio e prevenir contaminação cruzada do material durante o procedimento. |
| 3. Abrir as gazes no centro do campo de forma asséptica. | |
| 4. Desinfetar as ampolas de SF 0,9% com algodão embebido em álcool 70% e manter ao lado, no carrinho de procedimentos. | |
| 5. Retirar o curativo anterior com a pinça dente de rato e a Kocher ou Pean e desprezá-lo no lixo infectante. | Expor o estoma e possibilitar sua avaliação. |
| 6. Com as pinças anatômica e Kelly, pegar uma gaze, fazer uma trouxinha e umedecer com SF 0,9%. | Remover exsudatos mecanicamente e evitar contaminação do local que já foi limpo. |
| 7. Limpar o estoma da traqueostomia com movimentos em sentido único em raio de 8 cm, tendo cuidado para não exteriorizar a cânula durante a limpeza. | |
| 8. Repetir a técnica até não haver mais exsudato no local. | |
| 9. Aplicar cobertura no local com gazes estéreis ou espuma de poliuretano. | Evitar contaminação do estoma e prevenir trauma local. |
| 10. Se necessário, trocar a fixação da cânula de traqueostomia. | Evitar tração da cânula, promover conforto e limpeza. |
| 11. Posicionar o paciente confortavelmente. | Garantir conforto. |
| 12. Recolher o material e retirar biombo/abrir cortinas ou a porta do quarto. | Garantir ambiente seguro e limpo. |
| 13. Retirar as luvas, o avental, os óculos e a máscara cirúrgica e descartá-los no lixo infectante. | |
| 14. Higienizar as mãos com água e sabão ou álcool-gel. | Reduzir a microbiota transitória e residente (precauções-padrão). |
| 15. Registrar o procedimento e possíveis intercorrências. | Cumprir requisitos legais e éticos, garantir a continuidade do cuidado e efetiva comunicação na equipe. |
| **DEMAIS AÇÕES: REALIZAÇÃO DE CURATIVO DE ESTOMA DE TRAQUEOSTOMIA COM LUVAS ESTÉREIS** | |
| 1. Abrir o campo estéril. | Facilitar o manuseio e prevenir contaminação cruzada do material durante o procedimento. |
| 2. Colocar as gazes estéreis à esquerda do campo estéril. | |

| Ação | Justificativa |
|---|---|
| 3. Desinfetar as ampolas de SF 0,9% com algodão embebido em álcool 70% e manter ao lado, no carrinho de procedimentos. | Facilitar o manuseio e prevenir contaminação cruzada do material durante o procedimento. |
| 4. Calçar luvas de procedimento. | Proteger-se de microrganismos (precauções-padrão). |
| 5. Retirar o curativo anterior e desprezá-lo no lixo infectante. | Expor o estoma e possibilitar sua avaliação. |
| 6. Retirar luvas de procedimento, desprezá-las no lixo infectante e calçar luvas estéreis. | Uma vez que a traqueostomia tem contato direto com as vias aéreas do paciente e pele não íntegra, o procedimento deve ser feito de forma asséptica. |
| 7. Fazer uma trouxinha de gaze e umedecer com SF a 0,9% (a mão que segura a ampola de SF a 0,9% será considerada contaminada a partir desta etapa. | Remover exsudatos mecanicamente e evitar contaminação do local que já foi limpo. |
| 8. Limpar o estoma da traqueostomia com movimentos em sentido único em raio de 8 cm, tendo cuidado para não exteriorizar a cânula durante a limpeza. | |
| 9. Repetir a técnica até não haver mais exsudato no local. | |
| 10. Aplicar cobertura no local com gazes estéreis ou espuma de poliuretano. A face da gaze em contato com o estoma deve entrar em contato apenas com a luva que permanece estéril. | Evitar contaminação do estoma e prevenir trauma local. |
| 11. Se necessário, trocar a fixação da cânula de traqueostomia. | Evitar tração da cânula, promover conforto e limpeza. |
| 12. Posicionar o paciente confortavelmente. | Garantir conforto. |
| 13. Recolher o material e retirar biombo/abrir cortinas ou a porta do quarto. | Garantir ambiente seguro e limpo. |
| 14. Retirar as luvas, o avental, os óculos e a máscara cirúrgica e descartá-los no lixo infectante. | |
| 15. Higienizar as mãos com água e sabão ou álcool-gel. | Reduzir a microbiota transitória e residente (precauções-padrão). |
| 16. Registrar o procedimento e possíveis intercorrências. | Cumprir requisitos legais e éticos, garantir a continuidade do cuidado e efetiva comunicação na equipe. |

## 6. EXEMPLO DE REGISTRO

2/8/2016 – 6 h – Oriento paciente quanto ao curativo do estoma de traqueostomia. Realizada limpeza do estoma e da pele circundante com solução fisiológica a 0,9%. Não há presença de exsudação. Aplicada espuma de poliuretano ao redor do estoma e trocada a fixação da traqueostomia. *Função e nome do profissional, número do Coren e assinatura.*

## 7. OBSERVAÇÕES

- Os cuidados de enfermagem com a cânula de traqueostomia na fase aguda envolvem: fixação adequada; medida da pressão do *cuff* a cada 6 horas; manutenção do balão com volume e pressão mínimos para obstruir a via aérea, sem permitir o extravasamento de ar (que em geral é de 25 mmHg); manutenção do decúbito elevado de 30 a 45 graus; realização da higiene oral a cada 6 horas com água e clorexedina aquosa a 0,2%; atentar para a ocorrência de sangramento no local do estoma; cuidados para evitar o tracionamento da cânula; controle da dor; limpeza do estoma e da cânula por meio da aspiração endotraqueal.
- É importante manter a cânula de traqueostomia sempre fixa e segura ao redor do pescoço. A fixação deve ser trocada caso haja presença de sujidade. O profissional deve manter a fixação com uma folga de aproximadamente 1 cm para não causar lesão por pressão na região.
- O curativo com espuma de poliuretano pode permanecer no estoma por até 7 dias, a depender da marca e da quantidade de exsudato. A presença de exsudato é verificada por uma mancha escura que se forma na película externa. A necessidade de troca deve ser avaliada pelo enfermeiro.

358       9. CUIDADOS COM A PELE E LESÕES

## 8. DIAGNÓSTICOS DE ENFERMAGEM

- Risco de infecção

## 9. QUESTÕES PARA ESTUDO

1) Em que situações é indicada a realização da traqueostomia?
2) Quais cuidados de enfermagem envolvem o procedimento de curativo do estoma de traqueostomia?
3) Qual equipamento de proteção individual é utilizado para realizar o curativo do estoma de traqueostomia?
4) Atualmente, qual a cobertura mais indicada para ser mantida no estoma de traqueostomia?

### Referências

Ahmadinegad M, Lashkarizadeh MR, Ghahreman M, et al. Efficacy of dressing with absorbent foam versus dressing with gauze in prevention of tracheostomy site infection. Tanaffos 2014;13(2):13–9.

Blot F, Melot C. Commission d'Epidémiologie et de Recherche Clinique. Indications, timing, and techniques of tracheostomy in 152 French ICUs. Chest 2005;127(4):1.347–52.

Chuang WL, Huang WP, Chen MH, et al. Gauze versus solid skin barrier for tracheostomy care: a crossover randomized clinical trial. J Wound Ostomy Continence Nurs 2013;40(6):573–9.

Ciaglia P, Firsching R, Syniec C. Elective percutaneous dilatational tracheostomy: a new simple bedside procedure, preliminary report. Chest 1985;87(6):715–9.

Fikkers BG, Fransen GA, Van der Hoeven JG, et al. Tracheostomy for long-term ventilated patients: a postal survey of ICU practice in The Netherlands. Intensive Care Med 2003;29(8):1.390–3.

Herdman TH, Kamitsuru S. Diagnósticos de enfermagem da NANDA-I: definições e classificação 2018-2020. 11 ed. Porto Alegre: Artmed; 2018.

Morton PG, Fontaine DK, Hudak CM, Gallo BM. Cuidados críticos de enfermagem: uma abordagem holística. 8ª ed. Rio de Janeiro: Guanabara Koogan; 2007.

Park M, Brauer L, Sanga RR, et al. Traqueostomia percutânea no doente crítico: a experiência de uma unidade de terapia intensiva clínica. J Bras Pneumol 2004;30(3):237–42.

Stevenson VW, Haas CF, Wahl WL. Intrahospital transport of the adult mechanically ventilated patient. 2002;8(1):1-35.

Vianna A, Rangel D, Saboya LF, et al. Survey of tracheostomy in the intensive care unit. Critical Care 2007;11(Suppl 3):S113.

Vianna A. Tracheostomy in patients on mechanical ventilation: when is it indicated? J Bras Pneumol 2007;33(6):37–8.

# 9.3.5

## Realização de Curativo de Inserção de Drenos

*Rômulo Geraldo Barbosa Pires, Wagner Aguiar Júnior*

## 1. INTRODUÇÃO

A intervenção cirúrgica, devido à manipulação dos tecidos, interfere diretamente na homeostase, podendo produzir acúmulo de fluidos secundário à inflamação local e ao sangramento decorrente das incisões.

A inflamação, termo usado para designar a reação patológica na qual fluido e leucócitos circulantes se acumulam em tecido extravascular em resposta à lesão (acidental ou cirúrgica) ou infecções, é uma situação previsível no período pós-operatório. É por meio da inflamação que o organismo se livra de agentes lesivos, remove células necrosadas e restos celulares, reparando, assim, tecidos e órgãos lesionados. A resposta inflamatória está intimamente associada ao processo de cicatrização e reparo. De fato, seria impossível a cicatrização sem inflamação. Os sinais cardeais da inflamação são calor, dor, tumor (inchaço) e rubor (vermelhidão); esses sinais podem ser identificados ao exame físico.

# 1. INTRODUÇÃO

No período pós-operatório, os drenos são utilizados terapeuticamente para remover coleções de fluidos, como sangue e exsudatos; facilitar a monitoração da eliminação de sangue e secreções; permitir e facilitar o acesso para irrigação intracavitária; prevenir, profilaticamente, o acúmulo de sangue e secreções, evitando infecções. Um sistema de drenagem efetivo tem por objetivos acelerar o processo de cicatrização dos tecidos, eliminar o espaço morto, facilitar a aproximação das bordas teciduais, minimizar o risco de infecções e reduzir a dor no pós-operatório.

De acordo com as suas características funcionais, os sistemas de drenagem podem ser categorizados como abertos, fechados ou de sucção, e são escolhidos de acordo com as necessidades do paciente e da preferência do cirurgião.

## Sistema de drenagem aberto

Consiste em um tubo flexível inserido no corpo por meio de uma cavidade existente ou criada. Internamente, o dreno é posicionado próximo ao sítio cirúrgico, e, externamente, o sistema de drenagem deverá ser fixado de modo que: mantenha-se fixo no local e profundidade apropriados; não solte, caia ou se perca na cavidade interna; o fluxo de drenagem dos fluidos seja mantido de forma adequada.

Os sistemas de drenagem abertos também podem ser chamados de "sistemas de drenagem passivos", uma vez que não utilizam nenhuma força mecânica para realizar a drenagem da cavidade para o coletor. Estes tipos de drenos utilizam a força gravitacional, a ação dos capilares e o fluxo de liberação dos fluidos causado pela diferença de pressão intracavitária com o meio externo.

O **dreno laminar**, como o dreno de Penrose, é um dos mais comuns e também menos inócuo sistema de drenagem aberto (Figura 9.18). Geralmente é constituído de látex muito delgado, flexível, com diâmetro entre 1 a 2,5 cm e comprimento ajustável a cada situação. Seu mecanismo de ação é a drenagem passiva, por capilaridade.

O dreno **tubulolaminar** (Figura 9.19) é feito da associação de dois drenos: o de aspiração e o laminar. Geralmente é formado por um, dois ou três drenos tubulares de látex, silicone ou Teflon®, agrupados e com vários orifícios e postos dentro de um dreno de Penrose. Pode funcionar tanto por capilaridade quanto por drenagem ativa.

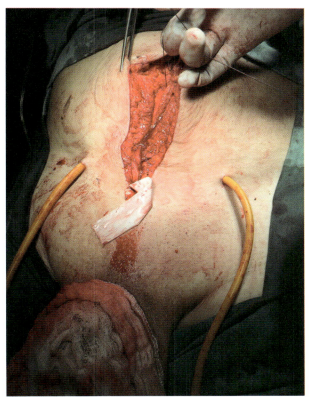

**FIGURA 9.18** Dreno de Penrose, ao centro, com dois drenos tubulares às margens do sítio cirúrgico sendo fechado.

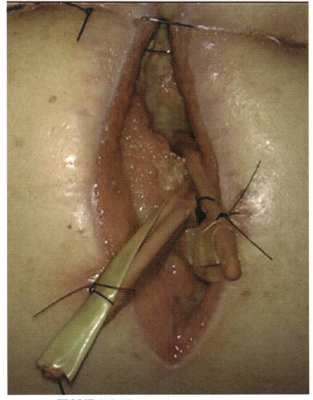

**FIGURA 9.19** Drenos tubulolaminares.

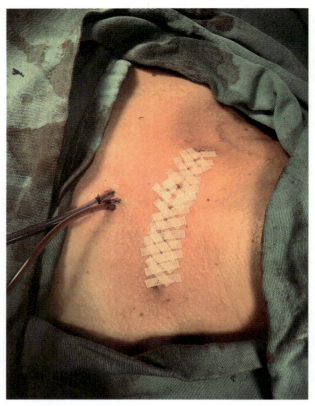

FIGURA 9.20  Inserção do dreno de Portovac (de sucção).

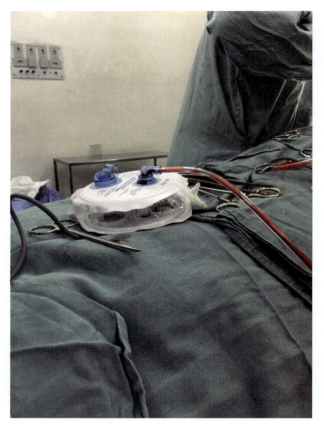

FIGURA 9.21  Coletor do dreno de Portovac.

## Sistema de drenagem fechado

Um sistema de drenagem fechado é composto por um **dreno tubular**, que é fixado ao corpo para remoção de fluidos através de um circuito hermeticamente fechado, capaz de prevenir quaisquer tipos de contaminações do ambiente com o sítio de inserção do dreno ou da área que está sendo drenada (Figura 9.18)

## Sistema de drenagem por sucção

Trata-se de um sistema de drenagem fechado que utiliza um dreno tubular acoplado a um sistema de vácuo ou outro dispositivo mecânico capaz de realizar a sucção dos fluidos para fora do corpo. O dreno de Portovac é um sistema de drenagem fechado, por sucção, que age por aspiração (barra), realizando drenagem ativa por um sistema hermeticamente fechado. É produzido de silicone ou polivinil e utilizado principalmente em cirurgias com grande deslocamento tecidual (Figuras 9.20 e 9.21). Tem como principal vantagem diminuir a contaminação decorrente do dreno, porém deve ser retirado em 24 a 72 horas.

## Tipos de curativos realizados em inserções de drenos

Nos curativos realizados em sistemas de drenagem, a proteção da pele em torno do local de inserção do dreno é o objetivo principal. De forma geral, podem-se classificar os curativos em quatro tipos: abertos, oclusivos, semioclusivos e compressivos. Nos sistemas de drenagem, estão indicados os curativos semioclusivos e, algumas vezes, a bolsa de Karaya.

O curativo semioclusivo absorve o exsudato e o isola da pele adjacente saudável.

A bolsa de Karaya é uma excelente alternativa em alguns sistemas de drenagem, comumente utilizada em sistemas de drenagem abertos (Figura 9.22).

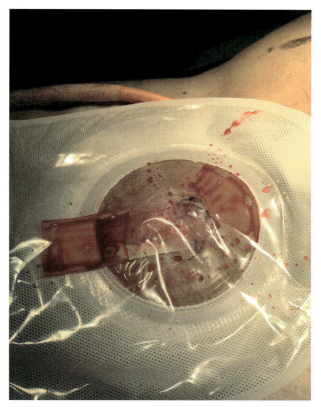

FIGURA 9.22   Bolsa de Karaya sobre dreno laminar.

## 2. INDICAÇÕES

Pacientes com sistemas de drenagem fechados ou abertos: promover cicatrização, minimizar risco de infecções, manter a higiene e bem-estar e contribuir para a redução do tempo de permanência do sistema de drenagem no paciente.

## 3. CONTRAINDICAÇÕES

Não há.

## 4. MATERIAL (TÉCNICA COM PINÇAS OU LUVA ESTÉRIL)

- Pacote de curativo cirúrgico com pinças Kocker, anatômica e dente de rato ou luva estéril (a depender da técnica escolhida)
- Máscara cirúrgica
- Gaze estéril
- Campo estéril pequeno (para técnica com luva estéril)
- Solução antisséptica aprovada pela Comissão de Controle de Infecção Hospitalar da instituição (gluconato de clorexidina alcoólica a 0,5% ou povidona-iodo alcoólica – PVPI – a 10% para pacientes com sensibilidade a clorexidina, ou solução fisiológica 0,9% – SF 0,9%)
- Fita adesiva microporosa (ou hipoalergênica, caso o paciente tenha alergia a fita microporosa)
- Luva de procedimento (um par para a técnica com pinças ou dois pares para a técnica com luva estéril)

362

9. CUIDADOS COM A PELE E LESÕES

# 5. DESCRIÇÃO DA TÉCNICA

- Objetivo: Realizar curativo na inserção de drenos.
- Aplicação: Todos os indivíduos com drenos.
- Responsabilidade: Enfermeiros, técnicos de enfermagem, auxiliares de enfermagem.

Curativo de inserção de dreno

| Ação | Justificativa |
|---|---|
| **AÇÕES COMUNS PARA REALIZAÇÃO DE CURATIVO DE INSERÇÃO DO CVC COM PINÇAS OU COM LUVAS ESTÉREIS** | |
| 1. Higienizar as mãos com água e sabão ou álcool-gel. | Reduzir a microbiota transitória e residente (precauções-padrão). |
| 2. Realizar desinfecção do carrinho de procedimentos. | Garantir ambiente limpo. |
| 3. Higienizar as mãos com água e sabão ou álcool-gel. | Reduzir a microbiota transitória e residente (precauções-padrão). |
| 4. Ler a prescrição de enfermagem do paciente. | Garantir a realização do procedimento correto, no paciente correto. |
| 5. Separar todo o material necessário. | Organizar o procedimento. |
| 6. Higienizar as mãos com água e sabão ou álcool-gel. | Reduzir a microbiota transitória e residente (precauções-padrão). |
| 7. Identificar o paciente: solicitar que informe o nome completo e a data de nascimento, enquanto o profissional faz a conferência da pulseira de identificação. A identificação deve ser feita por dois indicadores. | Garantir a realização do procedimento correto, no paciente correto. |
| 8. Orientar o paciente e a família quanto ao procedimento. | Manter ética e transparência no cuidado; contribuir para adesão do paciente ao procedimento. |
| 9. Fechar a porta, puxar as cortinas ou posicionar biombo ao redor do leito. | Manter a privacidade do paciente. |
| 10. Higienizar as mãos com água e sabão ou álcool-gel. | Reduzir a microbiota transitória e residente (precauções-padrão). |
| 11. Posicionar o paciente de acordo com o local de inserção do dreno. | Promover conforto ao paciente e garantir a ergonomia do executante. |
| 12. Expor somente a área onde será realizado o curativo. | Assegurar a privacidade do paciente. |
| 13. Colocar a máscara cirúrgica e calçar luvas de procedimento. | Prevenir infecção relacionada à assistência à saúde. |
| **DEMAIS PASSOS: CURATIVO DE INSERÇÃO DO DRENO COM PINÇAS** | |
| 1. Abrir o pacote de curativo com técnica asséptica. | Prevenir infecção relacionada à assistência à saúde. |
| 2. Colocar os cabos das pinças voltados para as bordas do campo, do lado proximal ao executante. | |
| 3. Abrir as gazes no centro do campo de forma asséptica. | |
| 4. Pegar uma ou duas gazes com a pinça anatômica e colocá-las no centro do campo para dobrá-las. | |
| 5. Com o auxílio da pinça anatômica, unir as pontas da gaze e prendê-las com a pinça Kocker, formando a "boneca de gaze" (Figura 9.23A). | Facilitar a remoção do curativo anterior e prevenir a ocorrência de lesões na pele. |
| 6. Remover o curativo/adesivo aderido à pele com a pinça dente de rato, deslocando delicadamente o adesivo e apoiando a pele com o auxílio da "boneca de gaze". | |
| 7. Descolar primeiramente a porção distal do curativo, depois a proximal em relação ao executante. | |
| 8. Observar presença de exsudato no curativo quanto à coloração, quantidade e consistência. | Identificar possíveis sinais de infecção. |
| 9. Desprezar o curativo no lixo infectante. | Evitar a contaminação do ambiente e transmissão de microrganismos. |
| 10. Colocar a pinça dente de rato na borda do campo em posição distal, afastada das outras pinças e da gaze estéril (a pinça dente de rato não deverá ser reutilizada neste procedimento) (Figura 9.23B). | Prevenir infecção relacionada à assistência à saúde e contaminação cruzada do material. |
| 11. Inspecionar o sítio de inserção. Se houver qualquer sinal de infecção, comunicar à equipe médica. | Identificar precocemente sinais de infecção. |
| 12. Realizar antissepsia do sítio de inserção do cateter, utilizando a pinça Kocker com a cremalheira travada, segurando a gaze embebida na solução (clorexidina ou SF 0,9%), conforme prescrição de enfermagem. A antissepsia deve ser feita com movimentos unidirecionais, do local menos contaminado (inserção) para o mais contaminado (distal à inserção), utilizando uma única vez cada face da gaze. | Reduzir o número de microrganismos presentes por meio mecânico e químico. |
| 13. Repetir o movimento quantas vezes for necessário. | |
| 14. Avaliar as condições da pele e limpar toda a área que foi coberta pelo curativo anterior. | Identificar possíveis lesões da pele ocasionadas pela solução ou cobertura aplicadas anteriormente. |

## 5. DESCRIÇÃO DA TÉCNICA

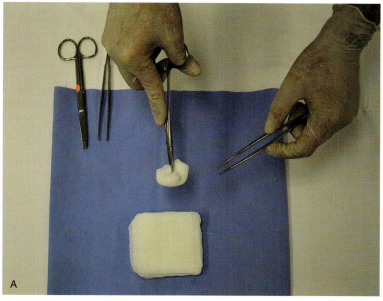

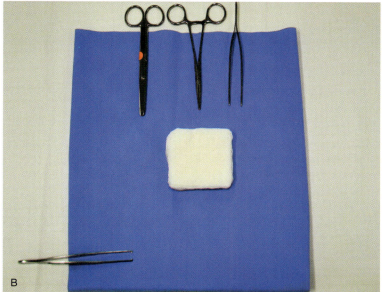

**FIGURA 9.23** **A**, Disposição das pinças e gaze estéril no campo e formação da "boneca de gaze". **B**, Disposição da pinça dente de rato na borda do campo em posição distal.

| Ação | Justificativa |
|---|---|
| 15. Pressionar delicadamente uma gaze dobrada em local próximo à pele ao redor do dreno, de modo que se adapte à abertura. Pressionar a segunda gaze dobrada ao redor do dreno, na direção oposta, de modo que as duas gazes envolvam o dreno. | Proteger o sítio de inserção de microrganismos e trauma e promover absorção de possíveis exsudatos. |
| 16. Com a pinça anatômica, pegar a quantidade necessária de gazes e colocar ao redor do dreno e também para cobrir a incisão. | |
| 17. Registrar o procedimento e possíveis intercorrências. | |

### DEMAIS PASSOS: CURATIVO DE INSERÇÃO DO DRENO COM LUVAS ESTÉREIS

| | |
|---|---|
| 1. Remover o curativo aderido à pele deslocando delicadamente o adesivo e apoiando a pele com a mão. | Prevenir a ocorrência de lesões na pele. |
| 2. Descolar primeiramente a porção distal do curativo, depois a proximal em relação ao executante. | |
| 3. Observar presença de exsudato no curativo quanto à coloração, quantidade e consistência. | Identificar possíveis sinais de infecção. |

364      9. CUIDADOS COM A PELE E LESÕES

| Ação | Justificativa |
|---|---|
| 4. Desprezar o curativo no lixo infectante. | Evitar a contaminação do ambiente e transmissão de microrganismos. |
| 5. Inspecionar o sítio de inserção. Se houver qualquer sinal de infecção, comunicar à equipe médica. | Identificar possíveis sinais de infecção. |
| 6. Retirar as luvas de procedimento e desprezá-las no lixo infectante. | Evitar a contaminação do ambiente e transmissão de microrganismos. |
| 7.   Higienizar as mãos com água e sabão ou álcool-gel. | Prevenir infecção relacionada à assistência à saúde. |
| 8. Abrir o campo estéril e abrir as gazes no centro do campo, de forma asséptica. Embeber quantidade adequada de gazes necessária com clorexidina ou PVPI ou SF 0,9% e manter outra quantidade seca (para posterior oclusão). | |
| 9.   Calçar a luva estéril com a técnica asséptica. | |
| 10. Realizar antissepsia do sítio de inserção do dreno com movimentos unidirecionais, do local menos contaminado (inserção) para o mais contaminado (distal à inserção), utilizando uma única vez cada face da gaze embebida da solução (clorexidina ou PVPI ou SF 0,9%), conforme prescrição de enfermagem. | Reduzir o número de microrganismos presentes por meio mecânico e químico. |
| 11. Repetir o movimento quantas vezes for necessário. | |
| 12. Avaliar as condições da pele e limpar toda a área que foi coberta pelo curativo anterior. | Identificar possíveis lesões da pele ocasionadas pela solução ou cobertura aplicadas anteriormente. |
| 13. Pressionar delicadamente uma gaze dobrada em local próximo à pele ao redor do dreno, de modo que se adapte à abertura. Pressionar a segunda gaze dobrada ao redor do dreno, na direção oposta, de modo que as duas gazes envolvam o dreno. | Proteger o sítio de inserção de microrganismos e trauma e promover absorção de possíveis exsudatos. |
| 14. Pegar a quantidade necessária de gazes e colocar ao redor do dreno, também cobrindo a incisão. | |

### *FINALIZAÇÃO DO CURATIVO*

| | |
|---|---|
| 1. Identificar o curativo com data, período do plantão e/ou hora (de acordo com as normas da instituição). | Garantir a comunicação entre os membros da equipe e a continuidade de assistência. |
| 2. Recolher o material e retirar biombo/abrir cortinas ou a porta do quarto. | Garantir ambiente seguro e limpo. |
| 3. Retirar as luvas e a máscara cirúrgica e descartá-las no lixo infectante. | |
| 4.   Higienizar as mãos com água e sabão ou álcool-gel. | Reduzir a microbiota transitória e residente (precauções-padrão). |
| 5.   Registrar o procedimento e possíveis intercorrências. | Cumprir requisitos legais e éticos, garantir a continuidade do cuidado e efetiva comunicação na equipe. |

## 6. EXEMPLO DE REGISTRO

27/9/2016 – 14 h – Realizado curativo em inserção de dreno tubular em região lateral D do abdome conforme prescrição de enfermagem. Apresenta exsudação moderada de aspecto sero-hemático, sem sinais flogísticos no local de inserção e sem sinais de deslocamento do dreno. Posicionada nova bolsa de Karaya. *Função e nome do profissional, número do Coren e assinatura.*

## 7. OBSERVAÇÕES

O dreno de tórax, um tipo de dreno tubular, é apresentado detalhadamente no Capítulo 12.3.3 deste livro. Quanto aos cuidados envolvidos em seu curativo, o que o diferencia dos demais é a necessidade de o profissional observar a presença de escape de ar ou sangue ao redor do dreno e a necessidade de promover a fixação do tipo "mezzo" (palavra utilizada na prática clínica de enfermagem oriunda do idioma italiano: meio). O "mezzo" tem por finalidade evitar a tração acidental do dreno.

## 8. DIAGNÓSTICOS DE ENFERMAGEM

- Integridade tissular prejudicada
- Dor aguda
- Risco de infecção

## 9. QUESTÕES PARA ESTUDO

**1)** Qual as principais funções do curativo de drenagem semioclusivo?
**2)** O que podemos considerar como principais critérios de indicação de um curativo de orifício de drenagem?
**3)** Como podemos considerar uma discreta e limitada hiperemia, ao redor do dreno, sem presença de pus ou febre?
**4)** Quais são o primeiro e último passos que devem ser seguidos no procedimento de curativo e que estão diretamente relacionados com a segurança do paciente e do profissional?

### Referências

Degnim AC, et al. Randomized trial of drain antisepsis after mastectomy and immediate prosthetic breast reconstruction. Ann Surg Oncol 2014;21:3240–8. 10.1245/s10434-014-3918-9.

Kaminaga ET. Curativo na inserção do dreno. Manual de Procedimentos no Adulto. Departamento de Enfermagem. Hospital Universitário da Universidade de São Paulo, 2014.

Kremer DW, Prudente JAB, Marques E, Flores MR. Cuidados com a integridade cutânea. Procedimento Operacional Padrão. Hospital Universitário da Universidade Federal de Santa Catarina. 2014. Disponível em: http://www.hu.ufsc.br/documentos/pop/enfermagem/assistenciais/INTEGRIDADE_CUTANEA/CUIDADOS_INTEG_CUTANEA.pdf. Acessado em 31 de julho de 2016.

The Joanna Briggs Institute. Closed wound suction drainage: maintenance. Disponível em: http://www.ncbi.nlm.nih.gov/pubmed/3973352. Acessado em 31 de julho de 2016.

The Joanna Briggs Institute. Wound drain: dressing. Adelaide (AT), 2011. Disponível em: http://www.joannabriggs.org/assets/docs/publications/.../fellows-report_adelaide_2011-12. Acessado em 31 de julho de 2016.

Townsend C, et al. Tratado de cirurgia: a base biológica da prática cirúrgica moderna. 17ª ed. Rio de Janeiro: Elsevier; 2005.

Wound Healing and Management Node Group Update: Madhan Balasubramanian BDS MHSM (Hons). Wound drainage site: pancreatic surgery. The Joanna Brigs Institute, 2014. Disponível em: http://www.joannabriggs.org/assets/docs/publications/.../fellows-report_adelaide_2011-12. Acessado em 31 de julho de 2016.

# 9.3.6

# Realização de Curativo de Lesão por Pressão

*Talita Raquel dos Santos, Karin Emilia Rogenski*

## 1. INTRODUÇÃO

Alterações cutâneas são uma das consequências mais comuns de longos períodos hospitalização. Entre elas, as lesões por pressão (LP) são as de maior impacto, tanto para os pacientes e seus familiares quanto para os serviços de saúde, já que implicam prolongamento de internações, risco de infecções e outros agravos, além de elevados custos. No cenário internacional, a prevalência de LP varia de 5% a 15%, e a incidência é de 1,9% a 7%. Estudos nacionais revelam prevalência de 11,1% a 23,2% e incidência de 22,5% a 66,6%.

Quando ocorrem LP, as medidas de prevenção devem ser continuadas (ver Capítulo 9.2). O *European Pressure Ulcer Advisory Panel* (EPUAP) propõe a avaliação de LP e de suas complicações, manejo da carga tissular e uso de dispositivos de prevenção e cuidados com a ferida como as principais diretrizes para o tratamento de LP. As LP devem ser avaliadas quanto a localização, estágio, tamanho, leito, exsudato, dor e estado da pele perilesão. Deve-se atentar também para presença de descolamento ou formação de *sinus*.

- *Localização:* Há maior propensão de desenvolvimento de lesão por pressão (LP) nos calcâneos e região sacral. Para as regiões sacral, glútea e de trocanteres, deve-se eleger bem a cobertura a ser utilizada, pois algumas enrugam enquanto o paciente se move. Para os calcâneos, a cobertura não deve ser volumosa para não impedir a mobilidade. Lesões em cotovelo geralmente são causadas por fricção; portanto, devem-se considerar coberturas que diminuam o atrito. As demais localizações são pouco frequentes e deve-se sempre tentar identificar a fonte da pressão e tentar eliminá-la.
- *Estágio:* As LP, segundo o novo consenso da NPUAP, são classificadas em:
    - *LP estágio 1:* Pele íntegra com área localizada de eritema que não embranquece e que pode parecer diferente em pele de cor escura. Presença de eritema que embranquece ou mudanças na sensibilidade, temperatura ou consistência (endurecimento) podem preceder as mudanças visuais. Mudanças na cor não incluem descoloração púrpura ou castanha; estas podem indicar dano tissular profundo (Figura 9.24).
    - *LP estágio 2:* Perda da pele em sua espessura parcial com exposição da derme. O leito da ferida é viável, de coloração rosa ou vermelha, úmido, e pode também apresentar-se com uma bolha intacta (preenchida com exsudato seroso) ou rompida. O tecido adiposo e tecidos profundos não são visíveis. Tecido de granulação, esfacelos e escara não estão presentes. Essas lesões geralmente resultam de microclima inadequado e cisalhamento da pele na região da pelve e no calcâneo. Este estágio não deve ser usado para descrever a dermatite associada à incontinência, a dermatite intertriginosa, a lesão de pele associada a adesivos médicos ou as feridas traumáticas (lesões por fricção, queimaduras, abrasões) (Figura 9.25).

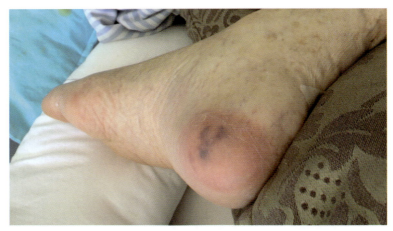

**FIGURA 9.24** Lesão por pressão estágio 1. (Imagens de Wanessa de Kássia Alves Melo Coimbra, especialista em enfermagem dermatológica.)

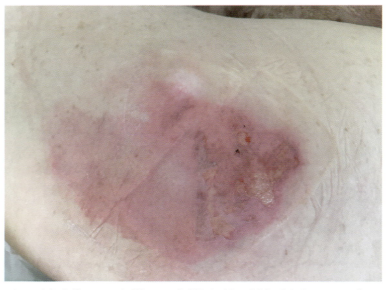

**FIGURA 9.25** Lesão por pressão estágio 2. (Imagens de Wanessa de Kássia Alves Melo Coimbra, especialista em enfermagem dermatológica.)

# 1. INTRODUÇÃO

- *LP estágio 3:* Perda da pele em sua espessura total, na qual a gordura é visível, e frequentemente tecido de granulação e epíbole (lesão com bordas enroladas) estão presentes. Esfacelos e/ou escaras podem estar visíveis. A profundidade do dano tissular varia conforme a localização anatômica; áreas com adiposidade significativa podem desenvolver lesões profundas. Podem ocorrer descolamento e túneis. Não há exposição de fáscia, músculo, tendão, ligamento, cartilagem e/ou osso (Figura 9.26).
- *LP estágio 4:* Perda da pele em sua espessura total e perda tissular com exposição ou palpação direta da fáscia, músculo, tendão, ligamento, cartilagem ou osso. Esfacelos e/ou escaras podem estar visíveis. Epíbole, descolamento e/ou túneis ocorrem frequentemente. A profundidade varia conforme a localização anatômica (Figura 9.27).
- *LP não classificável:* Perda de pele em sua espessura total e perda tissular na qual a extensão do dano não pode ser confirmada porque está encoberta pelo esfacelo ou escara. Ao ser removido (esfacelo ou escara), lesão por pressão em estágio 3 ou estágio 4 ficará aparente. Escara estável (i.e., seca, aderente, sem eritema ou flutuação) em membro isquêmico ou no calcâneo não deve ser removida (Figura 9.28).

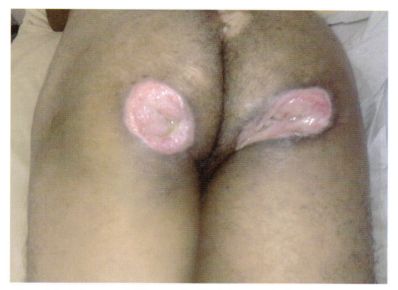

**FIGURA 9.26** Lesão por pressão estágio 3. (Imagens de Wanessa de Kássia Alves Melo Coimbra, especialista em enfermagem dermatológica.)

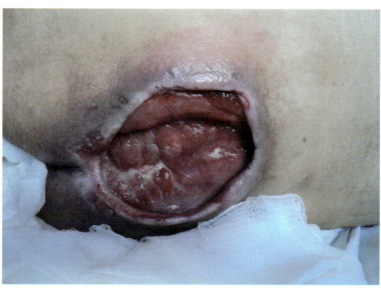

**FIGURA 9.27** Lesão por pressão estágio 4. (Imagens de Wanessa de Kássia Alves Melo Coimbra, especialista em enfermagem dermatológica.)

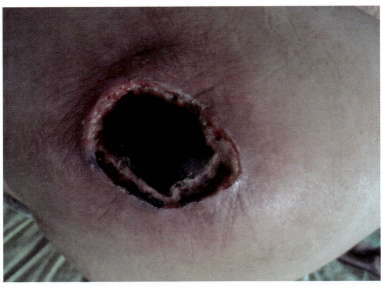

**FIGURA 9.28** Lesão por pressão não classificável. (Imagens de Wanessa de Kássia Alves Melo Coimbra, especialista em enfermagem dermatológica.)

- *LP tissular profunda:* Pele intacta ou não, com área localizada e persistente de descoloração vermelho-escura, marrom ou púrpura que não embranquece, ou separação epidérmica que mostra lesão com leito escurecido ou bolha com exsudato sanguinolento. Dor e mudança na temperatura frequentemente precedem as alterações de coloração da pele. A descoloração pode apresentar-se diferente em pessoas com pele de tonalidade mais escura. Essa lesão resulta de pressão intensa e/ou prolongada e de cisalhamento na interface osso-músculo. A ferida pode evoluir e revelar a extensão atual da lesão rapidamente. Quando o tecido necrótico, tecido subcutâneo, tecido de granulação, fáscia, músculo ou outras estruturas subjacentes estão visíveis, isso indica LP com perda total de tecido (LP não classificável ou estágio 3 ou estágio 4). Não se deve utilizar a categoria LP tissular profunda para descrever condições vasculares, traumáticas, neuropáticas ou dermatológicas.
- *LP relacionada a dispositivo médico:* Essa terminologia descreve a etiologia da lesão. A LP relacionada a dispositivo médico resulta do uso de dispositivos criados e aplicados para fins diagnósticos e terapêuticos. A LP resultante geralmente apresenta o padrão ou forma do dispositivo.
- *LP em membranas mucosas:* Encontrada quando há histórico de uso de dispositivos médicos no local do dano. Devido à anatomia do tecido, essas lesões não podem ser categorizadas.
- *Leito da ferida:* Deve-se atentar para presença de necrose, infecção, esfacelo, tecido de granulação ou tecido de epitelização.
- *Tamanho:* A lesão deve ser avaliada quanto ao tamanho linear e à profundidade. A evolução do tamanho da ferida deve ser regular e sistemática, para poder ser monitorada. Feridas com necrose e/ou esfacelo podem aumentar de tamanho após o desbridamento, pois o tecido desvitalizado estava mascarando o real tamanho da ferida.
- *Exsudato:* O exsudato deve ser avaliado em termos de quantidade (mínimo, moderado ou intenso), qualidade (seroso, serossanguinolento, sanguinolento, piossanguinolento, purulento ou purulento pútrido) e odor (sem odor, odor detectado na remoção da cobertura, evidente na exposição da cobertura, evidente a uma distância de um braço do paciente, evidente ao entrar no quarto, evidente ao entrar na clínica/residência).
- *Dor:* A dor é componente importante no cuidado integral do paciente. Durante o manuseio do leito da ferida, a presença de dor pode indicar infecção. Assim, medidas da dor devem ser instituídas concomitantemente ao tratamento de feridas.
- *Descolamento:* Um cotonete estéril pode ser utilizado para examinar a presença de cavitações e descolamento na lesão. Caso o descolamento seja extenso, deve ser demarcado com caneta a fim de facilitar condutas futuras.
- *Borda ou margem:* A área perilesão é de grande importância para cicatrização. Presença de eritema e calor nas bordas pode indicar infecção; eritema, apenas, pode indicar alergia; e borda endurecida pode caracterizar permanência da pressão ao redor de uma LP já existente. A maceração pode ocorrer na presença de exsudato em grande quantidade.

Para garantir o fechamento da ferida, deve-se promover um microclima da pele adequado, proporcionando umidade, níveis corretos de pH e oxigênio e manter o gradiente hidroeletrolítico. Para iniciar o processo de fechamento da ferida, deve-se realizar, primeiramente, o correto preparo da ferida, que inclui desbridamento, tratamento do exsudato, resolução do desequilíbrio bacteriano e debilidade da margem epidérmica.

O tratamento da lesão segue o acrônimo inglês TIME: T (*tissue*) tratamento do tecido; I (*infection*) inflamação e tratamento da infecção; M (*moisture*) equilíbrio da umidade; E (*epithelialization*) promoção da epitelização (na margem).

- *Tratamento do tecido:* O tratamento da lesão requer o desbridamento de tecidos necrosados e com esfacelo. Pode ser realizado de várias maneiras:
  - Desbridamento autolítico: Utiliza a capacidade dos macrófagos de fagocitar as células necrosadas.
  - Desbridamento enzimático: Assegura a autólise pelo uso de enzimas. Essas enzimas abrem caminho através do colágeno, retendo o tecido necrosado na ferida e, dessa forma, desbridando-a.
  - Desbridamento mecânico: Inclui cobertura úmida-seca, irrigação com alta pressão e hidromassagem. Este método é pouco indicado por promover, respectivamente, lesão do tecido saudável e translocação bacteriana.
  - Desbridamento cirúrgico: É o método mais rápido, porém pode promover sangramento excessivo; além disso, exige capacitação específica.
- *Inflamação e tratamento da infecção:* Feridas crônicas podem estar contaminadas e colonizadas. Para que cicatrização ocorra, é necessário manter um equilíbrio na carga bacteriana. O desbridamento também auxilia no controle de bactérias, por controlar a quantidade de tecido desvitalizado, foco de multiplicação destes microrganismos. Quando a cicatrização não ocorre somente em função da terapia tópica, antimicrobianos orais e intravenosos se fazem necessários.
- *Equilíbrio da umidade:* Para que ocorra a cicatrização, o leito da ferida deve manter quantidade de umidade suficiente para evitar o ressecamento. O excesso de exsudato, por outro lado, altera o pH da pele, podendo causar maceramento das bordas e dificultar a aderência de coberturas.
- *Promoção da epitelização:* Uma ferida em cicatrização apresenta não apenas um tecido de granulação saudável, mas também evidência de tecido em epitelização nas margens.

---

O tratamento da lesão segue o acrônimo inglês TIME: T (*tissue*) tratamento do tecido; I (*infection*) inflamação e tratamento da infecção; M (*moisture*) equilíbrio da umidade; E (*epithelialization*) promoção da epitelização (na margem).

---

## 2. INDICAÇÕES E CONTRAINDICAÇÕES

As indicações e contraindicações de materiais para realização de curativos para LP dependem das características da lesão apresentada. O curativo ideal deve manter o leito úmido, mas deixar a pele ao redor seca; precisa remover o excesso de exsudato, sem (ressecar) desidratar o leito da ferida; promover a barreira contra bactéria e partículas, mas permitir a troca gasosa; porém, ainda não existe um curativo que atinja todos esses critérios. Deve-se considerar também a facilidade de aplicação da cobertura, adaptabilidade, facilidade de remoção, conforto para uso e que possa evitar trocas frequentes.

Os produtos para terapia tópica disponíveis no mercado brasileiro, suas indicações e contraindicações são apresentados no Capítulo 9.4.

## 3. MATERIAL

- Pacote de curativo cirúrgico com pinças Kocker, anatômica e dente de rato ou luva estéril (a depender da técnica escolhida)
- Luva de procedimento (um par para a técnica com pinças ou dois pares para a técnica com luva estéril)
- Máscara cirúrgica
- Gaze estéril
- Algodão
- Álcool 70%
- Campo estéril pequeno (para técnica com luva estéril)

370    9. CUIDADOS COM A PELE E LESÕES

- Solução fisiológica 0,9% (SF 0,9%) – ampolas ou *bag*, conforme o tamanho da ferida
- Cobertura, creme ou soluções indicadas
- Fita adesiva microporosa (ou hipoalergênica, caso o paciente tenha alergia a fita microporosa) ou atadura crepom, conforme a necessidade
- Tesoura para cortar a fita adesiva microporosa
- Régua descartável ou fita métrica

## 4. DESCRIÇÃO DA TÉCNICA

- Objetivo: Realizar curativo em lesões por pressão.
- Aplicação: Indivíduos com lesões por pressão.
- Responsabilidade: Enfermeiros (avaliar todos os estágios e realizar, prioritariamente, curativos mais complexos), técnicos de enfermagem e auxiliares de enfermagem (podem realizar curativos com supervisão e após avaliação do enfermeiro).

Realização de curativo de lesão por pressão

| Ação | Justificativa |
|---|---|
| **AÇÕES COMUNS PARA REALIZAÇÃO DE CURATIVO DE LESÃO POR PRESSÃO COM PINÇAS OU LUVAS ESTÉREIS** | |
| 1. Higienizar as mãos com água e sabão ou álcool-gel. | Reduzir a microbiota transitória e residente (precauções-padrão). |
| 2. Realizar desinfecção do carrinho de procedimentos. | Garantir ambiente limpo. |
| 3. Higienizar as mãos com água e sabão ou álcool-gel. | Reduzir a microbiota transitória e residente (precauções-padrão). |
| 4. Ler a prescrição de enfermagem do paciente. | Garantir a realização do procedimento correto, no paciente correto. |
| 5. Separar todo o material necessário. | Organizar o procedimento. |
| 6. Higienizar as mãos com água e sabão ou álcool-gel. | Reduzir a microbiota transitória e residente (precauções-padrão). |
| 7. Identificar o paciente: solicitar que informe o nome completo e a data de nascimento, enquanto o profissional faz a conferência da pulseira de identificação. A identificação deve ser feita por dois indicadores. | Garantir a realização do procedimento correto, no paciente correto. |
| 8. Orientar o paciente e a família quanto ao procedimento. | Manter ética e transparência no cuidado; contribuir para adesão do paciente ao procedimento. |
| 9. Avaliar a necessidade de analgesia antes do procedimento e administrar conforme prescrição médica, se necessário. | Favorecer o conforto durante o procedimento. |
| 10. Fechar a porta, puxar as cortinas ou posicionar biombo ao redor do leito. | Manter a privacidade do paciente. |
| 11. Higienizar as mãos com água e sabão ou álcool-gel. | Reduzir a microbiota transitória e residente (precauções-padrão). |
| 12. Posicionar o paciente de acordo com o local da lesão por pressão. | Promover conforto ao paciente e garantir a ergonomia do executante. |
| 13. Expor somente a área onde será realizado o curativo. | Assegurar a privacidade do paciente. |
| 14. Colocar a máscara cirúrgica e calçar luvas de procedimento. | Prevenir infecção relacionada à assistência à saúde. |
| **DEMAIS PASSOS: CURATIVO DA LESÃO POR PRESSÃO COM PINÇAS** | |
| 1. Abrir o pacote de curativo com técnica asséptica. | Prevenir infecção relacionada à assistência à saúde. |
| 2. Colocar os cabos das pinças voltados para as bordas do campo, do lado proximal ao executante. | |
| 3. Abrir as gazes no centro do campo de forma asséptica. | |
| 4. Pegar uma ou duas gazes com a pinça anatômica, colocá-las no centro do campo e dobrá-las, formando uma trouxinha (Figura 9.29A). | |
| 5. Remover o curativo/adesivo aderido à pele com a pinça dente de rato, deslocando delicadamente o adesivo e apoiando a pele com o auxílio da trouxinha de gaze. | Facilitar a remoção do curativo anterior e prevenir a ocorrência de lesões na pele. |
| 6. Descolar primeiramente a porção distal do curativo, depois a proximal em relação ao executante. | |

## 4. DESCRIÇÃO DA TÉCNICA

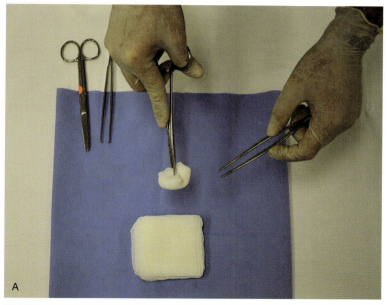

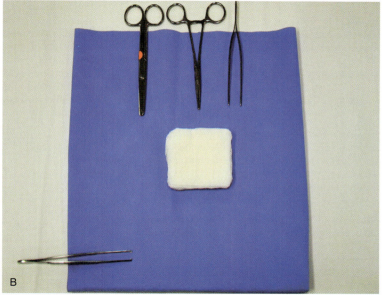

**FIGURA 9.29** **A,** Disposição das pinças e gaze estéril no campo e formação da trouxinha de gaze. **B,** Disposição da pinça dente de rato na borda do campo em posição distal.

| Ação | Justificativa |
| --- | --- |
| 7. Inspecionar quanto a presença, quantidade, tipo e odor do exsudato contido na gaze, e aspecto da ferida (por exemplo, presença de necrose, tecido de granulação, exsudato purulento e integridade das bordas) e pele perilesão. Se houver qualquer sinal de infecção, comunicar à equipe médica. | Identificar precocemente sinais de infecção. |
| 8. Desprezar o curativo no lixo infectante. | Evitar a contaminação do ambiente e transmissão de microrganismos. |
| 9. Colocar a pinça dente de rato na borda do campo em posição distal, afastada das outras pinças e da gaze estéril (a pinça dente de rato não deverá ser reutilizada neste procedimento (Figura 9.29B). | Prevenir infecção relacionada à assistência à saúde e contaminação cruzada do material. |
| 10. Medir a ferida nos pontos mais distantes; proximal/distal e laterais (altura × largura) e profundidade, observando e registrando camadas tissulares expostas. Observar se bordas aderidas ou não aderidas. | A área da ferida é referência de evolução da cicatrização e presença de complicação. Descolamento de bordas pode indicar presença de lesão cavitária. |

# 372   9. CUIDADOS COM A PELE E LESÕES

| Ação | Justificativa |
|---|---|
| 11. Realizar a desinfecção da(s) ampola(s) de SF 0,9% com o algodão embebido em álcool 70%, abrir a ampola e dispor ao lado do campo estéril ou utilizar seringa de 20 mL e agulha 40 × 12. | Evitar a falta ou o desperdício de material. Evitar contaminação das gazes. |
| 12. Realizar limpeza da ferida utilizando a pinça Kocker com a cremalheira travada, segurando a gaze embebida em SF 0,9% ou irrigar com a *bag* de SF 0,9% e agulha. A antissepsia deve ser feita com movimentos unidirecionais, do local menos contaminado (porção proximal da ferida) para o mais contaminado (distal à ferida), utilizando uma única vez cada face da trouxinha de gaze. | Reduzir o número de microrganismos presentes. |
| 13. Repetir o movimento quantas vezes for necessário, usando apenas uma vez cada face da trouxinha de gazes. | |

## DEMAIS PASSOS: CURATIVO DA LESÃO POR PRESSÃO COM LUVAS ESTÉREIS

| | |
|---|---|
| 1. Remover o curativo aderido a pele, deslocando delicadamente-o e apoiando a pele com a mão. | Prevenir a ocorrência de lesões na pele. |
| 2. Descolar primeiramente a porção distal do curativo, depois a proximal em relação ao executante. | |
| 3. Inspecionar quanto a presença, quantidade, tipo e odor do exsudato contido na gaze, e aspecto da ferida (por exemplo, presença de hiperemia, tecido desvitalizado e integridade das bordas) e pele perilesão. Se houver qualquer sinal de infecção, comunicar à equipe médica. | Identificar precocemente sinais de infecção. |
| 4. Desprezar o curativo no lixo infectante. | Evitar a contaminação do ambiente e transmissão de microrganismos. |
| 5. Medir a ferida nos pontos mais distantes; proximal/distal e laterais (altura × largura) e profundidade, observando e registrando camadas tissulares expostas. Observar se bordas aderidas ou não aderidas. | A área da ferida é referência de evolução da cicatrização e presença de complicação. Descolamento de bordas pode indicar presença de lesão cavitária. |
| 6. Retirar as luvas de procedimento e desprezá-las no lixo infectante. | Evitar a contaminação do ambiente e transmissão de microrganismos. |
| 7. Higienizar as mãos com água e sabão ou álcool-gel. | Reduzir a microbiota transitória e residente (precauções padrão). |
| 8. Abrir o campo estéril e abrir as gazes no centro do campo, de forma asséptica. | |
| 9. Realizar a desinfecção da(s) ampola(s) de SF 0,9% com o algodão embebido em álcool 70%, abrir a ampola e dispor ao lado do campo estéril ou irrigar com seringa 20 mL e agulha 40 × 12. | |
| 10. Calçar a luva estéril com a técnica asséptica. | |
| 11. Com a mão dominante, fazer uma trouxinha de gaze. Com a mão não dominante, pegar a ampola de SF 0,9% e embeber a gaze. A mão não dominante não deverá mais tocar materiais estéreis. | |
| 12. Realizar limpeza da ferida segurando a gaze embebida em SF 0,9% com a mão dominante ou irrigar com a *bag* de SF 0,9% e agulha. A antissepsia deve ser feita com movimentos unidirecionais, do local menos contaminado (porção proximal da ferida) para o mais contaminado (distal à ferida), utilizando uma única vez cada face da trouxinha de gaze. | Reduzir o número de microrganismos presentes por meio mecânico e químico. |
| 13. Repetir o movimento quantas vezes for necessário, usando apenas uma vez cada face da trouxinha de gazes. | |

## FINALIZAÇÃO DO CURATIVO

| | |
|---|---|
| 1. Avaliar as condições da pele adjacente, limpar e secar. | Identificar possíveis lesões da pele ocasionadas pela solução ou cobertura aplicadas anteriormente. |
| 2. Aplicar cobertura de acordo com as características da lesão por pressão (estágio, quantidade de exsudato, presença de tecido desvitalizado etc.). | Proteger o sítio de inserção. |
| 3. Em caso de uso de hidrocoloide em placa, anotar data e período da aplicação deste curativo. | Garantir a comunicação entre os membros da equipe e a continuidade de assistência. |
| 4. Em caso de lesões exsudativas, aplicar protetor cutâneo na pele perilesão. | Proteger a pele perilesão. |
| 5. Recolher o material e retirar biombo/abrir cortinas ou a porta do quarto. | Garantir ambiente seguro e limpo. |
| 6. Retirar as luvas e a máscara cirúrgica e descartá-las no lixo infectante. | |
| 7. Higienizar as mãos com água e sabão ou álcool-gel. | Reduzir a microbiota transitória e residente (precauções-padrão). |
| 8. Registrar o procedimento e possíveis intercorrências. | Cumprir requisitos legais e éticos, garantir a continuidade do cuidado e efetiva comunicação na equipe. |

## 5. EXEMPLO DE REGISTRO

1/8/2016 – 10 h – Realizado curativo em lesão por pressão estágio 4 em região sacra. Lesão com tecido de granulação em bordas e ilhas de necrose ao centro, com exposição óssea, média quantidade de exsudato piossanguinolento. Bordas viáveis, sem maceração e edema. Pele perilesão íntegra. Realizada limpeza com solução de papaína a 2% e aplicada papaína em pó em região de necrose. Realizada cobertura secundária com gaze não aderente, gaze e fita microporosa. *Função e nome do profissional, número do Coren e assinatura.*

## 6. CONSIDERAÇÕES ESPECIAIS NO CICLO VITAL

- *Crianças e neonatos possuem fragilidade cutânea devido à imaturidade deste órgão. Nos idosos, a pele torna-se fina, ressecada e com elasticidade reduzida, mais frágil e suscetível a lesões.* Para esses extremos de idade, é importante o uso de fitas adesivas para o fechamento e remoção das coberturas, pois a fragilidade cutânea pode ocasionar a ruptura da pele. Neste caso, o uso de medidas preventivas de LP se fazem ainda mais necessárias.

## 7. DIAGNÓSTICOS DE ENFERMAGEM

- Integridade tissular prejudicada
- Risco de infecção

## 8. QUESTÕES PARA ESTUDO

**1)** O que deve ser avaliado em uma LP antes de planejar seu tratamento?
**2)** O que significa o acrônimo TIME em estomaterapia?
**3)** Quais os tipos de desbridamento possíveis para cuidado em feridas?
**4)** O que deve ser considerado em uma LP para escolha da cobertura correta?

## Referências

Brito Junior LC, Ferreira PL. Cicatrização de feridas contaminadas tratadas com papaína. Ribeirão Preto, SP: Medicina, 2015; 48(2):168-174.

Consenso de Cuidado com a pele do recém-nascido. Sociedade Brasileira de Pediatria. Disponível em: https://www.sbp.com.br/escartas/cientificas/consenso-de-cuidado-com-a-pele-do-recem-nascido//Epub2015/01/23.

Dealey C. Cuidando de feridas: um guia para as enfermeiras. 3ª ed. São Paulo: Atheneu Editora; 2008.

Franco D, Gonçalves LF. Feridas cutâneas: a escolha do curativo adequado. Rev Col Bras Cir 2008;35(3):203–6.

Geovanini T. Tratado de feridas e curativos: enfoque multiprofissional. São Paulo: Rideel; 2014.

Gilbert P, Moore LE. Cationic antiseptics: Diversity of action under a common epithet. J Apl Microbiol 2005;99:703–15.

Herdman TH, Kamitsuru S. Diagnósticos de enfermagem da Nanda: definições e classificação 2015-2017. Porto Alegre: Artmed; 2016.

Medeiros ABF, Lopes CHAF, Jorge MSB. Análise de prevenção e tratamento das úlceras por pressão propostos por enfermeiros. Rev Esc Enferm USP 2009;43(1):223–8.

Moro A, et al. Avaliação dos pacientes portadores de lesão por pressão internados em hospital geral. Rev Assoc Med Bras 2007;53(4):300–4.

Nanney LB, Bennett LL. Comparative evaluation of topical antiseptic/antimicrobial treatment on aspects of wound repairs in the porcine model. OWM Special Supplement, 2002:14-19.

Pott FS, Meier MJ, Stocco JGS, Crozeta K, Ribas JD. Efetividade do hidrocoloide versus outras coberturas na cicatrização de úlceras por pressão em adultos e idosos: revisão sistemática e metanálise. J Latino-Am Enferm 2014;22(3):511–20.

Rocha JA, Miranda MJ, Andrade MJ. Abordagem terapêutica das úlceras de pressão-intervenções baseadas na evidência. Acta Med Port 2006;19:29–38.

Tayar G, Peterlini MAS, Pedreira MLG. Proposta de um algoritmo para seleção de coberturas, segundo o tipo de lesão aberta em crianças. Acta Paul Enferm 2007;20(3):284–90.

# 9.4

## Produtos Utilizados em Curativos

*Jaqueline Betteloni Junqueira, Vera Lúcia Conceição de Gouveia Santos*

## 1. INTRODUÇÃO

Apesar do avanço nas pesquisas sobre o tratamento de feridas, a prevalência de feridas crônicas ainda é extremamente alta. Estima-se que os custos com o tratamento de lesões crônicas nos Estados Unidos (EUA) atinjam, aproximadamente, 25 bilhões de dólares por ano. Embora no Brasil não se tenha dados sobre os gastos com o tratamento de feridas, informações do Instituto Nacional do Seguro Social (INSS) demonstram que esse agravo já é uma das maiores causas de afastamento do trabalho no país, com mais de 200 mil trabalhadores afastados de maneira temporária ou permanente.

Dessa forma, o mercado de curativos no Brasil cresce cerca de 30% ao ano e oferece uma ampla variedade de produtos, princípios ativos e coberturas, cada dia mais sofisticados e específicos. Apresentam-se, neste capítulo, os princípios básicos do processo de cicatrização, os principais produtos utilizados no tratamento de feridas e as principais técnicas de desbridamento.

### Cicatrização

O processo de cicatrização compreende uma cascata de eventos fisiológicos (celulares e moleculares) que acontece ordenadamente, dividida em três fases principais: a fase inflamatória, a fase proliferativa e a fase de remodelamento ou maturação.

A fase inflamatória começa a partir do dano tecidual, quando o endotélio lesionado e as plaquetas promovem a ativação da cascata de coagulação e do sistema complemento com a liberação de mediadores inflamatórios que provocam a quimiotaxia e a migração celular para o leito da ferida. Os neutrófilos são as primeiras células a chegarem no leito da lesão e atuam na eliminação de bactérias. Logo após as primeiras 48 horas, os neutrófilos são substituídos pelos macrófagos, que auxiliam no término do desbridamento, secretam citocinas e fatores de crescimentos necessários à angiogênese e à síntese da matriz extracelular.

Na fase proliferativa, os fibroblastos e as células endoteliais, atraídos para o leito da ferida, promovem a formação de novos capilares e a construção da matriz extracelular com o depósito de colágeno tipo III. As células epiteliais da membrana basal da derme das bordas da ferida ou de amostras remanescentes dos anexos epiteliais promovem a epitelização. Nesta fase, há a formação de tecido de granulação e contração da ferida.

Por fim, a fase de remodelamento ou maturação tem por objetivo a reorganização da matriz extracelular com a substituição do colágeno incialmente depositado (tipo III) por outro colágeno mais espesso (tipo I) e organizado, de forma a conferir mais resistência ao tecido recém-formado, ou seja, o aumento de força tênsil. A degradação da matriz extracelular inicial ocorre pela ação das colagenases produzidas pelos leucócitos e fibroblastos.

Essas fases não acontecem necessariamente de forma consecutiva, mas também de forma simultânea ou sobreposta, e em muitos casos a cicatrização pode estagnar em uma determinada fase. Isso ocorre pela incompetência do organismo em realizar tais processos fisiológicos de maneira eficaz, devido, principalmente, à idade avançada, à presença de desnutrição, ao diagnóstico de base e às comorbidades, às alterações cardiovasculares, à deficiência do sistema imunológico, à disfunção renal, ao uso de medicamentos sistêmicos, e ao tabagismo, entre outros fatores.

Quando a progressão do processo de cicatrização não acontece de forma esperada, a avaliação do enfermeiro é imprescindível para o controle e otimização desse processo. Para tanto, deve-se considerar que não existe um curativo ou produto que resolva todos os problemas de uma ferida. A tomada de decisão do enfermeiro deve basear-se nas necessidades prioritárias da lesão, seja o combate à infecção presente no leito, seja o desbridamento na vigência de tecidos inviáveis, a absorção de exsudato ou a hidratação do leito para a promoção da migração celular, entre outras. O tratamento, portanto, depende da evolução da ferida, o que demanda a sua avaliação constante e sistematizada.

É importante reconhecer outros aspectos, na tomada de decisão, que podem viabilizar ou impedir a continuidade/ êxito do tratamento, como: a etiologia da lesão; o contexto do paciente; os custos do tratamento; os produtos dis-

QUADRO 9.4  Tipos de Produtos segundo Marca e Fabricante

| Produto | Marcas Registradas |
|---|---|
| Espuma | Allevyn® (Smith & Nephew), Mepilex® (Molnlycke Healthcare), Biatain® (Coloplast), Curatec® Espuma de Poliuretano (Curatec), Polymem® (Recomed Trading) |
| Filme | Tegaderm® (3M Healthcare), Polyskin® (Kendall Healthcare), Bioclusive® (Johnson & Johnson Medical), Proclude® (ConvaTec), Curatec® Filme Transparente Estéril (Curatec) |
| Hidrocoloide | DuoDerm® (ConvaTec), Restore plus® (Hollister), Tegasorb (3M), Comfeel® plus (Coloplast), NuDerm® (Johnson&Johnson Medical), Cutinova® (Smith & Nephew) |
| Alginato | Biatain Alginato® (Coloplast), Kaltostat® (ConvaTec), Curatec® Alginato de Cálcio e Sódio (Curatec) |
| Hidrogel | Saf-Gel® (ConvaTec), Purilon® gel (Coloplast), Curatec® Hidrogel (Curatec), Solosite® Wound Gel (Smith & Nephew) |
| Ácidos graxos essenciais | Dersani® (Saniplan), Curatec® AGE (Curatec), Pielsana® (DBS) |
| Hidrofibra de prata | Aquacel® (ConvaTec), Versiva® XC (ConvaTec), Biatain Alginato AG® (Coloplast), Curatec® Curativo de Carvão Ativado com Prata (Curatec), Curatec® Silver IV (Curatec) |
| Gaze não aderente | Rayon® (Curatec), Adaptic® (Systagenix) |
| Terapia por pressão negativa | Vac Therapy® (KCL), Renasys® (Smith & Nephew) |

poníveis na instituição; a dor durante o procedimento; o estado clínico do paciente, suas condições nutricionais e de hidratação; o controle das doenças de base (diabetes melito, doença renal crônica, hipertensão arterial sistêmica etc.) e o uso de medicamentos.

## 2. PRODUTOS (QUADRO 9.4)

A seguir são descritos os produtos para terapia tópica, disponíveis no mercado brasileiro.

### Espuma (Figura 9.30)

Placa de poliuretano ou silicone entremeada por bolhas de ar, impregnada ou não de prata (quando impregnada de prata tem cor cinza). Possui alta capacidade de absorção e isolamento térmico.

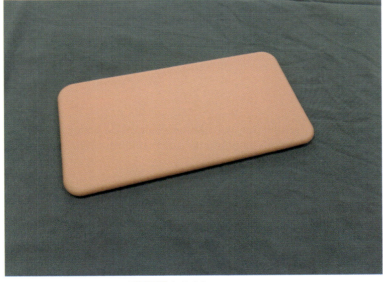

FIGURA 9.30  Espuma.

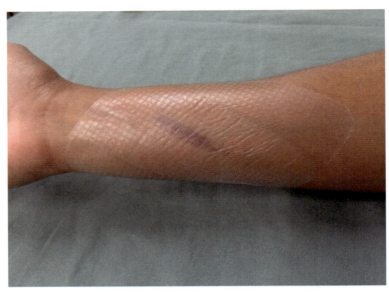

FIGURA 9.31  Filme transparente.

**Modo de usar:** Após realizar a limpeza do leito da lesão com irrigação de soro fisiológico (SF) a 0,9%, secar bem e aplicar a placa de espuma sobre o leito da lesão, não necessitando de cobertura secundária.

### *Indicações*

É indicada para lesões com exsudação moderada ou intensa, agudas ou crônicas, superficiais ou profundas. Quando impregnada de prata, a espuma pode ser utilizada em feridas infectadas.

### *Contraindicações*

Lesões com pouca exsudação.

### *Frequência de troca*

A troca do produto deve ser realizada quando a espuma se encontrar saturada de exsudato.

## Filme transparente (Figura 9.31)

Filme de poliuretano com adesivo acrílico em uma das faces, semipermeável, sendo permeável para gases e vapor de água, porém impermeável para grandes moléculas, como proteína e bactérias. Promove manutenção do meio úmido, alívio da dor e barreira contra microrganismos. A vantagem do filme transparente é a possibilidade de avaliação constante do leito da lesão.

**Modo de usar:** Após realizar a limpeza do leito da lesão com irrigação de SF a 0,9%, secar bem e aplicar o filme sobre o leito da lesão.

### *Indicações*

Os filmes são coberturas indicadas para lesões que não necessitam de absorção de exsudato e que se encontram em processo de epitelização, como feridas com fechamento por primeira intenção, áreas doadoras de enxerto, lesões de espessura parcial ou superficiais, agudas ou crônicas.

### *Contraindicações*

Como em qualquer curativo autoadesivo, a remoção frequente deste tipo de curativo pode provocar agressões à pele perilesão, e deve ser evitada em pacientes com fragilidade tissular, como no caso dos idosos: feridas com exsudação moderada ou alta; lesões por fricção (comuns em idosos); lesões com bordas maceradas.

### *Frequência de troca*

Sem prazo definido.

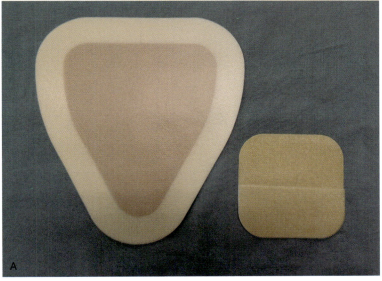
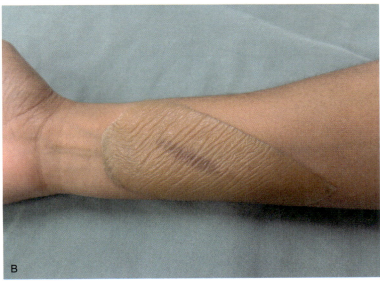

FIGURA 9.32  **A e B**, Hidrocoloide em placa.

## Hidrocoloide em placa (Figura 9.32A e B)

É composto de duas camadas: a camada externa, formada por lâmina de espuma de poliuretano, e a interna, formada por uma variedade de materiais, a depender do fabricante. São eles: gelatina – proteína purificada hidrossolúvel, com odor característico (nem todos possuem esta camada); pectina – carboidrato que protege a pele, absorvendo os agentes irritantes; carboximetilcelulose (CMC) sódica – polissacarídeo de ação emoliente, atua na absorção de exsudato; poli-isobutileno (PIB) – polímero hidrofóbico que possui propriedades adesivas, de resistência química e de impermeabilidade a vapor e gases, responsável, principalmente, pela adesividade da placa.

É estéril e semipermeável, sendo permeável para gases e impermeável à água e aos microrganismos. Importante ressaltar que existem outras apresentações do hidrocoloide além de em placa, por exemplo, como pó ou pasta.

**Modo de usar:** Após realizar a limpeza do leito da lesão com SF a 0,9%, secar bem e aplicar a placa sobre a lesão ou proeminência óssea.

### Indicações

Os hidrocoloides são indicados como cobertura de feridas de espessura parcial ou superficial, agudas ou crônicas, como em queimaduras de primeiro grau e segundo grau superficiais, escoriações, lesões por abrasão, lesão por pres-

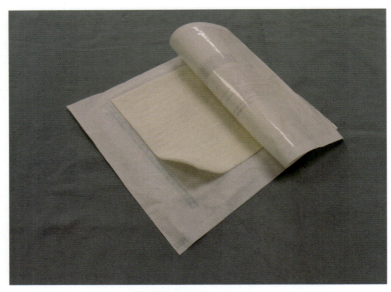

FIGURA 9.33  Alginato.

são (LP) em estágio 1 e sobre proeminências ósseas para a prevenção de LP. Promovem desbridamento autolítico, manutenção do ambiente úmido e barreira física.

### Contraindicações

Devido à característica adesiva, os hidrocoloides são contraindicados para lesões que necessitam de avaliação constante. Além disso, a remoção frequente desse tipo de curativo pode provocar agressões à pele perilesão e, portanto, deve ser evitada em pacientes com fragilidade tissular, por exemplo, lesões com presença de infecção, lesões profundas e com presença de necrose, lesões por fricção (comuns em idosos).

### Frequência de troca

Na presença de exsudato em contato com a camada interna do hidrocoloide pode ocorrer a formação de líquido amarelado, não sendo necessária a remoção do produto. A substituição deve ser feita em casos de desprendimento da placa ou a cada 7 dias, para avaliação da evolução da ferida.

## Alginato (Figura 9.33)

Trata-se de uma manta altamente absorvente que contém sais de um polímero natural, encontrados na parede celular e nos espaços intercelulares de algas marinhas (alga marrom). É composto por ácido algínico, cálcio, sódio, ácido gulurônico e ácido manurônico.

**Modo de usar:** Após realizar a limpeza do leito da lesão com irrigação de SF a 0,9%, secar bem e preencher o leito da lesão com a fibra de alginato. A depender do fabricante, é necessário umedecê-lo. Ocluir com alguma cobertura secundária, como gazes.

### Indicações

Devido à presença de cálcio, os alginatos são bons hemostáticos, indicados principalmente para lesões sangrantes, mas também para lesões cavitárias e exsudativas, agudas ou crônicas. Promovem desbridamento autolítico, absorção de exsudato, alívio da dor e hemostasia.

### Contraindicações

- Lesões de espessura parcial ou superficiais.
- Lesões pouco exsudativas.

### Frequência de troca

- Feridas infectadas: 24 horas.
- Feridas limpas com sangramento: 48 horas.

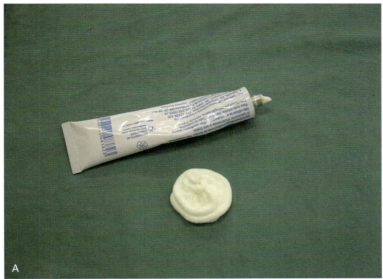
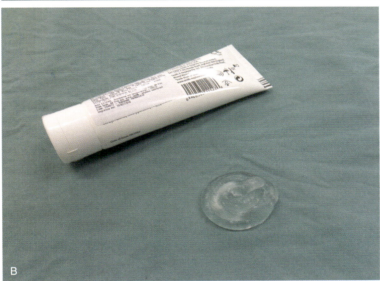

FIGURA 9.34  **A** e **B**, Hidrogel.

- Feridas limpas: prazo máximo de 7 dias.
- Feridas com exsudação intensa: quando saturar, até três vezes ao dia.

## Hidrogel (Figura 9.34A e B)

O hidrogel tem sua apresentação em gel transparente ou creme branco opaco, composto basicamente por água (77,7%), carboximetilcelulose (2,3%) e propilenoglicol (20%). Tem propriedade hidrofílica, ou seja, retém a umidade no leito da lesão, mantendo o leito úmido, o que facilita a migração celular e o desbridamento autolítico, ao liquefazer o tecido desvitalizado.

**Modo de usar:** Após realizar a limpeza do leito da lesão com irrigação de SF a 0,9%, secar bem e preencher o leito com o hidrogel; utilizar quantidade moderada para evitar o extravasamento fora dos limites da lesão, o que pode ocasionar a maceração das bordas e da pele perilesão. É necessária a utilização de cobertura secundária, como gazes (de preferência gazes tipo não aderente).

### *Indicações*

O hidrogel é um produto indicado para feridas de espessura parcial ou total, agudas ou crônicas, com presença de tecido desvitalizado, como em lesões por pressão em estágios 1 e 2 e em lesões ressecadas ou com pouca exsudação, como as úlceras arteriais.

### Contraindicações

- Feridas exsudativas e na presença de maceração em bordas, por ser um produto altamente hidratante.
- Feridas infectadas.

### Frequência de troca

A troca sugerida pelo fabricante é de 1 a 3 dias.

## Ácidos graxos essenciais (AGE) (Figura 9.35)

Trata-se de um óleo vegetal composto de ácidos graxos insaturados como o ácido linoleico, o ácido caprílico, o ácido cáprico, além de vitaminas A, E e lecitina de soja. Mantém o meio úmido, promovendo a quimiotaxia e a angiogênese e consequente granulação tecidual. Forma uma película protetora na epiderme quando aplicado em pele íntegra. Além disso, apresenta leve ação bactericida contra *E. aureus*.

**Modo de usar:** Após realizar a limpeza do leito da lesão com irrigação de SF a 0,9%, secar bem e aplicar o AGE sobre o leito da lesão e/ou na pele perilesão. É necessária a utilização de cobertura, como gazes (de preferência gazes tipo não aderentes).

### Indicações

O AGE é indicado para feridas de espessura parcial, agudas ou crônicas, em lesões por pressão estágios 1 e 2 com ou sem infecção, LP com tecido de granulação e lesões ressecadas com pouca exsudação, como as úlceras arteriais.

### Contraindicações

- Feridas neoplásicas malignas, por promover o crescimento celular.

### Frequência de troca

Sem periodicidade definida, conforme necessidade da lesão.

## Hidrofibra com prata (Figura 9.36)

Sua apresentação é como manta altamente absorvente, estéril, feita de hidrofibra impregnada de prata em diferentes concentrações, a depender do fabricante (de 0,15% a 1,2%), e carboximetilcelulose sódica. Alguns produtos de hidrofibra com prata são capazes de liberar íons prata para o leito da lesão quando em contato com a água, enquanto em outros, a prata age somente sobre o exsudato absorvido dentro da manta. A prata tem ação bacteriostática, capaz de controlar a infecção e o odor no leito da lesão. Além disso, é utilizada para o controle da umidade por ser uma cobertura absorvente.

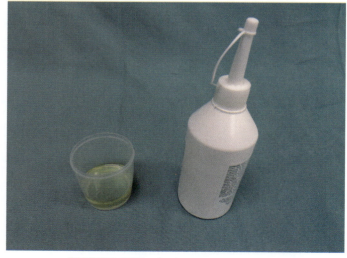

**FIGURA 9.35** Ácidos graxos essenciais.

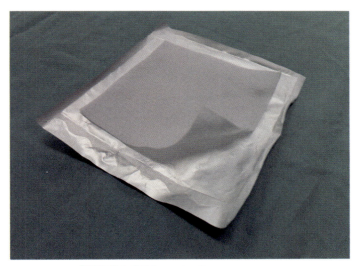

FIGURA 9.36   Hidrofibra com prata.

**Modo de usar:** Após realizar a limpeza do leito da lesão com irrigação de SF a 0,9%, secar bem e preencher o leito da lesão com a fibra. É necessário umedecê-la para a liberação dos íons prata, caso seja este o mecanismo do produto. A lesão deve ser ocluída com cobertura secundária, como gazes.

*Observação*: algumas marcas específicas de hidrofibra de prata não podem ser cortadas, pois liberam partículas de prata no leito da lesão, provocando descoloração do tecido.

### *Indicações*

A hidrofibra de prata é indicada especialmente para lesões com presença de infecção e lesões com odor fétido, podendo ser elas LP e feridas neoplásicas, entre outras. Além disso, pode ser utilizada em lesões exsudativas.

### *Contraindicações*

- Feridas sem infecção.
- Feridas com pouca ou nenhuma exsudação.
- Em pacientes com hipersensibilidade à prata.

### *Frequência de troca*

A cobertura pode permanecer no leito da ferida até sua completa saturação, devendo ser trocada preferencialmente a cada 48 horas, e, no máximo, em 7 dias.

## Gaze não aderente ou compressa com emulsão de petrolato (Figura 9.37)

Tela entrelaçada, semelhante à gaze, fabricada de acetato de celulose ou fibra de poliéster impregnada de vaselina ou petrolato. A composição do material lhe confere a propriedade não aderente, assim como não absorvente. É comumente utilizada como cobertura primária após a aplicação de produtos como hidrogel, papaína e AGE.

**Modo de usar:** Após realizar a limpeza do leito da lesão com irrigação de SF a 0,9%, secar bem e aplicar o produto de escolha (hidrogel, papaína, AGE); deve-se ocluir o leito da lesão com a gaze não aderente e gaze comum.

### *Indicações*

É indicada para lesões em que o tecido pode sofrer algum trauma com a remoção do curativo como em queimaduras, áreas receptoras e doadoras de enxertos e em lesões por fricção.

### *Contraindicações*

- Lesões com exsudação intensa.
- Pacientes com hipersensibilidade aos derivados de petróleo.

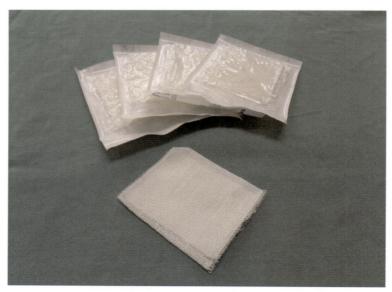

FIGURA 9.37  Gaze não aderente.

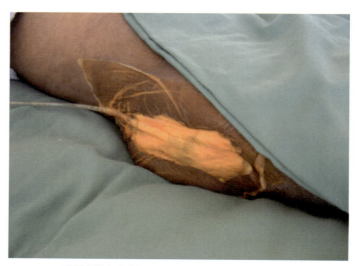

FIGURA 9.38  Terapia por pressão negativa.

### Frequência de troca

A troca do produto deve ser realizada conforme a necessidade de avaliação ou de troca do curativo, sem prazo definido.

## Terapia por pressão negativa (Figura 9.38)

A terapia por pressão negativa prevê a colocação de uma espuma no leito da lesão, vedada com filme transparente (película adesiva) e conectada a uma bomba de sucção (bomba de pressão negativa, tubos conectores e reservatório para exsudato), capaz de produzir de 80 a 125 mmHg de pressão negativa, distribuída de forma homogênea no leito da ferida e na modalidade contínua ou intermitente. A pressão negativa exercida no leito da lesão induz à produção de fatores de crescimento e, consequentemente, aumenta a mitose celular, promovendo o crescimento do tecido de granulação e angiogênese em um tempo significativamente menor. Além disso, diminui o edema e controla a infecção local.

**Modo de usar:** Após realizar a limpeza do leito da lesão com irrigação de SF a 0,9%, secar bem, cortar a esponja de forma a adaptá-la dentro do leito da ferida; aplicar a película oclusiva sobre a esponja; introduzir o tubo conector dentro da esponja, perfurando película e esponja, e conectá-lo ao reservatório, que, por sua vez, é ligado ao sistema de vácuo (do aparelho ou da rede de vácuo da instituição).

### Indicações

A terapia por pressão negativa é indicada para feridas agudas ou crônicas sem necrose e com perda substancial de tecido, como ocorre em feridas traumáticas, queimaduras extensas e grandes deiscências. É muito utilizada no preparo do leito de lesões que receberão enxertia e, após o procedimento, sobre os enxertos/retalhos cutâneos. Além disso, pode ser utilizada em feridas infectadas, feridas com descolamentos e em úlceras diabéticas ou vasculares.

### Contraindicações

- Lesões com presença de anastomoses.
- Na vigência de osteomielite não tratada.
- Feridas neoplásicas malignas, por estimular a divisão celular.
- Lesões com sangramento, por promover aumento das perdas.
- Lesões com presença de fístulas inexploradas, com alto débito e que não podem ser isoladas, pelo mesmo motivo do item anterior.

### Frequência de troca

A troca do curativo é indicada, em geral, a cada 48-72 horas. Nos casos de enxerto, a cada 5 dias.

## 3. DESBRIDAMENTO

A presença de necrose, infecção e corpos estranhos no leito da lesão (sujidade, resíduos de sutura, exsudato purulento etc.) induz à produção anormal de metaloproteases relacionadas à estagnação do processo de cicatrização e à consequente cronificação da ferida. A palavra desbridamento tem sua origem no termo *débrider*, do francês, que significa *"para dar livre curso a"*. Consiste na remoção dos tecidos inviáveis, além de outros materiais não desejáveis no leito da lesão. Pode ser realizado por meio de diferentes técnicas: instrumental (cirúrgico ou não cirúrgico), mecânico, enzimático e biológico. Além disso, tem sido utilizado como grande aliado no combate ao biofilme.

O **desbridamento instrumental não cirúrgico** consiste na remoção seletiva da necrose usando bisturi, tesoura ou outro instrumento de corte realizado no próprio leito do paciente; e o **desbridamento instrumental cirúrgico** é aquele realizado no centro cirúrgico. O **desbridamento mecânico** é menos seletivo e pode ser realizado por meio de diferentes técnicas, como a irrigação, na qual jatos de solução salina são instilados sobre o leito da ferida, com seringa de 20 mL e agulha 25 $\times$ 8 mm, e produzem uma pressão de 13,5 psi (libras/polegadas$^2$) outro material que remova mecanicamente o tecido desvitalizado, como as gazes. O **desbridamento enzimático** é realizado através de enzimas como a colagenase, a papaína ou a uroquinase. Por fim, o **desbridamento autolítico** ocorre por autólise, ou seja, autodegradação do tecido necrótico sob ação das enzimas lisossomais, liberadas por macrófagos.

## Desbridamento enzimático: papaína (Figura 9.39)

A papaína (*Carica papaya*) é uma combinação de enzimas proteolíticas e peroxidases de origem vegetal, proveniente do látex do mamoeiro, conhecido popularmente como leite de mamão. É comercializada em pó branco a 100% ou em composições com diferentes concentrações em gel. Os produtos à base de papaína possuem odor característico devido à liberação de enxofre.

A papaína é seletiva, não atua na célula sadia devido à alfa-1-antitripsina (globulina humana), presente somente em tecidos vivos, que inativa sua ação. Promove lise dos tecidos desvitalizados, modulação inflamatória, remodelação da matriz extracelular e induz a neoformação da epiderme. Além disso, possui ações bacteriostática e bactericida, especialmente contra *S. Aureus* e *P. aeruginosa*.

**Modo de usar:** Após realizar a limpeza do leito da lesão com irrigação de SF a 0,9%, secar bem e aplicar a papaína sobre as áreas com tecido desvitalizado. É necessária a utilização de cobertura secundária, como a gaze impermeável, que evita a absorção do produto. Sensível à luz, deve ser armazenada em recipientes opacos. Em caso de diluição (para concentrações menores que 100%), a solução tem estabilidade por 24 horas.

### Indicações

O uso da papaína em pó, solução ou gel é indicado para lesões com presença de necrose seca ou úmida, esfacelo ou outros tecidos inviáveis. No caso da necrose seca, faz-se necessária a escarificação do tecido necrótico antes da aplicação da papaína, para sua melhor penetração.

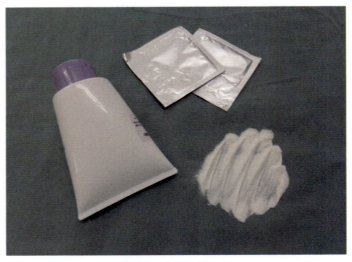

**FIGURA 9.39** Papaína.

### Contraindicações
- Lesões com 100% de tecido de granulação vermelho-vivo ou em fase de epitelização, ainda que a papaína seja seletiva para tecidos desvitalizados.
- Em pacientes com hipersensibilidade ao enxofre ou ao látex.

### Frequência de troca
A papaína deve ser aplicada a cada troca do curativo, a depender da necessidade de cada lesão.

## 4. EXEMPLO DE REGISTRO

10/7/2016 – 16 h – Realizado curativo em lesão por pressão de região sacral estágio III, 4 cm × 8 cm e 2 cm de profundidade Apresenta necrose em 30% do leito e tecido de granulação em 70%, bordas maceradas e aderidas, média quantidade de exsudato seroso, sem odor, pele perilesão íntegra. Realizada limpeza com SF a 0,9% e cobertura com papaína gel a 10% em região de necrose e ácido graxo essencial em região de granulação. Aplicada gaze não aderente, gaze e fita microporosa. Com queixa de dor grau 3/10 ao procedimento, sem sangramento. *Função e nome do profissional, número do Coren e assinatura.*

## 5. DIAGNÓSTICOS DE ENFERMAGEM

- Integridade tissular prejudicada
- Integridade da pele prejudicada

## 6. QUESTÕES PARA ESTUDO

1) Cite quais as indicações e contraindicações para o uso de ácidos graxos essenciais.
2) Estudo de caso: Sra. RB, 78 anos, está no segundo dia de internação hospitalar por descompensação da insuficiência cardíaca. Há 4 anos trata em casa uma úlcera arterial localizada em maléolo lateral direito. No momento, a úlcera tem dimensões de 3 × 2 cm (largura × comprimento), áreas de necrose aderidas ao leito, nenhum exsudato, bordas arredondadas com bom aspecto. A lesão não apresenta odor e paciente refere dor aos curativos.

**2.1)** Indique um ou mais produtos, entre coberturas e princípios ativos, para o tratamento da lesão.

**2.2)** Simule a anotação do curativo realizado conforme a sua indicação.

**3)** Estudo de caso: Sr. PJC, 75 anos, internado por pneumonia e desidratação. Durante a mobilização no leito, sofreu trauma em sua mão direita, onde apresentou uma pequena lesão por fricção (ou *skin tears*) com total remoção da pele local.

**3.1)** Indique um ou mais produtos, entre coberturas e princípios ativos, para o tratamento da lesão.

**3.2)** Cite produtos que não devem ser utilizados neste tipo de ferida.

**4)** Explique o que é a papaína e por que ela é seletiva para tecidos desvitalizados.

## Referências

Armstrong DG, Meyer AJ. Basic principles of wound management. 2016 Abr 28. (citado em 15 de julho 2016). In: UpToDate. [Internet]. Filadélfia (PA):2015. Disponível em: http://www.uptodate.com/contents/basic-principles-of-wound-management?source=search_result&search=skin+dryness&selectedTitle=40~150

Brito Junior LC, Ferreira PL. Cicatrização de feridas contaminadas tratadas com papaína. Ribeirão Preto, SP: Medicina, 2015;48(2): 168-174.

Clark RAF. Wound repair. In: Kumar, Robbins, Cotran: Pathologic Basis of Disease. Ed. Saunders, 2005;7:112;

Dabiri G, Damstetter E, Philips T. Choosing a wound dressing based on common wound characteristics. Adv in Wound Care 2014;1(5):32–41.

Franco D, Gonçalves LF. Feridas cutâneas: a escolha do curativo adequado. Rev Col Bras Cir (Rio de Janeiro) 2008;35(3):203–6.

Herdman TH, Kamitsuru S. Diagnósticos de enfermagem da NANDA-I: definições e classificação 2018-2020. 11 ed. Porto Alegre: Artmed; 2018.

Murno G. VivaSanté amplia atuação no Brasil. 2014 Out 10 (citado em 15 de julho de) In: Revista Brasil Econômico [Internet]. Disponível em: http://brasileconomico.ig.com.br/negocios/2014-10-30/vivasante-amplia-atuacao-no-brasil.html.

Orgill DP, Bayer LR. Update on negative-pressure wound therapy. Plast Reconstr Surg 2011;127:105–15.

Polido KCS, Santos VLCG, Carville K. Adaptação cultural, validade de conteúdo e confiabilidade interobservadores do "STAR Skin Tear Classification System". Rev Latino-Am Enferm 2015;23(1):155–61.

Smaniotto PHS, Galli R, Carvalho VF, Ferreira MC. Tratamento clínico das feridas – curativos. Rev Med (São Paulo) 2010;89(3/4):137–41.

Staylor A. Wound care devices: growth amid uncertainty. MedTech Insights 2009;11:32–47.

# 9.5

## Retirada de Fios de Sutura

*Agueda Maria Ruiz Zimmer Cavalcante, Evelise Helena Reis Fadini Brunori*

## 1. INTRODUÇÃO

Os fios de sutura cirúrgica são materiais utilizados para selar vasos sanguíneos e aproximar tecidos. Surgiram e foram desenvolvidos ao longo dos séculos em função da necessidade de aproximar as bordas de uma lesão, seja ela intencional ou não, e controlar hemorragias, favorecendo a cicatrização por primeira intenção. Os fios utilizados para sutura são divididos em dois grandes grupos: inabsorvíveis e absorvíveis.

Os *fios inabsorvíveis* se mantêm nos tecidos em que foram implantados. Sua origem pode ser animal (seda), mineral (aço), vegetal (algodão ou linho) ou sintéticos (náilon ou poliamida, poliéster, polipropileno).

Os *fios absorvíveis* perdem gradualmente sua resistência à tração até serem fagocitados ou hidrolisados. Podem ser de origem animal (catgut simples e cromado) ou sintéticos (poliglactina, poliglecaprone e polidioxanona).

Os fios absorvíveis normalmente não são retirados, como nas suturas do plano muscular. Os fios inabsorvíveis aplicados no fechamento das feridas cutâneas devem ser sempre removidos.

> Os fios inabsorvíveis aplicados no fechamento das feridas cutâneas devem ser sempre removidos.

# 386
## 9. CUIDADOS COM A PELE E LESÕES

**QUADRO 9.5**  Estimativa de Tempo de Retirada da Sutura de acordo com a Topologia

| Área do corpo | Tempo estimado |
| --- | --- |
| Couro cabeludo | 6 a 8 dias |
| Orelha | 10 a 14 dias |
| Face | 3 a 4 dias |
| Tórax/abdome | 8 a 10 dias |
| Região dorsal | 12 a 14 dias |
| Extremidades | 12 a 14 dias |
| Mão | 10 a 14 dias |
| Pé e região plantar | 12 a 14 dias |

## 2. INDICAÇÕES

A retirada dos fios de sutura é indicada para lesões que estejam cicatrizadas. O período de cicatrização da ferida deverá ser respeitado, pois se os pontos forem retirados antes, poderá ocorrer infecção e retardar o processo de cicatrização. Na maioria dos casos, os pontos devem ser retirados pelo menos 1 semana após a realização da sutura. Geralmente o tempo recomendado para cicatrização é de 7 a 14 dias.

Em algumas situações específicas, por exemplo, grandes amputações (ao nível de coxa ou perna), a sutura de pele é mantida por tempo mais prolongado (em torno de 21 dias). No entanto, este tempo pode variar de acordo com a idade do paciente, estado nutricional e tipo de ferida. Por outro lado, suturas deixadas por longo tempo podem produzir cicatrizes indesejáveis na pele, com exceção das suturas contínuas intradérmicas, cujo tempo de retirada pode ser maior, sem risco de cicatrizes grosseiras.

O Quadro 9.5 apresenta uma estimativa de tempo de retirada da sutura de acordo com a topologia.

Alguns parâmetros influenciam no processo de cicatrização da ferida, como o tipo de material e o calibre do fio utilizado, a região em que se realizou a sutura, se o tecido apresenta algum tipo de tensão, a capacidade de cicatrização e a presença de reação inflamatória.

## 3. CONTRAINDICAÇÕES

São contraindicações para a retirada de sutura: lesões não cicatrizadas ou com alto risco de deiscência, e lesões com sangramento ativo.

## 4. MATERIAL

- *Kit* estéril contendo pinça dente de rato ou anatômica e tesoura de Iris ou tesoura Spencer (própria para retirada de pontos)
- Lâmina de bisturi (n° 11 ou n° 12) caso não haja tesoura
- Gaze estéril e fita microporosa se necessário realização de curativo
- Luvas de procedimento
- Máscara

## 5. DESCRIÇÃO DA TÉCNICA

- Objetivo: Retirar fios de sutura.
- Aplicação: Indivíduos com lesões cicatrizadas, suturadas com fios inabsorvíveis.
- Responsabilidade: Enfermeiros, técnicos de enfermagem, auxiliares de enfermagem.

## 5. DESCRIÇÃO DA TÉCNICA

Técnica de retirada de fios de sutura

| Ação | Justificativa |
|---|---|
| **AÇÕES COMUNS PARA RETIRADA DE PONTOS SIMPLES, PONTOS EM U VERTICAL OU DONATTI E INTRADÉRMICOS** | |
| 1.  Higienizar as mãos com água e sabão ou álcool-gel. | Reduzir a microbiota transitória e residente (precauções-padrão). |
| 2. Realizar desinfecção da bandeja. | Garantir ambiente limpo. |
| 3.  Higienizar as mãos com água e sabão ou álcool-gel. | Reduzir a microbiota transitória e residente (precauções-padrão). |
| 4. Ler a prescrição de enfermagem ou médica do paciente. | Garantir a realização do procedimento correto, no paciente correto. |
| 5. Separar todo o material necessário. | Organizar o procedimento. |
| 6.  Higienizar as mãos com água e sabão ou álcool-gel. | Reduzir a microbiota transitória e residente (precauções-padrão). |
| 7. Identificar o paciente: solicitar que informe o nome completo e a data de nascimento, enquanto o profissional faz a conferência da pulseira de identificação. A identificação deve ser feita por dois indicadores. | Garantir a realização do procedimento correto, no paciente correto. |
| 8. Orientar o paciente quanto ao procedimento e a sensação de desconforto leve ao puxar o fio de sutura. | Manter ética e transparência no cuidado; contribuir para adesão do paciente ao procedimento. |
| 9. Avaliar a dor e administrar analgésicos se necessário, e aguardar o tempo de ação do medicamento. | Evitar que o paciente sinta dor e proporcionar conforto antes do procedimento. |
| 10. Fechar a porta, puxar as cortinas ou posicionar biombo ao redor do leito. | Manter a privacidade do paciente. |
| 11. Higienizar as mãos com água e sabão ou álcool-gel. | Reduzir a microbiota transitória e residente (precauções-padrão). |
| 12. Calçar as luvas de procedimento e máscara cirúrgica. | Proteger-se de microrganismos (precauções-padrão). |
| 13. Posicionar o paciente de acordo com o local da sutura. | Promover conforto ao paciente e garantir a ergonomia do executante. |
| 14. Expor somente a área de onde serão retirados os pontos. | Assegurar a privacidade do paciente. |
| 15. Limpar a ferida com SF a 0,9% ou solução de clorexidina aquosa, ou conforme protocolo institucional. | Evitar a disseminação de microrganismos e contaminação da lesão. |
| **DEMAIS PASSOS: RETIRADA DE PONTOS SIMPLES** | |
| 1. Pinçar uma das extremidades do fio, acima do nó, fazendo uma discreta tração (Figuras 9.40 e 9.41). | Evitar lesão acidental durante o corte. |
| 2. Cortar o fio logo abaixo do nó na borda onde o nó está localizado, em um ponto distal ao nó (Figura 9.42). | Evitar o contato do fio externo com a parte interna da pele. |
| 3. Cortar a outra extremidade do fio localizada na mesma borda, bem rente à pele. | |
| 4. Pinçar as pontas do fio externo restante, retirando a parte interna do fio (Figura 9.43). | |

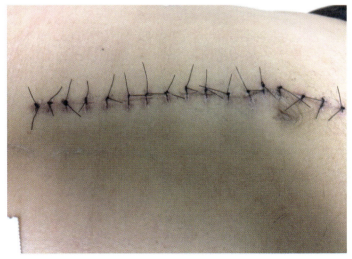

**FIGURA 9.40** Ponto simples.

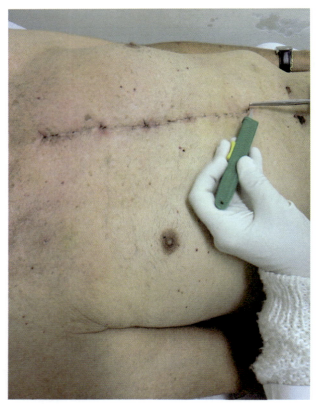

FIGURA 9.41  Discreta tração acima do nó.

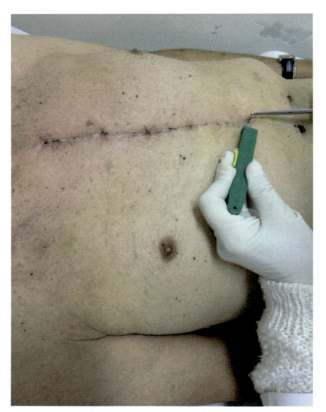

FIGURA 9.42  Corte do fio abaixo do nó.

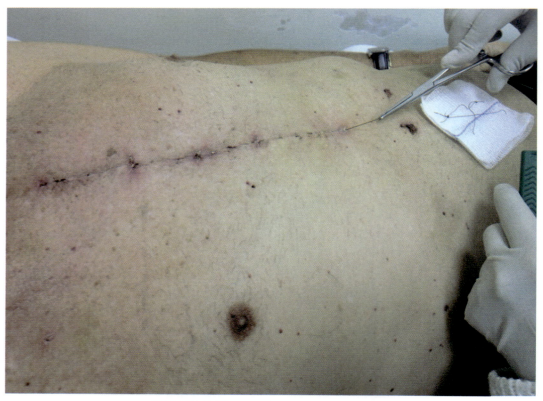

FIGURA 9.43  Retirada da parte interna do fio.

## 5. DESCRIÇÃO DA TÉCNICA

| Ação | Justificativa |
|---|---|
| 5. Alternar a retirada dos fios. | Possibilitar a avaliação da cicatrização da lesão. Se necessário, os pontos alternados deverão ser mantidos para a promoção da continuidade da cicatrização, caso as bordas não estejam completamente aproximadas. |

### DEMAIS PASSOS: RETIRADA DE PONTOS EM U VERTICAL OU DONATTI (FIGURA 9.44)

| | |
|---|---|
| 1. Pinçar o nó, elevando-o.<br>2. Cortar o fio abaixo do nó.<br>3. Cortar o fio na outra extremidade da mesma borda.<br>4. Retirar o fio, pinçando a alça da outra borda da lesão. | Evitar lesão acidental durante o corte e o contato do fio externo com a parte interna da pele. |

### DEMAIS PASSOS: RETIRADA DO PONTO INTRADÉRMICO (FIGURA 9.45)

| | |
|---|---|
| 1. Cortar o fio logo abaixo de um dos nós das laterais, em uma das extremidades, bem próximo à pele.<br>2. Pinçar o outro nó e puxar, retirando o fio pela outra extremidade. | Retirar o nó que está na parte externa sem contaminar a lesão. |

### FINALIZAÇÃO DA RETIRADA DE FIO DE SUTURA

| | |
|---|---|
| 1. Realizar curativo na lesão ou mantê-la sem cobertura, de acordo com o protocolo institucional. | Evitar contaminação e proteger a lesão. Algumas instituições mantêm as lesões abertas após a retirada dos pontos de sutura. |
| 2. Recolher o material e retirar biombo/abrir cortinas ou a porta do quarto.<br>3. Retirar as luvas e a máscara cirúrgica e descartá-las no lixo infectante.<br>4. Orientar o paciente a utilizar fotoprotetor e creme hidratante.<br>5. Higienizar as mãos com água e sabão ou álcool-gel.<br>6. Registrar o procedimento e possíveis intercorrências. | Garantir ambiente seguro e limpo.<br><br>Diminuir o desconforto sobre a cicatriz e evitar hiperpigmentação local.<br>Reduzir a microbiota transitória e residente (precauções-padrão).<br>Cumprir requisitos legais e éticos, garantir a continuidade do cuidado e efetiva comunicação na equipe. |

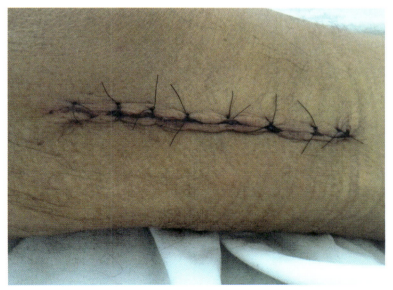

**FIGURA 9.44** Pontos em U vertical ou Donatti.

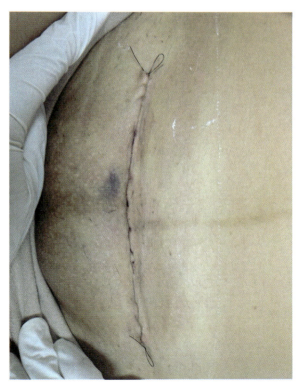

**FIGURA 9.45** Ponto intradérmico.

## 6. EXEMPLO DE REGISTRO

1/7/2016 – 9 h – Ferida operatória da face interna da coxa esquerda seca e com as bordas aproximadas. Realizada limpeza com SF a 0,9%. Retirados fios de sutura interrompida, sem danos à pele, que se mantém com tecido cicatricial fino, ausência de hiperemia e exsudação. Paciente nega dor. Foi orientado a utilizar fotoprotetor e loção hidratante. *Função e nome do profissional, número do Coren e assinatura.*

## 7. CONSIDERAÇÕES ESPECIAIS NO CICLO VITAL

Na retirada de fios de sutura, a técnica a ser realizada é a mesma, independentemente da idade do paciente. Entretanto, é necessário considerar que em idosos o processo cicatricial pode ser mais lento e, consequentemente, o tempo de cicatrização será maior. O conteúdo de colágeno na derme diminui com o envelhecimento, e as fibras de colágeno estão distorcidas, tornando a pele do idoso mais frágil. Logo, a retirada do fio de sutura deve acompanhar a umidificação da pele e de crostas da superfície da lesão, se houver, e avaliar a necessidade de administração de analgésicos.

Em contrapartida, o tecido epitelial de uma criança é mais firme, em produção ativa de colágeno, apresentando tempo menor de cicatrização e maior resistência a infecções. Entretanto, a limpeza da lesão deve ser orientada e supervisionada pelos cuidadores, para evitar possíveis contaminações ou ruptura dos fios de sutura.

## 8. OBSERVAÇÕES

- Durante a retirada dos fios de sutura, o enfermeiro deve avaliar a lesão nos seguintes aspectos: estágio do processo de cicatrização; aproximação das bordas; coloração da lesão no leito e nas bordas; presença de exsudato (aspecto, quantidade, odor) e sinais de deiscência. Em relação à pele ao redor da ferida, observar coloração, presença de edema, maceração, equimose e temperatura.
- Em feridas cirúrgicas, o enfermeiro deve notar a presença de: infecção, hemorragia, deiscência, evisceração, bem como o aspecto cicatricial da lesão, registrando no prontuário do paciente a respectiva avaliação e comunicando ao cirurgião ou médico assistente.
- Tensões no tecido epitelial podem romper os fios de sutura. Quando as suturas são interrompidas, podem não causar dano à lesão e à cicatrização; entretanto, isso deve ser registrado e avisado à equipe médica.
- Para evitar que os fios sejam rompidos em situações de tensão ao tecido (esforço, tosse, espirro, evacuação), o paciente pode ser orientado a segurar, junto à lesão, uma almofada ou travesseiro, que além de proporcionar conforto e diminuição da dor, fornece apoio aos tecidos adjacentes.
- Para o conforto do paciente, os fios de sutura podem ser retirados após o banho, pois a água ajuda na remoção da tração gerada entre os fios e o tecido adjacente.
- Pacientes com cicatrizes firmes e delicadas poderão se beneficiar com massagem sobre as cicatrizes, utilizando loção hidratante, que diminuirá o desconforto.
- Os pacientes devem ser orientados a evitar a exposição das cicatrizes à radiação solar devido ao risco de hiperpigmentação local.

## 9. DIAGNÓSTICOS DE ENFERMAGEM

- Integridade da pele prejudicada
- Integridade tissular prejudicada
- Recuperação cirúrgica retardada
- Risco de infecção
- Risco de sangramento

# 10. QUESTÕES PARA ESTUDO

**1)** QLAS é enfermeira da estratégia de saúde da família e, em consulta a OOF, 58 anos, notou pela anamnese e exame físico que o paciente havia sido submetido a uma cirurgia de apendicectomia há 15 dias e mantinha fios de sutura na ferida operatória do quadrante inferior direito abdominal. A enfermeira avaliou as condições da pele, incisão e os fios de sutura.

   **1.1)** Considerando o local, a idade do paciente e o tempo da lesão, quais os possíveis achados e a conduta tomada pela enfermeira?

   **1.2)** Elabore um registro da realização deste procedimento.

**2)** Sr. MOS, 68 anos, foi submetido a uma cirurgia de revascularização do miocárdio. Devido a problemas respiratórios no pós-operatório, permaneceu na unidade de terapia intensiva por 9 dias. Hoje, 10° dia de pós-operatório, recebeu alta para a enfermaria. No momento da admissão do paciente, o enfermeiro verifica fios de sutura no tórax e face interna do membro inferior esquerdo.

   **2.1)** Quais devem ser as orientações dadas pelo enfermeiro e sua conduta?

   **2.2)** Elabore um registro dessas intervenções realizadas.

## Referências

Herdman TH, Kamitsuru S. Diagnósticos de enfermagem da NANDA-I: definições e classificação 2018-2020. 11 ed. Porto Alegre: Artmed; 2018.

Potter PA, Perry AG. Grande tratado de enfermagem prática. Clínica e prática hospitalar. 8th ed. Elsevier; 2013.

Ribeiro AR, Graziano KU. Os fios de sutura cirúrgica e a enfermeira de centro cirúrgico: critérios de previsão e previsão segundo a natureza das instituições hospitalares. Rev Esc Enferm USP 2003;37(4):61–8.

Ribeiro IB, Clement MLVP, Pinto AL, Sobrinho C. Manual do curso básico de sutura – CBS, 2014.

Sabiston. Tratado de cirurgia, 18ª ed. Saunders Elsevier, vol. I e II, 2009.

SEÇÃO

# 10

# Eliminação

*Ellen Cristina Bergamasco*

## SUMÁRIO

| | | |
|---|---|---|
| 10.1 Cateterismo Vesical de Alívio e de Demora | 393 | |
| 10.2 Dispositivo de Incontinência Urinária Masculino | 402 | |
| 10.3 Cuidados com Irrigação Vesical | 406 | |
| 10.4 Cuidados e Habilidades de Enfermagem ao Indivíduo com Cistostomia | 414 | |
| 10.5 Coleta de Amostra de Urina | 422 | |
| 10.6 Cuidados na Diálise Peritoneal | 432 | |
| 10.7 Cuidados na Hemodiálise | 439 | |
| 10.8 Sondagem Retal | 443 | |
| 10.9 Enteroclisma e Enema | 451 | |
| 10.10 Cuidados com Ostomias Intestinais | 456 | |

# 10.1

## Cateterismo Vesical de Alívio e de Demora

*Fabiana Faleiros Santana Castro, Adriana Cordeiro Leandro da Silva Grillo*

## 1. INTRODUÇÃO

A função principal do sistema urinário é manter o volume e a composição química dos líquidos do organismo dentro dos parâmetros que promovam a vida celular. Para que isso ocorra, os rins e os ureteres (trato urinário superior) são responsáveis pelo processo de filtração do plasma e posterior remoção de substâncias do filtrado, excretadas como urina pelo trato urinário inferior, composto pela uretra e bexiga.

Em diversas situações, a monitoração do débito urinário ou o esvaziamento vesical controlado são fundamentais para manutenção da saúde do indivíduo. Nessa direção, o cateterismo vesical, que consiste na introdução de cateter através da uretra até a bexiga, realiza a drenagem da urina vesical. Existem duas formas principais de cateterismo – o cateterismo de alívio, em que é utilizado um cateter estéril, descartado logo após o procedimento; e o cateterismo de demora ou de longa permanência, no qual é utilizado um cateter permanente, conhecido por cateter de Foley, que é mantido na bexiga, realizando o esvaziamento vesical contínuo (Figura 10.1). Neste capítulo serão abordadas as duas técnicas de cateterização, suas indicações e contraindicações.

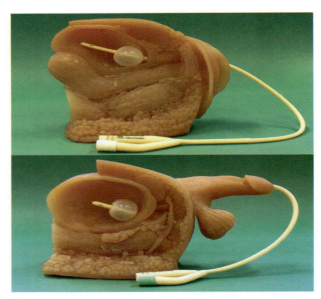

**FIGURA 10.1** Posicionamento intravesical masculino e feminino de sonda vesical de demora.

## 2. INDICAÇÕES

### Cateterismo de alívio

- Alívio da retenção urinária
- Obtenção de amostra de urina estéril
- Medição pós-micção da urina residual vesical
- Esvaziamento da bexiga antes, durante e após cirurgias e exames
- Administração de medicamentos

### Cateterismo de demora

- Promover o esvaziamento da bexiga
- Monitorar débito urinário
- Preparo cirúrgico
- Realizar irrigação vesical
- Diminuir o contato da urina com lesões de pele próximas à região genital

## 3. CONTRAINDICAÇÕES

- Obstruções da uretra ou desvios de trajeto
- Realização de anticoagulação plena, especificamente com alteplase, nas últimas 24 horas.

## 4. MATERIAL

- Um pacote estéril de cateterismo vesical (uma cuba-rim, uma pinça Pean, um pacote de gaze em uma cuba redonda pequena)
- Um campo fenestrado estéril com fenda (opcional)
- Um cateter uretral (tipo Foley/duas vias, usualmente de 12 a 16 Fr, para cateterismo de demora)/cateter uretral simples/nelaton (usualmente de 10 a 12 Fr, para cateterismo de alívio (Figura 10.2)
- Um frasco com solução antisséptica aquosa tópica

## 4. MATERIAL

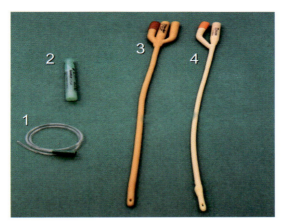

**FIGURA 10.2** Principais tipos de cateter. **(1)** Cateter de alívio; **(2)** cateter lubrificado estéril; **(3)** cateter de demora três vias; **(4)** cateter de demora duas vias.

- Duas gazes ou bolas de algodão (sendo uma com álcool 70%)
- Um par de luvas estéril
- Gel anestésico estéril (uma seringa pré-enchida para procedimentos urológicos ou um tubo de gel anestésico estéril com uma seringa de 20 mL)
- Biombos
- Uma toalha ou tecido impermeável
- Frasco graduado para coleta de urina (para cateterismo de alívio)
- Acrescentar para cateterismo de demora (Figura 10.3):
- Uma seringa de 20 mL com bico *luer slip*
- Uma ampola de 10 mL de água destilada
- Um adesivo ou fita hipoalergênicos
- Uma etiqueta de identificação da bolsa coletora ou caneta retroprojetora
- Uma bolsa coletora
- Uma agulha calibrosa

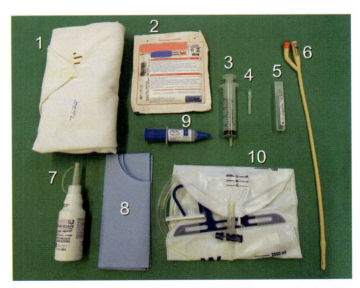

**FIGURA 10.3** Material para cateterismo vesical de demora. **(1)** *Kit* cateterismo; **(2)** luva estéril; **(3)** seringa de 20 mL *slip*; **(4)** agulha 25 × 7; **(5)** água destilada; **(6)** sonda vesical de demora duas vias; **(7)** solução de clorexidina aquosa; **(8)** campo estéril fenestrado; **(9)** seringa com xilocaína estéril; **(10)** bolsa coletora de sistema fechado.

## 5. DESCRIÇÃO DA TÉCNICA

### A. TÉCNICA DE CATETERISMO VESICAL DE DEMORA

| Ação | Justificativa |
|---|---|
| 1. Higienizar as mãos com água e sabão ou álcool-gel. | Reduzir a microbiota transitória e residente (precauções-padrão). |
| 2. Realizar desinfecção do balcão/bandeja. | Garantir ambiente limpo. |
| 3. Higienizar as mãos com água e sabão ou álcool-gel. | Reduzir a microbiota transitória e residente (precauções-padrão). |
| 4. Ler a prescrição médica do paciente de cima para baixo e da esquerda para a direita quando cabível. Revisar os registros do paciente buscando a indicação do procedimento, alterações geniturinárias, intercorrências e alergias. Avaliar as condições do paciente: mobilidade, limitações físicas, idade, gênero e padrão urinário (última eliminação). | Garantir a realização do procedimento correto, no paciente correto. Assegurar que a intervenção correta está sendo realizada, excluir possíveis alergias (látex, iodo e esparadrapo) e complicações em procedimentos anteriores. Auxiliar na determinação do tamanho do cateter mais adequado, além de indicar quão cheia pode estar a bexiga. |
| 5. Separar todo o material necessário. Encaminhar-se para o quarto/leito do paciente. | Organizar o procedimento. |
| 6. Higienizar as mãos com água e sabão ou álcool-gel. | Reduzir a microbiota transitória e residente (precauções-padrão). |
| 7. Identificar o paciente: solicitar que informe o nome completo e a data de nascimento, enquanto o profissional faz a conferência com a pulseira de identificação e a prescrição médica. A identificação deve ser feita por dois indicadores. | Garantir a realização do procedimento correto, no paciente correto. |
| 8. Explicar o procedimento e a finalidade ao paciente. | Manter o direito do paciente à orientação e ao consentimento e garantir a sua cooperação. |
| 9. Fechar a porta, puxar as cortinas ou posicionar biombo ao redor do leito. | Manter a privacidade do paciente. |
| 10. Encaminhar o paciente para higienização íntima prévia; caso ele esteja acamado, o profissional deve realizar a higienização. | Reduzir a microbiota e o risco de infecção. Antes da realização do cateterismo vesical de demora é amplamente recomendada a higienização da genitália. Pacientes independentes podem ser encaminhados para realizarem a auto-higienização; já nos pacientes dependentes, a higienização deve ser realizada pela equipe de enfermagem. |
| 11. Higienizar as mãos com água e sabão ou álcool-gel. | Reduzir a microbiota transitória e residente (precauções-padrão). |
| 12. Colocar óculos e máscara. | |
| 13. Posicionar o paciente em decúbito dorsal. Masculino: afastar ligeiramente as pernas. Feminino: posição ginecológica. | Facilitar o acesso à genitália e a realização do procedimento. |
| 14. Colocar uma toalha ou tecido impermeável abaixo das nádegas e coxas do paciente. | Evitar molhar a cama. |
| 15. Utilizando técnica asséptica, abrir o pacote de cateterismo entre as pernas do paciente, próximo à genitália. | Oferecer acesso fácil aos materiais durante a realização da técnica. |
| 16. Umedecer as gazes/bolas de algodão da cuba redonda com solução antisséptica, desprezando o primeiro jato no lixo. | Iniciar com esse passo, evitando que os outros materiais impeçam o acesso à cuba redonda para colocar a solução antisséptica. |
| 17. Abrir a embalagem externa do cateter uretral (mantê-lo dentro embalagem plástica), da seringa, da agulha, da bolsa coletora, do campo fenestrado e da seringa com gel anestésico estéril ou uma seringa de 20 mL, colocando-os no campo do pacote de cateterismo. | Abrir a embalagem externa do cateter uretral e mantê-lo dentro embalagem plástica, protegendo assim o cateter. caso ele encoste em algo fora do campo estéril. Organizar e oferecer fácil acesso aos materiais para a realização da técnica. |
| 18. Abrir o pacote de luvas estéril e calçá-las. | Facilitar o manuseio do material estéril sem contaminá-lo e evitar a infecção cruzada. |
| 19. Conectar a agulha à seringa, solicitar ao auxiliar que faça a desinfecção e abra a ampola de água destilada e posicione-a para aspiração do conteúdo. Retirar o ar da seringa, desconectar a agulha e conectar a seringa à via do balonete do cateter (válvula de inflação). | Afastar-se do campo para retirar o ar da seringa, evitando molhar o campo. |
| 20. **Efetuar o teste do balonete do cateter injetando volume de água destilada indicado pelo fabricante.** Após realizar o teste, esvaziar o balonete e manter a seringa conectada ao cateter. | O teste prévio do balonete é recomendado para confirmar sua integridade, evitando o deslocamento, saída acidental do cateter e nova cateterização. Volumes altos de água para insuflar o balonete devem ser evitados, pois podem impedir o total esvaziamento da bexiga, mantendo urina residual e propiciando a proliferação de microrganismos, o que aumenta a probabilidade de infecção. Ainda que o teste do balonete tenha se mantido como parte da técnica, estudos têm sido desenvolvidos para avaliar as possíveis deformidades no cateter, mais precisamente, na região do balonete, após o teste ter sido realizado. Uma vez que ao inserir o cateter com deformidades, podem ocorrer lesões uretrais. Recomenda-se seguir a recomendação do fabricante, há cateteres que não precisam ser pré testados, pois já que foram testados em sua fabricação. |

## 5. DESCRIÇÃO DA TÉCNICA

**397**

| Ação | Justificativa |
|---|---|
| 21. Caso não tenha disponibilidade de seringa pré-enchida com gel anestésico estéril, solicitar ao auxiliar que abra o tubo de gel anestésico (com a agulha utilizada para aspirar a água). Em seguida, retirar o êmbolo da seringa de 20 mL e solicitar ao auxiliar que despeje o gel dentro dela. Após, recolocar o êmbolo da seringa e retirar o ar. | Desconsiderar esse passo se tiver disponível a seringa de gel pré-enchida; caso contrário, afastar-se do campo para retirar o ar da seringa, evitando molhar o campo. |
| 22. Conectar o cateter à bolsa coletora, mantendo o sistema de drenagem fechado. | A conexão prévia da bolsa ao cateter facilita a execução da técnica, mantém o sistema estéril e anula a possibilidade de contaminação do profissional com urina durante o procedimento. O sistema de drenagem urinário fechado reforça o controle de infecções. |
| 23. Posicionar o campo fenestrado com a fenda para baixo sobre o períneo do paciente, expondo a genitália. | O campo fenestrado aumenta a área estéril de trabalho durante a técnica. A fenda para baixo facilita a retirada do campo após o término do procedimento. |
| 24. Expor o meato uretral com a não mão dominante. Essa mão deve ficar expondo a região até o término da inserção do cateter; Masculino: segurar o pênis posicionando-o perpendicularmente e retrair o prepúcio. Feminino: com o dedo indicador e polegar, abrir os pequenos lábios. | Facilitar a visualização do meato uretral e evitar o potencial de contaminação do cateter durante a inserção. Considerar contaminada a mão não dominante que está expondo o meato. |
| 25. Usando uma pinça estéril na mão dominante, pegar uma gaze umedecida com solução antisséptica aquosa e proceder à antissepsia do meato uretral. Masculino: em movimento único e circular no meato uretral, repetir o movimento até a base da glande, depois o mesmo até o prepúcio, trocando a gaze em cada movimento. Feminino: com movimento circular no meato, deslizar sempre no sentido anteroposterior. Repetir o movimento realizando a antissepsia do meato uretral, deslizando pelo pequeno lábio direito com a segunda gaze e, em seguida, pelo pequeno lábio esquerdo com a terceira gaze. | Iniciar a antissepsia sempre partindo da área menos contaminada para a mais contaminada, visando reduzir o número de microrganismos e evitar trazê-los ao meato uretral. Ressalta-se que a antissepsia não substitui a higienização da genitália pré-cateterização. |
| 26. Após a antissepsia, desprezar a pinça. | Fixar a pinça na borda inferior do campo ou em um local para itens contaminados. |
| 27. Pegar a seringa com gel anestésico estéril. Masculino: injetar lentamente pelo meato uretral, cerca de 5 a 10 mL de gel. Feminino: lubrificar o cateter e acomodá-lo sob uma gaze dentro da cuba-rim. | Para potencializar o efeito anestésico do gel é recomendado esperar de 3 a 5 minutos para a inserção do cateter. O gel anestésico lubrifica e facilita a introdução do cateter pelo meato uretral e minimiza o desconforto do procedimento. |
| 28. Introduzir o cateter. Masculino: mantendo o pênis posicionado em 90 graus, introduzir o cateter pelo meato uretral, até a bifurcação do mesmo. Feminino: introduzir o cateter pelo meato uretral, cerca de 5,0 cm após a urina fluir. | Retirar o cateter da embalagem plástica. A posição masculina de 90 graus retifica a curvatura da uretra e minimiza o risco de trauma. Introduzir o cateter até a sua bifurcação no homem e mais cerca 5,0 cm após a urina fluir na mulher assegura o seu posicionamento na bexiga e reduz o risco de insuflar o balonete no meato uretral. |
| 29. Injetar a água destilada que se encontra na seringa na via do balonete. | Injetar o volume indicado pelo fabricante. Soro fisiológico e ar não são indicados para o preenchimento do balonete, pois o ar pode ser esvaziado espontaneamente e o soro fisiológico pode cristalizar e dificultar a deflação do balonete. |
| 30. Tracionar o cateter delicadamente até obter resistência. | Posicionar o balonete na base da bexiga e garantir a drenagem da urina. |
| 31. Masculino: reposicionar o prepúcio. | Evitar a retração e constrição do prepúcio na base da glande e prevenir a parafimose (edema da glande). |
| 32. Fixar o cateter com fita hipoalergênica, deixando uma folga, permitindo livre movimentação dos membros inferiores. Feminino: fixar na região da face interna da coxa (Figura 10.4). Masculino: fixar na região suprapúbica ou na face anterior da coxa (Figura 10.5). | A ficção correta impede a tração do cateter e minimiza o risco de traumas uretrais e no colo vesical. O rodízio dos locais de fixação pode ser empregado com a finalidade de evitar ulcerações no meato uretral |
| 33. Colocar a bolsa coletora na parte inferior da cama do mesmo lado em que foi fixado o cateter, abaixo do nível da bexiga. | Garantir a drenagem por gravidade. Evitar a tração do cateter e o refluxo de urina. |
| 34. Observar o volume drenado e as características da urina. | Monitorar a drenagem adequada de urina. |
| 35. Identificar a bolsa coletora com data, hora, número do cateter utilizado, volume injetado no balonete, nome do executor da técnica. | Promover a segurança do paciente. |
| 36. Reposicionar confortavelmente o paciente e certificar-se de que a pele dele e a cama estão secos. | Evitar lesões de pele, restaurar o conforto e a segurança. |

| Ação | Justificativa |
|---|---|
| 37. Recolher e desprezar o material em local adequado e retirar biombo/abrir cortinas ou a porta do quarto. Realizar desinfecção da bandeja. | Garantir ambiente seguro e limpo. |
| 38. Remover equipamentos de proteção individual (EPI) e desprezá-los. | Precaução-padrão. |
| 39. Higienizar as mãos com água e sabão ou álcool-gel. | Reduzir a microbiota transitória e residente (precauções-padrão). |
| 40. Registrar o procedimento e possíveis intercorrências. | Cumprir requisitos legais e éticos, garantir a continuidade do cuidado e efetiva comunicação na equipe. |

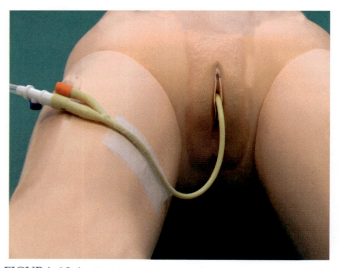

**FIGURA 10.4** Posicionamento para fixação do cateter vesical de demora feminino.

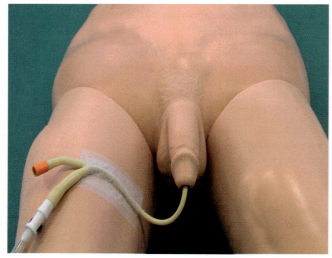

**FIGURA 10.5** Posicionamento para fixação do cateter vesical de demora masculino.

## B. TÉCNICA DE CATETERISMO DE ALÍVIO

| Ação | Justificativa |
|---|---|
| *SEGUIR PASSOS DO QUADRO DE TÉCNICA CATETERISMO DE DEMORA DOS ITENS 1 A 16, 19 A 23, E APÓS SEGUIR TÉCNICA EXIBIDA ABAIXO* | |
| 17. Abrir as embalagens do cateter uretral, do campo fenestrado e da seringa com gel anestésico estéril ou uma seringa de 20 mL, colocando-os no campo do pacote de cateterismo. | Organizar e oferecer fácil acesso aos materiais para a realização da técnica. |
| 18. Abrir o pacote de luvas estéril e calçá-las. | Facilitar o manuseio do material estéril sem contaminá-lo e evitar a infecção cruzada. |
| 19. Caso não tenha disponibilidade de seringa pré-enchida com gel anestésico estéril, solicitar ao auxiliar que abra o tubo de gel anestésico (com a agulha utilizada para aspirar a água). Em seguida, retirar o êmbolo da seringa de 20 mL e solicitar ao auxiliar que despeje o gel dentro da mesma. Após, recolocar o êmbolo da seringa e retirar o ar. | Desconsiderar esse passo se tiver disponível a seringa de gel pré-enchida; caso contrário, afastar-se do campo para retirar o ar da seringa, evitando molhar o campo. |
| 20. Posicionar o campo fenestrado com a fenda para baixo sobre o períneo do paciente, expondo a genitália. | O campo fenestrado aumenta a área estéril de trabalho durante a técnica. A fenda para baixo facilita a retirada do campo após o término do procedimento. |
| 21. Expor o meato uretral com a não mão dominante. Esta mão deve ficar expondo a região até o término da inserção do cateter; Masculino: segurar o pênis, posicionando-o perpendicularmente, e retrair o prepúcio. Feminino: com o dedo indicador e polegar, abrir os pequenos lábios. | Facilitar a visualização do meato uretral e evitar o potencial de contaminação do cateter durante a inserção. Considerar contaminada a mão não dominante que está expondo o meato. |

## 8. CONSIDERAÇÕES ESPECIAIS NO CICLO VITAL

| Ação | Justificativa |
|---|---|
| 22. Usando uma pinça estéril na mão dominante, pegar uma gaze umedecida com solução antisséptica e proceder à antissepsia do meato uretral.<br>Masculino: em movimento único e circular no meato uretral, repita-o até a base da glande, depois até o prepúcio, trocando a gaze em cada movimento.<br>Feminino: com movimento circular no meato, deslizando sempre no sentido anteroposterior. Repetir o movimento realizando a antissepsia do meato uretral, deslizando pelo pequeno lábio direito com a segunda gaze e, em seguida, pelo pequeno lábio esquerdo com a terceira gaze. | Iniciar a antissepsia sempre partindo da área menos contaminada para a mais contaminada, visando reduzir o número de microrganismos e evitar trazê-los ao meato uretral.<br>Ressalta-se que a antissepsia não substitui a higienização da genitália pré-cateterização. |
| 23. Após a antissepsia, desprezar a pinça. | Fixar a pinça na borda inferior do campo ou em um local para itens contaminados. |
| 24. Introduzir o cateter.<br>Masculino: mantendo o pênis posicionado em 90 graus, introduzir o cateter pelo meato uretral, até a bifurcação do mesmo.<br>Feminino: introduzir o cateter pelo meato uretral, cerca de 5,0 cm após a urina fluir. | Retirar o cateter da embalagem plástica.<br>A posição masculina de 90 graus retifica a curvatura da uretra e minimiza o risco de trauma.<br>Introduzir o cateter até a sua bifurcação no homem e mais cerca 5,0 cm após a urina fluir na mulher assegura a seu posicionamento na bexiga e reduz o risco de insuflar o balonete no meato uretral. |
| 25. Aguardar a urina ser drenada. Mensurar o volume drenado e as características da urina utilizando um cálice graduado. | Monitorar a drenagem adequada de urina. |
| 26. Retirar o cateter lentamente, observando a saída de resíduos sólidos no cateter. | Monitorar a presença de sedimentos indicativos de provável colonização vesical. |
| 27. Reposicionar confortavelmente o paciente e certificar-se de que a pele dele e a cama estão secos. | Evitar lesões de pele, restaurar o conforto e a segurança. |
| 28. Recolher e desprezar o material em local adequado e retirar biombo/abrir cortinas ou a porta do quarto. Realizar desinfecção da bandeja. | Garantir ambiente seguro e limpo. |
| 29. Remover EPI e desprezá-los. | Precaução-padrão. |
| 30. Higienizar as mãos com água e sabão ou álcool-gel. | Reduzir a microbiota transitória e residente (precauções-padrão). |
| 31. Registrar o procedimento e possíveis intercorrências. | Cumprir requisitos legais e éticos, garantir a continuidade do cuidado e efetiva comunicação na equipe. |

## 6. ESTIMATIVA DE TEMPO DE EXECUÇÃO

O procedimento pode demorar de 15 a 25 minutos.

## 7. EXEMPLO DE REGISTRO

1/2/2017 – 8:00 – Realizado cateterismo vesical de demora, utilizando cateter Foley de duas vias número 14, insuflado balão com 10 mL de água destilada, fixação do cateter na face interna da coxa. O procedimento ocorreu sem intercorrências, drenados 500 mL de urina sem alterações macroscópicas, com odor característico, translúcida e sem sedimentos. *Função e nome do profissional, número do Coren e assinatura.*

## 8. CONSIDERAÇÕES ESPECIAIS NO CICLO VITAL

Ao longo da vida são observadas alterações na anatomia e no padrão de funcionamento do trato urinário. Em **crianças**, o diâmetro uretral é menor e, consequentemente, a escolha do calibre do cateter deve se adequar. Usualmente, são utilizados cateteres de 4 a 10 Fr em crianças entre 0 e 6 anos de idade.

A cateterização vesical em **idosos** do sexo masculino acima de 70 anos deve considerar o aumento progressivo da próstata, que se inicia aos 40 anos, podendo atingir, aos 70 anos, tamanho suficiente para diminuir o fluxo urinário e, consequentemente, dificultar a passagem do cateter pela uretra. Em alguns casos pode ser necessária a cateterização para possibilitar a saída da urina e evitar retenção urinária. Quando observada resistência significativa durante a passagem do cateter, o procedimento deve ser suspenso.

Em mulheres acima dos 60 anos, em especial as multíparas, pode ser observada dificuldade de visualização do meato uretral, como consequência da perda de tônus muscular do assoalho pélvico. Em caso de dificuldade de visualização, deve-se traçar como referência uma linha média logo abaixo do clitóris e introduzir o cateter.

## 9. OBSERVAÇÕES

### Cateterismo vesical e infecções do trato urinário

A infecção do trato urinário é uma das principais complicações relacionadas ao uso de cateteres vesicais. O enfermeiro deve manter-se atento ao rigor da técnica asséptica para a realização do cateterismo, ao tempo de permanência do cateter, e, como supervisor de equipe, garantir a qualidade dos cuidados dispensados pela equipe de enfermagem. Entre os principais cuidados estão:

- Higienizar as mãos antes e após o contato com o paciente.
- Manter o sistema de drenagem fechado no momento do esvaziamento e manipulação da bolsa coletora.
- Trocar todo o sistema de drenagem em caso de desconexão de qualquer uma das suas partes; demais trocas deverão ser realizadas apenas em caso de obstrução do sistema ou de quadro de infecção do trato urinário, conforme avaliação da equipe de saúde.
- Desprezar o conteúdo da bolsa coletora de 6/6 horas ou assim que a capacidade de 2/3 da mesma for atingida.
- Manter bolsa coletora abaixo do nível da bexiga.
- Realização de higiene íntima em indivíduos acamados com uso de cateter de demora ao menos duas vezes ao dia e quando houver eliminação intestinal.
- Antes do procedimento de cateterismo vesical, recomenda-se realizar a higiene íntima com solução degermante (por exemplo, clorexedina degermante).

### Diferenças entre cateter e sonda

O emprego correto das terminologias para descrever o material e a finalidade da técnica faz parte das competências do enfermeiro. O uso do termo "cateter vesical" justifica-se, pois o cateter é definido como um instrumento tubular que é inserido em um vaso ou em uma cavidade corpórea natural, possibilitando a drenagem de líquidos ou a introdução de sangue, soro, medicamentos. Diferentemente, o termo "sonda" é conceituado como um instrumento para ser introduzido na cavidade de certos órgãos a fim de reconhecer e investigar o estado desses.

### Cateterismo vesical intermitente limpo

Além das técnicas de cateterismo assépticas descritas anteriormente, há ainda um terceiro tipo de cateterismo, definido com cateterismo intermitente limpo (CI).

O CI é considerado mundialmente como o tratamento padrão para a bexiga neurogênica (BN). A BN é uma disfunção vesical resultante de uma lesão em qualquer nível do sistema nervoso, central ou periférico, acarretando distúrbios de inervação que alteram a dinâmica de armazenamento e esvaziamento vesical. Para o tratamento da bexiga neurogênica é indicada a realização do CI de quatro a seis vezes ao dia. O esvaziamento vesical com o CI, além de ter a finalidade de se aproximar da função vesical normal, é de fácil execução e não representa risco para a função renal ou para a expectativa de vida dos pacientes. A técnica utilizada no CI é a mesma descrita para o cateterismo de alívio, porém não deve ser considerada uma técnica asséptica, e sim utilizada a técnica limpa, pois não necessita de uso de antissépticos e luvas estéreis (Figura 10.6). A higiene é realizada com água e sabonete neutro. Ao contrário do esperado, o CI com técnica limpa não aumenta as infecções do trato urinário e sim as diminui, em indivíduos com bexiga neurogênica, uma vez que a bexiga neurogênica já possui uma colonização bacteriana permanente. Nos programas de reabilitação, após um trauma raquimedular, por exemplo, o CI é ensinado aos indivíduos com lesão medular, para que, caso seja possível, ele mesmo o realize, sendo denominado, assim, de autocateterismo, ou, quando é necessário que um cuidador realize a técnica, é utilizado o termo cateterismo assistido. Entre as principais patologias em que é indicado o CI para tratamento da BN estão os traumatismos raquimedulares e a mielomeningocele, também conhecida como espinha bífida. Em alguns hospitais, a equipe de enfermagem realiza o cateterismo intermitente com a técnica asséptica do cateterismo vesical de alívio, idêntica à descrita neste capítulo.

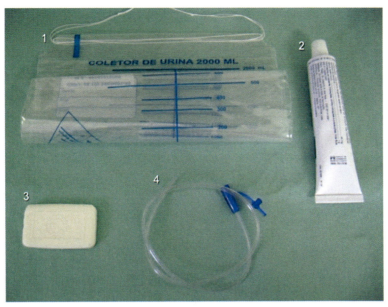

**FIGURA 10.6** Material para cateterismo de alívio intermitente. **(1)** Coletor urinário; **(2)** xilocaína gel; **(3)** sabonete neutro; **(4)** cateter de alívio.

## 10. DIAGNÓSTICOS DE ENFERMAGEM

- Eliminação urinária prejudicada
- Volume de líquidos deficiente
- Risco para infecção
- Risco de desequilíbrio eletrolítico
- Risco de desequilíbrio do volume de líquidos

## 11. QUESTÕES PARA ESTUDO

1) O paciente sr. João Pereira, 55 anos de idade, encontra-se internado devido a um acidente vascular cerebral (AVC). Está em uso de cateter/sonda vesical de demora. Quais seriam as intervenções de enfermagem para prevenir a infecção urinária relacionada ao cateter vesical de demora?
2) Em relação à necessidade de eliminação urinária e à cateterização vesical, responda verdadeiro (V) ou falso (F):
   ( ) Em relação ao cateter vesical de demora, quanto mais tempo ele permanece na bexiga do paciente, menores as chances de ele desenvolver infecção do trato urinário, uma vez que este tipo de cateterização elimina a diurese residual.
   ( ) Na cateterização vesical masculina, a angulação do pênis deve ser de 180 graus, visando amenizar a curvatura da uretra e facilitar a introdução do cateter.
   ( ) Terminologia: piúria = presença de pus na urina; hematúria = presença de sangue na urina; oligúria = eliminação de volume excessivo de urina.
   ( ) O cateterismo vesical intermitente com a técnica *limpa* é utilizado somente por pacientes que possuem bexiga neurogênica, cerca de quatro a seis vezes ao dia no domicílio.
   ( ) Após a realização do cateterismo vesical de demora é necessária a identificação da bolsa coletora com os seguintes itens: nome do paciente, tipo e calibre do cateter, volume insuflado no balonete, data, hora e nome do profissional que realizou o procedimento.

## Referências

AANdV. Medidas de Prevenção de Infecção Relacionada à Assistência à Saúde. Brasília: Ministério da Saúde, 2013:92.
EAUN EAoUN. Catheterisation indwelling catheters in adults: Urethral and suprapubic. Netherlands, 2012:113.
Faleiros-Castro SF. Spina bifida and intermittent bladder catheterization in the context of rehabilitation: a comparative study of the technical and bio-psycho-social aspects in Brazil and Germany. Dortmund: TU Dortmund University; 2012.

# 10. ELIMINAÇÃO

Gould CV, Umscheid CA, Agarwal RK, Kuntz G, Pegues DA, Committee HICPA. Guideline for prevention of catheter-associated urinary tract infections 2009. Infect Control Hosp Epidemiol 2010;31(4):319–26.

Guyton AC, Hall JE. Tratado de fisiologia médica. 12ª ed. Rio de Janeiro: Elsevier, 2011:311-314.

Hadfield-Law L. Male catheterization. Accid Emerg Nurs 2001;9(4):257–63.

Jasper E, Galinski A, Morita M. Eliminação urinária. In: Taylor C, Lillis C, LeMone P, Lynn P, editors. Fundamentos de enfermagem. Porto Alegre: Artmed; 2014. p. 1.253–325.

Nettina SM. Transtornos renais e urinários. Prática de enfermagem. 9ª ed. Rio de Janeiro: Guanabara Koogan, 2011:751-813.

Perry AG, Potter PA. Guia completo de procedimentos e competências de enfermagem. Rio de Janeiro: Elsevier, 2012. 640 p.

Potter PA, Perry AG. Fundamentos de enfermagem. 8ª ed. Rio de Janeiro: Elsevier; 2013.

(SUNA) SoUNaA. Clinical practice guidelines: Care of the patient with an indwelling catheter. Pitman, 2005:5.

Schlager TA, Clark M, Anderson S. Effect of a single-use sterile catheter for each void on the frequency of bacteriuria in children with neurogenic bladder on intermittent catheterization for bladder emptying. Pediatrics 2001;108(4):E71.

Timby BK. Eliminação urinária. Conceitos e habilidades fundamentais no atendimento de enfermagem. 10ª ed. Porto Alegre: Artmed, 2014:674-704.

Viana RAPP, Whitaker IY. Enfermagem em terapia intensiva: práticas e vivências. 1ª ed. Porto Alegre: Artmed, 2011. 546 p.

# 10.2

## Dispositivo de Incontinência Urinária Masculino

*Priscila Regina Bianchi Pereira*

## 1. INTRODUÇÃO

A incontinência urinária é um problema que abrange uma crescente parcela da população brasileira. Torna-se mais frequente nos idosos e acomete ambos os sexos. A causa da disfunção pode ter diversas origens e deve ser investigada por especialistas.

As consequências deste distúrbio não são somente orgânicas, e acarretam alterações psicológicas e de caráter social. Com o objetivo de melhorar a qualidade de vida dos indivíduos incontinentes, pesquisas de novos materiais e medicamentos surgem a cada ano.

Entre os materiais específicos para a incontinência urinária, as fraldas e o dispositivo de incontinência urinária são amplamente utilizados como forma de contenção e controle da perda urinária.

O dispositivo de incontinência urinária masculino (também conhecido como Uripen® ou Bainha) consiste em um equipamento descartável e flexível que é inserido no pênis com o objetivo de drenar a urina para um coletor externo e evitar contato do líquido com a pele do paciente.

A composição do dispositivo de incontinência urinária pode ser de látex ou de silicone, e ele deve ser adaptado de acordo com o tamanho do pênis; para a mensuração exata, deve-se utilizar a régua específica do produto, orientada pelo fabricante. Deve-se realizar a troca do dispositivo a cada 24 horas e avaliar o local após a retirada.

O coletor externo pode ser acoplado à cama do paciente ou então utilizado junto ao corpo com elástico ou velcro, como o Leg Bag®, que pode ser fixado à perna do paciente. **O coletor de urina não necessita compor um sistema fechado.**

O sistema pode ser inserido por profissional de nível técnico, desde que se encontre em prescrição de enfermagem ou prescrição médica.

A utilização deste dispositivo não somente possui a indicação de controle da incontinência urinária, mas é também uma alternativa não invasiva para controle de diurese, auxiliando na retirada precoce dos cateteres vesicais de demora, o que resulta em diminuição dos casos de infecção de trato urinário (ITU) relacionada ao cateter vesical de demora, importante indicador de qualidade no ambiente intra-hospitalar.

## 2. INDICAÇÕES

Destacam-se dentre as principais indicações para uso do dispositivo de incontinência urinária masculino:

- Prevenção de lesões de pele causadas pela perda involuntária de urina.
- Mensuração do débito urinário e do balanço hídrico de maneira precisa.
- Controle da incontinência urinária.

## 3. CONTRAINDICAÇÕES

Como relatado anteriormente, o dispositivo de incontinência urinária masculino possui inúmeras facilidades e aspectos positivos; no entanto, para um funcionamento adequado é necessário que previamente à indicação do dispositivo sejam realizados uma avaliação minuciosa e um exame físico apropriado, para que sejam respeitadas as contraindicações do produto, quais sejam:

- Edema de bolsa escrotal e pênis.
- Lesões de pele em pênis e região genital.
- Histórico de alergia aos componentes.

## 4. MATERIAL

- Dispositivo externo de incontinência urinária
- Régua para mensuração
- Fita adesiva não alergênica
- Coletor de urina com extensão ou acoplado ao paciente (Leg bag®)
- Material para tricotomia (tricotomizador elétrico ou com lâmina)
- Luvas de procedimento, óculos e máscara
- Comadre para higiene íntima
- Sabão neutro
- Toalhas

## 5. DESCRIÇÃO DA TÉCNICA

- Objetivo: Inserir dispositivo urinário externo masculino.
- Aplicação: Aos pacientes/clientes com prescrição médica ou de enfermagem para uso de dispositivo urinário externo masculino.
- Responsabilidade: Enfermeiros, auxiliares e técnicos de enfermagem.

| Ação | Justificativa |
|---|---|
| 1. Higienizar as mãos com água e sabão ou álcool-gel. | Reduzir a microbiota transitória e residente (precauções-padrão). |
| 2. Realizar desinfecção do balcão/bandeja. | Garantir ambiente limpo. |
| 3. Higienizar as mãos com água e sabão ou álcool-gel. | Reduzir a microbiota transitória e residente (precauções-padrão). |
| 4. Ler a prescrição médica ou de enfermagem do paciente de cima para baixo e da esquerda para a direita quando cabível. | Garantir a realização do procedimento correto, no paciente correto. |
| 5. Separar todo o material necessário. | Organizar o procedimento. |
| 6. Higienizar as mãos com água e sabão ou álcool-gel. | Reduzir a microbiota transitória e residente (precauções-padrão). |
| 7. Identificar o paciente: solicitar que informe o nome completo e a data de nascimento, enquanto o profissional faz a conferência com a pulseira de identificação e a prescrição médica. A identificação deve ser feita por dois indicadores. | Garantir a realização do procedimento correto, no paciente correto. |
| 8. Orientar paciente e família quanto ao procedimento. | Manter ética e transparência no cuidado; contribuir para adesão do paciente ao procedimento. |

| Ação | Justificativa |
|---|---|
| 9. Fechar a porta, puxar as cortinas ou posicionar biombo ao redor do leito. | Manter a privacidade do paciente. |
| 10. Higienizar as mãos com água e sabão ou álcool gel. | Reduzir a microbiota transitória e residente (precauções-padrão). |
| 11. Colocar equipamento de proteção individual (EPI) (luva de procedimento, máscara e óculos). | Precaução-padrão. |
| 12. Realizar higiene íntima com água e sabão e secar após. Durante a higiene é importante avaliar as condições de pele (presença de lesões, coloração, cicatriz) e realizar tricotomia local, se necessário. | Garantir a higiene do paciente e avaliar as condições para o procedimento. |
| 13. Mensurar o pênis com auxílio da régua; a mensuração deve ser feita abaixo da glande, com o pênis em repouso. Selecionar o melhor tamanho do dispositivo. Avaliar qual o melhor material (tamanho/composição /marca) a ser utilizado, e se há a necessidade de utilização de fita adesiva. | Utilizar material de tamanho adequado, prevenir complicações. Evitar reações alérgicas e sensibilidade aos produtos. |
| 14. Segurar o dispositivo com a mão dominante e posicionar na glande, desenrolando por todo o corpo peniano. Caso não haja cola no dispositivo, aplicar fita adesiva em formato espiral (Figura 10.7). | Aplicar fita adesiva em espiral evita garroteamento e risco de complicações, como isquemia. |
| 15. Conectar a extensão ao sistema coletor (Figura 10.8). Certificar-se de que o dispositivo não possui dobras ou torções. Se utilizar o dispositivo Leg bag®, ajustá-lo na perna do paciente. | Garantir o funcionamento adequado do sistema e o conforto do paciente. |
| 16. Avaliar o funcionamento do sistema, a drenagem de urina, cor e aspecto, e presença de sedimentos. | Avaliar a eficácia do dispositivo e observar sinais e sintomas indicativos de complicações, como alteração no débito urinário e/ou coloração. |
| 17. Recolher e desprezar o material em local adequado e retirar biombo/abrir cortinas ou a porta do quarto. Realizar desinfecção da bandeja. | Garantir ambiente seguro e limpo. |
| 18. Remover EPI e desprezá-los. | A remoção das luvas previne a contaminação cruzada. |
| 19. Higienizar as mãos com água e sabão ou álcool-gel. | Reduzir a microbiota transitória e residente (precauções-padrão). |
| 20. Registrar o procedimento e possíveis intercorrências. | Cumprir requisitos legais e éticos, garantir a continuidade do cuidado e efetiva comunicação na equipe. |

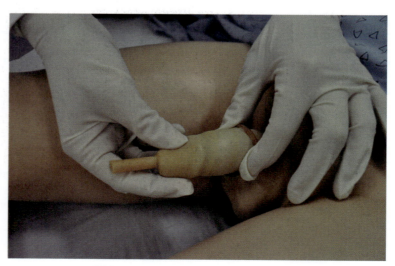

FIGURA 10.7  Desenrolar o dispositivo.

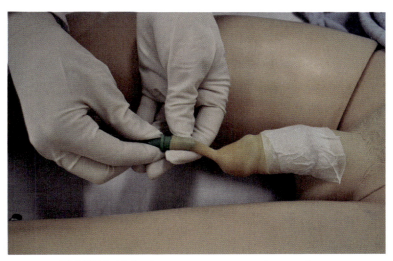
FIGURA 10.8  Conectar a extensão no sistema coletor.

## 6. ESTIMATIVA DE TEMPO DE EXECUÇÃO

O procedimento pode demorar de 5 a 10 minutos.

## 7. EXEMPLO DE REGISTRO

1/2/2017 – 8 h – Realizada instalação de dispositivo de incontinência urinária para controle rigoroso de diurese conforme prescrição médica. Foi feita tricotomia parcial local com tricotomizador elétrico e após, realizada higiene íntima com água e sabão neutro. Apresenta pele íntegra e ausência de lesões em região perineal e de globo palpável em região suprapúbica. Utilizado dispositivo de incontinência urinária de látex e fita adesiva para melhor fixação. Após mensuração foi utilizado dispositivo tamanho 6 (29 mm). Instalado coletor de urina de sistema aberto, acoplado à cama do paciente. Oriento paciente e esposa sobre os cuidados com o dispositivo e importância de contactar a enfermagem caso haja presença de dor, irritação ou hiperemia local. Paciente refere compreensão e não apresenta dúvidas. *Função e nome do profissional, número do Coren e assinatura.*

## 8. CONSIDERAÇÕES ESPECIAIS NO CICLO VITAL

O dispositivo urinário só deve ser utilizado em pacientes adultos.

## 9. OBSERVAÇÕES

- Cabe ao profissional de enfermagem realizar a troca diária do dispositivo e da fixação.
- Deve-se avaliar diariamente a pele, e caso haja presença de lesões ou edema, suspender o uso do dispositivo até que o problema seja resolvido. Durante esse período, recomenda-se o uso de fralda.

## 10. DIAGNÓSTICOS DE ENFERMAGEM

- Conforto prejudicado
- Risco de integridade da pele prejudicada
- Integridade da pele prejudicada

## 11. QUESTÕES PARA ESTUDO

1) Quais as indicações para uso do dispositivo urinário externo masculino?
2) Cite três cuidados para pacientes em uso do dispositivo urinário externo masculino.

### Referências

Doenges ME, Moorhouse MF, Gêiser AC. Plano de cuidados de enfermagem. 5ª ed. Rio de Janeiro: Guanabara Koogan; 2003.
Higa R, Lopes MGBM. Avaliação de um sistema especialista em diagnóstico de enfermagem relacionados à eliminação urinária. Rev Bras Enferm 2008;61(5):565–9.
Paula MFC, Santos ER, Silva MR, Bergamasco EC. Semiotécnica: fundamentos para a prática assistencial de enfermagem. 1ª ed. Rio de Janeiro: Elsevier; 2017.
Tavares DMS, Bolina AF, Dias FA, Santos NMF. Qualidade de vida de idosos com incontinência urinária. Ver Eletr Enf 2011;13(4):695–702.
Wilkinson JM, Leuven KV. Fundamentos de enfermagem: teoria, conceitos e aplicações. São Paulo: Editora Roca Ltda; 2010.

# 10.3

## Cuidados com Irrigação Vesical

*Paula Elaine Diniz dos Reis, Giovana Paula Rezende Simino*

## 1. INTRODUÇÃO

A irrigação vesical consiste na administração contínua de solução salina 0,9% na bexiga. Este procedimento tem a finalidade de manter a eliminação do conteúdo vesical, que pode estar interrompida parcial ou totalmente em decorrência da formação de coágulos provenientes de complicações clínicas ou cirúrgicas. Dentre as complicações clínicas, destaca-se a cistite hemorrágica ocasionada por quimioterápicos antineoplásicos citotóxicos, infecções e radioterapia. As complicações cirúrgicas, que podem levar à obstrução da eliminação vesical, são cirurgias de próstata e bexiga com ressecção transuretral. A formação de coágulos também pode ocorrer em biópsias da próstata e da bexiga.

A irrigação vesical pode ser denominada *intermitente* ou *contínua*. A irrigação vesical intermitente é utilizada para instilar medicamentos, enquanto a contínua destina-se a manter a eliminação vesical pérvia quando há possibilidade de sangramento ou a formação de coágulos ou detritos.

Para se fazer o procedimento de irrigação vesical, é utilizado um cateter de triplo-lúmen, também conhecido como cateter de Foley de três vias. O primeiro lúmen é usado para injetar água no balonete assim que ocorre a inserção do cateter; o segundo lúmen serve para administrar a solução de irrigação para a bexiga; e o terceiro lúmen, de maior diâmetro, permite a saída do conteúdo vesical para fora da bexiga (Figura 10.9).

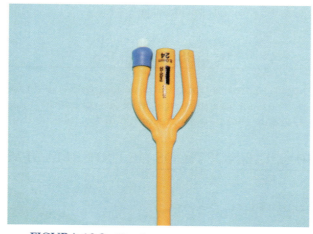

**FIGURA 10.9** Vias do cateter de Foley de três vias.

De acordo com a Resolução nº 450/2013 do Conselho Federal de Enfermagem, a inserção do cateter vesical é função privativa do enfermeiro, tendo em vista o caráter invasivo do procedimento, que envolve riscos de infecção do trato urinário, bem como trauma uretral e/ou vesical.

## 2. INDICAÇÕES

- Irrigar a bexiga
- Manter a drenagem contínua da bexiga
- Manter o cateter vesical pérvio
- Instilar medicamentos

## 3. CONTRAINDICAÇÕES

- Trauma uretral ou vesical
- Lesão do canal uretral

## 4. MATERIAL

### Instalação do sistema de irrigação vesical intermitente – sistema fechado

Bandeja retangular contendo:

- Material para cateterismo vesical de demora (ver Capítulo 10.1)
- Cateter vesical de três vias ou triplo-lúmen (Foley) (Figura 10.10)
- Frasco ou bolsa contendo solução estéril para irrigação vesical
- Rótulo para identificação da solução de irrigação
- Equipo de irrigação (o equipo pode ser de duas vias ou ter um injetor lateral. Nesse caso, se houver administração de medicamento, deve ser acrescentada aos materiais a seringa acoplada à agulha com o medicamento prescrito) (Figuras 10.11, 10.12, 10.13)

Material auxiliar: suporte para procedimentos com rodas, biombo, suporte para solução de irrigação, saco plástico ou recipiente para lixo, e folha para registro do procedimento.

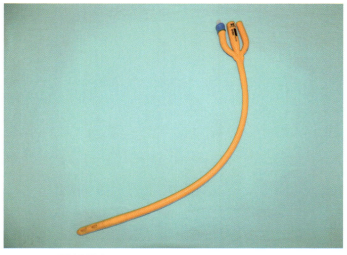

FIGURA 10.10  Cateter de Foley de três vias.

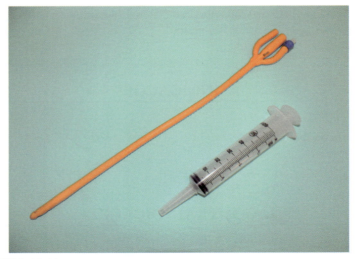

FIGURA 10.11   Cateter de três vias e seringa utilizada para irrigação intermitente.

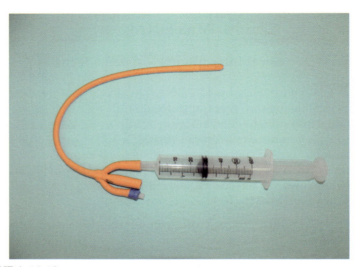

FIGURA 10.12   Cateter de três vias acoplado à seringa para irrigação intermitente.

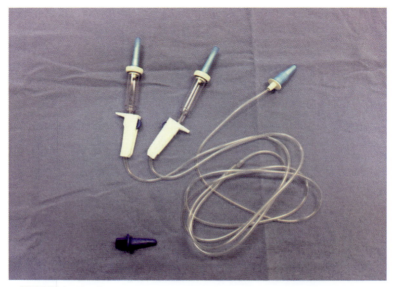

FIGURA 10.13   Equipo para irrigação vesical para solução de irrigação.

## Instalação do sistema de irrigação vesical contínua

Bandeja retangular contendo:

- Material para cateterismo vesical de demora (ver Capítulo 10.1)
- Cateter vesical de três vias ou triplo-lúmen (Foley)
- Frasco ou bolsa contendo solução estéril para irrigação vesical (geralmente é utilizado soro fisiológico a 0,9% – 1.000 mL)
- Rótulo para identificação da solução
- Seringa de 60 mL ou equipo de irrigação (o equipo pode ser de duas vias ou ter um injetor lateral. Nesse caso, se houver administração de medicamento, deve ser acrescentada aos materiais a seringa com o medicamento prescrito)

Material auxiliar: suporte para procedimentos com rodas, biombo, suporte para solução de irrigação, saco plástico ou recipiente para lixo, folha para registro do procedimento e impresso para balanço hídrico.

## Manutenção do sistema de irrigação vesical contínua

- Luva de procedimentos
- Frasco ou bolsa contendo solução estéril para irrigação vesical
- Compressa de gaze com solução antisséptica
- Frasco medidor rígido

## 5. DESCRIÇÃO DA TÉCNICA

- Objetivo: Realizar cuidados com irrigação vesical.
- Aplicação: Aos pacientes/clientes com prescrição médica de irrigação vesical.
- Responsabilidade: Enfermeiros, técnicos de enfermagem e médicos.

*Antes da realização da técnica é necessário que se faça a coleta de dados para o desempenho adequado dos cuidados com irrigação vesical conforme mostrado a seguir.*

Coleta de dados antes do procedimento

| Ação | Justificativa |
|---|---|
| 1. Verificar a indicação da irrigação vesical e a prescrição médica. | Permitir o preparo do procedimento e das condutas pelo enfermeiro e equipe de enfermagem. |
| 2. Observar se as condições físicas, sobretudo espaço e iluminação do ambiente, são adequadas para a realização do procedimento. | Se sua mão dominante for a direita, procurar ficar ao lado direito do paciente; se a mão dominante for a esquerda, precisará ficar do lado esquerdo. Caso a iluminação não seja adequada, pode haver dificuldade na identificação do óstio da uretra. Portanto, é necessário levar uma fonte extra de luz. |
| 3. Verificar se o paciente possui condições físicas para se posicionar de forma adequada e se você irá precisar de auxílio. | Mulheres precisam ficar em decúbito dorsal com os joelhos fletidos. Se não houver possibilidade de manter o decúbito dorsal, pode-se utilizar o decúbito lateral esquerdo (Sims), devendo cobrir a área retal. Homens devem ficar em decúbito dorsal, com as pernas retas e levemente afastadas. |
| 4. Realizar a anamnese e o exame físico. Verificar se há lesão na região perineal. Aferir a presença de urina, coloração, odor, muco, coágulos ou sedimentos. Palpar a bexiga para avaliar se há distensão da bexiga. Indagar sobre a presença de dor ou desconforto. | Possibilitar avaliar as condições clínicas do paciente. |

Instalação da irrigação vesical intermitente

| Ação | Justificativa |
|---|---|
| 1. Higienizar as mãos com água e sabão ou álcool-gel. | Reduzir a microbiota transitória e residente (precauções-padrão). |
| 2. Realizar desinfecção do balcão/bandeja. | Garantir ambiente limpo. |
| 3. Higienizar as mãos com água e sabão ou álcool-gel. | Reduzir a microbiota transitória e residente (precauções-padrão). |

| Ação | Justificativa |
|---|---|
| 4. Ler a prescrição médica ou de enfermagem do paciente de cima para baixo e da esquerda para a direita quando cabível. | Garantir a realização do procedimento. correto, no paciente correto. |
| 5. Separar todo o material necessário. | Organizar o procedimento. |
| 6.  Higienizar as mãos com água e sabão ou álcool-gel. | Reduzir a microbiota transitória e residente (precauções-padrão). |
| 7.  Identificar o paciente: solicitar que informe o nome completo e a data de nascimento, enquanto o profissional faz a conferência com a pulseira de identificação e a prescrição médica. A identificação deve ser feita por dois indicadores. | Garantir a realização do procedimento correto, no paciente correto. |
| 8. Orientar paciente e família quanto ao procedimento. | Manter ética e transparência no cuidado; contribuir para adesão do paciente ao procedimento. |
| 9. Fechar a porta, puxar as cortinas ou posicionar biombo ao redor do leito. | Manter a privacidade do paciente. |
| 10.  Higienizar as mãos com água e sabão ou álcool-gel. | Reduzir a microbiota transitória e residente (precauções-padrão). |
| 11. Realizar posicionamento adequado do paciente no leito. | Deixar o paciente o mais confortável e relaxado possível e também proteger o campo estéril. |
| 12. Paramentar-se adequadamente para executar a técnica de cateterismo vesical de demora (ver Capítulo 10.1). | Evitar a ocorrência de contaminação dos materiais estéreis a serem abertos e diminuir o risco ocupacional relacionado ao procedimento. |
| 13. Abrir o *kit* de cateterismo com observância da técnica asséptica (ver Capítulo 10.1). Lembrar que além dos materiais para a realização do cateterismo vesical de demora, devem ser adicionados **o cateter vesical de triplo-lúmen**, equipo de irrigação, bolsa com solução, seringa e agulha, caso haja prescrição de medicamento. | Diminuir o risco de infecções no paciente e possibilitar a manutenção de um campo estéril para colocação dos demais materiais estéreis a serem utilizados durante o procedimento. |
| 14. 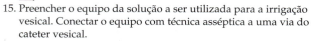 Calçar as luvas estéreis. | Possibilitar o manuseio dos materiais dispostos no campo estéril. |
| 15. Preencher o equipo da solução a ser utilizada para a irrigação vesical. Conectar o equipo com técnica asséptica a uma via do cateter vesical. | Permitir a introdução do cateter em sistema fechado. |
| 16. Preparar antecipadamente a solução de irrigação, no caso de haver prescrição de aditivos ou medicamentos. | Manter a assepsia. |
| 17. Conectar o reservatório de urina estéril a uma via do cateter vesical. | Permitir a introdução do cateter em sistema fechado. |
| 18. Inflar o balonete do cateter vesical. | Permitir testar seu funcionamento. Atentar para o volume de água destilada recomendada pelo fabricante do cateter. Esta informação está descrita no próprio cateter. |
| 19. Realizar o procedimento de cateterismo vesical de demora (ver Capítulo 10.1). | Permitir o acesso à bexiga por meio da uretra. |
| 20. Drenar a urina para a bolsa coletora, esvaziando-a em seguida e registrando a quantidade e as características da eliminação vesical. Para esta ação utilize luvas de procedimento. Remova-as após esvaziar a bolsa e desprezar o conteúdo, higienizando as mãos na sequência. | Permitir avaliar as características e o volume da eliminação vesical antes de iniciar a irrigação vesical. Esvaziar a bexiga completamente antes do procedimento permite o registro do volume real de saída durante a técnica de irrigação. A higienização das mãos após o procedimento visa proteger o enfermeiro e evitar que ele se torne eventualmente em um vetor de infecção. |
| 21. Fechar a pinça do sistema de drenagem e administrar a solução a ser irrigada conforme volume e tempo prescritos (usualmente o volume para adultos é de 60 a 100 mL, por 20 a 30 minutos). | Permitir que a solução entre e permaneça na bexiga. O fluxo lento da solução evita desconforto ao paciente. Atentar para queixa álgica e distensão vesical do paciente. |
| 22. Recolher e desprezar o material em local adequado e retirar biombo/abrir cortinas ou a porta do quarto. Realizar desinfecção da bandeja. | Garantir ambiente seguro e limpo. |
| 23. Remover os equipamentos de proteção individual (EPI) e desprezá-los. | Precaução-padrão. |
| 24. Higienizar as mãos com água e sabão ou álcool-gel. | Reduzir a microbiota transitória e residente (precauções-padrão). |
| 25. Registrar o procedimento e possíveis intercorrências. | Cumprir requisitos legais e éticos, garantir a continuidade do cuidado e efetiva comunicação na equipe. |

## Instalação da irrigação vesical contínua

Realizar os passos 1 a 12 da técnica descrita anteriormente.

| | |
|---|---|
| 13. Abrir *kit* de cateterismo com técnica asséptica (ver Capítulo 10.1). Além dos materiais para cateterismo vesical de demora, adicionar o cateter vesical de triplo-lúmen, equipo de irrigação, bolsa com solução de irrigação, seringa e agulha, caso haja prescrição de medicamento. | Possibilitar a manutenção de um campo estéril para colocação dos demais materiais estéreis a serem utilizados. |
| 14. Calçar as luvas estéreis. | Possibilitar o manuseio dos materiais dispostos no campo estéril. |
| 15. Preencher o equipo da solução a ser utilizada para irrigação vesical. Conectar o equipo com técnica asséptica a uma via do cateter vesical. | Permitir a introdução do cateter em sistema fechado. |
| 16. Preparar a solução de irrigação. | Caso haja prescrição de aditivos ou medicamentos à solução, é importante deixar preparado, tendo em vista a necessidade de técnica asséptica. |
| 17. Conectar o reservatório de urina estéril a uma via do cateter vesical. | Permitir a introdução do cateter em sistema fechado. |
| 18. Inflar o balonete do cateter vesical, conforme volume de água destilada recomendado pelo fabricante do cateter, em geral descrito no cateter. (Em pacientes submetidos à prostatectomia, o volume do balonete pode variar.) | Permitir testar seu funcionamento. |
| 19. Realizar o procedimento de cateterismo vesical de demora. | Ver descrição do procedimento no Capítulo 10.1. |
| 20. Drenar a urina para a bolsa coletora, esvaziá-la em seguida e registrar a quantidade e as características da eliminação vesical. Para esta ação, utilizar luvas de procedimento, removê-las após esvaziar a bolsa e desprezar o conteúdo. Higienizar as mãos. | Permitir avaliar as características e o volume da eliminação vesical antes de iniciar a irrigação vesical. Esvaziar a bexiga completamente antes do procedimento permite o registro do volume real de saída durante a irrigação. |
| 21. Fechar a pinça do sistema de drenagem e iniciar o fluxo da solução de irrigação lentamente. Calcular o fluxo de gotejamento e ajustar a pinça do equipo de irrigação (Figura 10.14) | Permitir que a solução entre e permaneça na bexiga. O fluxo lento da solução evita desconforto ao paciente. Atentar para queixa álgica e distensão vesical do paciente. |
| 22. Monitorar a velocidade de fluxo da solução de irrigação, bem como do volume de saída da urina, em intervalos regulares. | Evitar dor e desconforto ao paciente e permitir a avaliação constante do balanço hídrico e das características da eliminação vesical. |

### *PARA MANUTENÇÃO DA IRRIGAÇÃO VESICAL CONTÍNUA*

| | |
|---|---|
| 23. Efetuar a troca da solução de irrigação, conforme prescrição, e regular novamente a velocidade de irrigação. | Manter a continuidade da irrigação vesical. |
| 24. Esvaziar a bolsa coletora sempre que a quantidade de líquido atingir dois terços do volume da bolsa. | Evitar manipulação excessiva. Não permitir o enchimento completo da bolsa, evitando retorno de urina no sistema fechado para a bexiga. |
| 25. Avaliar as características de eliminação urinária. | Fornecer uma estimativa da evolução do objetivo esperado para o paciente submetido à irrigação vesical. Importante salientar que o sangramento ativo traz repercussões graves ao paciente e que deve ser reportado como urgência. |
| 26. Recolher e desprezar o material em local adequado e retirar biombo/abrir cortinas ou a porta do quarto. Realizar desinfecção da bandeja. | Garantir ambiente seguro e limpo. |
| 27. Remover EPI e desprezá-los. | Precaução-padrão. |
| 28. Higienizar as mãos com água e sabão ou álcool-gel. | Reduzir a microbiota transitória e residente (precauções-padrão). |
| 29. Registrar o procedimento e possíveis intercorrências. | Cumprir requisitos legais e éticos, garantir a continuidade do cuidado e efetiva comunicação na equipe. |

## 6. ESTIMATIVA DE TEMPO DE EXECUÇÃO

O procedimento pode demorar de 10 a 15 minutos.

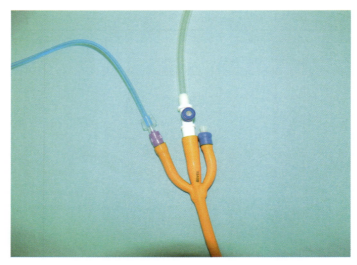

**FIGURA 10.14**  Cateter de três vias acoplado à via de drenagem de bolsa de coletora e ao equipo de irrigação.

## 7. EXEMPLOS DE REGISTRO

### EXEMPLO 1: INSTALAÇÃO DE CATETER VESICAL PARA IRRIGAÇÃO CONTÍNUA

1/2/2017 – 8 h– Instalado cateter vesical tipo Foley de três vias, número 22, utilizando técnica asséptica em sistema fechado para irrigação vesical contínua, após orientações e consentimento do paciente. Afixada extremidade distal de cateter vesical em face interna anterossuperior da coxa esquerda. Instalada solução de irrigação vesical a 14 gotas/min, conforme prescrição médica. Em bolsa coletora há eliminação de volume urinário de coloração rósea, sem presença de coágulos. Não há presença de distensão vesical e paciente não apresenta queixa álgica ou desconforto. Realizadas orientações quanto ao posicionamento da bolsa coletora de urina e cuidados com a fixação do cateter no membro inferior esquerdo. *Função e nome do profissional, número do Coren e assinatura.*

### EXEMPLO 2: MANUTENÇÃO DO SISTEMA DE IRRIGAÇÃO CONTÍNUA

1/2/2017 – 8 h – Realizado esvaziamento da bolsa coletora de urina, desprezados 600 mL de líquido de coloração rósea, com odor característico e presença de coágulos sanguíneos em pouca quantidade. Efetuada troca de solução de irrigação, instalados 1.000 mL de solução fisiológica a 0,9%, a 14 gotas/min, conforme prescrição médica. Paciente nega dor ou desconforto. *Função e nome do profissional, número do Coren e assinatura.*

### EXEMPLO 3: EVOLUÇÃO DE PACIENTE EM IRRIGAÇÃO VESICAL INTERMITENTE

1/2/2017 – 8 h – Realizada irrigação vesical com 60 mL de solução fisiológica a 0,9%. Após 20 minutos, foi drenada urina com aspecto turvo, apresentando filamentos de muco e odor fétido. *Função e nome do profissional, número do Coren e assinatura.*

## 8. CONSIDERAÇÕES ESPECIAIS NO CICLO VITAL

É indicado que o volume do balonete do cateter de Foley seja de 5 mL para adultos, de 3 mL para crianças, e de 30 mL para homens submetidos à prostatectomia (tal volume é usado para promover a hemostasia).

A irrigação vesical em crianças e adolescentes é indicada após a cirurgia de neobexiga, a partir da junção da bexiga ao íleo intestinal. Nestes casos, a irrigação vesical tem a finalidade de diminuir o muco proveniente da mucosa intestinal e, consequentemente, evitar a infecção do trato urinário. A neobexiga propicia o aumento do volume vesical. Dessa maneira, a irrigação deve ocorrer também no ambiente domiciliar com frequência estipulada por prescrição médica (geralmente três vezes ao dia).

## 9. OBSERVAÇÕES

- A solução utilizada para irrigação deve estar em temperatura ambiente. Temperaturas baixas podem causar espasmos da bexiga e dor.
- É fundamental mensurar o volume de entrada e saída (balanço hídrico).
- O reservatório coletor de urina deve ser afixado sempre abaixo da linha pélvica (posição anatômica da bexiga) para que não ocorra retorno de urina.
- O manuseio do cateter deve ser feito sempre após higienização das mãos. O paciente pode contaminar o cateter após a defecação. Neste caso, realizar higienização do paciente e do cateter com prioridade.
- Observar sinais de infecção: dor intensa, drenagem de líquido purulento, odor fétido e febre.
- Cuidado domiciliar: se o paciente for para o domicílio com o cateter de irrigação vesical, o enfermeiro deverá ensinar o paciente e o familiar/cuidador a manusear o sistema de irrigação.
- A imunoterapia vesical pode ser utilizada para o tratamento do câncer de bexiga por meio da administração de BCG (Bacilo Calmette-Guérin). Neste caso, utiliza-se a técnica de irrigação vesical intermitente.

## 10. DIAGNÓSTICOS DE ENFERMAGEM

- Retenção urinária
- Risco de infecção

## 11. QUESTÕES PARA ESTUDO

1) Um paciente submetido à prostatectomia transuretral queixa-se de dor intensa em região pélvica e não apresentou diurese após o seu retorno no leito da enfermaria. Qual deve ser a sua conduta?

   **a.** Cateterismo de alívio.
   **b.** Estimular diurese por meio da pressão da região pélvica.
   **c.** Examinar a presença de distensão vesical para avaliação de condutas.
   **d.** Estimular ingestão de líquidos por via oral.

2) O paciente está com irrigação vesical contínua e deseja deambular. Qual a sua conduta?

   **a.** Colocá-lo sentado em uma cadeira de rodas e suspender a bolsa coletora até o seu colo, para não tocar no chão.
   **b.** Não permitir que ele caminhe.
   **c.** Permitir caminhadas fechando o sistema de irrigação e desconectando a bolsa coletora de urina.
   **d.** Assisti-lo durante a caminhada, mantendo a infusão da irrigação e com a bolsa coletora de urina afixada no suporte de soro abaixo da linha pélvica.

# 10. ELIMINAÇÃO

**3)** Ao levantar a bolsa coletora acima da linha pélvica (nível vesical), o principal risco ao qual está submetido um paciente é:

**a.** Retenção urinária.
**b.** Incontinência urinária.
**c.** Infecção.
**d.** Dor.

**4)** Um dos cuidados de enfermagem ao paciente submetido à irrigação vesical contínua é:

**a.** Clampagem de bolsa coletora de urina a cada 2 horas.
**b.** Balanço hídrico rigoroso.
**c.** Insuflação do balonete do cateter vesical a cada 4 horas.
**d.** Reposicionamento do cateter na bexiga a cada 8 horas.

## Referências

Brasil. Conselho Federal de Enfermagem. Resolução Cofen no 0450 de 11 de dezembro de 2013. Normatiza o procedimento de Sondagem Vesical no âmbito do Sistema Cofen/Conselhos Regionais de Enfermagem. Conselho Federal de Enfermagem. 2013.Disponível em: http://www.cofen.gov.br/resolucao-cofen-no-04502013-4_23266.html. Acessado em 14 de julho de 2016.

Cutts B. Developing and implementing a new bladder irrigation chart. Nursing Standard 2005;20(8):48–52.

Jesus CAC, Kamada I, Pinho DLM, Meneses SCO, Reis PED, Faustino AM. Manual de procedimentos de enfermagem. Brasília: Editora Universidade de Brasília; 2014.

Louvison MCP, Bersusa AAS, Bonfim JRA, et al. Imunoterapia com onco BCG para tratamento adjuvante de câncer superficial de bexiga: parecer técnico-científico. São Paulo: Instituto de Saúde, 2013. Disponível em: http://www.saude.sp.gov.br/resources/instituto-de-saude/homepage/nucleos/nucleo-de-analise-e-projetos-de-avaliacao-de-tecnologias-de-saude/ptc_onco_bcg_com_capa.pdf. Acessado em 15 de julho de 2016.

Herdman TH, Kamitsuru S. Diagnósticos de enfermagem da NANDA-I: definições e classificação 2018-2020. 11. ed. Porto Alegre: Artmed; 2018.

Potter PA, Perry AG. Fundamentos de enfermagem. 8ª ed. Stockert PA, Hall AM (eds.). Rio de Janeiro: Elsevier, 2013:1.066-1.111.

Springhouse. As melhores práticas de enfermagem: procedimentos baseados em evidências. 2ª ed. Porto Alegre: Artmed; 2010.

Raup VT, Potretzke AM, Manley BJ, et al. Hemorrhagic cystitis requiring bladder irrigation is associated with poor mortality in hospitalized stem cell transplant patients. Int Braz J Urol 2015;41(6):1.126–31.

Van den Heijkant M, Haider N, Taylor C, et al. Efficacy of bladder irrigation and surveillance program in prevention of urinary tract infections and bladder calculi in children with an ileocystoplasty and bladder neck repair. Pediatr Surg Int 2011;27(7):781–5.

Wilkinson JM, Leuven KV. Fundamentos de enfermagem: teoria, conceitos e aplicações. São Paulo: Roca; 2010. 1.

Wilkinson JM, Leuven KV. Fundamentos de enfermagem: pensando e fazendo. São Paulo: Roca; 2010. 2.

# 10.4

## Cuidados e Habilidades de Enfermagem ao Indivíduo com Cistostomia

*Cristiane Giffoni Braga, Maria Alice Moreira Torres Santiago,
Helena Soares de Camargo Pantaroto, Maiume Roana Ferreira de Carvalho*

## 1. INTRODUÇÃO

O trato urinário é um ambiente fisiologicamente estéril, e entre seus componentes temos a bexiga, que é um órgão oco com a dupla função de armazenar e eliminar a urina a baixas pressões. O funcionamento da bexiga pode ser comprometido por uma série de situações clínicas e patológicas, necessitando, em alguns casos, de derivações, ou seja, da criação cirúrgica de um trajeto alternativo para a drenagem de urina, conhecido como estoma.

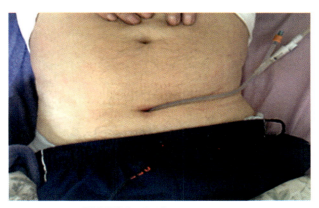

FIGURA 10.15  Cistostomia.

As derivações urinárias externas (para a pele – estoma) são classificadas em *intubadas* e *não intubadas*, dependendo do uso ou não de cateteres. Podem ser temporárias ou definitivas, conforme a doença e suas complicações.

As *derivações intubadas*, chamadas de cistostomias (Figura 10.15), são derivações vesicais, nas quais se coloca um cateter no interior da bexiga através da parede abdominal, e são geralmente utilizadas em pacientes adultos; podem ser temporárias, como no pré-operatório de hiperplasia benigna de próstata, ou definitivas, como nas amputações de pênis. Já as *derivações não intubadas*, chamadas de vesicostomias, são caracterizadas pelo fato de a parede da bexiga ser aberta e suturada na parede abdominal e geralmente são indicadas nos pacientes pediátricos, e na maioria das vezes são temporárias.

O agir sistematizado do enfermeiro diante da pessoa cistomizada tem seu foco no processo de enfermagem. É de extrema relevância saber que este é o profissional responsável pela cateterização habilidosa e eficaz, com adoção de rigorosa técnica asséptica, pela escolha do cateter, do material, e da educação para o autocuidado, conferindo assistência integral e humanizada nas dimensões biopsicossocioespiritual.

A cateterização de demora suprapúbica trata-se de uma técnica exercida exclusivamente pelo enfermeiro estomaterapeuta e/ou enfermeiro ou médico treinado, na medida em que o conhecimento e os cuidados sobre essa técnica vão propiciar a adoção de medidas para promover o conforto do paciente, bem como medidas para reduzir infecções.

De acordo com a legislação, compete ao enfermeiro estomaterapeuta a troca do cateter vesical no pós-operatório tardio de cistostomia. Ainda sobre a questão de competência, sob parecer do Cofen, determina em documento que:

*No âmbito da equipe de enfermagem, privativamente ao enfermeiro a troca da sonda de cistostomia, desde que o trajeto esteja bem definido e o profissional tenha segurança na realização do procedimento, avaliando criteriosamente sua competência técnica, científica, ética e legal, para que não venha lesar o paciente por imperícia, negligência ou imprudência, garantindo assim uma assistência de enfermagem segura com bases científicas e com alto profissionalismo.*

## 2. INDICAÇÕES

A cistostomia está indicada nas seguintes situações: retenção urinária aguda secundária a obstrução do colo vesical ou estenose de uretra (intransponíveis ao cateterismo vesical); retenção urinária crônica; amputação de pênis; anomalias congênitas infravesicais anatômicas ou funcionais (válvula de uretra posterior); estenoses e traumas de uretra e/ou vesicais com ruptura trato urinário; infecção crônica gerando lesão ureteral e renal grave; prostatite aguda; cistite intersticial intratável; tumores; obstrução do colo vesical; refluxo vesicouretral maciço e associado a sepse; pós-operatório de uretroplastia e cistoplastias; cirurgias de ampliação ou substituição vesical, com realização de neobexiga; disfunção neurológica do trato urinário inferior (bexiga neurogênica).

## 3. CONTRAINDICAÇÕES

- Suspeita de tumores malignos da bexiga, pois há o risco de disseminação de células tumorais ou de formação de fístulas vesicocutâneas.
- Acentuada redução da capacidade vesical.

416  10. ELIMINAÇÃO

- Pacientes submetidos à radioterapia e/ou a cirurgias pélvicas. Nestes casos, é contraindicada a realização da cistostomia pela técnica por punção suprapúbica, pois o peritônio parietal ou mesmo as alças intestinais podem aderir à sínfise púbica e ser lesados durante a punção.

## 4. MATERIAL

- Cateter de Foley (verificar o calibre adequado)
- Bolsa coletora – sistema fechado
- Xilocaína
- Gaze estéril
- Ampola de água destilada
- *Kit* estéril (cuba-rim, cuba redonda, pinça Cheron, bolas de algodão estéril)
- Adesivo microporoso
- Campo fenestrado estéril
- Seringa de 20 mL
- Agulha 40 × 12
- Bolsa coletora
- Luva estéril
- Luva de procedimento
- Óculos
- Máscara
- Solução aquosa à base de iodo ou clorexidina
- Solução degermante à base de iodo ou clorexidina

## 5. DESCRIÇÃO DA TÉCNICA

- Objetivo: Realizar cuidados com cistostomia.
- Aplicação: Aos pacientes/clientes com cistostomia.
- Responsabilidade: Enfermeiros e médicos.

### Curativo de cistostomia

O primeiro curativo (pós-operatório imediato) é feito pelo cirurgião quando finaliza o procedimento cirúrgico. O enfermeiro é responsável pelos curativos nos dias consecutivos.

| Ação | Justificativa |
|---|---|
| 1. Higienizar as mãos com água e sabão ou álcool-gel. | Reduzir a microbiota transitória e residente (precauções-padrão). |
| 2. Realizar desinfecção do balcão/bandeja. | Garantir ambiente limpo. |
| 3. Higienizar as mãos com água e sabão ou álcool-gel. | Reduzir a microbiota transitória e residente (precauções-padrão). |
| 4. Ler a prescrição médica ou de enfermagem do paciente de cima para baixo e da esquerda para a direita quando cabível. | Garantir a realização do procedimento correto, no paciente correto. |
| 5. Separar todo o material necessário. | Organizar o procedimento. |
| 6. Higienizar as mãos com água e sabão ou álcool-gel. | Reduzir a microbiota transitória e residente (precauções-padrão). |
| 7. Identificar o paciente: solicitar que informe o nome completo e a data de nascimento, enquanto o profissional faz a conferência com a pulseira de identificação e a prescrição médica. A identificação deve ser feita por dois indicadores. | Garantir a realização do procedimento correto, no paciente correto. |
| 8. Orientar paciente e família quanto ao procedimento. | Manter ética e transparência no cuidado; contribuir para adesão do paciente ao procedimento. |
| 9. Fechar a porta, puxar as cortinas ou posicionar biombo ao redor do leito. | Manter a privacidade do paciente. |

## 5. DESCRIÇÃO DA TÉCNICA

| Ação | Justificativa |
|---|---|
| 10. Higienizar as mãos com água e sabão ou álcool-gel. | Reduzir a microbiota transitória e residente (precauções-padrão). |
| 11. Colocar equipamentos de proteção individual (óculos, máscara e luvas). | Precaução-padrão. |
| 12. Verificar características da urina (volume, limpidez, cor, odor e sedimentos na bolsa de drenagem). | Achados anormais podem indicar complicações (infecções, diminuição do débito urinário, obstrução do cateter). |
| 13. Inspecionar o local da inserção. | Revelar como o cateter está no local. As suturas devem estar claramente visíveis ao redor do cateter e fixas à pele. |
| 14. Abrir o material de curativo. | O local de inserção do cateter é uma incisão cirúrgica e deverá ser tratado como qualquer outra incisão (consulte normas e rotinas da instituição). |
| 15. Sem tracionar, segurar o cateter verticalmente com a mão não dominante durante antissepsia. Realizar a antissepsia da pele periestoma com solução antisséptica, fazendo movimentos amplos e circulares. Iniciar próximo ao estoma (inserção do cateter) para extremidade distal, por 5 a 10 cm. | O movimento é realizado de uma área de menor contaminação para a área de maior contaminação. A tração do cateter pode causar desconforto ou lesão na parede da bexiga, ou deslocamento do cateter do local. |
| 16. Com uma gaze nova e embebida em solução antisséptica, limpar a base do cateter do local da inserção para extremidade distal exteriorizada (proximal para distal). Aplicar o curativo (gaze dividida em duas) ao redor do cateter (Figura 10.16). | Remover microrganismos e qualquer secreção que esteja no cateter. |
| 17. Fixar o cateter no abdome. | Reduzir o risco de tração excessiva na sutura ou na pele. |
| 18. Manter curativo seco, fechado e sem acotovelamento (dobra do cateter) nos primeiros dias. Garantir que a bolsa coletora esteja sempre abaixo do nível da bexiga. | O curativo tem a função de proteger a incisão e fixar melhor o cateter, evitando assim a retirada acidental. Impedir refluxo de urina da extensão para a bexiga, caso não haja válvula antirrefluxo. |
| 19. Recolher e desprezar o material em local adequado e retirar biombo/abrir cortinas ou a porta do quarto. Realizar desinfecção da bandeja. | Garantir ambiente seguro e limpo. |
| 20. Remover EPI e desprezá-los. | Precaução-padrão. |
| 21. Higienizar as mãos com água e sabão ou álcool-gel. | Reduzir a microbiota transitória e residente (precauções-padrão). |
| 22. Registrar o procedimento e possíveis intercorrências. | Cumprir requisitos legais e éticos, garantir a continuidade do cuidado e efetiva comunicação na equipe. |

## Troca do cateter suprapúbico

O intervalo usual entre a troca do cateter suprapúbico é de 4 até 10 semanas, dependendo do paciente, do tipo de cateter e do protocolo do serviço. Existem vários tipos de cateter que diferem principalmente, em relação ao tipo de material utilizado na sua fabricação, o que determina maior ou menor período entre as trocas. Destaca-se que a permanência por tempo excessivo pode causar a incrustação de cristais.

Para realizar a troca do cateter da cistostomia é necessário seguir os mesmos princípios científicos da troca de um cateter vesical de demora por via uretral. As únicas diferenças que devem merecer destaque são:

- A antissepsia da pele é realizada na região suprapúbica, em vez de na região perineal.

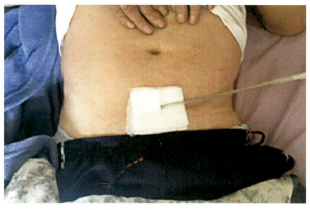

**FIGURA 10.16** Curativo de cistostomia.

# 418
10. ELIMINAÇÃO

- Durante a troca do cateter, **é seguro que se retire o cateter anterior e introduza logo em seguida o novo cateter**, de forma que não lesione o orifício da cistostomia. Para isso recomenda-se que o cateter novo (que será inserido) seja mantido enrolado em uma das mãos e o cateter presente na cistostomia (que está no paciente), na outra mão, de tal modo que a mão que retira a sonda do orifício não toque na nova, e vice-versa.

| Ação | Justificativa |
|---|---|
| 1. Higienizar as mãos com água e sabão ou álcool-gel. | Reduzir a microbiota transitória e residente (precauções-padrão). |
| 2. Realizar desinfecção do balcão/bandeja. | Garantir ambiente limpo. |
| 3. Higienizar as mãos com água e sabão ou álcool-gel. | Reduzir a microbiota transitória e residente (precauções-padrão). |
| 4. Ler a prescrição médica ou de enfermagem do paciente de cima para baixo e da esquerda para a direita quando cabível. | Garantir a realização do procedimento correto, no paciente correto. |
| 5. Separar todo o material necessário. Verificar o tamanho e tipo de cateter prescritos para o paciente. | Organizar o procedimento. |
| 6. Higienizar as mãos com água e sabão ou álcool-gel. | Reduzir a microbiota transitória e residente (precauções-padrão). |
| 7. Identificar o paciente: solicitar que informe o nome completo e a data de nascimento, enquanto o profissional faz a conferência com a pulseira de identificação e a prescrição médica. A identificação deve ser feita por dois indicadores. | Garantir a realização do procedimento correto, no paciente correto. |
| 8. Orientar paciente e família quanto ao procedimento. | Manter ética e transparência no cuidado; contribuir para adesão do paciente ao procedimento. |
| 9. Fechar a porta, puxar as cortinas ou posicionar biombo ao redor do leito. | Manter a privacidade do paciente. |
| 10. Higienizar as mãos com água e sabão ou álcool-gel. | Reduzir a microbiota transitória e residente (precauções-padrão). |
| 11. Colocar óculos, máscara e luvas. | Precaução-padrão. |
| 12. Posicionar o paciente em decúbito dorsal. | Facilitar a visualização do estoma. |
| 13. Fechar o clampe da bolsa coletora. Inspecionar características da diurese e o local da inserção e cicatrização do estoma, assim como a pele periestoma | Achados anormais podem indicar complicações (infecções, diminuição do débito urinário, obstrução do cateter). Alterações na inserção revelam como o estoma se apresenta e como o cateter está no local. |
| 14. Realizar a assepsia do cateter com clorexedina aquosa a 0,2%, iniciando da região proximal (inserção cateter) para distal. Para uma adequada assepsia, ao nível do orifício é necessária uma manobra com ambas as mãos, mobilizando o cateter lateralmente. | Garantir a adequada antissepsia da inserção do cateter. |
| 15. Fixar, com fita adesiva microporosa, o tubo extensor do coletor de urina na superfície da cama. | Evitar a saída acidental do cateter. |
| 16. Esvaziar o balão aspirando com a seringa. Nunca corte a válvula de insuflação do balão para drenagem do líquido. Confirmar a remoção total do volume de líquido – comparar o volume de remoção com o volume necessário para insuflação. | O volume do líquido retirado pode ser menor que a quantidade infundida devido ao vazamento do balão, principalmente nos cateteres de silicone; e a quantidade pode ser maior por ter sido injetado volume maior. |
| 17. Retirar as luvas de procedimento, higienizar as mãos. | Precaução-padrão. |
| 18. Preparar o material estéril: abrir embalagem externa do *kit* de troca do cateter, colocar a solução de clorexidina aquosa na cuba-rim; abrir a bolsa coletora, preparar cateter, seringa 20 mL, agulha 40 × 12, campo fenestrado, gaze, lubrificante (xilocaína). Abrir a ampola de água destilada fora do campo estéril. | Garantir que o material permaneça estéril. |
| 19. Higienizar as mãos e calçar luvas estéreis. | Precaução-padrão. |
| 20. Preparar o material: conectar o cateter na bolsa; conectar a agulha na seringa, aspirar água destilada no volume que será usado para insuflar o balão e deixá-la no campo estéril. | Garantir que o material permaneça estéril. |
| 21. Utilizar a pinça e gazes embebidas em clorexedina degermante a 2%; realizar antissepsia da pele e assepsia cuidadosa do cateter. | Realizar antissepsia da pele e assepsia do cateter. |
| 22. Colocar duas gazes secas sobre o cateter que será retirado, a uma distância de 10 cm do local da inserção. | Proteger o local. |
| 23. Colocar o campo fenestrado sobre o estoma, mantendo as luvas estéreis. | O campo estéril proporciona uma área estéril para a cateterização. |

## 7. EXEMPLO DE REGISTRO

| Ação | Justificativa |
|---|---|
| 24. Abrir o invólucro estéril no interior do cateter. | Abolir o teste insuflação do balão; essa prática não é mais recomendada. A insuflação/desinsuflação precoce do balão pode levar à formação de sulcos, aumentando a causa de traumatismo durante a inserção. |
| 25. Pegar o cateter com a mão dominante e passar a extremidade no gel lubrificante. | A lubrificação minimiza o traumatismo da uretra e o desconforto durante a inserção do cateter. |
| 26. Com a outra mão, segurar o cateter que será retirado pela gaze estéril deixada sobre ele e puxar o cateter delicada e lentamente. | O cateter deverá deslizar facilmente para fora. Não forçar. Pode ocorrer sangramento durante a remoção do cateter devido a incrustações calcáreas presentes ao redor do cateter. |
| 27. Na retirada do cateter observe o comprimento (cm) da porção do cateter que estava inserido no pertuito da cistostomia. | Obter parâmetros para comparar quando for inserir o novo cateter. |
| 28. Em seguida, utilizando a mão dominante, iniciar delicadamente a inserção do novo cateter através do estoma. Segurar o cateter próximo à ponta facilita a sua manipulação durante a inserção. | Se paciente obeso: introduzir o bico da seringa com xilocaína no estoma e injetar de 15 a 20 mL do lubrificante no pertuito; em caso de abdome em avental: solicitar ao paciente que segure e tracione o abdome para cima, no sentido cefálico. Essas técnicas facilitam a visualização do estoma e a retificação do pertuito, possibilitando a passagem do cateter. |
| 29. Introduzir o cateter 4 cm a mais que o comprimento em cm do cateter antigo; ou, assim que a urina aparecer, introduzir de 2 a 5 cm. | Assegurar que o cateter esteja dentro da bexiga. Se for encontrada resistência ou o paciente relatar dor durante a inserção, interrompa o avanço do cateter; neste caso não force a inserção do cateter. |
| 30. Insuflar o balão do cateter com a menor quantidade de líquido designada pelo fabricante. | Se o paciente se queixar de dor súbita durante a insuflação do balão, interrompa e retire o líquido do balão, avance mais o cateter e insufle novamente o balão – possivelmente o balão foi insuflado no pertuito do estoma. |
| 31. Fixar o cateter no abdome com dispositivo de fixação. Prender o dispositivo de fixação pouco abaixo da bifurcação do cateter. | A fixação do cateter reduz o risco de lesão do estoma ou remoção acidental. |
| 32. Manter a bolsa coletora em drenagem abaixo do nível da bexiga, para impedir o refluxo de urina e reduzir o risco de ITU. | Evitar que a urina drenada volte para o estoma (quando utilizado equipamento não valvulado). |
| 33. Recolher e desprezar o material em local adequado e retirar biombo/abrir cortinas ou a porta do quarto. Realizar desinfecção da bandeja. | Garantir ambiente seguro e limpo. |
| 34. Remover as luvas e desprezá-las no lixo infectante. | A remoção das luvas previne a contaminação cruzada. |
| 35. Higienizar as mãos com água e sabão ou álcool-gel. | Reduzir a microbiota transitória e residente (precauções-padrão). |
| 36. Registrar o procedimento e possíveis intercorrências. | Cumprir requisitos legais e éticos, garantir a continuidade do cuidado e efetiva comunicação na equipe. |

## 6. ESTIMATIVA DE TEMPO DE EXECUÇÃO

O procedimento pode demorar de 15 a 25 minutos.

## 7. EXEMPLO DE REGISTRO

1/2/2017 – 8 h – O paciente apresenta abdome em avental, flácido, cicatriz na linha média do abdome, cistostomia na região suprapúbica com cateter tipo Foley nº 14, em sistema fechado; drenados até o momento 200 mL de urina amarelo-clara, inodora, sem resíduos. Pele periestoma íntegra. Efetuada a troca do cateter tipo Foley duplo-lúmen, nº 14; mantida drenagem em sistema fechado; insuflados 10 mL de água destilada no balão, com retorno imediato de 15 mL de urina amarelo-clara. Informa ausência de dor durante a troca do cateter. Agendado retorno para dia dd/mm/aa. *Função e nome do profissional, número do Coren e assinatura.*

## 8. CONSIDERAÇÕES ESPECIAIS NO CICLO VITAL

Pessoas de todos os ciclos de desenvolvimento podem estar vulneráveis à confecção de uma cistostomia. Seguem algumas particularidades para cada fase do ciclo vital.

### Pediatria

Diante da dificuldade de manutenção de cateteres e coletores, as derivações urinárias em crianças são preferencialmente não intubadas (vesicostomias) e temporárias. Usam-se apenas fraldas para absorção da urina eliminada pelo estoma cutâneo, as quais são trocadas regularmente para evitar dermatite.

Os cateteres utilizados são de calibre fino, como números 4 Fr e 6 Fr, e são retirados antes que a criança tenha alta hospitalar.

O treinamento do manejo da cistostomia deve ser destinado aos pais e inicia-se antes da alta hospitalar, exigindo da família mudanças de comportamentos para readaptar-se às novas atividades do dia a dia.

### Adolescência

Esta fase caracteriza-se por mudanças físicas, cognitivas e interpessoais importantes. É uma idade de crise, que implica também um estado de profunda perturbação ou de conflitos agudos. As ansiedades associadas às mudanças físicas (cistostomia) podem levá-los à confusão sobre as informações.

### Adulto e idoso

Geralmente nesta fase são realizadas as derivações intubadas (cistostomias), cujos cuidados e procedimentos foram relatados no decorrer deste capítulo.

## 9. OBSERVAÇÕES

Indivíduos em uso de cateteres de longa permanência (via uretral ou por cistostomia):

- Podem optar pelo uso de bolsas coletoras de perna, com capacidade entre 500 e 750 mL, que são presas à perna por cintos elásticos, abaixo do joelho, para não interferir na drenagem da urina (Figura 10.17).

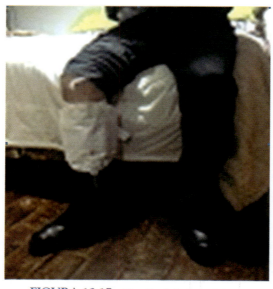

**FIGURA 10.17** Fixação da bolsa coletora.

- Bolsas coletoras de perna devem:
  - Ser lavadas diariamente com solução de água e sabão líquido ou solução de hipoclorito de sódio;
- Podem apresentar bacteriúria e devem receber tratamento médico mediante sinais e sintomas de infecção trato urinário (ITU), além de monitoração do resultado de exame de urina (urocultura e antibiograma).
- Pacientes idosos nem sempre apresentam sintomas característicos de ITU e podem apresentar *sepse* de foco urinário. Observar principalmente alteração do estado mental e anorexia.
- Podem apresentar vazamento de urina pela cistostomia:
  - Embora este achado seja mais comum em cateterização via uretral, pode ser um sinal de espasmo da bexiga. O espasmo pode ser controlado e tratado com prescrição médica de anticolinérgicos;
  - Verificar também se há excesso de volume no balão do cateter.

## 10. DIAGNÓSTICOS DE ENFERMAGEM

- Conhecimento deficiente
- Risco de síndrome pós-trauma
- Ansiedade
- Sentimento de impotência
- Medo
- Risco de volume de líquidos deficiente
- Eliminação urinária prejudicada
- Risco de baixa autoestima situacional
- Distúrbio na imagem corporal
- Risco de infecção
- Risco integridade da pele prejudicada
- Integridade tissular prejudicada

## 11. QUESTÕES PARA ESTUDO

1) Defina cistostomia.
2) Em relação à técnica cirúrgica de cistostomia, assinale a(s) alternativa(s) correta(s)
   a) (  ) Técnica por punção suprapúbica: é um procedimento cirúrgico relativamente simples, rápido, realizado com anestesia local e fora do ambiente cirúrgico, muitas vezes no pronto-socorro e no próprio leito do paciente. Neste caso o cateter é colocado no interior da bexiga através de punção suprapúbica com o trocar.
   b) (  ) Técnica a céu aberto: o procedimento exige maior preparo da equipe cirúrgica, ambiente cirúrgico, anestesia por bloqueio. Neste caso o cateter é colocado no interior da cavidade sob visão direta, havendo necessidade da exposição da parede anterior da bexiga.
   c) (  ) Em ambas as técnicas, o cateter tipo Foley (duplo-lúmen) é colocado na bexiga via suprapúbica, e o balão é inflado com o volume de água destilada determinado pelo fabricante e suturado à pele. O sistema de drenagem deve ser estéril, fechado e com válvula antirrefluxo.
   d) (  ) NRA.
3) Elenque os principais diagnósticos de enfermagem que um indivíduo com cistostomia poderá vir a apresentar.
4) Descreva os materiais utilizados na técnica de cistostomia.
5) Justifique o papel do enfermeiro que assistirá o indivíduo cistomizado.

## Referências

Assis CF, Lima ECR. Uso de sonda vesical de demora suprapúbica em idosos de um serviço de referência em saúde do idoso do Distrito Federal [monografia]. Brasília (DF): Universidade de Brasília; 2011.

Brasil. Lei no 7.498, de 25 de junho de 1986. Dispõe sobre a regulamentação do exercício da Enfermagem e dá outras providências. Diário Oficial da União, 26 de junho de 1986; Seção 1:9.273-9.275.

Camara FR. Introdução à urologia clínica para o médico geral [Internet]. São Paulo: Unesp; 2009 [citado em 15 de junho de 2016]. 48 p. Disponível em: http://www.urologiabotucatu.com.br/medicogeral.pdf.

Caring for your urinary (Foley) catheter. [Memorial Sloan Kettering Cancer Center web site]. Julho 25, 2016. Disponível em: https://www.mskcc.org/pdf/cancer-care/patient-education/caring-your-urinary-foley-catheter. Acessado em 28 de julho de 2016.

Catheterising bladders. Patient [Internet]. 2016 [cited 2016 Jun 25]:1-8. Disponível em: http://patient.info/pdf/1919.pdf#.

Cologna AJ. Cistostomia. Medicina; 2011; 44(1):57-62.

Conselho Federal de Enfermagem. PAD/Cofen nº 579/2013. Parecer nº 10/2013. Ementa: troca de cânula de cistostomia [Internet]. Brasília (DF): Cofen; 2013 [citado em 13 de maio de 2016]. 6 p. Disponível em: http://www.cofen.gov.br/wp-content/uploads/2014/10/PARECER-CTAS-N-10-2013.pdf.

Conselho Federal de Enfermagem. Resolução Cofen no 160, 29 de setembro de 2011. Aprova o Código de Ética dos Profissionais de Enfermagem. Diário Oficial da União, 3 de outubro de 2011; Seção 1:172.

Conselho Federal de Enfermagem. Resolução no 358, de 15 de outubro de 2009. Dispõe sobre a Sistematização da Assistência de Enfermagem e a implementação do Processo de Enfermagem em ambientes, públicos ou privados, em que ocorre o cuidado profissional de Enfermagem, e dá outras providências. Diário Oficial da União, 23 de outubro de 2009.,

Corradi CEF. Tubagens vesicais transuretrais. In: Pohl FF, Petroianu A, editors. Tubos, sondas e drenos. Rio de Janeiro: Guanabara Koogan; 2000. p. 508–12.

Herter R, Kazer MW. Best practices in urinary catheter care. Home Healthc Nurse 2010;28(6):342–9.

Kayo CMM, Yamamoto MS, Pellegrino DMS, et al. Cuidando de crianças com estomia. In: Santos VLCG, Cesaretti IUR (coords.). Assistência em estomaterapia: cuidando de pessoas com estomia. 2ª ed. São Paulo: Atheneu, 2015:205-242.

Mitre AI, Monti PR. Derivações urinárias externas. In: Crema E, Silva R, editors. Estomas: uma abordagem interdisciplinar. Uberaba: Ed Pinti; 1997. p. 77–106.

Monteiro ELC, Santana MS. Técnica cirúrgica. Rio de Janeiro: Guanabara Koogan; 2006.

Herdman TH, Kamitsuru S. Diagnósticos de enfermagem da NANDA-I: definições e classificação 2018-2020. 11. ed. Porto Alegre: Artmed; 2018.

Oliveira FV, Kobbaz AK. Situações clinicas que levam a confecção de estomas urinários. In: Cesaretti IUR, Paula MAB, Paula PR, editors. Estomaterapia: temas básicos em estomas. Taubaté: Cabral Ed. e Livraria Universitária; 2006. p. 67–75.

Perry AG, Potter PA, Elkin MK. Eliminação urinária. In: Perry AG, Potter PA, Elkin MK, editors. Procedimentos e intervenções de enfermagem. 5ª ed. Rio de Janeiro: Elsevier; 2013. p. 440–6.

Rocha RFC, Velhote MCP. Estomas na criança. In: Santos VLCG, Cesaretti IUR, (coords.). Assistência em estomaterapia: cuidando de pessoas com estomia. 2ª ed. São Paulo: Atheneu, 2015:63-74.

Rossi MS. Manual de normas, rotinas e procedimentos [Internet]. Campo Grande: Hospital Adventista do Pênfigo; 2008 [citado em 12 de junho de 2016]. Disponível em: http://penfigo.org.br/download/arquivos/17092008172030.pdf. Acessado em 12 de junho de 2016.

Royal College of Nursing. Catheter care guidance for nurses. London: Royal College of Nursing; 2008.

Santos VLCG. Fundamentação teórico-metodológica da assistência aos ostomizados na área da saúde do adulto. Rev Esc Enf USP 2000;34(1):59–63.

Schmidt FMQ, Hanate C. Complicações precoces e tardias nas estomias urinárias e periestomia. In: Santos VLCG, Cesaretti IUR, editors. Assistência em estomaterapia: cuidando do ostomizado. São Paulo: Atheneu; 2015. p. 321–43.

Smeltzer SC, Bare BG. Brunner/Suddarth. Tratamento de pacientes com distúrbios urinários e renais. In: Smeltzer SC, Bare BG, editors. Brunner/Suddarth tratado de enfermagem médico-cirúrgica. 9ª ed. Rio de Janeiro: Guanabara Koogan; 2009. p. 1.035–132.

Souza ACS, Tipple AFVI, Barbosa JM, et al. Cateterismo urinário: conhecimento e adesão ao controle de infecção pelos profissionais de enfermagem. Rev Eletron Enferm 2007;9(3):724–35.

Yamada BA, Ferrola EC, Azevedo GR, et al. Competências do enfermeiro estomaterapeuta ou enfermeiro pós-graduado em estomaterapia. Rev Estima 2008;6(1):33–43.

# 10.5

## Coleta de Amostra de Urina

*Amanda Gabriela Müller, Natany da Costa Ferreira, Rita de Cassia Gengo Silva Butcher*

## 1. INTRODUÇÃO

A urina é o produto final de um processo complexo de filtração do sangue, absorção e secreção de substâncias que ocorre no sistema urinário. Este sistema é formado pelos rins direito e esquerdo, pela pelve renal, que recebe os coletores de urina do parênquima renal, pelos ureteres, pela bexiga e pela uretra.

Em particular, os rins têm funções primordiais para a homeostase do organismo, como a eliminação de produtos finais do metabolismo orgânico, por exemplo, ureia, creatinina e ácido úrico, e o controle das concentrações da água e de vários dos constituintes dos líquidos corporais (por exemplo, sódio, potássio, cloro, bicarbonato e fosfatos).

## 1. INTRODUÇÃO

Esses órgãos possuem unidades anatômicas e funcionais. As anatômicas compreendem o hilo, permeado por artérias e veias renais, nervos, vasos linfáticos e ureteres. As unidades funcionais são os néfrons, capazes de filtrar o sangue e formar a urina de forma independente um dos outros.

Cada néfron é constituído de um glomérulo, um túbulo contornado proximal, uma alça de Henle e um túbulo contornado distal, que desemboca em um tubo coletor de urina. O glomérulo tem a função de filtrar o sangue; o produto dessa filtração é o filtrado glomerular, que se transforma em urina à medida que passa pelo sistema de túbulos, os quais absorvem parte do líquido filtrado pelo glomérulo e secretam algumas substâncias de acordo com a necessidade do organismo.

Ao alcançar a bexiga, a urina produzida é armazenada até tensionar a parede desse órgão de modo a gerar o reflexo autônomo de micção. O esfíncter interno evita o esvaziamento da bexiga antecipadamente, ou seja, antes que a pressão na bexiga atinja um limiar crítico específico para cada indivíduo. Ao atingir essa pressão, os reflexos de micção se tornam mais frequentes, gerando maiores contrações do músculo detrusor, até promover o relaxamento do esfíncter externo e, consequentemente, a micção espontânea.

No período de 24 horas, um indivíduo saudável consegue produzir aproximadamente 1.200 mL de urina, que no decorrer do dia sofre variação em sua composição e concentração.

## Considerações sobre os exames de urina

O exame de urina é considerado o marco inicial da medicina laboratorial. Mesmo antes do advento dos procedimentos analíticos, há registros de médicos examinando a urina contida em um balão de vidro. Naquela época, utilizando apenas os órgãos dos sentidos, era possível obter informações sobre a cor, a turbidez, o odor, o volume, a viscosidade e o sabor da urina. O leitor perceberá adiante que muitas dessas características ainda são relatadas atualmente pelos laboratórios clínicos.

É interessante notar que as informações obtidas a partir da análise da urina subsidiam, há muito, a investigação de saúde das pessoas e que sua evolução é marcada pelo advento de importantes descobertas da ciência. Assim, enquanto na Era Cristã a análise da urina se restringia à observação de suas características físicas, a invenção do microscópio no século XVII permitiu que a investigação do sedimento urinário fosse incorporada ao exame, método que foi aprimorado mais tarde, em 1926, por Thomas Addis. Já no século XIX, um químico alemão desenvolveu o método que possibilitou reconhecer e quantificar a glicose na urina.

Diferentes sinônimos podem ser utilizados para designar o exame de urina de rotina, como: exame de urina tipo I, sumário de urina, exame simples de urina, urinálise, uroanálise, 3A + S (albumina, açúcar e acetona mais sedimento) e urina, EAS (elementos anormais e sedimento). A Sociedade Brasileira de Patologia Clínica/Medicina Laboratorial optou por utilizar o termo exame de urina de rotina, porque é o que melhor expressa o procedimento realizado.

O exame de urina de rotina, atualmente, é um dos exames laboratoriais mais frequentemente solicitados na prática clínica, com a finalidade de diagnosticar, tratar ou acompanhar pessoas com alguma doença ou sintoma, avaliar a efetividade de um tratamento, além de ser útil na triagem de populações assintomáticas.

Possivelmente, as principais razões para que o exame de urina de rotina seja solicitado com tanta frequência incluem: o desenvolvimento de técnicas analíticas mais práticas e eficientes, a facilidade e a rapidez com que o material (a urina) pode ser coletado, o baixo custo do procedimento, bem como as valiosas informações clínicas que podem ser derivadas desse exame.

Fornece informações sobre o exame físico da urina e de análises de suas propriedades físico-químicas (densidade, pH, pigmentos biliares, glicose e corpos cetônicos) e microscópicas (células, filamentos, cristais e bactérias). Se a concentração da substância que se deseja avaliar na urina permanece relativamente constante ao longo do dia, pode-se obter uma amostra única ou coletada em período inferior a 24 horas. Por outro lado, há substâncias cujas concentrações se alteram em função das atividades diárias, da alimentação e do metabolismo corporal. Nestes casos, é necessária a coleta de urina por 24 horas.

### *Exame de urina de rotina – amostra única*

#### TIPOS DE AMOSTRA

Para esse exame, os tipos de amostras frequentemente utilizados são amostra aleatória, primeira urina da manhã ou segunda urina da manhã.

A *amostra aleatória* é obtida mais comumente, dada a facilidade da coleta e a comodidade para o paciente. Pode ser coletada em qualquer momento, mas o horário da micção deve ser informado ao laboratório, por meio de registro na etiqueta do frasco coletor. Resultados anormais devem ser interpretados à luz do histórico de saúde do paciente, bem como das atividades e dieta do dia anterior; em alguns casos, nova amostra deverá ser coletada.

424     10. ELIMINAÇÃO

A *primeira amostra da manhã* é considerada o tipo de amostra ideal para o exame de urina de rotina, pois é a mais concentrada. Por esse motivo, garante a detecção de substâncias químicas ou outros elementos que não podem ser identificados em amostra aleatória, que é mais diluída. A coleta desse tipo de amostra deve ocorrer imediatamente após o paciente se levantar.

Para coletar a *segunda amostra da manhã*, o paciente deve desprezar a primeira micção e deve permanecer em jejum. Esse tipo de amostra evita interferências decorrentes da ingestão de alimentos na noite anterior.

Normalmente, 25 a 35 mL de urina (de 1/3 a metade do frasco de coleta) são suficientes para este exame, porém o volume solicitado pode sofrer variações, dependendo do laboratório que fará a análise.

**PREPARO DO PACIENTE**

Em geral, para a coleta de exame de urina de rotina, nenhum preparo especial do paciente é necessário. Deve-se ter em mente, no entanto, que algumas características da urina se modificam ao longo do dia. Além disso, jejum, composição da dieta, realização de atividade física e utilização de medicamentos podem interferir no resultado.

Recomenda-se que tanto a *amostra aleatória* quanto a *segunda amostra da manhã* sejam coletadas, no mínimo, *2 horas após a última micção*. Para o exame de urina de rotina, deve-se orientar o paciente a não realizar atividade física intensa nas 6 horas que antecedem a coleta.

**TIPOS DE COLETA**

A *amostra de jato médio* com assepsia, que é aquela obtida por micção espontânea após desprezar o primeiro jato de urina, é a forma de coleta recomendada para o exame de *urina de rotina*. Em situações específicas, a amostra poderá ser obtida por meio de saco coletor, cateterismo vesical ou punção suprapúbica; é necessário enfatizar que tais procedimentos podem acarretar riscos de lesão ou contaminação ao paciente e, portanto, a relação risco-benefício deve ser criteriosamente considerada. Ademais, a punção suprapúbica é um procedimento médico no qual a equipe de enfermagem desempenha ações colaborativas para a coleta do exame e não será abordada neste capítulo.

## 2. INDICAÇÕES

O exame de urina de rotina está indicado para avaliação da função renal, de distúrbios metabólicos e de distúrbios do próprio trato urinário, como a presença de infecções.

## 3. CONTRAINDICAÇÕES

Não existem contraindicações para a coleta de exame de rotina de urina. Porém, recomenda-se que, antes da coleta, resquícios de pomadas ou cremes sejam removidos da região urogenital e haja uso de tampão vaginal no período menstrual ou na vigência de sangramento vaginal.

## 4. MATERIAL

### Frascos de coleta

Os frascos utilizados para coleta de urina devem obedecer a algumas recomendações para garantir a qualidade da amostra e evitar a contaminação tanto da amostra, quanto dos profissionais que manipulam esse material biológico. Devem ser constituídos de material inerte, limpo (devem ser estéreis nos casos em que se deseja realizar exames microbiológicos ou se a análise da urina for realizada mais de 2 horas após a coleta), que permita visualização da cor e do aspecto da urina. Preferencialmente, devem ser descartáveis.

Quanto ao tamanho, recomenda-se que os frascos tenham capacidade para 50 mL de urina, de modo que volume suficiente para as análises seja coletado, permitindo sobra de espaço para que a amostra seja homogeneizada no próprio frasco. Quanto à forma, é importante que tenham a boca suficientemente larga para facilitar o uso por pacientes do sexo feminino. Para prevenir vazamentos, os frascos devem ter tampa de rosca e fundo chato e amplo para prevenir o tombamento.

Os materiais necessários para a coleta do exame de urina de rotina dependem do tipo de coleta.

## Materiais comuns a todos os tipos de coleta

- Etiqueta com identificação do paciente, data e horário da coleta, que deve ser colada no frasco (e não na tampa) para identificação da amostra.
- Equipamento de proteção individual (EPI) (óculos, máscara, luva e avental de proteção, quando coletado por profissional da área da saúde).
- Frasco coletor de urina que deverá ser estéril para a coleta de cultura de urina.
- Recipiente para desprezar o material contaminado.

## Material a acrescentar quando coleta de jato médio

- Luvas de procedimento.
- Lenços umedecidos com antisséptico ou gaze com degermante antisséptico para higiene da região urogenital. Se a coleta for realizada pelo paciente em casa, deve ser fornecida orientação para adequada higiene da região urogenital.

## Material a acrescentar quando coleta de saco coletor

- Saco coletor.
- Luvas de procedimentos.
- Gaze estéril.
- Antisséptico clorexidina degermante a 2% ou sabão neutro.
- Seringa estéril de 10 mL

## Material a acrescentar quando coleta de cateterismo vesical de alívio via uretral

- Material para cateterismo vesical de alívio, conforme descrito no Capítulo 10.1.
- Uma cuba comum estéril.
- Seringa estéril de 10 ou 20 mL.

## Material a acrescentar quando coleta por dispositivo de eliminação urinária (cateterismo vesical de demora via uretral, cistostomia, nefrostomia)

- Luvas de procedimento.
- Agulha com calibre $30 \times 7$ mm (se o ponto de coleta de urina do sistema coletor demandar).
- Seringa estéril de 10 ou 20 mL.
- Gaze (para antissepssia do ponto de coleta).
- Antisséptico como álcool 70% ou solução alcoólica de clorexidina a 5%.

## 5. DESCRIÇÃO DA TÉCNICA

- Objetivo: Preparar e coletar amostra de urina.
- Aplicação: Aos pacientes/clientes com prescrição médica coleta de amostra de urina.
- Responsabilidade: Enfermeiros, técnicos de enfermagem.

Coleta de urina – amostra única

| Ação | Justificativa |
|---|---|
| 1. Higienizar as mãos com água e sabão ou álcool-gel. | Reduzir a microbiota transitória e residente (precauções-padrão). |
| 2. Realizar desinfecção do balcão/bandeja. | Garantir ambiente limpo. |
| 3. Higienizar as mãos com água e sabão ou álcool-gel. | Reduzir a microbiota transitória e residente (precauções-padrão). |

# 10. ELIMINAÇÃO

| Ação | Justificativa |
|---|---|
| 4. Ler a prescrição médica do paciente de cima para baixo e da esquerda para a direita e identificar o exame a ser coletado. | Garantir a realização do procedimento correto, no paciente correto. |
| 5. Separar todo o material necessário. | Organizar o procedimento. |
| 6. Higienizar as mãos com água e sabão ou álcool-gel. | Reduzir a microbiota transitória e residente (precauções-padrão). |
| 7. Identificar o paciente: solicitar que informe o nome completo e a data de nascimento, enquanto o profissional faz a conferência com a pulseira de identificação e a prescrição médica. A identificação deve ser feita por dois indicadores. | Garantir a realização do procedimento correto, no paciente correto. |
| 8. Orientar paciente e família quanto ao procedimento. | Garantir o direito do paciente de conhecer o procedimento que será realizado, sua finalidade, riscos e benefícios. Essas informações podem contribuir para diminuir a ansiedade do paciente e permitir sua colaboração durante o procedimento. |
| 9. Fechar a porta, puxar as cortinas ou posicionar biombo ao redor do leito. | Manter a privacidade do paciente. |
| 10. Higienizar as mãos com água e sabão ou álcool-gel. | Reduzir a microbiota transitória e residente (precauções-padrão). |
| 11. Identificar o frasco coletor (e não a tampa) com etiqueta contendo nome e registro do paciente, data e horário da coleta. | Garante que a amostra coletada seja do paciente para o qual foi solicitado o exame. |
| 12. Calçar equipamentos de proteção individual (EPI): óculos, máscara, luva de procedimento e avental de proteção. | Prevenir o risco de exposição ocupacional. |
| 13. Utilizar luvas de procedimento para coleta de urina de jato médio, cateterismo vesical de demora via uretral, nefrostomia e cistostomia, ou luvas de procedimento estéreis quando a coleta for realizada por cateterismo vesical de alívio via uretral. | Prevenir o risco de exposição ocupacional. Prevenir a contaminação da amostra. Prevenir a contaminação do trato urinário do paciente. |
| 14. Tirar a tampa do frasco coletor e não tocar no seu interior ou na tampa. | Evitar a contaminação do frasco. |
| 15. Colocar o frasco coletor em uma superfície reta. | Evitar tombamento do frasco e derramamento de urina. |

### OS PASSOS 16 E 17 DEVEM CONSIDERAR O TIPO DE COLETA A SER REALIZADO

### COLETA DE JATO MÉDIO

| | |
|---|---|
| 16. Orientar o paciente ou realizar a higiene da região urogenital com os lenços umedecidos com antisséptico ou gaze com degermante antisséptico. | Evitar a contaminação da amostra e do trato urinário do paciente. |
| 17. Obter a amostra de, no mínimo, 10 mL de urina:<br>• Desprezar o primeiro jato de urina no vaso sanitário.<br>• Coletar urina do jato médio até cerca de 1/3 ou metade da capacidade do frasco coletor.<br>• Desprezar o restante de urina no vaso sanitário. | O fluxo urinário espontâneo inicial pode conter secreções eventualmente presentes no terço distal da uretra e no meato uretral. Não ocupar a capacidade máxima do frasco permite a homogeneização da amostra no próprio frasco durante a fase analítica do exame. |

### COLETA DE CATETERISMO VESICAL DE ALÍVIO VIA URETRAL

| | |
|---|---|
| 16. Realizar higiene da região urogenital, conforme descrito no procedimento de cateterização vesical de alívio via uretral. | Evitar a contaminação da amostra e do trato urinário do paciente. |
| 17. Obter a amostra de, no mínimo, 10 mL de urina:<br>• Após a introdução do cateter, de acordo com o procedimento descrito para o cateterismo vesical de alívio, desprezar o volume inicial de urina e, em seguida, coletar o volume subsequente em um recipiente estéril, como uma cuba.<br>• Após o esvaziamento total da bexiga, aspirar de 10 a 20 mL do conteúdo da cuba com uma seringa estéril e colocar dentro do frasco coletor. | O procedimento estéril e o descarte das primeiras gotas de urina evitam a contaminação da amostra. O uso da cuba permite que seja coletada amostra de urina recente, limpa e estéril. |

### COLETA DE AMOSTRA DE CATETER VESICAL DE DEMORA, CISTOSTOMIA OU NEFROSTOMIA

| | |
|---|---|
| 16. Realizar a antissepsia do ponto de coleta de amostra do cateter vesical de demora, cistostomia, nefrostomia, com álcool 70% ou solução alcoólica de clorexidina a 5% e deixar secar espontaneamente (Figura 10.18). | Evitar a contaminação da amostra e do trato urinário do paciente. |

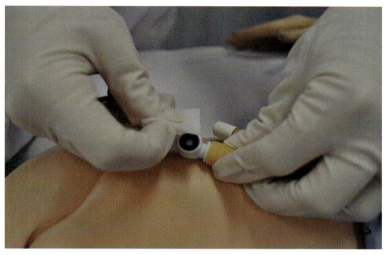

FIGURA 10.18  Antissepsia do ponto de coleta da amostra do cateter vesical de demora.

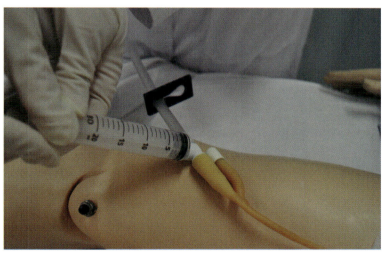

FIGURA 10.19  Coleta da amostra do cateter vesical de demora.

| Ação | Justificativa |
|---|---|
| 17  Obter a amostra de, no mínimo, 10 mL de urina:<br>• Clampear o tubo de drenagem próximo ao local onde será realizada a coleta. Se não houver quantidade suficiente de urina no tubo, deixá-lo com grampo fechado por 10 a 30 minutos para a coleta de uma quantidade suficiente de urina.<br>• Inserir a agulha de calibre adequado ou conectar a seringa estéril no ponto de coleta de amostra da bolsa coletora para aspirar a urina, a depender do dispositivo que o paciente está utilizando. Aspirar a urina lentamente. Remover a agulha ou a seringa do orifício (Figura 10.19).<br>• Colocar a amostra de urina coletada em frasco coletor imediatamente após a coleta.<br>• **Abrir imediatamente o clampe do tubo de drenagem.** | Obter volume suficiente de urina para a realização do exame.<br>Agulha de menor calibre evita que se forme um orifício grande no ponto de coleta de amostra da bolsa coletora e impede o extravasamento de urina no local posteriormente à coleta, evitando a necessidade de troca do dispositivo.<br>Deve-se ter atenção para não deixar o cateter fechado por muito tempo a fim de evitar distensão vesical e possíveis complicações.<br>**A urina não deve ser coletada diretamente da bolsa coletora, pois isso aumenta o risco de contaminação da amostra devido à colonização da bolsa com diferentes microrganismos.** |

### COLETA DE AMOSTRA DE SACO COLETOR

| | |
|---|---|
| 16. Orientar o paciente ou realizar a higiene da região urogenital com os lenços umedecidos com antisséptico ou gaze com degermante antisséptico. | Prevenir contaminação da amostra. |

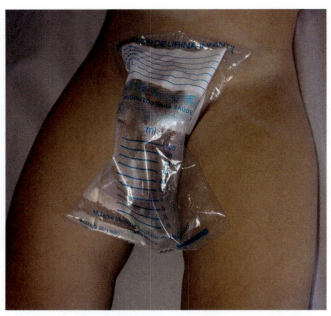

**FIGURA 10.20** Coleta de urina a partir de saco coletor – paciente pediátrico masculino.

| Ação | Justificativa |
|---|---|
| 17. Certificar-se de que as regiões genital e perineal estejam secas.<br>• Retirar o papel que cobre a área aderente do coletor.<br>• Em pacientes do sexo masculino, fixar o saco de modo que o pênis permaneça no seu interior (Figura 10.20).<br>• Em pacientes do sexo feminino, fixar o saco sobre os grandes lábios, garantindo que a região anal não esteja abrangida pelo saco coletor.<br>• Aplicar fralda limpa ou roupa íntima sobre a bolsa. Conferir a bolsa a cada 15 minutos e aguardar a micção espontânea.<br>• Caso não ocorra micção espontânea dentro de 30 minutos, retirar o saco coletor, realizar nova higiene e fixar novo saco.<br>• Ocorrendo a micção, retirar o saco coletor.<br>• O profissional deverá calçar luvas de procedimento não estéreis e aspirar quantidade suficiente de urina do saco e transpô-la para o frasco coletor.<br>• Realizar nova higiene na região urogenital. | Permitir a fixação adequada da parte aderente do saco coletor.<br>A adequada fixação da bolsa na região genital evita vazamentos e previne a contaminação da amostra. |

### PASSOS COMUNS PARA OS TIPOS DE COLETA

| | |
|---|---|
| 18. Recolher e desprezar o material em local adequado e retirar biombo/abrir cortinas ou a porta do quarto. Realizar desinfecção da bandeja. | Garantir ambiente seguro e limpo. |
| 19. Remover EPI e desprezá-los. | Precaução-padrão. |
| 20. Higienizar as mãos com água e sabão ou álcool-gel. | Reduzir a microbiota transitória e residente (precauções-padrão). |
| 21. Registrar o procedimento e possíveis intercorrências. | Cumprir requisitos legais e éticos, garantir a continuidade do cuidado e efetiva comunicação na equipe. |
| 22. Transportar a amostra para o laboratório dentro de **2 horas**. | Tempo ideal para análise da urina sem a necessidade de refrigerar a amostra ou utilizar conservantes.<br>Uma amostra que não possa ser analisada nesse prazo deve ser refrigerada entre 2° e 8 °C. A urina nunca deve ser congelada, pois há destruição dos elementos figurados presentes e alteração da bioquímica da amostra.<br>Se a amostra for transportada para longas distâncias ou o tempo entre a coleta e a análise for superior a 2 horas e a refrigeração não for possível, devem ser utilizados frascos de transporte comercialmente disponíveis, pois contêm conservantes químicos específicos, que são bactericidas, inibem a atividade da urease, preservam os elementos celulares e não interferem nos testes químicos. |

## Exame de urina: amostra programada prolongada

### *Indicações*

As concentrações de determinadas substâncias que serão analisadas na urina, por exemplo, proteínas, ureia e creatinina, podem sofrer alterações em função do metabolismo corporal, de atividades diárias ou da alimentação. Nesses casos, a coleta prolongada está indicada. Geralmente, esse tipo de coleta é realizado durante 24 horas. Para algumas substâncias, cujas concentrações se mantêm relativamente constantes, um período menor de coleta é possível e o resultado pode ser extrapolado para 24 horas. Para que o resultado do exame reflita, de fato, a condição do paciente, é necessário que ele se mantenha adequadamente hidratado e realize o exame em suas condições habituais.

### *Contraindicações*

O uso de alguns medicamentos, como diuréticos, pode ser contraindicação relativa para a realização deste exame. No entanto, o médico deve avaliar a possibilidade de suspensão ou não do medicamento. Se a descontinuação não for uma opção, o resultado deverá ser interpretado à luz desta limitação.

### *Preparo do paciente*

Para a maioria das análises, não há necessidade de preparo do paciente. A coleta da urina deve ser realizada dentro das condições habituais do paciente; portanto, a alimentação e o nível de atividade física não devem ser modificados. Desse modo, não se recomenda a coleta de urina prolongada aos finais de semana ou feriados.

Outro aspecto importante é que no início e ao final do período de coleta o paciente deverá estar com a bexiga vazia, pois as análises das substâncias serão realizadas a partir do volume de urina produzido dentro do período de coleta. Portanto, a presença de urina formada no início da coleta ou a não inclusão de urina ao final do período culminarão em inexatidão dos resultados do exame.

### *Frascos para coleta*

O laboratório deve fornecer frasco específico para coleta de urina programada prolongada. Devem ser de material inerte, preferencialmente plástico, opacos e de boca larga. Sua capacidade deve ser de 2,5 a 3 L para adultos e de 1 L para crianças. É importante orientar o paciente que o frasco deve ser mantido fechado durante os intervalos de coleta, sem exposição à luz e/ou ao calor excessivo. Para alguns exames, é necessário manter o frasco em refrigeração.

Esses frascos podem conter conservantes; o tipo de conservante depende do tipo de exame solicitado. Muitas vezes, mais de um exame é solicitado, para os quais conservantes diferentes são necessários. Nesses casos, pode-se proceder de uma das seguintes maneiras:

1) Coletar a amostras de urina em dias seguidos, utilizando-se em cada dia frascos diferentes que contêm os conservantes indicados para cada exame.
2) Dividir o volume de urina de cada micção em duas porções de igual volume (se os exames solicitados exigirem dois tipos diferentes de conservantes) e colocá-las nos respectivos frascos.

| Ação | Justificativa |
| --- | --- |
| 1. Higienizar as mãos com água e sabão ou álcool-gel. | Reduzir a microbiota transitória e residente (precauções-padrão). |
| 2. Realizar desinfecção do balcão/bandeja. | Garantir ambiente limpo. |
| 3. Higienizar as mãos com água e sabão ou álcool-gel. | Reduzir a microbiota transitória e residente (precauções-padrão). |
| 4. Ler a prescrição médica do paciente de cima para baixo e da esquerda para a direita e identificar o exame a ser coletado. | Garantir a realização do procedimento correto, no paciente correto. |
| 5. Separar todo o material necessário. | Organizar o procedimento. |
| 6. Higienizar as mãos com água e sabão ou álcool-gel. | Reduzir a microbiota transitória e residente (precauções-padrão). |
| 7. Identificar o paciente: solicitar que informe o nome completo e a data de nascimento, enquanto o profissional faz a conferência com a pulseira de identificação e a prescrição médica. A identificação deve ser feita por dois indicadores. | Garantir a realização do procedimento correto, no paciente correto. |
| 8. Orientar paciente e família quanto ao procedimento. | Garantir o direito do paciente de conhecer o procedimento que será realizado, sua finalidade, riscos e benefícios. Essas informações podem contribuir para diminuir a ansiedade do paciente e permitir sua colaboração durante o procedimento. |

| Ação | Justificativa |
|---|---|
| 9. Fechar a porta, puxar as cortinas ou posicionar biombo ao redor do leito. | Manter a privacidade do paciente. |
| 10. ✋💧 Higienizar as mãos com água e sabão ou álcool-gel. | Reduzir a microbiota transitória e residente (precauções-padrão). |
| 11. Identificar o frasco coletor (e não a tampa) com etiqueta contendo nome e registro do paciente, data e horário da coleta. | Garantir que a amostra coletada seja do paciente para o qual se solicitou o exame. |
| 12. Orientar o paciente a esvaziar completamente a bexiga antes de iniciar a coleta da urina programada prolongada, e anotar este horário como início da coleta. | Evitar contabilizar substâncias presentes na urina antes do início da coleta do exame. |
| 13. A última amostra deve ser coletada 24 horas após o início da coleta (na mesma hora do dia anterior em que começou a coleta). Todo o volume da micção deste horário deve ser acrescentado ao frasco. Instruir o paciente a urinar em horário mais próximo possível do fim da coleta. | Garantir a fidedignidade e exatidão do resultado do exame. |
| 14. Durante todo o período de coleta, dieta e atividade física devem ser mantidas dentro dos níveis habituais. | Algumas substâncias sofrem influência de alimentos ingeridos e da realização, ou não, de atividade física. |
| 15. A descontinuação de medicamentos deve ocorrer apenas com orientação médica. Se houver necessidade de uso excepcional de algum medicamento, o laboratório deverá ser informado. | Alguns medicamentos podem interferir na produção e excreção da substância que será analisada no exame. |
| 16. Alguns exames exigem a refrigeração do frasco contendo a urina. O frasco deve ser mantido em local seguro, fresco e protegido da luz. | Manter a qualidade da amostra e a preservação da substância que será analisada. |
| 17. Ao final das 24 horas ou período programado de coleta, o profissional deverá voltar ao quarto para recolher o frasco. | Garantir a fidedignidade e exatidão do resultado do exame. |
| 18. Calçar equipamentos de proteção individual (óculos, máscara e luva de procedimento). | Precaução-padrão. |
| 19. Recolher e desprezar o material em local adequado e retirar biombo/abrir cortinas ou a porta do quarto. Realizar desinfecção da bandeja. | Garantir ambiente seguro e limpo. |
| 20. Remover EPI e desprezá-los. | Precaução-padrão. |
| 21. ✋💧 Higienizar as mãos com água e sabão ou álcool-gel. | Reduzir a microbiota transitória e residente (precauções-padrão). |
| 22. 📝 Registrar o procedimento e possíveis intercorrências. | Cumprir requisitos legais e éticos, garantir a continuidade do cuidado e efetiva comunicação na equipe. |

## 6. ESTIMATIVA DE TEMPO DE EXECUÇÃO

O procedimento pode demorar de 5 a 20 minutos, a depender do tipo de coleta.

## 7. EXEMPLO DE REGISTRO

1/2/2017 – 8 h – Realizada coleta de 20 mL de urina, para exame de urina tipo I, pelo ponto de coleta do cateter vesical de demora com técnica asséptica, sem intercorrências. Amostra de urina clara, com aspecto límpido. Clampe aberto ao final da coleta. *Função e nome do profissional, número do Coren e assinatura.*

1/2/2017 – 9 h – Amostra de urina encaminhada para o laboratório pelo Técnico de Enfermagem xxxxxx. *Função e nome do profissional, número do Coren e assinatura.*

## 8. CONSIDERAÇÕES ESPECIAIS NO CICLO VITAL

**Bebês** e **crianças** não treinadas para uso do vaso sanitário merecem especial atenção para a coleta de exame de urina. O uso de bolsa coletora é o método mais empregado nesses casos, porém este tipo de coleta apresenta grande risco de contaminação. Em crianças que apresentam quadro febril inexplicável ou que estejam clinicamente graves, se o resultado de cultura de urina coletada por saco coletor for positivo, provavelmente será necessária a obtenção de nova amostra utilizando técnicas invasivas para a confirmação do resultado.

A adequada higiene da região urogenital antes da coleta de urina é uma condição necessária em todas as etapas do ciclo vital, mas pode ser um desafio em gestantes e grandes obesos, que podem ter dificuldade para acessar a região.

Nos **idosos**, é preciso considerar que as alterações estruturais e funcionais do trato urinário podem afetar a coleta do exame de urina. Por exemplo, a presença de quadros de incontinência ou retenção urinária pode levar à dificuldade para obtenção de amostras por micção espontânea. Além disso, é sempre importante que idosos com declínio cognitivo estejam acompanhados para receber as orientações para coleta do exame. Dificuldades motoras podem afetar a qualidade da higiene da região urogenital realizada pelo próprio idoso.

## 9. OBSERVAÇÕES

- Para que o resultado do exame seja adequado, deve-se ficar atento quanto à antissepsia de acordo com o tipo de coleta.
- Para coleta de amostra de pacientes com sonda vesical de demora, o profissional não deve coletar a urina diretamente da bolsa coletora, pois aumenta o risco de contaminação da amostra devido à colonização da bolsa com diferentes microrganismos; deve ficar atento para abrir o clampe da sonda **imediatamente após** a coleta da amostra.

## 10. DIAGNÓSTICOS DE ENFERMAGEM

- Risco de infecção
- Risco de integridade da pele prejudicada

## 11. QUESTÕES PARA ESTUDO

**1)** O que é a coleta de urina por jato médio?

**2)** Que orientações você daria a um paciente que precisa coletar um exame de rotina de urina em casa?

**3)** Um paciente com cateter vesical de demora precisa coletar um exame de rotina de urina. Descreva os materiais e a técnica de coleta.

**4)** Você é enfermeira de um laboratório de análises clínicas e um dos pacientes deve coletar amostra de urina programada prolongada em 24 horas. Como você orientaria esse paciente com relação ao frasco coletor, coleta de urina e armazenamento?

## Referências

Borges ER. Exames laboratoriais urinários. In: Lopes JL, Silva RCG, editors. Interpretação de exames laboratoriais: guia prático para enfermeiros e estudantes de enfermagem. Rio de Janeiro: Águia Dourada; 2015.

Herdman TH, Kamitsuru S. Diagnósticos de enfermagem da Nanda: definições e classificações – 2015-2017. Porto Alegre: Artmed; 2015.

Fischbach FT. Manual de enfermagem: exames laboratoriais e diagnósticos em enfermagem. 9ª ed. Rio de Janeiro: Guanabara Koogan; 2016.

Giovani AMM, Rodrigues CFS, Leite CS, et al. Procedimentos de enfermagem: IOT- HC-FMUSP. Barueri: Manole; 2014.

Hall JE. Tratado de fisiologia médica. 12ª ed. Rio de Janeiro: Elsevier; 2011.

Jones K, Sibai J, Batjes R, et al. How and when nurses collect urine cultures on catheterized patients: A survey of 5 hospitals. Am J Infect Control 2016;44:173–6.

King C, Henretig FM. Bladder catheterization and suprapubic bladder aspiration. In: King C, Henretig FM, editors. Pocket Atlas of Pediatric Emergency Procedures. Philadelphia: Lippincott Williams and Wilkins; 2000.

Lynn P. Manual de habilidade de enfermagem clínica de Taylor. Porto Alegre: Artmed; 2012.

Ministério da Saúde. Agência Nacional de Vigilância Sanitária. Gerência Geral de Serviços de Saúde. Gerência de Controle de Riscos à Saúde Manual de Procedimentos Básicos em microbiologia clínica para o Controle de Infecção Hospitalar-Módulo I. Brasília-DF; 2000.

Moorhead S, Johnson M, Maas ML, et al. Classificação dos resultados de enfermagem (NOC). 5ª ed. Rio de Janeiro: Elsevier; 2016.

Sociedade Brasileira de Patologia Clínica/Medicina Laboratorial. Recomendações da Sociedade Brasileira de Patologia Clínica/Medicina Laboratorial (SBPC/ML): coleta e preparo da amostra biológica. Barueri, SP: Manole, 2014.

# 10.6

## Cuidados na Diálise Peritoneal

*Filipe Utuari de Andrade Coelho*

## 1. INTRODUÇÃO

A doença renal crônica (DRC) tem sido uma preocupação para os profissionais da saúde nos últimos anos, em decorrência de sua alta prevalência em todo o mundo, variando de 10% a 13% na população adulta. Em 2005, a *Kidney Disease Improving Global Outcomes* (KDIGO) realizou uma atualização dos critérios de definição sobre a DRC, visando a uma melhor uniformização sobre os conceitos de DRC, e esta definição se encontra no Quadro 10.1.

A classificação de DRC em estágios de 1 a 5, utilizando-se da taxa de filtração glomerular (TFG) como fator de alocação desses pacientes, está descrita no Quadro 10.2.

Para pacientes em estágio 5 com falência renal, a terapia renal substitutiva (TRS) é uma opção de manejo terapêutico, visto que em muitos casos esses pacientes são indicados para a realização do transplante renal. A TRS pode ser dividida em métodos intermitentes e contínuos, com a utilização ou não de circulação extracorpórea. O método intermitente com circulação extracorpórea também é denominado hemodiálise convencional (HDC), amplamente utilizado como TRS; contudo, o método contínuo está restrito aos ambientes de terapia intensiva devido à sua indicação para pacientes graves, visto que desempenha boa tolerância hemodinâmica ao indivíduo.

Já o método sem circulação extracorpórea é denominado diálise peritoneal (DP) e é utilizado em proporções menores, podendo ser realizado na residência do paciente, desde que haja a estrutura necessária. A DP teve seu desenvolvimento na década de 1960, e ao longo do tempo houve aperfeiçoamentos na qualidade do procedimento, como a evolução de

**QUADRO 10.1**   Definição de DRC pelos Critérios da KDIGO

**Definição de DRC pelos critérios da KDIGO**

Dano renal por um período maior ou igual a 3 meses, definido por anormalidade estruturais, com ou sem redução da taxa de filtração glomerular (TFG), manifestada por:
- Anormalidades patológicas;
- Presença de marcadores de dano renal, incluindo anormalidades na composição do sangue ou urina, ou anormalidades em exames de imagem;
- TFG < 60 mL/min/1,73m$^2$, por um período > 3 meses, com ou sem dano estrutural.

*Fonte: Saydah S, Eberhardt M, Rios-Burrows N et al. Prevalence of chronic kidney disease and associated risk factors - United States, 1999-2004. MMWR 2007; 56:161-165.*

**QUADRO 10.2**   Classificação da DRC Proposta pela *Kidney Disease Outcomes Quality Initiative* (KDOQI) e atualizada pelo National Collaborating Center for Chronic Condition

| Estágio da DRC | Taxa de filtração glomerular | Proteinúria |
| --- | --- | --- |
| 1 | >90 | Presente |
| 2 | 60-89 | Presente |
| 3A | 45-59 | Presente ou ausente |
| 3B | 30-44 | Presente ou ausente |
| 4 | 15-29 | Presente ou ausente |
| 5 | <15 | Presente ou ausente |

*Fonte: Early Identification and Management of Chronic Kidney Disease in Adults in Primary and Secondary Care. Disponível em: http://www.nice.org.uk/cg73.*

cateteres mais flexíveis, evitando assim trocas frequentes e possíveis complicações locais e infecções, e a elaboração de soluções de diálises mais efetivas nas trocas de substâncias.

O censo de 2014 da Sociedade Brasileira de Nefrologia e o Inquérito Brasileiro de Diálise Crônica (2013) estimaram que existem no Brasil mais de 100.000 pacientes em programa de TRS, sendo cerca de 90% em HDC e 10% em DP. A prevalência de pacientes em HDC é bastante superior, tanto no Brasil quanto em diversos países; entretanto, em locais onde a DP é mais difundida, como por exemplo na Ásia, esta modalidade tem melhor relação custo-benefício, sendo a HDC indicada apenas aos pacientes que possuem contraindicação para a DP.

A DP fundamenta-se no transporte de soluto e água por meio de uma estrutura denominada peritônio, que se assemelha a uma membrana semipermeável. Este transporte ocorre entre duas áreas; o sistema de capilares sanguíneos peritoneais e a solução de diálise na cavidade abdominal.

Cada ciclo de diálise peritoneal compreende três fases: **infusão**, **permanência** e **drenagem do líquido**.

A **infusão** consiste na entrada de 1 a 3 L de solução salina com dextrose, conhecida também por dialisante ou solução de diálise, na cavidade abdominal, durante 5 a 10 minutos, por força da gravidade através do cateter implantado no peritônio.

As soluções de diálise peritoneal estão disponíveis comercialmente nas concentrações de dextrose a 1,5%, 2,5% e 4,25%, como verificado na Figura 10.21. As osmolaridades das soluções a 1,5%, 2,5% e 4,25% são, respectivamente, 346, 396 e 485 mOsm/L, e isto resulta em um gradiente osmótico entre o dialisato e o plasma que promove a remoção de fluidos.

Por sua vez, a DP em pacientes com injúria renal aguda (IRA) é normalmente iniciada com a dextrose a 2,5%, com intuito de atingir uma ultrafiltração efetiva. O uso inicial de solução a 1,5% pode ser apropriado para pacientes normovolêmicos ou com pequena sobrecarga de volume. Já a utilização de soluções de 2,5% ou 4,25% é caracterizada por trocas frequentes, e pode resultar em hiperglicemia, especialmente em lactentes jovens, chegando a necessitar de terapia com insulina ou de modificação da concentração de glicose utilizada.

A **permanência** consiste no tempo que o dialisante fica na cavidade abdominal, e esse momento varia de acordo com as necessidades dialíticas do paciente (30 a 240 minutos). Nesta fase ocorrem três processos físicos: a difusão, a ultrafiltração e a absorção:

- *Difusão*: passagem do soluto pela membrana semipermeável (peritônio) por causa da diferença do gradiente de concentração dos capilares sanguíneos e da solução de diálise.
- *Ultrafiltração*: devido à infusão de solução hiperosmolar, resulta em perda de água associada à passagem de soluto por meio do peritônio.
- *Absorção*: ocorre a absorção de água e solutos por meio do sistema linfático.

A **drenagem** consiste na remoção das escórias nitrogenadas e do excesso de água quando o dialisato é drenado pelo cateter, e a quantidade desta solução que sairá dependerá do equilíbrio entre o dialisato e o sangue no momento da permanência.

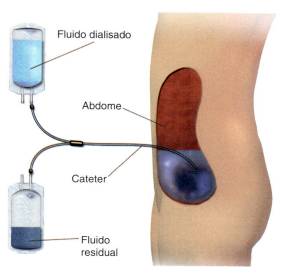

**FIGURA 10.21** Remover a tampa do cateter e desprezá-la. Realizar a conexão do cateter com o sistema de diálise. (Imagem de domínio público disponível em: https://upload.wikimedia.org/wikipedia/commons/d/d4/Blausen_0160_CAPD.png)

**434**     10. ELIMINAÇÃO

A Figura 10.21 ilustra o processo de infusão e drenagem.

Os métodos de DP são divididos em **intermitentes** e **contínuos**; os intermitentes, por sua vez, são divididos em **diálise peritoneal intermitente noturna (NIPD)** e **diálise peritoneal intermitente (DPI)**, e os contínuos, em **diálise peritoneal ambulatorial contínua (CAPD)** e **diálise peritoneal continua assistida com cicladora (CCPD)**. Importante condição destes modos é não necessitar de anticoagulação, como os fazem os métodos com extracorpórea.

A **NIPD** consiste em o paciente ser conectado à cicladora à noite, porém o número de ciclos é aumentado para cinco a oito vezes ou mais, e pela manhã, antes de desligar a máquina, é drenado totalmente o líquido da cavidade abdominal, ficando esta vazia durante o dia. A **DPI** é um método alternativo eficaz para tratar a IRA quando a hemodiálise não está disponível.

Já a **CAPD** consiste em realizar trocas de quatro a seis vezes por dia. O líquido está sempre presente na cavidade, sendo drenado e trocado por um novo periodicamente. A **CCPD** é realizada durante a noite, sendo o paciente conectado a uma máquina que realiza os ciclos (infusão, permanência e drenagem) de a três a cinco vezes. Pela manhã desconecta-se o indivíduo da máquina e este permanecerá durante o dia com a cavidade preenchida. Ressalta-se a importância de que quando o paciente iniciar os ciclos novamente, deve-se começar pela drenagem da cavidade.

Na maioria dos casos de necessidade de DP, o tempo de utilização desta TRS é prolongado, e dessa maneira é recomendada a implantação de cateter permanente, uma vez que os cateteres temporários devem ser removidos a cada 3 dias.

Os cateteres utilizados são divididos em flexíveis e rígidos. O cateter de Tenckhoff® é considerado um cateter flexível e é o padrão-ouro para o acesso da cavidade peritoneal, além de ser o mais utilizado na diálise crônica. Os cateteres rígidos são fáceis de inserir; entretanto, tendem a estar associados com uma diálise menos eficiente e com complicações como sangramento, perfuração intestinal ou vesical e extravasamento do dialisato. O Quadro 10.3 demonstra as vantagens e desvantagens desses cateteres.

Entre as principais complicações que o procedimento de DP pode causar, temos:

- Distensão abdominal em decorrência da drenagem incompleta e do acúmulo de gradativo de líquido de diálise, que resulta em desconforto abdominal.
- A peritonite é uma complicação muito frequente, podendo ocorrer nas primeiras 48 horas; geralmente está acompanhada de irritação a descompessão, líquido peritoneal turvo, leucocitose brusca e febre.
- Hiperglicemia em pacientes pré-diabeticos ou diabéticos, em razão das soluções de diálises glicolisadas em grandes volumes.
- Vazamento pericateter – pode se manifestar através do vazamento de líquido do ponto de saída na pele, acompanhado geralmente de infiltração e edema subcutâneo, aumento de peso e volume diminuído do fluxo de saída.
- Infecção do sítio de saída do cateter – a região pode estar com sinais de hiperemia, calor, edema, dor e drenagem de secreção ao redor do ponto de inserção do cateter.
- Hipocalemia.
- Hipertensão arterial e sobrecarga hídrica, que podem estar associadas à retenção do líquido na cavidade abdominal.

**QUADRO 10.3**    Vantagens e Desvantagens dos Cateteres de Diálise Peritoneal

| | Vantagens | Desvantagens |
|---|---|---|
| Cateter flexível | • Melhor fluxo de dialisato<br>• Menor chance de perfuração<br>• Menos extravasamento e infecção<br>• Pode ser utilizado à beira leito | • Mais caro<br>• Requer mais treinamento<br>• Migração da ponta do cateter |
| Cateter rígido | • Barato, mas não necessariamente custo-efetivo<br>• Pode ser utilizado à beira leito<br>• Facilmente removido | • Disfunção do cateter<br>• Problema no fluxo do dialisato<br>• Risco de perfuração de vísceras ocas e vasos sanguíneos |

*Fonte: Cullis B, Abdelraheem M, Abrahams G, et al. Peritoneal dialysis for acute kidney injury. Peritoneal dialysis international. 2014 Jul-Aug;34(5):494-517.*

## 2. INDICAÇÕES

A DP está indicada para pacientes que apresentam quadros de IRA e DRC com manifestações clínicas e químicas da uremia, intoxicação por potássio associada à síndrome de uremia, envenenamento por barbitúrico, edema persistente e acidose metabólica com oligúria, e principalmente com dificuldade de serem mantidos acesso vascular e fístula arteriovenosa (FAV).

## 3. CONTRAINDICAÇÕES

As contraindicações absolutas são:

- Perda comprovada da função peritoneal ou múltiplas adesões peritoneais.
- Inacapacidade física ou mental para a execução do método.
- Condições cirúrgicas não corrigíveis (hérnias, onfalocele, gastrosquise, hérnia diafragmática, extrofia vesical, colostomias).

As contraindicações relativas são:

- Presença de próteses vasculares abdominais há menos de 4 meses.
- Presença de derivações ventriculoperitoneais recentes.
- Episódios frequentes de diverticulite.
- Doença inflamatória ou isquêmica intestinal.
- Vazamentos peritoneais.
- Intolerância à infusão do volume necessário para a adequação dialítica.
- Obesidade mórbida.

## 4. MATERIAL

Para DP sem cicladora, os materiais utilizados são:

- Mesa auxiliar
- Álcool 70%
- Antisséptico degermante ou sabão neutro
- Máscara descartável
- Bolsa de diálise com concentração de glicose e volumes prescritos para o horário
- Compressão não estéril
- Pinças
- Fita adesiva
- Bandeja de aquecimento
- Tampa de desconexão
- Balança digital pediátrica ou cálice graduado

Para DP com cicladora, os materiais utilizados são:

- Máquina de diálise peritoneal (cicladora)
- Mesa auxiliar
- Álcool 70%
- Antisséptico degermante ou sabão neutro
- Máscara descartável
- Bolsa com solução de diálise de 5 L com as concentrações prescritas
- Compressão não estéril
- Pinças
- Fita adesiva
- Equipo múltiplo para cicladora
- Equipe de drenagem para cicladora

# 10. ELIMINAÇÃO

**436**

## 5. DESCRIÇÃO DA TÉCNICA

- Objetivo: Realizar diálise peritoneal.
- Aplicação: Aos pacientes/clientes com prescrição médica de diálise peritoneal.
- Responsabilidade: Enfermeiros e médicos.

| Ação | Justificativa |
|---|---|
| 1. Higienizar as mãos com água e sabão ou álcool-gel. | Reduzir a microbiota transitória e residente (precauções-padrão). |
| 2. Realizar desinfecção do balcão/bandeja. | Garantir ambiente limpo. |
| 3. Higienizar as mãos com água e sabão ou álcool-gel. | Reduzir a microbiota transitória e residente (precauções-padrão). |
| 4. Ler a prescrição médica do paciente de cima para baixo e da esquerda para a direita; identificar o tipo de diálise peritoneal e a solução a ser utilizada. | Garantir a realização do procedimento correto, no paciente correto. |
| 5. Separar todo o material necessário. | Organizar o procedimento. |
| 6. Higienizar as mãos com água e sabão ou álcool-gel. | Reduzir a microbiota transitória e residente (precauções-padrão). |
| 7. Identificar o paciente: solicitar que informe o nome completo e a data de nascimento, enquanto o profissional faz a conferência com a pulseira de identificação e a prescrição médica. A identificação deve ser feita por dois indicadores. | Garantir a realização do procedimento correto, no paciente correto. |
| 8. Orientar paciente e família quanto ao procedimento. | Manter ética e transparência no cuidado; contribuir para adesão do paciente ao procedimento. |
| 9. Fechar a porta, puxar as cortinas ou posicionar biombo ao redor do leito. Manter o ambiente sem fatores de contaminação (porta e janelas fechadas). | Manter a privacidade do paciente e prevenir infecção. |
| 10. Higienizar as mãos com água e sabão ou álcool-gel. | Reduzir a microbiota transitória e residente (precauções-padrão). |
| 11. Aquecer a bolsa de diálise em calor seco, em torno de 36 °C. | Soluções frias causam dor e menor eficácia dialítica. |
| 12. Realizar limpeza da mesa auxiliar e dispor o material sobre ela. | Prevenir infecção. |
| 13. Conferir as soluções conforme a prescrição de diálise. | Garantir a segurança do paciente. |
| 14. Montar todo o sistema de diálise, testar a cicladora (se CCPD) e programá-la com a prescrição de diálise. | Garantir a segurança do paciente. |
| 15. Colocar máscara (profissional e paciente). | Prevenir infecção. |
| 16. Higienizar as mãos com água e sabão ou álcool-gel. | Reduzir a microbiota transitória e residente (precauções-padrão). |
| 17. Expor o cateter e verificar se a pinça está fechada. Remover a tampa do cateter e desprezá-la. Realizar a conexão do cateter com sistema de diálise. | Garantir a segurança do paciente. |
| 18. Iniciar o procedimento de acordo com a prescrição médica (quantidade e tempo de cada banho; volume e concentração da solução a ser infundida). | Garantir a segurança do paciente. |
| 19. Ao término do procedimento, higienizar as mãos com água e sabão ou álcool-gel. | Reduzir a microbiota transitória e residente (precauções-padrão). |
| 20. Desfazer a conexão do cateter do paciente com o sistema de diálise. Com uma nova tampa, fechar o cateter do paciente e checar se a pinça está fechada. | Garantir a segurança do paciente. |
| 21. Recolher e desprezar o material em local adequado e retirar biombo/abrir cortinas ou a porta do quarto. Realizar desinfecção da bandeja. | Garantir ambiente seguro e limpo. |
| 22. Remover as luvas e desprezá-las no lixo infectante. | A remoção das luvas previne a contaminação cruzada. |
| 23. Higienizar as mãos com água e sabão ou álcool-gel. | Reduzir a microbiota transitória e residente (precauções-padrão). |
| 24. Registrar o procedimento e possíveis intercorrências. | Cumprir requisitos legais e éticos, garantir a continuidade do cuidado e efetiva comunicação na equipe. |

# 6. ESTIMATIVA DE TEMPO DE EXECUÇÃO

O preparo do material e a conexão do cateter no sistema de diálise demoram de 10 a 20 minutos. O procedimento vai depender do tipo de diálise peritoneal que foi prescrito pelo médico.

# 7. EXEMPLO DE REGISTRO

1/2/2017 – 8 h – Iniciada DP com cicladora, sem intercorrências, programação de *xx* ciclos em *x* horas, cateter de diálise sem alteração de fluxo, sem sinais de infecção em região pericateter, peso inicial de *xx* kg e circunferência abdominal de *xx* cm. *Função e nome do profissional, número do Coren e assinatura.*

1/2/2017 – 18 h – Finalizado procedimento dialítico, com total de *xx* ciclos em *xx* horas realizados sem intercorrências, com perda de *xx* litros, realizado fechamento de ponta de cateter com tampa nova, peso final de *xx* kg e circunferência abdominal de *x* cm, paciente sem queixas no momento. *Função e nome do profissional, número do Coren e assinatura.*

# 8. CONSIDERAÇÕES ESPECIAIS NO CICLO VITAL

Globalmente, a DP é o método mais difundido para a escolha de TRS em **pacientes pediátricos**. De acordo com o *North American Pediatric Renal Transplant Cooperative Study*, a DP foi a escolha inicial em 97% das crianças menores de 2 anos, em 70% a 80% entre os 2 e os 12 anos, e em 59% das crianças acima de 12 anos.

Os fatores associados à escolha inicial da DP dizem respeito à dificuldade em se manter adequado acesso vascular, ao peso corporal menor que 20 kg nas crianças de menos idade e à necessidade de frequência regular na escola, em todas as idades.

# 9. OBSERVAÇÕES

O Quadro 10.4 mostra os principais cuidados de enfermagem com os pacientes em diálise peritoneal.

QUADRO 10.4    Cuidados de Enfermagem durante Diálise Peritoneal

| Cuidados | Justificativa |
| --- | --- |
| Pesar o paciente antes e depois do procedimento. | Avaliar eficácia de perda de líquido. |
| Avaliar circunferência abdominal antes e depois do procedimento. | Avaliar existência de retenção de líquido. |
| Realizar ausculta abdominal. | Verificar existência de ruídos hidroaéreos, visto que é indicativa de funcionamento intestinal. |
| Observar sinais e sintomas de peritonite. | Prevenção e acompanhamento do paciente. |
| Manter a técnica asséptica durante todo o procedimento. | Prevenir infecção. |
| Realizar o balanço hídrico. | Controlar saída e entrada de líquidos. |
| Atentar para o tipo de método de diálise peritoneal utilizado. | Cada método tem suas particularidades, de modo que há necessidade de adequações em cada situação. |
| Realizar checagem de prescrição de diálise. | Segurança do paciente. |
| Observar sinais de dor. | Podem ocorrer devido à infusão de líquidos. |
| Verificar sinais de distúrbios hidroeletrolíticos. | O procedimento pode desencadear alterações de potássio. |
| Verificar a glicemia capilar. | Risco de hiperglicemia pelas soluções de diálise. |
| Acompanhar condição de inserção de cateter, com ou sem curativo. | Prevenir infecção e complicações. |

# 10. DIAGNÓSTICOS DE ENFERMAGEM

- Volume de líquidos excessivo
- Dor aguda
- Integridade tissular prejudicada
- Conforto alterado
- Padrão de sono alterado
- Risco de infecção
- Risco de glicemia instável
- Risco de desequilíbrio eletrolítico

# 11. QUESTÕES PARA ESTUDO

**1)** Defina as etapas do ciclo da diálise peritoneal.
**2)** Quais os tipos de métodos da diálise peritoneal?
**3)** Quais as principais complicações da diálise peritoneal?
**4)** Quais os principais cuidados de enfermagem para a diálise peritoneal?

## Referências

Aguirre AR, Abensur H. Fisiologia da membrana peritoneal. J Bras Nefrol 2014;36(1):74–9.

Ansari N. Peritoneal dialysis in renal replacement therapy for patients with acute kidney injury. Int J Nephrol 2011;. E-pub 2011 Jun 8.

Barretti P. Indicações, escolha do método e preparo do paciente para a terapia renal substitutiva (TRS) na doença renal crônica (DRC). J Bras Nefrol 2004;26(1):47–9.

Blake PG, Quinn RR, Oliver MJ. Peritoneal Dialysis and the process of modality selection. Perit Dial Int 2013;33(3):233–41.

Cullis B, Abdelraheem M, Abrahams G, et al. Peritoneal dialysis for acute kidney injury. Peritoneal Dialysis International 2014 Jul-Aug;34(5):494–517.

Dallé J, Lucena AF. Diagnósticos de enfermagem identificados em pacientes hospitalizados durante sessões de hemodiálise. Acta Paul Enferm 2012;25(4):504–10.

Early Identification and Early Identification and Management of Chronic Kidney Disease in Adults in Primary and Secondary Care. Disponível em: http://www.nice.org.uk/cg73.

Fernandes NMS, Chaoubah A, Bastos K, et al. Geografia da diálise peritoneal no Brasil: análise de uma coorte de 5.819 pacientes (BRAZPD). J Bras Nefrol 2010;32(3):268–74.

Knobel E. Condutas no paciente grave. 3ª ed. São Paulo: Atheneu; 2006.

Kwong VWK, Li PKT. Peritoneal dialysis in Asia. Kidney Dis 2015;1:147–56.

Leonard MB, Donaldson LA, Ho M, Geary DF. A prospective cohort study of incident maintenance dialysis in children: an NAPRTC study. Kidney Int 2003;63(2):744–55.

Levey AS, et al. Chronic kidney disease: Definition and classification. Kidney International 2005;67:2.089–100.

Lobo JVD, Villa KR, Andrade Junior MP, Bastos KA. Preditores de peritonite em pacientes em um programa de diálise peritoneal. J Bras Nefrol 2010;32(2):156–64.

Muniz GC, Aquino DMC, Rolim ILTP, Chaves ES, Sardinha AHL. Diagnóstico de enfermagem em paciente com insuficiência renal crônica em tratamento hemodialítico. Rev Pesq Saúde 2015;16(1):34–40.

Herdman TH, Kamitsuru S. Diagnósticos de enfermagem da NANDA-I: definições e classificação 2018-2020. 11. ed. Porto Alegre: Artmed; 2018.

Padilha KG, Vattimo MFF, Silva SC, Kimura M. Enfermagem em UTI: cuidado do paciente crítico. 1ª ed. São Paulo: Manole; 2010.

Saydah S, Eberhardt M, Rios-Burrows N, et al. Prevalence of chronic kidney disease and associated risk factors – United States, 1999-2004. MMWR 2007;56:161–5.

Sesso RC, et al. Inquérito Brasileiro de Diálise Crônica 2013 – Análise das tendências entre 2011 e 2013. J Bras Nefrol 2014;36(4):476–81.

Sociedade Brasileira de Nefrologia. Censo SBN (2014). Disponível em: http://www.censo-sbn.org.br/censosAnteriores. Acessado em 10 de setembro de 2016.

Souza EF, Martino MMF, Lopes MHBM. Diagnósticos de enfermagem em pacientes com tratamento hemodialítico utilizando o modelo teórico de Imogene King. Rev Esc Enferm USP 2007;41(4):629–35.

Struijk DG. Peritoneal dialysis in western countries. Kidney Dis 2015;1:157–64.

# 10.7

## Cuidados na Hemodiálise

*Ellen Cristina Bergamasco, Filipe Utuari de Andrade Coelho*

## 1. INTRODUÇÃO

A insuficiência renal é uma situação clínica causada pela perda das funções renais e pode ser aguda ou crônica. Nessa condição há o acúmulo de toxinas urêmicas com consequências severas ao organismo. A insuficiência renal aguda (ou injúria renal aguda) (IRA) pode ser reversível se houver tratamento adequado, já a insuficiência renal crônica (IRC) é progressiva e irreversível.

Conforme abordado no Capítulo 10.6, a doença renal crônica (DRC) tem alta prevalência em todo o mundo, variando de 10% a 13% na população adulta. Em 2005, a *Kidney Disease Improving Global Outcomes* (KDIGO) realizou uma atualização dos critérios de definição sobre DRC, para uniformizar os conceitos de DRC e seus estágios.

Para pacientes em estágio 5 com falência renal, a terapia renal substitutiva (TRS) é uma opção de manejo terapêutico, visto que em muitos casos esses pacientes são indicados para a realização do transplante renal. A TRS pode ser dividida em métodos intermitentes e contínuos, com a utilização ou não de circulação extracorpórea. O método intermitente com circulação extracorpórea também é denominado hemodiálise convencional (HDC), amplamente utilizado como TRS. Devido à complexidade desse método, ele permanece restrito aos ambientes de terapia intensiva e serviços específicos de hemodiálise.

A HDC é um processo que realiza a filtragem e depuração do sangue e tem como finalidade retirar as substâncias indesejadas (creatinina e ureia, por exemplo) e eliminar outras que estão em excesso no organismo (como sódio e potássio). A HDC é utilizada quando os mecanismos de filtragem dos pacientes não estão funcionando adequadamente, alteração esta causada por doença renal aguda ou crônica.

Durante o processo de HDC, ocorre a transferência do soluto entre o sangue e a solução de diálise por meio de uma membrana semipermeável artificial (chamada de filtro de hemodiálise ou capilar). Nela acontecem a **difusão**, a **ultrafiltração** e a **convecção**. A **difusão** é o fluxo de soluto de acordo com o gradiente de concentração de um meio com maior concentração para um meio de menor concentração. A **ultrafiltração** é a remoção dos líquidos que ocorre através do gradiente da pressão hidrostática; e a **convecção** é a perda de solutos que acontece ao mesmo tempo que a ultrafiltração quando a perda de líquidos leva consigo também os solutos.

Embora o avanço tecnológico tenha contribuído para que a HDC se tornasse um processo seguro e eficiente, sabe-se que 30% das sessões são interrompidas por alterações do equilíbrio hidroeletrolítico dos pacientes. Entre as complicações mais frequentes podemos encontrar hipotensão e hipertensão arteriais, câimbras, náusea, vômito, cefaleia e arritmias cardíacas. Complicações menos frequentes são convulsões, hemorragia, reações pirogênicas e embolias. Dessa forma, é fundamental que o enfermeiro esteja atento às possíveis complicações, para proporcionar um procedimento seguro e com o mínimo de riscos.

## 2. INDICAÇÕES

A HDC está indicada para pacientes que apresentam quadros de IRA e IRC com manifestações clínicas e químicas de uremia, acidose metabólica, desequilíbrio hidroeletrolítico (sobrecarga de volume, hipercalcemia, hiperuricemia, hipercalemia, entre outros) e intoxicação por drogas/fármacos.

## 3. CONTRAINDICAÇÕES

Não há contraindicação absoluta; já as contraindicações relativas são doença de Alzheimer, demência, síndrome hepatorrenal, cirrose avançada, malignidade e também:

440         10. ELIMINAÇÃO

- Perda comprovada da função peritoneal ou múltiplas adesões peritoneais
- Incapacidade física ou mental para a execução do método
- Condições cirúrgicas não corrigíveis (hérnias, onfalocele, gastrosquise, hérnia diafragmática, extrofia vesical, colostomias)

# 4. MATERIAL

Para HDC, os materiais utilizados são:

- Mesa auxiliar
- Luva de procedimento e estéril
- Álcool 70%
- Máscara descartável
- Um pacote de gaze estéril
- Material para realizar punção de fístula arteriovenosa
- Pelo menos um frasco de soro fisiológico (SF) 0,9% de 1.000 mL
- Duas seringas de 5 mL
- Uma seringa de 20 mL
- Equipo macro
- Frasco de heparina não fracionada
- Sistema de extracorpórea (sistema de hemodiálise)
- Frasco de banho ácido e básico
- Máquina hemodialisadora

# 5. DESCRIÇÃO DA TÉCNICA

- Objetivo: Realizar hemodiálise convencional.
- Aplicação: Aos pacientes/clientes com prescrição médica de hemodiálise convencional.
- Responsabilidade: Enfermeiros e médicos.

| Ação | Justificativa |
| --- | --- |
| 1. Higienizar as mãos com água e sabão ou álcool-gel. | Reduzir a microbiota transitória e residente (precauções-padrão). |
| 2. Realizar desinfecção do balcão/bandeja. | Garantir ambiente limpo. |
| 3. Higienizar as mãos com água e sabão ou álcool-gel. | Reduzir a microbiota transitória e residente (precauções-padrão). |
| 4. Ler a prescrição médica do paciente de cima para baixo e da esquerda para a direita; identificar o tipo de hemodiálise e a solução a ser utilizada. | Garantir a realização do procedimento correto, no paciente correto. |
| 5. Separar todo o material necessário. | Organizar o procedimento. |
| 6. Higienizar as mãos com água e sabão ou álcool-gel. | Reduzir a microbiota transitória e residente (precauções-padrão). |
| 7. Identificar o paciente: solicitar que informe o nome completo e a data de nascimento, enquanto o profissional faz a conferência com a pulseira de identificação e a prescrição médica. A identificação deve ser feita por dois indicadores. | Garantir a realização do procedimento correto, no paciente correto. |
| 8. Orientar paciente e família quanto ao procedimento. | Manter ética e transparência no cuidado; contribuir para adesão do paciente ao procedimento. |
| 9. Fechar a porta, puxar as cortinas ou posicionar biombo ao redor do leito. Manter o ambiente sem fatores de contaminação (porta e janelas fechadas). | Manter a privacidade do paciente e prevenir infecção. |
| 10. Higienizar as mãos com água e sabão ou álcool-gel. | Reduzir a microbiota transitória e residente (precauções-padrão). |
| 11. Preparar a máquina hemodialisadora seguindo os passos recomendados no manual de instrução deste equipamento. | Garantir a segurança do paciente. |

| Ação | Justificativa |
|---|---|
| 12. Montar e checar o sistema de circulação extracorpórea. | Garantir a segurança do paciente. |
| 13. Conferir as soluções conforme com a prescrição de diálise. | Garantir a segurança do paciente. |
| 14. Colocar máscara (profissional e paciente) | Prevenir infecção. |
| 15. Higienizar as mãos com água e sabão ou álcool-gel e colocar as luvas de procedimento. | Reduzir a microbiota transitória e residente (precauções-padrão). |
| 16. Aspirar sangue de ambas as vias com cateter de diálise e seringa de 5 mL para cada via, testando o fluxo de cada via. | Garantir a retirada de heparina das vias e testar o fluxo das vias. |
| 17. No caso de fístula arteriovenosa, realizar a punção de fístula com o material para este tipo de acesso. | Garantir o acesso para hemodiálise. |
| 18. Conectar e checar as vias de acesso e retorno do sistema da máquina hemodialisadora no cateter de hemodiálise do paciente. | Garantir a segurança do paciente. |
| 19. Ajustar a velocidade da bomba de propulsão do sangue, do volume de ultrafiltrado desejado e do tempo de duração da hemodiálise, conforme prescrição médica. | Garantir a segurança do paciente. |
| 20. Ajustar a dose de heparina conforme prescrição médica. | Garantir a segurança do paciente. |
| 21. Realizar controles padrões de controle de Sinais Vitais, sangramento, pressões do sistema e complicações inerentes ao procedimento dialítico. | Garantir a segurança do paciente. |
| 22. Certificar-se de que todos os alarmes da máquina estão ligados. | Garantir a segurança do paciente. |
| 23. Ao término do procedimento, higienizar as mãos com água e sabão ou álcool-gel. | Reduzir a microbiota transitória e residente (precauções-padrão). |
| 24. Devolver o sangue pela via de retorno usando SF 0,9%. | Garantir o retorno de sangue para o paciente. |
| 25. Desfazer a conexão do cateter do paciente com o sistema de diálise. Ou no caso de fístula arteriovenosa. | Garantir a segurança do paciente. |
| 26. Recolher e desprezar o material em local adequado e retirar biombo/abrir cortinas ou a porta do quarto. Realizar desinfecção da bandeja. | Garantir ambiente seguro e limpo. |
| 27. Remover as luvas e desprezá-las no lixo infectante. | A remoção das luvas previne a contaminação cruzada. |
| 28. Higienizar as mãos com água e sabão ou álcool-gel. | Reduzir a microbiota transitória e residente (precauções-padrão). |
| 29. Colocar novamente as luvas de procedimento. | Garantir a prevenção de infecção. |
| 30. Injetar 20 mL de SF 0,9% em cada via do cateter; injetar 1 mL de heparina em cada via. | Garantir a permeabilidade do cateter. |
| 31. Retirar as luvas, higienizar as mãos com água e sabão ou álcool-gel. | Reduzir a microbiota transitória e residente (precauções-padrão). |
| 32. Registrar o procedimento e possíveis intercorrências. | Cumprir requisitos legais e éticos, garantir a continuidade do cuidado e efetiva comunicação na equipe. |

# 6. ESTIMATIVA DE TEMPO DE EXECUÇÃO

O preparo do material e a conexão do cateter no sistema de diálise demoram de 10 a 20 minutos. O procedimento demora em torno de 4 a 5 horas, dependendo das condições clínicas e do tipo de acesso a ser utilizado.

# 7. EXEMPLO DE REGISTRO

1/2/2017 – 8 h – Iniciada hemodiálise convencional, sem intercorrências, programação de x horas, ultrafiltração de x litros, cateter de diálise sem alteração de fluxo (ou, no caso de fístula com fluxo adequado), sem sinais de infecção em região pericateter, peso inicial de xx kg. *Função e nome do profissional, número do Coren e assinatura.*

1/2/2017 – 12 h – Finalizado procedimento dialítico, com total de xx horas, ultrafiltração de x litros, sem intercorrências; realizado fechamento de ponta de cateter com tampa nova, peso final de xx kg, paciente sem queixas no momento. *Função e nome do profissional, número do Coren e assinatura.*

## 8. CONSIDERAÇÕES ESPECIAIS NO CICLO VITAL

A terapia com HDC é a última escolha para pacientes pediátricos.

## 9. OBSERVAÇÕES

O Quadro 10.5 mostra os principais cuidados de enfermagem com os pacientes em HDC.

## 10. DIAGNÓSTICOS DE ENFERMAGEM

- Volume de líquidos excessivo
- Náusea
- Dor aguda
- Conforto alterado
- Risco de infecção
- Risco de glicemia instável
- Risco de desequilíbrio eletrolítico
- Padrão de sono alterado
- Nutrição desequilibrada – menor do que as necessidades corporais
- Risco de confusão aguda
- Conhecimento deficiente
- Controle ineficaz da saúde
- Ansiedade

**QUADRO 10.5**  Cuidados de Enfermagem durante Hemodiálise Convencional

| Cuidados | Justificativa |
| --- | --- |
| Pesar o paciente antes e depois do procedimento. | Avaliar eficácia de perda de líquido. |
| Testar o fluxo de sangue do cateter antes do procedimento. | Avaliar a permeabilidade do cateter. |
| Avaliar frêmito e pulso de fístula arteriovenosa antes do início do procedimento. | Avaliar as condições da fístula antes do procedimento para garantir um fluxo de sangue adequado ao procedimento. |
| Preparar a máquina hemodialisadora antes do procedimento, com checagem das conexões e alarmes, soluções de hemodiálise e retirada de ar do sistema. | Garantir a segurança do procedimento. |
| Manter a técnica asséptica durante todo o procedimento. | Prevenir infecção. |
| Realizar o balanço hídrico. | Controlar saída e entrada de líquidos. |
| Realizar checagem de prescrição de diálise. | Segurança do paciente. |
| Monitorar a frequência cardíaca. | Pode haver arritmias durante o procedimento. |
| Verificar sinais de distúrbios hidroeletrolíticos. | O procedimento pode desencadear alterações de eletrólitos. |
| Verificar a glicemia capilar. | Risco de hiperglicemia pelas soluções de diálise. |
| Verificar a temperatura. | O procedimento pode desencadear hipotermia. |
| Monitorar a pressão arterial. | Na maioria dos pacientes, a hipotensão pode ocorrer, porém a hipertensão também pode estar presente. |
| Monitorar a presença de sangramentos. | A utilização de heparina pode haver complicações associadas. |
| Acompanhar condição de inserção de cateter, com ou sem curativo. | Prevenir infecção e complicações. |

# 11. QUESTÕES PARA ESTUDO

**1)** Defina ultrafiltração, convecção e difusão.
**2)** Quais as indicações e contraindicações da hemodiálise convencional?
**3)** Quais as principais complicações da hemodiálise convencional?
**4)** Quais os principais cuidados de enfermagem relacionados à hemodiálise convencional?

## Referências

Aguirre AR, Abensur H. Fisiologia da membrana peritoneal. J Bras Nefrol 2014;36(1):74–9.

Ansari N. Peritoneal dialysis in renal replacement therapy for patients with acute kidney injury. Int J Nephrol 2011;. Epub 2011 Jun 8.

Barretti P. Indicações, escolha do método e preparo do paciente para a terapia renal substitutiva (TRS) na doença renal crônica (DRC). J Bras Nefrol 2004;26(1):47–9.

Blake PG, Quinn RR, Oliver MJ. Peritoneal dialysis and the process of modality selection. Perit Dial Int 2013;33(3):233–41.

Cullis B, Abdelraheem M, Abrahams G, et al. Peritoneal dialysis for acute kidney injury. Perit Dial Int 2014 Jul-Aug;34(5):494–517.

Dallé J, Lucena AF. Diagnósticos de enfermagem identificados em pacientes hospitalizados durante sessões de hemodiálise. Acta Paul Enferm 2012;25(4):504–10.

Early identification and management of chronic kidney disease in adults in primary and secondary care. Disponível em: http://www.nice.org.uk/cg73.

Fernandes NMS, Chaoubah A, Bastos K, et al. Geografia da diálise peritoneal no Brasil: análise de uma coorte de 5.819 pacientes (BRAZPD). J Bras Nefrol 2010;32(3):268–74.

Knobel E. Condutas no paciente grave. 3ª ed. São Paulo: Atheneu; 2006.

Kwong VWK, Li PKT. Peritoneal dialysis in Asia. Kidney Dis 2015;1:147–56.

Leonard MB, Donaldson LA, Ho M, Geary DF. A prospective cohort study of incident maintenance dialysis in children: an NAPRTC study. Kidney Int 2003;63(2):744–55.

Levey AS, et al. Chronic kidney disease: Definition and classification. Kidney International 2005;67:2.089–100.

Lobo JVD, Villa KR, Junior MP. Bastos. Preditores de peritonite em pacientes em um programa de diálise peritoneal. J Bras Nefrol 2010;32(2):156–64.

Muniz GC, Aquino DMC, Rolim ILTP, Chaves ES, Sardinha AHL. Diagnóstico de enfermagem em paciente com insuficiência renal crônica em tratamento hemodialítico. Rev Pesq Saúde 2015;16(1):34–40.

Herdman TH, Kamitsuru S. Diagnósticos de enfermagem da NANDA-I: definições e classificação 2018-2020. 11. ed. Porto Alegre: Artmed; 2018.

Padilha KG, Vattimo MFF, Silva SC, Kimura M. Enfermagem em UTI: cuidado do paciente crítico. 1ª ed. São Paulo: Manole; 2010.

Saydah S, Eberhardt M, Rios-Burrows N, et al. Prevalence of chronic kidney disease and associated risk factors - United States, 1999-2004. MMWR 2007;56:161–5.

Sesso RC, et al. Inquérito Brasileiro de Diálise Crônica 2013 – Análise das tendências entre 2011 e 2013. J Bras Nefrol 2014;36(4):476–81.

Sociedade Brasileira de Nefrologia. Censo SBN (2014). Disponível em: http://www.censo-sbn.org.br/censosAnteriores. Acessado em 10 de setembro de 2016.

Souza EF, Martino MMF, Lopes MHBM. Diagnósticos de enfermagem em pacientes com tratamento hemodialítico utilizando o modelo teórico de Imogene King. Rev Esc Enferm USP 2007;41(4):629–35.

Struijk DG. Peritoneal Dialysis in Western Countries. Kidney Dis 2015;1:157–64.

# 10.8

## Sondagem Retal

*Natany da Costa Ferreira, Monica Isabelle Lopes Oscalices, Cintya Yukie Hayashi*

## 1. INTRODUÇÃO

A sondagem retal, ou cateterismo retal, consiste na introdução de um cateter no reto através do ânus com a finalidade de aliviar distensões abdominais e gástricas, preparar pacientes para cirurgias ou procedimentos diagnósticos (por exemplo, colonoscopia, enema de bário), administrar medicamentos e também controlar a incontinência fecal.

Neste capítulo abordaremos medidas terapêuticas que envolvem a técnica de sondagem retal, focando os procedimentos de aplicação de enema, enteroclisma (lavagem intestinal), sondagem simples para alívio de distensão abdominal e uso de dispositivo para controle da incontinência fecal. Para aplicação de supositório, veja o capítulo de administração de medicamentos por via retal (Capítulo 4.12).

## 2. ANATOMIA E FISIOLOGIA

O trato digestório é um tubo longo, sinuoso e oco, de 10 a 12 m de comprimento, que se estende da cavidade bucal ao ânus, sendo também chamado de canal alimentar ou trato gastrointestinal. As estruturas do trato digestório incluem: boca, faringe, esôfago, estômago, intestino delgado, intestino grosso, reto e ânus. O trato gastrointestinal tem como funções o aproveitamento dos alimentos pelo organismo, que assegura a manutenção de seus processos vitais e a transformação mecânica e química das macromoléculas alimentares ingeridas (proteínas, carboidratos, lipídeos) em moléculas de tamanhos e formas adequadas para serem absorvidas pelo intestino, permitindo o transporte de nutrientes, água e sais minerais da luz intestinal para os capilares sanguíneos.

A eliminação intestinal é o ato de expelir os resíduos alimentares não digeridos e não absorvidos pelo organismo na forma de fezes. Células descamadas da mucosa gastrointestinal também são eliminadas com outras substâncias secretadas na luz do intestino.

Para uma avaliação completa do funcionamento intestinal é preciso saber dados sobre os padrões de eliminação (hábitos intestinais) e as características das fezes (cor, odor, consistência, forma). O padrão de eliminação varia amplamente de pessoa para pessoa e, por isso, é importante determinar o que é o habitual daquele indivíduo para avaliar possíveis alterações, tanto em relação à frequência e ao esforço empreendido quanto ao uso de recursos (quando e se são utilizados).

Alterações na eliminação intestinal podem ser temporárias ou crônicas, podendo estar ou não relacionadas a outras doenças (doença de Crohn, câncer colorretal, entre outros), sendo as mais comuns a constipação, impactação fecal, flatulência, diarreia e incontinência fecal.

*Constipação*, segundo a Sociedade Brasileira de Coloproctologia, é uma situação de irregularidade no funcionamento intestinal que pode envolver tanto alterações na frequência das evacuações (maior intervalo entre um ato e outro), quanto na consistência e forma das fezes (secas, endurecidas e em forma de pequenas esferas fecais ou cibalos), caracterizando-se pela dificuldade no ato de evacuar em todos os casos. Alguns sinais e sintomas que podem estar associados são: distensão abdominal, sensação de plenitude abdominal, queixa de pressão retal, dor ao evacuar, peristaltismo diminuído e incapacidade de expelir as fezes.

A *impactação fecal* (ou fecaloma) ocorre quando uma massa grande e endurecida de fezes interfere na evacuação, impossibilitando sua saída. As impactações fecais podem resultar de uma constipação não resolvida, da retenção de bário em consequência de um exame de raio X abdominal, de desidratação e da fraqueza dos músculos abdominais. Os pacientes com impactação fecal normalmente relatam o desejo frequente de evacuar, mas uma incapacidade de fazê-lo. Pode haver dor retal em consequência das tentativas sem sucesso.

Para determinar se há ou não impactação fecal, o enfermeiro necessita realizar o toque retal, inserindo um dedo enluvado e lubrificado no reto através do ânus. Se o reto estiver cheio de massa fecal, o enfermeiro pode implementar medidas que facilitem sua remoção, seguindo protocolos de condutas institucionais. Algumas vezes será preciso administrar enemas e, se necessário, realizar enteroclisma (lavagem intestinal). Essas medidas terapêuticas serão discutidas posteriormente neste capítulo.

A *flatulência* (flato) é o acúmulo excessivo de gases intestinais resultantes da deglutição de ar durante a refeição ou por um peristaltismo moroso. Outra causa é formação do gás como subproduto da fermentação bacteriana no intestino. Independentemente da causa, os flatos podem ser expelidos via retal, diminuindo o acúmulo e a distensão gastrointestinal. Porém, algumas vezes isso pode não ser o suficiente para eliminar a dor espasmódica ou outros sintomas. Quando o desconforto é grande e a deambulação não é suficiente, o enfermeiro pode inserir uma sonda (cateter) retal para auxiliar na eliminação dos gases.

A *diarreia* é a presença de três ou mais evacuações ao dia, com fezes de consistência diminuída (semilíquida ou líquida) ou pela eliminação de mais de 200 g de peso fecal ao dia, acompanhadas normalmente de cólicas abdominais. A diarreia aguda tem início abrupto e duração inferior a 2 semanas, e a mudança temporária na dieta para um descanso dos intestinos pode aliviá-la, fazendo o indivíduo ingerir apenas líquidos claros e restringindo alimentos sólidos no período de 12 a 24 horas.

A diarreia classificada como persistente tem duração maior que 14 dias e sua incidência está associada à mortalidade, principalmente em crianças menores de 5 anos, devido à desidratação. Alguns sinais e sintomas associados podem incluir náuseas, vômitos e a presença de muco e até sangue nas fezes. Usualmente, a diarreia é uma forma de eliminar substâncias irritantes nocivas ao organismo, tais como alimentos contaminados ou patógenos. Ela também pode resultar de estresse emocional, abusos na ingesta alimentar, doenças intestinais ou uso de medicações.

A incontinência fecal é a incapacidade de controlar a eliminação das fezes. Não implica necessariamente fezes soltas ou aquosas, ainda que possam estar presentes. Em muitas situações, o funcionamento intestinal é normal, mas a incontinência pode resultar de alterações neurológicas que prejudicam a atividade sensitivo-motora. Outra situação em que caracteriza a incontinência é quando o indivíduo não consegue chegar a tempo ao vaso sanitário, pelo fato de a força esfincteriana normal não ser suficiente para reter o volume fecal aumentado. Nos casos de incontinência fecal crônica, é de extrema importância o apoio do profissional de saúde aos indivíduos afetados, pois há impacto social e emocional grande na vida daqueles que enfrentam esse problema.

Para as situações anteriormente descritas, a sondagem retal é um procedimento que permeia condutas terapêuticas a serem instituídas, buscando o conforto do paciente e evitando complicações.

# 3. INDICAÇÕES E CONTRAINDICAÇÕES

A técnica de sondagem retal é realizada nos procedimentos descritos a seguir (Quadro 10.6), com suas respectivas indicações e contraindicações.

# 4. MATERIAL

Os materiais utilizados no procedimento de sondagem retal são:

- Luvas de procedimento
- Óculos de proteção
- Máscara cirúrgica
- Avental
- Lençol
- Forro impermeável
- Saco plástico para lixo
- Cateter retal nº 22 a 32
- Comadres/baldes
- Solução lubrificante/anestésica
- Fralda
- Solução ou medicamento prescrito
- Cateter siliconado específico para controle de incontinência fecal
- Fita adesiva para fixação
- Gaze ou compressa
- Fita métrica
- Seringa (dispositivo para controle de incontinência fecal)

**QUADRO 10.6** Procedimentos que Envolvem a Sondagem Retal e suas Respectivas Indicações e Contraindicações

| Procedimentos | Indicações | Contraindicações |
|---|---|---|
| Sondagem simples | • Flatulência<br>• Desconforto ou distensão abdominal | • Pacientes com doenças inflamatórias agudas do intestino<br>• Colite hemorrágica aguda |
| Enema (clister) | • Constipação<br>• Impactação fecal após retirada de fecaloma | • Após intervenção cirúrgica recente do cólon e órgãos adjacentes |
| Lavagem intestinal (enteroclisma) | • Flatulência<br>• Distensão abdominal<br>• Constipação<br>• Impactação fecal após retirada de fecaloma<br>• Preparo para procedimentos cirúrgicos, endoscópicos, radiológicos | • Hérnia abdominal<br>• Neoplasia de cólon<br>• Megacólon<br>• Hemorragia intestinal<br>• Hemorroidas<br>• Fissuras perianais<br>• Fístulas anais severas em fase aguda |
| Uso de dispositivo para controle de incontinência fecal | • Incontinência fecal<br>• Auxílio no tratamento de dermatites associadas à incontinência<br>• Infecção por *Clostridium* | • Lesão raquimedular (nível T6 ou abaixo) é uma contraindicação somente para dispositivo de controle de incontinência fecal. |

446  10. ELIMINAÇÃO

# 5. DESCRIÇÃO DA TÉCNICA

O períneo e a região perianal devem ser avaliados pelo enfermeiro, realizando-se também avaliação da ampola retal por meio de toque retal (exploração digital) antes de iniciar a sondagem propriamente dita. Deve-se investigar a presença de fissuras, hemorroidas e outras lesões que possam contraindicar o procedimento.

- Objetivo: Realizar sondagem retal.
- Aplicação: Aos pacientes/clientes com prescrição médica de sondagem retal (enteroclisma).
- Responsabilidade: Enfermeiros.

Técnica para sondagem retal

| Ação | Justificativa |
|---|---|
| 1. Higienizar as mãos com água e sabão ou álcool-gel. | Reduzir a microbiota transitória e residente (precauções-padrão). |
| 2. Realizar desinfecção do balcão/bandeja. | Garantir ambiente limpo. |
| 3. Higienizar as mãos com água e sabão ou álcool-gel. | Reduzir a microbiota transitória e residente (precauções-padrão). |
| 4. Ler a prescrição médica ou de enfermagem do paciente de cima para baixo e da esquerda para a direita quando cabível. | Garantir a realização do procedimento correto, no paciente correto. |
| 5. Separar todo o material necessário. | Organizar o procedimento. |
| 6. Preparar a medicação a ser administrada e respeitar os "certos" da administração de medicamentos. Realizar a identificação da medicação preparada. Encaminhar-se para o quarto/leito do paciente. | Evitar o erro de administração de medicamentos. |
| 7. Higienizar as mãos com água e sabão ou álcool-gel. | Reduzir a microbiota transitória e residente (precauções-padrão). |
| 8. Identificar o paciente: solicitar que informe o nome completo e a data de nascimento, enquanto o profissional faz a conferência com a pulseira de identificação e a prescrição médica. A identificação deve ser feita por dois indicadores. | Garantir a realização do procedimento correto, no paciente correto. |
| 9. Orientar paciente e família quanto ao procedimento. | Manter ética e transparência no cuidado; contribuir para adesão do paciente ao procedimento. |
| 10. Fechar a porta, puxar as cortinas ou posicionar biombo ao redor do leito. | Manter a privacidade do paciente. |
| 11. Higienizar as mãos com água e sabão ou álcool-gel. | Reduzir a microbiota transitória e residente (precauções-padrão). |
| 12. Calçar equipamentos de proteção individual (EPI) (óculos, máscara, avental e luva de procedimentos). | Proteger-se de microrganismos (precauções-padrão). |
| 13. Inspecionar o abdome, auscultar os ruídos hidroaéreos, percutir e palpar suavemente, avaliando a distensão abdominal ou plenitude (lembre-se de que o exame físico deve ser feito pelo enfermeiro). Medir circunferência abdominal com fita métrica. | Proporcionar uma base de dados para futuras comparações. |
| 14. Colocar o paciente na posição de Sims ou na posição genupeitoral, conforme preferência e conforto do paciente (ver Capítulo 8.1). | Facilitar a exposição do ânus e relaxar o esfíncter anal externo, mantendo conforto do paciente. |
| 15. Realizar o toque retal (exploração digital) para avaliar o tônus do esfíncter anal e as condições da mucosa retal (procedimento feito pelo enfermeiro). Após o toque retal, realizar a troca das luvas de procedimento. | Proporcionar uma base de dados para futuras comparações, avaliar sangramentos ou condições que impeçam a realização da sondagem. |
| 16. Abrir as embalagens deixando os materiais dispostos para fácil manejo. | Organização dos materiais facilita o procedimento. |
| 17. Aplicar lubrificante generosamente em toda extensão do cateter retal. | O lubrificante facilita a inserção. O tamanho do cateter retal pode variar de 22 a 32 Fr. |
| 18. Com a mão não dominante, afastar as nádegas usando os dedos polegar, indicador e médio (Figura 10.22). | Este passo possibilita melhor visualização da região anal. |
| 19. Com a mão dominante, introduzir lentamente o cateter por 10-15 cm, em pacientes adultos. Direcionar a ponta do cateter para o umbigo do paciente (Figuras 10.23). | A inserção lenta da sonda minimiza os espasmos da parede intestinal e dos esfíncteres, permitindo que a extremidade do cateter fique posicionada adequadamente acima dos músculos esfincterianos, estimulando o peristaltismo. A angulação em direção à cicatriz umbilical segue o delineamento anatômico. |

| Ação | Justificativa |
|---|---|
| 20. Apoiar a extremidade externa do cateter em uma gaze ou compressa, cobrindo o orifício de saída. Fixar o cateter com fita adesiva em uma das nádegas ou na face interna da coxa. | Evitar deslocamento do cateter e proporcionar um meio de absorver as fezes que podem eventualmente ser drenadas. |
| 21. Manter o cateter retal no local por 20 minutos, no máximo. | Reduzir o risco de lesão esfincteriana. |
| 22. Retirar o cateter suavemente, cobrindo com uma gaze ou compressa. | Garantir conforto do paciente e permitir avaliar sangramentos ou saída de secreção. |
| 23. Recolher e desprezar o material em local adequado e retirar biombo/abrir cortinas ou a porta do quarto. Realizar desinfecção da bandeja. | Garantir ambiente seguro e limpo. |
| 24. Remover as luvas e desprezá-las no lixo infectante. | A remoção das luvas previne a contaminação cruzada. |
| 25.  Higienizar as mãos com água e sabão ou álcool-gel. | Reduzir a microbiota transitória e residente (precauções-padrão). |
| 26. Ao final do procedimento, o enfermeiro deve reavaliar as condições abdominais do paciente, quanto a distensão/desconforto e circunferência abdominal, bem como realizar avaliações periódicas. | Comparar com dados iniciais para avaliar eficácia do procedimento. Além de acompanhar a evolução do quadro clínico, avaliações periódicas possibilitam identificação de efeitos adversos. Repetir o procedimento a cada 3 ou 4 horas, caso o paciente apresente desconforto novamente. |
| 27. Registrar o procedimento e possíveis intercorrências. | Cumprir requisitos legais e éticos, garantir a continuidade do cuidado e efetiva comunicação na equipe. |

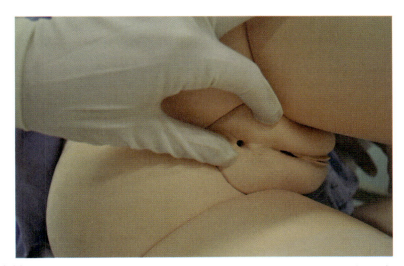

**FIGURA 10.22** Com a mão não dominante, afastar as nádegas usando os dedos médio, indicador e polegar.

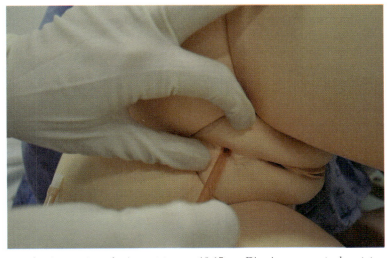

**FIGURA 10.23** Com a mão dominante, introduzir o cateter por 10-15 cm. Direcionar a ponta do cateter para o umbigo do paciente

# 448    10. ELIMINAÇÃO

Técnica de sondagem retal para inserção do dispositivo de controle de incontinência fecal para adultos

| Ação | Justificativa |
|---|---|
| 1. Higienizar as mãos com água e sabão ou álcool-gel. | Reduzir a microbiota transitória e residente (precauções-padrão). |
| 2. Realizar desinfecção do balcão/bandeja. | Garantir ambiente limpo. |
| 3. Higienizar as mãos com água e sabão ou álcool-gel. | Reduzir a microbiota transitória e residente (precauções-padrão). |
| 4. Ler a prescrição médica ou de enfermagem do paciente de cima para baixo e da esquerda para a direita quando cabível. | Garantir a realização do procedimento correto, no paciente correto. |
| 5. Separar todo o material necessário. | Organizar o procedimento. |
| 6. Higienizar as mãos com água e sabão ou álcool-gel. | Reduzir a microbiota transitória e residente (precauções-padrão). |
| 7. Identificar o paciente: solicitar que informe o nome completo e a data de nascimento, enquanto o profissional faz a conferência com a pulseira de identificação e a prescrição médica. A identificação deve ser feita por dois indicadores. | Garantir a realização do procedimento correto, no paciente correto. |
| 8. Orientar paciente e família quanto ao procedimento. | Manter ética e transparência no cuidado; contribuir para adesão do paciente ao procedimento. |
| 9. Fechar a porta, puxar as cortinas ou posicionar biombo ao redor do leito. | Manter a privacidade do paciente. |
| 10. Higienizar as mãos com água e sabão ou álcool-gel. | Reduzir a microbiota transitória e residente (precauções-padrão). |
| 11. Calçar EPI (óculos, máscara, avental e luva de procedimentos). | Proteger-se de microrganismos (precauções-padrão). |
| 12. Colocar o paciente na posição de Sims ou na posição genupeitoral, conforme preferência e conforto do paciente (ver Capítulo 8.1). | Facilitar a exposição do ânus e relaxar o esfíncter anal externo, mantendo conforto do paciente. |
| 13. Realizar o toque retal (exploração digital) para avaliar tônus do esfíncter anal e condições da mucosa retal (*procedimento feito pelo enfermeiro*). Após o toque retal, realizar a troca das luvas de procedimento. | Proporcionar uma base de dados para futuras comparações, avaliar sangramentos ou condições que impeçam a realização da sondagem. |
| 14. Abrir as embalagens, deixando os materiais dispostos para fácil manejo. | Organização dos materiais facilita o procedimento. |
| 15. Verificar a integridade de toda extensão do cateter e também se há ar residual no balão de silicone. Retirar qualquer ar remanescente usando a seringa exclusiva do *kit* através da entrada de cor branca específica do balão. | Se houver vazamentos, será necessário trocar os materiais. A retirada total de ar minimiza as chances de rompimento do balão quando insuflado. |
| 16. Preencher a seringa exclusiva do *kit* com solução salina ou água destilada. Conectar a entrada de cor branca e testar o balão preenchendo-o com, no máximo, 45 mL. Desinsuflar o balão certificando-se de que esteja totalmente vazio para a inserção. | Se preenchido com ar, poderão ocorrer distensão e desconforto intestinal em casos de vazamentos ou rompimento do balão. A quantidade ideal indicada para preencher o balão minimiza riscos de rompimento e de isquemia tecidual local, pois promove pressão adequada. |
| 17. Conectar a bolsa coletora na extremidade distal do cateter. Fechar o clipe para evitar vazamentos. | Garantir que o dispositivo seja de sistema fechado, permitir quantificação e observação da eliminação e evitar contaminação. |
| 18. Posicionar o dedo indicador da mão dominante no compartimento embaixo do balão. | Permitir conforto do paciente utilizando a técnica de inserção com apenas um dedo; facilitar a inserção e manejo do cateter. |
| 19. Aplicar lubrificante generosamente na extremidade do cateter, cobrindo totalmente o balão. | O lubrificante facilita a inserção. |
| 20. Com a mão não dominante, afastar as nádegas usando os dedos médio, indicador e polegar. | Este passo possibilita melhor visualização da região anal. |
| 21. Inserir gentilmente o cateter com o dedo indicador até a marca indicada (aproximadamente 10 cm). | Permitir que a extremidade do cateter fique posicionada adequadamente acima dos músculos esfincterianos, minimizando risco de lesão. |
| 22. Segurar o cateter no local com a mão não dominante e retirar o dedo indicador da mão dominante com cuidado. | Permitir o posicionamento adequado do cateter, evitando deslocamento. |
| 23. Usando a seringa, insuflar o balão com a quantidade adequada de solução salina ou água destilada (45 mL, no máximo) até o marcador da entrada de cor branca indicar enchimento total. | Caso haja resistência ao insuflar o balão, desinsufle-o e reposicione o cateter, inserindo-o um pouco mais. Dessa forma, garante-se que o cateter fique acima dos músculos esfincterianos, minimizando-se o risco de lesão. |
| 24. Desconectar a seringa e tracionar gentilmente o cateter para alocar o balão internamente de forma adequada. | Garantir que as fezes escoem por dentro do sistema e evitar vazamentos. |
| 25. Posicionar a bolsa coletora abaixo do nível da cama. Abrir o clipe e verificar o fluxo de eliminação. | Possibilitar drenagem por gravidade e permitir avaliar as características das fezes eliminadas. |

| Ação | Justificativa |
|---|---|
| 26. Reposicionar o paciente em decúbito dorsal horizontal, deixando o cateter posicionado entre as pernas do paciente. | Promover o conforto do paciente, evitando dobras e acotovelamento da extensão. Minimizar riscos de lesões. |
| 27. Realizar a fixação do cateter na face interna da coxa. | Segurança para não tracionar/deslocar o cateter, evitando iatrogenias. |
| 28. Recolher e desprezar o material em local adequado e retirar biombo/abrir cortinas ou a porta do quarto. Realizar desinfecção da bandeja. | Garantir ambiente seguro e limpo. |
| 29. Remover os EPIs e desprezá-los no lixo infectante. | A remoção das luvas previne a contaminação cruzada. |
| 30. Higienizar as mãos com água e sabão ou álcool-gel. | Reduzir a microbiota transitória e residente (precauções-padrão). |
| 31. Registrar o procedimento e possíveis intercorrências. | Cumprir requisitos legais e éticos, garantir a continuidade do cuidado e efetiva comunicação na equipe. |

Com relação ao dispositivo de controle de incontinência fecal, seu uso é somente recomendado quando a consistência das fezes for diminuída (semilíquida ou líquida). O fabricante aconselha avaliar periodicamente a extensão do cateter, verificando obstruções por partículas sólidas, e, se necessário, realizar ordenha do mesmo. Não há necessidade de desinsuflar o balão de forma rotineira, uma vez que o balão tenha sido preenchido de forma adequada e com volume ideal. O uso do dispositivo é recomendado por até 29 dias consecutivos.

Para a retirada do dispositivo, usando equipamento de proteção individual adequado, coloque o paciente novamente na posição de Sims, desinsufle todo o balão usando uma seringa e retire gentilmente o dispositivo, protegendo com uma gaze ou compressa. Verifique sinais de sangramento, lesão ou saída de secreção. Descarte o dispositivo em lixo apropriado.

## 6. ESTIMATIVA DE TEMPO DE EXECUÇÃO

O procedimento pode demorar de 15 a 25 minutos.

## 7. EXEMPLOS DE REGISTRO

### Sondagem retal

1/2/2017 – 8 h – Paciente refere desconforto abdominal. Ao exame físico, apresenta abdome distendido, com dor moderada à palpação em região de flanco direito, ruídos hidroaéreos presentes, porém aumentados em todos os quadrantes, circunferência abdominal de xx cm. Realizada sondagem retal em posição de Sims, inserido cateter retal número 26 por 15 minutos. Após o procedimento, refere melhora da dor e do desconforto, apresenta abdome mais suave à palpação, com circunferência abdominal de xx cm. *Função e nome do profissional, número do Coren e assinatura.*

### Inserção do dispositivo de controle de incontinência fecal para adultos

1/2/2017 – 8 h – Realizado procedimento de sondagem retal para inserção de dispositivo de controle de incontinência fecal com paciente em posição de Sims. Ausência de lesões ou alterações ao exame perianal e retal. Cateter posicionado conforme marcador indicado, balão insuflado com 45 mL de soro fisiológico 0,9%. Apresenta eliminação de fezes semilíquidas de coloração marrom-clara, ausência de sangramento, nega desconforto local. Orientado a comunicar qualquer desconforto. *Função e nome do profissional, número do Coren e assinatura.*

## 8. CONSIDERAÇÕES ESPECIAIS NO CICLO VITAL

A eliminação intestinal tem relação direta com a alimentação, a capacidade do organismo em absorver nutrientes e o controle voluntário do funcionamento intestinal. Considerando que **bebês** têm a alimentação exclusivamente baseada no leite materno, ou fórmulas lácteas, e a frequência de amamentação ao longo do dia é alta, a eliminação também seguirá o mesmo padrão: fezes de consistência amolecida e coloração mais amarelada, com maior frequência de evacuação. Como o organismo do bebê está em desenvolvimento, ele não consegue ainda ter controle voluntário sobre a eliminação intestinal. No entanto, esse fato não caracteriza diarreia, sendo necessário observar outros comportamentos para caracterizar distúrbio ou disfunção. Por conta da fermentação bacteriana e deglutição de ar durante a amamentação, a distensão gástrica e flatulência podem estar muitas vezes presentes. Nestes casos, medidas não invasivas, como a massagem abdominal, são indicadas para auxiliar no alívio abdominal. Pela fragilidade da mucosa intestinal que ainda está em desenvolvimento, a passagem de sondas retais em bebês deve ser cuidadosa e o cateter deve ser introduzido apenas por 2,5 a 3,7 cm.

Em **crianças** com idade entre 1 e 3 anos, o cateter deve ser introduzido de 5 a 7 cm, no máximo; nessa faixa etária, o controle esfincteriano torna-se possível pelo desenvolvimento total das fibras nervosas que inervam o períneo. Porém, casos de constipação ou até mesmo de incontinência podem surgir devido ao processo de aprendizado sobre a eliminação intestinal ainda em desenvolvimento. Medidas terapêuticas envolvem desde a conscientização da criança sobre a necessidade de evacuar e sua capacidade de comunicar essa necessidade, até mesmo a compreensão demonstrada pelo adulto sem punição ou humilhação por acidentes de eliminação. Em alguns casos poderá ser necessário o uso de enema, conforme orientação médica. Os cateteres e bicos injetores utilizados em procedimentos pediátricos devem ter tamanhos adequados e proporcionais à criança.

A senilidade promove alterações musculoesqueléticas importantes, como redução da motilidade gastrointestinal e perda de elasticidade intestinal. Além disso, a presença de comorbidades pode levar ao uso de muitos medicamentos que interferem no funcionamento gastrointestinal. Assim, **idosos** são mais propensos à constipação. Entretanto, intervenções não farmacológicas, como aumento da ingesta hídrica e de fibras encontradas em cereais, frutas e vegetais, por exemplo, são medidas eficazes na prevenção da constipação.

## 9. OBSERVAÇÕES

Antes de a sondagem retal ser executada, o enfermeiro deve investigar fatores que podem expor o paciente a riscos de complicações, como sangramento, verificando resultados de exames laboratoriais (contagem de plaquetas e leucócitos).

Ao inserir o cateter retal, pode haver reação vagal (aumento de estimulação parassimpática) e consequente diminuição da frequência cardíaca.

A incidência de câncer colorretal aumenta com a idade. Um de seus sinais iniciais é a mudança nos padrões de eliminação intestinal e nas características das fezes. Qualquer mudança na eliminação intestinal que não corresponda a simples mudanças nos hábitos alimentares ou no estilo de vida requer maior investigação.

O enema de bário é muito utilizado em procedimentos radiológicos, e por ser um meio de contraste, deve-se questionar quanto alergias e reações adversas a essa substância ou outros contrastes.

## 10. DIAGNÓSTICOS DE ENFERMAGEM

- Dor aguda
- Constipação
- Constipação funcional crônica
- Motilidade gastrointestinal disfuncional
- Diarreia
- Incontinência Intestinal

## 11. QUESTÕES PARA ESTUDO

**1)** Quais medicamentos podem alterar a motilidade gastrointestinal e a eliminação intestinal?
**2)** Previamente à introdução da sonda retal, o que deve ser avaliado pelo enfermeiro? Por quê?

3) Quais os posicionamentos adequados do paciente na realização de sondagem retal? Descreva anatomicamente as posições.
4) Existem quatro indicações para realização de sondagem retal. Cite e explique cada procedimento.

## Referências

Diagnósticos de enfermagem da Nanda: definições e classificação 2018-2020. 11ª ed./ Nanda International. Porto Alegre: Artmed, 2018.

Moorhead S, Johnson M, Maas ML, et al. Classificação dos resultados de enfermagem (NOC). 4ª ed. Rio de Janeiro: Elsevier, 2010: 37.

Timby BK. Conceitos e habilidades fundamentais no atendimento de enfermagem. 8ª ed. Porto Alegre: Artmed; 2008.

Taylor C, Lillis C, LeMone P. Fundamentos de enfermagem: a arte e a ciência do cuidado de enfermagem. 5ª ed. Porto Alegre: Artmed; 2007.

Lynn P. Habilidades de enfermagem clínica de Taylor: uma abordagem ao processo de enfermagem. 2ª ed. Porto Alegre: Artmed; 2009.

Hockenberry MJ, Wilson D. Wong: fundamentos de enfermagem pediátrica. 8ª ed. Rio de Janeiro: Elsevier; 2011.

Sociedade Brasileira de Coloproctologia. Constipação. Disponível em: http://www.sbcp.org.br/?doencas-comuns-conteudo&id=177. Acessado em 27 de novembro de 2016.

Santos JCM Jr. Constipação Intestinal. Rev Bras Coloproct 2005;25(1):79–93.

Barbuti RC. Diarreias agudas: aspectos clínicos, etiológicos e terapêuticos. Rev Clin Terap 2008;34(1):3–12.

Conselho Regional de Enfermagem do Distrito Federal (Coren-DF). Manual de procedimentos de enfermagem. 2012. Disponível em: http://coren-df.gov.br/site/wp-content/uploads/2012/03/manualsesdf.pdf. Acessado em 25 de novembro de 2016.

Conselho Regional de Enfermagem de São Paulo (Coren-SP). Parecer CAT nº 032/2010 – Lavagem intestinal. Disponível em: http://portal.coren-sp.gov.br/sites/default/files/parecer_coren_sp_2010_32.pdf. Acessado em 27 de novembro de 2016.

Conselho Regional de Enfermagem de São Paulo (Coren-SP). Orientação Fundamentada n° 080/2016 – Instalação do dispositivo Flexi-Seal® – Sistema de controle de incontinência fecal. Disponível em: http://portal.coren-sp.gov.br/sites/default/files/Orienta%C3%A7%C3%A3o%20Fundamentada%20-%20080_1.pdf. Acessado em 27 de novembro de 2016.

Conselho Regional de Enfermagem de São Paulo (Coren-SP). Orientação Fundamentada n° 003/2016 – Retirada de fecaloma. Disponível em: http://portal.coren-sp.gov.br/sites/default/files/Orienta%C3%A7%C3%A3o%20Fundamentada%20-%20003_1.pdf. Acessado em 27 de novembro de 2016.

Padmanabhan A, Stern M, Wishin J, et al. Clinical evaluation of a flexible fecal incontinence management system. Am J Crit Care 2007;16(4):384–93.

Gray M, Omar A, Buziak B. Stool management systems for preventing environmental spread of Clostridium difficile. J Wound Ostomy Continence Nurs 2014;41(5):460–5.

# 10.9

## Enteroclisma e Enema

*Ana Paula Conceição, Vanessa Cordeiro Vilanova*

## 1. INTRODUÇÃO

A lavagem intestinal consiste no processo mecânico retrógrado de introdução de solução hiperosmolar no intestino por meio de cateter retal. O processo é também denominado enteroclisma, quando se utiliza uma solução de 500 mL ou mais via retal. Quando o volume da solução infundida é menor, cerca de 150 mL ou menos, o procedimento é denominado clister ou enema.

São utilizadas soluções hiperosmolares, que criam um gradiente osmótico, atraindo água para a luz intestinal e acelerando o trânsito intestinal. Essa solução não é absorvida pelo trato gastrointestinal; assim, age aumentando o teor de água e eletrólitos nas fezes e estimulando o peristaltismo com ação local e sistêmica via sistema linfático.

O conteúdo da solução pode ser administrado por via retal através de introdução de cateter conectado a equipo com solução glicerinada (enteroclisma) ou ainda através de compressão com as mãos de frasco de solução de clister conectado em cateter na região anal (clister ou enema). O tipo de solução mais comumente utilizada é a que usa a gravidade para infusão através de equipo conectado em suporte de soro, procedimento que será descrito a seguir.

Com o uso de soluções de lavagem, a limpeza intestinal é realizada em aproximadamente 4 horas, sendo bem tolerada pela maioria dos indivíduos. Os principais efeitos colaterais relacionados ao procedimento são descritos no Quadro 10.7.

**452**                                      10. ELIMINAÇÃO

**QUADRO 10.7**   Principais Efeitos Colaterais Relacionados ao Enteroclisma

| Alterações de sinais vitais | Distúrbios hidroeletrolíticos |
| --- | --- |
| Hipotensão | Hipocalemia |
| Taquicardia ou bradicardia | Hipomagnesia |
| Hipotermia | Hipernatremia |
| Hipoglicemia | **Sistema cardiocirculatório** |
| **Efeitos gastrointestinais** | Arritmias |
| Distensão abdominal | Desidratação |
| Dor abdominal | Hipoperfusão |
| Cólicas | **Sistema neurológico** |
| Flatulência | Sonolência |
| Náuseas | Cefaleia |
| Vômitos | Rebaixamento de nível de consciência |

Dessa forma, o procedimento pode ser realizado pelos membros da equipe de enfermagem: auxiliares e técnicos de enfermagem (artigos 10 e 11 do Decreto 94.406/87, que regulamenta a Lei 7.498/86), com a supervisão do enfermeiro.

Nos casos de pacientes em pós-operatório de cirurgias anorretais ou com alguma disfunção tipo fissuras ou fístulas; de pacientes recém-ostomizados; de crianças pequenas; de pacientes com distúrbios cardiovasculares e ou renais; e de pacientes com fecaloma, considera-se que o procedimento deva ser realizado pelo enfermeiro, de forma exclusiva dentro da equipe de enfermagem.

Devido aos estigmas culturais e sociais que permeiam a realização do procedimento, é recomendável que seja realizado na presença de mais de um profissional de saúde, propiciando conforto e privacidade ao paciente.

## 2. INDICAÇÕES

Esse procedimento auxilia no amolecimento do conteúdo fecal da ampola retal e cólon descendente, viabilizando sua exteriorização.

Dentre as indicações, destacam-se o esvaziamento do cólon nas condições em que o organismo não consiga eliminar o conteúdo fecal por meios fisiológicos, causando impactação das fezes (constipação funcional). Também pode ser realizado para o preparo do cólon nas situações de exames radiológicos ou endoscópicos e/ou em cirurgias que necessitam de visualização das vilosidades intestinais.

Pacientes com diagnósticos de enfermagem "Constipação" e "Motilidade gastrointestinal disfuncional" podem se beneficiar desta intervenção para alcance de resultados de enfermagem, por exemplo: Função gastrointestinal (definida como capacidade do trato gastrointestinal de ingerir e digerir produtos alimentares, absorver nutrientes e eliminar o desnecessário), segundo a Classificação de Resultados de enfermagem (NOC).

## 3. CONTRAINDICAÇÕES

O procedimento é contraindicado caso haja falta de consentimento do paciente para realização do procedimento ou relato de alergia a medicamento prescrito; caso haja anormalidades ou trauma que impeça a introdução de cateter retal, como hemorroidas, sangramentos, abscessos, prolapsos ou fissuras que impossibilitem a realização do procedimento ou apresentem resistência na introdução do cateter; ou histórico de tumores de intestino e reto, cirurgia recente, diverticulite ou suspeita de apendicite ou hérnia estrangulada.

Há precauções particulares para pacientes que têm uma lesão da medula espinal, especialmente acima do nível de T6. Tais indivíduos possuem risco elevado de disreflexia autonômica, que ocorre em resposta a um estímulo nocivo abaixo do nível da lesão, podendo ocasionar estase fecal e impactação das fezes. A realização do procedimento pode desencadear um episódio de hipertensão que pode levar a acidente vascular cerebral, hemorragia, convulsões e morte.

O procedimento não deve ser realizado como rotina para indivíduos com constipação funcional, quando outros procedimentos não foram satisfatórios para produzir melhora de frequência e consistência das fezes. Deve ser associado em condições de terapia adjuvante relacionada a mudanças comportamentais e dietéticas por tratar-se de um procedimento invasivo.

# 4. MATERIAL

- Bandeja
- Luvas de procedimento
- Máscara cirúrgica
- Biombo
- Cateter retal
- Lubrificante
- Solução prescrita (solução fisiológica/glicerina)
- Suporte de soro
- Equipo de macrogotas
- Compressas
- Forro de lençol e impermeável
- Fralda descartável
- Comadre
- Pijama

# 5. DESCRIÇÃO DA TÉCNICA

- Objetivo: Preparar e administrar enteroclisma/enema.
- Aplicação: Aos pacientes/clientes com prescrição médica de enterclisma/enema
- Responsabilidade: Enfermeiros, técnicos de enfermagem e médicos.

| Ação | Justificativa |
|---|---|
| 1. Higienizar as mãos com água e sabão ou álcool-gel. | Reduzir a microbiota transitória e residente (precauções-padrão). |
| 2. Realizar desinfecção do balcão/bandeja. | Garantir ambiente limpo. |
| 3. Higienizar as mãos com água e sabão ou álcool-gel. | Reduzir a microbiota transitória e residente (precauções-padrão). |
| 4. Ler a prescrição médica ou de enfermagem do paciente de cima para baixo e da esquerda para a direita quando cabível. | Garantir a realização do procedimento correto, no paciente correto. |
| 5. Separar todo o material necessário. | Organizar o procedimento. |
| 6. Higienizar as mãos com água e sabão ou álcool-gel. | Reduzir a microbiota transitória e residente (precauções-padrão). |
| 7. Identificar o paciente: solicitar que informe o nome completo e a data de nascimento, enquanto o profissional faz a conferência com a pulseira de identificação e a prescrição médica. A identificação deve ser feita por dois indicadores. | Garantir a realização do procedimento correto, no paciente correto. |
| 8. Orientar paciente e família quanto ao procedimento. Comunicar que poderá ter sensação de plenitude, gases, câimbras, hipotensão, urgência para defecar, enquanto a solução estiver sendo administrada | Manter ética e transparência no cuidado; contribuir para adesão do paciente ao procedimento. |
| 9. Fechar a porta, puxar as cortinas ou posicionar biombo ao redor do leito. Forrar o leito com lençóis e forro impermeável. Oferecer ao paciente pijama, caso tenha preferência. | Manter a privacidade do paciente. |
| 10. Higienizar as mãos com água e sabão ou álcool-gel. | Reduzir a microbiota transitória e residente (precauções-padrão). |
| 11. Calçar equipamentos de proteção individual (óculos, máscara e luva de procedimento). | Proteger-se de microrganismos (precauções-padrão). |
| 12. Realizar exame físico de genitália e região anal do paciente. Retirar as luvas, higienizar as mãos. | Avaliar presença de alterações que impeçam a realização do procedimento e selecionar o dispositivo para introdução de solução. |

## 454 · 10. ELIMINAÇÃO

| Ação | Justificativa |
|---|---|
| 13. Adaptar o equipo de soro à solução a ser administrada, retirando o ar da extensão do cateter e identificando a solução. | Preparar solução e reduzir erros de medicação. |
| 14. Determinar a temperatura apropriada para a solução de irrigação, conforme recomendação do fabricante. | Preparar solução e reduzir erros de medicação. |
| 15. Higienizar as mãos e calçar luvas de procedimento. | Proteger-se de microrganismos (precauções-padrão). |
| 16. Colocar o paciente em posição de Sims. | Permitir que o líquido flua pelo intestino pela ação da gravidade. |
| 17. Cobrir o paciente, expondo somente a região anal. | Permitir a privacidade do paciente para realização do procedimento. |
| 18. Pendurar a solução em suporte de soro. | Manter organização durante o procedimento. |
| 19. Afastar a nádega direita do paciente com uma das mãos. | Permitir exposição de região anal. |
| 20. Aplicar lubrificante no cateter retal e introduzi-lo suavemente por cerca de 10 cm no reto de indivíduos adultos, direcionando-o para o umbigo (ver Capítulo 10.8) | Evitar lesões de pele e/ou de mucosa durante o procedimento. |
| 21. Abrir a pinça do equipo de solução e solicitar que o paciente permaneça nesta posição até o término da infusão. | Permitir que o líquido flua pelo intestino em sentido retrógrado. |
| 22. Ao término da infusão da solução, fechar a pinça do equipo de solução e retirar o cateter retal. | Minimizar desconforto do paciente durante o procedimento. |
| 23. Recolher e desprezar o material em local adequado e retirar biombo/ abrir cortinas ou a porta do quarto. Realizar desinfecção da bandeja. | Garantir ambiente seguro e limpo. |
| 24. Auxiliar o paciente a se posicionar como desejar e solicitar que ele contraia o esfíncter anal para reter a solução pelo maior tempo que conseguir. | Manter o líquido da solução na região intestinal para promover o amolecimento das fezes, evitando o extravasamento da solução. |
| 25. Oferecer auxílio para utilização do banheiro, higiene íntima e trocas de roupa. Conforme preferência do paciente, oferecer fralda descartável ou comadre. | Minimizar desconforto do paciente durante o procedimento. |
| 26. Orientar ao paciente que, após episódio de evacuação, ele deve solicitar ao profissional de enfermagem que avalie o aspecto da eliminação. | Verificar efeito terapêutico do medicamento, avaliando clareamento de eliminação a cada episódio de evacuação. Monitorar a resposta do paciente ao procedimento, incluindo sinais de intolerância (por exemplo, sangramento retal, distensão e dores abdominais), diarreia, constipação ou impactação de fezes. |
| 27. Remover os EPIs e desprezá-los no lixo infectante. | A remoção das luvas previne a contaminação cruzada. |
| 28. Higienizar as mãos com água e sabão ou álcool-gel. | Reduzir a microbiota transitória e residente (precauções-padrão). |
| 29. Registrar o procedimento e possíveis intercorrências. | Cumprir requisitos legais e éticos, garantir a continuidade do cuidado e efetiva comunicação na equipe. |

## 6. ESTIMATIVA DE TEMPO DE EXECUÇÃO

O procedimento pode demorar de 15 a 25 minutos.

## 7. EXEMPLO DE REGISTRO

1/2/2017 – 8 h – Realizado enteroclisma via retal com *xxx* mL de solução conforme item *xxx* da prescrição médica. Utilizada sonda retal número *xxx*. Procedimento sem intercorrências. Orientado paciente que após cada episódio de evacuação deve solicitar ao profissional de enfermagem que avalie o aspecto das eliminações (volume, aspecto, coloração, presença de sangue ou muco). *Função e nome do profissional, número do Coren e assinatura.*

## 8. CONSIDERAÇÕES ESPECIAIS NO CICLO VITAL

Não foram encontradas evidências de recomendação de enteroclisma em crianças. A indicação do procedimento em condição de constipação funcional relaciona a utilização de laxativos orais e enema comparados entre si e placebo, recomendando-se manejo de constipação funcional de crianças na presença dos pais, principalmente devido à dificuldade da criança em relatar os sintomas da constipação. Evidências apontam resultados mais efetivos com a administração de solução oral de polietinoglicol em curto prazo de acompanhamento de fatores adversos.

Os indivíduos **idosos** podem apresentar diminuição da motilidade e do trânsito intestinal, que frequentemente leva a queixas de constipação. Outra alteração relacionada à idade é a diminuição do tônus do esfíncter anal interno e da elasticidade da parede retal, com diminuição de impulsos nervosos na área retal. Ao realizar o procedimento de enteroclisma, o enfermeiro deve oferecer dispositivos como comadre, fraldas e plásticos impermeáveis para promover conforto e privacidade, devido à possibilidade de incontinência fecal, o que gera aumento de ansiedade e desconforto ao paciente.

A monitoração após a realização do procedimento em indivíduos **idosos** é particularmente importante devido à sua capacidade fisiológica diminuída para compensar a perda de líquidos, podendo resultar em exacerbação de efeitos colaterais.

## 9. OBSERVAÇÕES

Ao perceber qualquer tipo de resistência durante a introdução do cateter na região retal, solicite ao paciente que respire profundamente; deixe correr a solução pelo cateter através do esfíncter retal e reinicie o procedimento. Diante de qualquer intercorrência durante o procedimento, deve-se suspendê-lo e comunicar ao enfermeiro e médico responsáveis.

O enfermeiro deverá avaliar o paciente por meio do processo de enfermagem previsto na Resolução Cofen 358/2009, avaliando e registrando histórico gastrointestinal e exame físico antes da realização do procedimento. Devem ser considerados relatos de alterações nos hábitos intestinais e características das fezes, condição de hidratação e parâmetros que possam ser afetados por diminuição de volume de líquido circulante, como frequência cardíaca e pressão arterial, bem como condições da rede venosa, caso seja necessária a obtenção de acesso vascular para reposição hídrica.

O paciente deve manter uma dieta com líquidos leves no dia anterior e manter jejum na data do procedimento realizado eletivamente. Deve-se ressaltar que o procedimento não é isento de riscos, uma vez que pode ocorrer perda de líquidos, podendo gerar alterações hidroeletrolíticas, como hipocalemia, diminuição do volume urinário, hemoconcentração e tendência à retenção de sódio. Nestes casos, a ingestão de líquidos imediatamente após o preparo é necessária, e quando esta não for possível, a reposição poderá ser indicada por via parenteral. Para tanto, o enfermeiro deve avaliar periodicamente o nível de consciência e a glicemia capilar, e orientar o paciente quanto a sinais de hipoglicemia e hipotensão.

## 10. DIAGNÓSTICOS DE ENFERMAGEM

- Constipação
- Motilidade gastrointestinal disfuncional

## 11. QUESTÕES PARA ESTUDO

**1)** Quais as indicações para enteroclismas e enema?
**2)** Cite alguns cuidados de enfermagem durante a administração do enteroclisma e enema.
**3)** Quais diagnósticos de enfermagem, segundo a Nanda Internacional, têm a indicação do enteroclisma ou enema para o alcance de resultado de enfermagem: Função gastrointestinal?

### Referências

Ashby R, Brendle JL, Cooper K, et al. Cuidado gastrinstestinal. In: Springhouse. As melhores práticas de enfermagem: procedimentos baseados em evidência. Tradução de Garcez RM. 2ª ed. Porto Alegre: Artmed, 2010: 414-418.

Bulechek GM, et al. NIC – Classificação das intervenções de enfermagem. Tradução Rodrigues DC. 6ª ed. Rio de Janeiro: Elsevier; 2016.

Conselho Regional de Enfermagem de São Paulo. Parecer Coren-SP CAT No 032/2010 de 1º de setembro de 2010. Lavagem intestinal. Disponível em: http://portal.coren-sp.gov.br/sites/default/files/parecer_coren_sp_2010_32.pdf. Acessado em 14 de outubro de 2016.

Gordon M, MacDonald JK, Parker CE, Akobeng AK, Thomas AG. Osmotic and stimulant laxatives for the management of childhood constipation. Cochrane Database of Systematic Reviews 2016;. Issue 8.

Herdman TH, Kamitsuru S. Diagnósticos de enfermagem da NANDA-I: definições e classificação 2018-2020. 11. ed. Porto Alegre: Artmed; 2018.

Keefee EB. Colonoscopy preps – what's the best? Gastrointest Endosc 1996;43:524–7.

Lelis MAS, Cesaretti IUR, Granitoff N. Exame do abdome: aparelho digestório. In: Barros ALBL, editor. Anamnese e exame físico: Avaliação diagnóstica de enfermagem no adulto. 2ª ed. Porto Alegre: Artmed; 2010. p. 235–53.

Lopes MHBM, Silva MAS, Christóforo FFM, Andrade DCJ, Bellini NR, Cervi RC, et al. O uso do enteroclisma no preparo para o parto: análise de suas vantagens e desvantagens. Rev Latino-Am Enferm 2001;9(6):49–55.

Lowry M. Rectal drug administration in adults: how, when, why. Nursing Times 2016;112(8):12–4.

Moorhead S, et al. NOC – Classificação dos resultados de enfermagem: mensuração em saúde. 5ª ed. Rio de Janeiro: Elsevier; 2016.

Parra-Blanco A, Nicolás-Pérez D, Gimeno-García A, Grosso B, Jiménez A, Ortega J, et al. The timing of bowel preparation before colonoscopy determines the quality of cleansing, and is a significant factor contributing to the detection of flat lesions: A randomized study. World J Gastroenterol 2006;12(38):6.161–6.

Pegram A, et al. Safe use of rectal suppositories and enemas with adult patients. Nursing Standard 2008;22(38):38–40.

Schaefer M, Littrell E, Khan A, Patterson ME. Estimated GFR decline following sodium phosphate enemas versus Polyethylene Glycol for screening colonoscopy: a retrospective cohort study. Am J Kidney Dis 2016;67(4):609–16.

Seinelä L, Pehknone E, Laasanen T, Ahvenainen J. Bowel preparation for colonoscopy in very old patients: a randomized prospective trial comparing oral sodium phosphate and polyethylene glycol electrolyte lavage solution. Scand J Gastroenterol 2003;38(2):216–20.

Smeltzer SC, Bare BG, Hinkle JL et al. Função digestiva e gastrointestinal. In , Brunner e Suddarth, (eds.). Tratado de enfermagem médico-cirúrgica. Tradução de Mundim FD, Figueiredo JEF. 11ª ed. Rio de Janeiro: Guanabara Koogan, 2009;(2):944-1.079.

# 10.10

## Cuidados com Ostomias Intestinais

*Danielle Cristina Garbuio, Tiemi Arakawa*

## 1. INTRODUÇÃO

O tratamento dos processos de adoecimento muitas vezes demanda um suporte com terapias para alcançar a cura ou aumentar a sobrevida. Esses tratamentos, por vezes, podem resultar em alterações na imagem corporal, como é o caso dos estomas.

A palavra estoma deriva do grego *stóma*, e é definida como uma abertura na parede abdominal, realizada através de um procedimento cirúrgico. Refere-se a qualquer exteriorização de víscera oca com o objetivo de alimentação ou eliminação e pode ser realizada na traqueia, no estômago, nas vias urinárias ou ainda no intestino. A realização de um estoma pode ser a terapia de escolha, definitiva ou temporária para diversas patologias.

A Associação Brasileira de Ostomizados (Abraso) estima um total de 33.864 pessoas com ostomias no Brasil, sendo que 9.200 delas residem no estado de São Paulo. Sabe-se que a presença de um estoma intestinal pode causar um impacto significativo na qualidade de vida e também na autoestima da pessoa, e, por este motivo, sua indicação deve ser avaliada com cautela. A adaptação ao estoma é um processo lento, contínuo, que deve ter início ainda no pré-operatório. O papel do enfermeiro e da equipe multiprofissional é de extrema importância neste processo de adaptação, no conhecimento acerca dos cuidados e na manutenção da autoestima.

O conhecimento acurado do enfermeiro clínico com experiência e perícia é importante na avaliação e no cuidado a pessoas com estomas, e embora seja importante a avaliação do estomaterapeuta, não há exigência legal para que este cuidado seja desempenhado pelo profissional especialista.

Os cuidados com os estomas intestinais podem ser divididos em cuidados pré-operatórios e cuidados pós-confecção do estoma.

Entre os cuidados pré-operatórios, são importantes a orientação quanto aos procedimentos, o suporte emocional ao paciente e a demarcação do local do estoma. Devem ser fornecidas, ainda, informações quanto às características do estoma normal e sobre as possíveis complicações.

Devido ao número limitado de especialistas na área e em contraponto ao crescente número de estomas sendo realizados, a Associação Brasileira de Estomaterapia (Sobest) indica que a demarcação pré-operatória do estoma pode ser realizada pelo enfermeiro generalista na ausência do enfermeiro estomaterapeuta. No entanto, é necessário que o especialista tenha completado uma capacitação teórico-prática. A demarcação prévia do local do estoma é de

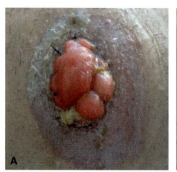 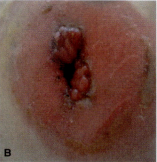

FIGURA 10.24 **A,** Estoma com secreção purulenta em sua inserção. Pele periestoma com edema (+/4 + ), eritema (+/4 + ) e maceração. **B,** Estoma apresentando retração. Pele periestoma com edema (2 + /3 + ) e eritema (3 + /4 + ).

fundamental importância e deve ser realizada, se possível, mesmo nas situações emergenciais. O estoma deve ser posicionado sobre o músculo reto abdominal, longe de cicatrizes, dobras, pregas cutâneas e da linha da cintura, e, ainda, estar ao alcance da visão do usuário.

Os cuidados pós-operatórios incluem precauções com o procedimento cirúrgico; ademais, no pós-operatório imediato é importante checar diversas vezes a viabilidade do estoma, bem como a presença de retração ou afundamento.

Sabe-se que a construção de um estoma demanda a adoção de medidas para adaptação e reajuste às atividades diárias, e entre elas estão os cuidados com o estoma e com a pele ao redor. Recomenda-se, para a avaliação da pele periestoma, o uso de instrumentos validados, uma vez que estes contribuem para a padronização da descrição e melhoram a comunicação entre a equipe. O estoma possui uma coloração rósea-viva, assim como sua mucosa, e a pele periestomal deve estar íntegra, livre de sinais de inflamação. Lesões e/ou sangramentos na região do estoma ou periestomal, assim como sinais de inflamação e queixas de prurido ou dor, são anormais, e sua identificação precoce deve ser valorizada (Figura 10.24A e B).

## 2. INDICAÇÕES

Os estomas intestinais podem ser classificados basicamente em colostomias e ileostomias. A primeira refere-se à abertura do segmento cólico e a segunda, do segmento ileal. São indicadas na abordagem terapêutica de diversas patologias, como câncer colorretal, diverticulite, doenças inflamatórias intestinais, incontinência anal, colites isquêmicas, trauma, e infecções perineais, entre outras indicações.

As colostomias e ileostomias podem ser **temporárias** ou **definitivas**, e também são chamadas de em alça ou terminais, em decorrência de técnica cirúrgica empregada. Os estomas temporários são usualmente realizados com a técnica tipo em alça, pois, deste modo, é possível reestabelecer mais facilmente o trânsito intestinal.

## 3. CONTRAINDICAÇÕES

Algumas situações requerem atenção especial e podem representar uma contraindicação para a confecção de colostomia ou ileostomia; por exemplo, incapacidade do paciente no autocuidado, pacientes em rádio e quimioterapia, extremos de idade.

## 4. MATERIAL

O avanço tecnológico dos dispositivos disponíveis para esta população, associado ao constante desenvolvimento das técnicas de cuidado, resultou em maior qualidade nestes tratamentos, e, também, em maior qualidade de vida ao ostomizado.

Existem três tipos de dispositivos para este cuidado: bolsas para estoma, protetores cutâneos e acessórios. Os protetores têm a função de proteger a pele ao redor do estoma ou tratar a pele já lesada; as bolsas são dispositivos que permitem a coleta do efluente eliminado (Figura 10.25); e os acessórios visam proporcionar maior segurança e conforto.

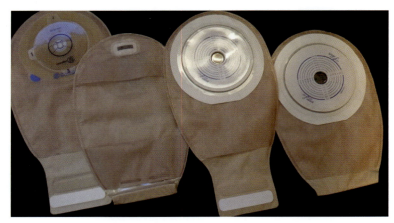

FIGURA 10.25   Bolsas para estoma.

Para a manutenção de um cuidado adequado é importante que as bolsas utilizadas por esta clientela reúnam características de ajuste adequado ao estoma com aderência total à pele, sem agredi-la. Elas também devem oferecer proteção contra odores e ruídos, serem flexíveis, discretas e de simples manuseio.

- Luvas de procedimento
- Máscara descartável
- Avental de proteção
- Bolsa para estoma
- Régua para mensurar estoma
- Gaze estéril
- Soro fisiológico a 0,9% (bolsa com 100 ou 250 mL)
- Agulha 40 ×12 ou ponta romba (para realizar a irrigação da lesão)
- Protetores cutâneos (se disponíveis ou necessários)

## 5. DESCRIÇÃO DA TÉCNICA

Para uma adequada manutenção da saúde da pele periestoma, alguns cuidados são indicados: recorte adequado da bolsa coletora com o tamanho do estoma, evitando, assim, o contato do efluente com a pele; não utilizar produtos químicos não indicados no estoma ou pele ao redor; tomar banho de sol no local por cerca de 10 minutos no dia de troca da bolsa, evitando o horário das 10 às 16 horas; observar a pele e a cicatrização ao redor do estoma; e observar possíveis alterações quanto a cor, inchaço, presença de exsudato e sangramento no estoma ou ao redor.

Além disso, o conhecimento da característica dos efluentes também fará parte do cuidado ao paciente ostomizado. Ileostomias geralmente produzem efluentes líquidos, durante o pós-operatório, e posteriormente pastosos. Colostomias ascendentes e transversas geralmente apresentam efluentes semilíquidos a pastosos, e colostomias descendentes produzem efluentes pastosos a sólidos.

A seguir descreveremos a técnica de limpeza do estoma e a adequada colocação da bolsa.

- Objetivo: Realizar limpeza do estoma e colocação da bolsa.
- Aplicação: Aos pacientes/clientes com prescrição de enfermagem de cuidados com estoma.
- Responsabilidade: Enfermeiros e técnicos de enfermagem.

| Ação | Justificativa |
|---|---|
| 1. Higienizar as mãos com água e sabão ou álcool-gel. | Reduzir a microbiota transitória e residente (precauções-padrão). |
| 2. Realizar desinfecção do balcão/bandeja. | Garantir ambiente limpo. |
| 3. Higienizar as mãos com água e sabão ou álcool-gel. | Reduzir a microbiota transitória e residente (precauções-padrão). |
| 4. Ler a prescrição de enfermagem do paciente de cima para baixo e da esquerda para a direita. | Garantir a realização do procedimento correto, no paciente correto. |
| 5. Separar todo o material necessário. | Organizar o procedimento. |

## 5. DESCRIÇÃO DA TÉCNICA

| Ação | Justificativa |
|---|---|
| 6. Higienizar as mãos com água e sabão ou álcool-gel. | Reduzir a microbiota transitória e residente (precauções-padrão). |
| 7. Identificar o paciente: solicitar que informe o nome completo e a data de nascimento, enquanto o profissional faz a conferência com a pulseira de identificação e a prescrição médica. A identificação deve ser feita por dois indicadores. | Garantir a realização do procedimento correto, no paciente correto. |
| 8. Orientar paciente e família quanto ao procedimento. | Manter ética e transparência no cuidado; contribuir para adesão do paciente ao procedimento. Fornecer uma assistência humanizada e baseada na autonomia do paciente, por meio da transmissão de informações a respeito do cuidado, e permitir o esclarecimento de dúvidas e/ou questionamentos pelo indivíduo e pelos acompanhantes. |
| 9. Fechar a porta, puxar as cortinas ou posicionar biombo ao redor do leito. | Manter a privacidade do paciente. |
| 10. Higienizar as mãos com água e sabão ou álcool-gel. | Reduzir a microbiota transitória e residente (precauções-padrão). |
| 11. Vestir o avental de proteção, a máscara descartável e as luvas de procedimento. | Prevenir infecções por meio de medidas de precaução-padrão. |
| 12. Retirar cuidadosamente a bolsa coletora com auxílio de solução fisiológica. | Evitar lesões na pele em que a bolsa está aderida. |
| 13. Realizar a limpeza do estoma irrigando com solução fisiológica. Não esfregar. Observar as características do estoma. | O estoma é muito sensível e pode ser lesionado caso ocorra fricção. |
| 14. A pele ao redor do estoma deve ser limpa suavemente com gaze embebida em soro fisiológico. Observar as características da pele periestomal. | A pele ao redor poderá estar sensível por conta do adesivo da bolsa coletora. |
| 15. Medir o estoma com uma régua apropriada (Figura 10.26) e recortar a bolsa coletora de acordo com esta medida (Figura 10.27). | A bolsa coletora deve estar com ajuste perfeito para evitar vazamento de efluente para a pele, o que pode causar lesões e irritação neste local. |
| 16. Retirar a película protetora da bolsa e ajustá-la ao estoma, garantindo total aderência sem a presença de bolhas ou regiões de descolamento. | Evitar o contato do efluente com a pele, o que poderá causar lesão ou irritação neste local. |
| 17. Realizar orientações sobre os cuidados com o estoma, limpeza, troca de bolsa, alimentação e identificação de possíveis problemas. | É importante que a pessoa com estoma tenha autonomia em seus cuidados e seja capaz de reconhecer alterações importantes e procurar avaliação especializada nestes casos. |
| 18. Recolher e desprezar o material em local adequado e retirar biombo/abrir cortinas ou a porta do quarto. Realizar desinfecção da bandeja. | Garantir ambiente seguro e limpo. |
| 19. Remover equipamentos de proteção individual (EPI) e desprezá-los. | Precaução-padrão. |
| 20. Higienizar as mãos com água e sabão ou álcool-gel. | Reduzir a microbiota transitória e residente (precauções-padrão). |
| 21. Registrar o procedimento e possíveis intercorrências. | Cumprir requisitos legais e éticos, garantir a continuidade do cuidado e efetiva comunicação na equipe. |

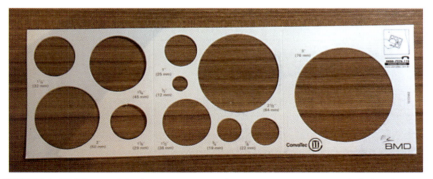

**FIGURA 10.26** Modelo de régua para auxiliar a mensuração e corte de bolsa de colostomia.

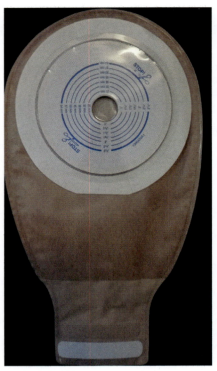

FIGURA 10.27  Detalhe da bolsa para estoma com o local para recorte.

## 6. ESTIMATIVA DE TEMPO DE EXECUÇÃO

O tempo pode variar de 10 a 20 minutos.

## 7. EXEMPLO DE REGISTRO

Após o procedimento, o registro adequado deverá ser realizado. A descrição do tipo de estoma, sua localização, as características do estoma em si e da pele periestoma, assim como a característica do efluente, e uma síntese do procedimento realizado são dados importantes, que permitem a continuidade do cuidado ao longo dos plantões.

> 27/4/2016 – 8h30 – Realizada limpeza e troca de bolsa coletora em colostomia transversa, localizada em porção interna do flanco esquerdo, de acordo com técnica asséptica. Desprezados 150 mL de efluente pastoso, cor acastanhada, de odor característico. Estoma com coloração rósea, aspecto liso, sem lesões aparentes ou sangramento. Pele periestomal íntegra, com presença de eritema +/ + + + . Paciente nega queixas. Procedimento realizado sem intercorrências.
> *Função e nome do profissional, número do Coren e assinatura.*

## 8. CONSIDERAÇÕES ESPECIAIS NO CICLO VITAL

As questões relacionadas à qualidade de vida, imagem corporal e sexualidade podem ser influenciadas de forma negativa pela presença do estoma, e por isso devem ser avaliadas e planejadas de forma a prover os cuidados adequados. Ademais, os impactos na qualidade de vida dos cuidadores e família também devem ser considerados neste momento.

## Criança ostomizada

A experiência de um estoma na criança pode ser vivenciada nos primeiros dias de vida ou ainda durante a infância, a depender da causa, que pode ser congênita ou resultante de uma patologia ou lesão intestinal, respectivamente. A criança ostomizada, por conviver com uma condição física que requer uma tecnologia para a adequada sobrevivência, é considerada como uma criança com necessidades especiais de saúde, o que demanda a modificação/adaptação de seus cuidados diários por parte do seu cuidador.

A experiência da hospitalização e suas consequências podem acarretar danos no processo de desenvolvimento, por influenciarem a noção de segurança e a autoimagem desta criança; e a ostomia em si é uma variável a se considerar no processo de conquista de autonomia da criança. O enfermeiro possui uma importante atuação na preparação da família/cuidadores e da própria criança, estimulando a construção da autonomia mesmo nas situações em que, à primeira vista, a ostomia possa parecer uma barreira.

## Idoso ostomizado

O idoso ostomizado pode vivenciar uma maior dificuldade de adaptação a esta nova condição, uma vez que este indivíduo, muitas vezes, já se encontra em situação de dependência do cuidado. O suporte ao idoso, portanto, demanda um processo multidimensional e deve abranger sua família, seus cuidadores e uma rede social de amparo. No ambiente hospitalar, em que o indivíduo e sua família contam com a presença constante da equipe multiprofissional, é preciso inserir ações de educação em saúde, de forma a capacitar o próprio ostomizado e seus acompanhantes a respeito dos cuidados e da avaliação das modificações corporais e fisiológicas. Uma postura pautada na autonomia do indivíduo e na capacidade humana de adaptação auxilia o processo de educação em saúde. É necessário que o enfermeiro investigue as condições de vida e a dinâmica na relação entre o idoso e seus familiares/cuidadores, identificando fortalezas e debilidades na rede de suporte; e seja um articulador no momento da alta, estabelecendo a comunicação com outros serviços e instituições de forma a coordenar o cuidado. Ainda, no cenário da atenção primária e do domicílio do idoso, é preciso atentar-se à realidade e aos recursos disponíveis, mediando a adaptação do ambiente com o objetivo de assegurar a qualidade do cuidado e a segurança dos procedimentos realizados.

## Sexualidade, autoimagem e ostomia

As eliminações intestinais são frequentemente relacionadas à falta de limpeza, odores desagradáveis e desconforto, o que pode influenciar diretamente a vida da pessoa com o estoma e suas relações pessoais. Pessoas que convivem com alterações de ordem física podem sentir que não correspondem ao ideal socialmente construído sobre uma imagem corporal adequada ou desejada, e, em consequência disso, estão sujeitas a sentimentos como a vergonha e a rejeição.

O tema da sexualidade, nos ostomizados, precisa ser considerado pelos profissionais de saúde ao longo do cuidado prestado, uma vez que estes indivíduos podem vivenciar problemas de ordem fisiológica (como a redução/perda da libido, dispareunia, diminuição ou ausência da capacidade de ereção e alterações da ejaculação) e de ordem psicológica (vergonha frente ao parceiro, sensação de estar sujo, sensação de repugnância com o próprio corpo e medo de rejeição).

O enfermeiro deve abordar esses sentimentos e sensações com o portador de estoma e incentivá-lo a refletir sobre este processo adaptativo, que é contínuo e progressivo. O profissional da enfermagem pode também ser a ponte para a possibilidade de diálogo entre o portador de ostomia e o parceiro/parceira, inserindo informações relevantes sobre a ostomia, desmistificando preconceitos, medos ou inseguranças e orientando sobre uma prática segura e possível de expressão da sexualidade em todas as suas possibilidades. Ressalta-se, ainda, que associações de portadores de ostomia e outras instituições têm atuado na formulação e implementação de políticas públicas relacionadas à garantia dos direitos do ostomizado. O enfermeiro pode utilizar esse conhecimento e divulgar essas ações, também no sentido de colaborar com o fortalecimento da rede de suporte e de mobilização social em prol da qualidade de vida desta população.

## 9. OBSERVAÇÕES

O ostomizado poderá ser orientado, em domicílio, a realizar a troca da bolsa coletora e a limpeza do estoma durante o banho. A retirada da bolsa neste momento pode diminuir o risco de lesões e irritações na pele. Ele pode ser orientado a lavar a pele ao redor com água e sabão e irrigar o estoma com água. Já a bolsa de estoma não precisa ser trocada diariamente, uma vez que os dispositivos disponíveis atualmente permitem o seu uso por diversos dias, removendo apenas a parte coletora, no caso de bolsas com duas peças, ou esvaziando o efluente, no caso das bolsas com uma peça. É importante salientar que a troca da bolsa deverá ser realizada sempre que esta apresentar quaisquer sinais de descolamento.

## 10. DIAGNÓSTICOS DE ENFERMAGEM

- Risco de integridade da pele prejudicada
- Integridade da pele prejudicada
- Risco de baixa autoestima situacional
- Conforto prejudicado
- Baixa autoestima situacional
- Distúrbio na imagem corporal

## 11. QUESTÕES PARA ESTUDO

**1)** O que são estomas?

**2)** Quais as características esperadas de um estoma e da pele periestomal? Quais características são anormais?

**3)** Quais os cuidados principais na troca da bolsa coletora e com o estoma e a pele periestomal?

**4)** Quais orientações podem ser fornecidas ao portador de ostomias e seus acompanhantes em relação à adaptação no sentido de abordar as mudanças em sua imagem corporal?

## Referências

Abraso [*homepage*]. Associação Brasileira de Ostomizados. Disponível em: http://www.abraso.org.br/.

Barros EJL, Santos SSC, Erdmann AL. Rede social de apoio às pessoas idosas estomizadas à luz da complexidade. Acta Paul Enferm 2008;21(4):595–601.

Carvalho VMJ, Cardoso JRS. Cuidados com dermatites periestomas. In: Malagutti W, Kakihara CT, editors. Curativo, estomias e dermatologia: uma abordagem multiprofissional. São Paulo: Martinari; 2010. p. 519–40.

Cesaretti IUR, Borges LLN, Greco APC. A tecnologia no cuidar de ostomizados: a questão dos dispositivos. In: Malagutti W, Kakihara CT, editors. Curativo, estomias e dermatologia: uma abordagem multiprofissional. São Paulo: Martinari; 2010. p. 173–93.

Crepalde PAF. Características sociodemográficas e clínicas que afetam a qualidade de vida em pacientes estomizados intestinais [dissertação]. São Paulo: Universidade Estadual Paulista Júlio de Mesquita Filho, Faculdade de Medicina, 2016.

Gamboa NSG. Perspectivas atuais e futuras no atendimento a crianças ostomizadas. In: Malagutti W, Kakihara CT, editors. Curativo, estomias e dermatologia: uma abordagem multiprofissional. São Paulo: Martinari; 2010. p. 493–517.

Habr-Gama A, Araújo SEA. Estomas intestinais: aspectos conceituais e técnicos. In: Malagutti W, Kakihara CT, editors. Curativo, estomias e dermatologia: uma abordagem multiprofissional. São Paulo: Martinari; 2010. p. 39–54.

Herdman TH, Kamitsuru S. Diagnósticos de enfermagem da NANDA-I: definições e classificação 2018-2020. 11. ed. Porto Alegre: Artmed; 2018.

Menezes HFde, Góes FGB, Souza ALS, et al. A autonomia da criança estomizada: desafios para o cuidado de enfermagem. Rev Enferm UFPE on- line 2014 Mar;8(3):632–40.

Paula MAB. Sexualidade em pessoas estomizadas: mito ou realidade? In: Malagutti W, Kakihara CT, editors. Curativo, estomias e dermatologia: uma abordagem multiprofissional. São Paulo: Martinari; 2010. p. 481–91.

Santos VLCG. A bolsa na mediação "estar ostomizado" – "estar profissional": análise de uma estratégia pedagógica. Rev Latino-Am Enferm 2000;8(3):40–50.

Silva AL, Shimizu HE. O significado da mudança no modo de vida da pessoa com estomia intestinal definitiva. Rev Latino-Am Enferm 2006 Aug;14(4):483–90.

Sobest. Associação Brasileira de Estomaterapia. Parecer Sobest nº 001/2016. Respaldo técnico e legal do enfermeiro generalista para realizar demarcação pré-operatória de estomias intestinais e/ou urinários. São Paulo, 2016.

Souza JB, Oliveira PG, Ginani FF. Implicações sexuais na cirurgia do estoma intestinal. In: Crema E, Silva R, editors. Estomas: uma abordagem interdisciplinar. Uberaba: Pinti; 1997. p. 177–91.

WCET. . World Council of Enterostomal Therapists. International ostomy guideline recommendations. WCET Journal 2014 Apr;34(2.).

# SEÇÃO

# 11

# Cuidados com Punções

*Beatriz Murata Murakami*

## SUMÁRIO

11.1 Punção Venosa Periférica   463

11.2 Cuidados com Acesso Venoso Periférico e Prevenção de Flebite   469

11.3 Coleta de Amostra de Sangue Venoso Periférico   472

11.4 Coleta de Amostra de Sangue Arterial por Punção   480

11.5 Coleta de Amostra de Sangue Arterial em Sistema de Pressão Arterial Invasiva   485

11.6 Punção de Cateter Venoso Central Totalmente Implantado   489

11.7 Hipodermóclise   494

11.8 Punção Intraóssea   498

11.9 Punção de Veia Jugular Externa   503

# 11.1

## Punção Venosa Periférica

*Ingrid Nathalie Ribeiro dos Santos Sarmento, Roberta Maria Savieto*

## 1. INTRODUÇÃO

A punção venosa trata-se da colocação de um cateter em um vaso periférico, para a criação de um acesso à corrente sanguínea a fim de administrar medicamentos ou coletar amostras de sangue para exames.

As veias mais utilizadas são as superficiais de maior calibre, preferencialmente as do dorso da mão, do antebraço e braço, em virtude da maior facilidade para a execução da técnica e do menor risco de complicações em relação a outras áreas, como os membros inferiores.

Porém, eventualmente, podem-se puncionar as veias do dorso do pé (mais utilizadas em pediatria e em adultos em situações excepcionais) e da região epicraniana – veias temporal superficial, frontal, occipital e auricular posterior – nas crianças com idade inferior a 2 anos.

Há diversos tipos de dispositivos intravenosos para punção. Os cateteres mais comumente encontrados nos hospitais brasileiros podem ser divididos em dois grupos: os cateteres agulhados e os cateteres sobre agulha.

- Cateteres agulhados (*Scalp* ou *Butterfly*) (Figura 11.1): São constituídos por uma agulha rígida, com tubo transparente e conector acoplados, e recomentados para coleta de exames ou infusão de medicações em dose única por curto espaço de tempo. Devido ao alto risco de lesão no vaso e infiltração, não são recomendados a pacientes não colaborativos, com fragilidade vascular, idosos e crianças.

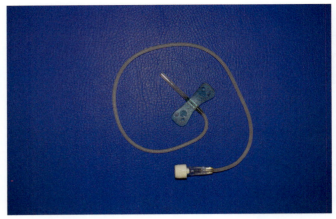

FIGURA 11.1  Cateteres agulhados tipo Scalp.

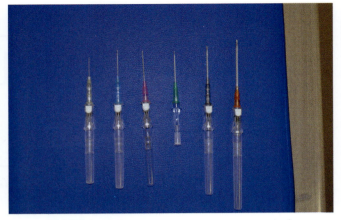

FIGURA 11.2  Cateteres sobre agulha tipo Jelco®.

- Cateteres sobre agulha (Jelco®, Angiocath®, Insyte®, Saf-T-Intima® e Nexiva®) (Figuras 11.2 e 11.3): Trata-se de cateteres flexíveis dispostos sobre uma agulha, que é retirada após a punção. A permanência de um cateter maleável permite maior conforto aos pacientes, reduzindo o risco de perfuração do vaso e possibilitando seu uso por períodos mais prolongados e em pacientes com fragilidade capilar e/ou não colaborativos. Alguns modelos, como o Saf-T-Intima® e o Nexiva®, não necessitam de dispositivos para fechamento.

Os cateteres são numerados de acordo com seu calibre em Gauge (G). Os cateteres agulhados possuem numeração ímpar, enquanto os cateteres sobre agulha possuem numeração par. Quanto maior a numeração, menor o diâmetro de seu calibre.

> OBSERVAÇÃO: A medida para definição do calibre dos cateteres é dada em Gauge (G), sendo que o valor do Gauge corresponde a fração de uma libra. Por exemplo: 1/24 libra = 24 Gauge, que, por sua vez, equivale a 0,51 mm.

A escolha pelo tamanho do cateter a ser utilizado está condicionada ao tamanho do vaso, à idade do paciente e à sua situação clínica. Os cateteres mais calibrosos geralmente são utilizados em situações de emergência, já que permitem infusão de maiores volumes, enquanto os cateteres mais finos proporcionam menor resistência ao fluxo sanguíneo e estão relacionados a menores índices de complicações.

Para o sucesso da terapêutica intravenosa, o enfermeiro deve ter conhecimento para fazer a escolha adequada do dispositivo de punção, bem como a prescrição, realização e supervisão dos cuidados de enfermagem para a obtenção dos melhores resultados e benefícios ao paciente.

## 2. INDICAÇÕES

- Necessidade de acesso direto à corrente sanguínea para administração de fluidos, fármacos e hemoderivados.
- Coleta de sangue para exames laboratoriais.

## 3. CONTRAINDICAÇÕES

As contraindicações estão relacionadas ao local onde acontecerá a punção:

- Membro plégico, parético, com edema acentuado, com fístula arteriovenosa, em pós-operatório recente ou nos quais tenham sido realizados mastectomia e/ou esvaziamento ganglionar no lado ipsolateral.
- Presença de flebite ou infiltração intravenosa prévia.
- Presença de lesões ou infecções locais.

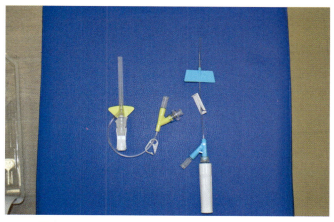

**FIGURA 11.3** Cateteres sobre agulha tipo Íntima®.

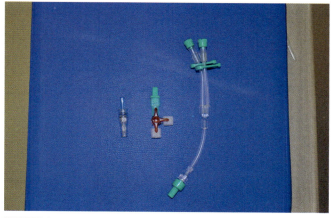

**FIGURA 11.4** Dispositivo de fechamento do cateter: Clave®, dânula e polifix.

## 4. MATERIAIS

- Equipamentos de proteção individual (EPI): luvas de procedimento, óculos de proteção e máscara
- Algodão com álcool 70% ou *swab* de álcool
- Cateter intravenoso periférico apropriado (agulhado ou cateter sobre agulha)
- Dispositivo de fechamento do cateter (por exemplo, polifix, Clave® ou dânulas – chamadas informalmente de "torneirinhas") (Figura 11.4)
- Garrote
- Curativo oclusivo tipo película transparente estéril ou dispositivo específico estéril para estabilização de cateter (por exemplo, StatLock®)
- Seringa com 10 mL de solução fisiológica preenchida comercialmente (na ausência, considerar seringa de 10 mL, ampola de 10 mL de soro fisiológico e agulha de aspiração)

## 5. DESCRIÇÃO DA TÉCNICA

Observação: Algumas instituições possuem dispositivos que podem facilitar a visualização dos vasos para a realização da punção, como os fleboscópios ou aparelhos de ultrassonografia. Considerando que estes equipamentos não estão disponíveis na maior parte das instituições brasileiras, não serão abordados neste capítulo.

| Ação | Justificativa |
| --- | --- |
| 1. Higienizar as mãos com água e sabão ou álcool-gel. | Reduzir a microbiota transitória e residente (precauções-padrão). |
| 2. Verificar prescrição médica ou de enfermagem (quando cabível). | Garantir a realização do procedimento correto, no paciente correto. |
| 3. Higienizar as mãos com água e sabão ou álcool-gel. | Reduzir a microbiota transitória e residente (precauções-padrão). |
| 4. Realizar desinfecção do balcão/bandeja e separar o material. | Garantir ambiente limpo e otimizar a realização do procedimento. |
| 5. Higienizar as mãos com água e sabão ou álcool-gel. | Reduzir a microbiota transitória e residente (precauções-padrão). |
| 6. Verificar a identificação do paciente: solicitar que o paciente informe seu nome completo e a data de nascimento, enquanto o profissional faz a conferência e comparação dos dados com a pulseira de identificação e a prescrição médica. | Realizar dupla checagem. Garantir a realização do procedimento correto, no paciente correto. |
| 7. Explicar o procedimento que será realizado ao paciente e à família e obter seu consentimento. | Manter um contato humanizado e reduzir a ansiedade. Manter ética e transparência no cuidado e contribuir para adesão do paciente ao procedimento. |
| 8. Acomodar o paciente de maneira confortável. | Manter o paciente confortável e permitir a execução adequada do procedimento pelo profissional. |

| Ação | Justificativa |
|---|---|
| 9. Escolher a veia a ser puncionada. Pode-se garrotear o membro para melhor visualização da rede venosa. Após escolha do vaso, soltar o garrote. | Avaliar adequadamente o sítio de punção para escolha do melhor vaso e do dispositivo de punção mais adequado a ele. Evitar possíveis alterações sanguíneas em exames laboratoriais devido ao tempo excessivo de garroteamento. |
| 10. Colocar equipamentos de proteção individual (EPI): óculos de proteção, máscara e luvas de procedimento. | Garantir a segurança do profissional e realizar as precauções-padrão. |
| 11. Fazer antissepsia do local a ser puncionado, utilizando *swab* de álcool ou algodão embebido em álcool 70%. Realizar movimentos unidirecionais ou circulares e expansivos, esperando a secagem espontânea. Não tocar no local a ser puncionado após a assepsia. *Observação 1*: Em situações nas quais for previsível a necessidade de palpação do sítio, calçar luvas estéreis. *Observação 2*: Em caso de sujidade visível no local da futura punção, removê-la com água e sabão antes da aplicação do antisséptico. | Reduzir risco de infecção local, pela redução da microbiota. |
| 12. Garrotear novamente o membro, aproximadamente 10 cm acima do local a ser puncionado. | Restringir o retorno venoso, gerando dilatação do vaso, e permitir melhor visualização da veia a ser puncionada. |
| 13. Tracionar a pele. | Evitar o deslocamento do vaso no momento da punção. |
| 14. Inserir o cateter a 45 graus em relação à pele, com o bisel voltado para cima (Figura 11.5). Observar o retorno venoso, diminuir o ângulo da agulha e terminar a inserção do cateter. | Reduzir o risco de transfixação do vaso. |
| 15. Soltar o garrote. | Liberar o retorno venoso. |
| 16. Retirar a agulha (se o cateter utilizado for tipo cateter sobre agulha ou possuir mandril) (Figura 11.6). | Diminuir risco de contaminação local. |
| 17. Fazer compressão sobre o vaso para evitar refluxo de sangue (Figura 11.7). Conectar o dispositivo de fechamento do cateter, se aplicável. | |
| 18. Testar fluxo e refluxo do cateter, utilizando seringa com soro fisiológico e, depois, realizar *flush* com mínimo de 5 mL, fechando a pinça do cateter ou dispositivo de fechamento do cateter imediatamente ao término da infusão. Retirar a seringa após procedimento. (Figura 11.8). | Testar funcionamento do cateter e confirmar posicionamento. Permeabilizar o cateter, evitando refluxo de sangue e obstrução por coágulos. |
| 19. Fixar o cateter com curativo transparente estéril. Identificar a punção com data e horário de sua realização (Figura 11.9). | Evitar movimentação do cateter e perda do acesso venoso e permitir controle do tempo de permanência do dispositivo. |
| 20. Fazer o descarte dos materiais perfurocortantes em local apropriado. | Evitar acidentes e contaminação de pacientes e profissionais. |
| 21. Retirar as luvas e higienizar as mãos com água e sabão ou álcool-gel. | Evitar contaminação cruzada. Reduzir a microbiota transitória e residente (precauções-padrão). |
| 22. Realizar registros em prontuário. | Cumprir requisitos legais e éticos. Garantir a continuidade do cuidado e efetiva comunicação na equipe. |
| 23. Realizar avaliação do acesso venoso uma vez por plantão e sempre que necessário, quanto à permeabilidade e presença de sinais flogísticos, e registrar em prontuário. | Prevenir complicações decorrentes do uso do acesso venoso e cumprir as exigências ético-legais. |

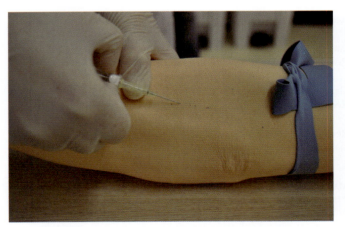

**FIGURA 11.5** Punção venosa com introdução do cateter a 45 graus em relação à pele.

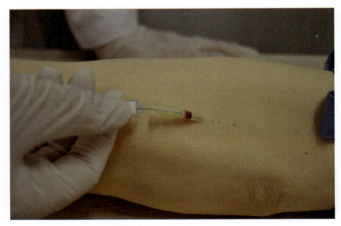

**FIGURA 11.6** Retirada da agulha pós punção.

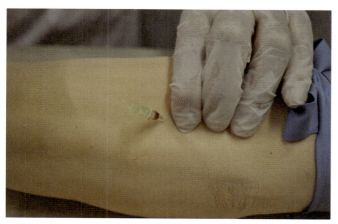

**FIGURA 11.7** Compressão do vaso pós punção para evitar refluxo de sangue.

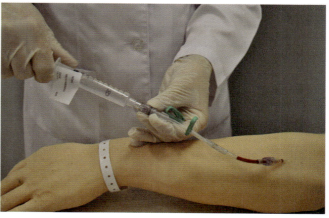

**FIGURA 11.8** Teste de fluxo e refluxo do cateter pós punção.

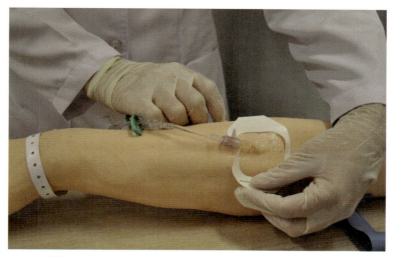

**FIGURA 11.9** Fixação do cateter com película transparente.

## 6. EXEMPLO DE REGISTRO

28/12/2016 – 5h15 – Realizada punção de acesso venoso periférico em face anterior de antebraço direito em primeira tentativa. Utilizado jelco calibre 22, apresentando bom fluxo e refluxo. Cateter conectado a polifix de duas vias e fixado com película transparente. Local de inserção do cateter sem sinais flogísticos. *Nome, função do profissional, número do Coren e assinatura.*

## 7. CONSIDERAÇÕES ESPECIAIS NO CICLO VITAL

A realização da punção venosa em **pacientes pediátricos** é um desafio, pois além das questões relacionadas à anatomia (crianças possuem veias de fino calibre e de difícil visualização), deve-se considerar o nível de atividade e mobilidade devido ao risco de saque acidental do cateter. Nestes casos, uma tala pode auxiliar na prevenção de perda do acesso venoso.

468

11. CUIDADOS COM PUNÇÕES

Se o local para punção escolhido for uma veia da cabeça, não se deve utilizar torniquete, e para facilitar a visualização do vaso, pode-se inclinar a cabeça para baixo, e ao se observar um retorno venoso discreto, retornar à posição inicial.

Nos **idosos**, a dificuldade da realização da punção se dá devido à fragilidade capilar, à tortuosidade e ao alto risco de formação de hematoma e flebite. Por isso, recomenda-se a utilização do menor cateter possível para a execução do procedimento, bem como de tubos de menor volume. Recomenda-se também a proteção da pele para a colocação do garrote (com gaze ou manga da camisa) para evitar lesão de pele. O uso de aparelhos como o transiluminador pode ser útil.

## 8. OBSERVAÇÕES

- Um novo cateter periférico deve ser utilizado a cada tentativa de punção no mesmo paciente.
- O local de escolha de punção do acesso, especialmente nos casos de terapêutica medicamentosa prolongada, deve privilegiar áreas com menor movimentação (evitando articulações), sempre da área distal para a proximal.
- Considerar a preferência do paciente para selecionar o membro para a inserção do cateter, incluindo a recomendação de utilizar sítios no membro não dominante.
- A remoção dos pelos para a punção, quando necessária, deverá ser realizada com tricotomizador elétrico ou tesouras. Não utilize lâminas de barbear, pois aumentam o risco de infecção.
- Para a melhor visualização do vaso, além de garrotear o membro, pode-se solicitar ao paciente para abrir e fechar repetidamente a mão, flexionar e estender o braço algumas vezes (exceto em punção venosa para coleta de sangue, pois pode acelerar o processo de coagulação e interferir no resultado do exame), posicionar o braço que será puncionado abaixo do nível do coração, realizar massagem (ordenha) local de maneira suave, realizar compressa de água quente local ou, ainda, utilizar vasodilatadores tópicos, como cremes com nitroglicerina.
- Não dar "tapinhas" sobre a veia, pois pode lesionar o vaso e alterar os resultados laboratoriais.
- Recomenda-se que cada profissional tente realizar a punção por até duas vezes. No caso de insucesso, é adequado que um outro profissional realize nova tentativa por mais duas vezes. Em casos de quatro tentativas frustradas, deve-se avaliar com a equipe multidisciplinar, a necessidade de passagem de outro tipo de acesso venoso.
- Utilizar preferencialmente seringas de soro fisiológico preenchidas comercialmente para a realização do *flush* do cateter, pelo menor risco de contaminação. Não usar água destilada para tal.
- Caso o cateter não apresente fluxo e refluxo de sangue ao teste da seringa de 10 mL com soro fisiológico, não utilizar seringas com volumes menores para repetição do teste. Quanto menor o volume da seringa, maior a pressão do sistema, podendo haver risco de dano ao cateter. Em caso de resistência, avaliar possíveis fatores (por exemplo, clampes fechados ou extensores e linhas de infusão dobrados).
- Considerar o uso da técnica do *flushing* pulsátil (*push pause*). Estudos *in vitro* demonstraram que a técnica do *flushing* com breves pausas, por gerar fluxo turbilhonado, pode ser mais efetiva na remoção de depósitos sólidos (fibrina, fármacos precipitados), quando comparada à técnica de *flushing* contínuo, que gera fluxo laminar.
- Para pacientes com hipotensão, recomenda-se colocar o garrote o mais próximo possível do local da punção.
- Para pacientes com pele sensível, antes da aplicação do garrote, deve-se proteger a pele com lenços de papel ou gazes não estéreis.
- Para aliviar a dor relacionada ao procedimento de punção venosa, podem-se utilizar métodos farmacológicos e não farmacológicos. Os métodos farmacológicos incluem o uso de anestésicos tópicos em creme, gel ou *spray*, iontoforese (aplicação de medicamentos na pele utilizando uma pequena corrente elétrica externa por meio de um eletrodo), e aplicação de substância gelada (como etilcloreto *spray)* para interromper a transmissão dos impulsos nervosos. As medidas não farmacológicas incluem medidas ambientais com controle de ruídos e luminosidade, métodos de distração (como cantar, ouvir música, ler) e uso de glicose/sacarose, leite materno ou chupetas na realização do procedimento em crianças.
- A estabilização do cateter deve ser realizada utilizando técnica asséptica. Não utilizar fitas adesivas não estéreis e suturas para estabilizar cateteres periféricos
- A fixação do cateter deve ser trocada imediatamente se houver suspeita de contaminação e sempre quando úmida, solta, suja ou com a integridade comprometida. Manter técnica asséptica durante a troca.
- Quanto ao dispositivo de fechamento do cateter, devem-se utilizar preferencialmente conectores sem agulha. Caso não seja possível o uso deste tipo de material, recomenda-se trocar as dânulas ou polifix de sistema aberto junto com o sistema de infusão e cobrir as entradas com tampas estéreis e de uso único (descartá-las após cada uso).

## 9. DIAGNÓSTICOS DE ENFERMAGEM

- Ansiedade
- Dor aguda
- Integridade tissular prejudicada
- Risco de infecção
- Risco de trauma vascular

## 10. QUESTÕES PARA ESTUDO

**1)** Quais as indicações e contraindicações para a punção de um acesso venoso periférico?
**2)** Quais os locais mais utilizados para a punção de um acesso venoso periférico em adultos?
**3)** Descreva as etapas da técnica para a punção de um acesso venoso periférico.
**4)** Descreva os possíveis métodos para reduzir a dor relacionada ao procedimento de punção venosa.

### Referências

Brasil. Agência Nacional de Vigilância Sanitária. Medidas de Prevenção de Infecção Relacionada à Assistência à Saúde. Brasília: Anvisa, 2017.
Brasil. Ministério da Saúde. Documento de referência para o Programa Nacional de Segurança do Paciente. Brasília (DF): Fundação Oswaldo Cruz, 2014. 39 p.
Nursing Diagnosis Association. Diagnósticos de enfermagem da Nanda: definições e classificação 2018-2020. 11ª ed. Porto Alegre: Artmed; 2018.
Garcia JNR, Neves ML. Manual para estágio em enfermagem. 3ª ed. São Paulo: Difusão Editora; 2012.
Harada JCS, Pedreira MLG. Terapia intravenosa e infusões. São Caetano do Sul: Yendis; 2011.
Pianucci A. Saber cuidar: procedimentos básicos em enfermagem. 15ª ed. São Paulo: Editora Senac São Paulo; 2015.
Silva MT, Silva SRLPT. Manual de procedimentos para estágio em enfermagem. 4ª ed. São Paulo: Martinari; 2014.
Volpato ACB, Abelha CSV, Santos MAM. Enfermagem em emergência. 2ª ed. São Paulo: Martinari; 2014.

# 11.2

# Cuidados com Acesso Venoso Periférico e Prevenção de Flebite

*Ingrid Nathalie Ribeiro dos Santos Sarmento*

## 1. INTRODUÇÃO

A punção venosa periférica é parte essencial do cuidado de enfermagem por ser um procedimento comumente realizado em pacientes hospitalizados. A inserção de cateter venoso periférico é considerada o procedimento invasivo mais realizado nos serviços de saúde, com uma estimativa de que mais de 70% dos pacientes sejam submetidos a tal técnica.

Entretanto, apesar da punção venosa periférica estar relacionada a diversos benefícios terapêuticos, a presença do cateter em associação a fatores intrínsecos (como características da veia, idade, sexo e as doenças associadas) ou extrínsecos (como tipo, calibre, tamanho, material e localização do cateter e tipo e compatibilidade entre fármacos) pode ocasionar complicações locais ou sistêmicas, resultando no aumento do período de hospitalização, dos custos e da morbimortalidade.

As complicações locais decorrentes do acesso venoso periférico podem ser reconhecidas precocemente e estão relacionadas a lesões do sítio de inserção do cateter, desenvolvimento de infecção local, infiltração, extravasamento, hematoma e flebite.

Com relação à flebite, a *Infusion Nursing Society* (INS), órgão de referência internacional da enfermagem na terapia intravenosa, preconiza que a taxa aceitável é de 5%.

470           11. CUIDADOS COM PUNÇÕES

**QUADRO 11.1**   Classificação das Flebites conforme o Grau de Evolução

| Grau de evolução da flebite | Quadro clínico |
| --- | --- |
| 0 | • Sem sintomas. |
| 1 | • Eritema no local da punção;<br>• Presença ou não de dor. |
| 2 | • Dor no local de inserção do cateter;<br>• Presença de edema e/ou eritema. |
| 3 | • Dor no local de inserção do cateter;<br>• Eritema;<br>• Formação de linha;<br>• Cordão venoso palpável. |
| 4 | • Dor no acesso venoso periférico com presença de eritema;<br>• Formação de linha;<br>• Cordão venoso papável > 2,5 cm de comprimento;<br>• Secreção purulenta. |

Trata-se um processo inflamatório da camada interna das veias que pode causar edema, dor, calor à palpação e hiperemia local. Em sua evolução pode causar aumento da temperatura basal, surgimento de cordão fibroso, e, ainda, secreção purulenta no sítio de inserção do cateter, em casos infecciosos.

Pode ser classificada conforme seus fatores predisponentes, como química, mecânica, infecciosa e pós-infusional.

A *flebite química* está relacionada à administração de soluções com extremos de osmolaridade e pH, especialmente se pH inferior a 5,0 ou acima de 9,0 e osmolaridade maior que 450 mOsm/L, como alguns antibióticos (betalactâmicos, vancomicina, ciprofloxacino, claritromicina e metronidazol, amiodarona, sulfato ferroso e coriticosteroides em altas doses), tempo de infusão superior a 90 minutos ou, ainda, velocidade de infusão muito rápida.

Já a *flebite mecânica* é gerada por traumas ocasionados pelo cateter, pela punção ou manipulação inapropriada deste, pelo tempo de punção maior que 72 horas, além da inadequação entre o calibre do cateter e da veia.

A *flebite infecciosa* ocorre devido à contaminação do local de inserção do cateter, da solução infundida, do cateter no momento da punção e/ou durante a manipulação do sistema de terapia intravenosa; e a *flebite pós-infusional* se refere à inflamação do vaso sanguíneo com manifestações entre 48 e 96 horas após retirada do cateter venoso.

Também podem ser classificadas pelo grau de evolução (Quadro 11.1):

## 2. CUIDADOS NA PREVENÇÃO E TRATAMENTO DE FLEBITE

Para a prevenção e tratamento das flebites, serão descritos os principais cuidados de enfermagem e sua justificativa a seguir.

Cuidados na prevenção da flebite

| Ação | Justificativa |
| --- | --- |
| 1.      Higienizar as mãos para a manipulação do cateter. | Reduzir risco de infeção. |
| 2. Avaliar diariamente a necessidade de permanência do cateter; remover o acesso quando não houver prescrição de medicamentos endovenosos ou caso não tenha havido utilização nas últimas 24 horas. | Reduzir risco de infeção e inflamação do vaso. |
| 3. Realizar troca do cateter inserido em situação de emergência assim que possível, quando houver suspeita de comprometimento da técnica asséptica. | Reduzir risco de infeção. |
| 4. Não puncionar áreas próximas a áreas lesionadas ou infectadas. | Reduzir risco de infeção. |
| 5. Utilizar técnica asséptica para a inserção do cateter, com foco no preparo adequado da pele para punção com álcool 70% e uso de curativos estéreis. | Reduzir risco de infeção. |
| 6. Rodiziar o local puncionado a cada 96 horas (ou conforme norma do serviço de controle de infecção hospitalar (SCIH) institucional). | Reduzir risco de infeção e inflamação do vaso pelo recebimento de medicações e de trauma pela presença do cateter. |

## 2. CUIDADOS NA PREVENÇÃO E TRATAMENTO DE FLEBITE

| Ação | Justificativa |
|---|---|
| 7. Fixar adequadamente o cateter periférico. | Evitar trauma mecânico. |
| 8. Utilizar curativos transparentes no local da punção. | Permitir inspeção contínua da área puncionada. Esses curativos são impermeáveis à água, e por isso diminuem o risco de infecção. |
| 9. Evitar o uso de mais de um dispositivo de conexão em um mesmo acesso venoso. | Reduzir risco de infeção. |
| 10. Inspecionar o local de inserção do cateter periodicamente, a depender do tipo de medicação a ser utilizada. 2/2h – uso contínuo de fármacos vesicantes 4/4h – uso contínuo de fármacos irritantes 6/6h – infusão intermitente | Identificar precocemente sinais flogísticos. |
| 11. Eleger preferencialmente veias calibrosas para administração de medicações. | Evitar trauma mecânico e irritação da veia pelos medicamentos (pela melhor distribuição dos fármacos na corrente sanguínea após a administração). |
| 12. Utilizar cateteres apropriados ao calibre da veia e infusão. De preferência, cateteres de menor calibre, de fácil inserção, flexíveis e com alta resistência a dobras. | Evitar trauma mecânico. |
| 13. Trocar frascos de soluções endovenosas a cada 24 horas. | Reduzir risco de infeção. |
| 14. Trocar circuitos, conectores ou equipos na presença de sangue. | Reduzir risco de infeção. |
| 15. Infundir hemoderivados e nutrição parenteral periférica (NPP) em via exclusiva, sempre que possível. | Reduzir risco de infeção. |
| 16. Trocar equipos, buretas, polifix, Clave®, extensões entre outros de sistemas fechados a cada 96 horas, ou conforme norma do SCIH institucional. Os artefatos utilizados para administração de NPP ou para infusão intermitente devem ser trocados a cada 24 horas. Para os hemoderivados, devem-se utilizar equipos novos a cada transfusão, e identificá-los com a data de instalação. | Reduzir risco de infeção Permitir maior controle para realização de trocas. |
| 17. Manter sistema de infusão fechado durante a administração de medicações contínuas, evitando desconexões desnecessárias, mesmo durante o banho. | Reduzir risco de infeção pela diminuição da exposição da corrente sanguínea ao meio ambiente. |
| 18. Evitar puncionar veias lesadas, com edema, hiperemiadas, próximas de áreas infectadas e de região de articulação. | Proteger áreas friáveis e sensíveis. |
| 19. Realizar desinfecção das torneirinhas ou Claves® com dois *swabs* de álcool 70% por 5 a 15 segundos, antes da infusão de medicações. | Reduzir risco de infeção. |
| 20. Permeabilizar o cateter após a administração de cada medicação ou a cada 24 horas. | Evitar irritação da veia pelo contato com medicamentos. |
| 21. Avaliar o local de inserção de cateter sacado a cada 6 horas, por 24 horas. | Identificar precocemente sinais flogísticos (flebite pós-infusional). |

Cuidados no tratamento da flebite

| Ação | Justificativa |
|---|---|
| 1. Interromper a infusão de fármacos endovenosos e retirar o cateter ao surgimento do primeiro sinal flogístico. | Evitar que o vaso seja ainda mais lesionado mecanicamente e pela ação das medicações (extremos de pH e osmolaridade). |
| 2. Manter membro com flebite elevado por 24 a 48 horas. Evitar movimentação deste membro. | Reduzir o edema local. |
| 3. Aplicar a escala de avaliação de flebite a cada 6 horas, até o desaparecimento dos sinais flogísticos. | Acompanhar a evolução clínica da lesão. |
| 4. Manter o membro com flebite sem punção por 72 horas após a retirada do cateter. | Evitar que o vaso seja ainda mais lesionado mecanicamente e pela ação das medicações. |
| 5. Repuncionar outra veia, distante da veia com flebite, e reiniciar a infusão medicamentosa. | Dar continuidade ao tratamento medicamentoso, porém evitando lesão adicional ao vaso com flebite. |
| 6. Aplicar compressas frias por 45 minutos, imediatamente após a identificação da flebite. | Reduzir a toxicidade da camada intradérmica da pele. |
| 7. Aplicar compressas mornas, três vezes ao dia, por 15 minutos, para redução do processo inflamatório. | Promover a vasodilatação e reduzir os sintomas de desconforto. |
| 8. Verificar a possibilidade de tratamento da flebite com medicamentos como géis, cremes ou adesivos transdérmicos à base de nitroglicerina, heparina, polissulfato de mucopolissacarídeo, diclofenaco, piroxicam e notoginseny, entre outros, conforme protocolo institucional. | Auxiliar o processo de recuperação do epitélio lesionado e diminuir sinais e sintomas da flebite. |

# 11. CUIDADOS COM PUNÇÕES

## 3. OBSERVAÇÕES

- Não há um consenso entre os autores sobre o uso de compressas mornas ou frias para o tratamento de flebites. Recomendamos que os profissionais consultem o protocolo institucional e orientações conforme o tipo de medicamento causador da flebite.
- Para pacientes neonatais e pediátricos, não se deve trocar o cateter rotineiramente. Entretanto, é imprescindível que sejam realizadas as boas práticas de manutenção, como avaliação rotineira e frequente das condições do paciente, do sítio de inserção, da integridade da pele e do vaso, da integridade e permeabilidade do acesso venoso e do curativo de fixação.

## 4. QUESTÕES PARA ESTUDO

**1)** Classifique os tipos de flebite conforme sua evolução.
**2)** Classifique os tipos de flebite conforme sua etiologia.
**3)** Cite três cuidados de enfermagem para o tratamento de flebite.
**4)** Cite três cuidados de enfermagem para a prevenção de flebite.

## Referências

Abdul-Hak CK, Barros AF. Incidência de flebite em uma unidade de clínica médica. Rev Texto Contexto Enferm 2014;23(3):633–8.

Brasil. Agência Nacional de Vigilância Sanitária. Medidas de Prevenção de Infecção Relacionada à Assistência à Saúde. Brasília: Anvisa, 2017.

Danski MTR, Mingorance P, Johann DA, Vayego SA, Lind J. Incidência de complicações locais e fatores de risco associados ao cateter intravenoso periférico em neonatos. Rev Esc Enferm USP 2016;50(1):22–8.

Enes SMS, Opitz SP, Faro ARMC, Pedreira MLG. Flebite associada a cateteres intravenosos periféricos em adultos internados em hospital da Amazônia Ocidental Brasileira. Rev Esc Enferm USP 2016;50(2):261–9.

Harada MJCS, Pedreira MLG. Terapia intravenosa e infusões. São Caetano do Sul, SP: Yendis; 2011.

Infusion Nurses Society. Infusion nursing standards of practice. J Infus Nurs 2011;34(1S):1–110.

Milutinovic´ D, Simin D, Zec D. Fatores de risco para flebite: estudo com questionário sobre a percepção dos enfermeiros. Rev. Latino-Am. Enferm 2015;23(4):677–84.

Pianucci A. Saber cuidar: procedimentos básicos em enfermagem. 15ª ed. São Paulo: Editora Senac São Paulo; 2015.

Reis PEDD, Silveira RCDCPS, Vasques CIV, de Carvalho EC. Pharmacological interventions to treat phlebitis: Systematic review. J Infus Nurs 2009;32(2):74–9.

Souza AEBR, Oliveira JLC, Dias DC, Nicola AL. Prevalência de flebites em pacientes adultos internados em hospital universitário. Rev Rene 2015;16(1):114–22.

Urbanetto JS, Rodrigues AB, Oliveira DJ, Dornelles FF, Rosa Filho JM, Gustavo AS, et al. Prevalência de flebites em pacientes adultos com cateter venoso periférico. Rev Enferm UFSM 2014;1(3):334–9.

# 11.3

## Coleta de Amostra de Sangue Venoso Periférico

*Mariana Lucas da Rocha Cunha, Patrícia Luciana Moreira Dias*

## 1. INTRODUÇÃO

A coleta de sangue venoso periférico para exames laboratoriais é um procedimento que exige conhecimento e habilidades da equipe de enfermagem, tais como a escolha adequada do local para punção venosa e discernimento sobre as peculiaridades dos exames para os quais a amostra está sendo coletada.

É frequentemente realizada pela punção das veias da mão, podendo também serem utilizadas as da região do antebraço ou braço. Apesar de muito comum, a punção da fossa antecubital deve ser evitada para preservação da integridade das veias, já que muitas instituições utilizam esse local para passagem de cateter central de inserção periférica (PICC).

Não devem ser utilizadas as veias da parte inferior do punho, pois nervos e tendões estão próximos à superfície da pele nessa área. Outros locais como tornozelos ou extremidades inferiores podem ser sítios alternativos; porém, devem ser utilizados com cautela, devido ao potencial significativo de complicações, como as flebites, tromboses e necrose tissular.

A coleta de sangue a vácuo é a técnica de coleta de sangue venoso recomendada pelo *Clinical & Laboratory Standards Institute* (CLSI), pois utiliza-se um sistema fechado composto por um dispositivo que permite a aspiração do sangue diretamente da veia através do vácuo e/ou de aspiração, utilizando agulha ou escalpe de duas pontas que se conectam diretamente ao tubo de análise para onde o sangue é drenado.

É uma técnica realizada mundialmente e na maioria dos laboratórios brasileiros. Suas vantagens são: a facilidade no manuseio, pois o tubo para coleta de sangue a vácuo tem, em seu interior, vácuo calibrado e em capacidade proporcional ao volume de sangue informado em sua etiqueta externa; a quantidade de anticoagulante/ativador de coágulo proporcional ao volume de sangue a ser coletado, proporcionando uma amostra de qualidade para ser analisada e garantindo a qualidade nos resultados dos exames; o conforto do paciente, pois com uma única punção venosa podem-se, rapidamente, colher vários tubos, abrangendo todos os exames solicitados; e segurança do profissional de saúde pela minimização do risco de contaminação por não haver necessidade do manuseio da amostra.

Apesar da recomendação da CLSI, a coleta de sangue em sistema aberto com seringa e agulha ainda é utilizada. Sabe-se que, desta maneira, há maior risco para o profissional de saúde, que, além de manusear o sangue, deve também ter maior cuidado no descarte pelo risco de acidente com os materiais perfurocortantes utilizados no procedimento.

Ressalta-se ainda que, por se tratar de um sistema de coleta aberto, a transferência do sangue para os tubos pode causar alteração na proporção correta de sangue/aditivo, ampliando a formação de microcoágulos, fibrina e hemólise, comprometendo a qualidade da amostra.

Também é importante a sequência correta para a coleta de exames conforme o tipo de frasco, para evitar contaminação das amostras. Conforme a CLSI, a ordem correta deve ser:

1. Frasco para hemocultura.
2. Tubo de citrato de sódio.
3. Tubo com ativador de coágulo, com ou sem gel para obtenção de soro.
4. Tubo de heparina.
5. Tubo de EDTA (ácido etilenodiamino tetra-acético).
6. Tubo de fluoreto/EDTA (ácido etilenodiamino tetra-acético).

## 2. INDICAÇÕES

- Coleta de amostras de sangue para a realização de exames de laboratório.

## 3. CONTRAINDICAÇÕES

As contraindicações estão relacionadas ao local de realização da punção.

- Não puncionar membro que estiver recebendo medicações intravenosas.
- Não puncionar locais com lesão, como áreas cicatriciais de queimadura e hematomas.
- Não puncionar membro do lado ipsolateral à mastectomia, com fístulas arteriovenosas, enxertos vasculares ou veias trombosadas.

## 4. MATERIAL

- Equipamentos de proteção individual (EPI): luvas de procedimento, óculos de proteção e máscara
- Garrote
- Algodão embebido em álcool 70% ou *swab* de álcool
- Gaze não estéril ou algodão seco

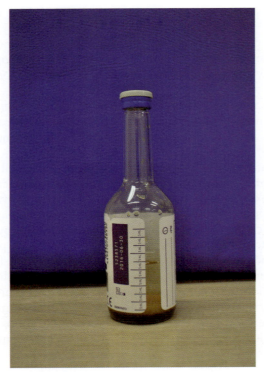
FIGURA 11.10  Frasco de hemocultura.

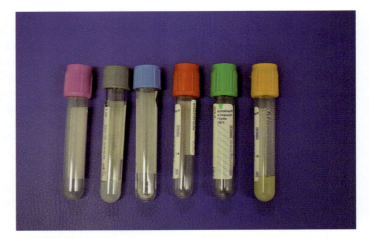
FIGURA 11.11  Frascos para coleta de exames laboratoriais.

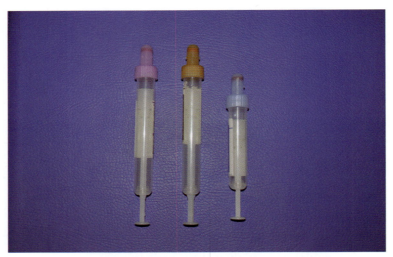
FIGURA 11.12  Tubo de coleta tipo seringa.

- Seringa de 10 ou 20 mL (se for utilizar sistema aberto)
- Escalpe número 21, 23 ou 25 G, a depender da condição da rede venosa do paciente (se for utilizar sistema aberto)
- Agulha de coleta múltipla (se for utilizar sistema fechado)
- Tubos para amostra laboratorial simples ou tipo seringa, conforme exame solicitado (Figuras 11.10, 11.11 e 11.12):
  - Frasco para hemocultura
  - Tubo com citrato de sódio (azul)
  - Tubo com ativador de coágulo, com ou sem gel para obtenção de soro (amarelo e vermelho, respectivamente)
  - Tubo com heparina (verde)
  - Tubo com EDTA (ácido etilenodiamino tetra-acético) (roxo)
  - Tubo com fluoreto de sódio + EDTA (ou oxalato) (cinza)

# 5. DESCRIÇÃO DA TÉCNICA

| Ação | Justificativa |
|---|---|
| 1. Higienizar as mãos com água e sabão ou álcool-gel. | Reduzir a microbiota transitória e residente (precauções-padrão). |
| 2. Verificar prescrição médica ou de enfermagem (quando cabível). | Garantir a realização do procedimento correto, no paciente correto. |
| 3. Higienizar as mãos com água e sabão ou álcool-gel. | Reduzir a microbiota transitória e residente (precauções-padrão). |
| 4. Realizar desinfecção do balcão/bandeja e separar o material. | Garantir ambiente limpo e otimizar a realização do procedimento. |
| 5. Higienizar as mãos com água e sabão ou álcool-gel. | Reduzir a microbiota transitória e residente (precauções-padrão). |
| 6. Verificar a identificação do paciente: solicitar que o paciente informe seu nome completo e a data de nascimento, enquanto o profissional faz a conferência e comparação dos dados com a pulseira de identificação e a prescrição médica. | Realizar dupla checagem. Garantir a realização do procedimento correto, no paciente correto. |
| 7. Explicar o procedimento que será realizado ao paciente e à família e obter seu consentimento. | Manter um contato humanizado e reduzir a ansiedade. Manter ética e transparência no cuidado e contribuir para adesão do paciente ao procedimento. O paciente tem direito de recusar um teste em qualquer momento antes da coleta de sangue, sendo por isso importante assegurar que ele compreenda o procedimento a ser executado. |
| 8. Verificar se as condições necessárias de preparo e/ou de jejum do paciente estão adequadas. Indagar sobre eventual alergia ao látex. | Garantir coleta da amostra de forma adequada e segura, além da confiabilidade dos resultados obtidos. |
| 9. Conferir os novamente os dados da pulseira de identificação do paciente e comparar com o receituário/pedido médico e etiqueta de identificação dos tubos, visualmente ou por leitores de código de barra. | Garantir a realização do procedimento correto, no paciente correto. |
| 10. Posicionar o cliente de modo a facilitar a localização da veia para punção. | Garantir a segurança na realização do procedimento e a consequente segurança do paciente e profissional. |
| 11. Higienizar as mãos com água e sabão ou álcool-gel. Calçar equipamentos de proteção individual (EPI): luvas de procedimento, óculos de proteção e máscara. | Reduzir a microbiota transitória e residente (precauções-padrão). Manter precauções-padrão. |
| OBSERVAÇÃO: Para a coleta de hemocultura, consultar o item 8 deste capítulo, sobre as particularidades no cuidado para este exame. | |
| 12. Realizar antissepsia do local escolhido para punção com *swab* de álcool 70%. Esperar secar por 30 segundos. Não tocar o local da punção após a antissepsia. | Prevenir a contaminação microbiana direta do paciente e da amostra. Prevenir hemólise da amostra e reduzir a sensação de ardência na venopunção. |
| 13. Instalar garrote a 10 cm do local da punção, garantindo a manutenção do pulso arterial. Solicitar ao paciente abrir e fechar as mãos por algumas vezes, e depois mantê-las fechadas. Não manter o membro garroteado por mais de 2 minutos. | Aumentar a pressão intravascular e o retorno venoso, para facilitar a visualização e palpação da veia. Evitar isquemia arterial e alteração sanguínea por interrupção prolongada do fluxo sanguíneo. |
| 14. Inserir o cateter no local escolhido com o bisel posicionado para cima, em um ângulo entre 30 e 45 graus. Atenção à estabilização do cateter, preservando a integridade do acesso e prevenindo o deslocamento do dispositivo e sua perda antes do término do procedimento. | Atingir a luz do vaso. Preservar a integridade da veia e permitir a coleta de todas as amostras necessárias. |
| 15. Nas coletas com seringa e agulha, aspirar a quantidade de sangue necessária para o(s) exame(s) ser(em) realizado(s), puxando o êmbolo da seringa lentamente (Figura 11.13). Nas coletas com agulhas de coleta múltipla (sistema fechado), encaixar os tubos de coleta, em ordem, conforme recomendação (Figuras 11.14, 11.15, 11.16). | Coletar a amostra sanguínea em quantidade adequada. |
| 16. Soltar o garrote, solicitar ao cliente que abra a mão e retirar a agulha. | Liberar o retorno venoso. |
| 17. Retirar a agulha delicadamente e aplicar leve pressão no sítio da punção com gaze limpa ou algodão seco. Solicitar que o paciente não dobre o braço ou deite sobre ele. | Estimular a cicatrização do local da punção e evitar a formação de hematomas. |

| Ação | Justificativa |
|---|---|
| 18. Nas coletas com seringa e agulha, colocar o sangue nos frascos. Deve-se abrir a tampa do frasco e retirar a agulha da seringa para a transferência. Permitir que o sangue escorra lentamente pela parede do frasco, cuidando para que não ocorra contaminação da extremidade da seringa com o anticoagulante ou ativador de coágulo contido no tubo (Figura 11.17). Não espetar a agulha na tampa de borracha do tubo, nem pressionar o êmbolo da seringa. | Evitar hemólise e deslocamento da rolha do tubo. |
| 19. Homogeneizar o sangue com o conteúdo do frasco, realizando movimentos de inversão de cinco a 10 vezes, suavemente (Figura 11.18). | Preservar adequadamente a amostra de sangue e evitar hemólise. |
| 20. Fazer o descarte dos materiais perfurocortantes em local apropriado. | Evitar acidentes e contaminação de pacientes e profissionais. |
| 21. Retirar as luvas e higienizar as mãos com água e sabão ou álcool-gel. | Evitar contaminação cruzada. Reduzir a microbiota transitória e residente (precauções-padrão). |
| 22. Realizar registros em prontuário. | Cumprir requisitos legais e éticos. Garantir a continuidade do cuidado e efetiva comunicação na equipe. |
| 23. Preparar amostras para o transporte ou encaminhá-las ao laboratório com o pedido. O nome do profissional que coletou a amostra, a data e horário devem ser anotados na etiqueta de identificação do frasco. | Garantir a integridade da amostra e da rastreabilidade. |

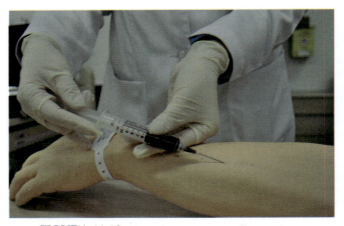

FIGURA 11.13 Procedimento com agulha e seringa.

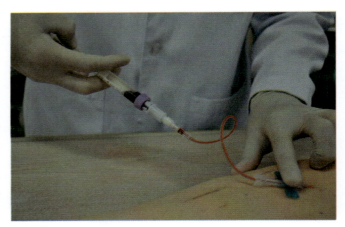

FIGURA 11.15 Procedimento com agulha de coleta múltipla tipo escalpe em frasco tipo seringa.

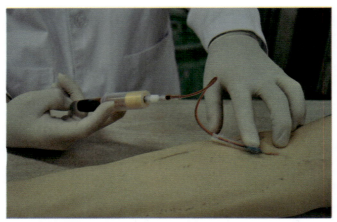

FIGURA 11.14 Procedimento com agulha de coleta múltipla tipo escalpe.

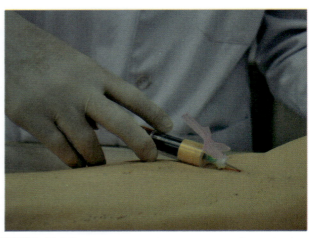

FIGURA 11.16 Procedimento de coleta com agulha múltipla tipo Vacutainer®.

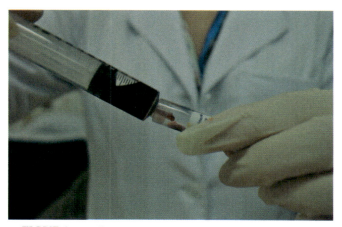
**FIGURA 11.17** Colocação de amostra de sangue em frasco.

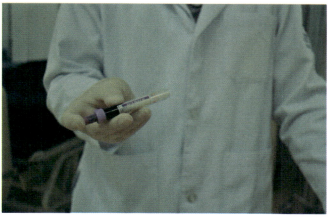
**FIGURA 11.18** Homogeneização da amostra de sangue no frasco.

## 6. EXEMPLO DE REGISTRO

2/12/2016 – 2h12 – Realizada coleta de sangue periférico em fossa cubital direita para exames laboratoriais. Realizada única punção, com escalpe n° 21. Após punção, sacado acesso venoso e realizadas pressão local e oclusão com curativo adesivo. Paciente não apresentou queixas. Orientado a observar e avisar em caso de desconforto ou sangramento local, e evitar movimentar o membro puncionado. Encaminhado material da coleta para o laboratório. *Função e nome do profissional, número do Coren e assinatura.*

## 7. CONSIDERAÇÕES ESPECIAIS NO CICLO VITAL

As equipes de profissionais das unidades pediátricas e neonatais e as equipes do laboratório devem manter um canal de comunicação aberto, sempre trocando informações sobre as dificuldades de obtenção das amostras e a possibilidade do aproveitamento integral de todo o volume de sangue para a realização dos testes.

A utilização de agulhas constitui uma situação de tensão para muitos pais e crianças, especialmente na faixa etária dos pré-escolares e escolares. Nunca mentir para a criança dizendo que não vai doer ou que é só uma picadinha no dedo. Pode-se utilizar um brinquedo, simulando o procedimento e ajudando a criança a compreender a experiência de uma punção venosa, aliviando seus temores e ansiedades. Pode-se oferecer uma recompensa para a criança após a coleta.

Deve-se permitir a permanência dos pais ou acompanhante junto à criança. O procedimento deve ser explicado aos pais, bem como à criança, com linguagem simples e própria para sua fase de desenvolvimento.

A coleta de sangue pediátrica deve sempre ser realizada por dois profissionais, um que vai puncionar e o outro que vai ajudar a conter a criança e dar suporte ao procedimento. O ideal é que haja uma sala de coleta própria para crianças, que, além da mobília habitual, deve conter uma maca para as coletas dos recém-nascidos (RN), lactentes e crianças maiores, e que permita acesso pelos dois lados, possibilitando mobilidade dos profissionais e do familiar que estiver acompanhando a criança.

Além disso, as paredes podem ser pintadas com motivos infantis e decoradas com quadros coloridos. Brinquedos na sala podem também tornar o ambiente mais aconchegante e mais humanizado, além de distrair a criança.

A posição da criança deve ser adequada para garantir sua segurança e para o sucesso do procedimento. Os RN e lactentes devem ser puncionados deitados em decúbito dorsal e com um dos pais ajudando a segurá-los, sempre no campo de visão da criança para sua segurança. Às crianças pré-escolares e escolares, havendo condições, sempre se deve perguntar (e aos pais) a preferência de posição para a coleta: sentada ou deitada.

A escolha da veia a ser puncionada deve ser realizada com calma e sem pressa. A transiluminação é um importante recurso para evidenciação das veias.

Deve-se ter o cuidado com a utilização de sistema fechado para coleta de sangue, pois a pressão negativa pode colabar a veia, impedindo o fluxo adequado de sangue. A quantidade de sangue a ser coletada deve ser a menor possível, em especial com os RN.

Tanto na população pediátrica quanto em idosos, devem ser evitadas coletas de sangue após períodos muito prolongados de jejum, acima de 16 horas. O período de jejum habitual para a coleta de sangue de rotina é de 8 horas, podendo ser reduzido a 4 horas para a maioria dos exames, e, em situações especiais, tratando-se de crianças de baixa idade, pode ser de 1 ou 2 horas apenas.

A administração dos medicamentos de uso habitual nos idosos, antes de exames que requerem jejum, pode ser feita com a ingesta de quantidade mínima de água, desde que prescrita pelo médico.

Assim como nos pacientes pediátricos, o acesso venoso nos idosos é difícil, pois suas veias são menos calibrosas e possuem menor capacidade de dilatação. Neste caso, a utilização do transiluminador é indicada. Para o sucesso da coleta, indica-se uso de agulhas e escalpes de menor calibre, bem como tubos de menor volume. Recomenda-se também a proteção da pele para a colocação do garrote (com gaze ou manga da camisa) para evitar lesão de pele.

# 8. OBSERVAÇÕES

Para a coleta de hemoculturas, devem ser respeitados os seguintes diferenciais:

- Em relação ao material necessário para coleta, incluir: gaze estéril, solução de clorexidina alcoólica 0,5%, frascos com meio de cultura (aeróbio, anaeróbio e micobactérias, leveduras e fungos, adulto ou pediátrico).
- Para a coleta de hemocultura em adultos, habitualmente são solicitados dois pares de frascos. Cada par, um frasco aeróbio e outro anaeróbio, deve ser coletado de um sítio de punção diferente.
- Se o paciente estiver fazendo uso de cateter venoso central, pode ser solicitada a coleta de um terceiro par de hemoculturas por meio desta via. A coleta deve iniciar pela punção periférica e finalizar pela coleta via cateter.
- As amostras podem ser colhidas em sequência, uma após a outra.
- A antissepsia da pele deve ser realizada com solução de clorexidina alcoólica 0,5% e gazes estéreis.
- Deve-se realizar a desinfecção das tampas dos frascos de hemocultura com álcool 70%.
- É fundamental que seja injetado nos frascos o mesmo volume de sangue da punção periférica e do cateter central. Quando não for possível coletar o volume total de sangue para o par de hemocultura do ponto periférico, o volume a ser coletado no cateter deve acompanhar aquele obtido na punção periférica. Iniciar colocando 10 mL no frasco aeróbio e o restante no frasco anaeróbio.
- Devem-se identificar os frascos com o local onde foi realizada a coleta da amostra de sangue (membro, lado direito ou esquerdo ou cateter) e quantidade de mL de sangue injetado em cada meio de cultura.

# 9. DIAGNÓSTICOS DE ENFERMAGEM

- Ansiedade
- Medo
- Dor aguda
- Risco de infecção
- Integridade tissular prejudicada
- Risco de trauma vascular
- Risco de resposta alérgica ao látex

# 10. QUESTÕES PARA ESTUDO

1) São locais contraindicados ou que devem ser evitados para a realização da punção venosa para a coleta de amostra de sangue periférico:

## 10. QUESTÕES PARA ESTUDO

479

**a)** Veias trombosadas ou membros nos quais estejam instalados dispositivos para terapia intravenosa.
**b)** Locais com extensas áreas cicatriciais de queimadura ou hematomas.
**c)** Membros com fístulas arteriovenosas e enxertos vasculares.
**d)** Todas as alternativas estão corretas.

**2)** Relacione as ações durante o procedimento de coleta de amostra de sangue venoso periférico com as respectivas justificativas.

| Ações | Justificativas |
|---|---|
| A. Instalar o garrote a 10,0 cm acima do local da punção. | ( ) Auxílio na distinção entre veias e artérias pela presença de pulsação. |
| B. Selecionar a veia para punção através da palpação. | ( ) Aumento da pressão intravascular, facilitando a palpação da veia; a distância do local da punção se justifica por reduzir o risco de contaminação do local. |
| C. Inserir o cateter no local escolhido com o bisel posicionado para cima. | ( ) Aumentar a probabilidade de atingir a luz do vaso. |
| D. Coletar as amostras na sequência correta dos tubos | ( ) Evitar a contaminação no tubo subsequente e, desse modo, gerar resultados alterados. |

**3)** São ações contraindicadas durante o procedimento de coleta de amostra de sangue venoso periférico, exceto:

    **a)** Selecionar a veia a ser puncionada pela técnica da palpação, que deve ser realizada com o dedo polegar.

    **b)** Ao realizar a antissepsia do local escolhido, permitir a secagem da área por 30 segundos a fim de prevenir hemólise da amostra e reduzir a sensação de ardência na venopunção.

    **c)** Soltar o garrote somente após o término da coleta.

    **d)** Espetar a agulha na tampa de borracha do tubo para a transferência do sangue da seringa para o tubo.

**4)** Para o processo de coleta, visando à integridade da amostra e garantia da rastreabilidade, assinale a alternativa INCORRETA:

    **a)** A rastreabilidade da amostra biológica somente é possível nos laboratórios que possuem sistemas de leitura de código de barras.

    **b)** A hora do recebimento ou coleta da amostra deve ser rastreável.

    **c)** A amostra deve ser identificada no momento da coleta. Deve ser rastreável o nome do funcionário que efetuou a coleta ou que recebeu a amostra coletada pelo paciente.

    **d)** Elaborar instruções escritas que orientem recebimento, coleta e identificação de amostras.

## Referências

Agência Nacional de Vigilância Sanitária. Gerência de Vigilância e Monitoramento em Serviços de Saúde (GVIMS). Gerência Geral de Tecnologia em Serviços de Saúde (GGTES) Medidas de Prevenção de Infecção Relacionada à Assistência à Saúde. 1ª ed. Brasília, 2013.

North American Nursing Diagnosis Association. Diagnósticos de enfermagem da Nanda: definições e classificação 2018-2020. 11ª ed. Porto Alegre: Artmed; 2018.

Organização Mundial da Saúde. Diretrizes da OMS para a tiragem de sangue: boas práticas em flebotomia. Disponível em http://www.who.int/injection_safety/Phlebotomy-portuges_web.pdf.

Organização Mundial da Saúde. OMS/SIGN: jogo de ferramentas para segurança das injeções e procedimentos correlatos, 2011.

Sociedade Brasileira de Patologia Clínica Medicina Laboral. Recomendações da Sociedade Brasileira de Patologia Clínica Medicina Laboral para coleta de sangue venoso. Barueri, SP: Minha Editora; 2010.

Sociedade Brasileira de Patologia Clínica/Medicina Laboratorial. Recomendações da Sociedade Brasileira de Patologia Clínica/Medicina Laboratorial (SBPC/ML): coleta e preparo da amostra biológica. Barueri, SP: Manole; 2014.

Timby BK. Conceitos e Habilidades Fundamentais no Atendimento de Enfermagem. 10ª ed. Porto Alegre: Artmed; 2014.

# 11.4

## Coleta de Amostra de Sangue Arterial por Punção

*Ana Maria Miranda Martins Wilson, Joice Mayumi Miyazato, Fernanda Aparecida Ferraro*

## 1. INTRODUÇÃO

A punção arterial pode ser realizada com a finalidade de monitorar a pressão arterial invasiva ou obter amostras de sangue para exames laboratoriais (especialmente gasometria arterial), foco deste capítulo.

Para tal, podem-se puncionar as artérias radial, braquial, dorsal do pé ou femoral nos adultos, não havendo, na literatura, evidências que suportem que um sítio de punção seja superior aos outros. Entretanto, a artéria radial é a mais frequentemente usada pela facilidade de palpação e acessibilidade, por ser mais confortável aos pacientes e por possuir circulação colateral, conferindo mais segurança ao procedimento, pela minimização da ocorrência de complicações isquêmicas.

A incidência de complicações varia entre 0,3% e 51,0%, tanto em adultos quanto em crianças. As principais complicações são as vasculares (isquemia, trombose, vasoespasmo, sangramentos e necrose das extremidades), seguidas pelas infecciosas.

Para evitar o acontecimento de complicações vasculares, preconiza-se a realização do teste de Allen ou do teste de Allen modificado antes da realização da punção, para avaliar a circulação colateral.

Para o teste de Allen clássico, solicita-se que o paciente posicione a mão com a palma virada para cima e feche-a em punho cerrado. A seguir, as artérias radial e ulnar do paciente são comprimidas firmemente pelos dois polegares (ou indicador e médio) do profissional. Solicita-se ao paciente que abra a mão, e o profissional mantém a compressão nas regiões das artérias. A palma da mão estará esbranquiçada. O profissional deve então liberar a pressão da artéria ulnar enquanto a oclusão é mantida na artéria radial, verificando a perfusão da mão do paciente (retorno à coloração rosada). Em seguida, o procedimento deve ser repetido, realizando a liberação da compressão da artéria radial enquanto a oclusão é mantida na artéria ulnar.

Para o teste de Allen modificado, solicita-se que o paciente posicione a mão com a palma virada para cima e feche-a em punho cerrado. Solicita-se ao paciente que abra a mão, e o profissional mantém a compressão nas regiões das artérias radial e ulnar. A palma da mão estará esbranquiçada. Libera-se então a pressão na artéria ulnar enquanto a oclusão é mantida na artéria radial. Se a palma da mão apresentar cor rósea ou avermelhada, indica-se que a artéria ulnar é patente e o arco palmar superficial está intacto, e a punção pode ser realizada na artéria radial deste membro.

O tempo de retorno da circulação para a palma da mão pode variar conforme cada indivíduo ou situação clínica; entretanto, o teste é geralmente considerado anormal se o tempo transcorrido para o retorno da cor for superior a 10 segundos.

A realização do procedimento pode ser dificultada nos indivíduos que não cooperam ou que possuam dificuldade de palpação dos pulsos por choque hemodinâmico, uso de fármacos vasoativos, doença aterosclerótica, obesidade, edema ou tremores, por exemplo.

Além dos médicos, apenas enfermeiros treinados podem realizar este procedimento. Conforme a Resolução nº 390/2011 do Conselho Federal de Enfermagem, auxiliares e técnicos de enfermagem não possuem respaldo legal para sua execução.

## 2. INDICAÇÕES

- Coleta de amostra de sangue arterial para exames.

## 3. CONTRAINDICAÇÕES

- Infecção do local a ser puncionado.
- Presença de doença vascular periférica grave no membro a ser puncionado.

# 5. DESCRIÇÃO DA TÉCNICA

481

- Ausência de circulação colateral adequada para a mão (teste de Allen negativo).
- Coagulopatias graves.

## 4. MATERIAL

- Equipamentos de proteção individual (EPI): máscara e óculos de proteção
- Par de luvas de procedimento
- Escalpe
- Seringa com heparina lítica
- Solução de clorexidina alcoólica
- Gaze ou algodão estéril
- Fita adesiva para curativo

## 5. DESCRIÇÃO DA TÉCNICA

| Ação | Justificativa |
|---|---|
| 1. Higienizar as mãos com água e sabão ou álcool-gel. | Reduzir a microbiota transitória e residente (precauções-padrão). |
| 2. Verificar prescrição médica ou de enfermagem (quando cabível). | Garantir a realização do procedimento correto, no paciente correto. |
| 3. Higienizar as mãos com água e sabão ou álcool-gel. | Reduzir a microbiota transitória e residente (precauções-padrão). |
| 4. Realizar desinfecção do balcão/bandeja e separar o material. | Garantir ambiente limpo e otimizar a realização do procedimento. |
| 5. Higienizar as mãos com água e sabão ou álcool-gel. | Reduzir a microbiota transitória e residente (precauções-padrão). |
| 6. Verificar a identificação do paciente: solicitar que o paciente informe seu nome completo e a data de nascimento, enquanto o profissional faz a conferência e comparação dos dados com a pulseira de identificação e a prescrição médica. | Realizar dupla checagem. Garantir a realização do procedimento correto, no paciente correto. |
| 7. Explicar o procedimento que será realizado ao paciente e à família e obter seu consentimento. | Manter um contato humanizado e reduzir a ansiedade. Manter ética e transparência no cuidado e contribuir para adesão do paciente ao procedimento. O paciente tem direito de recusar um teste em qualquer momento antes da coleta de sangue, sendo por isso importante assegurar que ele compreenda o procedimento a ser executado. |
| 8. Conferir os novamente os dados da pulseira de identificação do paciente e comparar com o receituário/pedido médico e etiqueta de identificação da seringa, visualmente ou por leitores de código de barra. | Garantir a realização do procedimento correto, no paciente correto. |
| 9. Posicionar o cliente de modo a facilitar a localização da artéria para punção. Para punção radial, uma toalha enrolada pode ser posicionada sob o punho para apoio e melhor exposição da área a ser puncionada. | Garantir a segurança na realização do procedimento e a consequente segurança do paciente e profissional. |
| 10. Higienizar as mãos com água e sabão ou álcool-gel. | Reduzir a microbiota transitória e residente (precauções-padrão). |
| 11. Avaliar a artéria a ser puncionada. Para punção radial, realizar o teste de Allen ou teste de Allen modificado (Figuras 11.19 e 11.20). | Garantir a segurança na realização do procedimento e reduzir a possibilidade do surgimento de complicações. |
| 12. Higienizar as mãos com água e sabão ou álcool-gel. Calçar equipamentos de proteção individual (EPI): máscara, óculos de proteção e par de luvas. | Reduzir a microbiota transitória e residente (precauções-padrão). Manter precauções-padrão. |
| 13. Realizar antissepsia do local escolhido para punção com gaze embebida em solução de clorexidina alcoólica. Esperar secar por 30 segundos. Não tocar o local da punção após a antissepsia. | Prevenir a contaminação microbiana direta do paciente e da amostra. Prevenir hemólise da amostra e reduzir a sensação de ardência na venopunção. |
| 14. Localizar a artéria, posicionando dedos médio e indicador sobre ela, sem tocar o local onde será realizada a punção. | Manter técnica estéril. |

| Ação | Justificativa |
|---|---|
| 15. Introduzir a agulha no local escolhido em ângulo entre 30 e 45 graus. Puxar o êmbolo para coletar volume de sangue de acordo com seringa utilizada (1 a 3 mL) (Figura 11.21). | Realizar coleta da amostra sanguínea. |
| 16. Retirar a agulha e realizar compressão manual firme no local da punção com gaze ou algodão seco por pelo menos 5 minutos para hemostasia. Após término da compressão, aplicar curativo compressivo local. | Estimular a cicatrização do local da punção e evitar a formação de hematomas. |
| 17. Simultaneamente ao passo 16, homogeneizar o tubo para evitar coagulação da amostra. Retirar o ar do tubo conforme orientação do fabricante (se cabível). | Preservar adequadamente a amostra de sangue. |
| 18. Fazer o descarte dos materiais perfurocortantes em local apropriado. | Evitar acidentes e contaminação de pacientes e profissionais. |
| 19. Retirar os EPI e higienizar as mãos. | Evitar contaminação cruzada. Reduzir a microbiota transitória e residente (precauções-padrão). |
| 20. Realizar registros em prontuário. | Cumprir requisitos legais e éticos. Garantir a continuidade do cuidado e efetiva comunicação na equipe. |

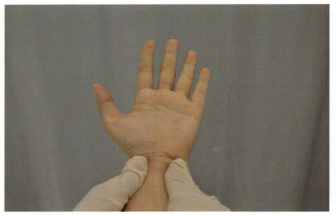

**FIGURA 11.19** Compressão das artérias radial e ulnar para o teste de Allen.

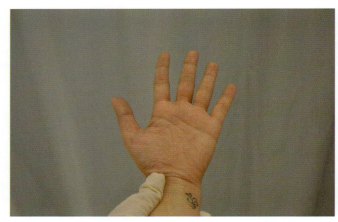

**FIGURA 11.20** Retorno à coloração rósea da palma da mão após liberação da artéria ulnar.

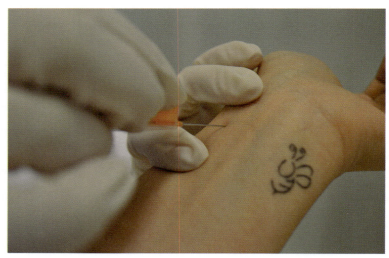

**FIGURA 11.21** Introdução da agulha em artéria radial a 45 graus.

| Ação | Justificativa |
|---|---|
| 21. Preparar a amostra para o transporte ou encaminhar ao laboratório com o pedido. O nome do profissional que coletou a amostra, a data e o horário devem ser anotados na etiqueta de identificação do frasco. O tempo ideal entre a coleta e análise é de 10 a 15 minutos. Se houver atraso ou impossibilidade de encaminhamento imediato da amostra, é necessária a manutenção da amostra em geladeira por no máximo 30 minutos. | Garantir a integridade da amostra e da rastreabilidade. |
| 22. Realizar avalição do local da punção quanto ao surgimento de dor, alteração da perfusão periférica, edema, descoloração, parestesia, hematomas e sangramentos locais. Registrar em prontuário. | Prevenir complicações e cumprir as exigências ético-legais. |

## 6. EXEMPLO DE REGISTRO

9/9/2016 – 9h45 – Realizada punção artéria radial direita para coleta de amostra de sangue para gasometria arterial. Teste de Allen +. Após coleta, realizados compressão local por 5 minutos e curativo oclusivo. Local de punção não apresenta sinais flogísticos ou hematomas. Mão direita quente e com boa perfusão periférica. Paciente orientado a manter membro em repouso. *Função e nome do profissional, número do Coren e assinatura.*

## 7. CONSIDERAÇÕES ESPECIAIS NO CICLO VITAL

A escolha do local de punção arterial em **idosos** deve ser criteriosa, dada a sua fragilidade tecidual. O tempo de compressão manual após a punção pode ser maior do que o de um adulto devido ao possível uso de medicamentos anticoagulantes, bem como por causa do maior risco de formação de hematomas no local.

Em **crianças**, a punção arterial pode ser realizada pelas artérias radial, tibial posterior, pediosa dorsal, temporal e braquial. A punção da artéria femoral é contraindicada pelo risco de formação de hematoma retroperitoneal.

O tamanho da agulha para punção pediátrica é selecionado com base no peso da criança, podendo variar de 20 a 25 G em crianças com até 10 kg, de 22 a 23 G em crianças de 10 a 40 kg, e de 20 a 23 G se crianças acima de 40 kg. O ângulo de inserção da agulha na punção arterial deve ficar mais próximo aos 30 do que aos 45 graus. Devem-se também utilizar os tubos pediátricos para coleta, a fim de evitar desperdício de sangue.

## 8. OBSERVAÇÕES

- Verificar se o paciente faz uso crônico de anticoagulantes, pois nestes casos pode haver necessidade de aumento do tempo de compressão para hemostasia.
- Um cuidado importante é com relação à heparina sódica presente na seringa de coleta do sangue arterial. Em excesso, pode causar interferências na dosagem do cálcio iônico e diluir a amostra, gerando prejuízos na interpretação dos resultados.
- Alguns dispositivos tecnológicos podem auxiliar o enfermeiro na punção arterial, como a transluminação e a ultrassonografia (US) vascular. Em duas metanálises que abordaram a cateterização da artéria radial guiada por US, o sucesso na primeira tentativa foi significativamente maior e o risco de formação de hematoma e isquemia foi menor na população em que o procedimento foi realizado com US. Na população pediátrica corrobora o benefício da canulação arterial guiada por US, principalmente em lactentes e crianças menores.
- A punção da artéria radial é um procedimento doloroso e o uso da anestesia local subcutânea ou tópica continua a ser debatido. Até o momento não há evidências de diferenças significativas no controle da dor se comparados o uso e o não uso de anestesia subcutânea, bem como o uso e o não uso de anestesia tópica.

# 9. DIAGNÓSTICOS DE ENFERMAGEM

- Ansiedade
- Medo
- Dor aguda
- Risco de infecção
- Integridade tissular prejudicada
- Risco de trauma vascular
- Risco de perfusão tissular periférica ineficaz

# 10. QUESTÕES PARA ESTUDO

1) Qual teste deve ser realizado antes da punção arterial na artéria radial para coleta de gasometria arterial?
   a) Manobra de Valsalva
   b) Teste de Romberg
   c) Teste de Allen
   d) Teste de Apley
2) O teste de Allen avalia:
   a) Presença de circulação colateral adequada para a mão pelas artérias radial e ulnar.
   b) Presença de circulação colateral adequada para a mão pelas artérias ulnar e braquial.
   c) Presença de circulação colateral adequada para a mão pela artéria braquial.
   d) Presença de circulação colateral adequada para a mão pela artéria axilar.
3) Caso haja o excesso da heparina na amostra de sangue arterial, quais são as possíveis alterações encontradas no resultado?
4) Descreva três contraindicações para a coleta de exames por punção arterial.

## Referências

Araújo S. Acessos venosos centrais e arteriais periféricos: aspectos técnicos e práticos. RBTI 2003;15(2):70–82.

Bajaj L. Arterial puncture and cannulation in children [internet]. Up-to-Date 2017 Jan 03 [cited 2017 Mar 24]. Disponível em: https://www.uptodate.com/contents/arterial-puncture-and-cannulation-in-children.

Brasil. Agência Nacional de Vigilância Sanitária. Medidas de Prevenção de Infecção Relacionada à Assistência à Saúde. Brasília: Anvisa, 2017.

de Souza N, Carvalho ACC, Carvalho WB, Souza RL, Oliveira NF. Complicações da cateterização arterial em crianças. Rev Assoc Med Bras 2000;46(1):39–46.

Diagnósticos de Enfermagem da Nanda: definições e classificação 2015-2017. Porto Alegre: Artmed, 2015. 468 p.

Gao YB, Yan JH, Gao FQ, Pan L, Wang XZ. Effects of ultrasound-guided radial artery catheterization: an updated meta-analysis. Am J Emerg Med 2015;33(1):50–5.

North American Nursing Diagnosis Association. Diagnósticos de enfermagem daNanda: definições e classificação 2018-2020. 11ª ed. Porto Alegre: Artmed; 2018.

Rhodes A, Cusack RJ. Arterial blood gas analysis and lactate. Cur Op Crit Care 2000;6:227–31.

Sociedade Brasileira de Patologia Clínica/Medicina Laboratorial. Recomendações da Sociedade Brasileira de Patologia Clínica/Medicina Laboratorial (SBPC/ML): coleta e preparo da amostra biológica. Barueri, SP: Manole, 2014.

Theodore AC. Arterial blood gases [internet]. Up-to-Date 2017 Mar 16 [cited 2017 Mar 24]. Disponível em: http://www.uptodate.com/contents/arterial-blood-gases.

Tran NQ, Pretto JJ, Worsnop CJ. A randomized controlled trial of the effectiveness of topical amethocaine in reducing pain during arterial puncture. Chest 2002;122(4):1.357–60.

Viegas CAA. Gasometria arterial. J Pneumol 2002;28(Supl 3:S):233–8.

Wade RG, Crawfurd J, Wade D, Holland R. Radial artery blood gas sampling: a randomized controlled trial of lidocaine local anestesia. Journal of Evidenced Base Medicine 2015;8(4):185–91.

# 11.5

## Coleta de Amostra de Sangue Arterial em Sistema de Pressão Arterial Invasiva

*Amanda Silva de Macêdo Bezerra, Evelise Helena Fadini Reis Brunori*

## 1. INTRODUÇÃO

A cateterização arterial constitui o modo mais preciso de monitoração da pressão arterial, conhecida como pressão arterial invasiva (PAI). Consiste na introdução de um cateter em uma artéria por punção percutânea direta ou através de dissecção.

A este cateter é conectado um sistema que contempla linhas arteriais, válvula controladora de irrigação, solução de irrigação e transdutor de pressão (Figura 11.22). Este aparato, secundariamente, serve como via para coletar amostras de sangue arterial.

Este acesso é bastante útil, especialmente quando é necessário obter amostras laboratoriais com frequência. Seu uso viabiliza a coleta sem causar o desconforto por múltiplas punções ao paciente.

Antes da coleta é fundamental que o profissional avalie o funcionamento do cateter e sua perviedade, pela avaliação do formato da curva de pressão arterial no monitor e das mudanças em seu formato se acionada a válvula controladora de irrigação. Caso haja suspeita de obstrução do cateter ou do sistema, a coleta da amostra não deve ser realizada por esta via.

## 2. INDICAÇÕES

- Coleta de amostras de sangue arterial para exames, especialmente para pacientes que tenham necessidade de realizar análises laboratoriais frequentes.

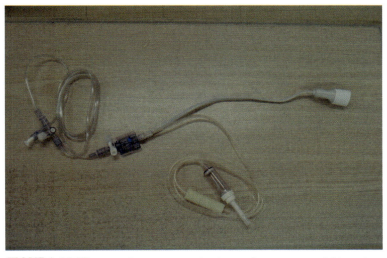

**FIGURA 11.22**  Transdutor para monitorização de pressão arterial invasiva.

486     11. CUIDADOS COM PUNÇÕES

# 3. CONTRAINDICAÇÕES

- Obstrução do cateter arterial

# 4. MATERIAL

- Equipamentos de proteção individual (EPI): máscara, óculos de proteção e luvas de procedimento
- Seringa com heparina pulverizada (se coleta de gasometria)
- Seringas descartáveis
- Tubos apropriados para a coleta de sangue
- *Swab* de álcool 70%
- Ampola de soro fisiológico
- Agulha de aspiração

# 5. DESCRIÇÃO DA TÉCNICA

| Ação | Justificativa |
|---|---|
| 1. Higienizar as mãos com água e sabão ou álcool-gel. | Reduzir a microbiota transitória e residente (precauções-padrão). |
| 2. Verificar prescrição médica ou de enfermagem (quando cabível). | Garantir a realização do procedimento correto, no paciente correto. |
| 3. Higienizar as mãos com água e sabão ou álcool-gel. | Reduzir a microbiota transitória e residente (precauções-padrão). |
| 4. Realizar desinfecção do balcão/bandeja e separar o material. | Garantir ambiente limpo e otimizar a realização do procedimento. |
| 5. Higienizar as mãos com água e sabão ou álcool-gel. | Reduzir a microbiota transitória e residente (precauções-padrão). |
| 6. Verificar a identificação do paciente: solicitar que o paciente informe seu nome completo e a data de nascimento (se possível), enquanto o profissional faz a conferência e comparação dos dados com a pulseira de identificação e a prescrição médica. | Realizar dupla checagem. Garantir a realização do procedimento correto, no paciente correto. |
| 7. Explicar o procedimento que será realizado ao paciente e à família e obter seu consentimento. | Manter um contato humanizado e reduzir a ansiedade. Manter ética e transparência no cuidado e contribuir para adesão do paciente ao procedimento. O paciente tem direito de recusar um teste em qualquer momento antes da coleta de sangue, sendo por isso importante assegurar que ele compreenda o procedimento a ser executado. |
| 8. Conferir os novamente os dados da pulseira de identificação do paciente e comparar com o receituário/pedido médico e etiqueta de identificação da seringa, visualmente ou por leitores de código de barra. | Garantir a realização do procedimento correto, no paciente correto. |
| 9. Verificar os parâmetros hemodinâmicos no monitor multiparamétrico antes de iniciar a coleta e silenciar o alarme. | Identificar a condição hemodinâmica atual do paciente. Ao manipular as linhas para a coleta de sangue será interrompida a medição da PAI e, por consequência, o alarme irá soar. |
| 10. Colocar os EPI: máscara, óculos de proteção e luvas de procedimento. | Manter precauções-padrão. |
| 11. Realizar a desinfecção com *swab* de álcool 70% da válvula do sistema e da saída pela qual será retirada a amostra de sangue (Figura 11.23). | Reduzir o risco de infecção e de embolia. |
| 12. Girar a válvula (torneirinha) do sistema para fechamento de fluxo em direção ao paciente. Conectar uma seringa na via de saída e aspirar cerca de 10 mL para retirada do soro fisiológico do sistema (Figura 11.24). Desprezar este volume aspirado. | Reduzir o risco de embolia. Retirar volume do sistema em quantidade suficiente para que não ocorra contaminação e diluição da amostra de sangue, comprometendo os resultados das análises laboratoriais. |
| 13. Acoplar a seringa ou tubo coletor na via de saída do sistema. Proceder à coleta da amostra de sangue em volume necessário (Figura 11.25). | Coletar o sangue, evitando diluição da amostra. Minimizar risco de embolia. |

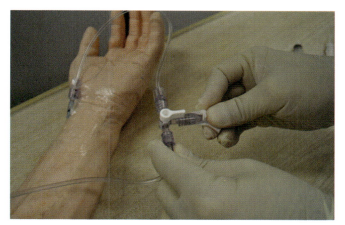

**FIGURA 11.23** Desinfecção da via de saída para coleta da amostra de sangue.

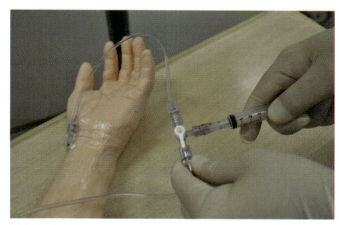

**FIGURA 11.24** Válvula do sistema fechada para o fluxo do paciente e seringa conectada na via de saída.

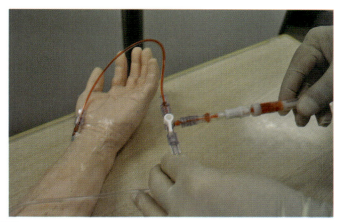

**FIGURA 11.25** Coleta de amostra de sangue via sistema de pressão invasiva.

| Ação | Justificativa |
|---|---|
| 14. Realizar lavagem do sistema com 10 mL de soro fisiológico. Girar a válvula (torneirinha) do sistema de volta para a posição inicial. | Minimizar risco de embolia e manter sistema estéril. Realizar permeabilização do sistema, evitando infecção e coagulação. Evitar hemólise. |
| 15. Homogeneizar o sangue com o conteúdo do frasco, realizando movimentos de inversão de cinco a 10 vezes, suavemente. | Preservar adequadamente a amostra de sangue e evitar hemólise. |
| 16. Fazer o descarte dos materiais em local apropriado. | Evitar acidentes e contaminação de pacientes e profissionais. |
| 17. Retirar as luvas e higienizar as mãos com água e sabão ou álcool-gel. | Evitar contaminação cruzada. Reduzir a microbiota transitória e residente (precauções-padrão). |
| 18. Reativar os alarmes do monitor multiparamétrico. Observar o reaparecimento das curvas da pressão arterial. | Permitir monitoramento hemodinâmico adequado e identificar precocemente possíveis interferências na mensuração da PA, como obstrução do cateter, amortecimento da onda, calibração inadequada e posicionamento inadequado do transdutor de pressão devido à manipulação do sistema de pressão arterial. |
| 19. Realizar registros em prontuário. | Cumprir requisitos legais e éticos. Garantir a continuidade do cuidado e efetiva comunicação na equipe. |
| 20. Preparar amostras para o transporte ou encaminhá-las ao laboratório com o pedido. O nome do profissional que coletou a amostra, a data e o horário devem ser anotados na etiqueta de identificação do frasco. | Garantir a integridade da amostra e da rastreabilidade. |

## 6. EXEMPLO DE REGISTRO

9/9/2016 – 9h45 – Realizada coleta de amostra de sangue arterial pela linha do sistema de monitoração de pressão arterial invasiva em artéria radial direita. Após coleta do exame, realizada checagem do sistema de pressão arterial e verificado pressão arterial de 80 mmHg, curvas presentes e morfologicamente adequadas, extensões permeáveis e preenchidas por solução salina. *Função e nome do profissional, número do Coren e assinatura.*

## 7. CONSIDERAÇÕES ESPECIAIS NO CICLO VITAL

A coleta de gasometria arterial em crianças deve ser realizada em situações nas quais a utilização do oxímetro de pulso foi insuficiente para avaliar os gases arteriais. Nestes casos, devem-se utilizar microcoletores a fim de evitar desperdício na coleta de sangue, especialmente nos pacientes menores de 1 ano.

## 8. OBSERVAÇÕES

- Se necessário realizar coleta de amostras para coagulograma, utilizar para este exame a última amostra se sangue. Dessa forma, aumenta-se a confiabilidade do exame.

## 9. DIAGNÓSTICOS DE ENFERMAGEM

- Risco de infecção
- Integridade tissular prejudicada
- Risco de trauma vascular
- Risco de perfusão tissular periférica ineficaz

## 10. QUESTÕES PARA ESTUDO

**1)** Cite duas finalidades da cateterização arterial.
**2)** Quais testes podem ser feitos antes da coleta de sangue via cateter arterial para verificar a perviedade do acesso?

## Referências

North American Nursing Diagnosis Association. Diagnósticos de enfermagem da Nanda: definições e classificação 2018-2020. 11ª ed. Porto Alegre: Artmed; 2018.

Organização Mundial da Saúde. Diretrizes da OMS para a tiragem de sangue: boas práticas em flebotomia [internet]. 130 p. [citado em 24 de março de 2017]. Disponível em: http://www.who.int/injection_safety/Phlebotomy-portuges_web.pdf.

Potter PA, Perry AG. Grande tratado de enfermagem prática: clínica e prática hospitalar. 8ª ed. Rio de Janeiro: Elsevier; 2013.

Rezende E, Ferez MA, Silva Júnior JM, Oliveira AMRR, Viana RAPP, Mendes CL, et al. Utilização de sistema fechado para coleta de sangue e necessidade de transfusão em pacientes graves. RBTI 2010;22(1):5–10.

Sociedade Brasileira de Patologia Clínica/Medicina Laboratorial. Recomendações da Sociedade Brasileira de Patologia Clínica/Medicina Laboratorial (SBPC/ML): coleta e preparo da amostra biológica. Barueri, SP: Manole; 2014.

Toledo PR. Manual para coleta de materiais biológicos nos hospitais privados. DASA; 2010.

Uenishi EK. Enfermagem médico-cirúrgica em unidade de terapia intensiva. 10ª ed. São Paulo: Senac; 2011.

## 11.6

# Punção de Cateter Venoso Central Totalmente Implantado

*Talita Raquel dos Santos, Hieda Ludugério de Souza*

## 1. INTRODUÇÃO

Com o advento das doenças crônicas, o uso de fármacos vesicantes e irritantes é cada vez mais comum. Para a administração mais segura deste tipo de medicamento, em especial quimioterápicos ou antibióticos em terapias prolongadas (períodos superiores a 6 meses) e em pacientes com fragilidade capilar, podem-se utilizar dispositivos que ofereçam maior segurança e conforto, como os cateteres venosos centrais totalmente implantados (CVC-TI).

Estes dispositivos são compostos pelo cateter de silicone ou poliuretano e pela câmera de titânio ou poliuretano, coberta por silicone puncionável e autosselante, que tolera até 2.000 punções (Figura 11.26). Podem ter lúmen simples ou duplo.

São implantados por meio de procedimento cirúrgico (em centro cirúrgico ou sala de hemodinâmica): a câmara é posicionada no tecido subcutâneo, geralmente em região subclávia, enquanto o cateter é inserido na veia jugular ou cefálica, de modo que sua ponta fique localizda no terço distal da veia cava, próximo ao átrio direito.

A vantagem do uso deste tipo de cateter reside no fato de serem duráveis (3 a 5 anos em adultos), oferecerem menor risco de infecção e perda/quebras, não exigirem curativos se não estiverem em uso, não limitarem atividades como realização de esportes, e possuírem melhores resultados estéticos. Suas desvantagens relacionam-se ao alto custo e à necessidade de procedimento cirúrgico para inserção e remoção.

Podem receber a infusão de fármacos de forma contínua, intermitente ou em *bolus*, mas seu uso deve privilegiar a administração de medicações contínuas em sistema fechado.

As principais complicações relacionadas ao seu uso são: desenvolvimento de flebite; infecção; obstrução por trombos, fibrina ou acúmulo de medicamentos; extravasamento devido à obstrução; ruptura do dispositivo com desenvolvimento de embolia; migração da ponta do cateter; lesão/erosão da pele; e rotação do da câmara ou deslocamento da agulha no portal (local de punção).

Dadas a alta complexidade do manuseio do dispositivo e a necessidade de conhecimento técnico e científico para tal, a punção do CVC-TI é atividade privativa do profissional enfermeiro.

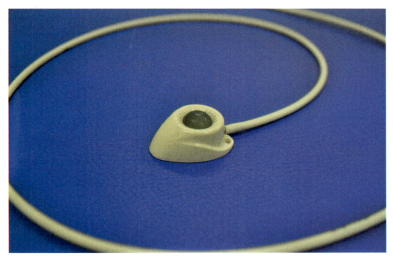

**FIGURA 11.26** Cateter venoso central totalmente implantável de lúmen simples.

# 2. INDICAÇÕES

- Administração de medicações irritantes (pH 5,0 ou > 9,0 ou osmolaridade superior a 500 mOsm/L) ou vesicantes, em ciclos de tratamento prolongados.
- Coleta de amostra sanguínea para exames laboratoriais.
- Administração de medicações em tratamentos intracavitários (peritoneal), intraespinais ou intra-arteriais (artéria hepática).

# 3. CONTRAINDICAÇÕES

- Realizar punção em cateteres com sinais de inflamação ou infecção, obstruídos, exteriorizados ou rompidos.

# 4. MATERIAL

- Equipamentos de proteção individual (EPI): máscara e óculos
- Máscara de proteção para o paciente
- Almotolia com solução de clorexidina degermante de uso individual
- Almotolia com solução de clorexidina alcoólica de uso individual
- *Swab* de álcool 70%
- *Kit* com três pinças estéreis
- Pacotes de gaze estéril
- Campo estéril
- Duas seringas de 10 mL
- Duas agulhas de aspiração
- Tampa de sistema fechado tipo Clave®
- Agulha angulada do tipo Huber (Figura 11.27)
- Curativo de película transparente semipermeável
- Duas ampolas de soro fisiológico
- Par de luvas estéreis
- Medicamento a ser administrado

# 5. DESCRIÇÃO DA TÉCNICA

| Ação | Justificativa |
|---|---|
| 1. Higienizar as mãos com água e sabão ou álcool-gel. | Reduzir a microbiota transitória e residente (precauções-padrão). |
| 2. Verificar prescrição médica ou de enfermagem (quando cabível). | Garantir a realização do procedimento correto, no paciente correto. |
| 3. Higienizar as mãos com água e sabão ou álcool-gel. | Reduzir a microbiota transitória e residente (precauções-padrão). |
| 4. Realizar desinfecção do balcão/bandeja e separar o material. | Garantir ambiente limpo e otimizar a realização do procedimento. |
| 5. Higienizar as mãos com água e sabão ou álcool-gel. | Reduzir a microbiota transitória e residente (precauções-padrão). |
| 6. Verificar a identificação do paciente: solicitar que o paciente informe seu nome completo e a data de nascimento, enquanto o profissional faz a conferência e comparação dos dados com a pulseira de identificação e a prescrição médica. | Realizar dupla checagem. Garantir a realização do procedimento correto, no paciente correto. |
| 7. Explicar o procedimento que será realizado ao paciente e à família e obter seu consentimento. Enfocar que ele deve evitar falar durante a realização da punção. | Manter um contato humanizado e reduzir a ansiedade. Manter ética e transparência no cuidado e contribuir para adesão do paciente ao procedimento. |
| 8. Solicitar que o paciente coloque a máscara de proteção. Posicioná-lo, solicitando que vire a cabeça para o lado oposto ao qual acontecerá a punção. Expor e avaliar o local da punção. | Permitir a realização adequada da punção. |

5. DESCRIÇÃO DA TÉCNICA

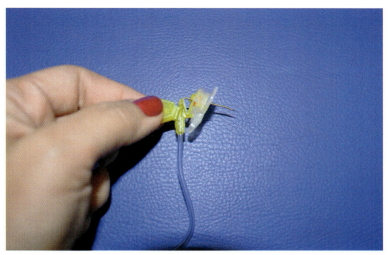

**FIGURA 11.27** Agulha tipo Huber.

| Ação | Justificativa |
| --- | --- |
| 9. Higienizar as mãos com água e sabão ou álcool-gel. Calçar equipamentos de proteção individual (EPI) – óculos de proteção e máscara – e higienizar as mãos novamente. | Reduzir a microbiota transitória e residente (precauções-padrão). Manter precauções-padrão. |
| 10. Realizar desinfecção das almotolias de clorexidina degermante e alcoólica com *swab* de álcool 70%; abrir e deixá-las na mesa auxiliar. | Reduzir risco de contaminação. |
| 11. Abrir o *kit* de pinças e pacote de gazes com técnica estéril. | Manter técnica estéril. |
| 12. Realizar antissepsia do local de punção com a utilização de duas das pinças e gaze estéril embebida em clorexidina degermante. Realizar movimentos circulares, iniciando no centro em direção à periferia em um raio de aproximadamente 10 cm. Utilizar uma nova lâmina de gaze a cada procedimento. Repetir por três vezes. | Reduzir a microbiota transitória e residente e prevenir infecção relacionada à assistência à saúde. |
| 13. Repetir o procedimento anterior, utilizando clorexidina alcoólica. Esperar secar espontaneamente. | Reduzir a microbiota transitória e residente e prevenir infecção relacionada à assistência à saúde. |
| 14. Após a realização da antissepsia e secagem, colocar uma lâmina de gaze estéril sobre o local a ser puncionado, com o auxílio da terceira pinça. | Proteger a área e minimizar risco de contaminação. |
| 15. Realizar desinfecção das ampolas de soro fisiológico com *swab* de álcool 70%, abri-las e posicioná-las sobre a mesa auxiliar. | |
| 16. Abrir o campo estéril e dispor sobre ele: seringas, agulhas de aspiração, tampa tipo Clave®, agulha tipo Huber e película transparente, utilizando técnica estéril. | Manter técnica estéril. |
| 17. Calçar luvas estéreis. | Manter técnica estéril. |
| 18. Adaptar as agulhas de aspiração nas seringas e aspirar o soro fisiológico com técnica estéril (solicitar ajuda de um segundo profissional, se necessário). | Manter técnica estéril. |
| 19. Conectar a tampa tipo Clave® na saída da agulha Huber. Conectar uma das seringas à tampa tipo Clave® e utilizar o soro fisiológico para retirar o ar do espaço morto da agulha. Mantê-la conectada ao sistema. Fechar o clampe. | Impedir a injeção de ar na corrente sanguíneo e evitar embolia gasosa. |
| 20. Retirar a lâmina de gaze sobre o local a ser puncionado com a mão não dominante. Com esta mão, delimitar e imobilizar o reservatório com os dedos indicador e polegar. | Fixar o cateter para punção. |
| 21. Puncionar o portal com a mão dominante, introduzindo a agulha tipo Huber em ângulo reto em relação à pele. O ponto de inserção da agulha deve corresponder ao ponto médio entre o polegar e o indicador. No momento da punção, solicitar ao paciente para inspirar e prender o ar. | Evitar transfixação do cateter. |

11. CUIDADOS COM PUNÇÕES

| Ação | Justificativa |
|---|---|
| 22. Desclampear o sistema e tracionar o êmbolo da seringa para testar o retorno venoso. Aspirar de 1 a 3 mL de sangue, clampear o sistema, desconectar a seringa e desprezar. OBSERVAÇÃO: Considerar qual produto foi utilizado para realizar o *lock* (selamento) do CVC-TI. Em caso de uso de soro fisiológico, esta etapa poderá ser desnecessária. | Avaliar a permeabilidade do cateter. Retirar a solução utilizada no *lock* do cateter para não infundi-la na corrente sanguínea. |
| 23. Conectar a segunda seringa à agulha Huber e infundir o soro fisiológico 0,9%. Clampear novamente o sistema imediatamente ao término da infusão. | Permeabilizar o cateter, evitando obstrução por coágulos. |
| 24. Desadaptar a seringa do sistema da agulha tipo Huber e adaptar o equipo da medicação a ser infundida neste local. Ajustar o gotejamento conforme prescrição médica. | Administrar medicação prescrita. |
| 25. Fixar a agulha de punção com película transparente ou curativo com gaze estéril e fita adesiva. Identificar o curativo com data de instalação. | Proteger o sítio de punção, manter o cateter fixo e evitar a movimentação da agulha. Facilitar o monitoramento das datas de troca do curativo. |
| 26. Fazer o descarte dos materiais perfurocortantes em local apropriado. | Evitar acidentes e contaminação de pacientes e profissionais. |
| 27. Retirar as luvas, EPI e higienizar as mãos com água e sabão ou álcool-gel. | Evitar contaminação cruzada. Reduzir a microbiota transitória e residente (precauções-padrão). |
| 28. Realizar registros em prontuário. | Cumprir requisitos legais e éticos. Garantir a continuidade do cuidado e efetiva comunicação na equipe. |
| 29. Avaliar as condições do local da punção durante a terapêutica. Observar a presença de sinais flogísticos e infecção local ou sintomas sistêmicos como náuseas, febre, calafrios, vômitos, sensação de queimação, calor e mal-estar. | Identificar precocemente sinais de complicações. |

# 6. EXEMPLO DE REGISTRO

9/9/2016 – 9h54 – Realizada assepsia de região de subclávia direita com clorexidina degermante e alcoólica para preparo de pele para punção de cateter venoso central totalmente implantado (CVC-TI). Realizada punção do CVC-TI com agulha Huber 30 × 10. Sítio de inserção da agulha sem sinais flogísticos e cateter apresenta bons fluxo e refluxo após a punção. Realizado curativo com filme transparente impermeável. Instaladas medicações conforme prescrição médica. Paciente orientado a acionar a equipe de enfermagem se intercorrências. *Função e nome do profissional, número do Coren e assinatura.*

# 7. CONSIDERAÇÕES ESPECIAIS NO CICLO VITAL

O CVC-TI é amplamente usado na área pediátrica oncológica, já que esse cateter permite que menos punções sejam feitas na criança ao longo do seu tratamento. Há relatos na literatura de que, para amenizar o sofrimento da criança em relação à punção desse cateter, deve-se utilizar o brinquedo terapêutico, o que permite que a criança compreenda e adquira conhecimento em relação ao procedimento que irá ser submetida.

Outra vantagem desse cateter em pediatria é que, por ser um cateter totalmente implantado, a criança é livre para realizar qualquer atividade quando este não está sendo utilizado, permitindo mais liberdade a ela.

O Centers for Disease Control (CDC) recomenda que, nas crianças, a solução de clorexidina seja substituída por solução de povidona-iodo.

Em idosos, deve-se ter um cuidado especial devido à sensibilidade da pele deste paciente. Devido à sua friabilidade, pode haver exacerbação de dor e desconforto durante a punção do cateter.

## 8. OBSERVAÇÕES

- Por ser um procedimento doloroso, podem-se utilizar anestésicos locais tópicos à base de lidocaína ou prilocaína, cerca de 40 a 60 minutos antes da realização da punção.
- Não utilizar agulha hipodérmica ou escalpe para a punção, devido ao risco de danificar a cobertura de silicone do cateter.
- Na infusão de medicações contínuas, a troca da agulha de punção deve acontecer semanalmente, enquanto os equipos podem permanecer por até 72 horas. Entretanto, algumas literaturas recomendam a troca da agulha diariamente se administração de dieta parenteral ou hemocomponentes via CVC-TI.
- Em caso de deslocamento da agulha, não reposicioná-la. Ela deverá ser retirada e nova punção ser realizada.
- O curativo com gaze estéril e fita hipoalergênica é indicado nas primeiras 48 horas após implantação do cateter, na presença de umidade/exsudação ou se houver alergia a película transparente. A troca deve acontecer a cada 24 horas, ou sempre que necessário. Em casos em que há prejuízos na integridade da pele, pode-se realizar a troca a cada 48 horas. Este tipo de curativo deve ser protegido da umidade, especialmente para o banho.
- A troca da película transparente deve ser realizada a cada 7 dias, ou se estiver soltando. Por se tratar de um material impermeável, não é necessário cobri-la para o banho.
- Para a remoção da agulha tipo Huber do portal, deve-se utilizar técnica asséptica. Recomenda-se que o paciente realize inspiração profunda no momento da retirada da agulha. Se houver sangramento local, realizar compressão com gaze estéril. Após estancamento do sangramento, realizar antissepsia com álcool 70% e colocar curativo oclusivo, que deve permanecer por 24 horas.
- Não utilizar seringas com volumes menores de 5 mL no CVC-TI, por exercerem grande pressão e oferecer risco de ruptura do cateter.
- Caso o cateter não apresente refluxo venoso, pode-se solicitar que o paciente tussa, realize uma inspiração forçada e eleve o membro ipsolateral ao cateter. Caso o cateter ainda apresente resistência à infusão ou ausência de refluxo venoso mesmo após as manobras anteriores, deve-se suspender a infusão de medicamentos e solicitar avaliação de especialista.
- Para a prevenção da obstrução do CVC-TI, deve-se realizar um *lock* após o término da infusão das medicações. Podem-se utilizar diversos tipos de produtos para tal, como soro fisiológico, heparina, solução antimicrobiana e etanol. A seguir serão descritas as principais recomendações para o uso de cada um dos produtos, mas ressaltamos a importância do profissional de seguir as recomendações institucionais.
- Para a realização do *lock*, deve-se: realizar a desinfecção do Clave® da agulha tipo Huber com *swab* de álcool 70%, injetar 20 mL de soro fisiológico para permeabilização do acesso e, em seguida, a solução de escolha conforme o volume recomendado. Deve-se fechar o clampe, retirar (ou não) a agulha do cateter (conforme indicação terapêutica) e realizar curativo (se aplicável).
- Para a realização do *lock*, recomenda-se o uso preferencial de soluções com propriedades antimicrobianas que não pertençam à classe de antibióticos/antifúngicos, tais como etanol ou taurolidina. O uso de taurolidina como agente preferencial ao etanol pode ser considerado, devido ao menor potencial de toxicidade.
- O uso de *lock* com substâncias antimicrobianas (antibióticos, antifúngicos ou outros antissépticos) em cateteres que possam permanecer fechados por um período suficientemente prolongado é recomendado à população submetida à hemodiálise, quimioterapia e à utilização de nutrição parenteral.
- Não existem evidências para definir o tempo mínimo de lock que deva ser mantido nas vias do cateter para garantir eficácia da estratégia.
- Caso haja opção pelo uso de heparina, é necessário o uso da solução em concentração de 100 UI/mL. Para pacientes que não estão em uso do CVC-TI, a heparinização deve ser realizada com intervalo máximo de até 30 dias.

## 9. DIAGNÓSTICOS DE ENFERMAGEM

- Ansiedade
- Medo
- Risco para infecção
- Integridade tissular prejudicada
- Risco de trauma vascular

## 10. QUESTÕES PARA ESTUDO

**1)** Cite três indicações para a utilização do cateter venoso central totalmente implantado (CVC-TI).
**2)** Cite três complicações associadas ao CVC-TI.
**3)** Quem é o profissional responsável pela punção do CVC-TI? Justifique sua resposta.
**4)** Para pacientes que não estão em uso do CVC-TI, qual o intervalo máximo que pode haver entre as heparinizações?

### Referências

Brasil. Agência Nacional de Vigilância Sanitária. Medidas de Prevenção de Infecção Relacionada à Assistência à Saúde. Brasília: Anvisa, 2017.

Brasil. Instituto Nacional de Câncer. Ações de enfermagem para o controle do câncer: uma proposta de integração ensino-serviço. 3ª ed. Rio de Janeiro: Inca, 2008. 628 p.

Freire E, Iglesia AD, Rodriguez MA, Lopes MA, Gonzalez M, Peleteiro R, et al. Reservorios venosos centrales totalmente implantables, tipo port-A-Cath, em pacientes oncológicos. Rev Soc Esp Dolor 2008;7:451–62.

Harada JCS, Pedreira MLG. Terapia intravenosa e infusões. São Caetano do Sul, SP: Yendis; 2011.

North American Nursing Diagnosis Association. Diagnósticos de enfermagem da Nanda: definições e classificação 2018-2020. 11ª ed. Porto Alegre: Artmed; 2018.

Vasques CI, Reis PED, Carvalho EC. Manejo do cateter venoso central totalmente implantado em pacientes oncológicos: revisão integrativa. Acta Paul Enferm 2009;22(5):696–701.

Wolosker N, Yazbek G, Nishinari K, Malavolta LC, Munia MA, Langer M, et al. Cateteres venosos totalmente implantáveis para quimioterapia: experiência em 500 pacientes. São Paulo Medical Journal 2004;122(4):147–51.

# 11.7

## Hipodermóclise

*Edwin Rodrigo Paiva Borges*

## 1. INTRODUÇÃO

A administração de fluidos e medicamentos de forma lenta, contínua ou intermitente no tecido subcutâneo é chamada de hipodermóclise. Trata-se de uma técnica simples e barata, mais confortável que a administração endovenosa, com mais opções de sítios de punção e relacionada a baixos índices de tromboflebite e infecção.

A punção é habitualmente realizada no abdome, por ser a região que apresenta melhor absorção dos fármacos; porém, outras áreas como o deltoide, anterior do tórax, escapular e faces anterior e lateral da coxa também podem ser utilizadas.

O volume máximo a ser infundido em infusão contínua é de 3.000 mL em 24 horas, fracionados em sítios distintos, cuja quantidade de fluidos é limitada a 1.500 mL/24 h na região anterolateral da coxa, 1.000 mL/24 h nas regiões abdominal e escapular, e 250 mL/24 h nas regiões deltóidea e anterior do tórax. A velocidade de infusão habitual é de 1 mL/min.

Para a administração de medicações em *bolus*, o volume máximo recomendado é de 2 mL, seguido de *flush* de 1 mL de solução fisiológica.

Diversos tipos de medicamentos podem ser administrados por via subcutânea, tais como opioides, antieméticos, sedativos e antimicrobianos. Porém, a maior parte destes não apresenta descrição na bula sobre a possibilidade de uso por esta via, sendo prescritos como *off label*.

A farmacocinética dos medicamentos é semelhante à de fármacos administrados via intramuscular, pela combinação de difusão capilar, perfusão tecidual, pressão osmótica e pressão hidrostática.

O início de ação das medicações é de 15 a 30 minutos, em média. Entretanto, o tempo de ação é mais prolongado e há maior tolerância ao uso de fármacos com pH próximo da neutralidade e hidrossolúveis. Soluções hipertônicas e suplementos nutricionais não devem ser administrados por meio desta técnica.

As principais complicações relacionadas à hipodermóclise são causadas pelo mau uso desta via, devido a locais inadequados de punção, administração de medicamentos não compatíveis, diluição ou velocidade de infusão impróprios, podendo levar ao desenvolvimento de hiperemia, dor, inflamação, hematoma, edema e necrose tecidual local.

O dispositivo de punção pode permanecer por até 7 dias para a infusão de medicamentos, se ausência de sinais flogísticos e caso haja garantia da cobertura estéril. Entretanto, o sistema de infusão (equipos, bureta, Clave®) deve ser trocado a cada 72 horas.

Se o acesso for utilizado para hidratação, deve ser trocado a cada 24 a 48 horas ou após receber a infusão de 1,5 a 2 L de volume, com base nas condições locais da punção.

A hipodermóclise é uma técnica antiga, datada de meados de 1940, utilizada inicialmente em pacientes pediátricos. Caiu em desuso tempos depois devido a relatos de complicações e ao simultâneo aprimoramento das técnicas e materiais para punção venosa.

Na década de 1970, gradativamente voltou a ser utilizada e vem reconquistando seu espaço, em especial no manejo de pacientes idosos e em cuidados paliativos. Por esta razão, é necessário o constante aprimoramento da equipe de enfermagem para o manejo seguro e efetivo de pacientes em uso de hipodermóclise.

## 2. INDICAÇÕES

As principais indicações para utilização de hipodermóclise estão baseadas nas condições clínicas do paciente, sendo estas:

- Tratamento de desidratação leve ou moderada que não exija reposição rápida de volume, como em pacientes com disfagia severa, vômitos incoercíveis, demência, obstrução do trato gastrointestinal e/ou alteração do nível de consciência.
- Impossibilidade de obtenção de acesso venoso periférico em pacientes com sofrimento aumentado pelas constantes tentativas de punção e naqueles com limitações para a administração de medicamentos e fluidos endovensosos devido a flebite e trombose venosa.
- Promoção de analgesia em pacientes em cuidados paliativos.
- Administração de fluidos em ambiente domiciliar, por ser um método seguro, sem graves complicações e facilmente manipulado pelo paciente ou familiar/cuidador.

## 3. CONTRAINDICAÇÕES

- Pacientes em anasarca.
- Situações de emergência, com necessidade de reposição rápida de fluidos.
- Punção em áreas ulceradas, infectadas, com cicatrizes operatórias, sujeitas a irradiação ou com comprometimento da circulação linfática.
- Punção abdominal em pacientes com ascite, distensão abdominal e presença de estomas.
- Pacientes com distúrbios de coagulação ou hidroeletrolíticos severos.
- Pacientes com hipoalbuminemia.
- Pacientes com sobrecarga de fluidos.
- Desidratação severa.
- Estado avançado de caquexia (atrofia do tecido subcutâneo).
- Recusa do paciente.

## 4. MATERIAL

- Cateter intravenoso periférico tipo "por-fora-da-agulha" com asas de fixação (por exemplo, Nexiva® ou BD Saf-T-Intima®) ou cateter específico para hipodermóclise (por exemplo, Aqua-C® Hydration System) de 24 a 27 G
- Conector para acesso venoso (por exemplo, Clave®)
- Gaze estéril
- Solução de clorexidina alcoólica ou álcool 70%
- Luvas de procedimento

- Seringa de 10 mL
- Agulha para aspiração de medicamentos
- Ampola de soro fisiológico 0,9%
- Curativo de filme transparente semipermeável estéril

## 5. DESCRIÇÃO DA TÉCNICA

| Ação | Justificativa |
|---|---|
| 1. Higienizar as mãos com água e sabão ou álcool-gel. | Reduzir a microbiota transitória e residente (precauções-padrão). |
| 2. Verificar prescrição médica ou de enfermagem (quando cabível). | Garantir a realização do procedimento correto, no paciente correto. |
| 3. Higienizar as mãos com água e sabão ou álcool-gel. | Reduzir a microbiota transitória e residente (precauções-padrão). |
| 4. Realizar desinfecção do balcão/bandeja e separar o material. | Garantir ambiente limpo e otimizar a realização do procedimento. |
| 5. Higienizar as mãos com água e sabão ou álcool-gel. | Reduzir a microbiota transitória e residente (precauções-padrão). |
| 6. Verificar a identificação do paciente: solicitar que o paciente informe seu nome completo e a data de nascimento, enquanto o profissional faz a conferência e comparação dos dados com a pulseira de identificação e a prescrição médica. | Realizar dupla checagem. Garantir a realização do procedimento correto, no paciente correto. |
| 7. Explicar o procedimento que será realizado ao paciente e à família e obter seu consentimento, enfocando a possibilidade de surgimento de edema local decorrente do depósito de soro, que será absorvido pelo organismo. | Manter um contato humanizado e reduzir a ansiedade. Manter ética e transparência no cuidado e contribuir para adesão do paciente ao procedimento. |
| 8. Preencher o sistema de infusão com solução fisiológica. Realizar escolha do sítio de punção e fazer antissepsia do local a ser puncionado com solução de clorexidina alcoólica ou álcool 70%, conforme protocolo institucional. | Reduzir o risco de infecção local. |
| 9. Calçar luvas de procedimento. Pinçar uma prega de pele (com polegar e indicador) e introduzir o cateter em um ângulo de 30 a 45 graus abaixo da pele levantada. A agulha deve ter movimentos livres no espaço subcutâneo. A punção deve ser realizada com o bisel da agulha voltado para cima (Figura 11.28). | Manter precauções-padrão. Atingir o tecido subcutâneo e facilitar a absorção da solução infundida. |
| 10. Remover o mandril do cateter. | Reduzir o risco de lesão. |
| 11. Realizar aspiração delicada para verificar o retorno de sangue e infundir 1 mL de solução fisiológica para verificar facilidade de fluxo. Fixar o cateter com o filme transparente (Figura 11.29). OBSERVAÇÃO: Caso haja retorno de sangue, retirar o cateter e refazer o procedimento. | Verificar posicionamento do cateter e manter o dispositivo de punção estável. |

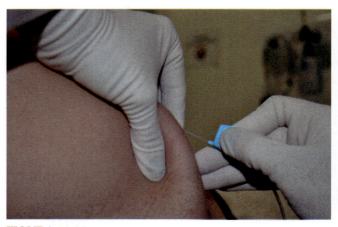

FIGURA 11.28 Inserção do cateter em tecido subcutâneo de região subescapular.

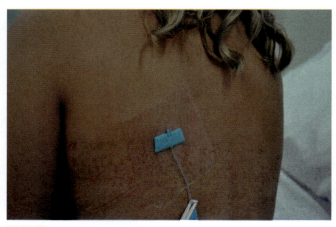

FIGURA 11.29 Cateter de hipodermóclise fixado com película transparente.

9. DIAGNÓSTICOS DE ENFERMAGEM

| Ação | Justificativa |
|---|---|
| 12. Retirar as luvas e higienizar as mãos com água e sabão ou álcool-gel. | Evitar contaminação cruzada. Reduzir a microbiota transitória e residente (precauções-padrão). |
| 13. Realizar registros em prontuário. | Cumprir requisitos legais e éticos. Garantir a continuidade do cuidado e efetiva comunicação na equipe. |
| 14. Realizar avalição do local da punção de hora em hora nas primeiras 4 horas. Após este período, pode ser realizada a cada plantão. Registrar em prontuário. | Prevenir complicações e cumprir as exigências ético-legais. |

## 6. EXEMPLO DE REGISTRO

9/9/2016 – 9h45 – Realizada punção de via subcutânea para hipodermóclise em quadrante inferior direito do abdome com cateter de calibre 24 G. Feita antissepsia da pele com solução de clorexidina degermante e alcoólica, prega cutânea e introduzido dispositivo. Fixado com curativo de película transparente e iniciada terapia medicamentosa, com boa infusão por bomba de infusão contínua. *Função e nome do profissional, número do Coren e assinatura.*

## 7. CONSIDERAÇÕES ESPECIAIS NO CICLO VITAL

A prática da hipodermóclise atualmente restringe-se aos pacientes idosos e pacientes em cuidados paliativos. Sua prática em grupos de pacientes que não os descritos ainda não está bem fundamentada na comunidade científica.

## 8. OBSERVAÇÕES

- Há a possibilidade da administração de hialuronidase em associação com as medicações via subcutânea. A hialuronidase é uma enzima que degrada o ácido hialurônico dos tecidos, diminuindo a sua viscosidade e aumentando a taxa de absorção dos medicamentos administrados. Por se tratar de um antígeno, pode causar reações de hipersensibilidade, recomendando-se a realização de teste prévio de sensibilidade.
- *Não* se deve realizar a rotação do cateter em 180 graus devido ao risco de traumatizar o tecido e irritar a pele.
- Ao realizar a troca do sítio de punção, o novo local deve estar a uma distância mínima de 5 cm do local anterior.
- Devem-se evitar punções na região do tórax direcionadas para as mamas ou axilas, pela possibilidade de diminuição da absorção dos medicamentos e desconforto.
- Pacientes caquéticos devem ser puncionados com um ângulo menor da agulha, entre 30 e 35 graus, evitando a região torácica pelo risco de pneumotórax.
- As punções abdominais nos homens não devem ser realizadas abaixo da cicatriz umbilical, devido ao risco de desenvolvimento de edema escrotal.
- Para a escolha do cateter de punção, deve-se dar preferência a dispositivos finos e curtos.
- A formação de edema local é comum e transitória. Se não houver sinal de absorção após 4 horas do início da infusão dos fármacos, deve-se descontinuar a administração e realizar a punção em outro local.

## 9. DIAGNÓSTICOS DE ENFERMAGEM

- Risco de infecção
- Integridade tissular prejudicada

# 10. QUESTÕES PARA ESTUDO

**1)** Cite três contraindicações para a utilização de hipodermóclise.
**2)** Quais os possíveis sítios de inserção de cateteres subcutâneos?
**3)** Qual o volume máximo que cada sítio de punção para hipodermóclise tolera?
**4)** Qual é a função da hialuronidase na hipodermóclise?

## Referências

Araújo AS, Mota LM. Uma alternativa do passado com o futuro: hipodermóclise, uma revisão integrática. Interfaces Científicas 2014;2(3):45–51.

Azevedo DL. O uso da via subcutânea em geriatria e cuidados paliativos. Rio de Janeiro: SBGG; 2016.

Brasil. Agência Nacional de Vigilância Sanitária. Medidas de prevenção de infecção relacionada a assistência a saúde. Brasília: Anvisa; 2013.

Brasil. Agência Nacional de Vigilância Sanitária. Medidas de Prevenção de Infecção Relacionada à Assistência à Saúde. Brasília: Anvisa; 2017.

Brasil. Ministério da Saúde. Instituto Nacional do Câncer. Terapia subcutânea no câncer avançado. Rio de Janeiro: Inca; 2009.

Bruno VG. Hipodermóclise: revisão de literatura para auxiliar a prática clínica. Einstein (São Paulo) 2015;13(1):1–7.

Galriça Neto I. Utilização da via subcutânea na prática clínica. Medicina Interna 2008;15(4):277–84.

Girondi JBR, Waterkemper R. A utilização da via subcutânea como alternativa para o tratamento medicamentoso e hidratação do paciente com câncer. Reme 2005;9(4):348–54.

Harada MJCS, Pedreira MLG. Terapia intravenosa e infusões. São Caetano do Sul, SP: Yendis, 2011. 562 p.

North American Nursing Diagnosis Association. Diagnósticos de enfermagem da Nanda: definições e classificação 2018-2020. 11ª ed. Porto Alegre: Artmed; 2018.

Pontalti G, Rodrigues ES, Firmino F, Fabris M, Stein MR, Longaray VK. Via subcutânea: segunda opção em cuidados paliativos. Rev HCPA 2012;32(2):199–207.

Sasson M, Shvartzman P. Hypodermoclysis: an alternative infusion technique. Am Fam Physician 2001;64(9):1.575–9.

Turner T, Cassano AM. Subcutaneous dextrose for rehydratation of elderly patients: an evidence-based review. BMC Geriatrics 2004;1–6.

Walsh G. Hipodermoclysis: An alternate method for rehydration in long-term care. J Inf Nurs 2005;28(2):123–9.

# 11.8

## Punção Intraóssea

*Valterli Conceição Sanches Gonçalves, Edna Barbosa da Silva*

# 1. INTRODUÇÃO

A punção intraóssea (IO) trata-se da introdução de uma agulha na cavidade da medula óssea para a administração de fluidos, medicamentos e hemocomponentes na circulação sistêmica por meio da cavidade medular. É indicada em situações de emergência, quando a obtenção de um acesso venoso não foi possível após duas ou três tentativas.

É uma técnica rápida, efetiva e segura, podendo ser usada em pacientes de todas as faixas etárias. Uma das suas principais vantagens é o fato de ser uma via não colabável, independentemente do estado hemodinâmico e volêmico do paciente.

Os fármacos administrados por meio da punção IO atingem a circulação sistêmica em até 60 segundos, devido à presença dos capilares sinusoides que conduzem os líquidos injetados na medula aos canais venosos, que, por sua vez, levam o sangue ao sistema vascular.

Os aspectos relacionados à absorção, biodisponibilidade e ao tempo de ação dos fármacos administrados são os mesmos de um acesso venoso, bem como a posologia das medicações. Devido à baixa pressão da parte interna da medula, os medicamentos administrados por meio de gotejamento gravitacional atingem velocidade de até 30 mL/h. Caso seja necessário aumentar a velocidade de infusão, pode-se usar a bolsa pressurizadora em 300 mmHg, elevando a velocidade de administração para até 150 mL/h, ou as bombas de infusão contínua.

Por meio desta via, também é possível realizar a coleta de amostras para avaliação de glicose, hemocultura, tipagem sanguínea, eletrólitos e gasometria venosa. A realização de hemograma é contraindicada devido à imaturidade das células da medula, não refletindo com precisão os achados da circulação periférica. É importante ressaltar que as amostras devem ser colhidas antes do início da infusão de líquidos.

A punção pode ser realizada em diversos sítios, sendo os locais possíveis para os pacientes adultos, a tíbia proximal ou distal, o maléolo medial, o esterno, a crista ilíaca e a clavícula.

Há diversos tipos de dispositivos para punção IO: os manuais ou os semiautomáticos acionados por impacto ou com perfuratrizes tipo broca.

Os dispositivos manuais (Figuras 11.30 e 11.31) possuem uma agulha oca de aço inoxidável com mandril removível. Na extremidade distal do mandril há um estilete que permite a sua inserção no osso. O uso deste dispositivo requer força do operador, que deve realizar ligeiros movimentos de rotação do dispositivo, até a perfuração óssea.

Já os dispositivos semiautomáticos impulsionados por impacto possuem uma agulha de aço oca e um mandril removível acionado por mola interna. Ao ser acionado, esse dispositivo insere automaticamente a agulha no osso, por meio da pressão da mola.

Os dispositivos com perfuratriz tipo broca possuem a agulha de aço inoxidável oca e um trocarter movido por bateria elétrica (Figuras 11.32 e 11.33). Ao ser acionado, o dispositivo realiza rotações que se assemelham a uma broca de furadeira, e desta forma introduz a agulha na profundidade desejada.

Os dispositivos semiautomáticos apresentam vantagens em relação aos manuais. Eles propiciam menor tempo para obtenção do acesso, além de maior segurança durante a punção, reduzindo as chances de causar fraturas ou transfixar o canal medular. Independentemente do tipo de dispositivo utilizado, a agulha para adultos (> 39 kg) possui comprimento máximo de 45 mm.

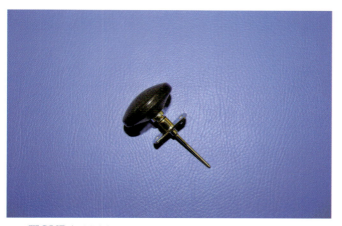

FIGURA 11.30   Agulha para punção intraóssea manual.

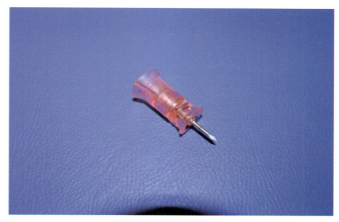

FIGURA 11.32   Agulha para punção intraóssea para dispositivo semiautomático com perfuratriz tipo broca.

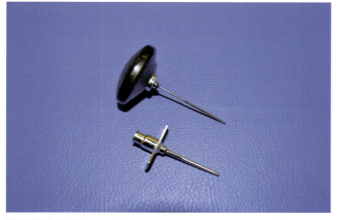

FIGURA 11.31   Agulha para punção intraóssea manual desmontada – agulha oca (*embaixo*) e mandril removível (*em cima*).

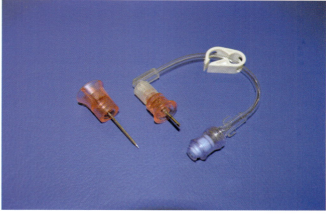

FIGURA 11.33   Agulha para punção intraóssea para dispositivo semiautomático desmontada – mandril (*à esquerda*) e agulha com extensão para infusão de medicação (*à direita*).

500       11. CUIDADOS COM PUNÇÕES

Os acessos IO podem ser mantidos, em geral, por até 24 horas, devendo, após este período, ser substituídos por um acesso venoso, tanto pela progressiva perda de sua eficiência, como também pelo risco de desenvolvimento de osteomielite e embolia gordurosa.

## 2. INDICAÇÕES

- Infusão rápida de fluidos em pacientes em situações emergenciais e sem condição de punção de acesso venoso, como nos casos de parada cardiorrespiratória, choque hipovolêmico e séptico, queimaduras graves, estados epiléticos prolongados e desidratação intensa.

## 3. CONTRAINDICAÇÕES

- Fratura no local da inserção
- Punção IO recente (< 24 horas) no osso a ser puncionado
- Pacientes portadores de osteogênese imperfeita, osteoporose severa ou osteomielite
- Infecção ativa no membro a ser puncionado
- Excesso de tecido ou ausência de marcos anatômicos adequados
- Cirurgia ortopédica prévia no membro a ser puncionado
- Punção do osso esterno em crianças, devido à possibilidade de transfixação óssea, fratura, hemotórax, lesão cardíaca e de grandes vasos

## 4. MATERIAL

- Luvas de procedimento
- Solução de clorexidina alcoólica ou álcool 70%
- Agulha de punção IO manual ou semiautomática
- Dispositivo específico para fixação específico para acesso IO ou gazes e esparadrapo/micropore
- Tala de imobilização e coxim para o membro puncionado

## 5. DESCRIÇÃO DA TÉCNICA

| Ação | Justificativa |
|---|---|
| 1. Higienizar as mãos com água e sabão ou álcool-gel. | Reduzir a microbiota transitória e residente (precauções-padrão). |
| 2. Verificar prescrição médica ou de enfermagem (quando cabível). | Garantir a realização do procedimento correto, no paciente correto. |
| 3. Higienizar as mãos com água e sabão ou álcool-gel. | Reduzir a microbiota transitória e residente (precauções-padrão). |
| 4. Realizar desinfecção do balcão/bandeja e separar o material. | Garantir ambiente limpo e otimizar a realização do procedimento. |
| 5. Higienizar as mãos com água e sabão ou álcool-gel. | Reduzir a microbiota transitória e residente (precauções-padrão). |
| 6. Verificar a identificação do paciente: solicitar que o paciente informe seu nome completo e a data de nascimento, enquanto o profissional faz a conferência e comparação dos dados com a pulseira de identificação e a prescrição médica. | Realizar dupla checagem. Garantir a realização do procedimento correto, no paciente correto. |
| 7. Explicar o procedimento que será realizado ao paciente e à família e obter seu consentimento informado conforme protocolo institucional. | Manter um contato humanizado e reduzir a ansiedade. Manter ética e transparência no cuidado e contribuir para adesão do paciente ao procedimento. |
| 8. Escolher o local de punção. | Verificar condições anatômicas e selecionar o dispositivo mais adequado ao sítio de punção. |
| 9. Higienizar as mãos com água e sabão ou álcool-gel e calçar luvas de procedimento. | Reduzir a microbiota transitória e residente (precauções-padrão). Manter precauções-padrão. |

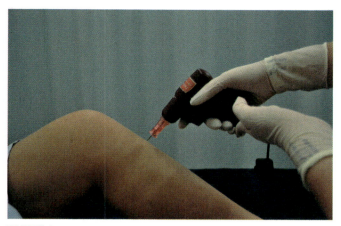

**FIGURA 11.34** Punção intraóssea com dispositivo semiautomático com perfuratriz tipo broca.

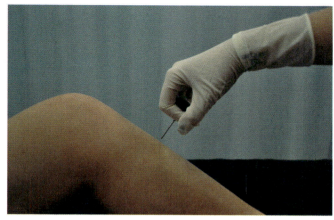

**FIGURA 11.35** Punção intraóssea com agulha manual.

| Ação | Justificativa |
|---|---|
| 10. Realizar antissepsia do local a ser puncionado com solução de clorexidina alcoólica ou álcool 70%, conforme protocolo institucional. | Reduzir o risco de infecção local. |
| 11. Realizar a punção IO: introduzir a agulha a 90 graus em relação à superfície até a penetração na pele e tecido subcutâneo. Aplicar força ou acionar dispositivos semiautomáticos até perceber a perda da resistência, que indica alcance da cavidade medular (Figuras 11.34 e 11.35). | Atingir a medula óssea, evitando complicações como fraturas e transfixação do osso. |
| 12. Testar o posicionamento do acesso, pela presença dos seguintes sinais: estabilidade da agulha (manutenção da posição ereta, sem necessidade de sustentação), aspiração 2 a 3 mL de medula óssea ou de sangue com uma seringa e infusão de 10 mL de solução salina sem resistência. | Reduzir risco de lesão, garantindo que os fluidos administrados caiam na medula óssea. |
| 13. Remover o mandril e fixar o dispositivo com curativo estéril específico para dispositivo de punção IO. Caso não esteja disponível, podem-se utilizar gaze estéril e esparadrapo/micropore. Conectar o sistema de infusão ao acesso, preferencialmente com uso de extensões. | Prevenir deslocamento e/ou extravasamento durante a infusão dos fluidos. |
| 14. Imobilizar o membro da punção com uma tala ou colocar coxim para servir de suporte. | Reduzir as chances de ocorrência de fratura, deslocamento da agulha e extravasamento. |
| 15. Fazer o descarte dos materiais perfurocortantes em local apropriado. | Evitar acidentes e contaminação de pacientes e profissionais. |
| 16. Retirar as luvas e higienizar as mãos com água e sabão ou álcool-gel. | Evitar contaminação cruzada. Reduzir a microbiota transitória e residente (precauções-padrão). |
| 17. Realizar registros em prontuário. | Cumprir requisitos legais e éticos. Garantir a continuidade do cuidado e efetiva comunicação na equipe. |
| 18. Avaliar a necessidade de administração de analgésicos em pacientes conscientes ou com preservação da percepção dolorosa. | Promover conforto. |

OBSERVAÇÃO: Para a remoção do dispositivo IO, deve-se utilizar uma seringa estéril adaptada à agulha de punção IO para haja uma preensão mais fácil. Após conexão de ambos dispositivos, realizar uma rotação no sentido horário e puxar a agulha. Aplicar uma cobertura estéril sobre o local da punção para evitar contaminação.

## 6. COMPLICAÇÕES

- Dor
- Infiltração de fluidos no tecido subcutâneo ou subperiosteal
- Formação de coágulo e obstrução da agulha

502
11. CUIDADOS COM PUNÇÕES

- Síndrome compartimental e necrose tecidual pelo extravasamento de fluidos
- Embolia gordurosa
- Fraturas
- Infecção

## 7. EXEMPLO DE REGISTRO

9/9/2016 – 9h45 – Realizada punção de acesso intrósseo em terço distal da tíbia direita. Feita antissepsia da pele com álcool 70% e introduzida agulha de punção IO de 25 mm. Apresentou retorno de 2 mL de sangue a aspiração; infusão de 10 mL de solução fisiológica sem resistência e estabilidade de posicionamento. Fixado com curativo de gaze e micropore e iniciada terapia medicamentosa, com boa infusão. *Função e nome do profissional, número do Coren e assinatura.*

## 8. CONSIDERAÇÕES ESPECIAIS NO CICLO VITAL

A realização da punção IO é possível em pacientes pediátricos acima de 3 kg; entretanto, o material a ser utilizado deve ser específico. A agulha deve ter comprimento máximo de 15 mm e diâmetro de 15 a 18 G. Neste grupo, os possíveis locais de punção são: a tíbia, o fêmur, o úmero e o calcâneo.

Para os pacientes idosos, deve-se atentar ao maior risco de fraturas durante a punção IO devido à maior fragilidade óssea.

## 9. OBSERVAÇÕES

- Encontram-se na literatura relatos do uso de agulhas de injeção de tamanho $25 \times 12$ mm, bem como de agulhas de raquianestesia e de biópsia de medula óssea para punção IO. Entretanto, a realização do procedimento com esses materiais é difícil, aumentando o risco de complicações e eventos adversos, e, por esta razão, não serão abordados nesta obra.
- Após a administração de cada medicamento deve ser realizada infusão de 10 mL de solução fisiológica para evitar a retenção do fármaco na cavidade medular e obstrução da agulha.
- Realizar infusão de 10 mL de solução fisiológica a cada 4 horas para garantir a perviedade do acesso, caso não esteja recebendo medicações continuamente.
- Deve-se evitar a administração de soluções hipertônicas por meio do acesso IO, devido ao maior risco de desenvolvimento de osteomielite.
- Alguns autores descrevem a dor relacionada à administração de fluidos em função da expansão da medula, e não pela inserção da agulha. Por isso, pode-se realizar a administração de analgésicos, mais comumente xilocaína, por meio do cateter IO antes de iniciar a administração dos fluidos nos pacientes conscientes ou com preservação da percepção dolorosa.

## 10. DIAGNÓSTICOS DE ENFERMAGEM

- Risco de infecção
- Integridade tissular prejudicada
- Dor aguda

## 11. QUESTÕES PARA ESTUDO

**1)** Descreva três possíveis sítios para a realização da punção IO em pacientes adultos.
**2)** Cite quatro contraindicações para a realização da punção IO.

3) Qual a razão pela qual pacientes com acesso IO podem queixar-se de dor?
4) Quais exames laboratoriais podem ser realizados por meio da coleta de amostra IO?

## Referências

Brasil. Agência Nacional de Vigilância Sanitária. Medidas de Prevenção de Infecção Relacionada à Assistência à Saúde. Brasília: Anvisa; 2017.

Carlotti APCP. Acesso vascular. Ribeirão Preto, SP: Medicina 2012; 45(2):208-214.

Colégio Americano de Cirurgiões. Comitê de Trauma. Suporte Avançado de Vida no Trauma para Médicos – ATLS – Manual do curso de alunos. 9ª ed. Autoria própria. 2014. 403 p.

Flato UAP, Flato E, Guimarães HP. Acessos para administração de medicamentos. In: Timerman S, Gonzáles MM, Quilici AP. Guia prático para o ACLS. Barueri, SP: Manole, 2008:132-148.

Harada MJCS, Pedreira MLG. Terapia intravenosa e infusões. São Caetano do Sul, SP: Yendis, 2011. 562 p.

Joanne G, Stephen P, Susan S. Intraosseous vascular access in critically ill adults-a review of the literature. Nurs Crit Care 2016;21(3):167–77.

Lairet J, Bebarta V, Lairet K, Kacprowicz R, Lawler C, Pitotti R, et al. Comparison of proximal tibia, distal femur, and proximal humerus infusion rates using the EZ-IO intraosseous device on the adult swine (Sus scrofa) model. J Prehosp Emerg Care 2013;17(2):280–4.

Lane JC, Guimarães HP. Acesso venoso pela via intraóssea em urgências médicas. Rev Bras Ter Intens 2008;20(1):63–7.

Link MS, Berkow LC, Kudenchuk PJ, Halperin HR, Hess EP, Moitra VK, et al. 2015 American Heart Association Guidelines Update for Cardiopulmonary Resuscitation and Emergency Cardiovascular Care – Part 7: Adult advanced cardiovascular life support. Circulation 2015;132(18 Suppl 2):S444–464.

North American Nursing Diagnosis Association. Diagnósticos de enfermagem da Nanda: definições e classificação 2018-2020. 11ª ed. Porto Alegre: Artmed; 2018.

Pasley J, Miller CH, Du Bose JJ, Shackelford SA, Fang R, Boswell K, et al. Intraosseous infusion rates under high pressure: a cadaveric comparison of anatomic sites. J Trauma Acute Care Surg 2015;78(2):295–9.

Petitpas F, Guenezan J, Vendeuvre T, Scepi M, Oriot D, Mimoz O. Use of intra-osseous access in adults: a systematic review. Crit Care 2016;20:102.

Reades R, Studnek JR, Vandeventer S, Garrett J. Intraosseous versus intravenous vascular access during out-of-hospital cardiac arrest: a randomized controlled trial. Ann Emerg Med 2011;58(6):509–16.

Sá RA, Melo CL, Dantas RB, Delfim LV. Acesso vascular por via intraóssea em emergências pediátricas. Rev Bras Ter Intens 2012;24(4):407–14.

Vizcarra C, Clum S. Intraosseous route as alternative access for infusion therapy. J Infus Nurs 2010;33(3):162–74.

# 11.9

## Punção de Veia Jugular Externa

*Sérgio Henrique Simonetti, Denise Viana Rodrigues de Oliveira*

## 1. INTRODUÇÃO

A punção percutânea de jugular externa é realizada quando há necessidade de administração de doses volumosas e rápidas de fluidos endovenosos em situações de urgência e emergência ou quando houver dificuldade na obtenção de acesso venoso periférico em membros superiores e interiores.

Trata-se de um procedimento realizado por médicos ou enfermeiros treinados, conforme Parecer nº 8 de 4 de novembro de 2013 do Conselho Federal de Enfermagem. Técnicos e auxiliares não estão habilitados a realizar este tipo de punção, pois se trata de um procedimento de maior complexidade técnica, não pelo calibre do vaso, mas por sua localização anatômica.

As complicações associadas à punção da veia jugular são as mesmas encontradas em outros sítios de punção periférica, como flebite, infiltração, obstrução, infecção e formação de hematomas, e devem ser tratadas conforme protocolo institucional, bem como a troca do dispositivo de punção e demais artefatos para a terapêutica endovenosa.

Ressalta-se que devido ao fluxo sanguíneo invertido, a punção deve ser realizada em direção cefalopodálica.

## 2. INDICAÇÕES

- Administração de doses fluidos endovenosos em grandes quantidades em situações de urgência e emergência.
- Impossibilidade de obtenção de acesso venoso periférico em membros superiores e inferiores.

504                     11. CUIDADOS COM PUNÇÕES

# 3. CONTRAINDICAÇÕES

- Não puncionar sobre áreas com infecção, flebite, esclerose de veia, infiltrações, queimaduras ou lesões traumáticas.
- Não puncionar pacientes que tenham diminuição de mobilidade ou lesão de coluna (especialmente cervical) ou estejam fazendo uso de colar cervical.

# 4. MATERIAL

- Equipamentos de proteção individual (EPI): luvas de procedimento, óculos de proteção e máscara
- Algodão com álcool 70% ou *swab* de álcool
- Cateter intravenoso periférico (tipo cateter sobre agulha)
- Dispositivo de fechamento do cateter (por exemplo, polifix, Clave® ou dânulas – chamadas informalmente de "torneirinhas")
- Curativo oclusivo tipo película transparente estéril
- Seringa com 10 mL de solução fisiológica preenchida comercialmente (na ausência, considerar seringa de 10 mL, ampola de 10 mL de soro fisiológico e agulha de aspiração)

# 5. DESCRIÇÃO DA TÉCNICA

| Ação | Justificativa |
|---|---|
| 1. Higienizar as mãos com água e sabão ou álcool-gel. | Reduzir a microbiota transitória e residente (precauções-padrão). |
| 2. Verificar prescrição médica ou de enfermagem (quando cabível). | Garantir a realização do procedimento correto, no paciente correto. |
| 3. Higienizar as mãos com água e sabão ou álcool-gel. | Reduzir a microbiota transitória e residente (precauções-padrão). |
| 4. Realizar desinfecção do balcão/bandeja e separar o material. | Garantir ambiente limpo e otimizar a realização do procedimento. |
| 5. Higienizar as mãos com água e sabão ou álcool-gel. | Reduzir a microbiota transitória e residente (precauções-padrão). |
| 6. Verificar a identificação do paciente: solicitar que o paciente informe seu nome completo e a data de nascimento, enquanto o profissional faz a conferência e comparação dos dados com a pulseira de identificação e a prescrição médica. | Realizar dupla checagem. Garantir a realização do procedimento correto, no paciente correto. |
| 7. Explicar o procedimento que será realizado ao paciente e à família e obter seu consentimento. | Manter um contato humanizado e reduzir a ansiedade. Manter ética e transparência no cuidado e contribuir para adesão do paciente ao procedimento. |
| 8. Acomodar o paciente em decúbito e zero ou até 15 graus, com hiperextensão da cabeça. Solicitar que vire o rosto para o lado oposto ao que será puncionado. Pode ser necessária a colocação de um coxim sob o pescoço do paciente para mantê-lo mais bem posicionado. | Manter paciente confortável e permitir a execução adequada do procedimento pelo profissional. |
| 9. Avaliar as condições de enchimento da veia, comprimindo-a acima da clavícula com o dedo indicador e médio. Escolher o lado que seja mais visível e com ausência de nódulos e tortuosidades. | Aumentar as chances de sucesso na realização do procedimento. |
| 10. Colocar equipamentos de proteção individual (EPI): óculos de proteção, máscara e luvas de procedimento. | Garantir a segurança do profissional e realizar as precauções-padrão. |
| 11. Fazer antissepsia do local a ser puncionado, utilizando *swab* de álcool ou algodão embebido em álcool 70%. Realizar movimentos unidirecionais ou circulares e expansivos, esperando a secagem espontânea. | Reduzir risco de infecção local, pela redução da microbiota. |
| 12. O profissional deve se posicionar na cabeceira do leito do paciente, olhando em direção a seus pés. Com a mão não dominante, comprimir a veia jugular logo acima da clavícula utilizando os dedos indicador e médio, tracionando a pele e fixando a veia (Figura 11.36). | Garantir a melhor visualização do vaso e posição para realizar o procedimento. Evitar o deslocamento do vaso no momento da punção. |

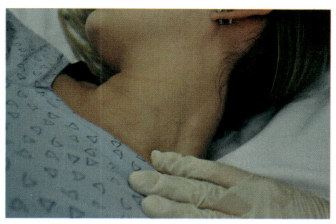

**FIGURA 11.36** Compressão da veia jugular acima da clavícula utilizando os dedos indicador e médio.

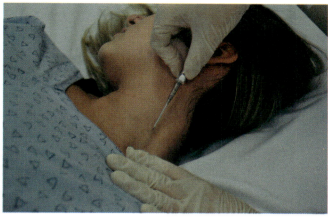

**FIGURA 11.37** Inserção do cateter em veia jugular externa.

| Ação | Justificativa |
|---|---|
| 13. Inserir o cateter (em direção podálica) entre 10 e 25 graus em relação à pele, com o bisel voltado para cima. Observar o retorno venoso, diminuir o ângulo da agulha e terminar a inserção do cateter (Figura 11.37). | Reduzir o risco de transfixação do vaso. |
| 14. Retirar a agulha. Conectar o dispositivo de fechamento do cateter, se aplicável. | Diminuir risco de contaminação local. |
| 15. Realizar *flush* com 10 mL de soro fisiológico. | Permeabilizar e confirmar a posição do cateter, evitando obstrução por coágulos. |
| 16. Fixar o cateter com curativo transparente. Identificar a punção com data e horário de sua realização. | Evitar movimentação do cateter e perda do acesso venoso e permitir controle do tempo de permanência do dispositivo. |
| 17. Fazer o descarte dos materiais perfurocortantes em local apropriado. | Evitar acidentes e contaminação de pacientes e profissionais. |
| 18. Retirar as luvas e higienizar as mãos com água e sabão ou álcool-gel. | Evitar contaminação cruzada. Reduzir a microbiota transitória e residente (precauções-padrão). |
| 19. Realizar registros em prontuário. | Cumprir requisitos legais e éticos. Garantir a continuidade do cuidado e efetiva comunicação na equipe. |
| 20. Realizar avaliação do acesso venoso uma vez por plantão e sempre que necessário, quanto a permeabilidade e presença de sinais flogísticos, e registrar em prontuário. | Prevenir complicações decorrentes do uso do acesso venoso e cumprir as exigências ético-legais. |

## 6. EXEMPLO DE REGISTRO

16/11/2017 – 19h30 – Realizada punção de veia jugular externa direita em primeira tentativa. Utilizado jelco calibre 20, apresentando bons fluxo e refluxo. Cateter conectado a polifix de duas vias e fixado com película transparente. Local de inserção do cateter sem sinais flogísticos. *Função e nome do profissional, número do Coren e assinatura.*

## 7. CONSIDERAÇÕES ESPECIAIS NO CICLO VITAL

A punção de veia jugular é incomum na pediatria, em especial nos bebês, devido à anatomia do pescoço, que é bastante curto, dificultando a realização do procedimento.

Em idosos que possuem alterações de coluna vertebral, tais como lordose, cifose e escoliose, a punção pode não ser possível devido à dificuldade de posicionamento adequado do paciente.

## 8. OBSERVAÇÕES

- A realização da manobra de Valsalva pode facilitar a visualização da veia para a punção do acesso.

## 9. DIAGNÓSTICOS DE ENFERMAGEM

- Ansiedade
- Dor aguda
- Integridade tissular prejudicada
- Risco de infecção
- Risco de trauma vascular

## 10. QUESTÕES PARA ESTUDO

**1)** Sobre acesso venoso periférico em veia jugular externa é correto afirmar que:
   **a)** A troca do cateter deve ser realizada a cada 96 horas.
   **b)** A fixação deve ser feita com fita adesiva hipoalergênica.
   **c)** A fixação com película transparente deve ser trocada a cada 72 horas.
   **d)** Deve ser a primeira escolha de local de punção em pacientes idosos.
**2)** Conforme o Coren, são profissionais habilitados para a realização de punção de veia jugular externa:
   **a)** Enfermeiros e técnicos de enfermagem.
   **b)** Enfermeiros, técnicos e auxiliares de enfermagem.
   **c)** Apenas técnicos de enfermagem.
   **d)** Apenas enfermeiros.
**3)** Cite quais são as manobras que podem ser realizadas para melhorar a visualização da veia jugular externa para a punção.
**4)** Cite as indicações para a realização da punção da veia jugular externa.

## Referências

Alexander M. Infusion nursing: Standards of practice. J Infusion Nurs 2006;29(1S):S1–92.

Brasil. Agência Nacional de Vigilância Sanitária. Medidas de Prevenção de Infecção Relacionada à Assistência à Saúde. Brasília: Anvisa; 2017.

Brasil. Ministério do Trabalho e Emprego. Norma Regulamentadora 32 (NR 32) de 16 de novembro de 2005.

Carlotti APCP. Acesso vascular. Ribeirão Preto, SP: Medicina 2012; 45(2): 208-214.

Centers for Disease Control and Prevention. Guidelines for the prevention of intravascular catheter-related infections [internet]. [citado em 31 de março de 2017]. Disponível em: https://www.cdc.gov/hicpac/pdf/guidelines/bsi-guidelines-2011.pdf.

Conselho Regional de Enfermagem de São Paulo. Punção de acesso venoso em jugular externa por enfermeiro. Parecer n° 8 de 4 de novembro de 2013.

Fonseca AS, Peterlini FL, Cardoso MLAP, Lopes LLA, Diegues SRS. Enfermagem em emergência. Rio de Janeiro: Elsevier; 2011.

North American Nursing Diagnosis Association. Diagnósticos de enfermagem da Nanda: definições e classificação 2018-2020. 11ª ed. Porto Alegre: Artmed; 2018.

Neves HCC, Souza ACS, Medeiros M, Munari DB, Ribeiro LCM, Tipple AFV. Segurança dos trabalhadores de enfermagem e fatores determinantes para adesão aos equipamentos de proteção individual. Rev Latino-Am Enferm [online]. 2011;19(2):354-361. Disponível em: http://www.scielo.br/pdf/rlae/v19n2/pt_18.pdf.

Roque KE, Melo ECP. Adaptação dos critérios de avaliação de eventos adversos a medicamentos para uso em um hospital público no Estado do Rio de Janeiro. Rev Bras Epidemiol 2010;13(4):607–19.

Xavier PB, de Oliveira RC, Araújo RS. Punção venosa periférica: complicações locais em pacientes assistidos em um hospital universitário. Rev Enferm UFPE on-line 2011;5(1):61–6.

# SEÇÃO

# 12

# Outros Cuidados
*Camila Takao Lopes*

### SUMÁRIO

| | | | |
|---|---|---|---|
| **12.1 Cuidados com Transfusão de Hemocomponentes** | 507 | *12.3.2 Inserção de Cateter Venoso Central* | *526* |
| | | *12.3.3 Drenagem de Tórax* | *531* |
| **12.2 Compressas Frias e Quentes** | 515 | *12.3.4 Intubação Orotraqueal* | *538* |
| | | *12.3.5 Inserção de Cateter Arterial* | *544* |
| **12.3 Procedimentos Médicos com Auxílio da Equipe de Enfermagem** | 520 | *12.3.6 Coleta de Liquor* | *550* |
| *12.3.1 Paracentese* | *520* | | |

# 12.1

## Cuidados com Transfusão de Hemocomponentes

*Camila Takao Lopes, Marcia Andreassa, Marina Mayumi Vendrame Takao*

## 1. INTRODUÇÃO

O sangue é composto por células em uma porção líquida, o plasma. As células incluem os eritrócitos (glóbulos vermelhos ou hemácias), leucócitos (glóbulos brancos) e plasquetas, enquanto o plasma é constituído principalmente por água, proteínas, sais e lipídeos.

A partir do sangue total, **hemocomponentes** podem ser gerados por meio de processos físicos, como centrifugação e congelamento, incluindo concentrado de hemácias (CH), plasma rico em plaquetas (PRP), concentrado de plaquetas (CP), plasma fresco congelado (PFC), plasma de 24 horas e crioprecipitado (CRIO). Por meio de fracionamento do plasma por processos físico-químicos em escala industrial, podem ser obtidos **hemoderivados**: albuminas, globulinas e concentrado de fatores de coagulação.

Esses produtos podem ser indicados para transfusão endovenosa (hemotransfusão) quando há deficiência dos elementos que compõem o sangue, com a finalidade terapêutica de restaurar ou manter a capacidade de transporte de oxigênio, restaurar o volume sanguíneo e/ou promover a hemostasia. A despeito dos efeitos terapêuticos, toda hemotransfusão traz riscos imediatos ou tardios relacionados a doenças infecciosas, imunossupressão e aloimunização. Este capítulo concentra-se apenas na tranfusão de hemocomponentes.

Antes que a transfusão seja realizada, uma amostra de sangue do paciente será submetida a exames pré-transfusionais, que incluem tipagem ABO e Rh, pesquisa de anticorpos irregulares, teste de Coombs e prova de compatibilidade. A tipagem ABO e Rh verifica o tipo sanguíneo do paciente (A, B, AB ou O, Rh-positivo ou Rh-negativo). A

Figura 12.1 apresenta os tipos sanguíneos, antígenos das hemácias e anticorpos do plasma e o Quadro 12.1 mostra a compatibilidade ABO e Rh para transfusão de concentrado de hemácias.

A pesquisa de anticorpos irregulares avalia presença de anticorpos eritrocitários no soro do paciente, os quais poderiam desencadear hemólise durante a transfusão. O teste de Coombs direto avalia a presença de anticorpos ligados às hemácias do paciente, que podem estar relacionados a anemias hemolíticas autoimunes ou reações transfusionais. Na prova de compatibilidade, adiciona-se ao soro do paciente uma amostra das hemácias a serem transfundidas – se houver presença de aglutinação, o sangue é incompatível com o paciente.

A transfusão de CH deve ser feita entre tipos sanguíneos compatíveis. As plaquetas também têm menor expressão de antígenos ABO comparadas às hemácias, além de antígenos plaquetários humanos, que podem ser reconhecidos por anticorpos. Assim, é preferível que a transfusão de CP seja feita entre pacientes com compatibilidade ABO. Os leucócitos têm o antígeno leucocitário humano (HLA), que pode ser reconhecido por anticorpos do receptor.

O CH (Figura 12.2) é obtido por meio de centrifugação de uma bolsa de sangue total e da remoção da maior parte do plasma presente na bolsa, com volume que varia entre 220 e 280 mL. O CH pode passar por processos de leucorredução, irradiação ou lavagem com solução salina. A *leucorredução* é realizada através de filtros específicos para remoção de 99% dos leucócitos, a fim de prevenir complicações devido à exposição do receptor aos leucócitos do doador. A *irradiação* gama é realizada para a prevenção da doença do enxerto-*versus*-hospedeiro associada à transfusão (enxertia e expansão clonal dos linfócitos do doador em receptores suscetíveis). A *lavagem com solução salina* (desplasmatização) elimina a maior quantidade possível de plasma para evitar reações alérgicas ou anafiláticas decorrentes da transfusão.

O CP (Figura 12.3) pode ser obtido a partir da unidade individual de sangue total ou por meio de aférese, coletada de um único doador. Cada unidade de CP contém $5,5 \times 10^{10}$ plaquetas em, geralmente, 50 a 60 mL de plasma, e as unidades por aférese contêm pelo menos $3 \times 10^{11}$ de plaquetas em 200 a 300 mL de plasma, também chamadas de *pool* de plaquetas.

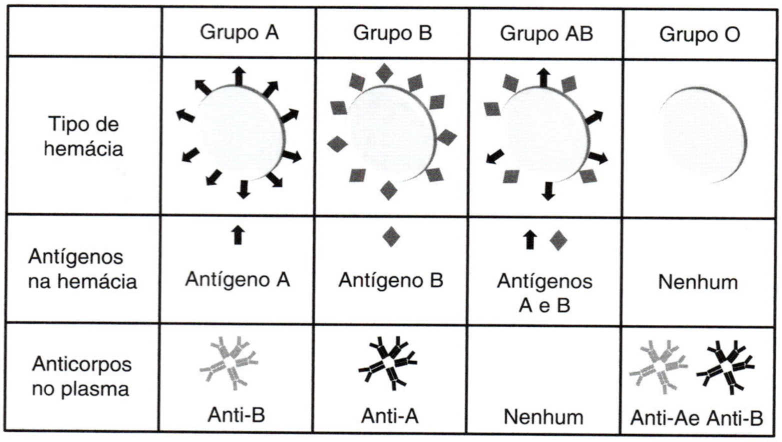

| | Grupo A | Grupo B | Grupo AB | Grupo O |
|---|---|---|---|---|
| Tipo de hemácia | | | | |
| Antígenos na hemácia | Antígeno A | Antígeno B | Antígenos A e B | Nenhum |
| Anticorpos no plasma | Anti-B | Anti-A | Nenhum | Anti-A e Anti-B |

**FIGURA 12.1** Tipos sanguíneos, antígenos das hemácias e anticorpos do plasma.

**QUADRO 12.1** Compatibilidade ABO e Rh para Transfusão de Concentrado de Hemácias

| Tipo sanguíneo | Pode receber de |
|---|---|
| A+ | A+, A–, O+, O– |
| A– | A–, O– |
| B+ | B+, B–, O+, O– |
| B– | B+, O– |
| AB+ | Todos os tipos |
| AB– | A–, B–, AB–, O– |
| O+ | O+, O– |
| O– | O– |

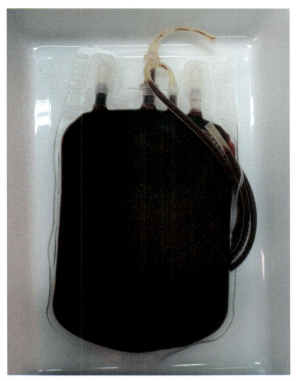

FIGURA 12.2  Bolsa de concentrado de hemácias.

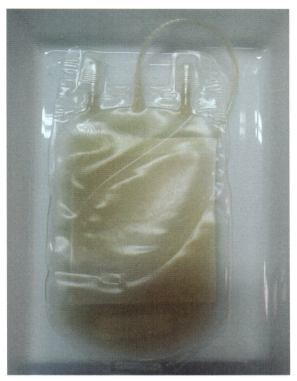

FIGURA 12.3  Bolsa de concentrado de plaquetas.

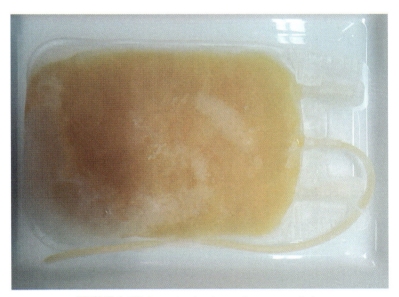

FIGURA 12.4  Bolsa de plasma fresco congelado.

O PFC (Figura 12.4) consiste na porção acelular do sangue obtida por centrifugação a partir de uma unidade de sangue total e transferência em circuito fechado para uma bolsa satélite, e também pode ser obtido por aférese. É constituído por proteínas, como globulinas, albumina, fatores de coagulação e outros, e carboidratos e lipídeos em 200 a 250 mL.

O CRIO (Figura 12.5) é uma fonte concentrada de algumas proteínas plasmáticas insolúveis a uma temperatura de 1º a 6ºC: glicoproteínas de alto peso molecular, como fator VIII, fator XIII, fibrinogênio e fator de von Willebrand, participantes no processo de coagulação.

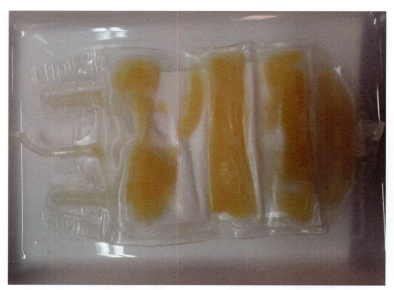
FIGURA 12.5 Bolsa de crioprecipitado.

> A hemotransfusão é indicada quando há deficiência dos elementos que compõem o sangue, com a finalidade terapêutica de restaurar ou manter a capacidade de transporte de oxigênio, restaurar o volume sanguíneo e/ou promover a hemostasia.

## 2. INDICAÇÕES

### Concentrado de hemácias

O CH é indicado para tratar ou prevenir casos de anemia, ou seja, iminente e inadequada liberação de oxigênio aos tecidos. No entanto, nem todo estado de anemia demanda transfusão de CH.

As anemias crônicas normovolêmicas são mais bem toleradas do que anemia aguda. Assim, antes da indicação de transfusão, consideram-se outras intervenções, como reposição de ferro ou eritropoetina. A decisão sobre transfusão de CH nesses casos é baseada na idade do paciente, na velocidade com que se instalou a anemia, na história natural da doença, no volume intravascular e na presença de aspectos fisiológicos que afetem a função cardiopulmonar.

Em geral, essa anemia é bem tolerada se os níveis de hemoglobina (Hb) são maiores do que 10 g/dL (Hct >30%). Se os níveis de Hb caírem abaixo de 7 g/dL, há grande risco de hipoxia tecidual e comprometimento das funções vitais, e o paciente pode se beneficiar da transfusão de CH. Para níveis de Hb entre 7 e 10 g/dL, a indicação de transfusão depende do estado clínico do paciente.

As exceções a essas indicações incluem: 1) pacientes com doença pulmonar obstrutiva crônica, que devem ser mantidos com Hb >10 g/dL; 2) pacientes com cardiopatias isquêmicas, que se beneficiam de níveis de Hb >9 a 10 g/dL; 3) pacientes com mais 65 anos e sintomáticos, para os quais é aceitável transfundir com Hb <10 g/dL; 4) pacientes com choque séptico há menos de 6 horas, cujo limiar para transfusão é um nível de Hb <8 g/dL.

Nas hemorragias agudas com descompensação clínica, o hematócrito só começa a diminuir após 1 a 2 horas, portanto pode não ser um bom parâmetro para nortear a decisão pela transfusão. Assim, o paciente deve receber transfusão de CH quando apresentar sinais e sintomas, como frequência cardíaca acima de 100 a 120 bpm, diminuição da pressão arterial e do débito urinário, aumento da frequência respiratória, diminuição do enchimento capilar (>2 segundos) ou alterações do nível de consciência.

### Concentrado de plaquetas

As indicações para transfusão de CP incluem as plaquetopenias por falência medular ou por diluição ou destruição periférica, distúrbios associados a alterações de função plaquetária, ou quando pacientes plaquetopênicos serão submetidos a procedimentos cirúrgicos ou invasivos.

Nas plaquetopenias por falência medular, como aquelas associadas ao tratamento para doenças oncológicas (quimioterapia, radioterapia e transplante de células hematopoiéticas), a transfusão é profilática quando os níveis plaquetários forem <10.000/µL na ausência de fatores de risco ou <20.000/µL associados a fatores relacionados a eventos hemorrágicos, como petéquias, equimoses e gengivorragias.

Os pacientes com alterações da função plaquetária (por exemplo, deficiência congênita da GPIIb/IIIa) raramente requerem transfusões de CP, pois a ocorrência de sangramentos graves é pouco frequente. Assim, a indicação de transfusão de CP inclui pré-procedimentos cirúrgicos ou invasivos.

A diluição da concentração das plaquetas pode ocorrer por transfusão maciça de CH. Assim, indica-se transfusão de CP se a contagem for <50.000/µL ou <100.000/µL associada a alterações graves da hemostasia e a trauma múltiplo ou de sistema nervoso central.

Em casos de coagulopatia intravascular disseminada, plaquetopenias imunes e dengue hemorrágica, a transfusão de CP é indicada na presença de sangramentos.

Cada procedimento cirúrgico ou invasivo em pacientes plaquetopênicos requer determinada concentração de plaquetas. Logo, a indicação difere a depender do procedimento. A endoscopia digestiva com biópsia, por exemplo, requer um nível plaquetário superior a 50.000/µL, enquanto cirurgias neurológicas e oftalmológicas requerem um nível superior a 100.000/µL

## Plasma fresco congelado

As indicações de transfusão de PFC incluem: 1) sangramento ou profilaxia por *deficit* de múltiplos fatores de coagulação, como hepatopatas com sangramento ativo; 2) sangramento grave causado por uso de anticoagulantes orais ou necessidade de reversão urgente da anticoagulação; 3) transfusão maciça com sangramento por coagulopatia; 4) sangramento ou profilaxia por deficiência isolada de fator de coagulação quando não há concentrado do fator disponível, especialmente deficiência de fator V.

## Crioprecipitado

A transfusão de CRIO é indicada em casos de hipofibrinogenemia (<100 mg/dL) (após tratamento trombolítico, após transfusão maciça e na coagulação intravascular disseminada) e casos de disfibrinogenemia, como na deficiência de fator XIII.

# 3. CONTRAINDICAÇÕES

- O CH não deve ser indicado para promover aumento da sensação de bem-estar, cicatrização de feridas, expansão do volume vascular quando a capacidade de transporte de oxigênio estiver adequada, ou profilaticamente.
- As contraindicações à transfusão de CP devem-se ao maior risco de complicações tromboembólicas, como nos casos de púrpura trombocitopênica trombótica e plaquetopenia induzida por heparina, exceto em casos de sangramento grave, que coloquem a vida do paciente em risco.
- O PFC é contraindicado como expansor volêmico e em pacientes com hipovolemias agudas, nos casos de sangramentos sem coagulopatia, para correção de testes anormais da coagulação na ausência de sangramento e em estados de perda proteica e imunodeficiências.
- A transfusão de CRIO é contraindicada nos casos de hemofilia A e doença de von Willebrand, pois há opções, como fator VIII recombinante e derivados de fator VIII pós-inativação viral.

# 4. MATERIAL

## Para coleta de amostra de sangue para exames pré-transfusionais

- Luvas de procedimento
- Seringa de 10 mL luer lock
- Cateter agulhado
- Tubo com EDTA

- Tubo seco
- Etiquetas com nome completo do paciente e matrícula hospitalar

### Para teste do acesso venoso

- Seringa de 10 mL luer lock
- Ampola de solução fisiológica 0,9%
- Bola de algodão
- Álcool 70%

### Para transfusão

- Luvas de procedimento
- Máscara cirúrgica
- Equipo com filtro de 170 μm capaz de reter coágulos e agregados (controlado por gotejamento ou próprio para bomba de infusão por peristaltismo) (Figura 12.6)

## 5. DESCRIÇÃO DA TÉCNICA

- Objetivo: Transfundir hemocomponente.
- Aplicação: Restaurar ou manter a capacidade de transporte de oxigênio, restaurar o volume sanguíneo e/ou promover a hemostasia.
- Responsabilidade: Enfermeiros, técnicos de enfermagem (Resolução Cofen 511/2016).

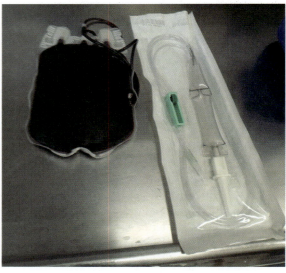

FIGURA 12.6  Equipo com filtro de 170 μm.

### Transfusão de hemocomponente

Solicitação e encaminhamento do pedido

| Ação | Justificativa |
|---|---|
| 1. Higienizar as mãos com água e sabão ou álcool-gel | Reduzir a microbiota transitória e residente (precauções-padrão). |
| 2. Conferir a solicitação de transfusão de hemocomponente e a prescrição médica, comparando o nome completo e matrícula hospitalar, o tipo e a quantidade de hemocomponentes, e separar as etiquetas do paciente com nome completo e matrícula hospitalar. | Garantir a realização do procedimento correto e consentido, no paciente correto, com segurança. |
| 3. Verificar se há o termo de consentimento informado para transfusão assinado pelo paciente ou familiar/responsável. | |

## 5. DESCRIÇÃO DA TÉCNICA

**513**

| | |
|---|---|
| 4. Realizar desinfecção da bandeja e separar material para exames pré-transfusionais. | Garantir ambiente limpo e bolsa de hemocomponente compatível com o paciente receptor. |
| 5. Higienizar as mãos com água e sabão ou álcool-gel. | Reduzir a microbiota transitória e residente (precauções-padrão). |
| 6. Comunicar e orientar o paciente quanto ao procedimento | Manter ética e transparência no cuidado; contribuir para adesão do paciente ao procedimento. |
| 7. Coletar as amostras de sangue conforme descrito no Capítulo 11.3. Acrescentar nome de quem coletou a amostra, data e horário à etiqueta de identificação das amostras. | Possibilitar testes pré-transfusionais. |
| 8. Higienizar as mãos com água e sabão ou álcool-gel. | Reduzir a microbiota transitória e residente (precauções-padrão). |
| 9. Encaminhar a solicitação e as amostras de sangue à agência transfusional. | Possibilitar testes pré-transfusionais e preparo da bolsa de hemocomponente adequada para transfusão. |
| 10. Enquanto as bolsas de hemocomponentes são providenciadas, certificar-se da disponibilidade de acesso venoso pérvio e exclusivo para instalação do hemocomponente (testar o acesso com SF 0,9%) | |

### Retirada do hemocomponente na agência transfusional

| Ação | Justificativa |
|---|---|
| 1. Confirmar na bolsa do hemocomponente: aderência do rótulo, tipagem ABO/Rh da bolsa, numeração (compatível com a numeração do cartão de identificação afixada à bolsa, data de validade). | Garantir a realização do procedimento correto, no paciente correto. |
| 2. Confirmar no cartão de identificação do paciente afixado à bolsa: identificação do receptor, o rótulo da bolsa, dados da etiqueta de liberação, validade, realização da inspeção visual da bolsa (cor, integridade, presença de filamentos), presença de bolhas que indicam crescimento bacteriano, tipagem ABO/Rh. | |

### 3 Instalação do hemocomponente

| Ação | Justificativa |
|---|---|
| 1. Higienizar as mãos com água e sabão ou álcool-gel. | Reduzir a microbiota transitória e residente (precauções-padrão). |
| 2. Separar todo o material necessário para transfusão. | Organizar o procedimento. |
| 3. Higienizar as mãos com água e sabão ou álcool-gel. | Reduzir a microbiota transitória e residente (precauções-padrão). |
| 4. Realizar a dupla checagem das informações da bolsa de hemocomponente com outro profissional (técnico ou enfermeiro). | Garantir a realização do procedimento correto, no paciente correto. |
| 5. Confirmar novamente a prescrição médica do tipo de hemocomponente, tempo de infusão e quantidade de bolsas. | O tempo de infusão do hemocomponente deve seguir a recomendação estipulada na prescrição médica e não deve ultrapassar 4 horas a partir da liberação de sua instalação pela agência transfusional. Se ultrapassado o período de 4 horas, a transfusão deve ser interrompida e a unidade, descartada. |
| 6. Colocar máscara cirúrgica e luvas de procedimento. | Proteger-se de microrganismos e evitar infecção relacionada à assistência à saúde. |
| 7. Verificar o conteúdo da bolsa, quanto a bolhas de ar e qualquer alteração no aspecto e cor do hemocomponente. | As bolhas de ar podem indicar crescimento bacteriano, e coloração alterada pode ser sinal de hemólise. |
| 8. Acoplar o equipo à bolsa do hemocomponente e preenchê-lo. | |
| 9. Identificar o paciente: solicitar que informe o nome completo e a data de nascimento, enquanto o profissional faz a conferência da pulseira de identificação. A identificação deve ser feita por dois indicadores. | Garantir a realização do procedimento correto, no paciente correto. |
| 10. Fechar a porta, puxar as cortinas ou posicionar biombo ao redor do leito. Fechar janelas ou desligar o ar-condicionado. | Manter a privacidade do paciente e evitar a entrada de corrente de ar que altere a temperatura do ambiente e do paciente. |
| 11. Higienizar as mãos com água e sabão ou álcool-gel e calçar luvas de procedimento. | Reduzir a microbiota transitória e residente e proteger-se de microrganismos (precauções-padrão). |

12. OUTROS CUIDADOS

12. Verificar sinais vitais do paciente (pressão arterial, pulso, frequência respiratória, temperatura) e registrá-los. Se houver alterações, relatar ao médico antes de iniciar a transfusão.

Confirmar indicação da hemotransfusão e possibilitar posterior reconhecimento precoce de sinais de reação transfusional.

13. Conectar o equipo ao acesso venoso do paciente, registrar o horário de início da transfusão no cartão de identificação da bolsa e assiná-lo.

Garantir acompanhamento do tempo máximo de transfusão.

14. Permanecer à beira leito durante os 10 primeiros minutos da transfusão, durante os quais o hemocomponente deve ser infundido lentamente, não ultrapassando 5 mL/min.

Reconhecer precocemente sinais de reação transfusional. Caso não ocorram efeitos adversos, aumentar a velocidade de infusão conforme prescrição médica.

15. Verificar e registrar sinais vitais 15 minutos, 30 minutos e 60 minutos após o início da transfusão e ao término do procedimento.

Reconhecer precocemente sinais de reação transfusional.

16. Ao término da transfusão, lavar o acesso venoso com SF 0,9%.

17. Recolher o material, retirar luvas de procedimento e avental e retirar biombo/abrir cortinas ou a porta do quarto.

Manter acesso venoso pérvio.
Garantir ambiente seguro e limpo.

18. Higienizar as mãos com água e sabão ou álcool-gel.

19. Registrar o procedimento e possíveis intercorrências.

Reduzir a microbiota transitória e residente (precauções-padrão).
Cumprir requisitos legais e éticos, garantir a continuidade do cuidado e efetiva comunicação na equipe.

## 6. EXEMPLO DE REGISTRO

17/3/2017 – 8 h – Realizada dupla checagem da bolsa de concentrado de hemácias nº 1234567 (item 10 da prescrição médica) com a técnica de enfermagem Juliana Andrade. Verificados sinais vitais (pulso = 82 bpm, pressão arterial = 115 × 84 mmHg, frequência respiratória = 14 rpm, temperatura = 36,7 °C). Instalada bolsa em acesso venoso periférico exclusivo no terço médio da face posterior do antebraço esquerdo. *Função e nome do profissional, número do Coren e assinatura.*

17/3/2017 – 8h15 – Verificados sinais vitais (pulso = 82 bpm, pressão arterial = 115 × 84 mmHg, frequência respiratória = 14 rpm, temperatura = 36,7 °C). Sem sinais de complicações. *Função de nome do profissional, número do Coren e assinatura.*

17/3/2017 – 8h30 – Verificados sinais vitais (pulso = 80 bpm, pressão arterial = 118 × 82 mmHg, frequência respiratória = 14 rpm, temperatura = 36,8 °C). Sem sinais de complicações. *Função e nome do profissional, número do Coren e assinatura.*

17/3/2017 – 9 h – Verificados sinais vitais (pulso = 84 bpm, pressão arterial = 120 × 84 mmHg, frequência respiratória = 12 rpm, temperatura = 36,9 °C). Sem sinais de complicações. *Função e nome do profissional, número do Coren e assinatura.*

17/3/2017 – 10 h – Finalizada infusão da bolsa de concentrado de hemácias. Verificados sinais vitais (pulso = 84 bpm, pressão arterial = 120 × 86 mmHg, frequência respiratória = 14 rpm, temperatura = 36,7 °C). Sem sinais de complicações. *Função e nome do profissional, número do Coren e assinatura.*

## 7. CONSIDERAÇÕES ESPECIAIS NO CICLO VITAL

A indicação de hemotransfusão em pacientes pediátricos também obedece ao princípio de que os benefícios devem superar os riscos. Deve-se considerar que a criança apresenta particularidades em relação ao adulto no que concerne à composição corporal, composição sanguínea, imaturidade de sistemas fisiológicos e imunológicos, e doenças específicas da faixa etária, dentre outros.

É importante observar ainda que dentro da população pediátrica existem grupos distintos entre si; no que concerne à hemotransfusão, destaca-se o período neonatal (até 28 dias de vida completos), que engloba a maioria das transfusões na faixa etária pediátrica nas unidades terciárias, e os adolescentes a partir de 16 anos, que em alguns serviços seguem o mesmo protocolo de pacientes adultos. O Guia para Uso de Hemocomponentes do Ministério da Saúde utiliza como ponto de corte a idade de 4 meses para diferenciar as indicações de transfusão.

Na prescrição da hemotransfusão, vários fatores devem ser analisados em conjunto: idade do paciente, peso do paciente, quadro clínico, hipótese diagnóstica admissional, exames laboratoriais (contagem de hemoglobina, hematócrito, plaquetas e coagulograma), terapêuticas em uso, programação cirúrgica (especialmente cirurgia cardíaca). Todos os hemocomponentes e hemoderivados utilizados para adultos podem ser prescritos para crianças.

Em relação aos riscos, as crianças estão expostas basicamente às mesmas ocorrências que os adultos, como reações transfusionais e transmissão de infecções. Entretanto, o maior risco é o erro humano, sobretudo em crianças menores, envolvendo o erro de laboratório no processamento dos exames, a transfusão de material destinado a outro paciente, e o despreparo da equipe de saúde no atendimento pediátrico.

## 8. OBSERVAÇÕES

- Após ser retirado de sua temperatura de armazenamento, o CH pode permanecer em temperatura ambiente por, no máximo, 30 minutos.
- Nenhum fluido ou medicamento pode ser adicionado ao produto hemoterápico a ser transfundido. O CH pode ser transfundido em acesso venoso compartilhado apenas com cloreto de sódio 0,9%.
- O equipo de transfusão deve ser trocado a cada unidade de CH, PFC e CRIO para diminuir o risco de contaminação bacteriana. Para transfusão de CP, pode-se utilizar o mesmo equipo.
- A avaliação da resposta à transfusão de CH (coleta de amostra de sangue para hemograma) deve ser feita de 1 a 2 horas após o término da infusão. A avaliação da resposta terapêutica à transfusão de CP deve ser feita por meio de uma nova contagem de plaquetas em 60 minutos após a transfusão.
- A infusão de CH geralmente é realizada em 60 a 120 minutos, sendo que o tempo de infusão deverá estar na prescrição médica. A infusão de CP deve ser de aproximadamente 30 a 60 minutos, a partir da saída da agência transfusional, não excedendo a velocidade de infusão de 20-30 mL/kg/hora. A infusão de CRIO deve ser realizada de 30 a 60 minutos.

## 9. DIAGNÓSTICOS DE ENFERMAGEM

- Proteção ineficaz
- Risco de sangramento

## 10. QUESTÕES PARA ESTUDO

**1)** Quais os hemocomponentes e hemoderivados obtidos a partir do sangue total?
**2)** Quais as indicações de transfusão de CH, CP, PFC e CRIO?
**3)** Quais as contraindicações à transfusão de CH, CP, PFC e CRIO?
**4)** O que se deve levar em conta na indicação de hemotransfusão para pacientes pediátricos?

### Referências

Brasil. Ministério da Saúde. Secretaria de Atenção à Saúde. Departamento de Atenção Especializada. Guia para o uso de hemocomponentes. Brasília: Editora do Ministério da Saúde, 2010. 140 p.

Lopes CT, Brunori EHFR. Hemograma e coagulograma. In: Lopes JL, Silva RCG, editors. Interpretação de exames laboratoriais. Guia prático para enfermeiros e estudantes de enfermagem. Rio de Janeiro: Águia Dourada; 2015. p. 49–84.

May AK, Reilly JP. Use of blood products in the critically ill. Uptodate 2017 (Last update 2016).

Herdman TH, Kamitsuru S. Diagnósticos de enfermagem da NANDA-I: definições e classificação 2018-2020. 11. ed. Porto Alegre: Artmed; 2018.

New HV, Berryman J, Bolton-Maggs PH, Cantwell C, Chalmers EA, Davies T, et al. Guidelines on transfusion for fetuses, neonates and older children. Br J Haematol 2016;175(5):784–828.

Slonim AD, Joseph JG, Turenne WM, Sharangpani A, Luban NL. Blood transfusions in children: a multi-institutional analysis of practices and complications. Transfusion 2008;48(1):73–80.

# 12.2

## Compressas Frias e Quentes

*Karina Sichieri*

## 1. INTRODUÇÃO

As terapias com aplicação de compressas quentes e frias não levam à cura de nenhuma enfermidade, contudo podem ser estratégias que auxiliam nas funções fisiológicas, com vários objetivos terapêuticos.

# 516

12. OUTROS CUIDADOS

A utilização de *compressas quentes* é um tipo de terapia de calor superficial, em que a aplicação da compressa em alguma parte do corpo adiciona calor, por meio do sistema de condução, resultando em aumento da temperatura do tecido, com dilatação dos vasos sanguíneos, aumento do fluxo sanguíneo local, aumento do metabolismo tecidual, além de reduzir a tensão muscular e aliviar a dor. Essas ações fisiológicas decorrentes da aplicação do calor aumentam o suprimento de oxigênio e nutrientes para o local de aplicação, e, ao mesmo tempo, facilitam a remoção de dejetos, prolongam o tempo de coagulação e aceleram a resposta inflamatória para a promoção da cicatrização.

A utilização de *compressas frias* remove o calor na área do corpo da aplicação, resultando em diminuição da temperatura do tecido, promoção da vasoconstrição e redução do fluxo sanguíneo local, levando à diminuição da liberação de substâncias que produzem dor, tais como histamina, bradicinina e serotonina, reduzindo a formação do edema e da inflamação. Além disso, o frio reduz o espasmo muscular, altera a sensibilidade do tecido, produzindo dormência, e desacelera a transmissão de estímulos dolorosos, promovendo o conforto.

No Quadro 12.2 estão descritos de forma resumida os efeitos fisiopatológicos da aplicação de calor e frio.

Há que se considerar a capacidade do corpo de adaptação ao calor e frio durante a aplicação das compressas quentes e frias. Por exemplo, a aplicação de compressa quente, mesmo que a temperatura permaneça constante, não parece tão quente após algum tempo da aplicação. Importante ressaltar que o aumento da temperatura ou o aumento de tempo de aplicação podem danificar os tecidos. O calor produz vasodilatação máxima, com temperatura constante, em 20 a 30 minutos, e no frio ocorre vasoconstrição máxima quando a pele atinge 15 °C.

É importante que, antes da aplicação de compressas quentes ou frias, se avalie:

- O estado físico e mental do paciente: história de prejuízo cardiovascular ou vascular periférico, prejuízo sensorial e alterações do estado mental indicam necessidade de um maior cuidado durante a aplicação, devido ao perigo de dano ao tecido.
- A condição da área de aplicação: investigar presença de lesões abertas, bolhas, sangramento, edema, secreção, evidências de circulação alterada, entre outros, garantindo, com isso, a segurança do paciente e os resultados da terapia proposta.
- A condição do material a ser utilizado.

> As terapias com aplicação de compressas quentes e frias podem ser estratégias que auxiliam nas funções fisiológicas, com vários objetivos terapêuticos.

## 2. INDICAÇÕES

As indicações para aplicação de compressas quentes e frias são apresentadas no Quadro 12.3

## 3. CONTRAINDICAÇÕES

As contraindicações para aplicação de compressas quentes e frias são apresentadas no Quadro 12.4

**QUADRO 12.2**  Efeitos Fisiopatológicos da Aplicação de Calor e Frio

|  | Calor | Frio |
|---|---|---|
| Dor | ↓ | ↓ |
| Espasmo | ↓ | ↓ |
| Metabolismo | ↑ | ↓ |
| Fluxo sanguíneo | ↑ | ↓ |
| Inflamação | ↑ | ↓ |
| Edema | ↑ | ↓ |
| Extensibilidade | ↑ | ↓ |

↑: aumenta; ↓: diminui.

QUADRO 12.3  Indicações para Aplicação de Compressas Quentes e Frias

| Compressas quentes | Compressas frias |
|---|---|
| Dor subaguda ou crônica musculoesquelética | Tratamento inicial de lesões oftálmicas |
| Relaxamento muscular | Entorses/distensões/contusões |
| Rigidez articular | Espasmos musculares |
| Artrite | Queimaduras |
| Dor articular e muscular | Dor aguda (por exemplo, dor de dente) |
| Dor abdominal tipo cólica | Após trauma direto |
| Promoção da cicatrização | Edema |
| Tratamento de extravasamento de fármacos que não se ligam ao DNA, como: alcaloides da vinca, vincristina, vimblastina e vinorelbina | Febre |
| | Hemorragias/hematomas |
| | Tratamento de extravasamento de demais fármacos antineoplásicos |
| | Tratamento inicial da flebite |

QUADRO 12.4  Contraindicações para Aplicação de Compressas Quentes e Frias

| Compressas quentes | Compressas frias |
|---|---|
| Regiões de tumores malignos conhecidos ou suspeitos | Pós-cirurgia gástrica (pode aumentar cólicas peristálticas) |
| Tecidos com processo inflamatório ou infeccioso | Urticária induzida pelo frio |
| Pacientes com trombose venosa profunda ou tromboflebite | Doença de Raynaud |
| Temperatura corporal elevada | Áreas com circulação sanguínea prejudicada |
| Lesões musculoesqueléticas agudas, como distensões musculares ou de ligamentos | |
| Áreas com sangramento ativo ou pacientes com distúrbios hemorrágicos não tratados | |
| Áreas com circulação sanguínea prejudicada | |

# 4. MATERIAL

- Compressa quente ou fria para pronto uso
- Compressa de algodão/toalha de algodão
- Sabão neutro

As compressas quentes ou frias podem ser tipo bolsas térmicas para pronto uso, que são sacos lacrados, com substância química ou não tóxica. Dependendo do tipo, são congeladas no congelador (compressa fria) e aquecidas em micro-ondas (compressa quente) ou há aquelas que podem ser pressionadas ou espremidas para ativação da substância química que produzirá o frio ou calor. Essas compressas têm a vantagem de moldar-se com facilidade na parte do corpo a ser aplicada (Figura 12.7A e B).

Uma outra forma de realizar aplicação de compressas quentes ou frias é utilizando compressas de algodão. Estas devem ser submersas em bacia limpa, com pedaços de gelo e uma pequena quantidade de água, se compressas frias, ou se compressas quentes, submersas em bacia limpa contendo água aquecida. Devem ser bem torcidas antes da aplicação e trocadas com frequência, e devem ser mantidas por 20 a 30 minutos.

# 5. DESCRIÇÃO DA TÉCNICA

- Objetivo: Aplicar compressas quentes ou frias.
- Aplicação: Ver Quadro 12.3
- Responsabilidade: Enfermeiros, técnicos de enfermagem, auxiliares de enfermagem.

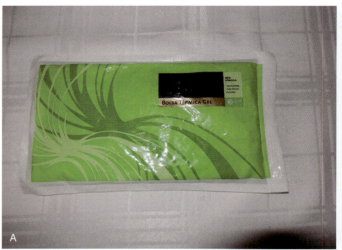 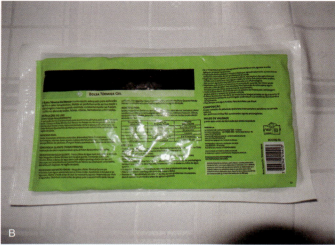

**FIGURA 12.7** **A e B,** Compressa quente ou fria tipo bolsa térmica para pronto uso.

Ações e justificativas da aplicação de compressas quentes e frias

| Ação | Justificativa |
| --- | --- |
| 1. Higienizar as mãos com água e sabão ou álcool-gel. | Reduzir a microbiota transitória e residente (precauções-padrão). |
| 2. Realizar desinfecção do balcão/bandeja. | Garantir ambiente limpo. |
| 3. Higienizar as mãos com água e sabão ou álcool-gel. | Reduzir a microbiota transitória e residente (precauções-padrão). |
| 4. Ler a prescrição médica ou de enfermagem do paciente. | Garantir a realização do procedimento correto, no paciente correto. |
| 5. Separar todo o material necessário.<br>• Se aplicação de compressa fria: retirar a compressa armazenada em congelador.<br>• Se aplicação de compressa quente: aquecer conforme as instruções do fabricante descritas no próprio material. | Organizar o procedimento. |
| 6. Higienizar as mãos com água e sabão ou álcool-gel. | Reduzir a microbiota transitória e residente (precauções-padrão). |
| 7. Identificar o paciente: solicitar que informe o nome completo e a data de nascimento, enquanto o profissional faz a conferência da pulseira de identificação. A identificação deve ser feita por dois indicadores. | Garantir a realização do procedimento correto, no paciente correto. |
| 8. Orientar o paciente quanto ao procedimento. | Manter ética e transparência no cuidado; contribuir para adesão do paciente ao procedimento. |
| 9. Fechar a porta, puxar as cortinas ou posicionar biombo ao redor do leito. | Manter a privacidade do paciente. |
| 10. Avaliar o paciente em relação a prejuízo circulatório da área onde será aplicada a compressa (por exemplo, dormência, formigamento, cianose, prejuízo na sensação). | Prejuízo circulatório/sensorial pode interferir na capacidade do paciente de perceber calor ou frio e colocá-lo em risco de lesão decorrente da aplicação da compressa. |
| 11. Posicionar o paciente confortavelmente e expor somente a região em que será aplicado o calor/frio. | O posicionamento correto propicia conforto ao paciente e facilidade na aplicação das compressas. |
| 12. Envolver a bolsa em uma compressa ou toalha de algodão. | A cobertura da compressa a ser aplicada protege a pele do contato direto com o material. |
| 13. Aplicar a compressa quente/compressa fria no local conforme prescrição. | • Efeitos terapêuticos da aplicação do calor/frio ocorrem dentro de 20 a 30 minutos.<br>• Se criança, aplicar a compressa fria/quente no local indicado por 15 minutos, reavaliando a área cada 5 minutos;<br>• O uso estendido do calor ($\geq 45$ minutos) resulta em congestão tissular, vasoconstrição, implicando risco aumentado de queimadura. |
| 14. Avaliar a condição da pele e a resposta do paciente a intervalos frequentes. | Garantir a segurança do procedimento e evitar possíveis lesões tissulares. |
| 15. Posicionar o paciente confortavelmente. | Garantir conforto. |
| 16. Recolher o material, desinfetá-lo com álcool 70%, secá-lo e retirar biombo/abrir cortinas ou a porta do quarto. | Garantir ambiente seguro e limpo e conservar o material a ser reutilizado. |
| 17. Higienizar as mãos com água e sabão ou álcool-gel. | Reduzir a microbiota transitória e residente (precauções-padrão). |
| 18. Registrar o procedimento e possíveis intercorrências. | Cumprir requisitos legais e éticos, garantir a continuidade do cuidado e efetiva comunicação na equipe. |

## 6. EXEMPLO DE REGISTRO

1/7/2016 – 15 h – Região ocular direita com edema e hematoma 3 +/4 +; paciente colaborativo e responsivo aos estímulos; realizada aplicação de compressa fria em região ocular direita por 20 minutos, conforme item 10 da prescrição médica, sem intercorrências. *Função e nome do profissional, número do Coren e assinatura.*

## 7. CONSIDERAÇÕES ESPECIAIS NO CICLO VITAL

- A aplicação de compressas quentes ou frias deve ser feita com cautela em pacientes pediátricos, idosos e desnutridos, devido à maior sensibilidade da pele.
- Há que se ter cautela na aplicação de compressas quentes e frias em pacientes com *deficit* sensorial no local de aplicação e em pacientes com distúrbios cognitivos ou problemas na comunicação que o impeçam de relatar qualquer desconforto.

## 8. OBSERVAÇÕES

- Atentar para qualquer queixa referida pelo paciente e interromper a terapia se houver referência de desconforto/irritação no local de aplicação.
- Não se deve aplicar compressas quentes/frias através de luvas de látex, devido ao risco de extravasamento e queimaduras.
- Caso haja qualquer suspeita em relação à manutenção da segurança do paciente na aplicação das compressas quentes ou frias, a equipe de enfermagem deverá permanecer com ele durante o período da aplicação.
- A contínua exposição ao calor lesiona as células epiteliais, causando vermelhidão, sensibilidade localizada e até mesmo a formação de bolhas.
- Na exposição prolongada da pele ao frio, a isquemia tecidual resulta da incapacidade das células de receber um adequado fluxo sanguíneo e de nutrientes. A pele inicialmente assume uma aparência avermelhada, seguida de um padrão manchado, azulado ou arroxeado.

## 9. DIAGNÓSTICOS DE ENFERMAGEM

- Dor aguda
- Integridade tissular prejudicada

## 10. QUESTÕES PARA ESTUDO

**1)** Em qual das situações clínicas descritas a seguir o enfermeiro deveria prescrever a aplicação de compressas quentes?

**a)** Dor de cabeça
**b)** Sangramento ativo
**c)** Queimadura
**d)** Dor reumática

**2)** Um dos efeitos terapêuticos da aplicação de compressas frias é:

**a)** Vasodilatação
**b)** Vasoconstrição
**c)** Aumento do metabolismo
**d)** Aumento do fluxo sanguíneo

**520**    12. OUTROS CUIDADOS

**3)** Sobre a aplicação de compressas quentes e frias, assinale a alternativa INCORRETA:

**a)** A exposição prolongada da aplicação de calor ou frio pode resultar em lesão tecidual.
**b)** Interromper a terapia de aplicação de compressas quentes/frias se houver desconforto no local de aplicação.
**c)** A aplicação de compressas quentes e frias tem como objetivo principal o tratamento de algumas enfermidades.
**d)** A aplicação de compressas quentes provoca vasodilatação, aumento do fluxo sanguíneo local e do metabolismo tecidual.

**4)** Sobre a aplicação de compressas quentes e frias, assinale a alternativa CORRETA:

**a)** Em ambiente hospitalar, se faz necessário que o procedimento aplicação de compressas quentes ou frias esteja descrito na prescrição médica ou de enfermagem.
**b)** A aplicação de compressas quentes está indicada para dores musculares e diminuição da temperatura corporal.
**c)** Uma vez que a aplicação de compressas frias em região facial se encontra no plano de cuidados do paciente, um possível diagnóstico de enfermagem é débito cardíaco diminuído.
**d)** Após a aplicação de compressas quentes em paciente, não se faz necessário registrar o procedimento.

## Referências

Archer E (ed.). Procedimentos e protocolos. Rio de Janeiro: Guanabara Koogan, 2005;641-645 e 663-666.
Ebbinghaus S, Kobayashi H. Safe heat application for pediatric patients - A hot item. J Nurs Care Qual 2010;25(2):168–75.
Harada MJCS, Rego RC. Complicações locais da terapia intravenosa. In: Harada MJCS, editor. Terapia intravenosa e infusões. São Caetano do Sul, SP: Yendis Editora; 2011. p. 450–2.
Houghton P, Nussbaum E, Hoens A. Electrophysical agents contraindications and precautions: an evidence-based approach to clinical decision making in physical therapy. Physioter Can 2010;62(5). special issue.
Karcher A, Everly L, Bentz S. Integridade da pele e cuidado de lesões. In: Taylor C, Lillis C, LeMone P, editors. Fundamentos de enfermagem: a arte e a ciência do cuidado de enfermagem. Porto Alegre: Artmed; 2007. 1.083-1.028.
Lane E, Latham T. Managing pain using heat and cold therapy. Paeditriac Nurs 2009;21(6):14–8.
Murta GF, Garcia JNR. Procedimentos básicos de enfermagem no cuidar. 1ª ed. São Caetano do Sul, SP: Difusão Editora; 2006: 391-396.
Nadler SF, Weingand K, Kruse RJ. The physiologic basis and clinical applications of cryotherapy and thermotherapy for the pain practitioner. Pain Physician 2004;7:395–9.
Herdman TH, Kamitsuru S. Diagnósticos de enfermagem da NANDA-I: definições e classificação 2018-2020. 11. ed. Porto Alegre: Artmed; 2018.
The Joanna Briggs Institute (JBI). Local Applications: Cold. JBI Connect Plus. 2016.
The Joanna Briggs Institute (JBI). Local Applications: Heat. JBI Connect Plus. 2016.

# 12.3

## Procedimentos Médicos com Auxílio da Equipe de Enfermagem

# 12.3.1

## Paracentese

*Tatiane Souza Nascimento*

## 1. INTRODUÇÃO

A paracentese refere-se à aspiração de líquido do espaço peritoneal através de uma agulha. É um procedimento realizado pelo médico para examinar o líquido na ascite (acúmulo patológico de líquido na cavidade peritoneal) e determinar a causa do recente diagnóstico ou monitorar a condição do paciente com ascite conhecida (Figura 12.8). Pode ser realizado em ambiente ambulatorial, na emergência ou em unidade de terapia intensiva.

As causas mais comuns de ascite incluem doenças do fígado (primeiramente cirrose) e massa abdominal maligna; entretanto, síndrome nefrótica e insuficiência cardíaca são também associadas com a formação da ascite. Estima-se que 80% dos pacientes com ascite apresentam cirrose hepática como causa, sendo a ascite uma das complicações mais frequentes da cirrose.

A ascite pode causar sintomas como distensão abdominal, náuseas, vômitos, sensação de saciedade, dispneia, edema de membros inferiores e redução da mobilidade. A paracentese pode ser realizada terapeuticamente para aliviar o paciente dos sintomas devido à pressão pelo excesso de líquido na cavidade abdominal, e também para auxiliar na detecção de perfuração de vísceras em pacientes com abdome agudo, ou como um componente de diagnóstico diferencial no seguimento de pacientes com história de trauma.

> A paracentese refere-se à aspiração de líquido do espaço peritoneal através de uma agulha.

## 2. INDICAÇÕES

A paracentese abdominal é realizada para fins diagnósticos ou terapêuticos, sendo indicada para pacientes com ascite nos seguintes casos:

- Início recente da ascite.
- Internação hospitalar: aproximadamente 10% a 30% dos pacientes com ascite por cirrose têm infecção do líquido ascítico na sua admissão hospitalar, ou irão desenvolver durante a internação, mesmo sem sintomas.
- Piora clínica dos pacientes ambulatoriais ou internados com cirrose, caracterizada por febre, dor abdominal, palpação dolorosa, alteração do estado mental, íleo, hipotensão, doença renal.
- Exames laboratoriais alterados que sinalizam infecção, como leucocitose, acidose ou piora da função renal.
- Encefalopatia hepática.
- Sangramento gastrointestinal.

## 3. CONTRAINDICAÇÕES

As condições que podem proibir a paracentese ou aumentam o risco relativo do paciente, incluem:

- Obstrução intestinal.
- Gravidez, devido ao risco de punção do útero.

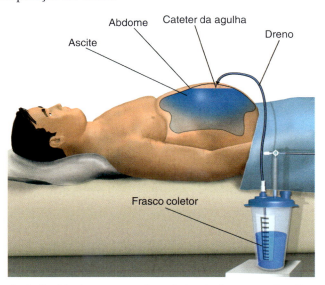

**FIGURA 12.8** Paracentese: aspiração de líquido do espaço peritoneal através de uma agulha. (Imagem de domínio público disponível em: https://upload.wikimedia.org/wikipedia/commons/b/b6/Blausen_0004_AbdominalParacentesis.png. Licença Creative Commons Attribution 3.0 Unported disponível em: https://creativecommons.org/licenses/by/3.0/deed.en. Autor: BruceBlaus.)

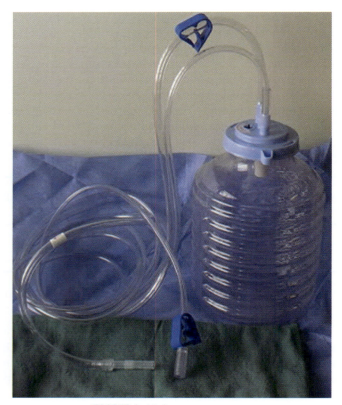

FIGURA 12.9  Frasco a vácuo.

- Pneumoperitônio, nos casos em que a cirurgia é indicada.
- Infecção da parede abdominal.

O paciente que é incapaz de colaborar durante o procedimento, ou que tenha história de múltiplas cirurgias abdominais, não é um bom candidato para este procedimento.

Coagulopatia não se constitui em contraindicação para paracentese. Alguns dos riscos associados ao procedimento incluem punção do intestino ou bexiga, hipotensão relacionada com a retirada de líquido, vazamento de líquido no local da punção, e, raramente, sangramento intra-abdominal e infecção. Hematoma é a complicação mais frequente.

O risco de ocorrer uma hemorragia ou punção do intestino ou bexiga é baixo, menor que 3%.

## 4. MATERIAL

- Um avental estéril
- Duas máscaras
- Um gorro
- Um par de óculos
- Um par de luvas estéreis
- Luvas de procedimento
- Escova com gluconato de clorexidina degermante a 2%
- Um cateter intravenoso de 14 ou 16 G para adultos e de 16 a 22 G para crianças
- Duas seringas de 10 mL
- Uma seringa de 20 mL
- Uma agulha de 40 × 0,12 mm e uma agulha de 30 × 0,7 mm
- Um campo fenestrado estéril
- Uma pinça Cheron ou Pean
- Frascos para exames laboratoriais
- Um frasco coletor de vidro ou plástico (Figura 12.9)

# 5. DESCRIÇÃO DA TÉCNICA

- Um equipo macrogotas
- Uma dânula
- Uma ampola de cloridrato de lidocaína a 2% sem vasoconstritor
- Um algodão embebido em álcool 70%
- Dois pacotes de gaze estéril
- Solução antisséptica aprovada pela Comissão de Controle de Infecção Hospitalar da instituição (gluconato de clorexidina degermante a 2%, gluconato de clorexidina alcoólica a 0,5% ou povidona-iodo alcoólica – PVPI – a 10% para pacientes com sensibilidade a clorexidina)
- Fita microporosa (ou hipoalergênica, caso o paciente tenha alergia a fita microporosa) e esparadrapo
- Tesoura para cortar a fita microporosa

## 5. DESCRIÇÃO DA TÉCNICA

- Objetivo: Realizar paracentese.
- Aplicação: Indivíduos com ascite de causa conhecida ou desconhecida.
- Responsabilidade: Médicos auxiliados por outros médicos, enfermeiros, técnicos ou auxiliares de enfermagem.

Paracentese

| Ação | Justificativa |
|---|---|
| 1. Verificar com o médico responsável qual a indicação do procedimento. | Nortear a separação do material necessário. |
| 2. O médico verificará se há algum exame laboratorial realizado entre 24 e 48 h antes da paracentese, tal como hematócrito, contagem de plaquetas, ou tempo de protrombina. | Identificar pacientes com risco de complicações hemorrágicas e fornecer uma linha de base para comparar se houve perda de sangue após o procedimento. |
| 3. Higienizar as mãos com água e sabão ou álcool-gel. | Reduzir a microbiota transitória e residente (precauções-padrão). |
| 4. Realizar desinfecção do carrinho de procedimentos. | Garantir ambiente limpo. |
| 5. Separar todo o material necessário. | Organizar o procedimento. |
| 6. Higienizar as mãos com água e sabão ou álcool-gel. | Reduzir a microbiota transitória e residente (precauções-padrão). |
| 7. Identificar o paciente: solicitar que informe o nome completo e a data de nascimento, enquanto o profissional faz a conferência da pulseira de identificação. A identificação deve ser feita por dois indicadores. | Garantir a realização do procedimento correto, no paciente correto. |
| 8. Orientar o paciente e a família quanto ao procedimento e solicitar que esvazie a bexiga se necessário. | Manter ética e transparência no cuidado; contribuir para adesão do paciente ao procedimento e evitar a punção da bexiga. |
| 9. Fechar a porta, puxar as cortinas ou posicionar biombo ao redor do leito. | Manter a privacidade do paciente. |
| 10. Higienizar as mãos com água e sabão ou álcool-gel, calçar luvas de procedimento e máscara cirúrgica. | Reduzir a microbiota transitória e residente (precauções-padrão) e evitar infecção relacionada à assistência à saúde. |
| 11. O médico realizará a degermação das mãos com escova de gluconato de clorexidina degermante a 2%. | Evitar infecção relacionada à assistência à saúde. |
| 12. Aferir/acompanhar os sinais vitais. | Permitir a monitoração adequada do paciente durante o procedimento. |
| 13. Posicionar o paciente na cama com a cabeça elevada a 45 ou 90 graus. Se essa posição for contraindicada, posicionar o paciente deitado e lateralizado em direção ao lado selecionado para a punção. | Facilitar o acúmulo de líquido no abdome inferior. |
| 14. Calçar luvas de procedimento e máscara cirúrgica. | Proteger-se de microrganismos (precauções-padrão). |
| 15. Oferecer máscara cirúrgica e gorro ao médico, que realizará degermação das mãos com escova de gluconato de clorexidina degermante a 2%. | Reduzir microrganismos na pele do paciente e prevenir infecção. |
| 16. Abrir o pacote do avental cirúrgico e luvas estéreis para o médico. | |
| 17. Oferecer a pinça Cheron estéril ao médico, com técnica asséptica. | |
| 18. Auxiliar o médico na antissepsia do local a ser puncionado, embebendo as gazes na ponta da pinça Cheron com clorexidina degermante a 2% e, em seguida, alcoólica a 0,5%, utilizando técnica asséptica. | |
| 19. Abrir o pacote do campo estéril fenestrado e oferecê-lo ao médico, que o posicionará sobre o paciente. Abrir os pacotes de gaze estéril, o pacote de seringa e os pacotes das agulhas de maneira asséptica e oferecê-los ao médico para que os posicione no pacote do campo estéril. | |

## 12. OUTROS CUIDADOS

| Ação | Justificativa |
|---|---|
| 20. Abrir os pacotes dos demais materiais sobre o campo. Os materiais serão posicionados de forma asséptica no campo pelo médico. | |
| 21. Desinfetar a ampola de cloridrato de lidocaína com algodão embebido em álcool 70%, abri-la de maneira asséptica e oferecer para que o médico aspire o conteúdo com a seringa de 10 mL e agulha de $40 \times 1,2$ mm. Em seguida, o médico a trocará pela agulha $30 \times 0,7$ mm para proceder à anestesia local. | Minimizar a dor no momento da punção. |
| 22. O médico realizará a punção na linha média ou na fossa ilíaca esquerda (no terço distal da linha que liga o umbigo à crista ilíaca anterossuperior), longe de cicatrizes abdominais. | Evitar perfuração de alças intestinais. |
| 23. Dispor o material coletado nos frascos de exames laboratoriais, quando solicitado. | Auxiliar no processo diagnóstico. |
| 24. Auxiliar na conexão do equipo ao frasco coletor, quando necessário. Se for utilizado um frasco coletor a vácuo, conectar uma extensão do frasco ao equipo e a outra na rede do vácuo. | Drenar o conteúdo peritoneal. |
| 25. Realizar curativo com gaze estéril e fita microporosa (cortada com a tesoura) ou curativo preconizado pela instituição no local da punção. | Minimizar o risco de infecção. |
| 26. Posicionar o paciente em decúbito dorsal, mantendo o local da punção elevado no mínimo por 1 hora. | Garantir conforto e auxiliar na cicatrização do local de punção. |
| 27. Explicar ao paciente que talvez ocorra perda de um líquido claro pelo local da punção, especialmente se um amplo volume de líquido foi drenado. A drenagem deve diminuir entre 1 e 2 dias. | |
| 28. Mensurar a quantidade de líquido drenado. | Manter balanço hídrico preciso do paciente. |
| 29. Mensurar sinais vitais periodicamente por cerca de 1 hora e verificar se há perda de líquido pelo local da punção ou sinal de hemorragia. | Identificar precocemente sinais de hipovolemia, como hipotensão arterial. |
| 30. Recolher e desprezar o material em local adequado e retirar biombo/abrir cortinas ou a porta do quarto. | Garantir ambiente seguro e limpo. |
| 31. Remover as luvas e a máscara e desprezá-las no lixo infectante. | Prevenir contaminação cruzada. |
| 32. Higienizar as mãos com água e sabão ou álcool-gel. | Reduzir a microbiota transitória e residente (precauções-padrão). |
| 33. Identificar, acondicionar e encaminhar o material para análise. | Garantir que o material chegue à área de análise viável. |
| 34. Higienizar as mãos com água e sabão ou álcool-gel. | Reduzir a microbiota transitória e residente (precauções-padrão). |
| 35. Registrar o procedimento e possíveis intercorrências. | Cumprir requisitos legais e éticos, garantir a continuidade do cuidado e efetiva comunicação na equipe. |
| 36. Manter monitoramento quanto a febre, aumento da dor abdominal, tontura, sentimento de estar com a cabeça leve, hematúria, hiperemia no local da punção, perda persistente de líquido pelo local da punção há mais de 2 dias. | Reconhecer precocemente complicações. |

## 6. EXEMPLO DE REGISTRO

20/7/2016 – 15h30 – Realizada paracentese abdominal pela dra. Rafaela Teixeira, com uso de cateter intravenoso n° 16. Drenados 1.000 mL de líquido seroso, límpido, sem odor. Realizado curativo oclusivo no local da punção com gaze e micropore. Encaminhado material para exames laboratoriais. O paciente não apresentou alteração dos sinais vitais e nenhuma intercorrência durante a paracentese. *Função e nome do profissional, número do Coren e assinatura.*

## 7. OBSERVAÇÕES

A pressão arterial pode diminuir durante ou imediatamente após a paracentese e permanecer baixa por vários dias seguintes ao procedimento. Nesses casos, o paciente precisa ser instruído a não se levantar ou mover-se rapidamente.

## 8. CONSIDERAÇÕES ESPECIAIS NO CICLO VITAL

A paracentese é indicada em crianças com ascite de médio ou grande volume, bem como nas refratárias ao uso de diuréticos. É um procedimento seguro e eficaz e a literatura recomenda a reposição com coloides (albumina).

Em crianças, podem ser retirados 100 mL/kg por vez de líquido ascítico, respeitando-se um limite de 5 L. A paracentese de grande volume pode ser repetida a cada 2 semanas. O uso de um expansor plasmático evita as complicações renais, eletrolíticas e a ativação do sistema vasoativo endógeno, decorrentes do novo acúmulo de ascite, com redução do volume efetivo do sangue e prejuízo da função renal.

No adulto a retirada de 4 a 6 L de líquido ascítico é considerada segura e mais que 5 L de líquido é terapia-padrão. A remoção de mais de 10 L deve ser realizada não mais frequentemente do que a cada 2 semanas. Os estudos demonstram que a remoção de um volume de líquido de até 5 L por paracentese não tem consequências hemodinâmicas e hormonais, e a infusão de coloides não é necessária. Para paracenteses de volume maior, recomenda-se a infusão de albumina.

## 9. QUESTÕES PARA ESTUDO

**1)** Quais as principais causas e sintomas de ascite?

**2)** Em quais circunstâncias a realização da paracentese está indicada na ascite?

**3)** Paciente com ascite de origem desconhecida foi avaliado pelo médico, que opta por realizar paracentese diagnóstica. Você deverá posicionar o paciente para o procedimento. Cite quais cuidados de enfermagem devem ser prestados antes do procedimento.

**4)** Paciente de 54 anos, sexo masculino, portador de hipertensão arterial há 15 anos e cirrose hepática há 5 meses. Deu entrada na unidade de emergência apresentando distensão e desconforto abdominais, dispneia, anorexia, náusea, edema em membros inferiores, sinais estes que se iniciaram há cerca de 30 dias e, desde então, têm progredido. Após a avaliação do paciente, o médico opta por realizar uma paracentese. Mencione quais cuidados de enfermagem devem ser prestados ao paciente após o procedimento.

## Referências

Andrade Júnior DR, Galvão FHF, Santos AS, Andrade DR. Ascite – estado da arte baseado em evidências. Rev Assoc Med Bras 2009;55(4):489–96.

Carvalho E, Seixas RBP, Almeida Neto JT. Doença hepática crônica – abordagens diagnósticas e terapêutica. In: Lopez FA, Campos Júnior D, editors. Tratado de pediatria: Sociedade Brasileira de Pediatria. 2ª ed. Barueri, SP: Manole; 2010. p. 995–1008.

Cooper CA. Centesis Studies in Critical Care. Crit Care Nurs Clin N Am 2010;22:95–108.

Herdman TH, Kamitsuru S. Diagnósticos de enfermagem da NANDA-I: definições e classificação 2018-2020. 11. ed.. Porto Alegre: Artmed; 2018.

Olmos RD, Santos MSC, Martins HS, Lopes RA. Ascite no pronto socorro. In: Martins HS, Brandão Neto RA, Scalabrini Neto A, Velasco IT, editors. Ascite no pronto-socorro. Emergências clínicas: abordagem prática. 6ª ed. Barueri, SP: Manole; 2011. p. 349–64.

Perri G. Ascitis in patients with cirrhosis. Canadian Family Physician 2013;59:1.297–9.

Reis AG, Andrade APM, Mattar APL, Kamie FM, Castelo GB. Procedimentos de emergência em pediatria. In: Schvartsman C, Reis AG, Farhat SCL, editors. Pronto-socorro. Coleção Pediatria. Instituto da Criança HC-FMUSP. Barueri, SP: Manole; 2009. p. 89–104.

Vargas RS, França FCV. Processo de enfermagem aplicado a um portador de cirrose hepática utilizando as terminologias padronizadas Nanda, NIC e NOC. Rev Bras Enferm 2007;60(3):348–52.

# 12.3.2

## Inserção de Cateter Venoso Central

*Agueda Maria Ruiz Zimmer Cavalcante, Kalley Santos Cavalcante*

## 1. INTRODUÇÃO

Os acessos venosos centrais consistem na inserção de cateteres diretamente em veias do sistema venoso profundo para infusão de fluidos (soluções, medicamentos, hemoderivados ou dieta parenteral), monitoração hemodinâmica, realização de hemodiálise ou colocação de dispositivos endovenosos. Os sítios de punção mais comuns são as veias jugulares, subclávias e femorais, devendo-se levar em conta a experiência pessoal do profissional que irá realizar o procedimento e os riscos de complicações inerentes a cada um destes sítios.

Atualmente, os acessos centrais são utilizados rotineiramente em ambientes de urgência e emergência, unidades de terapia intensiva (UTI), em cirurgias de grande porte e em pacientes ambulatoriais com necessidade de acessos de longa permanência para infusão de antibióticos, quimioterápicos ou nutrição parenteral. Contudo, mesmo pacientes em ambiente de enfermaria podem necessitar desse tipo de acesso vascular, principalmente aqueles submetidos a longos períodos de internação e com falência de acessos venosos periféricos.

Logo, é de fundamental importância que o enfermeiro tenha conhecimento sobre as indicações do procedimento, possíveis complicações e como auxiliar o médico adequadamente durante a passagem do cateter, para minimizar o tempo e riscos do procedimento, bem como para oferecer maior conforto ao paciente que se encontra sob seus cuidados.

## 2. INDICAÇÕES

- Impossibilidade ou dificuldade extrema de acesso venoso periférico por razões diversas (choque hipovolêmico grave, refratário a infusão de soluções periféricas).
- Necessidade de infusão de grandes volumes de fluidos.
- Administração de medicamentos com efeitos esclerosantes ou cáusticos (por exemplo, soluções hipertônicas, fármacos vasoativos).
- Infusão de nutrição parenteral.
- Administração frequente ou possibilidade de necessidade de infusão de hemocomponentes/hemoderivados em grande quantidade (por exemplo, pacientes que se submeterão a cirurgias de grande porte).
- Monitoração de parâmetros hemodinâmicos ( por exemplo, pressão venosa central, saturação venosa central).
- Realização de procedimentos específicos (por exemplo, marca-passo transvenoso, cateteres de monitoração hemodinâmica como Swan-Ganz, realização de hemodiálise).

## 3. CONTRAINDICAÇÕES

- Indivíduos com plaquetopenia acentuada ou distúrbios de coagulação (contraindicação relativa, devendo ser levado em conta o risco *versus* benefício e a disponibilidade de recursos para minimizar o risco de múltiplas punções, como o uso de ultrassonografia para guiar a punção venosa).
- Infecção no sítio de punção.
- Distorção anatômica ou vascular no sítio (por exemplo, malformações vasculares, distorções da anatomia decorrentes de trauma ou comorbidades com efeito de massa).
- Diagnóstico de trombose ou estenose venosa na veia a ser puncionada.
- Enfisema pulmonar grave (contraindicação relativa em caso de punção de veia subclávia, devido ao risco elevado de pneumotórax).

## 4. MATERIAL

- Duas máscaras cirúrgicas
- Um gorro
- Um par de óculos de proteção
- Um par de luvas estéreis
- Uma escova com gluconato de clorexidina degermante a 2%
- Um avental cirúrgico estéril
- Dois a três pacotes de gaze estéril
- Uma pinça Cheron (Figura 12.10) ou Pean
- Um pacote de curativo cirúrgico (Figura 12.11)
- Uma solução antisséptica aprovada pela Comissão de Controle de Infecção Hospitalar da instituição (gluconato de clorexidina degermante a 2%, gluconato de clorexidina alcoólica a 0,5% ou povidona-iodo alcoólica – PVPI – a 10% para pacientes com sensibilidade a clorexidina)
- Uma agulha de 40 × 0,12 mm e uma agulha de 30 × 0,7 mm
- Uma seringa de 10 mL
- Uma ampola de anestésico (lidocaína a 2% sem vasoconstritor)
- Uma lâmina de bisturi
- Dois campos estéreis
- Um par de luvas de procedimento (tamanho indicado para o enfermeiro)
- *Kit* de cateter venoso central (tipo e tamanho adequados ao paciente, contendo agulha de punção, fio-guia, dilatador e cateter) (Figura 12.12)
- Álcool 70%
- Bola de algodão
- Duas seringas de 5 ou 10 mL
- Uma seringa de 20 mL
- Uma agulha de 30 × 0,7mm

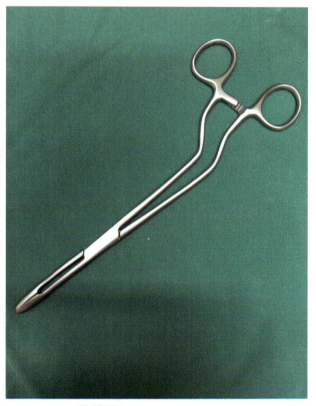

**FIGURA 12.10**  Pinça Cheron.

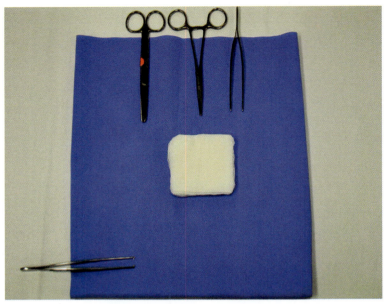

**FIGURA 12.11** *Kit* de pinças cirúrgicas. Acima, da esquerda para a direita, tesoura, porta-agulha, pinça anatômica. Abaixo, pinça dente de rato.

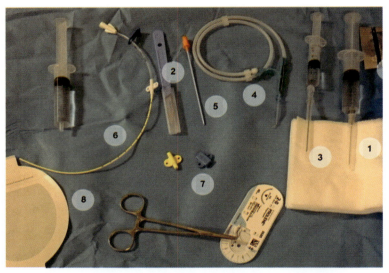

**FIGURA 12.12** *Kit* de cateter venoso central. **(1)** Seringa com anestésico local; **(2)** lâmina de bisturi; **(3)** agulha introdutora na seringa com soro fisiológico para detectar retorno de sangue durante penetração da veia; **(4)** fio-guia; **(5)** dilatador de tecido; **(6)** cateter; **(7)** presilhas e fio cirúrgico; **(8)** curativo transparente estéril. (Imagem de domínio público disponível em: https://upload.wikimedia.org/wikipedia/commons/a/ac/Central_venous_catheter_set.jpg. Autor: Mikael Häggström. Licença Creative Commons CC0 1.0 Universal Public Domain Dedication. Disponível em: https://creativecommons.org/publicdomain/zero/1.0/deed.en.)

- Uma agulha de 40 × 0,12mm
- Um fio de sutura mononáilon (3-0, 4-0)
- Uma lâmina de bisturi n° 11
- Fita adesiva hipoalergênica ou esparadrapo
- Dânula de três vias ou equipo duas vias polifix multivias com clampe
- Solução fisiológica 0,9% (250 ou 500 mL)
- Equipo de soro
- Suporte para soro
- Foco de luz
- Fita microporosa (ou hipoalergênica, caso o paciente tenha alergia a fita microporosa) e esparadrapo

# 5. DESCRIÇÃO DA TÉCNICA

- Tesoura para cortar a fita microporosa

O padrão-ouro atual para a passagem de cateter venoso central inclui a punção guiada por ultrassonografia, disponível em alguns hospitais e UTI. Caso tal recurso esteja disponível, é necessário também providenciar gel de ultrassonografia (o mesmo utilizado para realização de eletrocardiograma) e uma capa plástica usada em laparoscopia, para proteção do transdutor do aparelho.

## 5. DESCRIÇÃO DA TÉCNICA

- Objetivo: Realizar inserção de cateter venoso central.
- Aplicação: Pacientes hospitalizados com impossibilidade de acesso venoso e que apresentem algum dos critérios de indicação para o procedimento.
- Responsabilidade: Médicos auxiliados por enfermeiros, técnicos ou auxiliares de enfermagem.

Inserção de cateter venoso central

| Ação | Justificativa |
|---|---|
| 1. Higienizar as mãos com água e sabão ou álcool-gel. | Reduzir a microbiota transitória e residente (precauções-padrão). |
| 2. Realizar desinfecção do carrinho de procedimentos. | Garantir ambiente limpo. |
| 3. Higienizar as mãos com água e sabão ou álcool-gel. | Reduzir a microbiota transitória e residente (precauções-padrão). |
| 4. Separar todo o material necessário. | Organizar o procedimento. |
| 5. Higienizar as mãos com água e sabão ou álcool-gel. | Reduzir a microbiota transitória e residente (precauções-padrão). |
| 6. Identificar o paciente: solicitar que informe o nome completo e a data de nascimento, enquanto o profissional faz a conferência da pulseira de identificação. A identificação deve ser feita por dois indicadores. | Garantir a realização do procedimento correto, no paciente correto. |
| 7. Comunicar e orientar o paciente quanto ao procedimento. | Manter ética e transparência no cuidado; contribuir para adesão do paciente ao procedimento. |
| 8. Fechar a porta, puxar as cortinas ou posicionar biombo ao redor do leito. | Manter a privacidade do paciente. |
| 9. Higienizar as mãos com água e sabão ou álcool-gel. | Reduzir a microbiota transitória e residente. |
| 10. Montar a solução fisiológica 0,9% no suporte, conectar ao equipo e às dânulas ou polifix multivias, que deverão permanecer com a ponta protegida com gaze estéril. | Minimizar o risco de infeção, mantendo a ponta estéril até sua conexão com o cateter, e reduzir a manipulação do material durante o procedimento. |
| 11. Posicionar o paciente em decúbito dorsal a zero grau ou lateralizado, ou ainda lateralizar apenas a cabeça, mantendo-a para o lado contralateral à punção. | Evitar movimentação do paciente durante o procedimento e facilitar a identificação das estruturas anatômicas, facilitando a realização do procedimento. |
| 12. Colocar o foco de luz próximo ao paciente. | Facilitar a realização do procedimento. |
| 13. Higienizar as mãos com água e sabão ou álcool-gel e calçar luvas de procedimento e máscara. | Reduzir a microbiota transitória e residente e proteger-se de microrganismos (precauções-padrão). |
| 14. Oferecer máscara cirúrgica e gorro ao médico, que realizará degermação das mãos com escova de gluconato de clorexidina degermante a 2%. | Reduzir microrganismos na pele do paciente e prevenir infecção. |
| 15. Abrir o pacote do avental cirúrgico e luvas estéreis para o médico. | |
| 16. Oferecer a pinça Cheron estéril ao médico, com técnica asséptica. | |
| 17. Auxiliar o médico na antissepsia do local a ser puncionado, embebendo as gazes na ponta da pinça Cheron com clorexidina degermante a 2% e, em seguida, alcoólica a 0,5%, utilizando técnica asséptica. | |
| 18. Abrir os pacotes de campos estéreis e oferecê-los ao médico, que os posicionará sobre o tórax do paciente. | |
| 19. Abrir os pacotes dos demais materiais sobre o campo. Os materiais serão posicionados de forma asséptica no campo pelo médico. | |
| 20. Desinfetar a ampola de cloridrato de lidocaína com algodão embebido em álcool 70%, abri-la de maneira asséptica e oferecer para que o médico aspire o conteúdo com a seringa de 10 mL e agulha de $40 \times 1,2$ mm. Em seguida, o médico a trocará pela agulha $30 \times 0,7$ mm para proceder à anestesia local. | Minimizar a dor no momento da punção. |
| 21. Abrir cuidadosamente a embalagem com o cateter e oferecer ao médico. | |
| 22. Após a passagem do cateter pelo médico, oferecer o equipo previamente montado e preenchido com a solução fisiológica 0,9% de maneira asséptica. | Irrigar o cateter mantendo sua perviedade e iniciando a infusão de fluidos. |

530

12. OUTROS CUIDADOS

| Ação | Justificativa |
|---|---|
| 23. Posicionar o frasco da SF 0,9% abaixo do nível do paciente, após a conexão do equipo ao cateter pelo médico. | Verificar a presença de refluxo sanguíneo no cateter, confirmando o posicionamento do cateter na luz venosa. |
| 24. Retornar o frasco de SF 0,9% a um nível acima do paciente. Regular a velocidade do fluxo conforme a prescrição médica ou clampear o equipo. | Manter o cateter pérvio. |
| 25. Abrir o fio de sutura de maneira asséptica e oferecer ao médico. | Evitar tração acidental do cateter. |
| 26. O médico fixará o cateter à pele do paciente. | |
| 27. Realizar curativo oclusivo com gaze e fita microporosa sobre o cateter venoso central. | Manter o sítio de inserção protegido e evitar infecção. |
| 28. Posicionar o paciente confortavelmente. | Promover conforto. |
| 29. Recolher o material e retirar biombo/abrir cortinas ou a porta do quarto. | Garantir ambiente seguro e limpo. |
| 30. Higienizar as mãos com água e sabão ou álcool-gel. | Reduzir a microbiota transitória e residente (precauções-padrão). |
| 31. Registrar o procedimento e possíveis intercorrências. | Cumprir requisitos legais e éticos, garantir a continuidade do cuidado e efetiva comunicação na equipe. |
| 32. Garantir que tenha sido solicitado raio X de tórax. | Verificar correto posicionamento do dreno. |
| 33. Recolher o material e retirar biombo/abrir cortinas ou a porta do quarto. | Garantir ambiente seguro e limpo. |
| 34. Higienizar as mãos com água e sabão ou álcool-gel. | Reduzir a microbiota transitória e residente (precauções-padrão). |

## 6. EXEMPLO DE REGISTRO

2/9/2016 – 10 h – Auxiliei a dra. Janaina Alvarez na inserção de cateter central n° 14 G em veia subclávia direita, sem intercorrências no momento do procedimento e apresentando perviedade. Realizados curativo oclusivo local e raio X de controle. Confirmado o correto posicionamento do cateter em veia subclávia direita pelo médico. *Função e nome do profissional, número do Coren e assinatura.*

## 7. OBSERVAÇÕES

- Em caso de politrauma, a inclinação da cabeça está contraindicada devido ao risco de lesão da coluna cervical (exceto se já descartada lesão pela equipe assistente).
- Em alguns casos, a colocação de coxins na região dorsal, sob a escápula do paciente, poderá contribuir para o melhor posicionamento e facilitar a realização do procedimento. A tração do membro superior ipsolateral ao local de realização do procedimento também pode auxiliar no momento da punção.
- O posicionamento em Trendelenburg pode contribuir para a distensão das veias do pescoço e facilitar a realização do procedimento.
- Sempre que possível, deve-se evitar a punção próximo a outros acessos centrais, locais infectados ou de fácil contaminação (por exemplo, região inguinal).
- As principais e mais frequentes complicações são: sangramento e hematoma no sítio de punção e pneumotórax e inserção do cateter fora da luz venosa (gerando dificuldade na infusão de fluidos ou no retorno de sangue pelo cateter).

## 8. QUESTÕES PARA ESTUDO

**1)** Paciente LDT, 57 anos, diagnosticado com doença renal crônica dialítica, admitido em anasarca após 3 dias sem dialisar devido à trombose de fístula arteriovenosa em membro superior direito secundária a estenose em veia subclávia direita. Apresenta ainda sepse com foco infeccioso a esclarecer. Foi passado cateter de hemodiálise em veia jugular interna direita, porém não foi possível passagem de acesso venoso periférico devido ao edema generalizado.

**a)** Há indicação de outro acesso venoso central para infusão de medicamentos?
**b)** Quais os possíveis sítios de punção de novo acesso venoso para este paciente?
**c)** Quais os possíveis diagnósticos de enfermagem deste paciente?
**d)** Quais cuidados o enfermeiro deve ter com este novo acesso venoso?
**e)** Elabore o registro de enfermagem para este paciente após a realização do procedimento.

## Referências

Haisch CE, Parker FM, Brown Junior PM. Acessos e Portos. In: Sabiston. Tratado de cirurgia: a base biológica da moderna prática cirúrgica. 17ª ed. Rio de Janeiro: Elsevier; 2005.

Herdman TH, Kamitsuru S. Diagnósticos de enfermagem da NANDA-I: definições e classificação 2018-2020. 11. ed. Porto Alegre: Artmed; 2018.

Nascimento-Silva JLC, Oliveira JCP, Souza DDBA. Acessos venosos centrais com dispositivos de longa permanência. In: Cirurgia vascular: cirurgia endovascular, angiologia. 3ª ed. Rio de Janeiro: Revinter; 2014.

Smith RN, Nolan JP. Central venous catheters. BMJ 2013;347(3733):6.570–81.

# 12.3.3

## Drenagem de Tórax

*Gabriella Novelli Oliveira, Karina Faria de Souza*

## 1. INTRODUÇÃO

O tórax é um compartimento fechado em que os pulmões se comunicam com o ar atmosférico. Fazem parte desse compartimento o arcabouço ósseo, o muscular, as pleuras, os pulmões, a traqueia e suas ramificações, o esôfago, os grandes vasos, o coração, o timo e os nervos.

A respiração normal é caracterizada pela ventilação (inspiração e expiração) e pela respiração (troca de gases pela membrana alveolocapilar). As pleuras conferem aos pulmões a capacidade de funcionamento independente de cada hemitórax. A pleura parietal é aderida à parede torácica e a pleura visceral, ao pulmão subjacente; entre as pleuras, há um espaço virtual ocupado por uma fina camada de líquido pleural, proporcionando uma movimentação livre de atritos. O vácuo formado por esse conjunto de estruturas confere ao tórax a capacidade de ditar a expansão dos pulmões (Figura 12.13).

Desde o nascimento, os pulmões tendem ao colapso, o que é compensado pela movimentação da parede torácica no sentido oposto. Essas forças opostas criam uma pressão subatmosférica no espaço pleural. A capacidade de ventilação pulmonar é um processo mecânico que depende da pressão intrapleural adequada, que só é mantida quando o tórax, as pleuras e os pulmões estão intactos.

A inspiração começa com a contração do diafragma e da musculatura intercostal, o que expande a cavidade torácica, fazendo com que a pressão intratorácica se torne negativa; o ar entra nos pulmões por gradiente de pressão. Os pulmões têm a tendência elástica de recolhimento; quando a musculatura diafragmática e intercostal relaxa, os pulmões obedecem a sua natureza de retração, aumentando a pressão neste espaço e forçando o ar para fora da cavidade torácica. A expiração é, portanto, passiva.

Sob condições anormais, o espaço pleural pode se tornar um espaço real e interferir na dinâmica ventilatória, proporcionando perda da pressão negativa e resultando em colabamento parcial ou total do pulmão, que se torna incapaz de expandir-se completamente. Podem-se citar como algumas causas, pneumotórax, hemotórax, empiema,

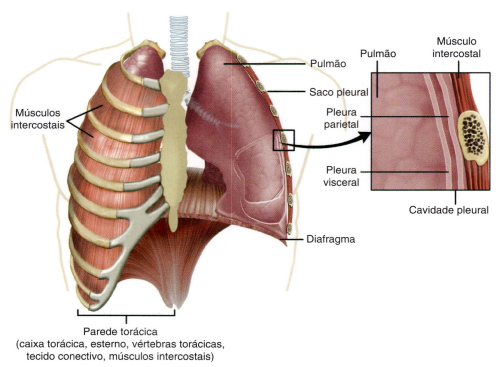

**FIGURA 12.13** Estruturas da cavidade torácica. (Imagem disponível em: https://upload.wikimedia.org/wikipedia/commons/0/0d/2313_The_Lung_Pleurea.jpg. Licença Creative Commons Attribution 3.0 Unported disponível em: https://creativecommons.org/licenses/by/3.0/deed.en. Autor: OpenStax College.)

pleurite, derrame pleural, quilotórax e feridas abertas no tórax (por trauma ou cirurgia). O tratamento é voltado à reexpansão do pulmão por meio do restabelecimento da pressão negativa no espaço pleural.

Os drenos de tórax são uma forma de restabelecer a pressão negativa no espaço pleural. Existem vários tipos de drenos e sistemas de drenagem; a escolha cabe ao médico, bem como o procedimento de inserção.

Os drenos são confeccionados em polivinilcloreto flexível, poliuretano ou silicone, contendo cinco ou seis orifícios de drenagem, uma linha radiopaca que permite a visualização do trajeto do dreno em um raio X de tórax (o orifício mais proximal geralmente se situa sobre a linha radiopaca e é visível no raio X como um defeito na linha, o que ajuda a identificar se todos os orifícios de drenagem estão dentro da cavidade torácica), e o tamanho se refere ao seu diâmetro em *French* (Fr), com 3 Fr correspondendo a 1 mm. O aumento do diâmetro do tubo leva ao aumento do fluxo de drenagem de fluidos e ar.

Drenos de tórax podem drenar o fluido ou ar pleural tanto passivamente (sistema coletor com selo d'água) quanto ativamente (sistema coletor conectado ao sistema de vácuo). Avanços tecnológicos recentes viabilizaram o desenvolvimento de novos sistemas de drenagem capazes de medir de forma precisa o fluxo de ar (em mL/min).

Tanto no sistema gravitacional quanto no ativo, o nível líquido é o mecanismo que funciona como válvula, permitindo a drenagem do líquido ou gás e impedindo a entrada de ar na cavidade pleural. A coluna d'água do sistema de drenagem deve estar submersa 2 cm em água destilada estéril. Se o tubo estiver mergulhado mais que 2 cm, a drenagem aérea pode ser prejudicada pelo aumento da resistência ao fluxo de drenagem (Figura 12.14).

A passagem e a manutenção do dreno de tórax não são inócuas para o paciente, podendo haver complicações como mau posicionamento, sangramento, infecção, complicações pulmonares, remoção inadvertida, oclusão, ou falência da terapia. Não existem evidências que diferenciem as taxas gerais de complicações entre os drenos de diferentes calibres.

> O tratamento é voltado à reexpansão do pulmão por meio do restabelecimento da pressão negativa no espaço pleural.

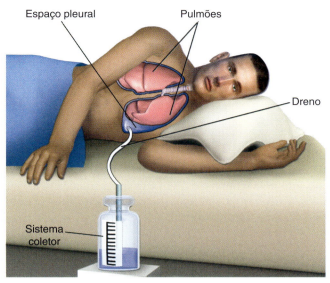

**FIGURA 12.14** Sistema de drenagem de tórax. (Imagem disponível em: https://upload.wikimedia.org/wikipedia/commons/4/4a/Pleurodesis.png. Licença This file is licensed under the Creative Commons Attribution-Share Alike 4.0 International disponível em: https://creativecommons.org/licenses/by-sa/4.0/deed.en. Autor: BruceBlaus.)

## 2. INDICAÇÕES

Um dreno de tórax é de baixo calibre quando tem diâmetro menor que 20 Fr, e de alto calibre quando tem diâmetro de 20 Fr ou mais. Os drenos de baixo calibre são indicados para o tratamento de pneumotórax, efusão pleural e/ou empiema em estágio inicial. As vantagens do seu uso incluem menor número de complicações, remoção mais precoce e menor tempo de permanência no hospital em casos de pneumotórax espontâneo.

Os drenos de alto calibre são selecionados no pós-operatório de cirurgia torácica, drenagem de hemotórax ou secreções com potencial para formação de trombos, em casos de empiema e quando há fístula aérea do parênquima pulmonar (decorre de rotura de brônquios ou de bolhas de enfisema, que mantêm um escape constante de ar para a cavidade pleural), em que a drenagem com tubos menos calibrosos pode ser malsucedida.

Do ponto de vista fisiológico, o ar se acumula apicalmente (ou retroesternalmente em posição supina), e fluidos em geral se acumulam na porção mais baixa da cavidade torácica (ou dorsalmente em posição supina). Por essa razão, há casos em que existe indicação do uso de dois drenos (sobretudo em pós-operatório). Contudo, para a maior parte dos procedimentos, é indicado o uso de apenas um dreno, de maior calibre.

Drenos de tórax provocam dor provocada pela compressão do feixe neurovascular na margem superior do espaço intercostal (razão pela qual o dreno sempre é passado na borda superior da costela inferior). Esse desconforto pode causar espasmos musculares que aumentam o risco de tração do dreno, atelectasias e pneumonia. Drenos de menor calibre têm menor risco de compressão do feixe neurovascular e não alteram a geometria do espaço intercostal, sendo mais confortáveis para o paciente, e mais fáceis de posicionar de forma satisfatória na abordagem de pequenas coleções de ar, fundamentando cada vez mais seu uso em casos de pneumotórax (estudos mostram eficácia equivalente em comparação aos drenos de maior calibre). Um exemplo desse tipo de dreno é o *pigtail*; devido à sua extremidade espiralada, o deslocamento associado à manipulação ocorre com menos frequência.

## 3. CONTRAINDICAÇÕES

Não existem contraindicações absolutas à drenagem de tórax. Contraindicações relativas incluem coagulopatias, enfisema pulmonar, aderências pleurais densas e derrame pleural septado.

## 4. MATERIAL

- Duas máscaras cirúrgicas
- Um gorro
- Um par de óculos de proteção
- Um par de luvas estéreis
- Uma escova com gluconato de clorexidina degermante a 2%
- Um avental cirúrgico estéril
- Seis pacotes de gaze estéril
- Dois campos estéreis
- Uma pinça Cheron (Figura 12.15) ou Pean
- Um pacote de curativo cirúrgico (Figura 12.16)
- Uma solução antisséptica aprovada pela Comissão de Controle de Infecção Hospitalar da instituição (gluconato de clorexidina degermante a 2%, gluconato de clorexidina alcoólica a 0,5% ou povidona-iodo alcoólica – PVPI – a 10% para pacientes com sensibilidade a clorexidina)
- Uma agulha de 40 × 0,12 mm e uma agulha de 30 × 0,7 mm
- Uma seringa de 10 mL
- Uma ampola de anestésico (lidocaína a 2% sem vasoconstritor)
- Uma lâmina de bisturi
- Um dreno de tórax de calibre selecionado pelo médico
- Um sistema coletor (ver Figura 12.14)
- Um fio de sutura
- Um frasco de 500 mL de solução fisiológica 0,9% ou água destilada
- Fita crepe para o registro do volume drenado
- Fita microporosa (ou hipoalergênica, caso o paciente tenha alergia a fita microporosa) e esparadrapo
- Tesoura para cortar a fita microporosa
- Monitor multiparamétrico
- Acesso à rede de oxigênio

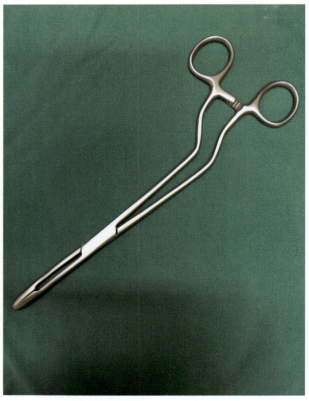

**FIGURA 12.15** Pinça Cheron.

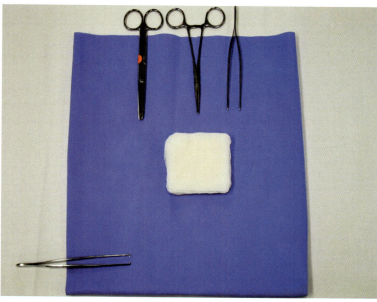

FIGURA 12.16   *Kit* de pinças cirúrgicas. Acima, da esquerda para a direita, tesoura, porta-agulha, pinça anatômica. Abaixo, pinça dente de rato.

## 5. DESCRIÇÃO DA TÉCNICA

- Objetivo: Realizar drenagem de tórax.
- Aplicação: Restabelecimento da pressão negativa no espaço pleural.
- Responsabilidade: Médicos auxiliados por enfermeiros, técnicos ou auxiliares de enfermagem.

Drenagem de tórax

| Ação | Justificativa |
|---|---|
| 1. Higienizar as mãos com água e sabão ou álcool-gel. | Reduzir a microbiota transitória e residente (precauções-padrão). |
| 2. Realizar desinfecção do carrinho de procedimentos. | Garantir ambiente limpo. |
| 3. Separar todo o material necessário. | Organizar o procedimento. |
| 4. Higienizar as mãos com água e sabão ou álcool-gel. | Reduzir a microbiota transitória e residente (precauções-padrão). |
| 5. Identificar o paciente: solicitar que informe o nome completo e a data de nascimento, enquanto o profissional faz a conferência da pulseira de identificação. A identificação deve ser feita por dois indicadores. | Garantir a realização do procedimento correto, no paciente correto. |
| 6. Orientar o paciente e a família quanto ao procedimento. | Manter ética e transparência no cuidado; contribuir para adesão do paciente ao procedimento. |
| 7. Fechar a porta, puxar as cortinas ou posicionar biombo ao redor do leito. | Manter a privacidade do paciente. |
| 8. Higienizar as mãos com água e sabão ou álcool-gel. | Reduzir a microbiota transitória e residente (precauções-padrão). |
| 9. Calçar luvas de procedimento e a máscara cirúrgica. | Proteger-se de microrganismos (precauções-padrão) e prevenir infecção relacionada à assistência à saúde. |
| 10. Colocar o paciente em posição supina, com o membro superior estendido cranialmente e ipsolateral ao local de inserção do dreno. | Facilitar o acesso ao local de inserção do dreno. |
| 11. Providenciar monitoração multiparamétrica e acesso à rede de oxigênio. | Reconhecer e intervir precocemente diante de alterações de parâmetros vitais. |
| 12. Oferecer máscara cirúrgica e gorro ao médico, que realizará degermação das mãos com escova de gluconato de clorexidina degermante a 2%. | Reduzir microrganismos na pele do paciente e prevenir infecção. |
| 13. Abrir o pacote do avental cirúrgico e luvas estéreis para o médico. | |
| 14. Oferecer a pinça Cheron estéril ao médico, com técnica asséptica. | |
| 15. Auxiliar o médico na antissepsia do local a ser puncionado, embebendo as gazes na ponta da pinça Cheron com clorexidina degermante a 2% e, em seguida, alcoólica a 0,5%, utilizando técnica asséptica. | |
| 16. Abrir os pacotes de campos estéreis e oferecê-los ao médico, que os posicionará sobre o tórax do paciente. | |

| Ação | Justificativa |
|---|---|
| 17. Abrir os pacotes dos demais materiais sobre o campo. Os materiais serão posicionados de forma asséptica no campo pelo médico. | |
| 18. Desinfetar a ampola de cloridrato de lidocaína com algodão embebido em álcool 70%, abri-la de maneira asséptica e oferecer para que o médico aspire o conteúdo com a seringa de 10 mL e agulha de $40 \times 1,2$mm. Em seguida, o médico a trocará pela agulha de $30 \times 0,7$ mm para proceder à anestesia local. | Minimizar a dor no momento da punção. |
| 19. Enquanto o médico faz uma incisão na região onde será inserido o dreno e divulsiona os planos teciduais até a pleura com uma pinça Kelly, perfura a pleura com o auxílio da pinça, e faz uma exploração digital para certificar-se do conteúdo da cavidade, o profissional de enfermagem fica atento aos parâmetros vitais do paciente e orienta-o a não se movimentar nesse momento e informar caso apresente algum sintoma. | Propiciar a execução do procedimento sem contaminação e demais intercorrências. |
| 20. Enquanto o médico pinça a extremidade do dreno, faz sua inserção com o dreno voltado para a região posterior e cranial e certifica-se de que todos os orifícios do dreno estejam dentro da cavidade torácica, o profissional de enfermagem prepara o sistema de drenagem com técnica asséptica; cola a fita adesiva no frasco de drenagem ao lado da régua graduada; coloca água destilada dentro do frasco de drenagem, certificando-se de que a coluna d'água do frasco esteja submersa pelo menos 2 cm; marca a altura do selo d'água na fita adesiva, anotando a data e o horário ao lado e orienta o paciente a não se movimentar e informar caso apresente algum sintoma. | |
| 21. O médico conecta a extremidade distal do dreno ao sistema coletor, posicionando-o abaixo do nível do ponto de inserção do dreno no paciente, e observa o borbulhamento e a drenagem do conteúdo torácico para o sistema coletor. | Verificar correto posicionamento do dreno e evitar refluxo do exsudato para a cavidade pleural. O frasco coletor com selo d'água nunca deve ser elevado ao nível do tórax do paciente. |
| 22. O médico sutura o cateter na pele. | Minimizar o risco de deslocamento do cateter e diminuir o risco de infecção. |
| 23. O curativo oclusivo é realizado com clorexidina alcoólica a 0,5% pelo médico ou pelo profissional de enfermagem, bem como a fixação do tipo *mezzo* (ver seção Observações no Capítulo 12.3.5). | |
| 24. Posicionar o paciente de modo confortável e posicionar o dreno adequadamente em relação ao corpo do paciente: <br><br>• Evitar dobras em relação ao seu maior eixo; <br>• Não amarrar no leito a extensão que liga o dreno ao frasco; <br>• Não angular a extensão (com nós ou posicionada sob o colchão,por exemplo). | Garantir conforto, evitar tração acidental do dreno ou abertura acidental do sistema de drenagem, caso o paciente se movimente (ou seja movimentado), e evitar interrupção da drenagem do conteúdo torácico, levando ao acúmulo de ar ou líquido no espaço pleural. |
| 25. Recolher o material e retirar biombo/abrir cortinas ou a porta do quarto. | Garantir ambiente seguro e limpo. |
| 26. Higienizar as mãos com água e sabão ou álcool-gel. | Reduzir a microbiota transitória e residente (precauções-padrão). |
| 27. Registrar o procedimento e possíveis intercorrências. | Cumprir requisitos legais e éticos, garantir a continuidade do cuidado e efetiva comunicação na equipe. |
| 28. Garantir que tenha sido solicitado raio X de tórax. | Verificar correto posicionamento do dreno. |

## 6. EXEMPLO DE REGISTRO

10/2/2017 – 20 h – Auxiliei a dra. Andressa dos Santos na inserção de dreno tubular de 30 Frem hemitórax esquerdo, sem intercorrências. Drenados 200 mL de exsudato seroso imediatamente após a inserção. Frasco coletor selado com 500 mL de água destilada, selo oscilante e não borbulhante. Realizado curativo na inserção do dreno com clorexidina alcoólica a 0,5% e ocluída com gaze e fita microporosa. Dra. Andressa solicitou raio X de tórax no leito. *Função e nome do profissional, número do Coren e assinatura.*

# 7. OBSERVAÇÕES

Durante o período em que o paciente estiver com o dreno, pode acontecer o borbulhamento constante no frasco com selo d'água; a causa pode ser fístula aérea de alto débito, deslocamento do dreno (com orifícios do dreno expostos ao ambiente) ou perfuração ou vazamento do sistema de drenagem. O enfermeiro deve examinar a inserção do dreno e pele peritubular, checar a integridade do sistema e suas conexões. Ao longo do ciclo ventilatório, deve ser observada oscilação da coluna líquida no frasco com selo d'água. Nos pacientes em ventilação espontânea, a coluna d'água sobe durante a inspiração e desce durante a expiração. Se for observado o inverso, existe a possibilidade de o dreno estar alojado no abdome. A interrupção da oscilação do dreno pode ser um sinal da reexpansão total do pulmão. O paciente deve ser avaliado e a equipe médica deve ser comunicada.

A aspiração aplicada ao respiro do frasco pelo selo d'água anula a pressão atmosférica e produz pressão negativa no frasco, facilitando a drenagem. Sua indicação é formal nos casos de drenagem sem expansão pulmonar completa, geralmente quando há grandes fístulas aéreas. A aspiração do sistema de drenagem pode ser feita com frasco de aspiração, tubo regulador de vácuo ou sistema de alto fluxo. O importante em um sistema de aspiração não é o nível de pressão negativa empregada, mas sim o fluxo que o sistema alcança. A pressão de aspiração deve ser mantida entre –10 e –20 cm $H_2O$. Recentemente, estudos internacionais comparando os dois tipos de sistema de drenagem observaram que não houve diferença no volume drenado e no tempo de internação do paciente.

Quando o volume de drenagem for alto, pode ser utilizado um sistema contendo um frasco coletor, que pode ser um compartimento isolado. Uma desvantagem do uso desse tipo de sistema é que este frasco adicional aumenta o espaço morto do sistema, funcionando como uma extensão do espaço pleural do paciente. Por esta razão, é mandatório utilizar um sistema de aspiração sempre que for empregado. Há sistemas de drenagem industrializados que combinam, na mesma unidade, o frasco coletor, o frasco com selo d'água e o frasco de aspiração. Infelizmente, o alto custo desses dispositivos acaba sendo um fator limitante para seu uso pelos serviços de saúde brasileiros.

# 8. QUESTÕES PARA ESTUDO

**1)** Quais as principais indicações da drenagem de tórax?
**2)** Quais as contraindicações relativas à drenagem de tórax?
**3)** Quais são algumas complicações relacionadas à drenagem de tórax?
**4)** Quais cuidados devem ser tomados no posicionamento do dreno em relação ao corpo do paciente?

## Referências

Carroll P. Evidence-based care of patients with chest tube. American Association of Critical Care Nurses. National Teaching Institute 2013;1–27.

Cipriano FG, Dessote LU. Drenagem Pleural. Ribeirão Preto, SP: Medicina 2011;44(1):70-78.

Conselho Regional de Enfermagem de São Paulo. Boas práticas – Dreno de tórax. 2011. Disponível em: http://inter.coren-sp.gov.br/sites/default/files/dreno-de-torax.pdf. Acessado em 3 de maio de 2016.

Conselho Regional de Enfermagem. Anotação de enfermagem. 2011. Disponível em: http://www.portaldaenfermagem.com.br/downloads/manual-anotacoes-de-enfermagem-coren-sp.pdf. Acessado em 10 de julho de 2016.

Cooke DT, David EA. Large-bore and small-bore tubes: types, function and placement. Thorac Surg Clin 2013;23:17.

Durai R, Hoque H, Davies TW. Managing a chest tube and drainage system. Aorn Journal 2010;91(2):275.

Guimarães HP, Tallo FS, Truffa AAM, et al. Manual de bolso de UTI. 2ª ed. São Paulo: Atheneu; 2011.

Herdman TH, Kamitsuru S. Diagnósticos de enfermagem da Nanda. Definições e classificação 2015-2017. Porto Alegre: Artmed; 2015.

Kane CJ, York NL, Minton LA. Chest tuber in the critically ill patient. Dim Crit Care Nurs 2013;32(3):111–7.

Mahmood K, Wahidi MM. Straightening out chest tubes: what size, what type, and when. Clin Chest Med 2013;34:63–71.

McBeth PB, Savage SA. Tube thoracostomy. Atlas Oral Maxillofacial Surg Clin N Am 2015;23:151.

Saum M. Taking the mistery out of chest tubes. Aorn Journal 1980;32(1):86–100.

Sebastian R, Ghanem O, Diroma F, Milner SM, Gerold KB, Price LA. Percutaneous pigtail cateter in the treatment of pneumothorax in major burns: the best alternative? Case report and review of literature. Burns 2015;41:e24–7.

Zardo P, Busk H, Kutschka I. Chest tube management: state of the art. Curr Opin Anesthesiol 2015;28:45.

# 12.3.4

## Intubação Orotraqueal

*Daniel Malisani Martins*

## 1. INTRODUÇÃO

A evolução de equipamentos e técnicas que proporcionem um manejo seguro das vias aéreas é nova, frente à necessidade deste suporte. Os primeiros indícios rudimentares da manipulação da via aérea mediante o uso de traqueostomia se reportam aos egípcios há mais de 6.000 anos. Posteriormente, a história registrou o uso da traqueostomia na Grécia Antiga como um feito épico de Alexandre, o Grande, para salvar um dos seus soldados da asfixia.

Séculos mais tarde, em 1543, o médico belga Andreas Vesalius revelaria ao mundo uma técnica inovadora para manter a vida: "(...)uma abertura no tronco da artéria áspera dentro do qual um tubo de junco ou bambu deveria ser colocado. Soprando nisso, o pulmão pode aumentar-se novamente e o animal tomar ar." Considerado o pai da anatomia moderna, Andreas foi o primeiro a realizar uma intubação traqueal em animais com pneumotórax.

A intubação traqueal no homem ocorreu somente em 1858, quando o pediatra francês Eugene Bouchut desenvolveu um tubo metálico para o tratamento da obstrução de via aérea por difteria pseudomembranosa de laringe. Seja através do tubo metálico primitivo ou dos mais modernos dispositivos de via aérea difícil (máscara laríngea, Combitube®, GEB – *gum elastic bougie*, laringoscópios com câmera), inúmeras vidas foram salvas pela utilização da técnica de intubação orotraqueal (IOT).

Ao isolar as vias aéreas, a IOT permite que oxigênio suplementar seja ofertado de forma segura (mesmo na concentração máxima de 100%), diminuindo significativamente o risco de broncoaspiração por vômito, sangue, ou corpo estranho. Essa técnica proporciona uma aspiração efetiva da traqueia, previne a insuflação gástrica e permite uma via adicional de administração de medicamentos.

## 2. INDICAÇÕES

O suporte ventilatório invasivo através da IOT é uma medida adotada para a proteção das vias aéreas em pacientes com rebaixamento do nível de consciência (Glasgow < 9), cirurgias com anestesia geral, transferência de pacientes graves, colapso circulatório por choque ou parada cardiorrespiratória e no tratamento de pacientes com insuficiência respiratória aguda ou crônica agudizada. As causas mais comuns de insuficiência respiratória são divididas em três categorias:

- Comprometimento do parênquima alveolar por uma doença intrínseca, observado na doença pulmonar obstrutiva crônica (DPOC), por processo infeccioso ou inflamatório evidenciado na pneumonia, síndrome do desconforto respiratório agudo (SDRA) e asma. Nestes casos, a hipoxemia decorre da diminuição da hematose por alterações na ventilação/perfusão.
- Comprometimento da mecânica pulmonar por doenças neuromusculares (esclerose múltipla, distrofia muscular de Duchenne, síndrome de Guillain-Barré, entre outras) e fadiga da musculatura respiratória como resultado do aumento da demanda metabólica, desnutrição, fatores obstrutivos (broncoespasmo), alteração na parede torácica (fraturas de arcos costais ou esterno), dor ou aumento da pressão intra-abdominal.
- Incapacidade do centro respiratório de regular as demandas metabólicas de oxigênio tecidual por intoxicação exógena, abuso de drogas, acidente vascular cerebral e traumatismo craniano.

## 3. CONTRAINDICAÇÕES

As principais contraindicações da IOT estão relacionadas a alterações anatômicas que comprometam a canulação da traqueia, como traumas faciais graves, deformidade no pescoço, edema, massas neoplásicas e obstrução por corpo estranho. Vale salientar que a falta de indicação precisa e a incapacidade técnica do profissional executante são variáveis que contraindicam a IOT.

## 4. MATERIAL (FIGURA 12.17A a N)

- Luvas de procedimento
- Máscara cirúrgica
- Óculos de proteção
- Laringoscópio com lâminas retas (Miller) e curvas (Macintosh) de diversos tamanhos, dotadas de sistema de iluminação
- Tubos endotraqueais de tamanho 7,5 a 8,0 (mulheres de 14 anos ou mais) ou 8,0 a 8,5 (homens de 14 anos ou mais). Deve ser priorizado o uso de uma cânula de maior diâmetro possível
- Fio-guia
- Lubrificante hidrossolúvel (lidocaína *spray* a 10%)
- Uma seringa de 20 mL slip lock
- Uma seringa de 20 mL luer lock
- 20 mL de soro fisiológico 0,9%
- Agulha de 40 × 0,12mm
- Uma bola de algodão
- Álcool 70%
- Dispositivo para fixar o tubo (cadarço, fixador de velcro)
- Filtro higroscópico
- Fonte de oxigênio
- Umidificador
- Tubo extensor para ar comprimido/oxigênio
- Balão dotado de bolsa reservatória com válvula unidirecional (Ambu®)
- Máscara para Ambu® de tipo e tamanho adequados ao paciente
- Equipamento de aspiração: sonda de aspiração número 12 ou 14, frasco de aspiração e dispositivo de vácuo acoplado a uma válvula redutora de pressão negativa
- Medicamentos utilizados na IOT (Quadro 12.5)
- Estetoscópio
- Um cuffômetro (Figura 12.18A e B)
- Monitor multiparamétrico (frequência cardíaca, respiratória, pressão arterial e saturação)
- Módulo, cabo e sensor de capnógrafo
- Respirador mecânico montado, testado e pronto para uso
- Coxim

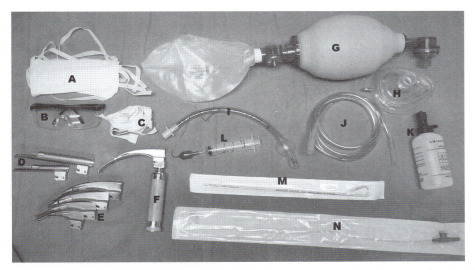

**FIGURA 12.17** Principais materiais usados na IOT. **A**, Máscara cirúrgica; **B**, óculos de proteção; **C**, cadarço para fixação; **D**, lâminas retas (Miller); **E**, lâminas curvas (Macintosh); **F**, laringoscópio montado; **G**, balão dotado de bolsa reservatória com válvula unidirecional (Ambu®); **H**, máscara do Ambu®; **I**, tubo traqueal; **J**, tubo extensor para ar comprimido/oxigênio; **K**, umidificador; **L**, seringa de 20 mL; **M**, fio-guia; **N**, sonda de aspiração.

QUADRO 12.5  Medicamentos Utilizados na Intubação Orotraqueal

| Medicamento | Dose para adultos | Indicações | Efeitos Adversos |
|---|---|---|---|
| **Midazolam (Dormonid®)** | 0,1-0,15 mg/kg até 0,3 mg/kg – EV | Sedação | Depressão respiratória, apneia, hipotensão. |
| **Fentanil** | 2-3 μg/kg – EV | Sedação | Depressão respiratória, apneia, hipotensão, bradicardia. |
| **Etomidato** | 0,2-0,3 mg/kg – EV | Sedação, anestesia induzida. | Apneia, hipotensão e vômitos. Pode suprimir a produção de cortisol adrenal. |
| **Propofol** | 1-2 mg/kg – EV | Sedação | Hipotensão, bradicardia, hipoxia, apneia. |
| **Quetamina** | 1-2 mg/kg – EV | Sedação, anestesia | Aumento da frequência cardíaca, pressão arterial sistólica, pressão intracraniana, secreção nas vias aéreas. |
| **Succinilcolina** | 1-2 mg/kg – EV | Relaxamento muscular e paralisia (curta duração) | Hipercalemia, fasciculações musculares. |
| **Vecurônio** | 0,1 mg/kg – EV | Relaxamento muscular e paralisia (média duração) | Hipotensão. |
| **Pancurônio** | 0,04 – 0,1 mg/kg – EV | Relaxamento muscular e paralisia (longa duração) | Taquicardia, hipertensão e salivação. |
| **Lidocaína** | 1,5 mg/kg | Anestésico. Utilizado em pacientes com hipertensão intracraniana e broncoespasmo. | Crises convulsivas em doses elevadas. |

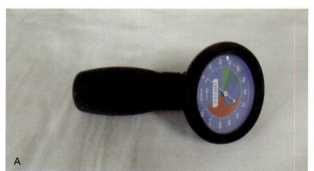 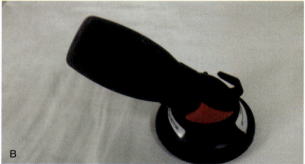

FIGURA 12.18  **A e B,** Cuffômetro.

## 5. DESCRIÇÃO DA TÉCNICA

- Objetivo: Realizar intubação orotraqueal para ventilação mecânica.
- Aplicação: Proteção das vias aéreas, colapso circulatório e tratamento de pacientes com insuficiência respiratória.
- Responsabilidade: Médicos auxiliados por enfermeiros, técnicos ou auxiliares de enfermagem.

Intubação orotraqueal

| Ação | Justificativa |
|---|---|
| 1. Higienizar as mãos com água e sabão ou álcool-gel. | Reduzir a microbiota transitória e residente (precauções-padrão). |
| 2. Realizar desinfecção do carrinho de procedimentos. | Garantir ambiente limpo. |
| 3. Separar todo o material necessário. | Organizar o procedimento. |
| 4. Higienizar as mãos com água e sabão ou álcool-gel. | Reduzir a microbiota transitória e residente (precauções-padrão). |
| 5. Identificar o paciente: solicitar que informe o nome completo e a data de nascimento (quando possível), enquanto o profissional faz a conferência da pulseira de identificação. A identificação deve ser feita por dois indicadores. | Garantir a realização do procedimento correto, no paciente correto. |
| 6. Orientar o paciente e a família quanto ao procedimento, quando possível. | Manter ética e transparência no cuidado; contribuir para adesão do paciente ao procedimento. |

# 5. DESCRIÇÃO DA TÉCNICA

**541**

| Ação | Justificativa |
|---|---|
| 7. Fechar a porta, puxar as cortinas ou posicionar biombo ao redor do leito. | Manter a privacidade do paciente. |
| 8. Higienizar as mãos com água e sabão ou álcool-gel. | Reduzir a microbiota transitória e residente (precauções-padrão). |
| 9. Abrir parcialmente a embalagem da cânula orotraqueal escolhida pela equipe médica, de forma que fiquem expostos a válvula de insuflação do *cuff* e o adaptador universal. Com a seringa de 20 mL, insuflar o *cuff* através de sua válvula de insuflação com 5-10 mL de ar. Após o teste, desinflar o *cuff* e guardar a seringa em sua própria embalagem para posterior utilização. | Verificar se o *cuff* está íntegro, evitando posterior necessidade de reintubação. |
| 10. Lubrificar o fio-guia com o lubrificante hidrossolúvel e introduzi-lo na cânula orotraqueal através do adaptador universal, de forma asséptica. Manter o tubo em sua embalagem. | Facilitar passagem do fio-guia pela cânula. |
| 11. Verificar se o respirador mecânico está montado, testado e conectado na rede de gases. | Evitar atrasos na conexão do respirador mecânico ao paciente. |
| 12. Conectar a lâmina no cabo do laringoscópio e levantar a lâmina até formar um ângulo de 90 graus. | Garantir que a lâmpada esteja funcionante e a iluminação, eficiente. |
| 13. Acoplar à fonte de oxigênio os seguintes materiais, obedecendo a esta sequência: tubo extensor para oxigênio, Ambu® e máscara. Abrir a fonte de oxigênio e deixar a bolsa reservatória ser preenchida de oxigênio. Testar a saída de oxigênio comprimindo o corpo do Ambu® e observar se é gerado um fluxo de ar no orifício da máscara. | Garantir que o Ambu® estará disponível e funcionante para ventilar o paciente após a sedação enquanto a via aérea definitiva não é estabelecida. |
| 14. Conectar o frasco de aspiração à rede de vácuo. Abrir a válvula do vácuo e confirmar a presença de pressão negativa na extensão do frasco de aspiração. Conectar a cânula de aspiração ao frasco de aspiração. | Garantir que o sistema de aspiração estará disponível e funcionante para aspirar as vias aéreas do paciente após a sedação (Cap. 6.5). |
| 15. Preparar e identificar os medicamentos sedativos solicitados pela equipe médica. Verificar a disponibilidade de uma via exclusiva para administrar os medicamentos e sua perviedade com SF 0,9% | Garantir que o paciente será sedado de maneira eficiente. |
| 16. Conferir se os todos os dispositivos para monitoração multiparamétrica estão devidamente ajustados e conectados ao paciente – frequência cardíaca, respiratória, pressão arterial e saturação de $O_2$. Acoplar no monitor ou respirador o módulo e o cabo de capnografia. Conectar o capnógrafo ao sensor de $CO_2$ e o sensor entre a máscara e o Ambu®. | Garantir que alterações de sinais vitais serão reconhecidas precocemente durante o procedimento. |
| 17. Retirar a cabeceira da cama, abaixar a cabeceira a zero grau e manter a cama em uma altura que seja ergonômica para o médico executante do procedimento. | Facilitar o acesso do médico à via aérea do paciente. |
| 18. Higienizar as mãos com água e sabão ou álcool-gel. | Reduzir a microbiota transitória e residente (precauções-padrão). |
| 19. Calçar luvas de procedimento e a máscara cirúrgica. | Proteger-se de microrganismos (precauções-padrão) e prevenir infecção relacionada à assistência à saúde. |
| 20. Posicionar o coxim na região cervical de modo que a cabeça fique hiperestendida (caso não exista contraindicação, por exemplo, paciente vítima de trauma sem afastamento de lesão cervical). | Facilitar o acesso do médico à via aérea do paciente. |
| 21. O médico calçará máscara cirúrgica, óculos de proteção e luvas de procedimento. | Proteger-se de microrganismos (precauções-padrão) e prevenir infecção relacionada à assistência à saúde. |
| 22. Posicionar o laringoscópio já testado e o tubo com o fio-guia em sua embalagem ao alcance médico. | Facilitar o acesso do médico à via aérea do paciente após a pré-oxigenação. |
| 23. Pré-oxigenação. Com a fonte de oxigênio aberta, acoplar a máscara do Ambu® ao rosto do paciente.<br>• Pacientes que estejam conscientes ou com *drive* respiratório, devem apenas ser assistidos enquanto inalam oxigênio suplementar.<br>• Pacientes que apresentem comprometimento da respiração devem ser ventilados da seguinte forma: posicionar a máscara sobre o nariz e boca do paciente, mantendo os dois polegares na parte lateral da máscara. Com os demais, dedos empurrar a mandíbula para cima de encontro com a máscara, com uma pressão suficiente para que o ar não escape pelas laterais da máscara. Manter a máscara nesta posição enquanto outro profissional de saúde realiza as insuflações. | Aumentar a reserva de oxigênio e o tempo de apneia sem que a saturação arterial de oxigênio diminua para os tecidos em níveis críticos. |
| 24. Realizar a pré-oxigenação preferencialmente durante 3-4 minutos com 100% de $O_2$ e só encerrar durante o procedimento de intubação. | |

## 12. OUTROS CUIDADOS

| Ação | Justificativa |
|---|---|
| 25. Outro profissional de enfermagem administra os medicamentos sedativos em *bolus* rápido, conforme solicitado pela equipe médica. | Evitar efeitos adversos da laringoscopia (tosse, laringoespasmo, broncoespasmo, bradicardia, taquicardia, aumento das pressões arterial, intraocular e intracraniana, náuseas e vômitos). |
| 26. Oferecer o laringoscópio para que a laringoscopia possa ser realizada. Caso o paciente apresente grande quantidade de secreções na via aérea, proceder à aspiração orotraqueal (Cap. 6.5). | Facilitar a visualização das cordas vocais e o acesso às vias aéreas pelo médico. |
| 27. Se solicitado, realizar manobra de Sellick (leve pressão cricoide que visa ocluir o esôfago proximal). | Facilitar o acesso à traqueia. Atualmente, não existe consenso quanto à utilização desta manobra, pois existem relatos de que ela poderia dificultar a visualização das cordas vocais e a passagem do tubo pela traqueia. |
| 28. Após a intubação, aguardar a retirada do fio-guia. Insuflar o *cuff* do tubo com com 5-10 mL de ar usando a seringa de 20 mL slip lock | Estabilizar o tubo na traqueia. |
| 29. Retirar a máscara do Ambu® e acoplar o sensor de $CO_2$ no conector universal do tubo traqueal. | Verificar intubação orotraqueal adequada. |
| 30. Verificar o posicionamento adequado do tubo na traqueia da seguinte forma:<br>• Colocar o diafragma do estetoscópio na região epigástrica enquanto outro profissional realiza uma insuflação com Ambu®. Caso a ausculta seja negativa, proceder à ausculta pulmonar nos ápices esquerdo e direito, bases esquerda e direita, nesta ordem. A ausculta de murmúrios vesiculares deverá estar presente bilateralmente. | Verificar intubação orotraqueal adequada. A ausculta positiva sugere intubação esofágica. O *cuff* deverá ser desinflado, o tubo, retirado, e reiniciado o procedimento de intubação. A ausência de murmúrios vesiculares no hemitórax esquerdo indica que a intubação foi seletiva à direita. O *cuff* deverá ser desinflado e a cânula, tracionada pelo médico. Insuflar novamente o *cuff* após a tração e realizar nova ausculta pulmonar. |
| 31. Observar se existe curva de $CO_2$ no monitor do capnógrafo. | Verificar intubação orotraqueal adequada. Nas intubações traqueais, o $CO_2$ exalado é detectado e gera uma curva retangular. A ausência de curvas de $CO_2$ indica intubação esofágica. |
| 32. Enquanto o médico segura o tubo orotraqueal em posição, fixar o tubo com cadarço, velcro ou dispositivo padronizado pela instituição. | Garantir que o tubo permanecerá bem estabilizado na traqueia e não será tracionado quando conectado ao ventilador. |
| 33. Conectar o tubo orotraqueal ao filtro higroscópico e este ao circuito do ventilador (Figura 12.19). | Evitar que excreções traqueais alcancem a extensão do ventilador e que o líquido condensado na extensão do ventilador alcance a traqueia. |
| 34. Ajustar a pressão do *cuff* a 25 a 30 cm $H_2O$ com o cuffômetro (Figura 12.20). | Evitar deslocamento do tubo na traqueia e lesão ao órgão. |
| 35. Observar a simetria da expansibilidade pulmonar após o início da ventilação mecânica. Palpar a traqueia e o tórax, buscando encontrar sinais de enfisema subcutâneo e desvio de traqueia. | Reconhecer pneumotórax precocemente. |
| 36. Certificar-se de que o pedido de raio X de tórax pós-intubação foi realizado. | |
| 37. Verificar e instalar os medicamentos que serão administrados continuamente para a sedação do paciente. | Evitar que o paciente sinta dor, desperte agitado e agressivo ou realize uma extubação acidental; fazer com que ele permaneça bem adaptado ao ventilador. |
| 38. Se necessário, adotar o protocolo de contenção mecânica para os membros superiores da instituição para pacientes intubados e que não estejam em uso de bloqueadores neuromusculares (Cap. 8.5). | Evitar extubação acidental. |
| 39. Recolher e desprezar o material em local adequado e retirar biombo/abrir cortinas ou a porta do quarto. | Garantir ambiente seguro e limpo. |
| 40. Remover as luvas e a máscara e desprezá-las no lixo infectante. | Prevenir contaminação cruzada. |
| 41. Higienizar as mãos com água e sabão ou álcool-gel. | Reduzir a microbiota transitória e residente (precauções-padrão). |
| 42. Registrar o procedimento e possíveis intercorrências. | Cumprir requisitos legais e éticos, garantir a continuidade do cuidado e efetiva comunicação na equipe. |

## 6. EXEMPLO DE REGISTRO

10/2/2017 – 20 h – Auxiliei a dra. Marisa Valverde na intubação orotraqueal com tubo 7,5, fixado em 20 cm, sem intercorrências. Foram administrados 15 mg de midazolam e 1 mL de fentanil, conforme solicitação médica. Foi solicitado raio X de tórax no leito. Mantido em ventilação mecânica, saturação de oxigênio = 98%, $ETCO_2$ = 40 mmHg. *Função e nome do profissional, número do Coren e assinatura.*

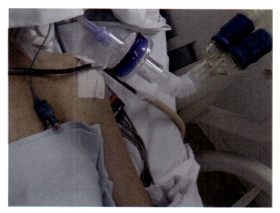

**FIGURA 12.19** Filtro higroscópico conectado ao tubo orotraqueal e ao ventilador mecânico.

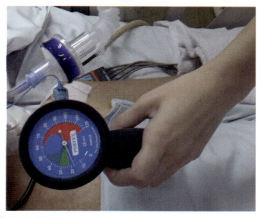

**FIGURA 12.20** Ajuste da pressão do *cuff* do tubo orotraqueal com o cuffômetro.

## 7. OBSERVAÇÕES

Existe uma correlação entre as complicações pós-IOT e as dificuldades encontradas durante a realização do procedimento. Essas complicações precisam ser rapidamente diagnosticadas e tratadas, e incluem queda da saturação de oxigênio, intubação esofágica, intubação seletiva, hipotensão, broncoaspiração, parada cardíaca, laringoespasmo, trauma dentário, arritmias e pneumotórax.

## 8. QUESTÕES PARA ESTUDO

1) Quais as principais indicações da intubação orotraqueal?
2) Quais as contraindicações à intubação orotraqueal?
3) Cite algumas complicações relacionadas à intubação orotraqueal.
4) Quais as medidas tomadas para verificar se a intubação orotraqueal se encontra adequada?

## Referências

Azevedo LCP, Taniguchi LU, Ladeira JP. Medicina intensiva: abordagem prática. Barueri: Manole; 2013.
Frerk C, Mitchell VS, McNarry AF, Mendonca C, Bhagrath R, Patel A, et al. Difficult Airway Society 2015 guidelines for management of unanticipated difficult intubation in adults. Brit J Anaesth 2015;115(6):827–48.
Jaramillo RP, Castell CD, Ruiz GO. Rapid sequence intubation in the intensive care unit. Rev Colomb Anestesiol 2013;41(1):24–33.
Martins HS, Neto RAB, Neto AS, Velasco IT. Emergências clínicas: abordagem prática. 8ª ed. Barueri, SP: Manole; 2013. rev. e atual.
Matsumoto T, Carvalho WB. Tracheal intubation. J Pediatr 2007;83(2):s83–90.
NAEMT (National Association of Emergency Medical Technicians). Atendimento pré-hospitalar ao traumatizado, [tradução de Diego Alfaro e Hermínio de Mattos Filho]. Rio de Janeiro: Elsevier; 2007.
Overbeck MC. Airway management of respiratory failure. Emerg Med Clin N Am 2016;34:97–127.

# 12.3.5

## Inserção de Cateter Arterial

*Maria Cecilia dos Santos, Camila Takao Lopes*

## 1. INTRODUÇÃO

A inserção de cateter arterial é um procedimento frequente e essencial para a monitoração contínua dos níveis de pressão arterial e obtenção de amostra para análise de gases arteriais no contexto hospitalar, incluindo salas de emergência, unidades de terapia intensiva e centro cirúrgico.

A artéria radial é a mais comumente utilizada devido à acessibilidade anatômica, à dupla irrigação arterial e à baixa taxa de complicações. As artérias braquial, ulnar, pedial, posterior tibial e femoral também são opções, porém utilizadas com menos frequência. Por ser um procedimento cirúrgico, deve obedecer às regras de assepsia preconizadas pela Comissão de Controle de Infecção Hospitalar (CCIH) da instituição.

O cateter é introduzido em uma artéria e conectado a uma coluna líquida por meio de um equipo transdutor de pressão ligado a um monitor multiparamétrico. A pulsação da artéria é transmitida para a coluna de líquido; essa onda mecânica é convertida em onda elétrica pelo transdutor, possibilitando a leitura da onda no monitor multiparamétrico.

Antes da canulação da artérial radial, recomenda-se a realização do teste de Allen, que implica ocluir as artérias ulnar e radial por pressão. Quando a mão estiver pálida, a liberação da artéria ulnar deve ser capaz de promover o enchimento capilar em cerca de 5 segundos, indicando que, eventualmente, caso ocorram complicações e a artéria radial não seja mais capaz de irrigar a região, a artéria ulnar será suficiente para suprir essa demanda.

> O cateter é introduzido em uma artéria e conectado a uma coluna líquida por meio de um equipo transdutor de pressão ligado a um monitor multiparamétrico. A pulsação da artéria é transmitida para a coluna de líquido; essa onda mecânica é convertida em onda elétrica pelo transdutor, possibilitando a leitura da onda no monitor multiparamétrico.

## 2. INDICAÇÕES

Comumente, podem-se citar duas principais indicações para a cateterização arterial: monitoração contínua da pressão arterial (PA) e obtenção de amostra de sangue arterial seriada.

A monitoração contínua da PA é fundamental para pacientes instáveis em uso de fármacos vasoativos, que necessitam de medidas de PA precisas para a titulação dos medicamentos. Também possibilita a medida de débito cardíaco e parâmetros hemodinâmicos. Além disso, permite a monitoração fidedigna da pressão arterial em condições em que a medida pelo método não invasivo não é possível, como em pacientes obesos ou vítimas de queimaduras extensas.

A obtenção de amostra de sangue arterial seriada é essencial no manejo de pacientes com distúrbios acidobásicos graves, assim como na monitoração de pacientes em insuficiência respiratória grave dependentes de ventilação mecânica.

> Comumente, podem-se citar duas principais indicações para a cateterização arterial: monitorização contínua da pressão arterial (PA) e obtenção de amostra de sangue arterial seriada.

## 3. CONTRAINDICAÇÕES

As contraindicações podem ser divididas em absolutas e relativas. Como absolutas, podem-se citar a infecção de pele no sítio de inserção do cateter arterial, o que impossibilita o acesso anatômico e pode contribuir para a piora da infecção; doença vascular grave e circulação colateral inadequada, o que leva à má perfusão do membro, ocasionando necrose.

Entre as contraindicações relativas, ou seja, aquelas em que o especialista deve pesar cuidadosamente os benefícios e os malefícios, figuram a coagulopatia (vantagens da canulação arterial permanente *versus* risco de sangramento por múltiplas funções) e o uso de anticoagulantes e trombolíticos.

## 4. MATERIAL

- Avental cirúrgico
- Máscara cirúrgica
- Gorro
- Luvas estéreis
- Campo fenestrado estéril
- Pinça Cheron (Figura 12.21) ou Pean
- Pacote de curativo cirúrgico com pinças Kelly, anatômica e dente de rato
- Gazes estéreis
- Solução antisséptica aprovada pela Comissão de Controle de Infecção Hospitalar da instituição (gluconato de clorexidina degermante a 2%, gluconato de clorexidina alcoólica a 0,5% ou povidona-iodo alcoólica – PVPI – a 10% para pacientes com sensibilidade a clorexidina)
- Anestésico tópico intradérmico local

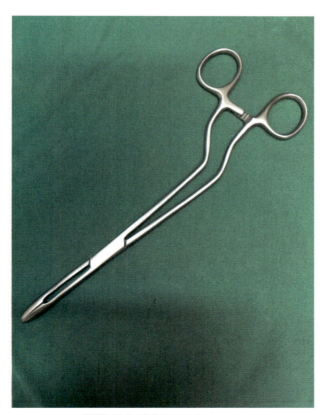

**FIGURA 12.21** Pinça Cheron.

- Seringa de 10 mL
- Uma agulha de 40 × 1,2 mm e uma agulha de 30 × 0,7 mm
- Cateter sobre agulha ou cateter para punção arterial 20 G ou 22 G
- Equipo transdutor de pressão arterial (Figura 12.22)
- Bolsa de solução fisiológica 0,9% – 500 mL
- Bolsa pressórica (Figura 12.23A e B)
- Suporte de soro com suporte para o transdutor de pressão arterial
- Transdutor de pressão arterial (Figura 12.24)
- Fio de sutura
- *Kit* de pinças cirúrgicas (pinças Kelly, anatômica e dente de rato)

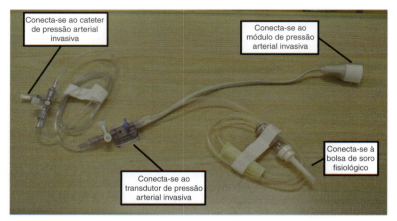

FIGURA 12.22  Equipo transdutor de pressão arterial.

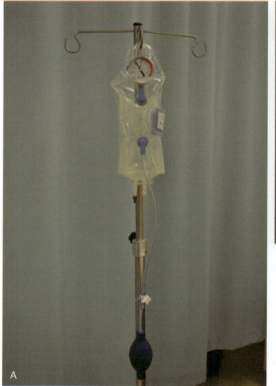

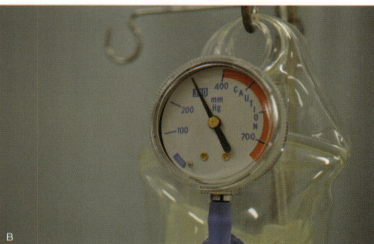

FIGURA 12.23  **A e B,** Bolsa pressórica.

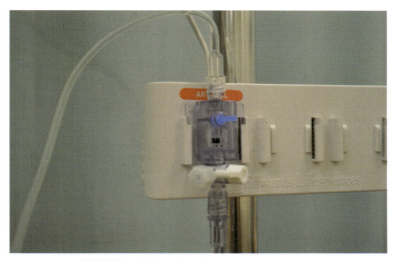

FIGURA 12.24  Transdutor de pressão arterial.

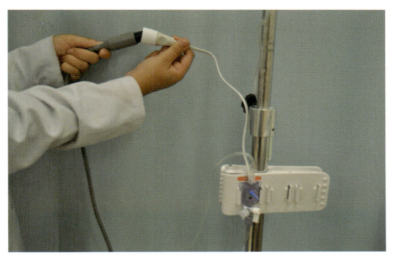

FIGURA 12.25  Cabos para conexão com o monitor multiparamétrico.

- Monitor multiparamétrico
- Cabos para conexão com o monitor multiparamétrico (Figura 12.25)
- Módulo de pressão arterial invasiva para o monitor

## 5. DESCRIÇÃO DA TÉCNICA

- Objetivo: Puncionar artéria para inserção de cateter arterial.
- Aplicação: Monitoração contínua da pressão arterial e obtenção de amostra de sangue arterial seriada.
- Responsabilidade: Médicos auxiliados por enfermeiros, técnicos ou auxiliares de enfermagem.
- De acordo com a Resolução n° 390/2011 do Conselho Federal de Enfermagem, a punção arterial para fins de gasometria e monitoração da pressão arterial invasiva pode ser realizada pelo enfermeiro dotado dos conhecimentos, competências e habilidades que garantam rigor técnico-científico ao procedimento, atentando para a capacitação contínua necessária à sua realização.

548

12. OUTROS CUIDADOS

Inserção de cateter arterial – canulação prolongada

| Ação | Justificativa |
|---|---|
| 1. Higienizar as mãos com água e sabão ou álcool-gel. | Reduzir a microbiota transitória e residente (precauções-padrão). |
| 2. Realizar desinfecção do carrinho de procedimentos. | Garantir ambiente limpo. |
| 3. Separar todo o material necessário. | Organizar o procedimento. |
| 4. Identificar o paciente: solicitar que informe o nome completo e a data de nascimento, enquanto o profissional faz a conferência da pulseira de identificação. A identificação deve ser feita por dois indicadores. | Garantir a realização do procedimento correto, no paciente correto. |
| 5. Orientar o paciente e a família quanto ao procedimento. | Manter ética e transparência no cuidado; contribuir para adesão do paciente ao procedimento. |
| 6. Fechar a porta, puxar as cortinas ou posicionar biombo ao redor do leito. | Manter a privacidade do paciente. |
| 7. Reforçar as conexões do equipo transdutor de pressão. Conectar a bolsa de solução fisiológica a 0,9% ao equipo de forma asséptica e sem deixar bolhas na extensão. Manter a ponta do equipo protegida com pacote de gaze estéril. | Organizar o procedimento. |
| 8. Pressurizar a bolsa pressórica a 300 mmHg e pendurá-la no suporte de soro. Acoplar o módulo de pressão arterial ao monitor multiparamétrico e conectar os cabos ao módulo. | |
| 9. Higienizar as mãos com água e sabão ou álcool-gel. | Reduzir a microbiota transitória e residente (precauções-padrão) |
| 10. O médico realizará o teste de Allen e selecionará a artéria a ser puncionada. | Evitar complicações futuras relacionadas ao suprimento sanguíneo do membro selecionado. |
| 11. Se teste de Allen positivo, posicionar a mão do paciente com o pulso estendido. | Facilitar a palpação da artéria. |
| 12. Se teste de Allen negativo, posicionar o paciente confortavelmente e de maneira que exponha o sítio de punção simultaneamente (por exemplo, região femoral). | |
| 13. Posicionar o suporte de soro com a bolsa de solução fisiológica, bolsa pressurizadora e transdutor do mesmo lado selecionado pelo médico para a punção. Conectar o cabo de monitoração ao transdutor e verificar indicação de conexão no monitor. | |
| 14. Calçar luvas de procedimento e máscara cirúrgica. | Proteger-se de microrganismos (precauções-padrão). |
| 15. Oferecer máscara cirúrgica e gorro ao médico, que realizará degermação das mãos com escova de gluconato de clorexidina degermante a 2%. | Reduzir microrganismos na pele do paciente e prevenir infecção. |
| 16. Abrir o pacote do avental cirúrgico e luvas estéreis para o médico. | |
| 17. Oferecer a pinça Cheron estéril ao médico, com técnica asséptica. | |
| 18. Auxiliar o médico na antissepsia do local a ser puncionado, embebendo as gazes na ponta da pinça Cheron com clorexidina degermante a 2% e, em seguida, alcoólica a 0,5%, utilizando técnica asséptica. | |
| 19. Abrir o pacote do campo estéril fenestrado e oferecê-lo ao médico, que o posicionará sobre o membro paciente. Abrir os pacotes de gaze estéril, o pacote de seringa e os pacotes das agulhas de maneira asséptica e oferecê-los ao médico para que os posicione no pacote do campo estéril. | |
| 20. Desinfetar a ampola de cloridrato de lidocaína com algodão embebido em álcool 70%, abri-la de maneira asséptica e oferecer para que o médico aspire o conteúdo com a seringa de 10 mL e agulha de $40 \times 1,2$ mm. Em seguida, o médico a trocará pela agulha de $30 \times 0,7$ mm para proceder à anestesia local. | Minimizar a dor e diminuir a chance de espasmo arterial no momento da punção. |
| 21. Observar a punção arterial pelo médico. | Antecipar-se à conexão do equipo ao cateter. |
| 22. Ao observar o retorno de sangue, retirar o pacote de gaze da ponta do equipo sem encostar e oferecê-lo ao médico, que conectará o equipo ao cateter. | Garantir que o cateter se encontra na posição correta, originando uma curva correspondente à artéria radial (Figura 12.26) |
| 23. Observar o formato da onda de pressão no monitor. | Garantir medida fidedigna da pressão arterial. |
| 24. Posicionar o transdutor na altura da linha axilar média do paciente e zerar o sistema. | |
| 25. O médico fará a sutura do cateter na pele. Realizar curativo oclusivo. | Minimizar o risco de deslocamento do cateter e diminuir o risco de infecção. |
| 26. Posicionar o paciente confortavelmente. | Garantir conforto. |
| 27. Recolher o material e retirar biombo/abrir cortinas ou a porta do quarto. | Garantir ambiente seguro e limpo. |
| 28. Higienizar as mãos com água e sabão ou álcool-gel. | Reduzir a microbiota transitória e residente (precauções-padrão). |
| 29. Registrar o procedimento e possíveis intercorrências. | Cumprir requisitos legais e éticos, garantir a continuidade do cuidado e efetiva comunicação na equipe. |

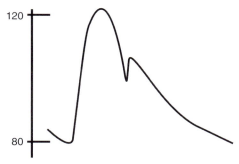

**FIGURA 12.26** Curva de pressão arterial. (Imagem de domínio público disponível em: https://upload.wikimedia.org/wikipedia/commons/8/85/Arterial-blood-pressure-curve.svg. Autor: Lupino.)

## 6. EXEMPLO DE REGISTRO

08/3/2017 – 14 h – Após teste de Allen positivo, auxiliei a dra. Miranda Martins na inserção de cateter arterial radial esquerda, com dispositivo 20 G. Não houve necessidade de reposicionamento. Realizado curativo na inserção. Onda observada no monitor compatível com artéria radial. *Função e nome do profissional, número do Coren e assinatura.*

## 7. CONSIDERAÇÕES ESPECIAIS NO CICLO VITAL

**Crianças e neonatos**

Em crianças e neonatos, a cateterização arterial pode apresentar-se mais difícil, devido ao pequeno calibre das artérias. Múltiplas tentativas são comuns e podem ser preditoras de sérios eventos adversos da canulação arterial, como trombose e embolismo.

Frequentemente, a canulação arterial em sítio femoral está associada a maiores complicações em relação à radial. Por outro lado, estudos mostram que a incidência de infecção em cateteres arteriais de crianças é bastante baixa, principalmente quando a permanência do cateter é curta (cerca de 48 h).

## 8. OBSERVAÇÕES

Apesar de largamente utilizada em hospitais e já bem estabelecida, a inserção de cateter arterial não é um procedimento livre de riscos e complicações. Entre eles, podem-se citar:

- Trombose
- Hemorragia
- Infecção no sítio de inserção e/ou sistêmica
- Lesão nervosa
- Fístulas arteriovenosas
- Necrose e gagrena de dígitos
- Injeção inadvertida de fármacos

## 9. QUESTÕES PARA ESTUDO

1) O que é e qual a finalidade da inserção de cateter arterial?
2) Em que consiste o teste de Allen? Descreva-o.
3) Quais as possíveis complicações da cateterização arterial periférica? Como a equipe de enfermagem pode atuar para minimizá-las?
4) Quais os cuidados de enfermagem relacionados ao procedimento e à manutenção da linha arterial?

## Referências

Araújo S. Acessos venosos centrais e arteriais periféricos – aspectos técnicos e práticos. Rev Bras TerIntens 2003 Apr;15(2):70–82.

Azim A, Saigal S. Arterial blood sampling and cannulation. Manual of ICU Procedures 2015 Aug 31;298.

Brzezinski M, Luisetti T, London MJ. Radial artery cannulation: a comprehensive review of recent anatomic and physiologic investigations. Anesthesia & Analgesia 2009 Dec 1;109(6):1.763–81.

Cable DG, Mullany CJ, Schaff HV. The Allen test. The annals of thoracic surgery 1999 Mar 31;67(3):876–7.

Conselho Federal de Enfermagem. Resolução Cofen n° 390/2011. Normatiza a execução, pelo enfermeiro, da punção arterial tanto para fins de gasometria como para monitorização de pressão arterial invasiva. Disponível em: http://www.cofen.gov.br/resoluo-cofen-n-3902011_8037.html. Acessado em 17 de março de 2017.

Cousins TR, O'Donnell JM. Arterial cannulation: a critical review. AANA Journal 2004 Aug 1;72(4).

Herdman TH, Kamitsuru S. Diagnósticos de enfermagem da Nanda: definições e classificação 2015-2017. Porto Alegre: Artmed; 2015.

Jarvis MA, Jarvis CL, Jones PR, Spyt TJ. Reliability of Allen's test in selection of patients for radial artery harvest. Annals ThoracSurg 2000 Oct 31;70(4):1.362–5.

Oh TE, Davis NJ. Radial artery cannulation. Anaesthesia and intensive care 1975 Feb;3(1):12.

Souza N. de, et al. Complicações da cateterização arterial em crianças. Rev Assoc Med Bras, São Paulo, 2000 Mar.;46(1):39-46.

Tiru B, Bloomstone JA, McGee WT. Radial artery cannulation: a review article. J Anesth Clin Res 2012 Jul 27;2012.

# 12.3.6

## Coleta de Liquor

*Maria Cecilia dos Santos*

## 1. INTRODUÇÃO

Liquor é um fluido corporal límpido e incolor encontrado nos ventrículos cerebrais, nas cisternas em torno do encéfalo e no espaço subaracnóideo em torno do encéfalo e da medula espinal. A produção e a reabsorção do liquor ocorrem continuamente, e sua principal função é proteger o cérebro, servindo como uma espécie de amortecedor em caso de impacto, prevenindo lesões graves. O liquor também colabora no controle da pressão intracraniana, no suprimento de nutrientes para os tecidos nervosos e na retirada de escórias.

Algumas doenças neurológicas estão associadas a distúrbios na dinâmica e composição do liquor. Portanto, o exame desse fluido corporal é bastante útil para detectar essas patologias.

> A produção e reabsorção do liquor ocorrem continuamente, e sua principal função é proteger o cérebro, servindo como uma espécie de amortecedor em caso de impacto, prevenindo lesões graves.

## 2. INDICAÇÕES

A coleta do liquor tem indicação diagnóstica e/ou terapêutica. A análise do liquor permite diagnosticar a maior parte das doenças infecciosas, inflamatórias, vasculares, neoplásicas e metabólicas que afetam o sistema nervoso central (SNC). Os distúrbios infecciosos e inflamatórios caracteristicamente provocam aumento do número de células, e a contagem e a identificação dessas células permitem a identificação da causa. A determinação das pressões e a verificação de hipo ou hipertensão são ferramentas para detectar bloqueios à circulação do liquor. As neoplasias são diagnosticadas por meio da identificação das células cancerígenas, e a avaliação do número e tipo dessas células permite o acompanhamento da evolução da moléstia. O metabolismo é avaliado a partir das dosagens de componentes presentes no liquor, como proteínas, ureia, lactato e glicose. Como exemplo de indicação terapêutica, tem-se o alívio de hipertensão intracraniana (Quadro 12.6).

**QUADRO 12.6** Indicações para Punção Lombar (PL) e Coleta de Liquor

| | |
|---|---|
| **Doenças neurológicas** | Meningites |
| | Encefalites |
| | Meningoencefalites |
| | Neurocisticercose |
| | Neuroesquistossomose |
| | Neurotoxoplasmose |
| | Neurossífilis |
| **Doenças neoplásicas** | Carcinomatose meníngea |
| | Infiltração do espaço subaracnóideo por leucemias e linfomas |
| **Doenças inflamatórias** | Esclerose múltipla |
| | Neuromielite óptica (doença de Devic) |
| | Encefalomielite aguda disseminada (Adem) |
| | Polineuropatia desmielinizante aguda e crônica |
| | Síndrome de Müller-Fisher |
| **Doenças metabólicas** | Erros inatos do metabolismo |
| | Doenças mitocondriais |
| **Doenças vasculares** | Hemorragias subaracnóideas (TC de crânio inconclusiva) |
| | Vasculites agudas do SNC |
| | Neurocriptococose, sarcoidose, paquimeningite hipertrófica etc. |
| **Hipertensão intracraniana (HIC) com imagem normal** | Hipertensão intracraniana idiopática (pseudotumor) |
| | Neurocriptococose, sarcoidose, paquimeningite hipertrófica etc. |
| **Teste terapêutico** | Drenagem em hidrocefalia de pressão normal |
| **Indicações terapêuticas** | Punções de alívio de hipertensão intracraniana (pseudotumor) |
| | Terapias intratecais (quimioterapias, antibióticos) |

> A análise do liquor permite diagnosticar a maior parte das doenças infecciosas, inflamatórias, vasculares, neoplásicas e metabólicas que afetam o sistema nervoso central (SNC).

# 3. CONTRAINDICAÇÕES

Entre as contraindicações, está a presença de infecção cutânea no local da punção. Antes do início do procedimento, deve-se proceder a uma inspeção detalhada do local onde será realizada a coleta. Malformações anatômicas também podem contraindicar o procedimento.

Outra importante avaliação é quanto ao risco de sangramento do paciente. É necessário identificar condições que possam estar relacionadas à trombocitopenia. A coleta do liquor é relativamente contraindicada para pessoas com contagem de plaquetas inferior a 50.000/mm³ e INR superior a 1,5.

Aumento de pressão intracraniana com possibilidade de herniação cerebral também configura contraindicação ao procedimento e necessita de uma análise detalhada em busca de sinais de hipertensão intracraniana. A avaliação pré-procedimento poderá ser realizada com auxílio de exames de imagem, como tomografia computadorizada (TC) e ressonância magnética (RM), e inclui a avaliação de fundo de olho para constatar presença de papiledema.

## 4. MATERIAL

- Tubo seco estéril para coleta do liquor (dois a três) (Figura 12.27)
- Agulha para punção (22, 23 ou 25 G)
- Um par de luvas estéreis
- Um par de luvas de procedimento
- Máscara cirúrgica
- Campo cirúrgico
- Avental cirúrgico
- Gorro
- Antisséptico (clorexidina degermante a 2% e alcóolica a 0,5%)
- Gaze estéril e pinça Cheron
- Duas seringas de 10 mL
- Agulhas de 40 × 1,2 mm e 30 × 0,7 mm (para anestesia)
- Bola de algodão
- Álcool 70%
- Cloridrato de xilocaína a 0,5% sem vasoconstritor
- Um manômetro (para medida de pressão)
- Fita microporosa
- Tesoura
- Etiquetas para identificação do material

## 5. DESCRIÇÃO DA TÉCNICA

- Objetivo: Realizar coleta de liquor.
- Aplicação: Indivíduos que necessitam de diagnósticos a partir da análise do liquor.
- Responsabilidade: Médicos auxiliados por enfermeiros, técnicos ou auxiliares de enfermagem.

Coleta de liquor

| Ação | Justificativa |
|---|---|
| 1. Higienizar as mãos com água e sabão ou álcool-gel. | Reduzir a microbiota transitória e residente (precauções-padrão). |
| 2. Realizar desinfecção do carrinho de procedimentos. | Garantir ambiente limpo. |
| 3. Separar todo o material necessário. | Organizar o procedimento. |
| 4. Higienizar as mãos com água e sabão ou álcool-gel. | Reduzir a microbiota transitória e residente (precauções-padrão). |
| 5. Identificar o paciente: solicitar que informe o nome completo e a data de nascimento, enquanto o profissional faz a conferência da pulseira de identificação. A identificação deve ser feita por dois indicadores. | Garantir a realização do procedimento correto, no paciente correto. |

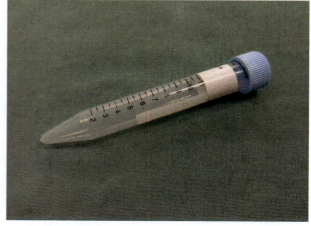

**FIGURA 12.27** Tubo seco estéril para coleta do liquor.

## 5. DESCRIÇÃO DA TÉCNICA

| Ação | Justificativa |
|---|---|
| 6. Orientar o paciente e a família quanto ao procedimento. | Manter ética e transparência no cuidado; contribuir para adesão do paciente ao procedimento. |
| 7. Fechar a porta, puxar as cortinas ou posicionar biombo ao redor do leito. | Manter a privacidade do paciente. |
| 8. Higienizar as mãos com água e sabão ou álcool-gel. | Reduzir a microbiota transitória e residente (precauções-padrão). |
| 9. Calçar luvas de procedimento. | Proteger-se de microrganismos (precauções-padrão). |
| 10. Posicionar o paciente em decúbito lateral; o pescoço, os quadris e os joelhos devem estar flexionados, e a coluna deve estar posicionada paralelamente à mesa (Figura 12.28). | Este posicionamento colabora para aumentar o espaço entre as vértebras lombares, facilitando a introdução da agulha nos processos espinhosos. |
| 11. Auxiliar o médico na avaliação anatômica da região a ser puncionada, sendo L3-L4, L4-L5 e L5-S1 os locais mais seguros. | Estabelecer um local de punção seguro e minimizar riscos. |
| 12. Oferecer máscara cirúrgica, avental cirúrgico, gorro e luva estéril ao médico. | Reduzir microrganismos na pele do paciente e prevenir infecção. |
| 13. Abrir o pacote de campo estéril, que será posicionado pelo médico. | |
| 14. Abrir os pacotes de gaze estéril, o pacote de seringa e os pacotes das agulhas de maneira asséptica e oferecê-los ao médico para que ele os posicione no campo estéril. | |
| 15. Oferecer a pinça Cheron estéril ao médico, com técnica asséptica. | |
| 16. Auxiliar o médico na antissepsia do local a ser puncionado, embebendo as gazes na ponta da pinça Cheron com clorexidina degermante a 2% e, em seguida, alcoólica a 0,5%, utilizando técnica asséptica. | |
| 17. Desinfetar a ampola de cloridrato de lidocaína com algodão embebido em álcool 70%, abri-la de maneira asséptica e oferecer para que o médico aspire o conteúdo com a seringa de 10 mL e agulha de 40 × 1,2 mm. Em seguida, o médico a trocará pela agulha de 30 × 0,7 mm para proceder à anestesia local. | Minimizar a dor no momento da punção. |
| 18. Assistir o cliente enquanto a punção é realizada pelo médico. Assim que a agulha for posicionada, pode-se instruir o cliente a respirar normalmente e relaxar. Auxiliar o cliente a esticar e relaxar as pernas conforme indicação médica no momento da coleta. | Diminuir a tensão, evitando um falso resultado para a medida da pressão liquórica. |
| 19. Aguardar a retirada do mandril da agulha pelo médico após a punção e conectar com técnica asséptica o manômetro, auxiliando o médico na medida da pressão de abertura. | Mensurar a pressão de abertura (inicial). |
| 20. Oferecer o tubo seco estéril ou a seringa (conforme necessidade avaliada pelo médico no momento do procedimento) para a coleta da amostra realizada por gotejamento ou aspiração lenta. | Assegurar a coleta do volume adequado para que o material seja analisado. |

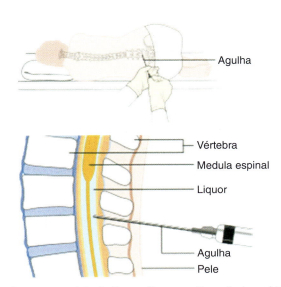

**FIGURA 12.28** Posicionamento do paciente para coleta de liquor. (Imagem disponível em: https://upload.wikimedia.org/wikipedia/commons/f/f6/Diagram_showing_how_you_have_a_lumbar_puncture_CRUK_157.svg. Licença Creative Commons Attribution-Share Alike 4.0 International, disponível em: https://creativecommons.org/licenses/by-sa/4.0/deed.en. Autor: Cancer Research UK.)

554     12. OUTROS CUIDADOS

| Ação | Justificativa |
|---|---|
| 21. Realizar curativo com gaze estéril e fita microporosa (cortada com a tesoura) ou curativo preconizado pela instituição no local da punção. | Minimizar o risco de infecção. |
| 22. Posicionar o paciente confortavelmente. | Garantir conforto. |
| 23. Recolher e desprezar o material em local adequado e retirar biombo/abrir cortinas ou a porta do quarto. | Garantir ambiente seguro e limpo. |
| 24. Remover as luvas e desprezá-las no lixo infectante. | A remoção das luvas previne a contaminação cruzada. |
| 25. Higienizar as mãos com água e sabão ou álcool-gel. | Reduzir a microbiota transitória e residente (precauções-padrão). |
| 26. Reforçar as orientações dos cuidados pós- procedimento junto ao paciente. | Minimizar possíveis complicações. |
| 27. Identificar os frascos corretamente com etiquetas contendo o nome e registro do paciente e a data da coleta. Para adultos, recomenda-se a coleta de 6 a 12 mL; para crianças, de 4 a 8 mL, e para lactentes, de 2 a 3 mL. | Garantir a correta identificação das amostras a serem encaminhadas para análise. |
| 28. Acondicionar o material e encaminhar para análise. | Garantir que o material chegue viável à área de análise. |
| 29. Higienizar as mãos com água e sabão ou álcool-gel.2 | Reduzir a microbiota transitória e residente (precauções-padrão). |
| 30. Registrar o procedimento e possíveis intercorrências. | Cumprir requisitos legais e éticos, garantir a continuidade do cuidado e efetiva comunicação na equipe. |

## 6. EXEMPLO DE REGISTRO

8/3/2017 – 14 h – Colocado paciente em decúbito lateral esquerdo com pernas e ombros fletidos para realização de punção lombar entre as vértebras L4 e L5 pelo dr. Anselmo de Jesus, com agulha 22 G, após anestesia com cloridrato de xilocaína a 0,5% sem vasoconstritor. Punção atraumática, pressão de abertura 100 mm $H_2O$, aspecto límpido. Coleta-dos dois frascos, totalizando 10 mL. Refere dor moderada (Escala de Dor: 5), administrado item 4 da prescrição médica. Realizadas orientações quanto aos cuidados pós-punção liquórica. *Função e nome do profissional, número do Coren e assinatura.*

## 7. CONSIDERAÇÕES ESPECIAIS NO CICLO VITAL

Embora não haja consenso sobre qual a posição mais adequada para punção liquórica em crianças e lactentes, os posicionamentos possíveis são a anteroflexão do tronco com imobilização e o decúbito lateral com imobilização. Recomenda-se ainda a aplicação de anestesia local em todos os casos. Pesquisadores enumeram algumas vantagens da punção lombar em crianças em relação aos adultos; por exemplo, os tecidos são mais facilmente penetráveis e a coluna vertebral é mais elástica, permitindo um espaçamento maior entre as vértebras e facilitando a punção.

## 8. OBSERVAÇÕES

- O posicionamento pode sofrer variações de acordo com a condição do paciente. Há a possibilidade de realizar a punção com o cliente na posição sentada, com o pescoço e costas em anteroflexão.
- O local de punção preferencial é na região lombar e, mais raramente, poderá ser utilizada a região suboccipital, dependendo da indicação médica e da avaliação do médico que fará o procedimento. A anestesia não é procedimento-padrão para adultos, e deve ser realizada mediante avaliação médica e condições do paciente.
- Apesar de ser um exame normalmente bem tolerado pelos clientes quando realizado por profissional habilitado, não é isento de riscos e complicações. A mais comum é a cefaleia, que pode ter início imediato após o procedimento ou iniciar em até 48 horas. A fisiopatologia da dor não é clara, mas acredita-se que ocorra devido à manipulação de estruturas do sistema nervoso sensíveis à dor, como as meninges.
- Algumas recomendações são feitas após o procedimento para minimizar os desconfortos, como repouso por pelos 48 horas após o procedimento, ingestão de líquidos, visando à hidratação, e utilização de analgésicos conforme prescrição médica.
- Outras complicações possíveis são dor lombar, herniação cerebral, sangramento, infecção, diplopia e perda auditiva.

# 9. QUESTÕES PARA ESTUDO

**1)** Descreva o que é o liquor, qual sua função no organismo e o que se pode diagnosticar por meio de sua coleta.

**2)** Qual a função da enfermagem na coleta do liquor?

**3)** Enumere as etapas de execução do procedimento de coleta de liquor na ordem em que acontecem.

( ) Posicionar o cliente em decúbito lateral; o pescoço, os quadris e os joelhos devem estar flexionados, e a coluna deve estar posicionada paralelamente à mesa.

( ) Assistir o cliente durante a punção realizada pelo médico; assim que a agulha for posicionada pode-se instruir o cliente a respirar normalmente e relaxar. Auxiliar o cliente a esticar e relaxar as pernas conforme indicação médica.

( ) Proceder ao registro do procedimento, assim como das características do material coletado.

( ) Reforçar as orientações dos cuidados pós-procedimento junto ao cliente.

( ) Auxiliar o médico para dar início ao procedimento com a avaliação anatômica da região a ser puncionada, sendo L3-L4, L4-L5 e L5-S1 os locais mais seguros.

( ) Explicar o procedimento ao cliente detalhadamente e fornecer o Termo de Consentimento Livre e Esclarecido (TCLE).

( ) Reunir o material necessário para a punção.

( ) Aguardar a retirada do mandril e conectar o manômetro com a técnica asséptica.

( ) Oferecer luva estéril e máscara cirúrgica, auxiliar o médico na limpeza do local a ser puncionado com solução antisséptica e colocação de campo estéril.

( ) Oferecer o material para que o médico proceda à anestesia local, realizada com cloridrato de lidocaína a 0,5%, sem vasoconstritor.

( ) Assistir o médico na coleta das amostras por gotejamento ou aspiração lenta e identificar os frascos com o nome do paciente e a data da coleta.

( ) Proceder ao curativo estéril no local da punção.

**4)** Cite duas complicações comuns após a punção liquórica.

## Referências

Armstrong S. How to perform a lumbar puncture. Br J Hosp Med (Lond) 2010;71(6):M86–88.

Doherty CM, Forbes RB. Diagnostic lumbar puncture. The Ulster Medical Journal 2014;83(2):93–102.

Fishbach FT, editor. Manual de enfermagem: exames laboratoriais e diagnósticos. Rio de Janeiro: Guanabara-Koogan; 2005.

Guyton e Hall. Fisiologia humana e mecanismos das doenças.

Heardman TH, Kamitsuru S. Nanda International Nursing Diagnoses: Definitions & Classification, 2015-2017. Oxford: Willey Blackwell; 2014.

Recomendações da Sociedade Brasileira de Patologia Clínica/Medicina Laboratorial (SBPC/ML): coleta e preparo da amostra biológica. Barueri, SP: Manole: Minha Editora, 2014.

Teunissen CE, et al. "A Consensus Protocol for the Standardization of Cerebrospinal Fluid Collection and Biobanking." Neurology 73.22. 2009:1.914-1.922. PMC. Web. 14 Mar. 2017.

# SEÇÃO

# 13

# Casos Clínicos

*Eduarda Ribeiro dos Santos, Adriana da Silva Rodrigues*

## CASO 1

JAA, 26 anos, sexo masculino, antecedentes clínicos: diabetes melito tipo I, hipertensão e asma. Está internado na clínica cirúrgica no 1° dia pós-operatório de apendicectomia. Apresenta-se consciente, eupneico em ar ambiente, sons respiratórios normais, ausculta cardíaca sem alterações, abdome globoso, ruídos hidroaéreos normoativos, timpânico à percussão, doloroso à palpação escore 5; mantendo curativo oclusivo em flanco direito com discreto exsudato sanguinolento. Acesso venoso periférico em membro superior direito. Tem prescrito os seguintes medicamentos:

| Medicação | Dose | Via | Intervalo |
|---|---|---|---|
| Keflin® + soro fisiológico (SF) a 0,9% 60 mL | 850 mg 60 mL | EV | 6/6h Infundir em 40 minutos |
| Dipirona | 2.000 mg | IM | Se dor |
| Plasil® | 50 gotas | VO | Se náuseas |
| Heparina | 5.000 UI | SC | 12/12 h |
| SF a 0,9% | 500 mL | EV | 6/6 h |

**Legenda:** EV, endovenoso; VO, via oral; SN, se necessário; IM, intramuscular; SC, subcutâneo.

1. Quantas microgotas deverão correr em 1 minuto, para administrar 500 mL de SF a 0,9% em 6 horas?
   a) 83 microgotas por minuto
   b) 90 microgotas por minuto
   c) 93 microgotas por minuto
   d) 103 microgotas por minuto
2. A técnica correta para aplicar heparina subcutânea é:
   a) Não aspirar antes de injetar o medicamento e massagear o local durante 1 minuto após a aplicação
   b) Aspirar antes de injetar o medicamento e massagear o local após a aplicação
   c) Não aspirar antes de injetar o medicamento e não massagear depois
   d) Não aspirar antes de injetar o medicamento e massagear em movimentos circulares depois
3. As injeções subcutâneas são administradas a um ângulo de:
   a) Ângulo de 45 e 90 graus
   b) Ângulo de 30 e 60 graus
   c) Ângulo de 45 e 80 graus
   d) Ângulo de 30 e 90 graus
4. Na administração de medicamento por via intramuscular na região glútea, o local a ser escolhido é o quadrante:
   a) Superior externo
   b) Superior interno
   c) Central
   d) Inferior externo
5. Considerando o volume máximo que pode ser administrado em cada músculo no adulto, preencha o quadro a seguir indicando estes valores.

558

13. CASOS CLÍNICOS

| Músculo | Volume |
|---|---|
| a) Ventroglúteo | |
| b) Dorso glúteo | |
| a) Vasto lateral da coxa | |
| a) Deltoide | |

6. Na administração de um medicamento por via oral, observa-se que a dose prescrita é de 50 gotas, mas na unidade não tem conta-gotas. Quantos mililitros deverão ser aspirados na seringa para efetuar a administração da medicação?
   a) 1,5 mL
   b) 2,5 mL
   c) 3,5 mL
   d) 4,5 mL

7. Quantos minutos serão necessários para administrar um determinado medicamento cuja apresentação é em frasco-ampola de 100 mL e a velocidade de infusão é de 40 gotas por minuto?
   a) 50 minutos
   b) 40 minutos
   c) 25 minutos
   d) 30 minutos

## CASO 2

Um paciente chegou à unidade básica de saúde queixando-se de tosse, coriza e dispneia. Após ser atendido pelo médico, recebeu o diagnóstico de rinite alérgica. Foi prescrita hidrocortisona de 25 mg, via intramuscular (IM). Havia disponível, na unidade, um frasco-ampola de hidrocortisona em pó liofilizada de 100 mg para aplicação por via IM e ampolas de 2 mL de água bidestilada para reconstituição.

Nessa situação, para administrar o volume correto de hidrocortisona no paciente, deve-se reconstituir o conteúdo do frasco-ampola em (Enade, 2013):

   a) 1 mL de água destilada e aplicar 0,5 mL por via IM
   b) 2 mL de água destilada e aplicar 0,5 mL por via IM
   c) 1 mL de água destilada e aplicar 1 mL por via IM
   d) 2 mL de água destilada e aplicar 1 mL por via IM

## CASO 3

Paciente no 12° dia de internação em uma unidade de clínica médica, com história de fratura de fêmur esquerdo. Estão prescritas 12.000 UI de heparina intravenosa de 12/12 horas. Só há disponível um frasco de heparina de 5 mL, contendo 5.000 UI/mL.

Quantos mililitros de heparina devem ser administrados ao paciente em cada horário?

   a) 1,8
   b) 2,2
   c) 2,4
   d) 3,5

## CASO 4

JDS, internado na unidade de clínica médica por descompensação do quadro de diabetes. Em um dado momento apresentou hipoglicemia severa e, então, foram prescritos 500 mL de solução glicosada a 15%, mas, na unidade, só há solução glicosada a 5% – 500 mL e ampolas de glicose a 50% – 10 mL.

1. Para preparar a solução prescrita, o enfermeiro deverá aspirar das soluções de que dispõe:
   **a)** 338 mL a 5% e 112 mL a 50%
   **b)** 300 mL a 5% e 200 mL a 50%
   **c)** 150 mL a 5% e 350 mL a 50%
   **d)** 258 mL a 5% e 242 mlLa 50%
2. O paciente deste caso está com aferição de glicemia capilar de 4/4 h.
   Analise as ações a seguir em relação à aferição da glicemia capilar:
   I – Avaliar perfusão periférica da mão ou membro em que o procedimento será realizado verificando o último local puncionado para o procedimento
   II – Massagear a lateral do dedo na direção do local da perfuração
   III – Realizar a punção com a lanceta perpendicular à extremidade lateral do dedo
   IV – Encostar a gota de sangue no local específico da fita reagente e aguardar o resultado
   Analise as justificativas a seguir em relação às ações para aferição da glicemia capilar:
   A – Facilitar a formação de uma gota com quantidade de sangue suficiente para a leitura do glicosímetro
   B – Presença de edema e hipoperfusão levariam a falsos resultados
   C – Promover acúmulo temporário de sangue, facilitando a formação de uma gota com quantidade de sangue suficiente para a leitura do glicosímetro
   D – Obter medida fidedigna da glicemia capilar.
   Escolha a alternativa que corresponde à ação com sua respectiva justificativa:
   a) IB – IIC – IIIA – IVD
   b) IC – IIB – IIIA – IVD
   c) IA – IIC – IIIB – IVD
   d) IA – IIB – IIIC – IVD
3. A prescrição médica para um determinado paciente de seu setor é: 25 UI de insulina NPH. Para administrá-la, há a disponibilidade de seringa de 1 mL graduada em 40 UI e um frasco de insulina de 80 UI por mililitro. Quanto deverá ser administrado?
   **a)** 20 UI
   **b)** 10 UI
   **c)** 15 UI
   **d)** 12,5 UI

## CASO 5

CA, 54 anos, deu entrada no pronto-socorro com quadro de vômito incoercível, diarreia, palidez e sonolência. Familiares relatam que durante o almoço de domingo, o paciente comeu maionese em um restaurante da cidade e que horas depois evoluiu com dor abdominal de média intensidade seguida de náusea. Após avaliação clínica criteriosa diagnosticou-se desidratação grave, sendo solicitada punção venosa e prescritos antiemético, soro fisiológico de fase rápida e soro com eletrólitos de manutenção.

Considerando o caso narrado e sendo você o responsável pelos procedimentos e acompanhamento deste paciente, responda às questões a seguir:

1. Considerando a punção venosa, se o enfermeiro observar nas imediações do local a presença de edema, calor, rubor e dor, estará identificando a ocorrência de:
   **a)** Trombose
   **b)** Flebite
   **c)** Infecção
   **d)** Bacteriemia
2. A técnica de punção venosa possui uma sequência rigorosa de etapas a serem seguidas e cada uma delas possui uma justificativa plausível.
   Considere as seguintes etapas:
   I – Orientar o paciente a manter o braço em uma posição abaixo do coração
   II – Certificar-se da presença de pulso radial após garroteamento
   III – Penetrar a pele segurando o cateter com o bisel voltado para cima
   IV – Manter a pele esticada, colocando a mão cerca de 2,5 a 5 cm abaixo do local de entrada

560

13. CASOS CLÍNICOS

V – Antissepsia local em movimento circular do centro para a periferia
Considere as seguintes justificativas:
a) Evitar a movimentação enquanto o cateter é inserido
b) Promover trauma mínimo e evitar a transfixação da veia
c) Auxiliar a distender a veia
d) Evitar que o garrote seja aplicado com firmeza excessiva
e) Afastar os microrganismos do local de entrada
Escolha a alternativa correta considerando a etapa e sua respectiva justificativa:
a) IC – IIB – IIIA – IVD – VE
b) IC – IIA – IIIB – IVD – VE
c) IC – IIB – IIID – IVA – VE
d) IC – IID – IIIB – IVA – VE

3. Há diversas complicações associadas às infusões intravenosas e que devem ser rigorosamente monitoradas.
   Portanto, considere as complicações a seguir descritas:
   I – Infiltração
   II – Choque de velocidade
   III – Flebite
   IV – Infecção
   V – Sobrecarga hídrica
   Considere as sentenças a seguir:
   A) Interromper imediatamente a infusão e monitorar queixa de dor de cabeça, taquicardia e calafrios
   B) Tem como sinais e sintomas sensibilidade local e aguda, vermelhidão e calor
   C) Desacelerar a velocidade de infusão e monitorar desconforto respiratório
   D) Microrganismos invadem a corrente sanguínea, geralmente por técnica de inserção e manutenção insatisfatórias
   E) Saída de líquido para o subcutâneo com redução significativa na taxa de fluxo
   Escolha a alternativa correta considerando a complicação e sua respectiva sentença associada:
   **a)** IE – IIA – IIIB – IVD – VC
   **b)** IA – IIE – IIIB – IVD – VC
   **c)** IE – IIB – IIIA – IVD – VC
   **d)** IE – IIA – IIID – IVB – VC

4. Sobre a punção venosa periférica, considere as seguintes afirmativas (UFPR – PRHAE, 2009):
   **I.** Quando se pretende que haja de média a longa permanência da punção venosa periférica, é necessário buscar veias retas, calibrosas e situadas em locais que ofereçam estabilidade da punção, como as veias do braço e antebraço
   **II.** Para selecionar um local de punção, devem ser considerados fatores como habilidade do profissional, material disponível, objetivo-fim da punção, tipo de solução, características do cliente e características da veia
   **III.** Devem-se dar leves tapinhas na área a ser puncionada visando ao aparecimento da rede venosa, visto que tal conduta predispõe melhor visualização do vaso
   **IV.** São sinais de flebite a dor, eritema e edema
   **V.** O hematoma decorre do sangramento da veia para o tecido subcutâneo. Seu aparecimento relaciona-se mais a fatores intrínsecos ao paciente do que à habilidade do profissional que executa o procedimento
   Assinale a alternativa correta:
   **a)** Somente as afirmativas I, II e IV são verdadeiras
   **b)** Somente as afirmativas I e III são verdadeiras
   **c)** Somente as afirmativas III e IV são verdadeiras
   **d)** Somente as afirmativas I, III e V são verdadeiras

5. Identifique, nas opções a seguir, o que levar em consideração ao selecionar uma região de punção:
   **a)** A fossa antecubital deve ser a primeira opção, por oferecer veias calibrosas e de fácil punção
   **b)** Utilizar primeiro o local mais distal do braço ou da mão
   **c)** Membros com distúrbios motores, como plegia, oferecem vantagens, pois a não movimentação do braço pelo paciente favorece a manutenção mais duradoura do acesso puncionado
   **d)** As veias de membros inferiores são boas opções quando a medicação administrada é intermitente e não contínua

# CASO 6

João Batista, 65 anos, hipertenso, diabético, acamado após acidente vascular cerebral, começou acompanhamento na unidade básica de saúde do seu bairro. De acordo com familiares, o sr. João tem o lado direito do corpo paralisado e não levanta da cama para quase nada. Por ser obeso (1,65 m de altura e 80 kg) os familiares têm dificuldade em movimentá-lo. A equipe de saúde foi designada para fazer uma visita domiciliar. Durante o exame físico foi observada uma lesão por pressão (LP) na região sacra com as seguintes características gerais: LP estágio III, com perda significativa de pele e necrose de tecido subcutâneo, medindo $8 \times 5$ de extensão, profundidade não avaliada, com exsudação em média quantidade, de odor fétido. No calcâneo direito há hiperemia importante. Ainda na casa do sr. João, a sra. Tereza, sua esposa, mostrou à equipe a ferida operatória recente (1° pós-operatório), relacionada à cirurgia de retirada de cisto na face anterior do antebraço esquerdo.

Considerando o caso descrito, responda às questões a seguir:

1. Considerada a lesão por pressão do sr. João, o profissional precisa de alguns cuidados na execução do curativo. Avalie as sentenças a seguir:
   I – Os dejetos retirados do curativo sujo podem ficar em cima da cama, desde que distantes do material selecionado para o novo curativo
   II – Na remoção do curativo, molhar com soro fisiológico as gazes aderidas facilita a retirada e diminui o risco de sangramento
   III – Examinar a ferida quanto a tamanho, aparências e secreções, mas a avaliação da profundidade não agrega informação de valor
   IV –Descalçar a luva de procedimento utilizada na retirada do curativo sujo é facultativo, uma vez que suas mãos continuam protegidas
   V – A limpeza da úlcera deve ser da área menos contaminada para a mais contaminada, podendo ser utilizada a técnica limpa ou estéril
   Responda:
   a) As alternativas II e V estão corretas e as alternativas I, III e IV estão erradas
   b) As alternativas I e III estão corretas e as alternativas II, IV e V estão erradas
   c) As alternativas II e IV estão corretas e as alternativas I, III e V estão erradas
   d) As alternativas III e IV estão corretas e as alternativas I, II e V estão erradas
2. Avalie as sentenças a seguir e coloque V para verdadeiro e F para falso:
   ( ) A meta do cuidado de feridas é a promoção de reparo e regeneração tissulares para recuperar a integridade cutânea
   ( ) A ferida operatória da sra. Tereza deve ser limpa de fora para o centro, ou seja, da parte mais limpa para a mais suja, num raio de 8 cm
   ( ) A frequência da troca de curativos depende da quantidade de secreção, da prescrição médica, da natureza da ferida e da prescrição e avaliação do enfermeiro
   ( ) A mesma gaze deve ser utilizada quantas vezes forem necessárias até que fique saturada com os resíduos da ferida
   Responda:
   a) F-F-V-F
   b) V-F-V-F
   c) F-V-V-V
   d) F-V-V-F

# CASO 7

JS, 50 anos, deu entrada no pronto-socorro com crise hipertensiva. O enfermeiro foi aferir a pressão arterial de JS, o qual comentou que sempre fazem o procedimento errado e que não confia nos valores aferidos pelos profissionais, preferindo sempre fazer isso em casa e com seu próprio aparelho. Considerando as queixas do paciente, responda às questões acerca da aferição da pressão arterial.

1. Na aferição da pressão arterial, o paciente deve estar:
   a) Em posição de decúbito dorsal, com as pernas descruzadas, os pés justapostos e os braços estendidos junto ao tronco

b) Sentado, com pernas estendidas, o dorso recostado na cadeira e relaxado, com o braço abaixo da altura do coração

c) Sentado, com as pernas descruzadas, os pés apoiados no chão, o dorso recostado na cadeira e relaxado

d) Em qualquer posição, desde que livre de roupas nos membros superiores.

2. A mensuração da pressão arterial visa detectar precocemente desvios de normalidade e indicar variações individuais de níveis pressóricos para conduzir o tratamento. Sobre a técnica de verificação da pressão arterial, assinale a alternativa incorreta:

a) Deve-se estimar o nível da pressão sistólica pela palpação do pulso radial

b) Deve-se esvaziar lentamente o manguito a uma velocidade de 2-4 mmHg/s, identificando, pelo método auscultatório, a pressão arterial sistólica (fase I de Korotkoff) e a PA diastólica (fase V de Korotkoff)

c) Sugere-se esperar em torno de 5 minutos para nova medida

d) Deve-se auscultar cerca de 20 a 30 mmHg abaixo do último som para confirmar seu desaparecimento e depois proceder à deflação rápida e completa

3. Considerando o procedimento de aferição de pressão arterial, leia as afirmativas a seguir e assinale a alternativa correta:

I.   Posicionar o braço do paciente com a palma da mão voltada para cima e o cotovelo ligeiramente fletido, na altura do coração (nível do ponto médio do esterno ou do quarto espaço intercostal)

II.  Expor o membro e palpar a artéria radial para determinar o posicionamento do manguito

III. Auscultar cerca de 20 a 30 mmHg abaixo do último som para confirmar seu desaparecimento e depois proceder à deflação rápida e completa

IV.  O manguito deve ser adequado ao tamanho do braço, sendo colocado firmemente de 2 a 3 cm acima da fossa antecubital, centralizando a bolsa de borracha sobre a artéria

a) As afirmativas I, II, III e IV estão corretas

b) As afirmativas I, II e IV estão corretas

c) Apenas a afirmativa I está correta

d) As afirmativas I, III e IV estão corretas

4. Ao aferir a pressão arterial não invasiva, deve-se considerar que o tamanho do manguito adequado guarda a seguinte proporção em relação à circunferência do membro superior de um paciente:

a) 40%

b) 30%

c) 20%

d) 10%

5. A seguir estão listados alguns erros comuns na técnica de mensuração de pressão arterial que podem ocasionar erros nos valores, com *exceção* de:

a) Manguito muito largo

b) Liberação rápida da válvula

c) Braço posicionado ao nível do coração

d) Insuflação do manguito mais que 30 mmHg acima da pressão sistólica estimada

6. A escolha do tamanho do manguito é um procedimento recomendado para aferição da pressão arterial (PA). Sabe-se que as dimensões do manguito para aferição da PA em um recém-nascido, cuja circunferência do braço é ≤ 10 cm, é de 4 cm de largura e 8 cm de comprimento. "O tamanho correto de um manguito para um adulto, cuja circunferência do braço varia de 27-34 cm, é _____ cm de largura e _____ cm de comprimento." Assinale a alternativa que completa correta e sequencialmente a afirmativa anterior (Adaptada de Uece-CEV, 2016).

a) 08/19

a) 10/21

a) 14/25

d) 12/23

7. Avalie as asserções a seguir:

A pressão sistólica é determinada pela ausculta do primeiro som (fase I de Korotkoff), que, em geral, é um som abafado, embora nítido, e que, lentamente, aumenta de intensidade.

**Porque**

A pressão sistólica é o ponto em que o sangue na artéria é o primeiro a abrir caminho pelo vaso, a uma pressão semelhante à exercida pelo balão de ar no manguito.

CASO 9

**563**

Analisando a relação proposta entre as duas asserções anteriores, escolha a opção correta:
a) As duas asserções são proposições verdadeiras, e a segunda é uma justificativa correta da primeira
b) As duas asserções são proposições verdadeiras, mas a segunda não é uma justificativa correta da primeira
c) A primeira asserção é uma proposição verdadeira, e a segunda é uma proposição falsa
d) A primeira asserção é uma proposição falsa, e a segunda é uma proposição verdadeira

## CASO 8

JC, 71 anos, sexo masculino, foi admitido na instituição queixando-se de incontinência urinária, polaciúria, hematúria e disúria. Após o exame de sangue de PSA (prova de antígeno prostático) foram identificados aumento do valor normal (maior que 4,0 mg/mL) e toque retal com anormalidades da superfície prostática e mobilidade; a ultrassonografia mostrou um aumento do volume prostático. Sendo assim, o paciente foi submetido à prostatectomia suprapúbica e, no pós-operatório imediato, esteve internado na clínica cirúrgica, mantendo sonda vesical de três vias com irrigação contínua de SF a 0,9%, saída de diurese sanguinolenta e com os últimos dados de balanço: entrada = 1.500 mL e saída de = 1.000 mL.

1. Avalie as assertivas relacionadas aos cuidados de enfermagem a seguir:
   I – Realizar neste paciente irrigação intermitente utilizando solução isotônica em pequena quantidade (60 a 100 mL)
   II – Administrar água destilada em infusão suficiente para manter o fluxo de drenagem da urina límpido ou ligeiramente rosado
   III – Observar ou questionar a presença de dor testicular, edema e hipersensibilidade devido ao risco de epididimite
   IV – Monitorar débito urinário a cada hora, durante as primeiras 24 horas — a urina apresenta-se sanguinolenta, tornando-se rósea e, a seguir, adquire sua cor normal
   Escolha a alternativa correta:
   a) As assertivas I, II e III são corretas e IV é incorreta
   b) As assertivas I, III, IV são corretas e II é incorreta
   c) As assertivas II, III, IV são corretas e I é incorreta
   d) Todas as assertivas são corretas
2. No paciente submetido à prostatectomia e com sistema de irrigação contínua, em 24 h foram infundidos 8,3 L de soro fisiológico e drenados 9 L. Nessa situação, o balanço hídrico foi de:
   a) – 700 mL
   b) +700 mL
   c) + 1.000 mL
   d) +1.300 mL

## CASO 9

MPS, 35 anos, sofreu um acidente automobilístico com fratura exposta de fêmur direito e perda de tecido muscular. Após avaliação do ortopedista, é indicada a cirurgia de correção cruenta da fratura com fixação externa. Enquanto aguarda a cirurgia, foi instalada tração cutânea com o objetivo de estabilização da fratura. Queixa-se de dor intensa no membro afetado (escore 8). Com base neste caso, responda:

1. No que diz respeito ao banho no leito, assinale a alternativa incorreta:
   a) O banho no leito deve ser realizado em pacientes hospitalizados com *deficit* no autocuidado e dificuldade de mobilidade
   b) Durante o banho, o enfermeiro pode estimular o paciente para o autocuidado gradativamente, o que contribuirá para o processo de reabilitação e alta
   c) Está indicado o banho no leito em pacientes com queda do nível de saturação de oxigênio durante a sua mobilização, pacientes hemodinamicamente instáveis e em pós-operatório imediato
   d) A habilidade comunicativa é atributo essencial para ajudar a promover o enfrentamento da experiência do banho no leito

564 13. CASOS CLÍNICOS

**2.** A tração cutânea é utilizada como medida temporária para proporcionar imobilidade a pacientes adultos com fraturas antes da cirurgia de fixação. A complicação potencial da tração cutânea é:
**a)** Risco de infecção
**b)** Integridade da pele prejudicada
**c)** Eliminação urinária prejudicada
**d)** Padrão respiratório ineficaz

## CASO 10

AL, 65 anos, casada, três filhos, portadora de hipertensão arterial sistêmica, dislipidemia, diabetes tipo 2 e acidente vascular cerebral hemorrágico prévio com hemiplegia à esquerda há 2 anos. Chegou ao pronto atendimento vítima de acidente automobilístico, apresentando diversas fraturas (costelas, rádio e cabeça do fêmur). Transferida para a unidade de terapia intensiva, onde foi puncionado cateter venoso central e inseridas sondas vesical de demora e nasogástrica. Evoluiu com desconforto respiratório importante; realizada radiografia de tórax no leito, que evidenciou pneumotórax hipertensivo, e a paciente foi submetida a drenagem de tórax.

Considerando os procedimentos a que esta paciente foi submetida, responda às questões a seguir.

**1.** Durante a passagem do cateter venoso central, o enfermeiro tem papel fundamental na organização e auxílio no procedimento, devendo estar atento às indicações, contraindicações e complicações pós-passagem do cateter. Em relação a estes aspectos, assinale a alternativa correta:
**a)** Os sítios de punção mais comuns são as veias jugulares, femorais e subclávias, nesta ordem
**b)** Em indivíduos com plaquetopenia, a contraindicação é absoluta
**c)** Casos de infecção no sítio de punção são contraindicação relativa, uma vez que a administração de antibióticos é feita preventivamente
**d)** A administração frequente ou a possível necessidade de infusão de hemocomponentes/hemoderivados em grande quantidade é uma indicação para o procedimento
**2.** Sobre sondagem vesical é correto afirmar:
**a)** Na sondagem vesical de alívio, o cateter é introduzido com a indicação de esvaziamento da bexiga de pacientes com retenção urinária, sendo retirado em seguida, tendo como vantagem promover menor risco de infecção
**b)** Na sondagem vesical de alívio, o cateter é introduzido com a finalidade de manter a drenagem contínua da urina nos casos de controle rigoroso de volume urinário, tendo como vantagem promover menor risco de infecção
**c)** A sondagem vesical de demora é indicada sempre para cirurgias, podendo permanecer no paciente por até 50 dias
**d)** Deve-se utilizar soro fisiológico para insuflar o balão, e não água destilada, pois esta pode cristalizar e romper a integridade da sonda
**3.** Em relação à técnica de sondagem nasogástrica e nasoenteral, leia as frases a seguir e assinale a alternativa correta (adaptada do Instituto Lauro de Souza Lima, 2012):
**a)** A sonda nasoenteral possui um fio-guia e é radiopaca. A medida da sonda deve ser realizada da seguinte forma: do ápice do nariz ao lóbulo da orelha e deste até o processo xifoide
**b)** Após a passagem da sonda enteral, o fio-guia não deve ser retirado até a migração da sonda para o duodeno e a realização do raio X para confirmar seu posicionamento
**c)** Após passagem da sonda há necessidade de confirmação do posicionamento, que deve ser realizada injetando-se 20 mL de água na sonda e auscultando-se ruído na altura do estômago com o estetoscópio
**d)** Se, durante a passagem da sonda, o paciente permanecer tranquilo e colaborativo, não apresentar tosse, cianose ou qualquer outro sinal indicativo de complicação, e se a ausculta for positiva na região mesogástrica, pode-se considerar, por meio desses dados, que a sonda está posicionada, dispensando os testes confirmatórios
**4.** Nutrição enteral pode ser definida como:
**a)** Administração de nutrientes por meio de sonda nasogástrica introduzida apenas pelo nariz, com posicionamento final no duodeno ou no jejuno
**b)** Posicionamento de sonda nasogástrica com o objetivo de descompressão dos gases do trato intestinal

## GABARITO

**c)** Administração de alimento para fins especiais, com ingestão controlada de nutrientes, industrializados ou não, para substituir ou complementar a alimentação oral em pacientes desnutridos ou não, conforme suas necessidades nutricionais

**d)** Conjunto de terapêuticas exclusivamente nutricionais para a manutenção intestinal adequada do paciente.

5. Considerando a sondagem nasoenteral, assinale a alternativa incorreta:

   **a)** Reintroduzir o fio-guia, se este sair durante a passagem da sonda

   **b)** Injetar ar na sonda com seringa de 20 mL e auscultar a entrada do ar na região epigástrica

   **c)** Encaminhar o paciente para realizar radiografia de tórax e abdome, para visualizar o posicionamento da sonda

   **d)** Lubrificar os 10 cm da extremidade inicial da sonda para facilitar a sua passagem

6. A sonda nasoenteral é um procedimento rotineiro nas instituições hospitalares. Para garantir a segurança do paciente é importante checar o posicionamento da sonda. O modo mais preciso para verificar se está no lugar correto antes da realização da radiografia consiste em (UFF – Progepe, 2011):

   **a)** Avaliar visualmente o conteúdo aspirado

   **b)** Injetar 20 mL de ar através da sonda enquanto ausculta a área do quadrante superior esquerdo com o estetoscópio e verificar o retorno de ar menor que 10 cm e com dificuldade

   **c)** Irrigar com soro fisiológico e auscultar a área epigástrica com estetoscópio para ouvir o som do líquido através do percurso da sonda

   **d)** Injetar de 10 a 20 mL de ar pela sonda e verificar a presença de ruídos através da ausculta na região do epigástrio

7. Com relação à drenagem de tórax, é correto:

   **a)** Manter o clampe do dreno aberto ao mobilizar o paciente com a finalidade de mobilizar secreções

   **b)** Manter o frasco sempre acima do tórax para facilitar a drenagem e impedir o retorno do líquido para o espaço pleural

   **c)** Orientar o paciente a evitar inspirações profundas e tosse para prevenir atelectasia pulmonar

   **d)** Preencher o frasco de drenagem com água esterilizada ou soro fisiológico a 0,9% até que ocorra completa imersão da parte inicial do tubo interno, formando o selo d'água

## GABARITO

### Caso 1

Questão 1 – a
Questão 2 – c
Questão 3 – a
Questão 4 – a
Questão 5 – a: 4 mL b: 4 mL c: 4 mL d: 4 mL e: 1 mL
Questão 6 – b
Questão 7 – a

### Caso 2

Questão – b

### Caso 3

Questão – c

### Caso 4

Questão 1 – a
Questão 2 – a
Questão 3 – d

# Caso 5

Questão 1 – b
Questão 2 – d
Questão 3 – a
Questão 4 – a
Questão 5 – b

# Caso 6

Questão 1 – a
Questão 2 – b

# Caso 7

Questão 1 – c
Questão 2 – c
Questão 3 – d
Questão 4 – a
Questão 5 – c
Questão 6 – d
Questão 7 – a

# Caso 8

Questão 1 – b
Questão 2 – b

# Caso 9

Questão 1 – c
Questão 2 – b

# Caso 10

Questão 1 – d
Questão 2 – a
Questão 3 – a
Questão 4 – c
Questão 5 – a
Questão 6 – b
Questão 7 – d

## Referências

1. Souza SR, Sória DAC, Pinto ACS, Martinez EA, Dias MBK. Q&R – Questões e respostas: enfermagem: questões, respostas comentadas, apêndices. Rio de Janeiro: Guanabara Koogan; 2010.
2. No caminho da enfermagem [*homepage* da internet]. Disponível em: http://nocaminhodaenfermagem.blogspot.com.br/. Acessado em 15 de maio de 2017
3. Aprova concursos [*homepage* da internet]. Disponível em: https://www.aprovaconcursos.com.br/questoes-de-concurso/questoes/disciplina/Enfermagem. Acessado em 15 de maio de 2017.

# Índice

## A

Abertura de campos, 86
Absorção, 433
Ácidos graxos essenciais, 380
Administração
  de dieta enteral, 284
  de enemas, 194
  de medicação com apresentação em
    ampola, 136
  de medicação com apresentação
    em frasco-ampola, 136
  de medicação inalatória, 154
  de medicamentos, 125
    por via cateter peridural, 197
    por via endovenosa, 180
    por via inalatória, 151
    por via intramuscular, 173
      técnica "Z", 174
    por via oftálmica, 156
    por via oral, 145
      comprimido, 134
      gotas, 134
      solução, 135
    por via otológica, 162
    por via retal, 190
    por via sublingual, 146
    por via vaginal, 185
    subcutâneos, 167
    tópicos, 140
  de nutrição enteral, 284
  de óvulos, 186
  de pomadas, cremes ou géis, 187
Aferição da pressão arterial, 53
  casual, 49
  pelo método auscultatório, 54
  pelo método oscilométrico, 55
Agulhas, 133
Alginato, 378
Alimentos com espessante, 273
Analgesia
  controlada pelo paciente, 197
  controlada pelo paciente peridural *versus*
    infusão contínua, 198
  espinal contínua, 197
  medicamentosa, 63
Analgésicos, 64
Ansiedade, 156
Aparelhos sensoriais, 205
Apneia, 38
Áreas
  críticas, 116
  não críticas, 116
  semicríticas, 116
Arrumação do leito, 235, 236
  ocupado, 239

Aspectos éticos e legais, 8
Aspiração de vias aéreas, 262
Atomizadores, 152
Avaliação
  da dor, 58
  e manejo da dor, 60
  funcional da deglutição, 274
Avental, 108

## B

Banho
  de aspersão, 223
    com auxílio, 221
  no leito, 225, 227
Behavioral Pain Scale, 61
*Bi-level positive airway pressure*
  (BIPAP), 254
Bradipneia, 38

## C

Cálculo de medicação, 132
Cânula nasal de alto fluxo, 248
Cárie, 206
Casos clínicos, 557
Cateter(es)
  agulhados, 463
  central inserido perifericamente, 292
  de diálise peritoneal, 434
  nasal, 247
    tipo óculos, 248
    tipo sonda, 248
  peridural, 197
  sobre agulha, 464
  suprapúbico, 417
  venosos
    centrais, 292
    periféricos, 292
Cateterismo
  de alívio, 394
  de demora, 394
  retal, 443
  vesical, 400
    de alívio e de demora, 393
    intermitente limpo, 400
Cavidade oral, 206
Cicatrização, 374
Cistostomia, 414, 415
Classificações na enfermagem, 22
  intervenções de enfermagem (NIC), 24
  diagnósticos de enfermagem da NANDA
    International (NANDA-I), 23
  resultados de enfermagem (NOC), 23
*Clostridium difficile*, 123
Coleta de amostra
  de sangue

Coleta de amostra *(Cont.)*
    arterial em sistema de pressão arterial
      invasiva, 485
    arterial por punção, 480
    venoso periférico, 472
  de urina, 422
Coleta de dados, 21
Coleta de liquor, 551
Coleta de secreção traqueal, 269
Complicações relacionadas ao cateter gástrico
  ou enteral, 285
Compressão pneumática intermitente, 310
Compressa(s)
  com emulsão de petrolato, 381
  frias, 516
  quentes, 516
Comunicação, 13
  com pacientes idosos, 18
  de más notícias, 16
  na fase adulta, 18
  não verbal, 15
  no período da adolescência, 17
  no período da infância, 17
  terapêutica, 14
  tipos de, 13
  verbal, 14, 15
Concentração de solução, 135
Concentrado
  de hemácias, 510
  de plaquetas, 510
Constipação, 444
Contenção mecânica, 314
*Continuous positive airway pressure* (CPAP), 254
Convecção, 439
Cremes, 143
Crioprecipitado, 511
Culpa, 10
Curativo(s)
  de estoma de traqueostomia, 353
  de ferida
    aberta, 339
    operatória, 333
  de inserção
    de cateter venoso central, 346
    de drenos, 358
  de lesão por pressão, 365
  realizados em inserções de drenos, 360
  técnica, 333

## D

Deficit no autocuidado, 156
Derivações urinárias, 415
  intubadas, 415
  não intubadas, 415
Derme, 141, 322

**568** ÍNDICE

Desbridamento, 383
autolítico, 369, 383
cirúrgico, 369
enzimático, 369, 383
instrumental
cirúrgico, 383
não cirúrgico, 383
mecânico, 369, 383
Descarte de material contaminado, 92
Descontaminação de superfícies, 108
Desinfecção, 117, 120
de alto nível, 120
de baixo nível, 120
de nível intermediário, 120
física, 120
química, 120
técnicas de, 117
Desnutrição, 274
Diabetes melito, 69
Diálise peritoneal, 432
ambulatorial contínua, 434
continua assistida com cicladora, 434
intermitente, 434
noturna, 434
Diarreia, 444
Difusão, 65, 433, 439
Disfagia, 274
leve, 274
moderada, 274
Dispneia, 38
Dispositivo de incontinência urinária
masculino, 402
Doença
periodontal, 206
renal crônica, 432, 439
Dor, 197
aguda, 338
irradiada/referida, 59
somática
profunda, 59
superficial, 59
visceral, 59
Drenagem de tórax, 531
Dreno
de Penrose, 359
laminar, 359
tubulolaminar, 359

**E**

Eliminação, 393
Enemas, 194, 453
Enteroclisma, 453
Epiderme, 141, 321
Epitelização, 334
Equipamentos
de barreira, 108
de proteção individual, 95, 96, 97
legislação sobre, 105
para proteção respiratória, 108
Equipo, 133
Erro humano, 26
Escala
de Braden, 328
Q, 332
de dor no recém-nascido (NIPS-Brasil), 63
de faces revisada, 62, 63

Escala (Cont.)
de intensidade atual de dor, 61
Neonatal Infant Pain Scale, 62
numérica, 60
verbal, 60
visual analógica (EVA), 60
Escudos/viseiras, 100
Esfigmomanômetro
aneroide, 50
automatizado, 51
Espumas, 143, 375
Esterilização, 120
por métodos físicos, 120
Estetoscópio, 52
Estimativa de tempo para execução, 122
Ética, 11
Etiqueta de tosse, 108
Exames de urina, 423
amostra única, 423
amostra programada prolongada, 429

**F**

Fármacos ativos, 142
Febre, 43
Fecaloma, 444
Ferida
classificação da, 334
contaminada, 334
infectada, 334
limpa, 334
limpa-contaminada, 334
operatória, 333
Fibroplasia, 334
Filme transparente, 376
Fixação do tubo, 257
Flatulência, 444
Flebite
infecciosa, 470
mecânica, 470
química, 470
Prevenção, 469
Formulações tópicas, 143

**G**

Gás plasma de peróxido de hidrogênio, 121
Gastrostomia, 287
Gaze não aderente, 381
Géis, 143
Glicemia
capilar, verificação da, 72, 69
normal, 70
Gotejamento de soro para infusão
em horas, 138
em minutos, 138
Grupo
de clarificação, 15
de expressão, 15
de validação, 15

**H**

Hemocomponentes, 507
Hemoderivados, 507
Hemodiálise, 439
convencional, 439
Hidratação da pele, 321, 323
cosmética, 322

Hidrocoloide em placa, 377
Hidrofibra com prata, 380
Hidrogel, 379
Higiene
das mãos, 75, 107
cinco momentos para, 76
escovação cirúrgica de mãos e
antebraços, 80
técnica de execução, água e sabão, 77
técnica de execução, álcool-gel, 79
técnica de execução, escovação
cirúrgica, 81
do couro cabeludo, 212, 213
íntima, 215
em homens, 218
em mulheres, 217
ocular, 203
oral, 206
do paciente dependente com prótese
dentária, 209
do paciente inconsciente ou intubado,
209
em pacientes conscientes, 208
finalização da, 209
respiratória, 108
Hiperglicemia, 70
Hipertensão
estágio, 1, 49
estágio, 2, 49
estágio, 3, 49
Hipertermia, 43
Hiperventilação, 38
Hipoderme, 141
Hipodermóclise, 494
Hipoglicemia, 70
Hipotermia, 43
Hipoventilação, 38
Humanização, 1
da assistência, 3
do atendimento do usuário, 4
do trabalho dos profissionais, 4
estabelecimento na área da saúde, 2
ética na, 4
implementação dos parâmetros de, 4
instrumentos básicos, 6

**I**

Impactação fecal, 444
Inalador com uso do espaçador (dosímetro) e
máscara, 152
Incontinência fecal, 444
Infecções
do trato urinário, 400
prevenção, 75
relacionadas à assistência à saúde (IRAS),
75
Infusão, 284
cíclica, 284
contínua, 284
intermitente, 284
Inflamação gengival, 206
Injeção intramuscular, 173
Inserção de cateter venoso central, 526
Instrumentos básicos do cuidado, 4
e humanização, 6
Insuficiência renal, 439

# ÍNDICE

Integridade tissular prejudicada, 340
Intolerância à atividade, 156
Intubação orotraqueal, 538
Irrigação vesical, 406

## L

Lavadoras de descarga, 120
Lavagem com solução salina, 508
Leito da ferida, 368
Lesão por pressão, 366
   em membranas mucosas, 368
   estágio, 1, 366
   estágio, 2, 366
   estágio, 3, 367
   estágio, 4, 367
   não classificável, 367
   prevenção, 327
   relacionada a dispositivo médico, 368
   tissular profunda, 368
Leucorredução, 508
Limpeza, 119
   e desinfecção concorrentes da unidade do paciente, 113, 115, 116
Liquor, 551
Loções, 143
Luvas estéreis, 97
   colocação de, 87, 88
   estéreis retirada, 87, 88

## M

Má notícia, 16
Macerador, 133
Mapa, 49
Máscara, 108
   cirúrgica, 99
   com reservatório de $O_2$, 248
   de nebulização, 248
   de Venturi, 248
   facial para VMNI, 253
   N95, 99
   estéril, 85
Medicação inalatória, 154
Medicamento(s), 126
   por via cateter peridural, 197
   por via inalatória, 151
   por via intramuscular, 173
   por via oftálmica, 156
   por via otológica, 162
   por via retal, 190
   por via vaginal, 185
   por vias oral e sublingual, 146
   subcutâneos, 167
   tópicos, 140
   utilizados na intubação orotraqueal, 540
Mudança de decúbito, 297

## N

Nebulização, 152
Nebulizador, 152
Neoangiogênese, 334
Nutrição
   enteral, 284
     bolus, 284
     bomba de infusão, 284
     gravitacional, 284
   parenteral, 292

Nutrição (Cont.)
   por cateter nasogástrico e nasoenteral, 278
   por gastrostomia, 287
   por via oral, 273

## O

Obrigação, 9
   de meio, 9
   de resultado, 9
Óculos de proteção, 100
Ostomias intestinais, 457
Óxido de etileno, 121
Oxigenação, 247
Oximetria de pulso, 65
   técnica de mensuração, 67

## P

Padrões respiratórios alterados, 38
Papaína, 383
Paracentese, 521
Passagem de cateter arterial, 544
Pasteurizadoras, 120
Pele, 141, 321
Perfusão, 65
Permanganato de potássio, 137
Peróxido de hidrogênio vaporizado, 121
Plasma fresco congelado, 511
Pomadas, 143
Pós, 143
Pré-hipertensão, 49
Precauções
   empíricas, 111
   para ambiente protetor, 110
   para microrganismos multirresistentes, 110
   por aerossóis, 109
   por contato, 109
   por gotículas, 109
Precauções-padrão, 107
Preparo do corpo pós-morte, 242, 243
Pressão arterial, 49
   aferição da, 53
     casual, 49
     pelo método auscultatório, 54
     pelo método oscilométrico, 55
Pressupostos gerais da responsabilidade civil, 9
Prevenção da exposição a patógenos veiculados por sangue e líquidos corpóreos, 108
Procedimentos médicos com auxílio da equipe de enfermagem, 521
Processamento dos utensílios dos pacientes, 122
Processo de enfermagem, 5, 20
   documentação do, 24
   transformações no, 22
Produtos
   críticos, 119
   não críticos, 119
   semicríticos, 119
   utilizados em curativos, 374
Proteção
   facial, 108
   respiratória, 99

Pulsos, 31, 36
   apical, 32, 36
   braquial, 33
   carotídeo, 33
   femoral, 33
   pedioso, 34
   periféricos, 36
   poplíteo, 33
   radial, 32
   tibial posterior, 34
   verificação de, 35
Punção
   arterial, 480
   de cateter venoso central totalmente implantado, 489
   de veia jugular externa, 503
   intraóssea, 498
   venosa periférica, 463

## Q

Questionário de dor McGill, 60

## R

Radiação ionizante, 121
Resíduos de serviço de saúde (RSS), 92
Resíduos sólidos, classificação dos, 92
   dos grupo A (potencialmente infectantes), 92
   dos grupo B (resíduos químicos), 92
   dos grupo C (rejeitos radioativos), 93
   dos grupo D (resíduos equiparados aos resíduos domiciliares), 93
   dos grupo E (resíduos perfurocortantes), 93
Respiração, 38
Responsabilidade
   civil, 8, 10
   penal, 11
Restrição
   de joelhos, 316
   de punhos e tornozelos, 316
   de quadril, 316
   tipo luvas, 315
Retirada de fios de sutura, 385
Risco de infecção, 338, 530

## S

Segurança do paciente, 25
   estratégias para a, 27
Seringas, 133
Sinais vitais, 31
Sistema
   de drenagem
     aberto, 359
     fechado, 360
     por sucção, 360
   de irrigação vesical
     contínua, 409
     intermitente, 407
Sistematização da assistência de enfermagem, 4
Soluções, 143
Sondagem retal, 443
Sons de Korotkoff, 52
Spikes, acrônimo, 16
Sprays, 143, 152
Suporte de oxigênio, 247

**570** ÍNDICE

Supositórios vaginais, 186
SUS
    níveis de atendimento do, 3
    princípios doutrinários do, 2
Suturas
    absorvíveis, 334
    adesivas, 337
    não absorvíveis, 334

## T

Taquipneia, 38
Temperatura, 42
    axilar com termômetro eletrônico, 45
    de membrana timpânica com termômetro
        eletrônico, 45, 46
    de região frontal com termômetro
        eletrônico, 45
    mensuração da, 45
    oral com termômetro eletrônico, 46, 47
    retal com termômetro eletrônico,
        46, 47

Terapia
    nutricional, 292
        parenteral, 292
    por pressão negativa, 382
    renal substitutiva, 439
Termodesinfectadoras, 120
Termômetros, 44
Teste de Allen modificado, 480
Tração
    cutânea, 305, 306
    transesquelética, 305, 306
Transferência do paciente, 297
Transformação de solução, 136
Transfusão
    de CH, 508
    de hemocomponente, 513
Transmissão aérea, 99
Traqueostomia, 260, 353
Tricotomia, 231, 233
Troca de fralda, 215
Tubo orotraqueal, 257

## U

Úlcera por pressão, 384
Ultrafiltração, 433, 439
Utensílios dos pacientes, 121

## V

Valores glicêmicos, 70
Vapor
    a baixa temperatura e formaldeído, 121
    saturado sob pressão, 120
Ventilação, 65
    invasiva, 257
    mecânica não invasiva, 253
Verificação da glicemia capilar, 72, 69
Via
    oral, 146
    retobulbar, 157
    sistêmica, 157
    subconjuntival, 157
    sublingual, 146
    tópica, 157